AF501516

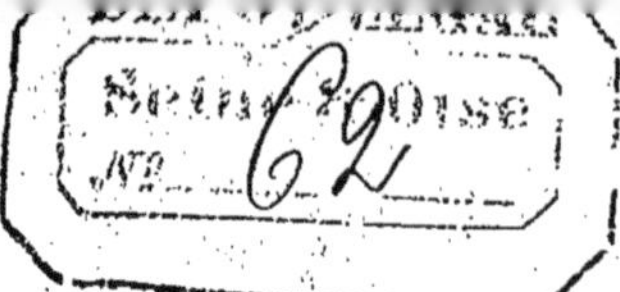

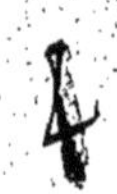

MANUEL

DES

MALADIES DES REINS

ET DES CAPSULES SURRÉNALES

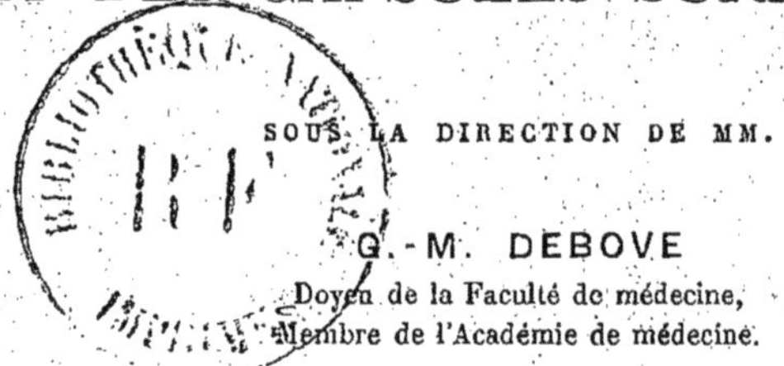

SOUS LA DIRECTION DE MM.

G.-M. DEBOVE
Doyen de la Faculté de médecine,
Membre de l'Académie de médecine.

CH. ACHARD
Professeur agrégé à la Faculté,
Médecin des hôpitaux.

J. CASTAIGNE
Chef de laboratoire à la Faculté,
Médaille d'or des hôpitaux.

PAR MM.

J. CASTAIGNE. — E. FEUILLIÉ. — A. LAVENANT. — M. LŒPER
R. OPPENHEIM. — F. RATHERY

PARIS
MASSON ET Cie, ÉDITEURS
LIBRAIRES DE L'ACADÉMIE DE MÉDECINE
120, BOULEVARD SAINT-GERMAIN

1906

MANUEL

DES

MALADIES DES REINS

ET DES CAPSULES SURRÉNALES

CORBEIL. — IMPRIMERIE ÉD. CRÉTÉ

MANUEL

DES

MALADIES DES REINS

ET DES CAPSULES SURRÉNALES

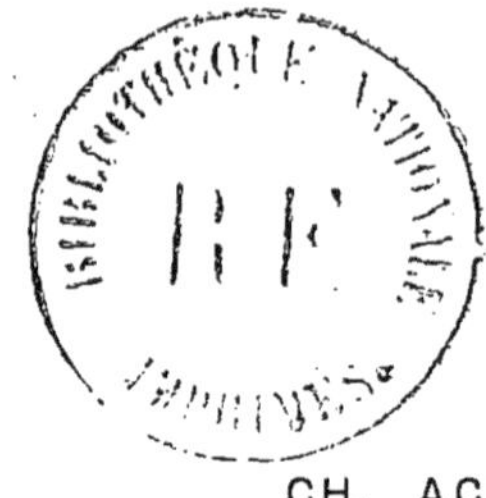

SOUS LA DIRECTION DE MM.

G.-M. DEBOVE

Doyen de la Faculté de médecine,
Membre de l'Académie de médecine.

CH. ACHARD

Professeur agrégé à la Faculté,
Médecin des hôpitaux.

J. CASTAIGNE

Chef de laboratoire à la Faculté.
Médaille d'or des hôpitaux.

PAR MM.

J. CASTAIGNE. — E. FEUILLIÉ. — A. LAVENANT. — M. LŒPER
R. OPPENHEIM, — F. RATHERY

Avec figures dans le texte.

PARIS

MASSON ET Cie, ÉDITEURS

LIBRAIRES DE L'ACADÉMIE DE MÉDECINE

120, BOULEVARD SAINT-GERMAIN

1906

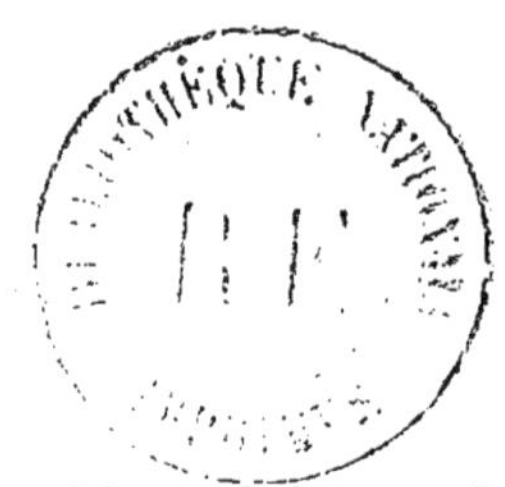

PRÉFACE

Le *Manuel des maladies des reins et des capsules surrénales* constitue le premier volume d'une série de Manuels que nous ferons paraître. Chacun d'eux traitera les maladies d'un organe ou d'un appareil : nous comptons ainsi étudier successivement la pathologie spéciale à chaque système organique.

Ce mode de publication nous a paru répondre aux besoins actuels, mieux que ne le ferait un nouveau traité de médecine, forcément analogue à ceux qui existent déjà et qui remplissent parfaitement le but qu'ils se sont proposé. A notre époque, la science médicale est devenue trop vaste pour que le médecin puisse connaître, par le détail, toutes ses parties constituantes, aussi le besoin de la spécialisation se fait-il de plus en plus sentir.

Chacun de ces Manuels répondra à cette nécessité de la spécialisation, d'autant plus que, pour leur rédaction, nous nous sommes assurés de la collaboration d'auteurs ayant étudié très particulièrement les maladies qu'ils décriront.

Mais si nous tenons à ce que chaque Manuel soit tout à fait indépendant de celui qui le précède et de celui qui le suit, nous ferons cependant que leur réunion constituera un ensemble homogène dans lequel le médecin pourra trouver un exposé détaillé des maladies médicales.

C'est pour accomplir la seconde partie de ce programme qu'il nous a paru indispensable qu'il y ait une direction scientifique générale qui, seule, pouvait assurer à l'ensemble de nos Manuels l'unité de vue nécessaire à ce genre de publications.

G.-M. Debove, Ch. Achard, J. Castaigne.

MALADIES DES REINS

ET DES

CAPSULES SURRÉNALES

MALADIES DES REINS

PREMIÈRE PARTIE

STRUCTURE — FONCTIONS — SÉMÉIOLOGIE GÉNÉRALE

L'étude des maladies d'un organe doit, pour être scientifique, s'appuyer sur la connaissance précise de la structure et des fonctions de cet organe à l'état physiologique. C'est là une notion générale applicable à tout système organique, mais encore plus nécessaire à mettre en pratique quand il s'agit de la pathologie rénale.

C'est qu'en effet le fonctionnement des reins, beaucoup mieux que celui de toute autre glande, peut être facilement apprécié en clinique, par l'examen des urines et par toute une série de procédés, dont le principe est basé sur la connaissance des fonctions des reins à l'état normal.

L'exposé de ces méthodes d'exploration rénale et des données physiologiques dont elles découlent doit donc, logiquement, précéder la description des maladies des reins, au cours de laquelle nous devrons, à chaque instant, faire l'application de ces notions.

Notre intention, dans ce chapitre préliminaire, n'est pas cependant de détailler l'ensemble des travaux qui ont été faits sur le fonctionnement des reins, mais plutôt d'exposer les notions qui intéressent particulièrement le médecin, en lui permettant de mieux comprendre les différents états pathologiques.

Cette étude, qui servira, pour ainsi dire, d'introduction à la pathologie rénale, comprendra donc trois chapitres principaux :

1° ***La structure et la physiologie du rein normal ;***

2° ***L'examen clinique des urines ;***

3° ***L'étude clinique des fonctions rénales.***

J. CASTAIGNE.

CHAPITRE PREMIER

STRUCTURE ET PHYSIOLOGIE DES REINS

I. **STRUCTURE.** — Le rein est formé par un grand nombre de tubes urinifères dont l'analyse histologique permet seule de reconstituer le trajet, car ces tubes intimement unis entre eux ne peuvent être isolés.

MACROSCOPIQUEMENT, on peut déjà se faire une idée de la structure de l'organe. Une coupe longitudinale passant exactement par le hile permet tout d'abord de différencier :

1° ***La substance médullaire.*** — On distingue dans celle-ci des portions rosées, lisses, triangulaires à base périphérique.

Ce sont les pyramides de Malpighi dont le sommet ou papille vient s'ouvrir dans les calices. Elles sont constituées par le faisceau des tubes collecteurs de Bellini.

Entre chaque pyramide de Malpighi, la substance corticale s'engage sous la forme d'un coin pour former les *colonnes de Bertin.*

2° ***La substance corticale.*** — Chaque pyramide de Malpighi envoie à l'intérieur de la substance corticale une série de fascicules pénétrant droits comme des rayons jusqu'au voisinage de la capsule fibreuse ; ce sont les *pyramides de Ferrein.* L'espace laissé libre entre celles-ci a reçu le nom de *labyrinthe.* Le labyrinthe, comme les colonnes de Bertin, du reste, est formé par l'amoncellement des tubes contournés et des corpuscules de Malpighi.

En examinant à jour frisant une coupe fraîche de rein, on voit chaque corpuscule « briller comme un petit grain de sable fin » (Renaut).

Sur tout le pourtour du rein règne la *capsule fibreuse.*

MICROSCOPIQUEMENT, nous devrons étudier la portion glandulaire du rein, la disposition de son tissu conjonctif, sa vascularisation.

1° ***Portion glandulaire.*** — L'*étude histologique* de la portion glandulaire du rein est très complexe, car les voies parcourues par l'urine depuis le glomérule jusqu'au bassinet sont multiples. On peut tout d'abord différencier un système sécréteur ou glomérulo-radial (Renaut), et un système excréteur constitué par les tubes collecteurs.

A. **Système sécréteur.** — Le système sécréteur comprend :

I. Le corpuscule de Malpighi ; II. Le tube contourné ; III. L'anse de Henle ; IV. Les tubes intercalaires de Ludwig ou canaux d'union.

Chaque rayon médullaire provenant de la pyramide de Malpighi et montant dans la substance corticale est l'aboutissant de trajets glomérulo-radiaux plus ou moins nombreux, mais toujours multiples. Renaut donne le nom de *lobulin rénal* à l'ensemble des trajets glomérulo-radiaux branchés sur un seul et même rayon médullaire.

I. Le CORPUSCULE DE MALPIGHI est appendu aux artères interlobulaires. Il présente à étudier un pôle vasculaire, un réseau admirable ou glomérule, une capsule, et un pôle tubulaire.

a. Au niveau du *pôle vasculaire*, on trouve une *artère afférente* formée par un endothélium continu doublé d'une couche hélicine continue de fibres musculaires lisses sur une seule rangée, une artère efférente revêtue par un endothélium continu, et une couche musculaire courte, véritable anneau composé de trois à cinq fibres cellulaires enroulées autour du vaisseau, juste à son point d'émergence de la capsule glomérulaire. Au delà, l'artériole reprend la constitution histologique capillaire, c'est l'artère efférente.

b. Le *réseau admirable ou glomérule*, compris entre ces deux vaisseaux artériels, se présente sous la forme d'anses dessinant des arcades superposées plus ou moins sinueuses (Renaut). Tous les capillaires d'un même glomérule communiquent entre eux. Ils ont une structure embryonnaire (Renaut et Hortolès) et il n'y a aucun dessin endothélial sur leur paroi ; ils sont exclusivement formés par une lame de protoplasma granuleux dans laquelle sont semés des noyaux. Dans les intervalles des capillaires, on trouve un certain nombre de cellules du tissu conjonctif issu des artérioles afférente et efférente. Ces cellules se présentent sous la forme de noyaux plats très minces, logés dans les coudes des anses; *ils ne répondent nullement à un endothélium continu*. La surface du glomérule ne montre donc aucun dessin endothélial.

c. La *capsule de Bowmann* limite les corpuscules de Malpighi ; elle est perforée à l'un de ses pôles par les vaisseaux, ouverte au pôle opposé (col du corpuscule) pour se continuer avec le tube contourné. Elle est formée par :

Une *membrane vitrée* sans structure, qui constituera plus loin la membrane propre du tube contourné.

Elle fait corps avec le parenchyme rénal dont elle est séparée par une rangée de cellules conjonctives (Renaut). C'est de cette formation conjonctive péricapsulaire que proviennent, dans les inflammations chroniques du rein, les lamelles multiples dont paraît alors formée la capsule.

Un *épithélium endothéliforme*, qui ne se réfléchit pas sur la surface du glomérule et qui résulte de la transformation de l'épithélium du col du corpuscule.

La cavité de la capsule se présente normalement sous la forme semi-lunaire et paraît vide.

d. Le *pôle tubulaire* ou *col* du corpuscule de Malpighi présente à différencier :

Une portion rétrécie ou col proprement dit, et une portion droite qui, après un court trajet, se continue à plein canal avec le tube contourné. Dans cette portion droite, la lumière est circulaire, bordée par un rang de cellules prismatiques montrant dans leur zone infranucléaire la striation de Heidenhain.

II. Tubes contournés. — Les tubes contournés du rein ou tubuli contorti se courbent et se recourbent de mille manières, s'emmêlant de façon inextricable. C'est par excellence l'élément noble du rein. Ils sont très difficiles à fixer, et se lèsent très rapidement après la mort (Castaigne et Rathery). Fixés suivant la méthode de Sauer et colorés par l'hématoxyline ferrique et la fuchsine acide, ils présentent à différencier :

a. Une *membrane vitrée* intensément colorée en rouge, continue et sans structure.

b. La *cellule proprement dite* teintée en violet noir. La coupe transversale d'un tube contourné normal montre qu'il n'existe qu'une seule rangée de cellules plus hautes que larges dont il est impossible de différencier les limites cellulaires latérales.

Chaque cellule comprend :

Une région moyenne occupée par le noyau sphérique parfois légèrement échancré ;

Une région sous-nucléaire ou basale présentant une striation longitudinale (bâtonnets de Heidenhain) ;

Une région sus-nucléaire formée par un protoplasma granuleux dans lequel il est impossible, chez l'homme, de différencier des bâtonnets.

c. La *bordure en brosse*, colorée en rouge intense, est formée de cils très fins et toujours nettement isolables sur de bonnes préparations. Cette bordure en brosse constitue un revêtement continu à tous les tubes contournés (Castaigne et Rathery). Elle s'altère très facilement après la mort et par les méthodes de fixation ordinaires ; c'est, par contre, une des parties les plus résistantes du tube contourné vis-à-vis des agents toxiques ou microbiens. Son étude, négligée par les anatomopathologistes, a été reprise récemment (Castaigne et Rathery) ; elle semble jouer un rôle important dans la pathologie rénale.

Cette bordure est limitée du côté de la cellule par une rangée de petits grains très fins, colorés en rouge intense, et formant une ligne pointillée au niveau du pôle libre des cellules.

d. La lumière du tube, plus ou moins considérable, doit toujours, dans un rein normal, être libre de tout élément.

Le tube contourné du rein, étant l'élément noble par excellence de l'organe, présente des variations de structure en rapport avec les différentes phases de sécrétion. Certains auteurs, avec Duse, admettaient que la bordure en brosse disparaissait à certaines phases de la sécrétion. Sauer, Renaut, Castaigne et Rathery ont montré qu'elle subsistait à toutes les phases, et il semble bien aujourd'hui que les modifications d'aspect consistent surtout dans des différences de largeur dans la lumière du tube ; en cas de sécrétion maxima, la lumière est large, les cellules basses ; lors de la phase de non-sécrétion, les cellules sont hautes et la lumière presque stellaire.

III. Anse de Henle. — L'anse de Henle, qui fait suite aux tubes contournés, descend droit dans la substance corticale, s'engage plus ou moins loin dans la pyramide de Malpighi, y forme une boucle et remonte dans la substance corticale pour se continuer avec les tubes intercalaires de Ludwig.

Cette anse de Henle est donc engagée en plein tissu conjonctif (pyramide de Malpighi), tandis qu'en amont et en aval les espaces intertubulaires sont occupés par les capillaires sanguins exclusivement, comme nous le verrons plus loin.

a. La *branche descendante* présente une lumière qui devient progressivement de plus en plus étroite. Au voisinage de la boucle qui lui appartient en propre, elle est aussi étroite que celle des plus petits capillaires. L'épithélium qui la recouvre est formé de cellules basses endothéliformes dont le noyau fait relief à la surface.

b. La *boucle* est revêtue par l'épithélium endothéliforme précédent; elle fait souvent un 8 de chiffre.

c. La *branche ascendante* débute par un changement brusque de sa lumière. Son calibre augmente lentement jusqu'au tube intermédiaire. Son épithélium est formé par une rangée de cellules prismatiques hautes et étroites inclinées les unes sur les autres comme les tuiles d'un toit dans le sens de l'urine (Renaut) ; elles sont dépourvues de bâtonnets.

L'épithélium de l'anse de Henle se montre toujours relativement respecté dans les néphrites aiguës (Renaut, Castaigne et Rathery) ; il répond probablement à une forme peu active de l'épithélium émulgent (Renaut).

IV. Les tubes intermédiaires de Schweiger-Seidel ou intercalaires de Ludwig sont contournés comme les tubuli contorti et présentent des rapports intimes et immédiats, comme ces derniers, avec les capillaires. Leurs cellules épithéliales sont à bâtonnets, mais elles sont inclinées comme les tuiles d'un toit, à la façon de l'épithélium de la branche large de Henle; enfin elles sont beaucoup moins vulnérables que celles des tubuli contorti.

Ces tubes intercalaires se terminent par un petit col étranglé qui, s'abouchant dans le tube collecteur, a reçu le nom de *canal d'union*.

B. **Système excréteur**. — Le système excréteur est formé par trois segments de tubes branchés les uns sur les autres, et devenant de plus en plus larges au fur et à mesure qu'on s'approche de la terminaison du système dans la cavité du bassinet.

Le premier est constitué par les *rayons médullaires* constituant la pyramide de Ferrein; le deuxième répond aux *tubes collecteurs* proprement dits ou tubes de Bellini; le troisième enfin est le *canal papillaire*.

Toutes ces voies d'excrétion sont revêtues par un épithélium à type presque uniforme: cellules cylindriques claires disposées sur une seule rangée, très résistantes; cet épithélium devient de plus en plus haut à mesure que la lumière s'agrandit et qu'on se rapproche du canal papillaire.

2° ***Circulation rénale***. — A la limite de la substance médullaire et de la substance corticale, artères et veines forment une série d'arcs dont la convexité regarde la substance corticale et y projette les vaisseaux interlobulaires, tandis que la concavité regarde la substance médullaire et y envoie les artères droites.

Les artères interlobulaires montent droit dans la substance corticale, émettant latéralement les branches afférentes du glomérule. Celles-ci, après avoir formé le bouquet glomérulaire, constituent l'artère efférente qui se change bientôt en un simple capillaire artériel venant contribuer à former le vaste réseau des capillaires intertubulaires. L'artère interlobulaire, parvenue à la capsule du rein, se résout en deux branches glomérulaires dont les glomérules émettent une branche artérielle efférente qui se termine par un réseau de capillaires superficiels tributaire des étoiles de Verheyen.

Les artères droites descendent dans la pyramide de Malpighi en prenant l'aspect d'une « queue de cheval » (Renaut) et se résolvent en de grands capillaires à mailles allongées dans le sens des tubes collecteurs et des anses de Henle. Les artères droites sont remarquables par le peu de développement de leur couche musculaire.

Toutes les veines du parenchyme rénal aboutissent à la convexité de l'arc veineux situé à la base de la pyramide de Malpighi (veines interlobulaires et veines droites). Ces veines présentent des anastomoses importantes avec les veines de la circulation générale, notamment par les veines sous-capsulaires et les étoiles de Verheyen.

Les lymphatiques ne se rencontrent que le long des artères interlobulaires et dans la papille; ils font absolument défaut entre les tubes contournés (Renaut).

3° *Tissu conjonctif.* — Le tissu conjonctif existe dans la papille et dans la tige connective centro-lobulaire de la pyramide de Ferrein. En suivant les vaisseaux interlobulaires, ce tissu conjonctif diffus s'étale à la périphérie du lobule et embrasse la capsule de Malpighi. Par contre, dans la portion moyenne du lobule formé par les tubes contournés, il n'y a pas normalement de tissu conjonctif et les tubes sont directement en rapport avec les capillaires.

II. **PHYSIOLOGIE NORMALE.** — Le rein, en tant qu'organe glandulaire, présente à étudier deux sécrétions :

1° Sécrétion externe ;

2° Sécrétion interne.

I. *Sécrétion externe du rein.* — **1° Nature de la sécrétion.** — La sécrétion externe du rein est représentée par l'urine.

Sans entrer dans de longs détails sur ce liquide qui sera étudié tout au long plus loin, nous nous contenterons d'en donner ici les caractères principaux.

L'urine est un liquide jaune clair, de couleur variable du reste, de densité =1020, de réaction acide chez l'homme et les carnivores.

La quantité d'urine émise dans les vingt-quatre heures par un adulte de poids moyen est de 1500 centimètres cubes chez l'homme, un peu moins chez la femme.

Le nombre des corps dont la présence a été signalée dans l'urine est très grand. Elle renferme : des sels minéraux et des composés organiques.

1° *Composés organiques.* — On peut les ranger en trois classes :

a. Corps azotés : urée, acide urique, créatinine, acide hippurique, etc. ; des pigments tels que l'urobiline et l'urochrome.

b. Corps ternaires : acides oxalique, glycuronique, lactique, etc. ; acides gras.

c. Corps aromatiques : éthers sulfuriques du phénol et du paracrésol, etc.

2° *Sels minéraux.* — Les sels minéraux ont pour acides principaux les acides chlorhydrique, phosphorique et sulfurique, et pour bases le sodium, la potasse surtout.

2° Mécanisme de la sécrétion de l'urine. — On considère encore aujourd'hui le rein comme un filtre, tout en admettant qu'il est doué de propriétés spéciales. Nous verrons cependant que, au moins pour certaines substances, le rein agit comme une véritable glande.

A. Le rein est un filtre. — Nous nous trouvons ici en présence de deux théories principales :

I. *Théorie mécanique.* — Le rein doit être assimilé à un filtre véritable.

Ludwig admettait que le sérum filtrait à travers le glomérule avec tous les éléments de l'urine : eau, sels et matières extractives ; l'albumine et les graisses seules ne passeraient pas. L'épithélium canaliculaire serait chargé de concentrer le liquide transsudé, la résorption aqueuse se faisant par les lymphatiques et les capillaires qui enveloppent les tubuli.

La théorie de Wittich et de Kuss se rapproche beaucoup de la précédente. Au niveau du glomérule, filtrerait le sérum sanguin au complet ; au niveau des tubes contournés il se transformerait en urine, par résorption de l'albumine par les tubes contournés.

Ces théories s'appuient sur une série de constatations expérimentales qui montrent bien le rôle du système nerveux, de la circulation, et de la composition du sang dans la sécrétion urinaire. Mais ces facteurs n'agissent pas comme cause immédiate de la sécrétion ; ils influent certainement sur elle, mais à la façon de simples agents secondaires.

Rôle de la pression. — Il y a un rapport évident entre la pression vasculaire et la quantité d'urine sécrétée. Quand la pression artérielle générale tombe au-dessous de 30 à 40 millimètres de mercure (compression modérée de l'artère rénale), l'urine cesse de couler. Quand elle s'élève, cet écoulement devient plus actif.

Cependant, après la ligature de la veine rénale, alors que la pression est exagérée dans les capillaires rénaux, la sécrétion s'abaisse ou se supprime ; il est probable que la réplétion des capillaires qui en résulte agit mécaniquement en comprimant les tubes.

Rôle du système nerveux. — Celui-ci agit indirectement sur la sécrétion urinaire, par ses vaso-moteurs et non par de véritables nerfs sécréteurs.

La section des splanchniques chez le chien, déterminant une dilatation des vaisseaux du rein, augmente la sécrétion urinaire.

Si on excite le bulbe rachidien par l'électricité ou l'asphyxie, on constate une diminution ou une suppression de la sécrétion urinaire ; c'est que cette excitation détermine une constriction intense des artères du rein. Il suffit de sectionner préalablement chez l'animal les nerfs rénaux, pour provoquer une augmentation de la sécrétion urinaire, en supprimant ainsi cette vaso-constriction locale.

Il est classique de dire, depuis Claude Bernard, que la piqûre du quatrième ventricule en un point détermine la polyurie ; certains physiologistes cependant ne sont pas aussi affirmatifs sur les résultats de cette piqûre.

Rôle du liquide sanguin. — On admet depuis longtemps que

presque tous les éléments de l'urine existent préformés dans le sang (Gréhant, Pawloff). La composition de ce liquide influera donc nécessairement sur la composition de l'urine.

II. *Théorie du filtre électif.* — L'épithélium qui tapisse les différents segments du tube urinifère présente une structure spéciale pour chacune de ces parties. Il semble donc *a priori* probable que cette individualisation anatomique doive correspondre à une spécialisation fonctionnelle.

Le filtre rénal nous apparaît muni de propriétés spéciales ; en même temps que filtration, nous allons voir qu'il y a sélection, et dès lors « le rôle de l'épithélium rénal ne peut plus être considéré comme d'ordre purement physique ». On peut tout d'abord individualiser dans le rein un segment à revêtement épithélial fort simple, purement excréteur, chargé du rôle exclusivement mécanique (1) d'évacuer au dehors le produit sécrété (tubes collecteurs), et un segment sécréteur à structure histologique très délicate et très complexe (anse glomérulaire, tube contourné, branche ascendante de l'anse de Henle).

Aux différentes portions de ce système sécréteur, tubulaire d'une part, glomérulaire d'autre part, sont dévolues des propriétés et des fonctions différentes. Malheureusement il est très difficile de faire la part exacte de cette spécialisation fonctionnelle. Nous allons voir tout d'abord quelles données l'expérimentation a pu fournir et nous indiquerons ensuite les diverses théories qu'elles ont permis d'étayer.

Preuves expérimentales. — Le rein a le pouvoir d'éliminer non seulement les déchets ordinaires de la nutrition, mais encore les substances étrangères introduites artificiellement dans le sang. Il suffirait donc de rechercher sur des coupes histologiques le siège d'élimination ou de sécrétion de ces divers corps ; en pratique, cette constatation est très délicate.

1° *Déchets ordinaires de la nutrition.* — Henle a observé le premier la présence de cristaux d'acide urique dans les reins de l'*Helix pomata*. Von Wittich, Meissner, Zalesky constatèrent qu'après la ligature des canaux urinaires chez les oiseaux l'acide urique s'accumule dans les tubes contournés et pas dans le glomérule. L'urée, à cause de sa grande solubilité, ne peut pas se prêter à la même constatation.

(1) Nous pensons du reste que le tube collecteur, en dehors de ce rôle purement passif, est également le siège d'une véritable résorption aqueuse. Au niveau des glomérules et des tubes contournés filtre, comme nous l'avons démontré dans divers mémoires, un liquide à concentration moléculaire constante.

Le tube collecteur pourrait jouir peut-être de propriétés sécrétrices, mais à un degré beaucoup plus faible que le tube contourné ; ces propriétés seraient secondaires.

Il est intéressant de remarquer que chez les oiseaux et les reptiles, dont l'urine est presque solide et contient très peu d'eau, les glomérules sont d'un volume très restreint. J. Courmont et André ont démontré que les produits puriques dont l'acide urique est le type s'éliminent chez les vertébrés amammaliens principalement par le tube contourné : l'acide urique se trouve dans celui-ci à l'état de substance dissoute dans des enclaves, des vacuoles ; chez les mammifères, l'acide urique n'est plus liquide, mais fixé aux granules très fins du protoplasma.

2° *Substances étrangères introduites artificiellement dans le sang.* — L'étude de l'élimination par le rein de diverses matières étrangères introduites dans l'organisme (iodure de potassium, albumine de l'œuf, matières colorantes) a été le point de départ de travaux très importants sur la physiologie de la sécrétion rénale. Elle nous renseigne sur deux ordres de faits qui se complètent heureusement du reste. Elle nous permet tout d'abord d'étudier la perméabilité expérimentale des reins, en recherchant la chronologie et le mode d'élimination de ces diverses substances dans les urines dont on multiplie et fractionne les émissions (méthode Achard et Castaigne). Nous ne nous arrêterons pas ici sur ce procédé qui sera étudié plus loin. Mais elle peut également nous renseigner sur le siège d'élimination de ces diverses substances à travers les multiples segments du tube urinifère. Les matières colorantes, pouvant être insolubilisées brusquement à l'état de précipités colorés, sont saisies en place et il est facile alors de situer les diverses phases du processus de leur élimination. Chronszczewsky (1863) employa le premier le carmin ammoniacal. Mais c'est surtout le mémoire de R. Heidenhain, en 1874, qui fait date dans l'histophysiologie de la sécrétion rénale. Nous allons passer en revue les diverses substances colorées qui ont été expérimentées et nous verrons les conséquences physiologiques qu'on a pu déduire de ces recherches. Nous prendrons comme type l'étude de l'élimination du carmin d'indigo, car c'est cette dernière substance qui a été étudiée le plus complètement.

Élimination de l'indigo-sulfate de soude ou carmin d'indigo. — Elle a donné lieu à l'expérience princeps de Heidenhain. Ce dernier injectait dans les veines de l'animal une solution saturée à froid de carmin d'indigo ; on sacrifie l'animal par saignée dès que l'urine est devenue bleue. La couleur est précipitée au point précis du rein où elle se trouve par une injection artérielle de solution concentrée de chlorure de potassium. L'auteur concluait de ses constatations que seuls les canaux contournés donnaient passage au carmin d'indigo. Une série d'autres recherches faites avec Neisser, où les auteurs se sont ingéniés à supprimer la fonction glomérulaire, sont venues confirmer cette manière de voir. Seuls Pautinski et Henschen admettent une sécrétion glomérulaire du carmin d'indigo.

Il nous faut citer ensuite les expériences classiques de Nussbaum (1878 et 1886), qui apportent une importante contribution à l'étude de la question. Le grand mérite de ce savant est d'avoir utilisé la disposition anatomique du rein de la grenouille pour montrer les rôles respectifs des glomérules et des tubuli contorti. Chez les batraciens et les reptiles le sang arrive au rein par deux voies différentes : l'artère rénale le distribue aux glomérules, la veine porte rénale tributaire des veines des extrémités inférieures irrigue les tubes rénaux. La circulation des tubuli est donc indépendante de la circulation des glomérules et l'on peut ainsi à volonté supprimer les uns ou les autres de ces segments du parenchyme rénal. Nussbaum, Halsley, Gurwitsch confirmèrent pleinement les constatations de Heidenhain et nous pouvons conclure que le carmin d'indigo est éliminé par les épithéliums des tubuli contorti, accessoirement chez les mammifères par la branche large de l'anse de Henle et le segment intermédiaire de Schweiger-Seidel. Il a pu être retrouvé à l'état de corpuscules figurés dans le tiers interne des cellules épithéliales (Arnold).

D'autres matières colorantes ont été expérimentées. Le rouge neutre (Arnold, Regaud et Policard), le bleu de toluidine (Gurwitsch) s'élimineraient exclusivement au niveau des tubes contournés.

Il en serait de même pour le carmin (Chronszczewsky, von Wittich, Nussbaum, Schmidt, von Soberiansky, Ribbert, Arnold) ; cependant les conclusions que l'on peut poser au point de vue de la non-élimination glomérulaire sont ici moins certaines et appellent de nouvelles recherches.

Le bleu de méthylène (Castaigne) à l'état normal est transformé dans le sang en un leuco-dérivé qui traverse en nature les glomérules et régénère ensuite du bleu grâce à l'oxydation des cellules épithéliales. Dans son passage au travers du rein, le bleu ainsi régénéré est en partie résorbé par les cellules.

Arnold, Gurwitsch, Policard admettent, au contraire, que le bleu de méthylène est excrété, au moins en partie, par l'épithélium des tubes contournés, mais ils n'osent se prononcer d'une façon ferme sur la sécrétion de la matière colorante au niveau du glomérule.

De toutes ces recherches nous pouvons donc conclure que, pour beaucoup de matières colorantes, le lieu de sécrétion est l'épithélium des tubuli contorti, mais le glomérule jouerait peut-être un rôle pour l'élimination de certaines d'entre elles. Enfin, il nous faut rappeler ici que l'homologation de l'élimination des matières colorantes à celle des produits normalement éliminés par l'organisme n'est pas et ne peut pas être absolue. Si chaque matière colorante possède un mode d'élimination particulier, combien plus probables encore doivent être les différences individuelles d'excrétion des produits de déchets ordinaires de l'organisme.

Il en résulte que les diverses théories basées sur les expériences précédentes manquent d'un critérium de certitude absolue et ne peuvent être considérées que comme des hypothèses, sujettes à revision avec les progrès de la science. C'est cependant, à l'heure actuelle, celles qui nous semblent se rapprocher le plus de la réalité des faits et qui permettent le mieux de les expliquer. La première en date est celle de Bowmann; les autres n'en diffèrent, du reste, que par des détails secondaires.

Théorie de Bowmann. — Au niveau du glomérule filtreraient l'eau et les sels du sang, particulièrement le chlorure de sodium. C'est également au niveau du glomérule que filtreraient pathologiquement l'albumine et le sucre. Les tubes contournés du rein excréteraient les substances spécifiques de l'urine (urée, urates, etc.); les pigments biliaires et le pigment sanguin suivraient la même voie.

Théorie de Koranyi. — Par le glomérule filtre une solution pure ou presque pure de chlorure de sodium, qui se concentre dans les canalicules par résorption d'eau et s'enrichit en matières extractives du sang par échange moléculaire, de telle façon que, pour chaque molécule venue du sang dans l'urine, une molécule de chlorure de sodium passe des canalicules dans le sang. Cette hypothèse a été défendue par Hamburger et Limbeck, par Claude et Balthazard.

A la suite de nombreux travaux sur l'osmonocivité du chlorure de sodium pour l'épithélium rénal, nous avons émis l'hypothèse qu' « au niveau des glomérules filtre une solution saline dont la tension osmotique est toujours la même et répond à la concentration moléculaire idéale pour que le liquide ne soit pas osmonocif à l'égard de l'épithélium rénal. Cette concentration reste constante pendant toute la durée de la traversée des tubes sécréteurs au niveau desquels les échanges se font molécule à molécule entre le chlorure de sodium et les autres éléments qui constitueront l'urine complète. Ce n'est qu'à partir des tubes droits, qui ne sont plus sensibles à l'action osmonocive, que l'urine se concentre par résorption d'eau, résorption qui sera plus ou moins considérable selon la rapidité du passage de l'urine ». (Castaigne et Rathery.)

B. Le rein est une glande. — Les recherches récentes tendent à démontrer que, dans la sécrétion de l'urine, le rein se comporte non pas comme un simple filtre, mais comme une véritable glande. Cette théorie glandulaire n'exclut pas du reste les hypothèses précédentes; elle ne fait que les compléter.

Les arguments sont de deux ordres. Si la plupart des substances contenues dans l'urine préexistent dans le sang comme nous l'avons vu, certaines cependant semblent avoir une origine rénale, d'où les deux ordres de preuves : chimiques et histologiques.

Constatations chimiques. — L'*acide hippurique*, qui ne préexiste pas dans le sang, se forme évidemment dans le rein, comme l'ont du reste démontré les expériences de Bunge et Schmiedeberg. Une circulation artificielle pratiquée à travers cet organe isolé, avec du sang contenant les générateurs de l'acide hippurique, l'acide benzoïque et le glycocolle, nous montre l'acide hippurique prenant naissance dans la traversée du rein. Les globules du sang sont une condition nécessaire, car la réaction n'a plus lieu quand la circulation est faite avec le plasma isolé contenant les deux corps réagissants.

Le rein jouirait tout au moins au niveau de sa région corticale d'une puissance *réductrice* considérable (Ehrlich, Gautier, Enriquez et Sicard). Abelous et Gérard ont montré que le rein a un pouvoir hydratant paraissant être le résultat d'une action diastasique.

L'urobiline (Gilbert et Herscher) se formerait au niveau du rein, aux dépens des pigments biliaires normaux et du sérochrome.

A l'état physiologique, le sérochrome, contenu dans le sérum, passe dans l'urine, transformé en chromogène de l'urobiline.

A l'état pathologique, les pigments biliaires qui ont pénétré dans le sang sont éliminés sous forme d'urobiline, grâce au pouvoir énergique de réduction et d'hydratation de l'organe. Dans les cas extrêmes, lorsque le rein a perdu son pouvoir réducteur, il laisse passer les pigments sans les transformer. Il y aurait donc au niveau du rein un processus de défense de l'organisme ; les pigments biliaires, étant toxiques et peu diffusibles, sont convertis en urobiline, substance très diffusible et, par suite, facilement éliminable.

Les *diurétiques* peuvent agir sur le rein de façons très diverses (pression artérielle, action nocive, etc.) ; il est très probable que certaines de ces substances ont une action plus directe sur les éléments du rein.

MM. Lamy et Mayer ont étudié l'action diurétique des sucres (glucose, saccharose, lactose, maltose) ; ils ont montré que la polyurie qui résultait de leur injection intraveineuse à l'animal était indépendante de la pression artérielle et de l'état physique du sang ; les conditions mécaniques ne semblent donc pas jouer de rôle important dans cette diurèse. Dans un mémoire plus récent, ils ont démontré que le rein vivant, quand on l'étudie après l'injection intraveineuse d'un cristalloïde, accomplit un travail *réel*, *variable*, *électif*.

La glycosurie phloridzique serait due, pour Levène, à une action directe du rein. Cet organe fabriquerait le glucose aux dépens des protéides. Cette action n'est du reste pas limitée au rein, car cette substance modifie la sécrétion d'un certain nombre de glandes (glandes mammaires, glandes de la peau) qui, sous son influence, élaborent du sucre (Levène, Achard, Delamare).

Constatations histologiques. — Regaud et Policard se sont servi du rouge neutre pour mettre en évidence les processus d'élimination dans le tube urinaire des ophidiens. Cette substance étant un colorant vital agissait donc sur des cellules encore vivantes enlevées à l'animal récemment tué. Tribondeau, Regaud et Policard ont décrit dans le corps protoplasmique des cellules du tube contourné du rein de certains animaux (lamproie, serpent) trois variétés d'enclaves : les *grains de ségrégation* siégeant surtout dans la région supranucléaire, les *gouttelettes de graisse* au-dessous du noyau, les *corps chromatoïdes juxtanucléaires*. Tous ces éléments joueraient un rôle encore mal défini dans les phénomènes de sécrétion. Mais ils n'ont jamais pu encore être retrouvés aussi nettement dans le rein des mammifères (Regaud, Castaigne et Rathery). Nous avons vu plus haut les expériences capitales de Courmont et André sur la sécrétion de l'acide urique.

Les phénomènes cellulaires au niveau du rein seraient donc très complexes ; l'excrétion des substances ainsi fabriquées se ferait par osmose sans rupture de la bordure en brosse (Sauer, Castaigne et Rathery, Regaud, Policard, Courmont et André) : ce serait un processus de dialyse.

II. **Sécrétion interne du rein.** — La sécrétion interne du rein, presquecomplètement ignorée il y a peu d'années, a été étudiée en même temps que celle des diverses glandes de l'économie. Malheureusement, on n'est pas arrivé pour le rein à des résultats aussi probants que pour le pancréas ou la thyroïde, par exemple.

Brown-Séquard et d'Arsonval ont montré les premiers que le rein « a une sécrétion interne d'une grande utilité » ; ils ont trouvé que, « parmi les animaux (lapins et cobayes) ayant eu les deux reins enlevés, ceux qui ont reçu des injections sous-cutanées de suc dilué des reins d'animaux de la même espèce survivent plus longtemps que ceux qui n'avaient pas eu d'injection ». Mayer a étudié les effets des injections de suc rénal sur la respiration périodique de Cheyne-Stokes.

Vitznou injecta à des animaux, après néphrectomie double, du sérum de la veine rénale ; il obtint des résultats assez analogues à ceux de Brown-Séquard et d'Arsonval.

Malheureusement, la survie des animaux ainsi traités n'est pas considérable ; et il suffit d'avoir pratiqué expérimentalement un certain nombre de néphrectomies doubles ou de ligatures doubles d'uretère pour remarquer les différences individuelles considérables qui peuvent se produire dans la résistance de l'animal opéré, en dehors de toute injection de sérum de la veine rénale ou de suc rénal.

La preuve expérimentale ou clinique de la sécrétion interne des reins, n'est donc pas faite d'une façon indiscutable. Cette étude mériterait d'être reprise avec des méthodes plus rigoureusement scientifiques.

J. Castaigne et F. Rathery.

CHAPITRE DEUXIÈME

EXAMEN CLINIQUE DES URINES

L'importance qu'a prise l'examen des urines, au cours de ces dernières années, est très considérable. On ne recherche plus seulement, dans le liquide urinaire, l'indice d'une maladie des reins ; on s'est ingénié à y trouver des notions sur la perméabilité rénale, sur le fonctionnement du cœur, du foie, et de l'organisme en général.

Tant que semblable importance ne fut pas donnée à l'étude des urines, le médecin pouvait se contenter de les regarder très sommairement et de rechercher la réaction de Heller et de Fehling, renvoyant le reste à l'examen du chimiste si cela lui semblait nécessaire. Aujourd'hui, il est indispensable que le médecin puisse, lui-même, procéder aux principales recherches que l'on peut faire sur le liquide urinaire.

Sans doute les procédés compliqués resteront toujours du ressort du spécialiste, mais il est une série de moyens simples et cependant exacts qui sont à la portée de tout médecin : ce sont ceux-là que nous avons exposés ici après les avoir contrôlés maintes fois, afin que le médecin puisse être sûr de leur exactitude ; nous avons d'ailleurs soumis la partie chimique de notre description à l'approbation de M. Desgrez, dont la haute compétence est reconnue en la matière, et nous tenons à le remercier ici des conseils techniques qu'il a bien voulu nous donner.

Notre but, dans cette étude, est simplement d'indiquer une technique pour l'examen de l'urine ; il ne faudra donc pas s'attendre à y trouver des déductions séméiologiques qui auront leur place dans la suite de ce Manuel, au cours des articles consacrés à l'étude des fonctions rénales, aux néphrites, à l'albuminurie, à l'urémie, etc.

Nous envisagerons successivement l'examen physique, chimique, puis microscopique des urines.

I. — EXAMEN PHYSIQUE

COULEUR

La couleur des urines est ordinairement d'un jaune plus ou moins clair, pouvant varier dans de grandes limites, depuis la teinte très pâle jusqu'au brun noir en passant par le rouge et le rouge brun.

Lorsque la teinte rouge fait supposer la présence d'hémoglobine, on devra faire l'examen spectroscopique étudié plus loin.

Une couleur brun verdâtre, rouge brun ou jaune foncé fera soupçonner la présence de la bile. On diluera, s'il le faut, pour faire la réaction de Gmelin.

VOLUME

Le volume normal des urines de vingt-quatre heures est de 1 500 centimètres cubes chez l'adulte.

C'est à ce volume qu'il faut rapporter les nombres qui sont donnés comme teneur moyenne par litre. Lorsqu'on indique, par exemple, un dosage de 22 grammes d'urée par litre chez l'homme normal, on pourra déduire que dans les vingt-quatre heures le même sujet a éliminé 33 grammes d'urée.

Mais le volume est tellement variable que les analyses doivent toujours porter sur le mélange total des urines éliminées dans les vingt-quatre heures.

ODEUR

En dehors de toute influence alimentaire ou médicamenteuse, l'odeur de l'urine est faible normalement.

Dans le cas d'odeur putride ou ammoniacale, on vérifiera si cette propriété existe au moment même de l'émission, ou si, comme il arrive le plus souvent pendant les grandes chaleurs, cette odeur n'est apparue que par fermentation ultérieure dans le bocal.

La présence d'*acétone* donne à l'urine une odeur qui a été comparée à celle de pommes ou de chloroforme.

DENSITÉ

La densité varie ordinairement de 1,015 à 1,025.

Dans la polyurie simple elle peut descendre à 1,01 et 1,007.

Dans le diabète, au contraire, on peut avoir 1,05 et 1,07.

La densité peut varier, bien entendu, uniquement avec le volume.

Pour déterminer la densité d'une urine, on se sert pratiquement d'aréomètres.

Lorsqu'on ne possède que quelques centim. cubes, on emploiera un aréomètre à volume constant : ce cas est rare. Presque toujours le volume d'urines est suffisant pour permettre l'emploi du *pèse-urines*.

C'est un aréomètre à poids constant, dont la tige s'enfonce d'autant plus que l'urine est moins dense.

Mais aussi, pour une même urine, cette tige va s'enfoncer d'autant plus que la température sera plus élevée ; et comme la graduation a été faite pour 15°, il faut une correction.

Bouchardat a construit une table spéciale que l'on pourra consulter.

A son défaut on pourra admettre qu'une différence de 3 degrés au thermomètre correspond à une différence de 0,001 millième dans la densité.

Par exemple, si à 21° (15° + 6°) on a lu D = 1,024, la densité vraie sera 1,026.

ACIDITÉ DE L'URINE

A l'état normal l'urine fait virer au rouge la teinture bleue de tournesol.

On en conclut qu'*elle est acide.*

Mais à ce sujet il y a encore bien des discussions.

L'origine de l'acidité n'est pas, en effet, nettement établie. On l'attribue non pas à des acides libres, mais à des sels non saturés ayant *vis-à-vis du tournesol* la réaction d'un acide.

Le plus important de ces sels acides paraît être un phosphate monosodique provenant de la réaction de l'acide urique sur le phosphate disodique.

On est frappé, de plus, par la variété des autres substances telles que l'acide hippurique, les acides gras et aromatiques qui viennent ajouter leur effet à celui des phosphates monobasiques.

D'ailleurs tous les réactifs indicateurs n'indiquent pas que l'urine est acide.

En effet, si nous venons de voir que l'urine a une réaction acide par rapport au tournesol, il nous faut dire que l'*orangé* prend au contraire une teinte jaune, indice d'alcalinité.

La même urine a donc une réaction acide avec le tournesol, et une réaction basique avec l'orangé.

Cette diversité dans les réactions ne doit pas trop étonner, de la part d'un liquide aussi complexe que l'urine.

Il ne faut donc pas tirer des conclusions absolues au sujet de l'acidité urinaire.

Ce qu'on recherchera, c'est non pas l'*acidité* d'une urine, mais à quel moment, en ajoutant une base, cette urine ne présentera plus la *réaction acide en présence de tel ou tel réactif indicateur.*

Pour chaque urine on obtiendra seulement *un nombre* qu'il sera intéressant de rapprocher du nombre correspondant d'une autre urine.

Le procédé le plus simple sera donc le meilleur, puisqu'il ne s'agit pas d'une donnée rigoureusement exacte.

Titrage de l'acidité urinaire. — Le principe est de verser dans l'urine, à l'aide d'une burette graduée, une solution titrée de soude jusqu'à neutralisation, c'est-à-dire jusqu'à ce que la teinture de *tournesol* vire au bleu.

Préparer : 1° Une solution de soude normale au quart, c'est-à-dire renfermant 10 grammes de soude par litre.

Un centimètre cube de cette solution correspond donc à $\frac{0,049}{4}$ d'acide sulfurique, $\frac{0,063}{4}$ d'acide oxalique, $\frac{0,0355}{4}$ d'acide phosphorique ;

2° Teinture de tournesol sensible ayant une teinte violacée.

Lorsque l'urine est peu colorée :

Mesurer dans un verre à pied 50 centimètres cubes, le plus tôt possible après l'émission.

Ajouter à l'urine IV gouttes de teinture de tournesol.

Laisser couler la solution de soude à l'aide d'une burette : pendant ce temps, agiter continuellement. S'arrêter au moment où le tournesol vire au bleu.

Noter la quantité de soude qui est tombée de la burette.

Calcul. — Supposons qu'on a employé 6 centimètres cubes de la solution de soude normale au quart.

Ces 6 centimètres cubes correspondent à : $\frac{0,049 \times 6}{4}$ d'acide sulfurique, $\frac{0,063 \times 6}{4}$ d'acide oxalique, $\frac{0,0355 \times 6}{4}$ d'acide phosphorique.

Ce sont là les quantités d'acide sulfurique, oxalique, phosphorique *équivalentes* à l'acidité des 50 centimètres cubes d'urine.

Pour avoir l'acidité *par litre*, il faut multiplier par 20 le résultat.

L'acidité de 1 litre d'urine sera donc équivalente à celle de :

1gr,470 d'acide sulfurique ;
1gr,890 — oxalique ;
1gr,065 — phosphorique.

Et nous dirons que l'acidité par litre exprimée en acide sulfurique est de 1gr,470.

Nous avions choisi un exemple d'acidité urinaire moyenne.

Au-dessus de 2 grammes d'acide sulfurique, on dit qu'il y a *hyperacidité*.

Remarque. — La fermentation ammoniacale peut changer très rapidement la réaction de l'urine. Il faut donc doser l'acidité le plus tôt possible après la miction. On fera ensuite l'addition des résultats pour avoir l'acidité des vingt-quatre heures.

CRYOSCOPIE URINAIRE (1)

Un corps à l'état liquide se solidifie toujours à une température qui est toujours la même et qui constitue son point de congélation.

Si, dans l'une de ces solutions, on dissout une certaine quantité d'un autre corps, la nouvelle solution se solidifie à une température plus basse, et l'abaissement de température est proportionnel à la quantité dissoute.

C'est à l'étude des points de congélation des *solutions* qu'on a donné le nom de *cryoscopie.*

Les règles qui la régissent ont été établies par Raoult et par Ponsot.

L'ensemble de ces lois peut se résumer en une seule :

Si l'on dissout une molécule d'une substance quelconque dans 100 molécules d'une autre substance quelconque, on détermine un abaissement du point de congélation, toujours à peu près le même et voisin de 0°,62.

C'est un fait absolument général.

Par exemple, en dissolvant une molécule de sulfate de soude dans 100 molécules d'eau, on obtient un point de congélation de — 0°,62 ;

Avec deux molécules : — 1°,24 ;

Avec trois molécules : — 1°,86.

Au lieu de *trois* molécules de sulfate de soude, on pourrait dissoudre à la fois :

Une molécule de sulfate de soude ;
Une molécule de chlorure de sodium ;
Une molécule de nitrate de soude.

Le point de congélation serait toujours à — 1°,86, c'est-à-dire trois fois plus au-dessous de 0° que lorsqu'il n'y avait de dissoute que la molécule de sulfate de soude.

L'abaissement du point de congélation est donc proportionnel au nombre des molécules dissoutes, quelles que soient ces molécules.

Par conséquent, si notre solution aqueuse se solidifie à — 0°,56, elle doit renfermer :

(1) $\frac{0,56}{0,62}$ molécules.

(2) A — 0°,84 $\frac{0,84}{0,62}$ molécules.

(3) A — 1°,04 $\frac{104}{0,62}$ molécules.

(1) Nous n'étudions ici que les principes de la cryoscopie urinaire, nous réservant d'envisager, dans un chapitre ultérieur, ses applications à l'étude de la perméabilité rénale.

Le dénominateur est toujours la constante 0,62.

Mais dans l'étude comparée des urines nous avons besoin uniquement de termes de comparaison.

Si nous rapprochons l'urine qui se congèle à — 0°,56 de celle qui se congèle à — 0°,84, nous aurons, en faisant le rapport du nombre des molécules,

$$\frac{\frac{0,56}{0,61}}{\frac{0,84}{0,61}} = \frac{0,56}{0,84}.$$

La constante nous importe peu : les termes de comparaison sont 0,56 et 0,84.

Nous pouvons donc conventionnellement dire pour la commodité du langage courant que, dans la première urine, il y a 0,56 molécules et 0,84 dans la seconde, ou mieux encore *56 molécules* et *84 molécules.*

Nombre des molécules. — Rien n'est donc plus facile que de déterminer le nombre des molécules que renferme une urine. Il suffit de chercher son point de congélation, d'après la technique que nous indiquerons.

Si le thermomètre marque — 1°,12, nous dirons que l'urine renferme 112 molécules.

Poids moyen des molécules dissoutes. — M. Bouchard a introduit en clinique la notion du poids moyen des molécules dissoutes. Pour le déterminer, il faut d'abord chercher le poids P de l'extrait sec fourni par l'urine : c'est le poids des 115 molécules, par exemple, si l'urine se congèle à — 1°,15.

En divisant le *poids total* par le *nombre*, on a la moyenne du poids de ces molécules.

C'est la *molécule moyenne.*

Molécule élaborée moyenne. — Mais ce qui est surtout intéressant, c'est le poids moyen de la molécule *élaborée.*

« A ce poids, dit le professeur Bouchard, répond une molécule qui n'est pas réelle, mais dans laquelle se résume comme en un symbole la moyenne des caractères des molécules dérivées de l'albumine, qui s'échappent par les urines.

« Le poids de la molécule d'albumine est 6000 environ ; la molécule d'urée pèse 60. L'idéal serait la transformation complète en urée. Par conséquent, plus la molécule élaborée moyenne se rapprochera de 60, plus aura été active la destruction de l'albumine dans l'organisme. »

Or, parmi les molécules urinaires figure le chlorure de sodium qui a une origine alimentaire et qui sort de l'organisme tel qu'il y est entré : au contraire, les sulfates et les phosphates peuvent parfaitement provenir de la destruction des albuminoïdes. On obtiendra donc la valeur de la molécule élaborée moyenne en retranchant de la molécule moyenne ce qui est dû au chlorure de sodium.

Calcul. — On fera le dosage de la quantité de chlorure de sodium que renferment 100 centimètres cubes d'urine. Soit, par exemple,

$$p \text{ de NaCl} = 0{,}592 \text{ pour 100 centimètres cubes.}$$

Supposons de plus que le point de congélation de l'urine est

$$\Delta = -0°{,}78.$$

L'urine renferme donc 78 molécules *dissoutes*.

On sait d'ailleurs que le point de congélation de la solution de NaCl à 1 p. 100 est $-0°{,}61$.

Le poids $p = 0{,}592$ de NaCl a dû produire pour son propre compte un abaissement de

$$0°{,}61 \times 0{,}592 = 0°{,}36.$$

L'abaissement dû aux seules molécules *élaborées* est donc

$$\delta = \Delta - 0{,}592 \times 0{,}61,$$
$$\delta = 0{,}78 - 0{,}36 = 0°{,}42.$$

Il y a donc dans l'urine 42 molécules *élaborées*.

Or, on sait que le poids M de la molécule élaborée *moyenne* est donné par le rapport

$$M = K \times \frac{P - p}{\delta},$$

K étant une constante égale à 18,5.

Supposons que l'extrait sec P correspondant à 100 centimètres cubes d'urine est égal à

$$P = 3^{gr}{,}10 \text{ pour 100 centimètres cubes.}$$

Nous aurons, pour l'exemple choisi,

$$M = 18{,}5 \times \frac{3{,}10 - 0{,}59}{0{,}42} = 101.$$

La valeur normale de la molécule élaborée moyenne est 72 ou 74.

Technique de la recherche de l'extrait sec. — L'évaporation doit se faire à froid dans le vide.

Verser 2 centimètres cubes d'urine dans une cupule de verre tarée renfermant 2 ou 3 grammes de sable sec.

Porter la cupule dans une cloche spéciale à acide sulfurique.

Faire le vide avec la trompe à eau.

Abandonner pendant douze heures et laisser rentrer l'air.

Peser immédiatement la cupule.

La différence de poids donne l'extrait sec P correspondant à 2 centimètres cubes d'urine.

Technique de la recherche du point cryoscopique. — Le thermomètre que l'on emploie doit être divisé en centièmes de degré.

Le mode de réfrigération de l'urine est variable.

On peut faire plonger le tube d'urine dans un petit récipient cylindrique en verre, renfermant de l'éther : une trompe a eau provoque par aspiration le passage rapide dans le récipient d'un courant d'air desséché par barbotage dans de l'acide sulfurique.

L'évaporation rapide de l'éther provoque ainsi un abaissement de température suffisant.

En été cependant l'opération est longue et la dépense en éther très sensible.

Le procédé le plus employé est celui du mélange réfrigérant de glace et de sel marin.

Dans un récipient percé de trous, faire rapidement un mélange approximatif de 1 partie de sel pour 2 parties de glace grossièrement pilée.

Disposer dans ce réfrigérant le tube d'urine dont on a ménagé la place à l'aide d'un mandrin quelconque.

Le thermomètre est maintenu à la main par le haut de sa tige ou suspendu à une potence ; son réservoir doit plonger entièrement dans l'urine.

Pendant le refroidissement, agiter continuellement l'urine avec une spirale de platine.

Le thermomètre arrive à 0° : le mercure continue à descendre même au-dessous du point de congélation de l'urine ; l'état de *surfusion* peut exister pendant quelques minutes, le thermomètre baissant toujours peu à peu quand, brusquement, le niveau du mercure remonte vers 0° et se fixe très rapidement en l'espace de quatre secondes environ en un point qui reste fixe pendant deux ou trois secondes. On fera donc immédiatement la lecture, par exemple — 0°,92 : c'est là le point cryoscopique de l'urine.

Remarques. — I. — L'état de surfusion peut être tellement persistant qu'on a le droit de le faire cesser en laissant tomber dans l'urine une petite parcelle de la glace qui s'est déposée sur la paroi externe du tube.

II. — Le thermomètre doit être vérifié en déterminant par le même procédé le point de congélation d'eau distillée très pure dans un tube aussi propre que possible. On notera, par exemple, + 0°,03.

A chaque lecture ultérieure on fera la correction, en ajoutant trois centièmes au nombre trouvé : au lieu de — 0°,86 on écrira — 0°,89.

III. — Au premier abord la méthode semble parfaite : la technique est l'idéal de l'opération pour le clinicien, les raisonnements s'appuient sur une base excellente.

Elle a donné lieu cependant à de nombreuses critiques, dont deux surtout méritent d'être retenues.

Il est évident, tout d'abord, que les lois de Raoult concernant le point de congélation sont vraies surtout pour les solutions d'un seul sel; l'urine est un milieu beaucoup trop complexe pour que les lois sur la congélation soient applicables dans toute leur rigueur.

De plus, quand on opère sur les urines il y a une cause d'erreur : c'est que tous les sels ne sont pas dissous à la température de congélation. On peut constater, en effet, surtout en hiver, l'énorme dépôt qu'abandonnent certaines urines dans le bocal, uniquement à cause de l'abaissement de température. Ce dépôt augmente lorsqu'on approche davantage de 0° ; et plus bas encore on fait congeler, non pas la *solution* des différents principes de l'urine, mais un liquide qui ne renferme plus qu'à l'état de *mélange* hors de cause la partie déposée, la plus importante peut-être par le poids des grosses molécules qu'elle renferme.

Avant de procéder à la congélation, il faudra donc vérifier qu'il ne se forme pas de dépôt quand on abandonne un tube à 0° dans la glace fondante.

Dans le cas de trouble, on étendra l'urine de 1, 2 ou 3 volumes d'eau *distillée* jusqu'à ce que le liquide reste limpide à la température de 0°. Le résultat trouvé sera multiplié par 2, 3 ou 4, suivant la dilution.

RÉSISTANCE ÉLECTRIQUE

L'étude de la *résistivité* a été appliquée aux urines par M. Bordier (de Lyon).

On sait que les solutions aqueuses offrent, suivant leur composition, une résistance variable au passage du courant électrique.

La *résistivité* ou *résistance spécifique* d'une urine est la résistance qu'elle oppose au passage du courant sous une épaisseur de 1 centimètre et sous une section de 1 centimètre carré.

L'inverse de la résistivité est la *conductibilité spécifique*.

Une urine doit sa conductibilité presque uniquement à ses composés *minéraux*. L'urée, la créatine, la xanthine n'y prennent aucune part. Retranchons de la conductibilité totale d'une urine la conductibilité d'une solution pure de chlorure de sodium au même titre que l'urine elle-même : il restera comme part de conductibilité ce qui revient aux autres sels *minéraux*, tels que les phosphates et les sulfates.

Or, dans les études actuelles, on prend le plus fréquemment comme point de départ d'hypothèses la théorie de Koranyi admettant les échanges molécule pour molécule dans les tubuli contorti : un ralentissement de la circulation, par exemple, amène une diminution dans la teneur de l'urine en chlorure de sodium.

Il est donc intéressant de comparer la conductibilité totale de l'urine à la conductibilité d'une solution pure de chlorure de sodium renfermant sous le même volume que l'urine une quantité égale de sel.

Dans la pratique, ce n'est pas la conductibilité, mais la résistivité que l'on mesure directement.

La conductibilité de l'urine étant plus grande, la résistivité est plus petite ; le rapport

$$\frac{\rho}{\rho_1} = \frac{\text{résistivité de l'urine}}{\text{résistivité de la solution de NaCl}}$$

doit être plus petit que l'unité; il est égal normalement à 0,7.

Pour M. Bordier et son élève Vocoret, la détermination de ce rapport peut être jointe utilement à la cryoscopie pour renseigner sur les échanges osmotiques qui se passent au niveau du rein.

II. — EXAMEN CHIMIQUE

Notre intention n'est pas d'exposer, dans cette partie de l'ouvrage, tous les procédés de dosage urinaire, qui font l'objet de livres spéciaux s'adressant aux chimistes. Nous avons donc éliminé, de parti pris, toutes les méthodes compliquées d'examen ou de dosage et les discussions théoriques au sujet du choix d'une méthode. Mais, en revanche, nous avons tenu à décrire d'une façon précise les procédés qui peuvent être à la portée de tous les médecins ; nous sommes entrés à leur sujet dans des détails de technique suffisants pour qu'en les employant les analyses soient à l'abri de tout reproche et puissent permettre de tirer des conclusions fermes au sujet des fonctions rénales et de la nutrition générale de l'organisme.

A. — *Éléments normaux de l'urine.*

Nous envisagerons successivement l'urée, l'azote total, l'acide urique, le chlore, le phosphore, le soufre, le carbone.

URÉE

L'urée provient de la destruction de l'albumine dans l'organisme. Elle a comme formule de constitution :

$$CO\left\langle\begin{matrix} AzH^2 \\ AzH^2 \end{matrix}\right.$$

Sa quantité dans l'urine varie surtout avec l'alimentation; la moyenne normale est de 33 grammes par vingt-quatre heures chez l'adulte.

Les procédés de dosage sont très nombreux; le seul que nous indiquerons repose sur la décomposition de l'urée par l'hypobromite de soude. Il se dégage, en plus de l'azote, de l'acide carbonique qui est absorbé par l'excès de soude du réactif. L'azote reste donc seul en liberté; d'après son volume, on déduit facilement son poids et celui de l'urée qui lui a donné naissance.

La technique que nous conseillons est celle du tube d'Yvon.

A cette méthode on a fait deux objections, qui semblent contradictoires au premier abord : la première, c'est que l'hypobromite ne décompose pas la totalité de l'urée avec laquelle il est mis en présence. Le résultat serait trop faible avec une solution pure d'urée.

On peut y remédier en ajoutant du glucose à la solution d'urée.

Mais dans l'urine se trouvent de nombreux produits azotés, acide urique, guanine, sels ammoniacaux, créatine, glycocolle, leucine, tyrosine, que l'hypobromite décompose en partie.

La première cause d'erreur est plus que compensée; le résultat obtenu avec l'urine serait plutôt trop fort.

On a donc cherché à déféquer l'urine.

Le sous-acétate de plomb élimine seulement l'acide urique.

Il faut préférer l'acide phosphotungstique qui précipite de plus la créatinine, la guanine, les sels ammoniacaux.

Dans la pratique on peut se contenter d'employer pour le dosage l'urine en nature; mais, si l'on veut faire la détermination du rapport azoturique, il faudra déféquer avec l'acide phosphotungstique.

1° ***Technique du dosage simple.*** — Disposer sur la cuve à mercure l'appareil d'Yvon.

Mesurer dans l'entonnoir sus-jacent au robinet 1 centimètre cube d'urine.

Faire couler doucement l'urine dans la partie inférieure du tube en le soulevant au-dessus du niveau de la cuve à mercure.

Rincer l'entonnoir d'abord avec 2 centimètres cubes d'eau distillée, puis avec 2 centimètres cubes d'une solution de glucose à 20 p. 100, que l'on mélange successivement avec l'urine.

Verser dans l'entonnoir supérieur 6 à 8 centimètres cubes de la solution d'hypobromite.

Soulever franchement le tube et laisser couler l'hypobromite en ouvrant le robinet.

Le dégagement d'azote se produit aussitôt, faisant baisser dans le tube le niveau du mercure que l'on doit toujours maintenir un peu au-dessus du niveau de la cuve.

Après deux minutes, renverser complètement le tube pour mélanger, en fermant avec le doigt l'extrémité inférieure.

Reporter sur la cuve à mercure.

Après deux ou trois minutes, fermer à nouveau avec le doigt la partie inférieure du tube que l'on porte alors dans une éprouvette de 1 litre remplie d'eau : le mercure tombe au fond, le tube se remplit d'eau.

Laisser cinq ou six minutes dans l'eau avant de faire la lecture du volume de l'azote. Avoir soin d'amener sur le même plan le niveau de l'eau du tube et celui de l'éprouvette.

Prendre la température de l'eau de l'éprouvette.

Lire la pression barométrique.

Calcul. — Nous venons de lire un volume d'azote. Des *tables* spéciales donnent le poids de cet azote à la température et à la pression atmosphérique de l'expérience.

Nous trouvons, par exemple, qu'à 13°, sous la pression de 754, 1 centimètre cube d'azote pèse $1^{mgr},1847$.

Le volume v d'azote pèse donc en milligrammes :

$$v \times 1,1847.$$

L'urine renferme donc par litre :

$$v \times 1,1847 \times 1000,$$

c'est-à-dire, en grammes,

$$v \times 1,1847 = p.$$

Le poids d'urée par litre sera

$$P = p \times 2,14$$

d'après la formule de constitution de l'urée.

Préparation de la solution d'hypobromite de soude. — La formule que nous indiquons est celle de Méhu :

Brome	10	grammes.
Lessive de soude	100	—
Eau distillée	100	—

Verser le brome dans la lessive de soude mélangée à l'eau distillée, en refroidissant dans un récipient plein d'eau.

2° ***Technique du dosage après défécation par l'acide phosphotungstique.*** — Dans un matras en verre, verser 10 centimètres cubes d'urine (si la quantité d'urée dépasse 20 grammes par litre, diluer avec 10 centimètres cubes d'eau distillée).

Ajouter 1 centimètre cube d'acide chlorhydrique et 4 à 5 centimètres cubes d'acide phosphotungstique liquide du commerce.

Laisser reposer vingt-quatre heures et filtrer.

Laver le précipité avec un peu d'eau distillée.

Dans le liquide filtré ajouter une goutte de phtaléine du phénol.

Laisser tomber de la lessive de soude étendue de son volume d'eau jusqu'à coloration rose de la phtaléine.

Amener le volume à 100 centimètres cubes avec de l'eau distillée.

Décolorer avec une goutte ou deux d'acide sulfurique.

Doser l'urée en portant dans le tube d'Yvon 2 centimètres cubes ou 4 centimètres cubes de ce liquide.

Calcul. — Nous sommes partis de 10 centimètres cubes d'urine, et c'est 2 centimètres cubes de liquide final que nous avons portés dans le tube d'Yvon.

Avec l'usage des *tables* nous avons trouvé pour ces 2 centimètres cubes un poids p d'azote.

Le poids P d'azote correspondant à 1 centimètre cube d'urine sera

$$P = \frac{\frac{p}{2} \times 100}{10} = \frac{p}{2} \times \frac{100}{10} = p \times 5.$$

Le poids d'urée sera égal à

$$P \times 2,14.$$

AZOTE TOTAL

On désigne sous le nom d'*azote total* la somme des quantités d'azote que renferment dans leur constitution les produits azotés multiples de l'urine. Nous verrons l'importance de cette détermination au cours de l'étude des rapports urologiques.

L'azote de l'urine est produit par la désintégration des albumines. On peut se reporter au poids des albumines détruites, en multipliant le chiffre de l'azote total par 6,736.

La **méthode de Kjeldahl** est la seule usitée en pratique pour le dosage de l'azote total.

Elle repose sur ce principe que, en chauffant l'urine avec de l'acide sulfurique, on transforme tout son azote en sulfate d'ammoniaque.

Le procédé primitif nécessitait d'abord plus de quatre heures de chauffe et il fallait distiller ensuite.

On a modifié le procédé primitif de façon à rendre son application *très simple*, quand on sait déjà doser l'urée comme nous l'avons indiqué.

Tout d'abord, selon le conseil de M. Denigès, il faut ajouter à l'urine de l'oxalate de potassium : *le temps de chauffe ne sera plus que de quinze à trente minutes.*

D'autre part, d'après Henninger, il est *infiniment plus simple*, au lieu de distiller, de doser le sulfate d'ammoniaque en le décomposant par l'hypobromite de soude dans le tube d'Yvon.

Technique du dosage ainsi simplifié. — Dans un petit matras en verre de Bohême, mesurer 10 centimètres cubes d'urine.

Ajouter 4 centimètres cubes d'acide sulfurique, et 5 centimètres cubes d'une solution d'oxalate de potassium à 30 p. 100.

Chauffer au bain de sable ou plus simplement sur un bec Bunsen avec toile métallique.

Après évaporation de l'eau, chauffer plus vivement pour que les fumées blanches d'acide sulfurique se condensent sur les parois du ballon.

Le liquide, d'abord noirâtre, devient d'un jaune brun qui s'éclaircit peu à peu. La décoloration est terminée en quinze à trente minutes.

Retirer du feu le plus tôt possible. Laisser refroidir sur du sable sec pour éviter de casser le ballon.

Ajouter environ 15 centimètres cubes d'eau distillée, et une goutte de solution de phtaléine du phénol.

Garnir une burette avec une lessive de soude étendue de son volume d'eau distillée.

Laisser tomber la solution de soude jusqu'à coloration rose de la phtaléine.

Revenir à la réaction acide avec une ou deux gouttes d'acide sulfurique.

L'addition de soude doit se faire progressivement ; pendant toute l'opération, maintenir le ballon dans un récipient plein d'eau froide et agiter continuellement. Cette précaution est indispensable pour éviter les pertes d'ammoniaque.

Verser le liquide dans une éprouvette. On y ajoute l'eau distillée qui a servi à rincer le ballon.

Il faut arriver à un volume total de 80 à 100 centimètres cubes.

Supposons 82 centimètres cubes.

C'est ici qu'intervient la modification d'Henninger.

Porter 5 centimètres cubes du liquide dans le tube d'Yvon.

Rincer l'entonnoir avec 5 ou 6 centimètres cubes d'eau distillée ; le glucose est inutile.

Terminer comme pour le dosage de l'urée.

On trouve un poids p d'azote pour les 5 centimètres cubes de liquide.

Pour 1 centimètre cube on aurait $\frac{p}{5}$,

Pour 82 centimètres cubes — $\frac{p}{5} \times 82$.

Or les 82 centimètres cubes correspondent à 10 centimètres cubes d'urine.

L'urine renferme donc par litre

$$\frac{p \times 82 \times 100}{5} \text{ d'azote total.}$$

On trouvera en moyenne chez l'adulte normal 12 grammes d'azote total.

ACIDE URIQUE

Dans l'urine acide, l'acide urique peut se déposer soit en nature, soit à l'état d'urates de soude, de chaux, de magnésie.

L'acide urique combiné peut être mis en liberté par l'acide chlorhydrique ; il serait facile alors de peser l'acide urique qui se dépose, mais cette méthode est inexacte.

Le procédé vraiment pratique en même temps que suffisamment exact est celui d'Otto Folin étudié récemment par M. Georges Villaret dans sa thèse.

Technique du dosage. — A 100 centimètres cubes d'urine, ajouter 20 grammes de sulfate d'ammoniaque et 4 à 5 gouttes d'ammoniaque.

Agiter et laisser reposer vingt-quatre heures.

Filtrer et laver le précipité avec 50 centimètres cubes environ d'une solution de sulfate d'ammoniaque à 10 p. 100.

Dissoudre le précipité dans 150 centimètres cubes environ d'eau alcalinisée avec 1 centimètre cube de lessive de soude. Diluer jusqu'au volume de 250 centimètres cubes.

Ajouter 15 centimètres cubes d'acide sulfurique.

Maintenir la capsule à une température de 60° à 70°.

Laisser couler avec une burette une solution renfermant, par litre, $1^{gr},585$ de permanganate de potasse, jusqu'à coloration rose persistant pendant une minute et demie.

Calcul. — Le nombre de centimètres cubes de solution manganique employée, multiplié par 3,75, donne en milligrammes la quantité d'acide urique contenue dans la prise d'essai. On ajoute au résultat 1 milligramme pour compenser la perte par solubilité d'urate d'ammoniaque.

CHLORE

La presque totalité du chlore existe dans l'urine à l'état de chlorures, de chlorure de sodium surtout.

Le principe du dosage des chlorures repose sur leur précipitation par le nitrate d'argent. Une goutte de solution de chromate neutre jaune de potassium se colore en rouge aussitôt que la totalité des chlorures a été précipitée.

Technique du dosage. — Mesurer dans un verre 10 centimètres cubes d'urine.

Ajouter 40 centimètres cubes environ d'eau distillée et 2 ou 3 gouttes d'acide acétique dilué au dixième.

Laisser tomber peu à peu, avec une burette, une solution titrée de nitrate d'argent dont 1 centimètre cube correspond à 1 centigramme de NaCl.

D'autre part, on a préparé, sur une soucoupe légèrement huilée, des gouttes d'une solution à 5 ou 6 p. 100 de chromate jaune neutre de potassium.

A chaque addition de nitrate d'argent, agiter et porter une goutte d'urine avec un agitateur mince sur une goutte de chromate de potassium.

On s'arrête au moment où il se produit ainsi une coloration rouge de la goutte de chromate.

D'ordinaire on a dépassé la limite de la réaction : on a trop ajouté de nitrate d'argent. Pour éviter de recommencer on a eu soin de détourner au début, dans un petit verre, 5 ou 6 centimètres cubes de l'urine diluée. Quand la réaction terminale est dépassée, on revient en arrière en ajoutant cette petite portion d'urine. On ne laisse plus tomber alors que goutte à goutte la solution argentique.

Calcul. — Nous lisons par exemple, sur la burette, qu'on a versé $4^{cc},3$ de solution de nitrate d'argent.

Les 10 centimètres cubes d'urine renferment donc 0,043 : $4^{cgr},3$ de NaCl.

Il y a donc par litre :

$$0,043 \times 100 = 4^{gr},3 \text{ de NaCl.}$$

Ce procédé peut être suffisant dans toutes les recherches actuelles de chimie biologique ou de cryoscopie.

Nous sommes obligés cependant d'ajouter qu'une minime proportion de chlore combinée aux substances organiques échappe à la précipitation.

D'autre part l'acide urique, la créatinine, les pigments de l'urine absorbent une partie de l'argent et donnent un résultat légèrement trop fort.

Si l'on désire une exactitude plus grande (bien inutilement le plus souvent), on se servira de la méthode de Denigès.

Dans une capsule, ajouter à 10 centimètres cubes d'urine :

20 centimètres cubes d'eau distillée ;

25 centimètres cubes d'une solution de permanganate de potasse à 20 p. 1000, et IV gouttes d'acide sulfurique.

Faire bouillir une ou deux minutes.

L'urine se décolore. Le précipité de sesquioxyde de manganèse ne gène pas : il est donc inutile de filtrer.

Ajouter un peu de craie (pour neutraliser) jusqu'à cessation de l'effervescence.

Faire tomber alors la solution de nitrate d'argent et terminer le dosage comme nous avons indiqué.

Préparation de la liqueur de nitrate d'argent. — Peser exactement $29^{gr},075$ de nitrate d'argent.

Faire dissoudre dans 700 centimètres cubes d'eau *distillée.*

Compléter le volume à 1000 centimètres cubes. Un centimètre cube de cette liqueur correspond à

$0^{gr},01$ de NaCl ou $6^{mgr},605$ de chlore.

Il est inutile, pour les analyses d'urine, de vérifier la liqueur avec une solution titrée de chlorure de sodium.

Le nitrate d'argent est un sel tellement pur que la pesée suffira.

Rien n'est donc plus facile que de préparer soi-même la liqueur.

Dosage simplifié des chlorures urinaires. — La recherche clinique de la rétention des chlorures nécessite toujours un dosage de ces substances dans l'urine. M. Achard pense que ce dosage n'a pas besoin d'être d'une extrême rigueur pour fournir des indications précieuses. Aussi a-t-il pensé qu'on pouvait, dans ces cas, sacrifier la précision à la commodité afin de mettre le procédé à la portée de tous les praticiens.

Le procédé pratique qu'il a préconisé dans ce but ne nécessite que l'emploi d'un tube gradué connu dans le commerce sous le nom de « tube de MM. Achard et Thomas pour le dosage des chlorures ». Dans ce tube on met une quantité fixe de nitrate d'argent auquel on ajoute un peu de chromate de potasse, qui donne la réaction rouge du chromate d'argent. On verse alors graduellement l'urine à examiner, jusqu'à ce que la teinte rouge brun disparaisse pour faire place à une teinte jaune clair. D'après la quantité d'urine qu'il a fallu verser, et qui est indiquée par la gradation, on déduit très simplement la quantité de chlorures contenue dans l'urine.

CARBONE TOTAL

C'est à M. Bouchard qu'on doit la notion de l'utilité pour le clinicien de la connaissance du carbone urinaire total. On voudra bien se reporter à l'étude que nous en faisons plus loin à propos des rapports urologiques. Nous ne nous occuperons ici que de la façon de l'obtenir.

Il n'est pas possible d'employer la méthode de combustion à l'oxyde de cuivre sur la grille à gaz. Cette méthode est très rigoureuse, mais elle exige une longue habitude et une surveillance constante de plusieurs heures.

M. Desgrez a préconisé un procédé pratique de dosage dont on devra se servir pour établir les rapports urologiques dans lesquels intervient la notion du carbone éliminé.

PHOSPHORE

Le phosphore éliminé dans les urines reconnaît comme origine, soit l'ingestion par les aliments, soit la désassimilation des tissus de l'économie.

La plus grande partie existe dans l'urine à l'état de phosphates, et, quel que soit l'état de ces sels phosphatés, une solution de sel d'urane en précipite tout l'acide phosphorique.

Mais, lorsqu'on a éliminé tout ce qui existait à l'état d'acide phosphorique, il reste encore dans l'urine une petite quantité de phosphore, probablement combiné à des substances organiques.

On suppose que les combinaisons organiques sont surtout formées de glycéro-phosphate de chaux qui proviendrait du dédoublement des lécithines.

On voit tout l'intérêt qu'il y aurait à doser ce phosphore organique, puisqu'on mesurerait ainsi *théoriquement* la désintégration des nucléines qui ont mis en liberté les lécithines.

En vingt-quatre heures, l'élimination normale est de 3 à 4 grammes, mesurés en anhydride phosphorique P^2O^5 Le phosphore organique est en quantité beaucoup plus faible : mesuré en P^2O^5, il n'en existe pas plus de $0^{gr},04$ à $0^{gr},05$ par vingt-quatre heures.

Technique du dosage de l'acide phosphorique. — La méthode la plus exacte est celle de Lecomte, modifiée par Joly.

Son principe est le suivant :

1° Si, dans une solution de phosphate, on verse une solution de sel d'urane, il se fait un précipité insoluble dans l'eau additionnée d'acide acétique.

2° Une solution de ferrocyanure de potassium donne une coloration rouge lorsque tout l'acide phosphorique a été précipité.

Mesurer dans une capsule 50 centimètres cubes d'urine;

Acidifier largement avec quelques gouttes d'acide acétique cristallisable;

Maintenir à l'ébullition pendant qu'on laisse tomber peu à peu avec une burette la solution d'urane titrée de façon que 1 centimètre cube corresponde à 0gr,005 d'anhydride phosphorique.

D'autre part, sur une soucoupe légèrement huilée on a déposé des gouttes d'une solution de ferrocyanure de potassium à 6 ou 7 p. 100.

A chaque addition de liqueur d'urane, laisser bouillir quelques secondes et porter une goutte d'urine avec la pointe de l'agitateur sur une goutte de ferrocyanure de potassium.

S'arrêter au moment où la goutte d'urine provoque une coloration rouge brun.

Le plus souvent on a ainsi dépassé la limite ; il aurait fallu s'arrêter dès l'apparition d'une teinte très légère.

Pour ne pas recommencer, on détournera un peu d'urine tout au début, comme nous l'avons indiqué pour le dosage des chlorures.

Calcul. — Supposons qu'on a employé 18cc,3 de liqueur d'urane.

Puisque 1 centimètre cube correspond à 0,005 milligrammes de P^2O^5,
18cc,3 — 0,0915 de P^2O^5,
50 centimètres cubes d'urine renferment donc 0,0915 de P^2O^5,
1 litre — 0,0915 $\times$ 20,
c'est-à-dire 1gr,83 de P^2O^5.

Dosage du phosphore organique. — La proportion du phosphore organique de l'urine est très faible : on en trouve normalement de 0,046 à 0,05 centigrammes par vingt-quatre heures.

Pour faire le dosage :

Mesurer dans une capsule 50 centimètres cubes d'urine.

Ajouter environ 4 grammes de nitrate de potasse, et 1 gramme de carbonate de soude.

Chauffer sur le bec Bunsen.

Reprendre le produit calciné par 50 centimètres cubes d'eau distillée.

Aciduler franchement avec l'acide acétique cristallisable jusqu'à cessation de l'effervescence.

Procéder alors au dosage comme nous l'avons indiqué.

Le résultat donne la quantité de phosphore total des 50 centimètres cubes d'urine.

En retranchant la quantité déjà dosée correspondant aux phosphates, on a le phosphore organique mesuré en P^2O^5.

SOUFRE

L'élimination du soufre est importante à connaître, puisque ce corps fait partie du groupe des cinq éléments qui entrent presque toujours dans la constitution des substances albuminoïdes.

Le soufre urinaire, de même que le phosphore, a pour origine l'ingestion par les aliments, et la désassimilation des tissus de l'organisme.

Dans l'urine le soufre existe surtout à l'état d'acide sulfurique combiné soit aux bases métalliques (*sulfates*), soit à des corps de la série aromatique provenant de substances telles que phénols, indol, skatol (*sulfoconjugués*).

Ce soufre, à l'état d'acide sulfurique, constitue le soufre complètement oxydé.

Soufre complètement oxydé { sulfates.
sulfoconjugués.

Quand on a éliminé d'une urine tout le soufre oxydé, c'est-à-dire tout le soufre qui, à l'état d'acide sulfurique, formait les sulfates et les sulfoconjugués, il reste dans l'urine des composés organiques, en particulier la *cystine*, la *taurine* et les *sulfocyanures*, renfermant du soufre à l'état de sulfure.

C'est le *soufre non oxyde*.

Par conséquent, dans une urine le soufre se partage de la façon suivante :

Soufre total { soufre oxydé { sulfates.
sulfoconjugués.
soufre oxydable.

On trouve en moyenne que par vingt-quatre heures :

Les sulfates correspondent à		1gr,65 de SO^4H^2.
Les sulfoconjugués	—	0gr,15 de SO^4H^2.
Le soufre oxydable	—	0gr,20 de SO^4H^2.
Le soufre total	—	2 gr. de SO^4H^2.

On s'est contenté bien longtemps du dosage des sulfates.

Nous indiquerons comment se fait pratiquement celui des sulfoconjugués et du soufre oxydable.

Technique du dosage des sulfates. — Mesurer dans une capsule 100 centimètres cubes d'urine acidulée avec X gouttes d'acide *acétique.*

Porter à l'ébullition quelques secondes et retirer du feu.

Dans le liquide chaud verser un excès (20 à 30 centimètres cubes) d'une solution de chlorure de baryum à 10 p. 100.

Les sulfates sont précipités à l'état de sulfate de baryum.

Filtrer sur un filtre spécial, mouillé, après avoir laissé reposer douze à vingt-quatre heures pour que le précipité soit retenu entièrement sur le filtre.

Dessécher le filtre à l'étuve.

Calciner en chauffant au rouge dans un creuset taré.

Dans le creuset refroidi laisser tomber II ou III gouttes d'acide azotique pour réoxyder le sulfate qui a pu être réduit par le charbon du filtre.

Calciner de nouveau et peser.

Calcul. — Le poids obtenu correspond à du sulfate de baryum.

Pour avoir le poids du soufre en acide sulfurique, il faut multiplier le résultat par 0,4206.

Technique du dosage des sulfoconjugués. — Les sulfoconjugués n'ont pas été précipités dans l'opération précédente.

Pour les doser, on utilise ce fait que, par l'ébullition en présence d'acide chlorhydrique, la combinaison de l'acide sulfurique avec les produits aromatiques est détruite : l'acide sulfurique est devenu précipitable par le chlorure de baryum.

Pour doser les sulfoconjugués, on recommence l'expérience précédente après avoir fait bouillir les 100 centimètres cubes d'urine pendant dix minutes avec 10 centimètres cubes d'HCl.

Dans le liquide chaud verser l'excès de chlorure de baryum.

Le poids trouvé donne la totalité du soufre oxydé :

Sulfates + sulfoconjugués.

Par différence, on a le poids des sulfoconjugués.

Technique du dosage du soufre total. — Évaporer 100 centimètres cubes d'urine.

Lorsqu'on est arrivé à la consistance sirupeuse, ajouter

6 à 8 grammes de nitrate de potasse

et

3 à 4 grammes de carbonate de soude.

Dessécher et calciner.

Dissoudre la masse refroidie dans 80 centimètres cubes environ d'eau acidulée d'acide chlorhydrique à 10 p. 100. L'effervescence doit avoir cessé.

Porter à l'ébullition quelques secondes.

Dans le liquide chaud, verser un excès de solution de chlorure de baryum à 10 p. 100.

Terminer comme précédemment.

Dosage du soufre oxydable. — On l'obtient en faisant la différence du soufre total et du soufre oxydé (dosage après ébullition de dix minutes avec HCl).

On a distingué dans le soufre oxydable une partie facilement oxydable par le brome ; l'autre, plus difficile à oxyder, qui demande l'emploi de nitrate de potasse.

Dans la pratique, on se contente de rechercher, comme nous l'avons fait, le soufre total oxydable.

B. — *Éléments anormaux de l'urine.*

Dans ce paragraphe, nous étudierons surtout les substances albuminoïdes et le sucre; ensuite nous dirons quelques mots des éléments anormaux plus rares, tels que l'acétone, les pigments, etc.

SUBSTANCES ALBUMINOÏDES

Pendant longtemps, on ne s'est occupé en clinique que de la recherche de l'albumine vraie dans les urines.

Il faut savoir, maintenant, reconnaître et même doser d'autres substances albuminoïdes, telles que les *nucléo-albumines*, les *albumoses*, les *peptones*.

Nous jugeons indispensable d'en faire une étude générale rapide, uniquement au point de vue de la chimie de l'urine. Nous résumerons ensuite dans un tableau analytique pratique leurs réactions caractéristiques, en même temps que la marche à suivre pour affirmer, d'une façon catégorique, la présence dans une urine de l'une ou de plusieurs de ces substances albuminoïdes.

La plupart des substances albuminoïdes renferment dans leur composition au moins les cinq éléments suivants : azote, carbone, soufre, hydrogène, oxygène. Ce sont presque toujours des produits amorphes peu dialysables. Nous utiliserons surtout deux des plus importantes de leurs réactions générales :

La *précipitation par le réactif de Tanret* ;

La *réaction du biuret*.

Réactif de Tanret. — Ce réactif possède la composition suivante :

Bichlorure de mercure		4gr,05
Iodure de potassium...........		9gr,96
Acide acétique cristallisable....		60 centimètres cubes.
Eau distillée.......	Q. S. pour	192 —

Il donne un précipité en présence d'un liquide albumineux.

On n'a pu reprocher à ce réactif que son extrême sensibilité. Il possède cependant sur le réactif d'Esbach l'avantage non seulement d'être incolore, mais encore de ne pas produire de précipité de picrate dans le cas d'excès de sels de potassium dans l'urine.

Réaction du biuret. — Dans un tube à essai rempli d'urine, ajouter 3 ou 4 gouttes d'une solution très étendue de sulfate de cuivre. Mélanger.

A la surface du liquide, laisser couler quelques gouttes d'une lessive de soude étendue de deux fois son volume d'eau.

Il se produit à la partie supérieure du tube une teinte *violacée* en cas d'albumine et d'albumoses, *rose* s'il s'agit de peptones.

La coloration de l'urine rend cette réaction souvent illusoire : elle nous servira réellement après l'élimination d'albumine pour rechercher la présence des albumoses et les peptones.

1° Albumine vraie.

Ce qui caractérise avant tout l'albumine urinaire, c'est sa *coagulabilité à l'ébullition en liqueur acétique et en présence des sels neutres*. Mais lorsque, dans une urine *neutralisée* renfermant cette albumine urinaire, on ajoute jusqu'à saturation du sulfate de magnésie, une partie se dépose ; on l'appelle *globuline*.

L'autre partie reste en dissolution : c'est la *sérine*.

Nous reconnaissons ainsi deux albumines urinaires, la *globuline* et la *sérine*.

Ajoutons que la coagulation ne se fait pas toujours avec netteté, et même que certaines substances albuminoïdes ne se coagulent pas en présence d'acide acétique, ou tout au moins donnent un coagulum qui se redissout facilement dans cet acide ; ce sont les *albumines acétosolubles* dont nous aurons à envisager la recherche et la valeur clinique.

Recherche de l'albumine. — La recherche de l'albumine est donc une opération plus délicate qu'on pourrait le croire au premier abord, et qui demande à être conduite très minutieusement.

Le procédé par l'acide azotique, que l'on doit employer toujours au lit du malade, parce qu'il peut indiquer la présence non seulement de l'albumine, mais aussi des pigments biliaires ou intestinaux de l'urohématine, etc., est un procédé peu précis de recherche de l'albumine.

Tout d'abord les réactions colorantes peuvent être gênantes. De plus, le précipité d'acide urique peut être très difficile à différencier d'un anneau d'albumine formé loin de la surface de séparation des deux liquides. Quelquefois enfin l'anneau d'albumine met quatre à cinq minutes pour se former et passe inaperçu.

Dans les cas douteux, il faut employer une des deux méthodes suivantes : l'*action de la chaleur* ou le *procédé de M. Bouchard.*

Action de la chaleur. — Emplir un tube aux deux tiers de sa hauteur avec l'urine filtrée.

Chauffer jusqu'à l'ébullition la partie supérieure seulement.

Qu'il existe ou non un précipité, laisser tomber à la surface deux gouttes d'acide acétique *étendu au dixième.*

Reporter sur la flamme la portion déjà chauffée jusqu'à ébullition.

A ce moment, un trouble, aussi léger soit-il, permet d'affirmer la présence d'albumine.

La constatation du trouble est facilitée par le contraste avec la partie inférieure qui n'a pas été chauffée.

On aura soin de regarder par transparence sur un fond noir.

Pendant cette opération, le point important est de n'apporter que tardivement l'acide acétique pour limiter le plus possible la durée de son action.

Il serait utile d'ajouter du sulfate de soude ou du chlorure de sodium pour empêcher la dissolution des albumines acéto-solubles.

Et, lorsque toutes ces précautions n'ont pas été prises, il est à redouter qu'une quantité minime d'albumine soit dissoute par l'acide acétique et passe inaperçue.

Aussi le procédé suivant devra-t-il toujours être employé comme moyen de contrôle.

Procédé de M. Bouchard. — Verser dans un tube à essai 5 ou 6 centimètres cubes de réactif de Tanret.

Incliner légèrement le tube et laisser couler lentement l'urine sur les parois.

Le réactif très dense laisse facilement surnager l'urine.

A la surface de séparation se forme un disque plus ou moins opaque suivant la quantité d'albumine : il est bleuâtre et déjà très net pour une proportion de 5 milligrammes d'albumine par litre.

Chauffer le disque sur la lampe à alcool.

S'il ne disparaît pas à chaud, ce ne peut être ni de l'acide urique, ni des albumoses, ni des peptones, ni des alcaloïdes, ni de l'antipyrine.

On peut affirmer la présence de l'albumine d'une façon catégorique.

Dosage de l'albumine. — Nous ne ferons que signaler le procédé bien connu du tube d'Esbach.

Il peut être intéressant de suivre par cette méthode, chez le même malade, les variations journalières de l'albumine. Mais, le coagulum se rétractant d'une façon variable, son poids ne répond pas à son volume : on peut avoir des erreurs considérables, jusqu'à 40 p. 100 et même davantage.

La seule méthode à employer est la suivante : Préparer deux filtres que l'on tare exactement et que l'on plie l'un dans l'autre.

Verser dans une capsule 50 centimètres cubes d'urine, lui ajouter 2 à 3 grammes de NaCl et quelques gouttes d'acide acétique dilué au dixième (le moins possible d'acide acétique, mais il faut que la réaction soit acide au papier de tournesol).

Porter à l'ébullition en agitant continuellement.

Jeter le tout sur le double filtre.

Laver à trois reprises la capsule et le filtre avec de l'eau distillée bouillante pour éliminer le NaCl.

Laver ensuite le filtre à l'alcool, puis à l'éther.

Porter le double filtre pendant une heure à l'étuve, à 105°.

Il ne reste plus qu'à peser le filtre intérieur en se servant comme tare du filtre extérieur qu'on a séparé avec précaution.

On a ainsi le poids de l'albumine contenue dans 50 centimètres cubes d'urine.

C'est l'albumine totale de ces 50 centimètres cubes : *globuline + sérine.*

Séparation et dosages partiels de la globuline et de la sérine. — Verser dans un verre à pied 50 centimètres cubes d'urine.

Neutraliser en présence du papier de tournesol avec une solution faible de soude.

Ajouter du sulfate de magnésie jusqu'à saturation.

Laisser déposer vingt-quatre heures.

Il s'est fait un précipité qu'on recueille sur un filtre double taré.

Laver le filtre avec une solution saturée de sulfate de magnésie.

Porter le filtre pendant une heure à l'étuve à 105°.

Le précipité desséché peut alors être lavé à l'eau distillée bouillante qui enlève le sulfate de magnésie.

Laver ensuite à l'alcool, puis à l'éther.

Reporter le filtre pendant une heure à l'étuve à 105°.

Peser le filtre intérieur en se servant comme tare du filtre extérieur.

Le poids donne la *globuline.*

Par différence avec le poids total de l'albumine obtenu précédemment, on aura la *sérine.*

On pourrait contrôler en coagulant par la chaleur la sérine qui a traversé le filtre quand on recueillait le précipité de globuline produit par sulfate de magnésie.

Dans ces pesées, les résultats sont d'autant meilleurs qu'on se rapproche davantage de $0^{gr},10$ à $0^{gr},15$ d'albumine.

On réglera en conséquence la quantité d'urine à employer.

Nous avons dit que les albumines urinaires vraies (globuline et sérine) ont pour caractère capital d'être coagulables en liqueur acétique à *l'ébullition*.

Les albumoses semblent être un produit intermédiaire entre les albumines et les peptones. Leur poids moléculaire est de 3 200 environ, tandis qu'il est de 6 000 pour les albumines et de 400 pour les peptones.

Le réactif de Tanret précipite les albumoses, mais, lorsqu'on chauffe, le précipité se dissout pour reparaître au moment du refroidissement.

Les peptones possèdent cette même propriété ; le précipité d'albumine par le réactif de Tanret reste au contraire insoluble dans ces conditions.

2° Albumoses.

Les albumoses ont été signalées pour la première fois dans les urines par Bence Jones en 1848.

Pour en faire la recherche, Jacquemet avait donné un procédé très simple qui consiste à agiter vivement l'urine dans un tube à essai avec 3 ou 4 centimètres cubes d'éther.

L'éther se charge d'une émulsion d'albumoses qui vient former à la surface de l'urine un magma parfois tellement épais qu'on peut retourner le tube sans que l'urine s'écoule.

Il a été démontré, dans la suite, que l'albumine et les phosphates peuvent produire cette réaction. Le procédé de Jacquemet ne peut donc être utilisé qu'après élimination de l'albumine et des phosphates, ce qui est très long.

Boston a proposé de caractériser « la Bence Jones albumose » par la production à chaud, en urine alcaline, d'un précipité noir, par l'addition de quelques gouttes d'une solution d'acétate de plomb.

Nous trouvons bien préférable d'employer, pour rechercher les albumoses, le procédé même qui les isole des autres albuminoïdes : il est certain et tout aussi rapide.

Prendre 100 centimètres cubes d'urine dans un verre à pied. Y ajouter quelques gouttes d'acide acétique dilué au dixième.

C'est ici surtout qu'il est important de ne mettre que la quantité d'acide acétique juste nécessaire pour donner à l'urine une réaction acide.

Saturer l'urine de NaCl et filtrer.

Verser le liquide filtré dans une capsule et porter à l'ébullition pendant une minute.

Filtrer le liquide *bouillant.*

Laisser refroidir le liquide.

Faire la réaction de M. Bouchard avec le filtrat *refroidi* et le réactif de Tanret.

Un précipité indique *albumoses* ou *peptones.*

Ce précipité a la propriété de se dissoudre à chaud pour reparaître après refroidissement.

Pratiquement, on pourra affirmer la présence d'albumoses, puisque les peptones ne se rencontrent presque jamais dans l'urine.

Si l'on tient à donner une réponse absolue, on confirmera la présence des albumoses en les précipitant comme il sera indiqué, à l'aide du sulfate d'ammoniaque.

D'ailleurs la réaction du biuret doit donner une coloration *violette* comme pour l'albumine.

Dans le cas peu vraisemblable de peptones, la même réaction donne une coloration *rose.*

3° Peptones.

Les peptones constituent le terme le plus éloigné des albumines, dans la série des substances albuminoïdes.

Leur poids moléculaire est en effet de 400 au lieu de 6000.

Les peptones ne sont coagulables par la chaleur à aucune température.

Le précipité qu'elles donnent avec le réactif de Tanret se dissout à chaud pour se reproduire au moment du refroidissement.

Le tannin les précipite comme les alcaloïdes.

La réaction du biuret donne une coloration *rose.*

La propriété capitale des peptones urinaires est de ne pas se laisser précipiter par le sulfate d'ammoniaque comme le font les albumoses.

Recherche des peptones. — Procéder comme il a été indiqué pour la recherche des albumoses.

Le liquide filtré bouillant donne un précipité par le réactif de Tanret.

Ce peut être un mélange d'albumoses et de peptones.

Pour dégager les peptones, il faut précipiter les albumoses avec le sulfate d'ammoniaque.

Neutraliser exactement le liquide.

Ajouter du sulfate d'ammoniaque à saturation, en chauffant au bain-marie à 30°.

Filtrer.

Si le filtrat donne encore la réaction du biuret ou un précipité par le réactif de Tanret, ajouter 3 ou 4 gouttes d'une lessive de soude étendue au tiers pour *alcaliniser*.

Porter au bain-marie à 30°.

Filtrer.

Aciduler franchement le filtratum s'il donne encore la réaction du biuret ou un précipité par le réactif de Tanret (après avoir acidulé).

Reporter au bain-marie et filtrer.

On a ainsi précipité les albumoses en solution *neutre*, *basique* et *acide*.

C'est alors seulement, après la dernière filtration, qu'un précipité par le réactif de Tanret ou la réaction du biuret avec coloration rose permettrait d'affirmer la présence des peptones.

Avec le tannin il y a aussi formation d'un précipité.

Il est extrêmement rare d'arriver à cette détermination de la peptone de Kühne. Beaucoup d'auteurs contestent la possibilité de sa présence. M. Desgrez déclare ne l'avoir jamais rencontrée.

4° Nucléo-albumines.

Les nucléo-albumines constituent la substance principale des noyaux cellulaires. Ce sont des substances albuminoïdes qui peuvent être dédoublées en albumine vraie et nucléine.

La nucléine a pour caractéristique la présence de *phosphore* dans sa constitution.

Les nucléo-albumines ne sont pas coagulables par la chaleur, mais sont précipitées à froid par les acides.

Recherche des nucléo-albumines. — A 10 centimètres cubes d'urine, ajouter V à X gouttes d'acide acétique cristallisable.

Chauffer légèrement vers 30° pour éviter la précipitation d'acide urique.

Il se produit un précipité opalescent, nuageux.

On pourrait vérifier en incinérant le précipité et recherchant le phosphore de la nucléine avec le réactif molybdique.

5° Mucine.

La mucine est l'élément principal du mucus dont la production caractérise les membranes et cellules dites *muqueuses*.

On la recherche de la même façon que les nucléo-albumines, à l'aide de l'acide acétique.

Pour vérifier que c'est bien de la mucine, faire bouillir le précipité avec 5 centimètres cubes d'eau acidulée par 5 à 8 gouttes de HCl. Le liquide neutralisé doit réduire la liqueur de Fehling. C'est en ayant soin de rechercher cette réaction précise de la mucine qu'on est arrivé à se convaincre qu'elle n'existe jamais dans l'urine.

Technique de l'analyse d'une urine renfermant un mélange de substances albuminoïdes. — Ce paragraphe a pour but, non seulement de montrer la marche à suivre pour la *détermination* et le *dosage* des substances albuminoïdes mélangées dans une urine, mais encore de donner une rapide vue d'ensemble sur l'étude que nous venons d'en faire.

On se trouve en présence d'une urine pouvant contenir une ou plusieurs variétés de substances albuminoïdes.

Recherche qualitative. — 1° Dans un petit ballon, verser environ 40 centimètres cubes d'urine.

Ajouter XX gouttes d'acide acétique cristallisable.

Chauffer légèrement vers 30°.

S'il y a précipité floconneux :

{ Nucléo-albumines.
{ Mucine (très rare).

2° Filtrer dans un petit ballon.

On a éliminé les nucléo-albumines et la mucine.

Dans le liquide filtré, verser 2 centimètres cubes de réactif de Tanret.

Il se fait un précipité.

Chauffer *à l'ébullition.*

a. Si le précipité persiste :

Albumine.

b. Si le précipité disparaît à chaud pour reparaître au moment du refroidissement :

{ Albumoses.
{ Peptones.
{ Alcaloïdes.

Remarque très importante. — Lorsque le précipité semble persister à l'ébullition, une partie a pu cependant se dissoudre.

Il faudra *toujours* jeter sur un filtre le liquide *bouillant.*

Le filtratum, clair tout d'abord, se trouble par refroidissement s'il y avait albumoses, peptones ou alcaloïdes.

On différenciera les *alcaloïdes* par leur précipitation *immédiate* au moyen du réactif de Bouchardat ainsi composé :

Iode	2	grammes.
Iodure de potassium	4	—
Eau	100	—

S'il n'y a pas précipitation *immédiate*, on peut affirmer :

{ Albumoses.
{ Peptones.

Technique des dosages et des séparations. — 1° Verser dans une capsule 200 centimètres cubes d'urine.

Ajouter 8 à 10 grammes de NaCl, et V à VI gouttes d'acide acétique (juste pour donner la réaction acide au tournesol).

Porter deux minutes à l'ébullition.

Filtrer le liquide *bouillant*.

1° Il reste sur le filtre :

Albumines.
Globuline + sérine.

2° Le liquide qui filtre renferme albumoses et peptones.

Neutraliser exactement.

Porter ce liquide au bain-marie à 30° ou 40° avec du sulfate d'ammoniaque à saturation.

Une partie des albumoses se précipite ; on la recueille sur un filtre.

Recommencer une seconde et une troisième fois en liqueur *alcaline* et en liqueur *acide*.

Toutes les *albumoses* sont précipitées : on les dosera en dialysant pour séparer le sulfate d'ammoniaque, évaporant et pesant.

3° Dans le liquide qui a filtré restent les *peptones* qu'on isolera en évaporant, reprenant le résidu à plusieurs reprises par l'alcool à 70°, enlevant les dernières traces de sulfate par ébullition avec le carbonate de baryte, filtrant, évaporant et pesant.

Nous renvoyons aux articles suivants pour tout ce qui a trait à la séméiologie de l'albuminurie, de l'albumosurie, de la peptonurie.

Nous tenons seulement à faire remarquer combien sont voisines toutes ces substances albuminoïdes.

C'est ainsi qu'on peut arriver aux peptones et aux produits intermédiaires en faisant agir sur les albumines soit des acides, soit des alcalis.

Le même résultat peut être obtenu par l'action des ferments figurés ou des ferments solubles.

M. Dastre n'a-t-il pas montré encore que certaines albumines en solution aqueuse seraient hydratées et peptonisées à la température de 30° à 40° sous la seule influence de chlorure de sodium à 15 p. 100.

Nous rapprocherons de cette facilité de transformation l'irrégularité des réactions, le caprice qui préside à la coagulation elle-même, tout ce qu'il y a enfin d'artificiel dans la classification adoptée.

C'est cette considération des liens si étroits unissant *chimiquement* les substances albuminoïdes qui doit faire penser à rapprocher *en clinique* la valeur séméiologique de leur présence dans les urines.

GLUCOSE

La recherche du glucose est très simple lorsque l'urine en renferme une proportion notable; mais, lorsqu'il faut affirmer la présence de quantités minimes, on doit prendre des précautions multiples, plus même encore que pour l'albumine.

Nous indiquerons uniquement la façon de se servir de la liqueur de Fehling, procédé qui est à la portée de tous les médecins.

Recherche du glucose. — Dans un tube à essai, faire bouillir 4 ou 5 centimètres cubes de liqueur de Fehling (la liqueur faite récemment et bien préparée reste limpide).

Retirer le tube de la flamme et faire couler avec une pipette 3 ou 4 centimètres cubes d'urine filtrée.

Il se fait à la surface de séparation un anneau jaune verdâtre, puis jaune, puis *rouge-brique* d'oxydule de cuivre.

Ce qui est caractéristique du glucose, c'est la teinte *rouge-brique* du précipité.

Souvent on ne l'obtient pas aussi facilement; il met quelquefois plus d'une heure à se former et vient se déposer au fond du tube.

Un précipité simplement jaune n'est pas satisfaisant. On pourra chercher la teinte rouge-brique en chauffant la surface de séparation.

Lorsqu'elle n'apparaît pas encore nettement :

Mélanger dans un tube volumes égaux de liqueur de Fehling et d'urine.

Porter à l'ébullition pendant une à deux minutes.

Remplacer le mélange par un peu d'eau distillée qui lave doucement l'intérieur du tube.

On aperçoit alors nettement le précipité rouge-brique adhérent à la paroi.

Quand les urines renferment une très petite quantité de sucre, cette réaction peut être encore insuffisante. Nous arrivons alors à la modification la plus sensible.

Déféquer l'urine avec le sous-acétate de plomb.

Prendre dans un petit ballon ou matras en verre 5 à 6 centimètres cubes de liqueur de Fehling.

Maintenir à l'ébullition pendant qu'on laisse tomber l'urine goutte à goutte jusqu'à concurrence du double et du triple de la liqueur de Fehling employée.

Vider le contenu du ballon.

Laver avec un peu d'eau distillée.

Le précipité rouge-brique adhérent aux parois du ballon s'aperçoit par transparence.

C'est là le meilleur procédé à employer pratiquement ; il est beaucoup plus sensible que le polarimètre.

Avant d'affirmer la présence du sucre, il faudra s'enquérir du régime du malade, car certains médicaments, se transformant plus ou moins dans l'organisme, peuvent, en s'éliminant par les urines, réduire la liqueur de Fehling.

Il faut bien connaître les plus importants : ce sont le *chloral*, le *chloroforme*, les *balsamiques* tels que la *térébenthine*, le *copahu*, le *cubèbe*, le *benzoate de soude*, le *salol*, la *rhubarbe*.

Quelques-uns de ces médicaments peuvent donner toutes les réactions du glucose. On aura donc soin de supprimer leur emploi pendant deux jours au moins avant la recherche du sucre.

Mais il existe des éléments *normaux* de l'urine, l'*acide urique* et les *urates* qui réduisent la liqueur de Fehling.

D'autre part, l'*albumine* et les composés ammoniacaux peuvent maintenir en dissolution le peu d'oxydule qui aurait été précipité par une quantité minime de glucose et le faire passer inaperçu ; il se fait une simple coloration violacée : réaction du biuret bâtarde.

C'est pour cela que dans toutes les recherches délicates du glucose il faut déféquer l'urine par le sous-acétate de plomb, car on élimine ainsi : albumines, urates et acide urique.

Nous verrons, à propos du dosage du glucose, comment doit s'effectuer la défécation.

Cependant, malgré toutes ces précautions, on arrive quelquefois à une réaction manquant de netteté : le précipité est jaune sale ou verdâtre.

Cela est dû, d'après M. Grimbert, à ce que certaines substances azotées, en particulier la créatinine, n'ont pas été éliminées par le sous-acétate de plomb et viennent gêner la réaction.

On a proposé comme agent de défécation le nitrate mercurique qui élimine la créatinine.

Dans la pratique courante, on peut cependant se servir du sous-acétate de plomb.

Technique du dosage du glucose. — Nous n'indiquerons que le procédé par la liqueur de Fehling titrée, avec l'heureuse modification apportée par M. Causse.

On arrive ainsi très rapidement à un résultat exact.

1° *Déféquer l'urine.* — Dans une éprouvette graduée, mesurer exactement 45 centimètres cubes.

Ajouter 5 centimètres cubes de la solution officinale de sous-acétate de plomb.

Mélanger.

Compléter le volume de 100 centimètres cubes avec une solution de sulfate de soude à 10 p. 100, pour précipiter l'excès de sel de plomb.

Mélanger.

Avec le liquide filtré, garnir une burette.

2° Préparer une solution avec :

Ferrocyanure de potassium...	10 grammes.
Eau........................	90 —

3° Verser dans une capsule de porcelaine 20 centimètres cubes de liqueur de Fehling titrée.

Ajouter dans la capsule 2 centimètres cubes de solution de ferrocyanure et 50 centimètres cubes d'eau environ.

Maintenir à l'ébullition pendant qu'on fait couler l'urine déféquée.

Au début, le contenu de la capsule était franchement bleu. L'urine en tombant réduit la liqueur de Fehling, mais le précipité d'oxydule qui se formait est dissous par le ferrocyanure de potassium.

La teinte bleue pâlit peu à peu, le liquide devient jaune verdâtre, puis jaune; on ne verse plus l'urine que par 2 gouttes à la fois; on s'arrête au moment de la décoloration.

Calcul. — Nous avons trouvé, par exemple, 24cc,6 d'urine déféquée.

On sait que 20 centimètres cubes de liqueur de Fehling correspondent à 10 centigrammes de glucose.

Puisque 20 centimètres cubes de liqueur ont été décolorés par 24cc,6 d'urine déféquée, c'est que

Ces 24cc,6 renferment......	0gr,10 de glucose.
1 c.c. renferme donc..	$\frac{0,10}{24,6}$
1 litre —	$\frac{0,10 \times 1000}{24,6} = 4^{gr},06.$

Pour rapporter à l'urine elle-même non déféquée, il faut d'abord *doubler*, puisqu'on a amené le volume à 50 centimètres cubes, puis à 100 centimètres cubes.

Ce qui fait

$$4^{gr},06 \times 2 = 8^{gr},12.$$

Enfin, puisqu'on avait mis 5 centimètres cubes de solution de sel de plomb, il faut *ajouter le dixième* de la quantité trouvée, c'est-à-dire

$$8^{gr},12 + 0^{gr},812 = 8^{gr},932.$$

L'urine renferme donc

8gr,93 de glucose par litre.

Il faut, pour ce procédé de dosage du glucose, que la liqueur de

Fehling ait été titrée en présence de ferrocyanure de potassium. Ce n'est pas un désavantage, puisque *jamais* on ne doit s'en rapporter au titrage d'une liqueur de Fehling du commerce, qui peut n'être plus de préparation récente.

Dans toutes ces opérations, on n'est jamais gêné par le précipité d'oxydule de cuivre. Le moment de la décoloration est très facile à saisir; c'est le grand avantage de la modification de M. Causse, qui rend ainsi le dosage très pratique.

Le glucose n'est pas le seul sucre qu'on peut trouver dans les urines; aussi sera-t-il nécessaire, dans les examens complets, d'avoir recours à l'examen polarimétrique.

ACÉTONE

La formule de l'acétone peut être rapprochée de celle de l'acide acétique, pour montrer comment elle peut en dériver.

L'*acide diacétique* ou acide acétylacétique, qui est un acide-acétone, est un produit très voisin qui peut se décomposer facilement en acétone.

Disons tout d'abord, au point de vue des réactions chimiques, que l'acétone ne réduit pas la liqueur de Fehling, comme on l'a dit dans certains traités.

Réaction de Gerhardt. — Verser de l'urine filtrée dans un tube, jusqu'aux trois quarts de sa hauteur.

Laisser tomber à la surface 2 gouttes de la solution officinale de perchlorure de fer.

Il se forme à la partie supérieure une coloration *rouge-porto*, due à l'acide diacétique qui accompagne l'acétone, mais l'acétone elle-même ne donne pas un tel résultat.

Cette réaction a cependant un gros intérêt, puisqu'elle fait penser à la présence probable de l'acétone.

Mais il faut bien savoir que l'antipyrine possède des propriétés identiques.

Les phénols, le salol, l'acide salicylique produisent de cette façon une coloration violacée qu'il ne faudra pas confondre.

On sera donc mis sur la piste de la présence de l'acétone dans l'urine par la réaction de Gerhardt et par l'odeur spéciale qui a été comparée à celle de la pomme ou du chloroforme.

Pour l'affirmer, ***le meilleur procédé est celui de Denigès.***

Préparer la solution de sulfate mercurique que nous indiquerons pour la recherche spectroscopique de l'urobiline.

Mélanger dans un verre à pied :

20 centimètres cubes d'urine.
10 — — de réactif mercurique.

Agiter et filtrer.
Verser dans un tube 3 ou 4 centimètres cubes du filtratum avec volume égal du même réactif mercurique.

En chauffant à l'ébullition deux ou trois minutes, il se forme un précipité blanc qui est une combinaison mercurielle d'acétone.

ACIDE LACTIQUE

L'acide lactique est un acide-alcool. C'est un produit de la fermentation non seulement du sucre de lait, mais du glucose et des matières susceptibles d'en produire.
Pour mettre en évidence l'acide lactique dans l'urine :

Verser de l'urine dans un tube jusqu'à moitié de sa hauteur.
Ajouter 4 à 5 centimètres cubes d'éther.
Boucher avec le pouce et agiter vivement.

L'éther se charge d'acide lactique et se sépare rapidement par le repos.
D'autre part, préparer le réactif d'Uffelmann avec 10 centimètres cubes d'une solution d'acide phénique à 4 p. 100 à laquelle on ajoute 2 gouttes de solution de perchlorure de fer officinal. Il se produit une teinte violacée.

Prendre dans un tube 3 ou 4 centimètres cubes de réactif d'Uffelmann.
Décanter l'éther qui a dissous l'acide lactique.
Évaporer cet éther et reprendre le résidu par 2 ou 3 centimètres cubes d'eau distillée qu'on mélange alors au réactif d'Uffelmann.

Les liquides, en se mélangeant, transforment en jaune clair la coloration violacée.

PIGMENTS BILIAIRES

On sait toute l'importance que les études de M. Gilbert et de ses élèves ont donnée à la recherche des pigments biliaires dans le sérum et dans ses urines.
La division en ictères choluriques et acholuriques repose exclusivement sur l'examen des urines ; aussi, tout en n'entrant dans aucune considération doctrinale sur les ictères, est-il nécessaire que nous

envisagions ici la recherche clinique des principaux éléments qui peuvent être contenus dans la bile.

Réaction de Gmelin. — Cette réaction a pour principe l'oxydation de la bilirubine par l'acide azotique nitreux.

Il se forme des dérivés dont les deux plus importants pour nous, la biliverdine et la bilicyanine, se manifestent par une coloration verte et une coloration bleue.

Réaction de Gmelin positive veut dire *présence de la bilirubine.*

Dans un verre conique, verser de l'urine filtrée jusqu'au tiers de sa hauteur.

Le long des parois du verre laisser couler de l'acide azotique ordinaire ou nitreux, qui gagne le fond.

A la limite de séparation des deux liquides se forment une série d'anneaux colorés qui sont, en allant de bas en haut, vert, bleu, rouge, jaune.

L'albumine peut gêner dans cette recherche. On l'éliminera en chauffant avec quelques gouttes d'acide acétique dilué au dixième.

Quand l'urine est très foncée, il faut avoir soin de la diluer largement.

Réaction de Salkowsky. — Cette réaction a pour but de déceler la présence d'une quantité minime de bilirubine.

Dans un verre conique verser environ 100 centimètres cubes d'urine.

Ajouter 20 à 30 centimètres cubes d'une solution de chlorure de calcium à 10 p. 100.

Après avoir fait le mélange, verser 10 centimètres cubes environ d'une lessive de soude diluée de moitié.

Il se fait un abondant précipité qui entraîne avec lui les pigments biliaires.

On recueille le précipité sur un petit filtre qu'on dépose dans un verre renfermant 30 à 40 centimètres cubes d'eau acidulée avec le dixième de son poids d'acide chlorhydrique. Le précipité se redissout et avec lui les pigments biliaires.

C'est avec cette solution qu'on pratique la réaction de Gmelin.

Recherche de l'urobiline. — L'urobiline peut exister en grande quantité aussi bien dans une urine peu colorée que dans une urine très foncée.

Pour la rechercher, il est un procédé classique à l'aide du chlorure de zinc ammoniacal.

Dans un tube à essai verser de l'urine filtrée jusqu'à la moitié de sa hauteur.

Ajouter 5 ou 6 centimètres cubes d'alcool *amylique.*

Fermer le tube avec le pouce et agiter vivement.

En laissant reposer quelques minutes, l'alcool amylique, qui a dû se charger d'urobiline, vient à la partie supérieure.

S'il n'est pas transparent, on détruit l'émulsion qui s'est faite en laissant tomber quelques gouttes d'alcool *ordinaire*.

Avec une pipette, transvaser l'alcool amylique dans un tube propre.

En ajoutant 2 gouttes d'une solution de chlorure de zinc ammoniacal il se produit une belle fluorescence rose ou verdâtre, suivant l'incidence.

La fluorescence doit apparaître *immédiatement*.

On ne tiendra pas compte d'une fluorescence tardive qui serait due à ce que l'alcool amylique a dissous du chromogène qui s'oxyde ensuite à l'air en donnant de l'urobiline.

Spectroscopie. — Bien souvent la réaction précédente n'est pas nette : il faut recourir au spectroscope.

L'emploi de cet instrument est basé sur ce fait que l'urobiline en solution acide fournit un spectre dont le caractère dominant est une large bande obscure *au niveau du vert* entre la raie *b* et la raie F, entre le jaune et le bleu.

Il faut, pour cette recherche, une ou plusieurs petites cuves à faces parallèles. On peut examiner ainsi sous des épaisseurs différentes.

Le petit spectroscope de poche est largement suffisant.

Mais la recherche de cette bande d'absorption de l'urobiline est impossible lorsqu'il existe dans l'urine des pigments biliaires non modifiés qui éteignent toute la partie droite du spectre.

On peut alors mettre à profit la grande *diffusibilité* de l'urobiline.

Verser l'urine jusqu'au quart de la hauteur de la cuve à lames parallèles.

Remplir la cuve avec de l'eau distillée qu'on verse délicatement avec une pipette au-dessus de l'urine.

Chercher le spectre dans la partie supérieure où l'urobiline a diffusé rapidement.

Le mieux est, d'après M. Denigès, de précipiter les pigments biliaires à l'aide de sulfate mercurique.

Préparer le réactif en dissolvant :

5 grammes d'oxyde mercurique dans :
100 centimètres cubes d'eau renfermant :
20 — — d'acide sulfurique.

Mélanger :

20 centimètres cubes d'urine.
10 — — de réactif.

L'urobiline reste dans le liquide clair filtré : son spectre se détache avec netteté.

Dosage de l'urobiline. — 100 centimètres cubes d'urine sont acidulés par SO^4H^2 et additionnés de sulfate d'ammoniaque jusqu'à saturation. Le précipité est lavé sur un filtre avec une solution saturée de sulfate d'ammoniaque, puis, après essorage, épuisé par un mélange, à parties égales, d'alcool et de chloroforme. La solution filtrée est portée avec de l'eau dans un entonnoir à décantation et abandonnée jusqu'à séparation du chloroforme à l'état limpide. La solution chloroformique est évaporée, le résidu desséché à 100° et traité par l'éther. L'extrait éthéré est filtré ; le résidu laissé sur le filtre est dissous dans l'alcool, évaporé et pesé.

ACIDES BILIAIRES

On connaît surtout *dans la bile* l'acide *glycocholique* et l'acide *taurocholique*.

Dans l'urine, la recherche de ces acides se fait très rarement. En les isolant on pourrait essayer la réaction de Pettenkofer ; mais la grande facilité relative de déceler la bilirubine fait négliger la séparation des acides biliaires.

Réaction de Hay. — Une petite proportion de sels biliaires suffit pour diminuer d'une façon sensible la tension superficielle de l'urine.

Recueillir dans un verre de l'urine fraîchement émise.

Tamiser à la surface un peu de fleur de soufre.

S'il existe des sels biliaires, la fleur de soufre tombe au fond du verre au lieu de surnager.

La rapidité de chute du soufre n'est pas la même dans tous les cas.

D'autres substances, en particulier le salicylate de soude, peuvent faire varier dans ce sens la tension superficielle de l'urine.

Il ne faut donc pas attacher une trop grande importance à la réaction de Hay.

PIGMENTS DE L'URINE

Hématoporphyrine. — L'hématoporphyrine est un pigment dérivant de l'hématine.

Sa formule est très voisine de celle de la bilirubine. Elle donne aussi la réaction de Gmelin.

Une quantité notable peut colorer l'urine en rouge.

Uroérythrine. — L'uroérythrine est ce pigment rose qui colore les dépôts d'urine riches en acide urique.

Vauquelin l'appelait *acide rosacique*.

Sa quantité augmente dans les états fébriles, dans les affections hépatiques.

Urochrome. — Lorsqu'il a été isolé, l'urochrome est une poudre jaune soluble dans l'eau. Il ne réduit pas la liqueur de Fehling, il n'a pas de spectre d'absorption.

Il ne faut donc pas confondre urochrome et urobiline, comme on l'a fait si longtemps.

Urohématine et pigment « rouge brun ». — On désigne sous ces noms deux réactions colorées fournies par l'examen des urines selon la méthode de Gubler-Heller.

L'existence de l'urohématine était admise quand il se produisait, au-dessous de la région où siège l'anneau albumineux, un disque rose plus ou moins étendu; quant au pigment rouge brun, il serait caractérisé par un anneau acajou sombre qui se forme dans la partie inférieure du verre, quand on verse l'acide nitrique nitreux dans l'urine.

La réalité de ces deux réactions ne saurait être mise en doute, mais les recherches du professeur Gilbert et de ses élèves, celles de M. Dehérain permettent d'affirmer qu'il ne s'agit pas là de réactions produites par des substances définies. Une urine concentrée qui donne la réaction du pigment rouge brun donnera celle de l'urohématine si on la dilue suffisamment.

Les termes de *pigment rouge brun* et *urohématine* ne semblent donc pas devoir répondre à une substance déterminée, mais à des colorations différentes que donne la même substance, suivant qu'il y a oligurie ou polyurie.

INDICAN

L'indican a la propriété de donner, par oxydation, une coloration bleue ; quand l'urine en contient une assez forte proportion, elle prend d'elle-même cette coloration au contact de l'air. D'autres fois, l'attention peut être attirée par la coloration bleue qui se produit dans le fond du verre au cours de la recherche de l'albumine à l'aide de l'acide azotique.

Recherche. — Dans un tube rempli d'urine aux deux tiers, verser IV à V gouttes d'acide chlorhydrique et chauffer légèrement.

Ajouter V à VI gouttes de liqueur de Labarraque ou d'eau de Javel, ou bien 3 centimètres cubes environ d'eau oxygénée.

Mélanger.

Laisser refroidir.

Verser alors dans le tube 2 centimètres cubes de chloroforme et agiter vivement (si l'on ajoutait le chloroforme avant d'avoir laissé refroidir, ce liquide serait brusquement rejeté en dehors du tube).

Par le repos, le chloroforme vient au fond du tube nettement coloré en bleu.

HÉMOGLOBINE

L'hémoglobine est une substance albuminoïde se décomposant facilement, au contact de l'eau chaude par exemple, en albumine et en *hématine* qui renferme du fer dans sa composition.

Dans l'urine exposée à l'air libre, l'hémoglobine à l'état d'oxyhémoglobine peut attirer l'attention par sa couleur rouge.

Sous l'action de la chaleur, l'urine présente la réaction de l'albumine.

Examinée au spectroscope, l'urine présente alors deux bandes d'absorption au niveau de l'orangé, entre la raie D et la raie E.

La *méthémoglobine* donne une raie supplémentaire plus à gauche, dans le rouge.

En ajoutant à l'urine quelques centimètres cubes d'une solution de sulfhydrate d'ammoniaque, on n'observe plus au même niveau qu'une seule bande obscure, résultat de la fusion des deux précédentes : c'est la *bande de réduction*.

On pourrait encore rechercher dans l'urine le fer de l'hémoglobine. Pour cela :

Évaporer 100 centimètres cubes d'urine au bain-marie.

Calciner en présence de nitrate de potasse (8 à 10 grammes).

Dans la capsule refroidie, verser 40 à 50 centimètres cubes d'eau acidulée avec de l'acide azotique à 10 p. 100.

Porter à l'ébullition deux ou trois minutes.

En laissant tomber quelques gouttes d'une solution de ferrocyanure de potassium, on obtient un précipité de bleu de Prusse qui teinte franchement en bleu le liquide.

Pour caractériser chimiquement l'hémoglobine d'une façon absolue, il faut faire la réaction des cristaux d'*hémine* ou chlorhydrate d'hématine. Cette réaction est d'ailleurs toujours très délicate à obtenir.

Verser dans une capsule 80 à 100 centimètres cubes d'urine.

Ajouter 2 gouttes d'acide acétique et porter à l'ébullition pour détruire l'hémoglobine.

Retirer du feu et ajouter 1 ou 2 centimètres cubes de lessive de soude.

L'hématine se précipite avec les phosphates.

Filtrer.

Éclaircir le précipité en lavant le filtre avec de l'eau acidulée par de l'acide acétique.

Placer sur une lame une partie de ce qui est resté du précipité.

Baigner avec une goutte de solution de NaCl au millième et recouvrir d'une lamelle.

Chauffer légèrement pour sécher.

Sur le bord de la lamelle, placer une goutte d'acide acétique qui s'insinue dans la préparation.

Chauffer de nouveau et recommencer ainsi deux fois l'addition d'acide acétique après dessiccation.

Il s'est fait du chlorhydrate d'hématine formant des cristaux bruns caractéristiques, que l'on examine au microscope.

GRAISSE

Dans l'urine, la graisse se trouve le plus souvent à l'état d'émulsion laiteuse, donnant ce qu'on appelle une urine *chyleuse.* L'examen microscopique montre les fins globules graisseux.

Quelquefois, elle forme à la surface de l'urine de grosses gouttes étalées.

Dans les deux cas, de l'éther, agité fortement dans un tube avec l'urine, s'empare d'une grande partie de la graisse.

Par évaporation l'éther abandonne un résidu insoluble dans l'eau et qui dégage sous l'action de la chaleur des vapeurs irritantes d'*acroléine.*

DIAZO-RÉACTION

La diazo-réaction, découverte par Ehrlich, est basée sur la recherche dans l'urine de produits de la série aromatique donnant une coloration rouge en présence du sulfo-diazo-benzol.

Préparer les deux solutions suivantes :

Solution A.

Acide chlorhydrique...........	50 grammes.
Eau distillée....................	950 —
Acide sulfanilique à saturation.	5 —

Solution B.

Nitrite de soude................	0gr,50
Eau distillée...................	100 grammes.

Renouveler ces solutions tous les cinq jours, surtout la solution B.

Verser dans un tube et mélanger :

2 centimètres cubes d'urine
et 2 — — de solution A.

Ajouter alors II gouttes de la solution B.

Après avoir mélangé rapidement, laisser couler le long des parois du tube quelques gouttes d'ammoniaque.

Il se fait dans l'urine une coloration rouge plus ou moins intense.

En agitant vivement le liquide, on produit rapidement une mousse abondante colorée en rouge ou en rose. Cette teinte de la mousse est caractéristique : on la distingue nettement de la teinte jaune que donnent les urines normales.

D'après la coloration rouge ou rose de la *mousse*, Ehrlich a donné quatre degrés :

$$R^3, R^2, R^1 \text{ et } R^{\mu}.$$

Après vingt-quatre heures, il s'est formé souvent un précipité verdâtre.

La diazo-réaction a été surtout étudiée dans la fièvre typhoïde où elle ne fait défaut que trois fois sur cent environ. On peut la rencontrer cependant aussi dans la grippe, la pneumonie, la tuberculose, les fièvres éruptives.

RECHERCHE DE QUELQUES MÉDICAMENTS

Iodures. — Dans un tube rempli d'urine aux trois quarts de sa hauteur, verser IV ou V gouttes d'acide azotique et 3 centimètres cubes environ de chloroforme.

Agiter vivement.

En se déposant, le chloroforme, qui s'est chargé d'iode mis en liberté par l'acide azotique, est coloré en rose violet.

On peut encore faire la même réaction dans un verre, en remplaçant le chloroforme par un fragment de pain azyme qui se colore en bleu.

Antipyrine. — Même technique que pour la réaction de Gerhardt décrite à propos de l'acétone. La coloration rouge persiste à l'ébullition : c'est ce qui distingue l'antipyrine de l'acide diacétique.

Acide salicylique. — Avec le perchlorure de fer, il se produit une teinte violacée.

C. — *Examen chimique du dépôt.*

La constitution chimique du dépôt abandonné par l'urine est variable, tout d'abord avec la *réaction* acide ou alcaline de cette urine.

En liqueur alcaline se précipitent surtout phosphates et carbonates.

Lorsque l'urine est acide, le dépôt qui se forme est dû le plus souvent au refroidissement au-dessous de la température du corps.

Au cours de l'examen chimique du dépôt, il faudra donc penser tout d'abord à ces deux causes banales :

1° Chercher la réaction avec le papier de tournesol.

Si l'urine est alcaline, ajouter de l'acide acétique jusqu'à réaction acide très franche.

Les phosphates et les carbonates se redissolvent.

2° L'urine étant acide, chauffer au bain-marie vers 40°.

Le dépôt a souvent alors complètement disparu.

3° S'il reste un précipité, centrifuger rapidement l'urine tiède.

Décanter.

Diluer le précipité dans quelques centimètres cubes de solution de chlorure de sodium à 7 p. 100.

Ajouter III ou IV gouttes d'une lessive de soude étendue au dixième.

Les urates vont se dissoudre.

4° Si tout le précipité n'a pas disparu, centrifuger à nouveau et faire avec ce qui reste l'examen microscopique qui montrera la présence d'éléments du sang, de cylindres et de formes cristallines dont nous parlerons plus loin.

D. — *Rapports urologiques.*

La quantité *absolue* des éléments normaux de l'urine varie, surtout avec l'alimentation.

Mais, malgré un régime bien fixé, l'élimination n'est pas la même d'un jour à l'autre. C'est ainsi que M. Leven a trouvé des chiffres d'urée passant de 16 grammes à 23 grammes chez des enfants gardant le lit et recevant chaque jour la même quantité d'aliments.

On a cherché alors à tenir compte des quantités *relatives* de ces éléments normaux.

Il existe, d'autre part, dans l'urine toute une série de substances qu'on ne dose pas et même dont on ne connaît pas la constitution : on les englobait sous le nom d'*extractif*.

De là l'étude si intéressante des rapports urologiques.

Nous en ferons un exposé aussi rapide que possible.

Rapport $\frac{\text{Substances minérales}}{\text{Substances totales dissoutes}}$.

Il peut y avoir un écart considérable entre l'extrait sec à 100° d'une urine et le poids total de toutes les substances dosées. La quantité d'*extractif* peut être en effet très importante.

On voit tout l'intérêt du rapport $\frac{\text{Substances minérales}}{\text{Substances totales dissoutes}}$: il est égal en moyenne à $\frac{25}{100}$.

Dans certains cas, le diabète en particulier, les substances minérales augmentent dans l'urine, le rapport peut s'élever à $\frac{40}{100}$.

M. Robin l'appelle *coefficient de déminéralisation.*

Technique. — On fait le rapport $\frac{\text{Extrait calciné}}{\text{Extrait sec à } 100^\circ}$.

Extrait sec à 100° :

Mesurer dans une capsule tarée 50 centimètres cubes d'urine.
Évaporer au bain-marie.
Porter pendant une heure à l'étuve à 100° et peser.
Reporter à l'étuve à 100°.
On arrête la dessiccation quand le poids ne diminue plus.

Extrait calciné :

Mesurer dans une capsule tarée 50 centimètres cubes d'urine.
Ajouter exactement :

4 grammes de nitrate de potasse.
2 — de *carbonate* de soude (non du bicarbonate).

Évaporer au bain-marie.
Chauffer sur le bec Bunsen. Le contenu de la capsule noircit, puis redevient blanc.
Laisser alors au rouge *sombre* quelques secondes.
On a évité ainsi la vaporisation de chlorure de sodium.
Peser.

Du poids trouvé, retrancher les 6 grammes qu'on avait ajoutés.

Rapport $\frac{\text{Acide sulfurique}}{\text{Urée}}$.

Nous avons dit que les substances albuminoïdes renferment toujours du soufre.

C'est la source presque exclusive du soufre urinaire.

Le rapport $\frac{\text{Acide sulfurique}}{\text{Urée}}$ sert donc à mesurer le degré de perfection de la désintégration des albuminoïdes.

Il est égal en moyenne à $\frac{1}{8}$.

Rapport $\frac{\text{Sulfoconjugués}}{\text{Sulfates}}$.

On mesure les deux termes en acide sulfurique.

En dehors de toute influence médicamenteuse, les sulfoconjugués augmentent dans l'urine surtout dans le cas de troubles intestinaux, par la formation de produits de la série aromatique.

On trouve $\frac{1}{10}$ normalement.

Rapports $\frac{\text{Acide urique}}{\text{Urée}}$; $\frac{\text{Acide phosphorique}}{\text{Urée}}$.

Pour comprendre une partie de l'importance de ces rapports, il faut se rappeler le mode de désintégration des nucléo-albumines.

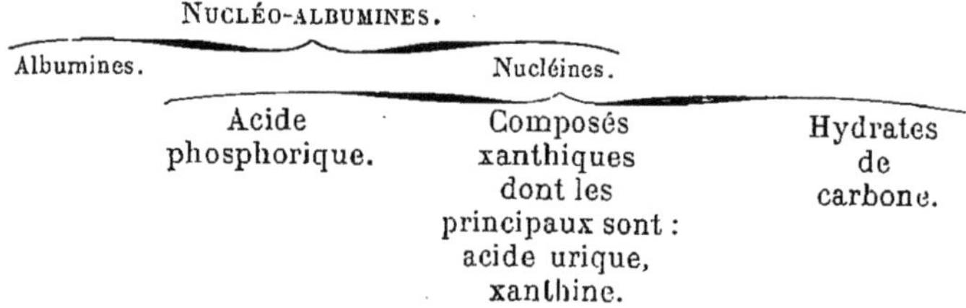

On doit trouver comme valeurs normales moyennes :

$$\frac{\text{Acide urique}}{\text{Urée}} = \frac{1}{40};$$
$$\frac{\text{Acide phosphorique}}{\text{Urée}} = \frac{1}{8}.$$

Rapports $\frac{\text{Azote de l'urée}}{\text{Azote total}} = \frac{Az^U}{Az^T}$; $\frac{\text{Carbonate total}}{\text{Azote total}} = \frac{C^T}{Az^T}$.

L'étude de ces deux rapports s'appuie sur ce fait que, lors de la destruction de l'albumine dans l'organisme, il se forme par hydratation et oxydation toute une série de corps à molécules décroissantes dont les derniers termes sont :

L'urée pour l'azote, l'acide carbonique pour le carbone.

Tout l'azote de l'albumine passe par l'*intestin* et par le *rein* : l'urine renferme 95 p. 100 de cet azote.

Quant au carbone, la plus grande partie s'en va par le *poumon* à l'état d'acide carbonique.

D'après M. Bouchard, une nutrition idéale éliminerait l'azote urinaire à l'état d'urée et tout le carbone en acide carbonique s'exhalant par le poumon.

Mais il reste toujours des produits intermédiaires : leur proportion sera d'autant plus forte que la nutrition sera moins parfaite.

Rapport $\frac{\text{Azote de l'urée}}{\text{Azote total}} = \frac{Az^U}{Az^T}$.

D'après ce que nous venons de dire, il est évident que l'on trouve dans l'urine une série de produits azotés, en particulier l'acide urique.

Le chiffre de l'azote total est donc toujours plus fort que celui de l'azote de l'urée.

Plus la quantité d'azote de l'urée sera grande, plus la nutrition aura été active, le rapport augmentera; il arrivera à $\frac{92}{100}$, par exemple.

Au contraire, dans une mauvaise nutrition, les produits azotés autres que l'urée seront en plus grande proportion; l'azote total augmentant, le rapport diminue.

Le rapport $\frac{Az^U}{Az}$ est le *rapport azoturique.*

M. A. Robin a abandonné le nom de *coefficient d'oxydation* pour celui de *coefficient d'utilisation azotée.*

Sa valeur chez l'homme normal est en moyenne de 0,84 pour M. Bouchard, 0,85 pour M. Robin.

A ces considérations sur le rapport azoturique, on a fait cette objection que l'acide urique est un produit de désassimilation des nucléines.

Certains aliments riches en nucléines, la cervelle et surtout le thymus de veau, peuvent, en effet, augmenter la quantité d'acide urique de l'urine et faire diminuer le rapport azoturique.

Dernièrement, M. Labbé et son élève M. Morschoine ont étudié les variations du rapport azoturique avec l'alimentation.

Après ces auteurs, nous insisterons sur la nécessité d'un régime alimentaire bien déterminé pendant trois jours, avant la recherche du rapport.

On devra employer dans les dosages des précautions minutieuses.

Le résultat varie beaucoup, en effet, avec une erreur même faible dans la détermination du numérateur ou du dénominateur.

L'urée sera dosée après précipitation par l'acide phosphotungstique;

L'azote total par le procédé indiqué de Kjehldal (Henninger).

On opérera sur le mélange des urines de vingt-quatre heures. Le dépôt doit être compris, bien entendu, dans l'échantillon qu'on prélève.

Rapport $\frac{\text{Carbone total}}{\text{Azote total}}$.

Normalement, les trois quarts du carbone des albumines, éliminé par l'organisme, s'échappent par le poumon. Le glucose est le produit intermédiaire de désintégration le plus rapproché.

Il s'est fait, pour ainsi dire, une séparation du carbone et de l'azote réunis dans la constitution des albumines.

L'urée est, après l'ammoniaque, le corps azoté urinaire le plus pauvre en carbone.

A l'état pathologique, l'urine pourra renfermer des proportions de corps incomplètement transformés plus grandes que normalement.

Il y a élévation *relative* du chiffre du carbone par rapport à celui de l'azote.

D'après M. Bouchard, plus le rapport $\frac{\text{Carbone total}}{\text{Azote total}}$ sera faible, meilleure sera la qualité de l'élaboration des substances albuminoïdes.

Les analyses de M. Desgrez ont montré tout le parti qu'on peut tirer de l'étude de ce rapport.

Il sera très intéressant aussi de rechercher quelle proportion de carbone des albuminoïdes passe dans l'urine.

On fera le nouveau rapport $\frac{\text{Carbone total urinaire}}{\text{Carbone des albumines détruites}} = \frac{C^T}{C^A}$.

On calcule le carbone des albumines détruites en dosant l'azote total urinaire.

Or, on sait que 1 gramme d'azote urinaire provient de la destruction de $6^{gr},736$ d'albumine qui contiennent $3^{gr},61$ de carbone.

Le dosage de l'azote total de l'urine amène donc facilement au calcul de C^A, carbone total des albumines détruites.

Le foie est l'organe qui, à l'état normal, agit avec le plus d'intensité pour détourner le carbone vers la voie intestinale en augmentant la formation des matériaux de la bile : il détourne des reins les produits riches en carbone, diminuant d'autant le carbone urinaire.

Une moindre proportion de carbone urinaire correspond donc à une plus grande activité hépatique.

Le rapport $\frac{C^T}{Az^T}$ sera en conséquence d'autant plus faible, plus inférieur à la moyenne $\frac{87}{100}$ que le fonctionnement du foie sera plus parfait.

III. — EXAMEN MICROSCOPIQUE

L'examen microscopique des urines permet d'y reconnaître trois sortes principales d'éléments : 1° des sédiments de nature chimique (organique ou minérale) ; 2° des éléments figurés d'origine cellulaire ; 3° des parasites.

L'étude de chacun de ces éléments sera faite ici d'une façon pratique sans entrer dans les discussions théoriques qui ont eu lieu à ce sujet.

La *technique* est sensiblement la même pour la recherche de ces différentes substances ; nous la résumerons en quelques mots, mais nous insisterons dans la suite sur les procédés propres à l'étude de chacun des principaux éléments.

D'une façon générale la recherche portera sur l'urine des vingt-quatre heures qu'on laissera déposer dans un grand verre à pied. Une fois le dépôt formé on décantera le liquide qui surnage, et on prélèvera quelques gouttes du culot pour en faire l'examen microscopique après étalement entre lame et lamelle, sans fixation ni coloration.

Quelles que soient les modifications de technique que nous indiquerons pour chaque cas particulier, il est nécessaire de pratiquer ainsi un premier examen sans centrifugation — sans fixation — et sans coloration, car ainsi on sera sûr de ne pas avoir altéré les différents éléments et cet examen pourra déjà donner une indication générale sur la nature des éléments en cause, qui sont surtout intéressants — au point de vue de la pathologie rénale — quand ils sont d'origine cellulaire ; aussi est-ce par eux que nous commencerons cette étude.

A. — ÉLÉMENTS D'ORIGINE CELLULAIRE

Selon leur importance on peut les diviser ainsi : éléments agglomérés ou cylindres ; cellules isolées ; pigments. Nous les étudierons successivement, en commençant par les cylindres qui ont donné lieu au plus grand nombre de travaux concernant la technique de l'étude et la valeur séméiologique.

CYLINDRES URINAIRES

Depuis Henle, Rayer, Vigla, Bartels, on donne le nom de *cylindres* à des formations assez différentes entre elles, mais qui ont pour caractères communs d'avoir une origine cellulaire ou humorale et de représenter dans une forme plus ou moins régulièrement cylindrique les moules du tube urinifère dans lequel ils ont pris naissance.

La *recherche des cylindres dans l'urine* demande — pour avoir quelque valeur — à être faite en prenant une série de précautions qui ont été mises en relief par le professeur Bard, par M. Péhu, par MM. Castaigne et Rathery.

Disons, tout d'abord, qu'il y a intérêt à savoir se passer de la centrifugation, car l'action centrifuge peut dilacérer les éléments et dissocier ceux qui étaient réunis en cylindre.

On recueillera donc tout simplement les urines dans un verre à pied et on laissera se former un dépôt, ce qui ne tarde pas à se faire si les cylindres existent en grand nombre ; dans le cas contraire, on pourra être obligé de centrifuger l'urine ; il vaudra mieux, selon nous, avoir recours au procédé indiqué par M. Péhu, c'est-à-dire « introduire dans l'urine des fils d'une certaine épaisseur, comme pour la recherche des cristaux accompagnant la décharge urique de la goutte, par le procédé de Garrod ; les cylindres ont alors une certaine tendance à s'agglutiner autour des fils ».

Une fois qu'on aura ainsi obtenu le sédiment urinaire, on en fera l'examen direct, sans coloration, en prélevant une goutte que l'on met entre lame et lamelle.

Dans certains cas la coloration peut être nécessaire; nous rejetons les procédés qui consistent à fixer le sédiment urinaire sur la lame avant de le colorer, et nous conseillons d'avoir recours à l'un des deux procédés suivants :

Le premier, que nous avons bien des fois pratiqué selon les conseils de Gombault, consiste à déposer une goutte du colorant que l'on veut faire agir (picro-carmin, éosine, bleu de méthylène) au bord de la lamelle qui recouvre la goutte de sédiment placée sur la lame ; le liquide colorant est alors aspiré par capillarité et colore tous les éléments, dont on peut plus facilement étudier les détails.

Dans certains cas il pourra être utile d'employer le second procédé que préconisent MM. Bard et Péhu et dont MM. Castaigne et Rathery ont fixé la technique de la façon suivante: « On laisse tout d'abord sédimenter les urines et l'on décante la partie supérieure de façon à ne conserver que 50 centilitres environ que l'on met dans un verre à pied et l'on y ajoute quelques gouttes d'une solution colorante très concentrée. On laisse ce mélange à la glacière pendant plusieurs heures, en ayant soin de recouvrir le verre. Pour examiner le liquide ainsi coloré, on décante jusqu'à ce qu'il n'existe plus que quelques gouttes dans le fond du verre, puis avec une grosse pipette on aspire ce dépôt qu'on dépose sur une série de lames et qu'on recouvre simplement d'une lamelle pour en faire l'examen microscopique. »

Ajoutons enfin que pour certains cylindres sujets à controverse il sera nécessaire d'employer des colorants spéciaux, notamment en ce qui concerne les cylindres graisseux (Péhu, Jousset) qui, sous l'influence des vapeurs d'acide osmique, prennent une coloration sépia caractéristique.

Variété des cylindres urinaires. — Au point de vue de la description des différentes formes de cylindres que l'on peut rencontrer dans l'urine, et de leur valeur séméiologique, il est nécessaire d'adopter la division de M. Bard qui est basée sur la présence ou l'absence de cellules : d'où trois sortes de cylindres qui peuvent être homogènes, cellulaires, mixtes.

1° Les **cylindres homogènes** peuvent eux-mêmes être hyalins, fibrineux, colloïdes, muqueux ou graisseux.

a. Les *cylindres hyalins* semblent être constitués par de l'albumine coagulée ; ils prennent mal les colorants, sont à peine brunis par les vapeurs d'acide osmique et ne changent pas de couleur sous l'influence du picro-carmin.

b. Les *cylindres colloïdes* sont presque semblables, mais diffèrent par leur coloration jaunâtre, une réfringence plus grande et le fait qu'ils se colorent en rose sous l'influence du picro-carmin.

c. Les *cylindres graisseux* sont souvent confondus avec les précédents, mais ils ont un éclat plus marqué et se colorent par les réactifs habituels de la graisse (Jousset).

d. Les *cylindres fibrineux* présentent un aspect réticulé bien spécial à la fibrine, qui se reconnaît encore à sa coloration spéciale par le bleu de méthylène (Weigert) ou la thionine (Cornil).

e. Les *cylindres muqueux ou cylindroïdes* de Ravida et de Bizzozero sont en général très longs, très ténus, présentant une vague striation longitudinale; ils sont souvent plissés, comme repliés sur leurs bords; ils sont toujours flexueux, contournés en spirales ou en pelote; leurs extrémités sont effilées, quelquefois bifurquées. Mal colorés par l'acide osmique et le picro-carmin, ils sont formés d'une substance qui est gonflée et déformée par les acides acétique ou nitrique.

f. Les *cylindres amyloïdes*, présentant les réactions spéciales que nous décrirons lors de l'étude de l'amylose rénale, ont été rencontrés par un certain nombre d'auteurs. Malgré un très grand nombre d'examens, nous ne les avons jamais constatés.

2° Les **cylindres cellulaires** sont formés par des cellules qui sont encore facilement reconnaissables (cylindres épithéliaux) ou qui ont subi la dégénérescence granuleuse (cylindres granuleux).

a. Les *cylindres épithéliaux* sont constitués par la réunion d'une série de cellules épithéliales dont la structure est bien conservée, avec leur protoplasma et leur noyau comme à l'état normal. Il est facile de reconnaître que ces cellules ont les caractères morphologiques de celles qui tapissent les tubes collecteurs du rein.

b. Les *cylindres granuleux*, qui sont à notre avis de beaucoup les plus importants à constater, ont une forme nettement cylindrique ; de fort calibre et présentant un contour net, ils sont courts et essentiellement friables. Ils sont formés par des granulations fines, réfringentes, très intimement agglomérées les unes avec les autres, mais faciles à reconnaître cependant et spécifiées d'une part en raison de leur identité avec les granulations que l'on constate dans les cellules épithéliales des tubuli contorti altérés, d'autre part du fait de l'intensité avec laquelle ils fixent les substances colorantes.

3° Les **cylindres mixtes** participent à la fois des caractères des deux principales formes que nous venons de décrire. Les combinaisons en sont variables à l'infini ; parmi les principales, nous signalerons les cylindres granulo-graisseux, hyalino-graisseux, fibrino-hématique, etc.

Il sera utile, dans ces formes mixtes, de tenir compte, au point de vue de la valeur diagnostique, de l'élément qui prédomine dans la formation du cylindre.

Diagnostic différentiel des cylindres urinaires. — Dans la grande majorité des cas, il est facile de reconnaître que l'on a affaire à un cylindre urinaire ; il nous faut cependant signaler quelques confusions possibles :

1° **Certaines substances inorganiques**, particulièrement les urates, les phosphates, peuvent se grouper en pseudo-cylindres, simulant alors les cylindres granuleux. Mais il est facile de noter, dans ces cas, que les granulations sont plus fines et plus brillantes et surtout qu'elles ne prennent pas de réactifs colorants.

2° Les **pigments urinaires** de la malaria, du sarcome mélanique, etc., peuvent s'agglomérer sons forme de cylindre. Mais leur aspect, leur couleur les feront facilement reconnaître.

3° Les **bactéries** éliminées par l'urine peuvent aussi se réunir en cylindres. Mais dans ces cas, l'examen avec l'objectif à immersion, après deux colorations, permettra de reconnaître les microbes.

Valeur séméiologique des cylindres. — La connaissance plus intime du mode et du lieu de formation des cylindres rend plus facile à interpréter leur valeur séméiologique. A ce point de vue nous pouvons envisager les cylindres selon que la substance dont ils sont formés provient du sang, de la partie supérieure des tubes urinifères, ou de leur partie inférieure.

1° Les **cylindres d'origine hématique** sont surtout les formes hématiques proprement dites, fibrineuses et fibrino-hématiques. Leur constatation dans une urine signifie qu'il existe une congestion rénale active ou passive.

Les cylindres hyalins paraissent provenir aussi du sang : c'est une modification acide de l'albumine du sérum. Ils ont par conséquent la même signification que l'albumine elle-même, et n'apportent pas d'élément nouveau en ce qui concerne le diagnostic de la lésion rénale.

2° Les **cylindres formés dans la partie inférieure des tubes urinifères** sont les cylindres épithéliaux et les cylindres muqueux : ils ne présentent pas un grand intérêt au point de vue du diagnostic d'une lésion du parenchyme rénal. Ils indiquent simplement qu'il existe un catarrhe desquamatif des dernières voies excrétrices du rein.

3° Les **cylindres formés dans la partie supérieure du tube urinifère** sont de beaucoup les plus importants au point de vue du diagnostic et, dans ce groupe, les cylindres granuleux doivent être mis au premier rang, car leur constatation permet toujours d'affirmer l'existence d'une néphrite. Les recherches de MM. Castaigne et Rathery ont mis hors de doute, en effet, que les granulations étaient produites par le seul épithélium des tubuli contorti dans les cas où la bordure en brosse était desquamée, c'est-à-dire quand il existe des lésions avancées de cytolyse protoplasmique.

Les cylindres granulo-graisseux ont une valeur séméiologique analogue, mais indiquent de plus qu'il s'est produit un processus de dégénérescence graisseuse dont on peut apprécier l'importance d'après la prépondérance de l'élément graisseux sur l'élément granuleux, ou *vice versa*.

Les cylindres colloïdes proviennent aussi des tubuli contorti. MM. Cornil et Brault ont montré qu'ils étaient formés aux dépens des cellules nobles du rein, et les recherches expérimentales de MM. Castaigne et Rathery ont bien mis en lumière que l'épithélium ne laissait jamais exsuder cette substance colloïde tant qu'il était sain.

La constatation de semblables cylindres signifie donc qu'il existe une néphrite ; mais on les constate assez rarement, et leur importance clinique est loin d'être aussi grande que celle des cylindres granuleux.

ÉLÉMENTS CELLULAIRES ISOLÉS

La technique pour l'étude des éléments cellulaires isolés est la même que pour la recherche des cylindres, et ce que nous avons dit contre la centrifugation appliquée à la recherche des cylindres nous montre qu'on ne peut affirmer que les éléments cellulaires étaient isolés dans le cas où le culot n'a pas été obtenu par sédimentation simple, la force centrifuge pouvant désagréger les cellules.

Il sera bon, dans les cas où l'on veut spécifier d'une façon précise la nature exacte de ces cellules, d'opérer sur des urines très fraîches, car MM. Castaigne et Rathery ont montré que le milieu urinaire détruisait rapidement un assez grand nombre de cellules d'origine rénale ; d'autre part, on sait que certaines urines sont hémotoxiques et peuvent détruire les globules rouges par toxicité propre ou par osmonocivité (Pagniez), d'où la nécessité qui s'impose d'examiner l'urine aussitôt après l'émission, et cela est facile dans les cas où elle est chargée en éléments.

Dans tous les cas, l'examen des cellules sera fait d'abord sans coloration, puis on fera agir les colorants usuels selon les méthodes que nous avons décrites.

On pourra ainsi mettre en relief différents éléments cellulaires dont la valeur séméiologique est très variable : nous aurons à considérer successivement ce que signifie la présence de l'épithélium des voies urinaires, des globules rouges, des leucocytes, des cellules néoplasiques, des pigments variés, des spermatozoïdes.

1° ***Épithéliums provenant des voies urinaires.*** — On les constate assez fréquemment, mais on ne peut attribuer à leur présence une grande valeur diagnostique, car les recherches cytologiques de MM. Castaigne et Rathery n'ont jamais permis de constater les cellules des tubuli contorti, qui auraient seules une certaine valeur pour faire reconnaître l'existence d'une néphrite.

Les cellules que l'on constatera le plus fréquemment sont, tout d'abord chez la femme, des placards endothéliaux provenant de la vulve ou du vagin et qui peuvent être assez abondants pour gêner l'examen cytologique ; dans ces cas, il faudra recueillir les urines par cathétérisme, afin de savoir quelles sont les cellules qui proviennent vraiment des voies urinaires.

On pourra alors constater de larges cellules à contours polygonaux, aplaties, de forme irrégulière, qui proviennent de la vessie : on considérera que ces cellules ont une signification pathologique, simplement dans les cas où la desquamation est très abondante et s'accompagne de pyurie.

Dans d'autres cas, on trouve des cellules rondes ou arrondies, dont le protoplasma est clair, non granuleux, et dont le noyau se colore très facilement. Il s'agit, en général, de cellules qui proviennent des voies d'excrétion de l'urine, mais il est parfois bien difficile de dire si elles viennent des tubes de Bellini, du bassinet, de l'uretère, ou même de la vessie.

Enfin, il existe toute une série de petites cellules pour lesquelles il est difficile de dire si l'on a affaire à des cellules épithéliales ou à des leucocytes. Leur valeur clinique est habituellement nulle. Nous faisons exception pour un cas cependant, celui dans lequel ces cellules présentent dans leur protoplasma de grosses granulations : dans ces cas, il est loin d'être démontré qu'il s'agit de cellules des tubes contournés, mais les recherches de MM. Castaigne et Rathery ont montré que les granulations provenaient toujours de la désintégration des cellules nobles du rein : ces cellules granuleuses qui, la plupart du temps, sont des phagocytes, indiquent donc cependant qu'il y a des lésions épithéliales destructives au niveau des tubuli contorti.

2° ***Globules blancs.*** — On peut distinguer deux catégories principales d'urines contenant des leucocytes.

Dans un premier ordre de faits, il s'agit de pyurie constatable à l'œil nu : l'examen histologique pourra même dans ces cas rendre des services, car il permettra de différencier la pyurie d'avec la phosphaturie, qui peut provoquer une modification urinaire tout à fait analogue. De plus, on a essayé d'apprécier la nature étiologique de la suppuration, d'après la forme leucocytaire prédominante. Nous n'avons pas, pour notre part, trouvé de grandes différences, à ce point de vue, entre les pyuries tuberculeuses ou non ; d'une façon générale, il s'agit de globules blancs altérés, et il est souvent bien difficile de savoir si l'on a affaire à un mononucléaire ou à une cellule épithéliale.

Dans d'autres cas, il n'y a pas de pyurie appréciable à l'œil nu, et cependant le dépôt de l'urine, et surtout le culot de la centrifugation, contient des globules blancs ; c'est ce que l'on peut appeler une *leucocyturie histologique*. Cette constatation peut être très importante à noter en clinique : M. Milian s'est particulièrement attaché à son étude. Il conseille, dans les cas où l'on veut caractériser spécialement l'existence et la nature de cette leucocyturie, de pratiquer d'abord la centrifugation.

Parfois, on est très gêné par de nombreux sels précipités à froid pour examiner histologiquement le culot de la centrifugation. Il suffit dans ces cas de chauffer l'urine et de la centrifuger alors qu'elle est encore chaude ; les éléments cellulaires sont seuls précipités dans ces conditions ; on décante ensuite l'urine qui surnage et on aspire le culot avec une pipette. On étale une goutte de culot sur l'extrémité de la pipette, sur une lame de verre, et on fait ainsi plusieurs préparations, de façon à faire des examens directs avec et sans colorations, et aussi des fixations que l'on colore.

M. Milian pense que cette étude cytologique permettra de préciser, dans un certain nombre de cas, la cause de l'albuminurie. Il a constaté, en effet, que dans les scléroses rénales il n'y a pas d'éléments figurés dans l'urine ; l'albuminurie par stase des cardiaques s'accompagne de l'élimination de grandes cellules épithéliales desquamées et d'hématies ; l'albuminurie des néphrites aiguës ou subaiguës coïncide avec l'élimination urinaire de leucocytes et de cylindres en plus ou moins grande quantité ; enfin, les urines fébriles qui contiennent de l'albumine ne présentent pas toujours de leucocytes dans le culot de la centrifugation. M. Milian a constaté de la leucocyturie dans le rhumatisme articulaire aigu et la diphtérie ; il n'en a pas trouvé dans la dothiénentérie et la pneumonie. Il se demande, en conséquence, si cette constatation, selon qu'elle est négative ou positive, ne permet pas d'admettre que l'albuminurie se produit par stase circulatoire ou par néphrite diapédétique.

MM. Dufour et Fortineau attachent aussi une certaine importance à la constatation de la leucocyturie au cours des néphrites aiguës ; ils conseillent de la rechercher tous les jours et ils pensent que dans les cas où elle existe, si elle augmente tous les jours d'une façon régulière, elle permet de porter un pronostic très sensible et peut servir à poser l'indication d'une intervention opératoire destinée à s'opposer à la production des accidents qui menaçaient la vie du malade.

3° ***Globules rouges.*** — L'élimination urinaire des globules rouges peut, comme pour les leucocytes, se présenter sous deux formes bien différentes, selon qu'elle est, ou non, appréciable à l'œil nu.

Les hématuries proprement dites, c'est-à-dire les cas dans lesquels l'urine est colorée en rouge par le sang, seront étudiées dans un chapitre spécial. Disons cependant, dès maintenant, que l'examen histologique de ces cas pourra éliminer de cette façon les colorations rouges de l'urine qui ne sont pas dues aux hématies ; dans tous ces cas — qui peuvent être d'un diagnostic difficile, surtout s'il s'agit d'hémoglobinurie — on ne constate pas d'hématies dans le dépôt urinaire.

Les hématuries histologiques ne peuvent être décelées que par la centrifugation ou par l'examen histologique du dépôt. Cette constatation présente une certaine importance au cours de la tuberculose rénale où l'hématurie histologique est fréquente et durable ; au cours des cardiopathies, où elle annonce que la lésion n'est plus très bien compensée ; au cours de la lithiase, où on peut la faire apparaître par l'épreuve de la marche.

4° ***Spermatozoïdes.*** — La constatation de spermatozoïdes dans le dépôt urinaire ou dans le culot de centrifugation est assez fréquente. Ils sont vivants et mobiles ; on les rencontre en égale abondance dans l'urine du premier et du dernier jet ; on peut les trouver isolés en groupes par 2, 3 ou même davantage. Jusqu'à ces derniers temps on admettait qu'ils étaient l'indice soit d'un coït récent, soit de spermatorrhée. Les recherches de MM. Milian et Mamlock ont montré que la spermatozoïdurie est un phénomène physiologique : « les spermatozoïdes apparaissent dans l'urine au moment de la réplétion des vésicules séminales : c'est la soupape par où s'échappe le trop-plein de la vésicule ».

Dans ces conditions, M. Milian pense que l'étude de la spermatozoïdurie peut fournir des renseignements intéressants ; la précocité de la date de son apparition, après un coït, apparaît comme un excellent indice de l'activité de la glande séminale ; la recherche des spermatozoïdes dans l'urine pourra être aussi un moyen d'appréciation plus facile de la fécondité d'un sujet, que l'examen du sperme toujours délicat à obtenir ; la médecine légale pourra aussi bénéficier, on le conçoit, de cette recherche.

5° ***Fragments de tissus organisés.*** — Leur étude a été faite d'une façon très complète par M. Hallé. On peut, avec lui, distinguer des fragments néoplasiques — tuberculeux — membraneux ou pseudo-membraneux.

Les *néoplasmes*, et particulièrement ceux de la vessie, donnent lieu surtout à l'élimination urinaire de fragments qui sont le plus souvent villeux et présentent, à l'examen histologique, un axe conjonctivo-vasculaire et un épithélium formé de rangs superposés de cellules allongées ; il n'est pas douteux, dans ces cas, qu'il s'agisse de papillomes simples.

Dans d'autres cas les fragments sont informes, petits et multiples : le microscope permet d'y reconnaître les éléments d'un sarcome ou d'un épithélioma.

Ces fragments néoplasiques proviennent le plus souvent de la vessie, mais quelquefois cependant l'examen histologique permettra de mettre en cause le cancer d'un autre organe qui aurait secondairement ulcéré et perforé la vessie.

La *tuberculose des voies urinaires* peut donner lieu à l'élimination urinaire de grumeaux et de fragments caséeux. Au microscope on reconnaît des amas de cellules épithélioïdes et embryonnaires, rarement des cellules géantes ou des fibres élastiques. C'est dans ces grumeaux qu'on constatera, en général facilement, la présence des bacilles de Koch.

Les *fragments membraneux ou pseudo-membraneux* sont constitués par des lambeaux plats détachés de la muqueuse vésicale irritée ; ils permettent d'affirmer l'existence d'une nécrose vésicale plus ou moins profonde.

B. — SÉDIMENTS MICROBIENS

La recherche des microbes dans l'urine nécessitera une technique soigneuse pour que l'on soit sûr que les germes existaient réellement dans l'urine avant son émission. D'où la nécessité de faire un lavage soigneux des parties génitales, de l'urètre, et, pour plus de sûreté, il vaudra souvent mieux recueillir l'urine avec une sonde aseptique dans un verre stérilisé.

L'urine pourra ensuite être examinée directement (une goutte entre lame et lamelle) ou mieux encore après centrifugation. On devra aussi faire des cultures ou des inoculations si cela est nécessaire.

On peut mettre ainsi en relief deux formes principales d'élimination microbienne : la pyurie microbienne dans laquelle les parasites sont éliminés, mélangés avec des globules de pus, et la bactériurie dans laquelle les seuls sédiments constatés sont des microbes.

Nous n'insisterons pas sur les moyens employés pour différencier les microbes entre eux ; les procédés sont les mêmes, que les germes soient dans l'urine ou dans tout autre liquide. Disons seulement que ces recherches seront toujours très intéressantes à pratiquer, car cette élimination urinaire pourra nous renseigner sur l'existence d'une bacillémie au cours des maladies générales ; d'autre part, en cas de maladie des reins ou des voies urinaires, elle permettra de spécifier la nature étiologique de l'infection.

Notons enfin qu'en dehors des germes habituels de l'urine on peut rencontrer certains parasites animaux (l'échinocoque, les œufs de distome de Bilharz, l'embryon de la filaire du sang) qu'il faudra savoir reconnaître, car leur présence pourra, dans certains cas, éclairer un diagnostic difficile.

C. — SÉDIMENTS NON ORGANISÉS

Sous ce nom nous comprenons l'ensemble des éléments non figurés de nature chimique, qui peuvent se déposer dans l'urine et être reconnus au microscope. Ce sont, le plus souvent, des sels minéraux, quelquefois, mais bien plus rarement, des substances organiques se présentant sous forme de cristaux, telles que leucine, xanthine, tyrosine, etc.

D'une façon générale ces sédiments se déposent rapidement au fond du bocal; ils peuvent faire croire qu'il s'agit de pus, mais l'examen microscopique permet rapidement d'éviter l'erreur.

Nous serons très brefs sur la valeur séméiologique de ces différents sédiments que nous aurons à étudier à l'occasion de chaque maladie rénale; disons simplement que les sels qui forment ces sédiments existent, pour la plupart, dans l'urine normale à l'état de dissolution et qu'il suffit d'une différence dans la quantité d'eau urinaire, dans la réaction acide ou alcaline, dans la température, etc.), pour que ces sels se déposent.

Cette précipitation des sels de l'urine pourra se produire chez les sujets bien portants sous l'influence du régime alimentaire, de la température extérieure, etc.; elle pourra être constatée aussi à l'occasion de troubles plus ou moins graves de la santé générale (maladies aiguës fébriles, maladies chroniques, troubles du système nerveux, du tube digestif, etc.); enfin, dans d'autres cas, la présence de sédiments inorganiques est due à une lésion microbienne ou même simplement congestive des voies urinaires.

On voit par cette énumération que l'interprétation de la valeur séméiologique des sédiments salins est très complexe. Toutefois, d'une façon générale, on peut dire que si les sels sont déposés dans l'urine au moment même de l'émission il s'agit d'un phénomène pathologique, tandis que si la précipitation a lieu après l'émission il faudra s'assurer, avant de lui attribuer une valeur, qu'elle n'est pas due à la chaleur, à l'évaporation, à la fermentation des urines par un germe contenu dans le bocal, etc. D'ailleurs, il ne faudra tenir pour pathologique la précipitation saline que si elle est durable et se maintient pendant une série de jours successifs.

Reste maintenant à spécifier les principaux sédiments que l'on peut rencontrer; nous adoptons la division de M. Noël Hallé, dont le travail nous a guidé dans notre description, et nous étudions successivement les sédiments salins des urines acides, les sédiments salins des urines alcalines, les sédiments organiques.

1° Les **sédiments organiques** sont les moins importants et nous signalerons simplement pour mémoire la *xanthine* caractérisée par les tablettes losangiques; la *tyrosine* en fines aiguilles réunies en aigrettes; la *leucine* en sphères à striation concentrique, etc. Il sera utile dans quelques cas de différencier ces cristaux d'avec les sels proprement dits, mais ce sont là des cas très rares, et peu intéressants pour la clinique usuelle.

2° Les **sédiments salins des urines acides** peuvent être amorphes ou cristallins.

a. Les sédiments cristallins les plus fréquents sont : l'acide urique et l'oxalate de chaux; très rarement le phosphate acide de chaux, le sulfate de chaux ou l'acide hippurique.

L'*acide urique* se présente sous forme de tablettes losangiques ou hexagonales ou encore de fuseaux isolés ou réunis en pinceaux, rosettes, croix, étoiles, etc.; on achève de spécifier ces sédiments en constatant sous le microscope qu'ils sont insolubles par la chaleur, l'acide acétique, l'acide chlorhydrique, mais solubles au contraire par les alcalis concentrés (réaction de la murexide).

L'*oxalate de chaux* est spécifié par sa forme octaédrique, affectant en général l'aspect d'une enveloppe de lettre, et par sa réaction, car il est dissous seulement par l'acide chlorhydrique.

Ces deux sédiments cristallins, qui sont les principaux que l'on trouve dans les urines acides, sont constatés surtout chez les goutteux et les obèses.

On les différenciera des cristaux beaucoup plus rares : *phosphate acide de chaux* (bâtonnets et aiguilles prismatiques solubles dans l'acide acétique); *sulfate de chaux* (prismes courts, insolubles); *acide hippurique* (longs prismes incolores solubles dans l'ammoniaque, l'alcool et l'éther).

b. Les sédiments amorphes que l'on rencontre dans l'urine acide sont les *urates acides* (de soude surtout, plus rarement de potasse, de chaux ou de magnésie). Ce sont de fines granulations isolées ou réunies en amas informes solubles par la chaleur. Par l'acide acétique, ils se dissolvent, mais de la solution évaporée se précipitent des cristaux d'acide urique.

La valeur séméiologique de ces sédiments est à peu près nulle, car on les constate après simple refroidissement de l'urine, à la suite de légers excès alimentaires, de troubles digestifs passagers, de fièvre éphémère, etc.

3° Les **sédiments salins des urines alcalines** sont pour la plupart dus à une fermentation urinaire, d'où l'importance de savoir si le dépôt existait au moment où l'urine a été émise.

a. Les sédiments amorphes sont surtout le *phosphate de chaux*, qui se présente sous forme de granulations très fines, solubles rapidement par l'acide acétique à froid sans dégagement gazeux. Les *carbonates des bases terreuses* peuvent également avoir l'aspect de granulations amorphes, mais qui se différencieront parce que l'acide acétique concentré les dissout à froid en produisant un dégagement gazeux.

b. Les sédiments cristallins des urines alcalines sont principalement les *phosphates ammoniaco-magnésiens* qui se présentent sous forme de cristaux allongés (en couvercle de cercueil quand ils sont très caractéristiques). L'acide acétique les dissout, mais, pour que la solution soit complète, il faut chauffer légèrement. Le *phosphate pur de magnésie* et l'*urate d'ammoniaque* sont également cristallisés, mais on les constate beaucoup plus rarement. D'ailleurs, ces cristaux ont une valeur séméiologique à peu près identique aux précédents ; ce sont des sédiments dus à la fermentation urinaire.

A cette étude des sédiments salins histologiques se rattache tout naturellement celle des sables, graviers et calculs urinaires, car on passe des uns aux autres par degrés insensibles, comme le montre la définition très exacte et très concise de M. Noël Hallé : « les sables urinaires sont en effet des sels agglomérés en petites masses grenues, visibles à l'œil nu, donnant sous le doigt la sensation de poudre fine. Les graviers sont des agrégats plus volumineux, du volume d'une tête d'épingle à un pois ; au-dessus de ce volume, on dit qu'il s'agit de calculs ».

En raison de l'identité de composition qui existe entre ces différentes formations, on conçoit que les calculs, comme les sels eux-mêmes, pourront être acides (urates et oxalates) ou alcalins (phosphates). Leur différenciation repose sur les principes que nous venons d'indiquer sommairement pour les sels.

CALCULS URINAIRES

Les calculs urinaires peuvent être de composition fort variable.

Le même calcul est formé bien souvent de couches successives qui non seulement ne sont pas absolument homogènes, mais encore peuvent envelopper une partie centrale ayant une constitution toute différente.

Il faudra donc toujours fragmenter le calcul pour l'analyser : c'est ainsi qu'au milieu d'une coque phosphatique il est fréquent de trouver un noyau d'urate ou d'oxalate.

Les calculs de *carbonates* sont très rares : il en est de même des calculs de *cystine* et de *xanthine*.

En pratique, il faut se demander si l'on a affaire à un calcul *uratique*, *oxalique* ou *phosphatique*.

Les urates et les oxalates forment les calculs dits *primitifs*.

Les calculs phosphatiques sont les calculs *secondaires*, les calculs de *suppuration*.

Les *calculs uratiques* sont les plus fréquents ; leur couleur est rougeâtre plus ou moins foncée ; ils sont durs ; leur volume est très variable. Réduits en poudre, ils se dissolvent à chaud dans une solution de soude : leur caractère principal est fourni par la réaction de la *murexide*.

Les *calculs oxaliques* ont une teinte brune : ils sont très durs.

Les *calculs phosphatiques* sont grisâtres, légers et friables.

Technique de l'analyse chimique. — Pulvériser grossièrement le fragment choisi. Diviser la poudre en 4 ou 5 parties.

1° Essayer l'action de l'acide acétique, puis de l'acide chlorhydrique.

Dans un verre de montre, verser sur la poudre quelques gouttes d'acide *acétique* dilué à 1 p. 5.

La poudre se dissout	avec dégagement de gaz................	*Carbonates.*
	sans dégagement de gaz................	*Phosphates.*
La poudre ne se dissout pas. Sur une autre partie, verser quelques gouttes de HCl dilué à 1 p. 5.		
La poudre se dissout..		*Oxalates.*

2° Si le calcul est insoluble dans l'acide acétique et dans l'acide chlorhydrique, essayer la *réaction de la murexide*.

Dans une capsule de porcelaine, verser sur la poudre III ou IV gouttes d'acide azotique.

Évaporer au bain-marie jusqu'à siccité.

Sur le résidu sec laisser tomber une goutte d'ammoniaque. Il se produit une coloration rouge-pourpre : calcul *uratique*.

3° Si le calcul ne donne pas la réaction de la murexide, calciner l dernière partie de poudre sur une spatule de platine.

Si la poudre brûle, on avait affaire à un calcul de *cystine* ou de *xanthine*.

Mais ces calculs sont très rares.

J. Castaigne et E. Feuillié.

CHAPITRE TROISIÈME

ÉTUDE CLINIQUE DES FONCTIONS RÉNALES

L'étude des fonctions rénales s'est enrichie, dans ces dernières années, d'une série de procédés d'exploration dont il est nécessaire à tout médecin de connaître non seulement la technique, mais encore la valeur séméiologique et pronostique.

Ces méthodes d'étude constituent des acquisitions médicales récentes, mais qui ont déjà fait leurs preuves.

Longtemps le dosage chimique des urines et surtout la recherche de l'albumine parurent suffire à l'appréciation des fonctions rénales.

Mais on ne tarda pas à se rendre compte que ces constatations étaient insuffisantes et c'est alors que le professeur Bouchard montra les renseignements que pouvait fournir l'étude de la toxicité des urines au cours des néphrites, et ces renseignements furent confirmés par les recherches de Feltz et Hermann, de Teissier et Roque, de Dieulafoy et Jeanton. On était ainsi en possession d'un procédé d'étude des fonctions rénales, procédé scientifique, mais nécessitant un outillage de laboratoire que tous les médecins ne peuvent pas avoir à leur portée.

La méthode d'étude de la perméabilité rénale que nous avons proposée en 1897 avec M. Achard sous le nom d'*épreuve du bleu de méthylène* a dû, croyons-nous, son grand succès à ce que c'était un mode d'étude applicable à la clinique usuelle. Ce qu'il y a de certain, c'est qu'en très peu de mois on publia des milliers d'observations qui se sont multipliées depuis lors et qui permettent, à l'heure actuelle, de pouvoir émettre des conclusions fermes sur la valeur que présente la *méthode des éliminations provoquées* quand il s'agit d'apprécier l'état de la perméabilité rénale.

Entre temps, d'ailleurs, différents auteurs proposaient de faire cette épreuve avec une série de substances solubles que le rein ne transforme pas (iodure de potassium, rosaniline trisulfonate de soude employé par Lépine et Dreyfus), ou avec des substances qui sont modifiées par le rein (synthèse du glycocolle proposée par Achard et Chapelle ; glycosurie phloridzique de Achard et Delamarre) : ces derniers procédés donnent, comme nous le verrons, des renseignements utiles qui viennent s'ajouter à ceux que fournit l'élimination du bleu de méthylène ou des substances similaires.

Enfin, depuis que les médecins ont pensé que la cryoscopie pouvait être applicable aux phénomènes biologiques et ont obtenu, grâce à ce mode d'étude, des constatations très intéressantes, on a cru pouvoir lui demander des renseignements sur la perméabilité rénale et nous aurons à étudier trois méthodes différentes, proposées par Koranyi, Léon Bernard, Claude et Balthazard.

Nous devons ajouter aussi que, dans ces dernières années, les chirurgiens ont préconisé plusieurs méthodes qui permettent de recueillir séparément l'urine excrétée par chaque rein. Sans doute, ce n'est pas ici le lieu d'étudier la technique de ces procédés qui sont d'ordre chirurgical, qu'il s'agisse du cathétérisme des uretères (Albarran et Imbert) ou de la séparation intravésicale des urines (Cathelin et Luys) ; tous ces procédés sont d'ailleurs complètement étudiés dans le livre que M. Albarran a consacré à *l'exploration des fonctions rénales*, et auquel nous renvoyons pour de plus amples détails. Mais le médecin doit connaître l'existence de ces procédés qui ont déjà rendu de grands services, quand il s'agit de diagnostiquer quel est le rein lésé, et qui ont pu fournir des notions très intéressantes sur la physiologie pathologique des éliminations urinaires (Achard, Imbert et Castaigne, Albarran et Léon Bernard, Tuffier et Mauté, etc.).

On le voit donc, les moyens d'étude des fonctions rénales sont devenus multiples ; mais, pour qu'ils puissent servir avec fruit, il faut que le médecin sache ce qu'il peut attendre de chacun d'eux : c'est ce que nous chercherons à établir dans ce chapitre.

I. — PROPRIÉTÉS PHYSIQUES, CHIMIQUES ET CYTOLOGIQUES DE L'URINE

Elles renseignent bien peu sur l'état des fonctions rénales, car elles dépendent non seulement de l'état des reins, mais aussi et surtout du fonctionnement des autres organes (cœur, foie, etc.).

1° Le ***volume de l'urine*** mérite de retenir l'attention, car il peut renseigner sur le fonctionnement de la circulation rénale, sur les changements survenus dans l'état général de l'organisme, ainsi que dans la marche et le pronostic des maladies.

Mais il ne fournit que de médiocres indications sur la valeur sécrétoire du parenchyme rénal, et c'est ainsi que la polyurie est fréquente au cours de la néphrite interstitielle dans laquelle, les reins ont une perméabilité diminuée ; inversement, l'urine peut être rare et chargée chez des cardiaques dont les reins ont une perméabilité normale.

2° La ***densité de l'urine*** est en rapport avec sa teneur en matériaux solides : elle peut donc renseigner sur la valeur des éliminations rénales. Mais nous verrons, tout à l'heure, que même la connaissance exacte des matériaux fixes ne peut nous donner qu'une idée bien approximative de l'état fonctionnel du rein ; à plus forte raison la densité, qui n'est qu'une approximation relative de la richesse de l'urine en principes dissous.

En outre, la diminution des principes normaux peut être masquée par la présence d'une forte quantité d'albumine ou de sucre, qui relève la densité.

Aussi, ce procédé de recherche, qu'il ne faut d'ailleurs jamais négliger d'employer, ne fournit-il que des indications relatives et est-il notablement inférieur à l'évaluation de la concentration moléculaire par la cryoscopie, en dehors même de toute méthode spéciale d'étude.

3° Le ***dosage des matériaux fixes de l'urine*** donne des renseignements difficiles à apprécier. On sait, en effet, qu'en dehors du rôle que joue la perméabilité rénale dans l'élimination urinaire, le taux des divers composants de l'urine est sujet à varier selon l'alimentation, la nutrition générale et l'état des organes autres que le rein (notamment le foie) : c'est ainsi, par exemple, que le taux de l'urée s'abaisse dans les maladies hépatiques et chez les cancéreux, que la phosphaturie est fréquente chez les tuberculeux, etc.

Force est donc de conclure que l'on s'exposerait à de grandes incertitudes, si l'on voulait évaluer le fonctionnement rénal d'après la seule analyse chimique.

Ce qu'il faudrait connaître, en effet, ce n'est pas seulement ce qui sort du rein, mais encore ce qui pénètre dans cet organe, autrement dit le rapport entre le taux des principes normaux dans l'urine et leur taux dans le sang : la diminution de la perméabilité rénale aurait pour conséquence d'abaisser de ce rapport, qui tendrait alors vers l'unité.

Ce serait évidemment le procédé idéal pour apprécier les fonctions du rein; malheureusement, il n'est pas possible en pratique, car, si l'évaluation des composants normaux de l'urine est déjà bien compliquée, celle du second terme de comparaison (c'est-à-dire le taux de ces substances dans le sang) est absolument impraticable. D'ailleurs, même si ce dosage était possible, il resterait à tenir compte des substances retenues dans la lymphe et le tissu interstitiel.

4° L'***albuminurie*** est un symptôme de très grande importance en pathologie rénale, et nous consacrerons tout un chapitre à l'étude de sa valeur séméiologique. Mais il ne faut pas oublier que des altérations limitées du rein peuvent la produire, tandis qu'elle peut manquer au cours d'une néphrite atrophique des mieux caractérisée : cette seule opposition suffirait à nous montrer — s'il en était besoin — que l'albuminurie n'indique point la valeur physiologique de l'élimination rénale.

5° Les ***cylindres urinaires*** peuvent renseigner sur l'état anatomique des reins. On est d'accord, cependant, à l'heure actuelle, pour refuser toute importance aux cylindres hyalins, car ils se rencontrent non seulement dans les cas de néphrite, mais aussi dans l'albuminurie par stase des cardiaques, et même chez des sujets bien portants (Talamon).

Au contraire, les cylindres colloïdes et granuleux ne sont guère constatés, en grand nombre, que dans les néphrites aiguës ou subaiguës diffuses et ont ainsi une grande importance pour établir le diagnostic anatomique.

Il en est de même des globules rouges et surtout des leucocytes dont la présence dans le culot de la centrifugation indique la nature inflammatoire des lésions.

Mais, si cette étude cytologique présente un réel intérêt au point de vue du diagnostic anatomique des lésions, en revanche elle n'a aucune signification physiologique et ne peut indiquer dans quelle mesure est troublé le fonctionnement des reins.

II. — RECHERCHE DE LA TOXICITÉ URINAIRE

Préconisée par le professeur Bouchard, elle a pour but d'étudier la teneur de l'urine en produits toxiques et d'en déduire si le rein accomplit, ou non, son rôle de dépurateur vis-à-vis des poisons.

La méthode proposée par M. Bouchard pour l'étude de la toxicité urinaire est l'injection de l'urine dans la veine de l'oreille du lapin.

On a cherché à modifier le manuel opératoire en faisant des injections expérimentales dans le tissu cellulaire, dans les séreuses, par voie digestive, etc. ; mais ces méthodes, qui sont sujettes à de nombreuses causes d'erreur, ont été abandonnées.

On peut se servir, cependant, de la méthode d'injection intracérébrale de MM. Roux et Borrel appliquée à l'étude de la toxicité par MM. Widal, Sicard et Lesné, et dont M. Lesné a fait une étude complète dans sa thèse. Cette méthode permettra d'avoir des indications très intéressantes sur la toxicité spéciale des urines vis-à-vis de la substance cérébrale, mais elle ne renseigne pas sur la toxicité globale de l'urine.

C'est, en somme, la méthode intraveineuse de Bouchard qui devra être employée pour l'appréciation expérimentale de la toxicité des urines.

Mais avec cette méthode deux procédés sont possibles : celui de MM. Joffroy et Servaux, qui cherchent la *toxicité vraie*, c'est-à-dire qui injectent au lapin une quantité donnée d'urine et qui observent et notent les phénomènes toxiques qui en sont la conséquence ; celui de M. Bouchard qui apprécie la *toxicité expérimentale* en introduisant dans les veines du lapin la quantité d'urine nécessaire pour déterminer la mort au cours même de l'expérience. Ce dernier procédé est celui dont se sont servis la plupart des expérimentateurs.

Nous ne nous arrêterons pas aux nombreuses objections qu'on a faites au principe même de cette méthode : c'est ainsi qu'on aurait obtenu des résultats différents avec la même urine selon que l'on fait varier la vitesse et la pression ; mais il suffit, pour éviter cette cause d'erreur, de se mettre dans des conditions toujours identiques et par conséquent comparables.

De même on a dit que, dans un certain nombre de cas, les lapins mouraient non pas parce que le liquide injecté est toxique, mais parce qu'il entraîne la coagulation du sang. On a proposé de faire, avant toute épreuve, des injections anticoagulantes qui, en réalité, apportent une cause d'erreur plus grande que celle qu'il s'agirait d'éviter. Pour n'avoir pas à compter avec cette difficulté, il suffira de faire l'autopsie des animaux aussitôt leur mort et de s'assurer qu'il n'y a pas de caillot intracardiaque.

Il est plus juste de tenir compte du rôle osmonocif que le liquide urinaire peut jouer sur le sang des animaux. Mais les corrections proposées, de part et d'autre, ne semblent pas absolument satisfaisantes, et, si l'on veut étudier la toxicité urinaire, il vaut mieux, croyons-nous, se servir de la méthode telle qu'elle a été préconisée par le professeur Bouchard, puisqu'il est prouvé que la plupart des corrections que l'on a voulu y adjoindre n'ont guère apporté que des causes d'erreur.

Il ne faut donc pas vouloir, selon nous, chercher à donner une précision mathématique à cette méthode, mais, si l'on veut ne tenir compte que des grosses différences qu'elle indique, on pourra être renseigné, dans une série de cas, sur la toxicité des urines.

La quantité d'urine à injecter, nécessaire pour tuer 1 kilogramme de lapin, se nomme *urotoxie*.

Le *coefficient urotoxique* est constitué par la quantité d'urotoxies que l'homme fabrique par kilogramme et en vingt-quatre heures.

Chaque expérimentateur a trouvé des valeurs différentes pour la signification de l'urotoxie normale et du coefficient urotoxique de l'homme sain : pour M. Bouchard, l'urotoxie d'un sujet normal correspond à 45 centimètres cubes ; M. Léon Bernard donne des chiffres variant entre 20 et 35 centimètres cubes ; MM. Mairet et Bosc indiquent 67 centimètres cubes ; M. Guinard (de Lyon) a trouvé les résultats les plus élevés qui dépassent 130 centimètres cubes.

On s'est basé sur la différence du chiffre obtenu par chaque expérimentateur pour dire que la méthode n'a aucune valeur scientifique ; en réalité, ces écarts dépendent de la méthode employée, et le même expérimentateur, en suivant toujours la même méthode, trouvera le même chiffre s'il examine les mêmes urines, et notera une différence en plus ou en moins selon que la toxicité est plus ou moins forte. Cela prouve que la méthode est sensible, mais on doit se servir toujours du même procédé et ne tenir compte que des différences notables.

Supposons par exemple qu'un expérimentateur ait constaté que l'urotoxie de l'urine d'un sujet normal est représentée par 50 centimètres cubes, et que le même sujet, qui pèse 70 kilogrammes, élimine 35 urotoxies par jour, c'est-à-dire a un coefficient urotoxique de $\frac{35}{70} = 0,50$.

Dans les mêmes conditions, si la même méthode donne, pour une autre urine, une valeur de 80 centimètres cubes et même plus, et si le coefficient urotoxique baisse à 0,2 ou au-dessous, on pourra dire que la toxicité urinaire est diminuée ; *vice versa* on pourra affirmer qu'elle est augmentée quand, pour une urine donnée, l'urotoxie équivaut à 20 centimètres cubes ou même moins et quand le coefficient urotoxique se rapproche de l'unité.

Ainsi considérée, il n'est pas douteux que la méthode — malgré les objections qu'on lui a opposées. — puisse donner des renseignements utiles sur la toxicité urinaire.

Peut-on dire qu'elle permet d'apprécier la perméabilité rénale? Oui, sans doute, quand on constate des chiffres extrêmes comme ceux de M. Baylac, par exemple, qui a vu dans certaines atrophies rénales le coefficient urotoxique s'abaisser à 0,105, 0,090 et même 0,062.

Mais quand les résultats se rapprochent davantage des chiffres normaux (ce qui est la règle), ils peuvent être passibles des mêmes objections que nous avons adressées à l'analyse quantitative des principes normaux de l'urine.

Aussi, pour que le procédé permette de déduire d'une façon plus précise le rôle joué par le rein dans l'élimination des substances toxiques, a-t-on voulu comparer la toxicité du sang et celle de l'urine.

Malheureusement, dans la pratique, les difficultés surgissent. M. Roger avait déjà insisté sur « la complexité et l'instabilité de la composition des sérums, phénomènes qui viennent troubler les expériences de détermination de leur toxicité ».

Nous avions déjà fait remarquer, dans un travail publié avec M. Achard, que la toxicité du sérum n'est peut-être pas équivalente à celle du sang complet et que de même elle n'est peut-être pas équivalente à celle des tissus ; « il se peut, disions-nous, que, le sang ayant tendance à maintenir sa composition constante, l'accumulation des substances non éliminées par le rein se fasse non dans le sang, mais dans l'intimité même des tissus ».

Les recherches faites dans ces dernières années ont confirmé le bien fondé de notre conception, et l'on sait maintenant, grâce surtout aux travaux de MM. Achard et Lœper, que le sang déverse ses produits toxiques dans le tissu interstitiel des différents organes, quand le rein est imperméable. Aussi ne pourrait-on pas tirer de conclusions précises sur la perméabilité du rein, même en comparant la toxicité de l'urine à celle du sang.

Dans ces conditions, on conçoit que cette méthode d'étude de la toxicité doit porter sur l'urine seule. Ainsi faite, elle donne des résultats intéressants, mais ne permet guère de tirer des conclusions concernant la perméabilité rénale que dans les cas où le coefficient urotoxique est très bas. Pour tous les autres cas — en raison de l'impossibilité où l'on est de préciser la toxicité du sang et la toxicité de l'organisme — il est très difficile de savoir si la variation de la toxicité urinaire est sous la dépendance de la perméabilité rénale ou d'une élaboration plus ou moins considérable de poisons dans l'organisme.

III. — CRYOSCOPIE

Cette méthode a pu être appliquée de différentes façons à l'étude de la perméabilité rénale.

1° L'***étude isolée du point de congélation*** ne peut pas donner à elle seule de renseignements utilisables en clinique, car le point cryoscopique varie dans des limites trop grandes à l'état physiologique.

Toutefois, comme l'ont montré MM. Albarran, Bernard et Bousquet, dans les affections unilatérales du rein, si l'on recueille séparément les deux urines, en se servant du cathétérisme de l'uretère ou de la séparation intravésicale des urines, la simple comparaison des deux points cryoscopiques peut donner des renseignements utiles sur le fonctionnement du rein malade.

Mais, en dehors de ces cas, il est nécessaire — pour que la cryoscopie soit de quelque utilité — de comparer le point de congélation à une autre valeur physiologique.

2° La ***cryoscopie comparée de l'urine et du sang*** est apparue alors comme le procédé idéal, et, de fait, il répond, en théorie, aux desiderata que nous émettions pour les autres modes d'étude de la perméabilité rénale.

Nous disions, en effet, que les différentes méthodes auraient une plus grande valeur si, pour une substance donnée (matériaux fixes, produits toxiques), on pouvait comparer la quantité éliminée par les urines à la quantité que le sang en contient.

Or, dans ce procédé cryoscopique, c'est par la comparaison du point cryoscopique du sérum et de l'urine que l'on propose d'apprécier la perméabilité du rein ; l'urine normale congèle entre — 1°,5 et — 2°, le sérum à — 0°,56 ; le rapport normal sera donc compris entre 2,5 et 3,5. Quand ce chiffre diminue, on peut conclure à la diminution de la perméabilité rénale.

A cette méthode, proposée par M. Léon Bernard, on a fait quelques objections qui ont porté d'abord sur ce que le point cryoscopique de l'urine peut être abaissé dans une série de circonstances physiologiques. C'est ainsi que Dreser a montré que le point de congélation peut être au-dessus de — 1° après de copieuses libations ou par l'effet de certains médicaments ; elle peut même devenir très faible dans certains cas de polyurie nerveuse, comme MM. Souques et Balthazard l'ont noté. Le rapport entre le point cryoscopique de l'urine et celui du sérum est donc faible sans qu'il y ait imperméabilité rénale.

Inversement, s'il y a oligurie, le point cryoscopique de l'urine peut être à —2° et au-dessous, quoique le rein ne soit pas perméable, et il en résulte alors que le rapport est élevé, ce qui semblerait indiquer une fonction normale du rein.

M. Léon Bernard a corrigé ces causes d'erreur en tenant compte du volume des urines et en multipliant $\frac{\Delta \text{ urine}}{\Delta \text{ sérum}}$ par la quantité d'urines exprimée en centimètres cubes ; on obtient ainsi, dans les cas normaux, des chiffres variant entre 3000 et 5000.

Cette correction répondrait à tous les desiderata, s'il était bien prouvé que toutes les substances dissoutes que le rein n'élimine pas restent dans le sérum ; or, les recherches de M. Achard sur le mécanisme régulateur de la composition du sang ont montré qu'il n'en était rien et que la composition du sérum avait une tendance remarquable à se maintenir fixe ; c'est pour cela d'ailleurs que le Δ du sérum sanguin varie dans des limites très peu étendues, quel que soit l'état du rein, alors que le Δ de l'urine peut être très variable selon les cas.

C'est évidemment une grosse objection à faire à ce procédé ; et M. Léon Bernard l'a d'ailleurs très consciencieusement formulée lui-même : « le fait essentiellement fâcheux pour cette méthode, dit-il, est que l'échelle des variations de Δ sérum est très limitée, tandis que celle de Δ urine est très étendue ; il en résulte une cause de viciation du rapport de ces deux valeurs. Il convient, dans ces faits, d'envisager plutôt les valeurs en elles-mêmes que leur rapport. Il n'en est pas moins vrai qu'il y a là un fait qui rend souvent difficile l'interprétation ».

Malgré ces objections, il n'est pas douteux que la méthode a pu donner des résultats intéressants, qu'elle est simple à mettre en pratique et qu'elle peut rendre des services, à condition qu'on sache l'interpréter, en tenant compte des objections formulées et en ne la considérant pas comme ayant une valeur absolue.

3° La ***méthode de Koranyi*** est celle qui propose de prendre comme mesure de la fonction rénale, le rapport qui existe entre la concentration moléculaire de l'urine et la teneur en chlorure de sodium, c'est-à-dire $\frac{\Delta}{NaCl}$, dans lequel NaCl représente la dose de chlorures contenus dans 100 centimètres cubes d'urine.

A l'état normal ce rapport ne dépasse pas 1,7, tandis que dans une série de cas il s'élève à 2 et au-dessus.

Il est facile de comprendre que ce rapport renseigne non pas sur la perméabilité rénale, mais sur la vitesse de la sécrétion, qui dépend exclusivement de la circulation rénale.

Si l'on admet, en effet, la théorie de Koranyi sur la sécrétion rénale, on suppose que, plus l'urine passera rapidement dans les tubes urinifères, moins il se fera d'échanges au niveau des tubes contournés et, comme ces échanges se font aux dépens du chlorure de sodium, on peut dire, d'une façon schématique, que plus la vitesse d'écoulement sera grande, moins il y aura d'échanges et plus il y aura de NaCl éliminé ; par conséquent, le rapport $\frac{\Delta}{NaCl}$ sera faible. Au contraire, si la circulation intrarénale de l'urine se fait lentement (dans les cas de stase), les échanges seront plus intimes, il y aura moins de NaCl éliminé et le rapport $\frac{\Delta}{NaCl}$ augmentera.

Il semble donc que la méthode de Koranyi renseigne sur la stase qui est indiquée par une augmentation du rapport $\frac{\Delta}{NaCl}$.

Il ne faudra tenir compte des résultats obtenus par cette méthode que si le sujet est soumis à une alimentation suffisamment riche en chlorure de sodium, car on conçoit fort bien que, si l'on donne peu de sels par l'alimentation, $\frac{\Delta}{NaCl}$ augmente sans qu'il y ait stase.

D'ailleurs, même en prenant ces précautions, les conclusions tirées de la méthode de Koranyi ne conservent leur valeur que si l'épithélium rénal est sain et permet les échanges ; il est donc nécessaire d'étudier, en même temps que la « vitesse de la sécrétion » indiquée par ce procédé, la fonction du rein lui-même qu'il faut alors apprécier par d'autres méthodes.

4° Le ***procédé de Claude et Balthazard*** tient compte de ces différents éléments.

Cette méthode est basée, d'une part sur la théorie émise par Koranyi, d'autre part sur la distinction entre les molécules simplement éliminées au niveau du glomérule et les substances élaborées que renferme l'urine, les premières étant constituées par les chlorures qui ne font que traverser l'organisme sans subir de modifications ; les autres comprenant tous les principes non chlorés de l'urine, qui proviennent de corps ayant subi, dans l'organisme, des modifications plus ou moins complexes.

Le point cryoscopique de l'urine Δ est donc commandé par l'ensemble des molécules simplement éliminées, et des molécules élaborées : si l'on multiplie Δ (représenté en centièmes de degré) par V, volume total de l'urine des vingt-quatre heures exprimé en centimètres cubes, et que l'on divise par P, le poids du malade, on obtient ainsi le nombre des molécules totales éliminées en vingt-quatre heures par kilogramme du poids du corps. $\frac{\Delta V}{P}$ représente donc la *diurèse moléculaire totale.*

Pour apprécier la *diurèse des molécules élaborées*, MM. Claude et Balthazard retranchent du chiffre précédent les molécules chlorées dont ils calculent le nombre de la façon suivante : considérant qu'une solution de NaCl à 1 p. 100 a pour point de congélation — 0°,60, ils en déduisent que le nombre des molécules chlorées pour 100 centimètres cubes sera obtenu en multipliant par 60 la quantité de chlorures p contenue dans 100 centimètres cubes d'urine, de telle façon que la diurèse des molécules élaborées $\delta = \Delta - (p \times 60)$.

On pourra apprécier alors le rapport $\frac{\Delta}{\delta}$ qui représente le travail utile des reins.

A l'**état normal**, la valeur $\frac{\Delta V}{P}$, qui représente l'activité glomérulaire, varie entre 3 000 et 4 000.

La valeur $\frac{\delta V}{P}$ est comprise entre 1 800 et 2 500.

Le rapport $\frac{\Delta}{\delta}$ représente, en réalité, le travail utile du rein, car, quelle que soit l'activité glomérulaire ou la crase sanguine, si les cellules nobles du rein n'ont pas un fonctionnement normal, la valeur δ diminuera par rapport à Δ et le rapport augmentera ; aussi MM. Claude et Balthazard se sont-ils efforcés d'établir sur un très grand nombre d'observations les valeurs que $\frac{\Delta}{\delta}$ ne doit pas dépasser pour une valeur donnée de $\frac{\Delta V}{P}$. Le premier tableau qu'ils avaient publié dans ce sens est devenu classique, mais leurs nouvelles constatations les ont amenés à donner les nouveaux chiffres suivants (janvier 1903) :

Si $\frac{\Delta V}{P}$ =	6000,	$\frac{\Delta}{\delta}$ ne doit pas dépasser	2,20
—	5500	—	2,10
—	5000	—	2,00
—	4500	—	1,90
—	4000	—	1,80
—	3500	—	1,70
—	3000	—	1,60
—	2500	—	1,50
—	2000	—	1,40
—	1500	—	1,30
—	1000	—	1,20
—	500	—	1,10

L'**insuffisance rénale** sera soupçonnée quand $\frac{\Delta}{\delta}$ est plus élevé pour une valeur donnée de $\frac{\Delta V}{P}$. On dira qu'elle est *absolue* quand on constatera de faibles valeurs de $\frac{\Delta V}{P}$ et de $\frac{\delta V}{P}$, tandis que $\frac{\Delta}{\delta}$ est plus élevé qu'il ne devrait l'être par rapport à $\frac{\Delta V}{P}$.

L'insuffisance rénale est dite *relative* quand les valeurs de $\frac{\Delta V}{P}$ et de $\frac{\delta V}{P}$ sont élevées et que $\frac{\Delta}{\delta}$ est relativement plus élevé.

Entre ces deux types extrêmes, on peut rencontrer des types *intermédiaires* dans lesquels les éliminations sont peu abondantes, au-dessous de la normale, avec schéma d'insuffisance plus ou moins accentuée.

D'après M. Claude, « l'insuffisance rénale relative est l'expression d'un mauvais état de la fonction rénale qui peut être passager. Si le type d'insuffisance est permanent, il doit faire songer à l'existence d'une lésion rénale qui peut être latente et qu'aucun signe clinique ne révèle pendant un certain temps. Enfin, il faut bien savoir que la cryoscopie indiquant l'activité fonctionnelle peut, à certains moments, ne révéler aucune insuffisance rénale chez des sujets qui, à l'époque où on les examine, ont, grâce au bon fonctionnement des parties restées saines, une dépuration urinaire parfaite, bien que porteurs de lésions du rein ».

Dans l'hypersthénie cardiaque, $\frac{\Delta V}{P}$ augmente et atteint 5000 ou 6000. En même temps (alors que cependant le fonctionnement de l'épithélium rénal est parfait), la chasse de l'urine se faisant vite, les échanges sont moins actifs et le rapport $\frac{\Delta}{\delta}$ croît proportionnellement à $\frac{\Delta V}{P}$.

Dans l'hyposthénie cardiaque, $\frac{\Delta V}{P}$ diminue, mais, si l'épithélium rénal est intact, la chasse urinaire étant moins rapide, les échanges sont plus complets, aussi la valeur de $\frac{\Delta}{\delta}$ diminue.

Tels sont les cas les plus simples et les plus typiques ; mais, dans la pratique, on conçoit qu'on puisse se trouver en face de cas mixtes où l'interprétation des formules peut être difficile, et c'est en se basant sur cette difficulté de l'interprétation, dans un certain nombre de cas, que M. Léon Bernard a cru pouvoir conclure ainsi au sujet de ce procédé : « En résumé, nous pensons que la puissance d'analyse de cette méthode n'est qu'apparente : les valeurs qu'elle fournit, au lieu d'être établies chacune isolément par l'étude directe de la fonction partielle qu'elles prétendent apprécier, sont déduites les unes et les autres par le calcul à partir de quelques termes numériques qui peuvent être erronés ; et les interprétations qu'elle en propose, parfois contestables, découlent d'une théorie dont le caractère hypothétique et la complexité entachent la sécurité. »

A notre avis, ce jugement porté sur la méthode de Claude et Balthazard est quelque peu sévère et, s'il y a lieu de ne pas tenir compte des résultats discutables, en revanche les formules de l'insuffisance cardiaque pure ou de l'insuffisance rénale complète paraissent bien établies et permettent, quand elles sont très nettes, de porter une appréciation.

Pour les autres cas — qui sont nombreux, on doit le reconnaître — il faut ne pas affirmer un diagnostic du fait seul de l'examen cryoscopique; ce serait d'ailleurs dépasser la pensée même de M. Balthazard qui s'exprime ainsi, et ce sera également notre conclusion : « Bien que ces types soient assez distincts, à notre avis, pour permettre de porter souvent un diagnostic, nous avons toujours pensé qu'ils ne pouvaient être interprétés justement, qu'en s'appuyant sur un examen clinique soigneux du malade. »

5° La ***méthode de Claude et Mauté*** se propose pour but d'étudier les variations cryoscopiques de l'urine, à la suite de l'ingestion de chlorures.

On sait que MM. Achard et Lœper ont proposé, pour étudier la rétention des chlorures dans l'organisme, de faire absorber aux malades une dose connue et relativement forte de sel marin (10 gr.). Tandis qu'à l'état normal la majeure partie du sel ingéré passe en vingt quatre heures dans l'urine, chez les malades en état de rétention, au contraire, on n'en retrouve, au bout de ce temps, qu'une proportion très minime. Ces auteurs avaient pu constater ainsi la rétention des chlorures, dans l'urémie, dans les néphrites aiguës et dans les poussées aiguës des néphrites chroniques.

Cette notion de la rétention des chlorures a été le point de départ de la théorie émise par M. Achard sur la pathogénie des œdèmes, et nous verrons plus loin les heureuses applications pratiques que MM. Widal, Lemierre et Javal ont déduites de cette notion de la rétention des chlorures.

Mais il ne s'agit pas là d'étude proprement dite de la perméabilité rénale : l'élimination ou la non-élimination des chlorures peut dépendre aussi bien, comme nous le dirons, d'une activité propre des tissus et de la circulation que de la perméabilité du rein.

Aussi, pour rendre cette épreuve applicable à l'étude de la perméabilité rénale, MM. Claude et Mauté ont jugé nécessaire d'y adjoindre des constatations cryoscopiques, et voici comment ils procèdent :

Technique de la méthode. — On commence par mettre les malades au régime lacté absolu ou tout au moins à un régime fixe peu riche en chlorures, et on fait journellement l'examen cryoscopique de leurs urines, par la méthode de Claude et Balthazard. Au bout de deux ou trois jours, on ajoute à l'alimentation 10 grammes de chlorure de sodium en solution ou en cachets, et cela pendant quatre jours. L'examen urinaire est continué pendant ce temps et les jours suivants, jusqu'à ce que les effets produits par l'ingestion du sel aient complètement disparu.

Les **résultats obtenus** ont montré que tous les sujets atteints de néphrite étaient loin de réagir de la même façon à l'épreuve de la chlorurie alimentaire, ce qui a permis à MM. Claude et Mauté de distinguer, à ce point de vue, quatre variétés de néphrites chroniques.

Dans une première variété, qui correspond à un degré peu avancé de néphrite, on obtient, pendant la durée de l'ingestion du NaCl, un tracé d'insuffisance rénale artificielle, c'est-à-dire que les valeurs $\frac{\Delta V}{P}$ et $\frac{\delta V}{P}$ vont en s'éloignant l'une de l'autre, du fait de l'élimination du chlorure de sodium; aussi le rapport $\frac{\Delta}{\delta}$ augmente.

Ces modifications de la cryoscopie apparaissent dès le début de la médication chlorurée et disparaissent immédiatement après l'épreuve.

La *deuxième variété*, qui paraît correspondre à des lésions plus avancées, est ainsi caractérisée : il y a encore une élévation de $\frac{\Delta V}{P}$

du fait de l'élimination exagérée de NaCl. Mais, sans doute par suite d'un état particulier du rein, l'élimination plus considérable de chlorure de sodium active les échanges moléculaires, à tel point que $\frac{\delta V}{P}$ se trouve élevé, lui aussi, d'une façon parallèle, et que $\frac{\Delta}{\delta}$ est à peine augmenté. Dans cette variété, d'ailleurs, comme dans la précédente, les modifications obtenues commencent aussitôt l'épreuve et cessent avec elle.

La *troisième variété* correspond aux cas dans lesquels l'augmentation urinaire de NaCl ne commence à se faire sentir que le lendemain ou le surlendemain de la première prise, mais persiste après la cessation de l'épreuve et peut même atteindre son maximum après qu'on a cessé l'ingestion expérimentale de NaCl, de telle sorte que le rapport $\frac{\Delta}{\delta}$ qui s'est élevé — comme dans la première épreuve — ne redescend pas brusquement, et ne revient guère au chiffre antérieur que quatre ou cinq jours après.

Cette variété semble se rapporter à des cas graves : les malades sont menacés de succomber à l'urémie, au moindre écart de régime.

La *quatrième variété* réunit les cas dans lesquels l'absorption de NaCl n'est pas suivie d'une augmentation urinaire des chlorures. Ce qu'il y a de plus important encore dans cette variété, d'après MM. Claude et Mauté, c'est que la cryoscopie montre que le tracé d'insuffisance rénale n'est pas obtenu; au contraire, si $\frac{\Delta}{\delta}$ était trop élevé avant l'épreuve, il redevient normal. C'est, en somme, l'inverse de la première variété : au lieu d'une insuffisance rénale artificielle, on obtient un fonctionnement rénal artificiel.

Chez tous les malades qui répondent à ce type, le pronostic serait fatal à bref délai, malgré le régime lacté absolu et tous les traitements d'usage en pareil cas.

Ces recherches ont amené MM. Claude et Mauté à une série de conclusions pratiques concernant le pronostic et la diététique des néphrites.

Les malades de la première variété peuvent, d'après eux, être soumis à une alimentation normale, tout en prenant les précautions hygiéniques qui sont prescrites chez tout albuminurique, mais, en tout cas, il n'est nullement nécessaire de les mettre au régime lacté absolu.

Les malades de la seconde variété doivent être surveillés de plus près ; on ne leur donnera, par exemple, de la viande qu'à un seul repas, et deux fois par mois environ on les mettra au régime lacté pendant quelques jours.

En ce qui concerne les malades de la troisième et de la quatrième variété, le mode d'alimentation doit être identique : c'est le régime lacté absolu dans toute sa rigueur, parce que toute autre alimentation favoriserait l'apparition des accidents urémiques.

Ainsi donc, on le voit, ces recherches de MM. Claude et Mauté sur la perméabilité rénale ont été faites dans un but pratique du plus haut intérêt. Les conclusions qu'ils ont tirées de l'épreuve de la chlorurie alimentaire ont paru à certains auteurs — notamment à M. Ambard — difficiles à interpréter, en raison de la rétention chlorée qui existe chez beaucoup de malades et de la difficulté qu'ont ces sujets à se mettre en équilibre chloré. En tout cas, il restera toujours à MM. Claude et Mauté le grand mérite d'avoir contribué à montrer que « l'ancienne diététique, beaucoup trop prohibitive, a désormais fait son temps et ne trouve plus ses indications que dans les poussées aiguës ou dans certaines formes de néphrites chroniques que l'épreuve de la chlorurie alimentaire permet de différencier » (1).

IV. — EXPLORATION DES FONCTIONS RÉNALES PAR L'ÉLIMINATION PROVOQUÉE

Les méthodes qui se proposent pour but d'explorer les fonctions rénales par l'élimination provoquée peuvent être divisées en deux groupes, selon qu'elles étudient des substances qui sont éliminées sous la même forme qu'elles ont été absorbées (le type en est le bleu de méthylène) ou selon qu'il s'agit, au contraire, de substances destinées à être modifiées par le rein (synthèse de l'acide hippurique, phloridzine, etc.). Pour schématiser notre pensée au sujet de ces procédés, nous dirons que les uns ont étudié le rein comme un filtre, les autres comme une glande ; nous étudierons d'abord ces derniers qui nécessitent un moindre développement.

A. — MÉTHODES CHERCHANT A ÉTUDIER LE FONCTIONNEMENT DE LA GLANDE

1° La ***synthèse de l'acide hippurique*** aux dépens de l'acide benzoïque et du glycocolle est à peu près la seule manifestation

(1) On a proposé, dans ces derniers mois, de modifier l'épreuve de Claude et Mauté. On a tendance à étudier plutôt la « chlorurie alimentaire spontanée ». M. Ambard attribue une grande importance à cette étude, et il se borne à rechercher le taux des éliminations chlorurées qui se font par l'urine, quand le sujet est soumis au régime déchloruré. On peut affirmer l'existence possible d'une rétention chlorurée, si le malade élimine longtemps plus de chlorures qu'il n'en reçut. — Le professeur Teissier et son élève Raynaud ont proposé d'étudier la chlorurie alimentaire spontanée, mais ils considèrent que cette donnée serait insuffisante à elle seule, et ils conseillent d'enregistrer d'une façon concomitante les valeurs cryoscopiques et la tension artérielle. C'est sur l'ensemble de ces trois éléments que les auteurs se basent pour apprécier le fonctionnement du rein.

de l'énergie chimique du rein sur laquelle on possède des données positives, grâce aux expériences de Bunge et de Schmiedelberg.

MM. Achard et Chapelle ont cherché à savoir si l'on peut constater en clinique que les altérations rénales mettent une entrave à cette synthèse biologique, mais ils n'ont pas abouti à des résultats démonstratifs.

2° L'***épreuve de la phloridzine***, proposée par MM. Achard et Delamarre, est basée sur les constatations suivantes : on sait que cette substance produit, par injection sous-cutanée, une glycosurie spéciale qui semble en rapport avec une activité particulière des cellules du rein, comme l'a montré Zuntz en injectant la phloridzine dans l'artère rénale d'un animal et en constatant que l'urine qui s'écoule par l'uretère du rein ainsi traité contenait seule du sucre, alors que l'urine de l'autre rein n'en présentait les réactions qu'un peu plus tard.

Il était donc logique de chercher à savoir quels effets produisent les injections de cette substance au cours des néphrites.

L'épreuve de la phloridzine se fait en injectant sous la peau 1 centimètre cube d'une solution à 1 pour 200, soit par conséquent 5 milligrammes de la substance active.

On fait uriner le malade avant l'injection et on s'assure qu'il n'a pas de glycosurie, puis on recueille ses urines d'heure en heure.

Le sucre est alors recherché dans tous les échantillons, en ayant bien soin de déféquer préalablement les urines par le sous-acétate de plomb.

La *glycosurie phloridzique* est dite *régulière* quand le sucre apparaît au bout d'une demi-heure ou une heure, pour disparaître au bout de trois à quatre heures et quand il atteint en tout la dose de 1 à 2 grammes.

L'*hypoglycosurie* ou l'*anaglycosurie* peuvent être constatées chez des sujets atteints de néphrite atrophique, et cela même dans les périodes où l'albuminurie fait défaut.

Assez fréquemment elles constituent un phénomène transitoire, par exemple au cours de l'albuminurie passagère des infections ou des intoxications atténuées.

L'épreuve de la phloridzine paraît donc capable d'accuser des modifications purement fonctionnelles des reins. Elle les enregistre même avec une grande sensibilité, comme l'ont montré les recherches de MM. Casper et Richter qui ont combiné l'épreuve en question avec le cathétérisme de l'uretère. Il s'agit donc là d'une méthode sensible : malheureusement, comme le fait remarquer M. Achard, « nous ne connaissons pas, jusqu'ici, d'une façon précise, comment se produit la glycosurie phloridzique. Aussi ses anomalies ne peuvent-elles indiquer encore que l'existence d'un trouble des fonctions rénales, sans nous renseigner sur la nature exacte de ce trouble ».

3° ***L'épreuve de l'albuminurie provoquée*** est la dernière en date, aussi n'a-t-elle pas encore subi le contrôle nécessaire de la critique, et nous ne ferons que l'indiquer dans ses grandes lignes.

On savait depuis longtemps que l'ingestion ou l'injection de substances albuminoïdes étrangères à l'organisme pouvait faire apparaître de l'albumine dans les urines. On a discuté pour savoir si cette albuminurie était constituée par l'albumine hétérogène ou par les albumines du sang ; à l'heure actuelle, il nous semble absolument prouvé que ces deux sortes d'albumines interviennent.

Nous avons montré, d'autre part, que l'introduction, dans l'organisme, d'une albumine étrangère ne produisait l'albuminurie que par l'intermédiaire de lésions des tubes contournés du rein : si, en effet, on n'injecte à un animal dont les reins sont sains que peu d'albumine hétérogène, cette substance ne passe pas dans l'urine, tandis que la constatation inverse est faite dans les cas où l'on injecte la même faible dose à des animaux dont les épithéliums rénaux sont altérés. Pour ne citer qu'un exemple, l'injection de 2 centimètres cubes de blanc d'œuf à un chien dont les reins sont normaux ne produit pas d'albuminurie ; en revanche, l'élimination de l'albumine se produit si l'on opère chez un chien auquel on a provoqué naguère des lésions rénales par injection d'acide chromique, mais qui ne présentait plus d'albuminurie au moment où l'injection a été faite.

C'est en nous basant sur ces données expérimentales que nous avons proposé l'épreuve de l' « albuminurie provoquée ».

La *technique* est très simple : elle consiste à faire ingérer six blancs d'œufs, ou mieux encore (si l'on veut être sûr des résultats) à injecter 2 centimètres cubes de blanc d'œuf dans le tissu cellulaire sous-cutané, et à voir ensuite, par l'examen fractionné des urines, s'il se produit de l'albuminurie.

Nous avons obtenu toute une série de *résultats positifs* chez des malades qui venaient de présenter de l'albuminurie passagère et dont les épithéliums étaient évidemment encore lésés. Nous avons essayé cette même épreuve sur des sujets atteints de débilité rénale et qui, pour cette raison, présentent de l'albuminurie sous l'influence de la moindre intoxication ou infection ; ces malades ont une réaction positive à la suite de l'épreuve de l'albuminurie provoquée qui devient ainsi un signe révélateur.

Aussi sommes-nous arrivé à cette *conclusion* que l'épreuve de l'ovo-albumine met en relief les lésions latentes du rein et en particulier cet état morbide que nous avons désigné sous le nom de *débilité rénale*.

Ajoutons d'ailleurs que nous avons constaté que d'autres procédés cliniques provoquent l'albuminurie d'une façon, pour ainsi dire, expérimentale.

L'*épreuve de la chlorurie alimentaire* dont nous avons parlé plus haut réveille, dans certains cas, comme nous l'avons montré, une albuminurie disparue; ou transforme en albuminurie permanente une forme intermittente.

Les injections de sérum ont, dans certains cas, produit le même effet.

Nous avons tendance à croire que cette albuminurie provoquée a la même valeur séméiologique que la précédente, mais toutefois nous donnons plus d'importance à l'épreuve de l'ovo-albumine, parce que l'on n'est pas d'accord sur l'action qu'exerce le chlorure de sodium sur le rein; or cette notion domine évidemment toute la question de la valeur séméiologique de l'albuminurie provoquée par chlorurie alimentaire.

L'*inhalation de quelques gouttes de nitrite d'amyle* fait apparaître l'albuminurie chez certains sujets et nous avons pu constater ce fait chez deux cardiaques non albuminuriques, qui présentaient des crises d'angine de poitrine : le nitrite d'amyle les calmait, mais provoquait en même temps de l'albuminurie.

Chez des malades ayant de l'hypotension artérielle, nous avons vu que le nitrite d'amyle provoquait de l'albuminurie et nous avons pu noter aussi le fait chez des jeunes gens atteints d'albuminurie orthostatique : l'inhalation de deux gouttes de nitrite d'amyle faisait apparaître l'albumine dans leurs urines, alors qu'ils étaient au repos complet.

Nous avons tendance à croire que cette épreuve a une valeur différente des précédentes : elle renseigne, selon nous, sur l'insuffisance de la circulation rénale, tandis que les autres révèlent l'état d'infériorité des épithéliums rénaux.

Il s'agit là, nous le répétons, de conclusions toutes récentes et personnelles; c'est pour cela que nous n'y insistons pas, quoique nous soyons persuadé que ces méthodes sont appelées à fournir des résultats cliniques très intéressants.

B. — MÉTHODES QUI APPRÉCIENT LA PERMÉABILITÉ RÉNALE

Le type en est l'épreuve du bleu de méthylène que nous allons décrire en détail, en disant à son sujet un mot des autres substances solubles que l'on a cherché à employer dans le même but.

L'**épreuve du bleu de méthylène** (Achard et Castaigne) est basée sur le principe suivant : si l'on fait absorber du bleu de méthylène, cette substance s'élimine par les urines qu'elle colore, ce qui donne un moyen très simple d'en surveiller l'élimination urinaire.

Technique du procédé. — Pour éviter les causes d'erreur qui tiennent à l'absorption gastro-intestinale plus ou moins défectueuse, il est préférable d'introduire la substance dans le tissu cellulaire sous-cutané. On injecte profondément, dans la fesse, 1 centimètre cube d'une solution à 1/20 de bleu de méthylène chimiquement pur et on surveille ensuite l'élimination urinaire.

Au moment où l'on fait l'injection, le malade doit vider complètement sa vessie, puis on recueille ensuite — autant que possible — ses urines d'heure en heure, dans des verres séparés, afin de pouvoir surveiller tous les détails de l'élimination qui seront appréciés par les éléments suivants : début de l'élimination, durée, quantité de matière colorante, variations et irrégularités du rythme.

Pour apprécier toutes ces données, il faut savoir encore que, dans certains cas, le bleu s'élimine en totalité ou en partie sous la forme de chromogène qu'on transforme facilement en bleu, en portant un peu de l'urine à l'ébullition, dans un tube à essai, en présence d'acide acétique.

1° Le *début de l'élimination* a lieu très rapidement, dès la première demi-heure si le sujet a les reins normaux.

A l'état pathologique, il peut arriver que l'apparition de la matière colorante soit notablement retardée, et qu'elle ait lieu seulement après plusieurs heures : on devra alors chercher à savoir si cette imperméabilité est exclusive pour le bleu et si les premières urines qui n'en renferment pas contiennent — ou non — du chromogène.

Il faut savoir aussi que l'apparition, dans les délais normaux, ne saurait indiquer à elle seule l'intégrité de la perméabilité rénale. Il suffit, en effet, qu'une petite portion du parenchyme soit en état d'éliminer d'une façon normale, pour qu'une quantité minime de substance colorante puisse être très rapidement décelée dans l'urine.

2° La *durée de l'élimination* est variable selon l'état du rein.

Chez les sujets normaux, elle est de trente-cinq à soixante heures environ. A l'état pathologique, elle est, en général, abrégée ou diminuée.

Abrégée, elle peut résulter d'un passage rapide et excessif du bleu dans l'urine ; *la perméabilité est dite alors augmentée.* Mais il peut se faire que, dans des cas opposés, un rein peu perméable ne laisse passer du bleu que pendant un laps de temps très court et en petite quantité ; c'est dire que, si la durée de l'élimination est abrégée, il faudra apprécier la quantité de bleu éliminée et l'on arrivera ainsi aux deux formules suivantes, très faciles à apprécier : la diminution de la durée de l'élimination indique une augmentation de la perméabilité si la quantité de bleu éliminée dans les vingt-quatre premières heures est supérieure à la normale ; elle indique au contraire une diminution de la perméabilité, si le bleu éliminé est en petite quantité.

L'élimination prolongée est due à une *imperméabilité rénale* : on conçoit très bien, en effet, que, le champ de la dépuration urinaire étant rétréci, l'élimination ne puisse se terminer aussi promptement qu'à l'état physiologique, en sorte que les parties restées saines dans le parenchyme rénal continuent à excréter la matière colorante au delà des délais normaux. Aussi est-ce, surtout, dans la néphrite atrophique lente que l'on observe une durée excessive de l'élimination; la matière colorante persiste dans l'urine, à l'état de traces, pendant cinq ou six jours et même quelquefois beaucoup plus longtemps.

3° Le *taux de l'élimination* devra être noté surtout pour les premières vingt-quatre heures, et un médecin auquel cette épreuve du bleu est familière appréciera bien souvent le taux de l'élimination, par la seule inspection.

Il sera nécessaire, cependant, dans certains cas, de préciser un peu plus cette donnée : on pourra se servir alors d'un des procédés de dosage qui ont été indiqués, et en particulier de celui de MM. Achard et Laubry qui a l'avantage d'être très simple et très pratique. Voici comment les auteurs le décrivent :

On fait recueillir dans un grand vase toute l'urine rendue pendant les vingt-quatre heures qui précèdent l'injection; puis, le moment de l'injection venu, on verse deux cuillerées de vinaigre dans un vase de même contenance encore vide, destiné à recueillir l'urine pendant les vingt-quatre heures qui suivront l'injection.

Ce vinaigre empêchera les fermentations et l'on n'aura pas besoin d'en ajouter plus tard, quand on voudra transformer le chromogène en bleu.

On injecte ensuite au malade 1 centimètre cube de la solution normale.

Le lendemain, les vingt-quatre heures étant écoulées, on a tous les éléments pour le dosage.

Ce que l'on veut savoir, c'est si la dose éliminée est égale, supérieure ou inférieure à la normale. Or les dosages précis ont appris que chez un sujet normal on trouve environ $0^{gr},25$ de bleu dans les urines en vingt-quatre heures, soit la moitié de la quantité injectée. Par suite, si l'on ajoute cette demi-dose à l'urine recueillie pendant les vingt-quatre heures qui ont précédé l'épreuve, on pourra se servir de cette dernière comme d'étalon de comparaison, pourvu toutefois qu'on prenne soin de ramener les urines au même volume par adjonction d'eau, et de ramener tout le chromogène à l'état de bleu.

Il faudra donc, pour faire le dosage, — après avoir prélevé quelques cuillerées des urines de la veille pour pouvoir fournir avec elles, s'il en est besoin, les dilutions servant au dosage, — ramener au même volume les deux urines en ajoutant de l'eau (le volume final doit être au moins de 2 litres) et ajouter dans la première urine la moitié de la dose de bleu que l'on a injectée.

Ce mélange une fois bien opéré, on prélève, dans chaque vase, une cuillerée d'urine que l'on fait bouillir sur une flamme, en ayant bien soin de ne pas en perdre par ébullition, puis on verse ces deux cuillerées dans deux verres bien pareils contenant une même quantité d'eau, afin de pouvoir comparer les teintes, et l'on pourra se rendre compte ainsi de l'écart qui peut exister entre l'urine étalon et celle qui a été émise à la suite de l'injection ; si les teintes ne sont pas égales, il est facile de modifier les proportions d'urine ajoutée à l'eau de manière à savoir si l'élimination atteint les deux tiers, la moitié, le quart ou même moins, de la quantité contenue dans l'urine étalon.

4° Le *rythme* de l'élimination peut offrir des différences intéressantes : à l'état normal, l'urine recueillie à des intervalles égaux et rapprochés présente des nuances régulièrement croissantes, puis décroissantes, le maximum étant atteint à la troisième ou à la quatrième heure : c'est l'élimination continue cyclique.

Mais il peut arriver, sous l'influence de causes morbides diverses, et en particulier de l'insuffisance hépatique, que la courbe soit continue polycyclique ou même intermittente.

Telles sont les différentes constatations que l'on pourra faire, grâce à l'épreuve du bleu, pour être renseigné sur la perméabilité rénale.

Il va sans dire que toutes les substances diffusibles peuvent être employées au même titre que le bleu : on a ainsi employé la rosaniline trisulfonate de soude (Lépine et Dreyfus), le salicylate de soude, le ferrocyanure de potassium, l'iodure de potassium, etc.

La nature de la substance soluble employée n'a pas d'importance ; ce qu'il y a de capital, c'est de choisir un réactif indicateur dont l'emploi présente assez de simplicité pratique et dont l'élimination corresponde à celle de la plupart des substances qui passent dans l'urine. Or le bleu de méthylène paraît bien répondre à ces desiderata, et de plus, étant moins diffusible que les autres corps, il accuse mieux les différences de temps que présente l'élimination chez les divers malades.

Valeur de la méthode pour l'appréciation de la perméabilité rénale. — Nous ne pouvons entrer ici dans le détail des résultats obtenus, qui sont d'ailleurs exposés dans toute une série de travaux, et que nous énumérerons à l'occasion de l'étude des diverses maladies du rein. Nous devons nous borner à envisager la valeur générale de la méthode.

A ce point de vue, nous devons signaler que le procédé n'a pas été accepté sans qu'on lui fasse toute une série d'objections.

M. Lépine, tout d'abord, a fait remarquer que chaque substance a un coefficient spécial d'élimination au niveau du rein, et qu'on ne peut pas conclure que le rein n'est pas perméable, de ce seul fait qu'il laisse passer plus difficilement une seule de ces substances.

Nous avions, avec M. Achard, combattu ces conclusions en ce qu'elles ont d'excessif, en nous basant sur l'étude de l'élimination comparée des substances solubles et du bleu de méthylène, par des reins atteints de lésions chirurgicales sur lesquelles on avait fait un cathétérisme de l'uretère. Depuis lors, M. Léon Bernard a eu l'occasion de faire cette démonstration en s'appuyant sur un bien plus grand nombre de cas. « Sur des individus atteints de lésions d'un seul rein, nous avons, dit-il, étudié le fonctionnement de chacun des deux organes en associant le cathétérisme des uretères à l'étude de la perméabilité rénale. Et celle-ci comprenait l'analyse chimique et l'épreuve du bleu ; nous avons pu ainsi savoir si l'élimination du bleu était comparable à l'élimination des principes de l'urine, qui, dans ces conditions d'observation, est un garant fidèle de l'activité fonctionnelle du rein. Il résulte de cette étude que, dans les cas où le fonctionnement du rein est profondément troublé, l'élimination du bleu se fait comme celle des matériaux de l'urine. Dans les cas, au contraire, où les fonctions rénales sont peu modifiées, le passage du bleu peut ne pas se faire parallèlement à celui des matériaux de l'urine ; toutefois, ses données peuvent encore suffire à prouver que la perméabilité du rein n'est pas profondément adultérée », et la conclusion de M. Léon Bernard est la suivante : « De tout ce qui précède, il résulte que l'objection de M. Lépine n'est pas aussi solide qu'elle le paraît *a priori*. Les faits démontrent qu'il y a sinon parallélisme rigoureux, au moins concordance relative entre l'épreuve du bleu et les divers modes d'exploration de la perméabilité rénale. Il semble donc que la valeur du procédé ne soit nullement entamée, dans son principe même, par cette objection ».

Une autre critique a été formulée par M. Brault, pour lequel les différences observées dans l'élimination du bleu tiennent beaucoup plus au coefficient de destruction dans l'organisme qu'au degré de la perméabilité rénale. Cette objection nous paraît tomber d'elle-même, pour peu qu'on observe les faits d'élimination diminuée : si cette diminution était due à l'exagération du coefficient de destruction, est-ce qu'on observerait la prolongation de l'élimination qui est si souvent notée dans ces cas ? De plus, lorsqu'on donne le bleu d'une façon répétée, en faisant ingérer chaque jour la même dose, ainsi qu'ont procédé MM. Achard et Clerc, de manière à produire l'accumulation du bleu dans l'organisme, on constate que l'accumulation est plus forte chez ces malades que chez les sujets sains ; or, il est évident que, si la matière colorante était plus facilement détruite, elle ne s'accumulerait pas plus que chez les sujets sains.

Nous en aurons fini avec les critiques, quand nous aurons dit que M. Bard pense que la possibilité de l'élimination du bleu sous forme de chromogène constitue une infériorité de la méthode. Sans doute, serait-il à désirer qu'on soit absolument fixé sur la physiologie pathologique de la formation du chromogène qui est encore discutée, et cette connaissance apportera évidemment un nouvel élément séméiologique ; mais jusqu'à plus ample informé il n'est nullement nécessaire de connaître la signification physiologique exacte du chromogène, pour utiliser les résultats cliniques de l'épreuve. Il importe seulement de ne pas négliger ce dérivé incolore et d'apprécier, en bloc, l'élimination du bleu en nature et celle du chromogène, c'est-à-dire, en somme, d'accorder, dans la pratique, la même valeur au bleu et au chromogène.

Il nous faut dire, d'ailleurs, que, comme toutes les explorations cliniques, l'épreuve du bleu peut présenter des résultats discutables : le devoir du médecin est de faire, dans ces cas, appel à un autre mode d'étude et de ne tenir compte que des résultats probants.

Ainsi comprise, la méthode a fait ses preuves, comme le montrent les nombreux travaux publiés à son sujet basés, à l'heure actuelle, sur plusieurs milliers d'observations dont la concordance générale suffit à prouver la valeur de l'épreuve, et répond mieux que tous les arguments aux objections théoriques que l'on avait cru pouvoir faire.

Pour ne citer qu'un exemple, nous signalerons la concordance des résultats obtenus, par tous les auteurs, au cours de la néphrite dite *interstitielle*. M. Brault, malgré les critiques théoriques qu'il a adressées à la méthode, s'incline devant cette concordance et admet que « c'est dans ces circonstances que la méthode reconnaît sa véritable application, en rendant évidente, par l'élimination prolongée du bleu, chez un malade dont le rein fonctionne assez bien d'ailleurs, une atrophie que les autres procédés d'investigation n'avaient pu découvrir ».

Cette même constatation se retrouve dans tous les travaux d'ensemble qui ont été publiés tant en France qu'à l'étranger, comme en fait preuve encore cette conclusion de Pedenko basée sur l'étude de 76 cas de néphrites : « En somme, dit-il, l'étude de l'élimination du bleu peut rendre de grands services à la clinique ; son importance diagnostique principale consiste dans la possibilité de reconnaître, dans tous les cas, la néphrite interstitielle atrophique, qui fréquemment, dans une forme latente, peut passer inaperçue. »

Ainsi donc l'épreuve du bleu est — de l'avis de tous — très utile dans l'étude de la néphrite atrophique lente, et, ne serait-ce qu'à ce titre, son utilité clinique est incontestable. Mais, selon nous, elle ne borne pas là ses renseignements et elle permet d'apprécier la perméabilité rénale au cours des différents états morbides.

Ce qui fait, à notre avis, la précision de cette méthode, c'est justement qu'elle répond aux desiderata que nous avions formulés en étudiant les autres procédés.

Nous avons dit, en effet, que ce qui rendait leur appréciation difficile, c'est qu'il faudrait connaître non pas seulement ce qui sort du rein, mais ce qui pénètre dans cet organe, autrement dit le rapport entre la quantité de substances amenées au sang par le rein et la quantité de ces mêmes substances éliminées par l'urine : ce rapport exprimerait réellement le rendement utile du rein.

Or, aucune des méthodes que nous avons étudiées jusqu'alors n'est à l'abri de cette cause d'erreur tenant à ce que, le rein imperméable ne laissant pas passer dans l'urine les substances qui sont normalement éliminées, ces substances s'accumulent dans l'organisme. Cette accumulation peut arriver à masquer l'imperméabilité rénale, parce que le taux des substances que le sang apporte au rein s'élève de plus en plus, et à ce taux plus élevé correspond une élimination rénale plus forte, qui peut approcher du taux physiologique et même le dépasser.

L'épreuve du bleu de méthylène supprime ces difficultés d'interprétation, communes à toutes les autres méthodes : « en effet, si l'on introduit en une fois, et à une dose connue, dans l'organisme, une substance tout à fait étrangère à sa constitution normale, il n'y a plus d'incertitude relativement à la quantité contenue dans le sang ; celle-ci devient indépendante du régime et de l'état de la nutrition ; la tâche que l'on impose au rein est déterminée à l'avance et toujours à peu près la même chez les divers sujets. Le problème se simplifie, ses données se précisent et sa solution peut être plus facilement obtenue. »

Telle est la façon dont nous envisagions en 1900, avec M. Achard, la valeur du mode d'exploration que nous préconisions, et depuis lors notre opinion n'a fait que se confirmer, car nos propres observations ont été contrôlées et renforcées par de très nombreuses publications, de telle sorte que, si nos conclusions peuvent paraître dictées par « l'amour-propre paternel », on n'a qu'à feuilleter les travaux de ces dernières années pour trouver des confirmations éclatantes de notre opinion. Nous ne retiendrons, à ce sujet, que deux de ces travaux : celui de Pedenko et celui de Léon Bernard.

Pedenko, au commencement de son travail qui porte sur 76 observations, déclare qu'il avait entrepris ses recherches parce qu'il ne croyait pas à la valeur du procédé, et il arrive à cette conclusion que « l'élimination du bleu dépend de l'état anatomique du rein, et, dans les différentes formes de néphrite, se manifeste, le plus souvent, d'après la règle suivante : plus les lésions de l'appareil rénal sont profondes et étendues, plus marqués sont les troubles de l'élimination du bleu (début, maximum, durée). En somme, l'étude de l'élimination du bleu peut rendre de grands services à la clinique ».

M. Léon Bernard, après avoir proposé une méthode d'appréciation de la perméabilité rénale basée sur la cryoscopie, a étudié comparativement les diverses méthodes d'exploration de la perméabilité rénale et sa conclusion est la suivante : « Malgré les apparences, la fonction rénale est analysée d'une façon plus pénétrante par l'épreuve du bleu que par la cryoscopie ».

Ces conclusions nous dispensent de tout commentaire, car elles montrent que l'épreuve du bleu est apte à donner de précieux renseignements dans l'étude de la perméabilité rénale ; c'est la seule notion que nous voulions établir, sans prétendre pour cela que cette méthode soit supérieure aux autres ; elles peuvent toutes être utiles, à condition que l'on s'en tienne aux résultats évidents qu'elles fournissent et qu'on ne cherche pas à interpréter les cas discutables et à demander en quelque sorte aux différentes méthodes plus qu'elles peuvent donner.

VALEUR FONCTIONNELLE DE CHACUN DES DEUX REINS. — Nous avons dit que les chirurgiens avaient, dans ces dernières années, préconisé une série de moyens pour recueillir séparément l'urine de chacun des reins, et nous avons renvoyé au livre de M. Albarran pour la description de ces procédés qui sont d'ordre chirurgical.

On peut ainsi obtenir séparément, d'une part les urines provenant d'un rein malade, et d'autre part les urines provenant du rein opposé : les auteurs qui se sont occupés de cette étude ont déduit la valeur fonctionnelle de chacun des deux reins, en analysant les différences qu'il y a entre les deux urines, au sujet de la quantité, la qualité, la cryoscopie, l'élimination du bleu ou du sucre, etc.

Ces résultats sont très intéressants, mais il ne faut pas se hâter néanmoins d'en tirer des conclusions trop absolues, surtout si les urines n'ont été recueillies séparément que pendant un laps de temps assez court. M. Albarran a montré, en effet, que le rapport de travail des deux reins, même à l'état normal, varie d'un moment à l'autre et que, en comparant les urines des deux reins recueillies séparément pendant un court laps de temps, « on pourra parfois croire meilleur le rein qui, en réalité, est le plus mauvais », et M. Albarran ajoute que « l'erreur peut être commise aussi bien en étudiant le point Δ que la composition chimique de l'urine ou les éliminations provoquées de sucre ou de matière colorante. Il est encore plus aléatoire d'essayer, par ces différents procédés, d'établir un rapport quelconque entre la valeur fonctionnelle des deux reins : suivant le moment considéré, les écarts pouvant être et étant habituellement considérables ».

Ces critiques faites au procédé d'étude du fonctionnement de chacun des reins par l'emploi du cathétérisme de l'uretère ou la séparation des urines donneraient raison à M. Bazy, qui pense que le chirurgien peut s'en tenir aux modes d'examen qui renseignent les médecins sans y adjoindre des manœuvres qu'il juge dangereuses et inutiles.

Il sera sage, en effet, de réserver ces méthodes aux cas difficiles, et alors on devra, d'après M. Albarran, se servir de l'épreuve de la polyurie expérimentale, basée sur les lois physiologiques suivantes : tout d'abord, lorsqu'un sujet absorbe une certaine quantité d'eau en dehors de la période digestive, la quantité de liquide excrétée augmente en même temps que s'abaissent le Δ, l'urée, les chlorures de chaque litre d'urine, quoique cependant les quotients ΔV, UV, NaClV soient augmentés, ce qui montre que le fonctionnement des reins est accru. Si les deux reins sont normaux, le travail de chacun d'eux augmente d'une façon parallèle. Si, au contraire, l'un des deux reins est malade, l'écart fonctionnel entre les deux organes s'exagérant, du côté du rein sain la section devient beaucoup plus abondante, tandis qu'on observe peu de modifications de l'urine provenant du rein malade.

En appliquant, d'une façon très simple, ces données physiologiques — dont il a donné maintes fois la preuve expérimentale — M. Albarran pense que l'on peut arriver à déterminer quel est le rein qui fonctionne le mieux, quel est le rapport approximatif dans la valeur fonctionnelle de chaque rein, et, même, ajoute-t-il, « la polyurie expérimentale permet de se rendre compte, jusqu'à un certain point, de la suractivité dont un rein est capable en présence d'une perturbation accidentelle et d'indiquer sa capacité d'accommodation à un surcroît de travail ».

Quel que soit l'intérêt scientifique de ces procédés, nous n'y insisterons pas davantage, parce qu'ils sont surtout d'ordre chirurgical et que nous n'aurons pas à en montrer souvent l'application, dans le cours de notre étude des maladies du rein, envisagées au point de vue médical.

RÉSULTATS PRATIQUES FOURNIS AUX MÉDECINS PAR L'ÉTUDE CLINIQUE DES FONCTIONS RÉNALES. — Il n'est pas possible d'exposer ici, d'une façon complète, les résultats pratiques fournis par l'étude des fonctions rénales, car ces résultats seront mieux à leur place si on les étudie à l'occasion de chaque chapitre de la pathologie du rein.

Nous avons d'ailleurs insisté déjà sur les services que rendent ces méthodes au point de vue du diagnostic ; il nous faut dire aussi que la physiologie pathologique des néphrites a été éclairée par ces recherches, et si l'on ne peut souscrire d'une façon absolue à la théorie de M. Bard et de M. Léon Bernard, disant que dans toutes les néphrites épithéliales le filtre rénal est troué et la perméabilité rénale augmentée, en revanche il n'est pas douteux que, toute idée théorique mise à part, il y a des néphrites dans lesquelles la perméabilité rénale est très diminuée, et d'autres dans lesquelles le rein est à l'excès perméable.

Et cela présente, quoi qu'on en ait pu dire, une importance pour le pronostic. L'urémie n'est pas sous la dépendance exclusive de l'imperméabilité du rein : cela est pour nous de toute évidence ; mais il n'empêche que, chez les malades atteints de néphrite, mais dont le rein est perméable, nous redoutons beaucoup moins l'urémie que chez ceux dont le rein est imperméable.

Et si cet élément d'appréciation ne semble pas suffisant, on peut d'ailleurs faire appel aux recherches combinées de la chlorurie alimentaire et de la cryoscopie selon la méthode de Claude et Mauté, méthode dont nous avons vu la valeur au point de vue du pronostic et de la diététique.

C'est, en effet, les recherches sur la perméabilité rénale qui ont montré d'une façon scientifique l'exagération qu'il y avait à imposer le régime lacté à tous les malades atteints d'albuminurie. Dès 1899, dans le *Manuel de thérapeutique*, nous montrions que ce régime lacté ne devait pas être appliqué aux malades dont la perméabilité rénale est normale. Depuis lors, cette idée s'est précisée, et c'est maintenant une notion courante qu'il y a des distinctions à faire entre les néphrites, et qu'elles ne sont pas toutes justiciables de la même alimentation : il n'est que juste de faire remarquer que si l'on est arrivé à ces conclusions pratiques, c'est en partant des notions importantes que fournit l'étude de la perméabilité rénale.

J. CASTAIGNE.

DEUXIÈME PARTIE

ÉTUDE ANALYTIQUE DES MALADIES DES REINS

Division de cette étude. — Malgré leur situation profonde, qui les protège contre la plupart des causes morbides extérieures ; malgré l'ouverture de leurs canaux dans une cavité aseptique, les reins n'en sont pas moins sujets à de très fréquentes altérations morbides.

Cela tient, en première ligne, aux fonctions mêmes du filtre rénal. Il est préposé, pour ainsi dire, à l'épuration de l'organisme ; c'est lui qui est chargé d'enlever au sang la plupart des substances toxiques et de les éliminer avec l'urine. Ce rôle, s'il est grandement utile, n'est pas sans danger, et, quand l'organisme est infecté ou intoxiqué d'une façon violente, il est de règle que les reins soient lésés du fait même de leurs fonctions.

C'est dire que beaucoup de lésions du rein seront dues à l'apport de substances nocives par la voie sanguine, et que bien rares seront les infections ou les intoxications (exogènes ou même endogènes) qui ne se compliqueront pas de lésions rénales.

L'uretère peut servir — mais beaucoup plus rarement — de voie d'apport pour l'infection. Il faut, pour cela, que la vessie ait été antérieurement infectée ; il se fait alors, dans certaines conditions, sous l'influence de la stase urinaire, une infection ascendante qui provoque, en général, des lésions très graves.

La voie lymphatique est, encore, plus rarement suivie par les infections : la chose est possible cependant, dans les cas où il existe une lésion de voisinage (colonne vertébrale, péritoine, plèvre).

Mais il n'a guère été question jusqu'à présent que de *lésions toxiques ou infectieuses* du rein ; or, elles ne sont pas les seules possibles. Le rein, quoique protégé contre les traumatismes, peut y être exposé dans certaines conditions ; il peut aussi, en raison de la faiblesse congénitale ou acquise de ses moyens de fixité, devenir flottant : ce sont là des *altérations mécaniques* du rein, auxquelles il est juste de joindre la lithiase rénale.

Sans doute cette dernière affection est due à une diathèse de tout l'organisme ; sans doute aussi elle peut se compliquer d'infections d'origine sanguine ou ascendante ; mais, tant que le calcul existe à l'état de pureté, il agit par simple présence sur le rein et ne provoque de symptômes que s'il entraîne une gêne mécanique, c'est-à-dire oblitère le bassinet ou l'uretère.

A ces causes, il faut encore ajouter les compressions qui s'exercent, non plus sur le rein, mais sur l'uretère, et qui arrivent ainsi à produire l'hydronéphrose qui est le type des lésions mécaniques du rein.

Telle est la physiologie pathologique des affections du rein, présentée d'une façon simplifiée et toute schématique. Pouvons-nous adopter la division qui en découle, comme guide dans notre étude des maladies du rein ?

Nous ne le croyons pas, car, pour ne prendre qu'un exemple : les infections rénales — quelle que soit la voie d'apport — peuvent avoir, dans certaines conditions, des résultats identiques, si bien qu'il serait arbitraire de décrire dans des chapitres bien différents les infections selon qu'elles ont une origine sanguine, ascendante ou lymphatique.

Nous étudierons donc, dans un **premier chapitre**, toutes les *inflammations non spécifiques*, en prenant le terme « inflammation » dans le sens le plus large, si bien que nous ferons rentrer dans ce groupe, non seulement les néphrites, mais encore les congestions actives ou passives des reins, les dégénérescences graisseuse et amyloïde, les suppurations rénales ou péri-rénales ; l'urémie sera alors étudiée tout naturellement, comme la terminaison fréquente de la plupart de ces affections.

Il nous a paru nécessaire de réunir, dans une même famille morbide, ces différentes maladies, que l'on sépare en général bien soigneusement. Tout d'abord, en ce qui concerne les suppurations rénales, on relève souvent, comme étiologie, la même cause que pour les néphrites aiguës non suppurées, et il n'y a entre elles qu'une différence dans l'intensité de l'action morbide : c'est la localisation variable de l'infection qui commande, tantôt une pyélo-néphrite suppuree, tantôt un abcès du rein, tantôt un abcès périnéphrétique. On ne doit donc pas, nous semble-t-il, séparer de telles affections si voisines les unes des autres comme étiologie et comme physiologie pathologique.

Nous en dirons autant des « dégénérescences » qui sont bien souvent unies aux néphrites : sans doute, dans certains cas, c'est la dégénérescence qui domine, mais elle est bien rarement seule, et à côté de ce type anatomique, d'ailleurs, on décrit des néphrites dégénératives, de même que certains auteurs parlent de néphrites amyloïdes. Les dégénérescences sont donc, à notre avis, le complément nécessaire de l'étude des néphrites.

Quant aux congestions, leur place nous semble aussi s'imposer dans ce groupe : pour les formes actives, cela ne semble pas douteux, car ce ne sont, en somme, que des cas de néphrite congestive. Pour la congestion passive, le fait qu'elle donne lieu aux symptômes des néphrites chroniques et qu'elle aboutit à la sclérose rénale nous semble devoir permettre de la faire entrer dans le cadre des inflammations non spécifiques.

Le **second chapitre** sera consacré aux *inflammations spécifiques* et sous ce titre nous comprendrons la tuberculose, la syphilis, le cancer, qui donnent lieu, au niveau du rein, à des lésions bien spéciales qui se traduisent par des formes cliniques particulières.

Dans un ***troisième chapitre***, enfin, on comprendra les affections que nous avons dénommées *mécaniques*, en nous expliquant sur ce terme ; nous envisagerons ainsi la lithiase rénale, le rein flottant et les différentes formes de l'hydronéphrose.

J. Castaigne.

CHAPITRE PREMIER

DES INFLAMMATIONS NON SPÉCIFIQUES DES REINS

Quand un poison microbien ou toxique agit sur le rein, il peut produire une série de lésions tout à fait différentes qui varient selon son intensité et son mode d'action.

Dans les cas les plus habituels, tous les éléments du rein réagissent, l'épithélium dégénère, en même temps qu'il se produit une dilatation vasculaire et un afflux leucocytaire plus ou moins marqué, puis le tissu conjonctif prolifère, pouvant s'organiser ultérieurement en tissu de sclérose. Cet ensemble de lésions et les conséquences qui en dérivent constituent le *chapitre des néphrites.*

Mais chacun des processus anatomiques — dont l'ensemble constitue la néphrite quand ils sont réunis — peut être produit d'une façon exclusive ou prédominante.

La *dégénérescence cellulaire* (graisseuse, amyloïde, etc.) sera quelquefois la lésion unique ou tout au moins prédominante.

D'autres fois la vaso-dilatation sera seule produite et l'on pourra dire qu'il s'agit de *congestion rénale.*

Dans d'autres cas, l'afflux leucocytaire aura dépassé le but défensif et l'on assistera à la formation de *pyélo-néphrites suppurées*, d'*abcès rénaux ou péri-rénaux.*

C'est en raison de ce que le processus pathogénique de toutes ces lésions est le même, du moins dans ses grandes lignes, que nous avons réuni dans un même chapitre d'ensemble ces affections que l'on a trop artificiellement séparées. Nous les étudierons dans l'ordre que nous venons d'indiquer, en terminant par l'*urémie* qui peut être l'aboutissant de toutes ces maladies, et comme le traitement est bien souvent identique pour chacune de ces formes morbides, nous rejetterons le chapitre thérapeutique tout à fait à la fin de cette étude des inflammations non spécifiques des reins.

Cette description serait d'ailleurs bien incomplète si l'on n'envisageait pas la valeur séméiologique de certains syndromes qui ont une grande valeur séméiologique : anurie, polyurie, albuminurie, hématurie, hémoglobinurie. Nous les étudierons à la suite des inflammations non spécifiques des reins dont ils sont si souvent la conséquence, et avant l'urémie, que certains d'entre eux précèdent souvent.

Ainsi compris, le plan de description nous paraît très simple et très logique : nous envisagerons d'abord l'étude de chacune des inflammations non spécifiques des reins comprenant elles-mêmes les néphrites proprement dites, — les dégénérescences, — les congestions, — les suppurations rénales et péri-rénales; la conclusion toute naturelle de l'étude de ces maladies sera la description des syndromes urinaires qu'elles peuvent engendrer (albuminurie, hématurie, hémoglobinurie, polyurie, anurie) et de l'urémie qui en est si fréquemment la terminaison.

Enfin, dans un chapitre d'ensemble nous verrons les traitements communs à toutes ces affections, en décrivant surtout la thérapeutique des néphrites et de l'urémie.

J. Castaigne.

NÉPHRITES

S'il est un chapitre de la pathologie médicale qui a donné lieu à des discussions de tous ordres et à des descriptions souvent très complexes et très embrouillées, c'est certainement, en première ligne, celui qui concerne les néphrites. En étudiant l'historique, nous verrons que le gros écueil à la clarté des descriptions vient de ce que les auteurs se sont, pour la plupart, laissé guider par des idées théoriques, voulant absolument forcer les faits à entrer dans des cadres établis d'avance, d'après des hypothèses souvent très ingénieuses, mais qui n'en étaient pas moins des hypothèses et qu'on avait le tort de confondre avec des faits établis.

Peu importe cependant au médecin de savoir si telle lésion anatomique peut ou non se transformer en telle autre altération ! Peu importe si telle forme clinique est commandée toujours par telle lésion anatomique ! Ces questions, qui peuvent être intéressantes au point de vue de la pathologie générale, ne doivent pas encombrer, ni surtout commander, comme elles l'ont fait jusqu'alors, la description des néphrites, et l'historique va nous montrer que si la description des néphrites passe, à bon droit, pour très confuse, cela tient à ce qu'on s'est par trop encombré d'idées théoriques.

Après avoir mis en relief cette cause d'obscurité dans les travaux antérieurs, nous chercherons s'il est possible de l'éviter à notre tour et nous nous efforcerons, dans notre description de la pathologie des néphrites, de nous laisser guider uniquement par les faits.

HISTORIQUE

Nous devrions, en bonne logique, intituler ce paragraphe : *Des causes qui ont rendu confuse la description des néphrites.* Notre intention n'est pas, en effet, de refaire un historique chronologique et complet des travaux entrepris à ce sujet ; nous voudrions, par l'analyse sommaire des principaux d'entre eux, montrer quels furent les motifs pour lesquels l'étude des néphrites paraît encore si embrouillée. Cela tient, selon nous, à une série de raisons qui ne devraient plus avoir qu'un intérêt historique et que nous pouvons classer en trois groupes :

1° Les discussions anatomiques qui ont eu lieu au sujet de l'unité ou la dualité des néphrites et de leur origine parenchymateuse ou interstitielle;

2° La tendance que l'on a toujours eue à vouloir donner des qualificatifs anatomiques aux différentes formes des néphrites, ce qui a conduit à subordonner certaines entités morbides à des types anatomiques bien spécifiés;

3° L'emploi des termes *mal de Bright* et *brightisme*, que chaque auteur a voulu comprendre à sa façon.

Tel est le point de vue auquel nous nous plaçons, en étudiant l'évolution des idées médicales concernant les néphrites. Mais auparavant il n'est que juste de rendre à Richard Bright l'hommage qui lui est dû.

I. — TRAVAUX DE RICHARD BRIGHT

Quoique Bright ait eu des précurseurs (Cotugno, Wells, Barbier d'Amiens, etc.), en réalité c'est lui qui doit être considéré comme le créateur de la pathologie rénale. Dans son célèbre mémoire de 1827 et dans les travaux qui suivirent, il s'attacha à démontrer, au point de vue clinique, que certaines formes d'hydropisie sont indépendantes d'une maladie du cœur ou du foie, et sont attribuables à une altération des reins. Cette forme spéciale d'hydropisie peut, selon lui, être reconnue en clinique, car elle s'accompagne d'albuminurie et de douleurs lombaires. Il va plus loin encore au point de vue clinique : il étudie avec Bostock les caractères des urines et signale leur densité diminuée, leur faible teneur en sels et en urée; il indique même comme un des caractères de la maladie une tendance prononcée à l'inflammation des séreuses (pleurésies, péricardites, péritonites) et pense que les maladies du cerveau et de ses enveloppes viennent compliquer, dans certains cas, les maladies du rein.

Au point de vue anatomique, la précision des descriptions est encore plus grande. Bright a vu et décrit l'hypertrophie du cœur portant sur le ventricule gauche, et il a même envisagé les deux hypothèses qui sont encore proposées aujourd'hui pour expliquer cette hypertrophie. « Deux solutions, dit-il, se présentent à notre esprit : ou bien le sang altéré dans sa composition apporte directement à l'organe une excitation anormale et exagérée ; ou bien ce sang affecte de telle sorte les capillaires et les petits vaisseaux que le cœur est forcé de se contracter avec plus d'énergie pour permettre la circulation dans les branches de petit calibre. Il est à remarquer que l'hypertrophie du cœur semble la conséquence de la progression de la lésion rénale. Dans la majorité des cas où le cœur était hypertrophié, la dureté et la rétraction du cœur étaient assez prononcées pour faire supposer à l'affection une durée déjà longue. »

Les lésions rénales sont enfin décrites avec une extrême précision, et il en admet trois principales qui répondent aux formes que nous décrirons plus loin sous les noms de *gros rein blanc*, de *rein bigarré* et de *petit rein rouge*.

Si l'on envisage, à l'heure actuelle, cette description géniale de Bright, on voit qu'elle est parfaite en tous points, car elle est d'une clarté merveilleuse (mérite que n'auront pas toujours les travaux ultérieurs), et l'on peut même ajouter qu'elle est aussi complète que possible, étant donné qu'à cette époque Bright n'avait pas à son service le microscope et les procédés d'étude des fonctions rénales que nous avons à l'heure actuelle.

La partie la moins étudiée était certes l'étiologie, et c'est dans ce sens qu'auraient dû s'orienter les chercheurs, tandis qu'ils se sont laissés arrêter par des questions de pathologie générale qui ont pris immédiatement une importance capitale.

II. — DISCUSSIONS ANATOMIQUES ET PATHOGÉNIQUES

Une des premières questions qui se posa fut de savoir si l'albuminurie était réellement produite par les lésions rénales comme l'admettait Bright et comme le soutinrent plus tard Christison et Gregory qui reprirent, en les amplifiant, les idées de Bright à ce sujet. Dès 1831, Graves admettait, au contraire, que « l'état albumineux des urines est la cause et non pas l'effet de la dégénérescence granuleuse des reins ». Cette opinion, nous la retrouvons, avec des modifications et des additions plus ou moins importantes, soutenue jusqu'en ces dernières années, en particulier par Semmola.

Mais le point qui donna lieu aux discussions les plus longues et les plus diffuses fut la question de savoir si les trois formes anatomiques décrites par Bright étaient des formes différentes de néphrites ou des stades d'une même affection.

C'est Rayer qui, dans son *Traité des maladies des reins*, expose le premier une *théorie uniciste* : il décrit six formes principales de néphrite albumineuse, qu'il considère comme six phases successives d'un même processus.

Les recherches microscopiques faites en Allemagne peu de temps après parurent confirmer cette théorie uniciste. Reinhardt admit que dans tous les cas il y a néphrite diffuse et il soutient que les différents aspects macroscopiques sont dus à ce que, « comme tout processus inflammatoire, l'inflammation rénale peut se présenter à l'observateur aux différentes périodes de congestion hyperémique, d'exsudation avec dégénérescence graisseuse des épithéliums, de prolifération conjonctive avec rétraction ultime du tissu de nouvelle formation ».

Frerichs arrive aux mêmes conclusions et décrit trois stades histologiques correspondant aux formes macroscopiques : hyperémie avec exsudation dans le parenchyme rénal; résorption progressive de l'exsudat; régression et atrophie de la substance glandulaire.

Virchow, appliquant aux lésions rénales sa théorie générale de l'inflammation, enseigne que toutes les lésions de néphrite dérivent d'une altération parenchymateuse.

Au contraire, Traube, admettant que le tissu conjonctif est le seul qui puisse s'enflammer, pense que toutes les lésions constatées sont d'origine interstitielle.

Enfin, Rosenstein décrit la maladie rénale comme un processus toujours uniforme, sous le nom de *néphrite diffuse*.

Tels sont les principaux unicistes, et l'on voit que, même parmi ces auteurs, les idées les plus dissemblables ont été soutenues.

D'ailleurs, en même temps que l'on préconisait la théorie uniciste au nom de l'examen microscopique, les pathologistes anglais, se basant aussi sur des études histologiques, soutenaient, au contraire, des *théories dualistes* qu'on trouve exposées par Johnson, par John Simon et surtout par Wilks qui oppose le gros rein blanc au petit rein rouge contracté.

Rapidement, grâce aux travaux de Johnson, de Grainger-Stewart, cette notion de la dualité et même de la *pluralité des néphrites* eut tendance à être admise et l'on isola peu à peu du groupe mis en relief par Bright : le rein cardiaque de Traube, la dégénérescence amyloïde décrite par Rokitansky, Christensen et Virchow au point de vue anatomique et dont Grainger-Stewart chercha à caractériser les attributs cliniques.

Ces divisions sont alors introduites en France où aucun travail d'ensemble n'avait paru sur la question, depuis le traité de Rayer. C'est seulement en 1867 que M. Jaccoud signale la pluralité des néphrites et admet la forme inflammatoire, la forme contractée et la forme amyloïde. M. Cornil, dans sa thèse, divise les néphrites en aiguës et chroniques, et, dans ces dernières, distingue quatre variétés, selon qu'il y a dégénérescence graisseuse, — amylose, — granulations de Bright, — atrophie.

Lécorché dans son *Traité sur les maladies des reins*, M. Lancereaux dans son article du *Dictionnaire encyclopédique*, admirent le dualisme des néphrites et Charcot le rendit classique grâce à l'autorité de son enseignement.

Mais les discussions n'en cessèrent pas pour cela, et, en se basant sur l'histologie fine, Bamberger, Weigert, Cohnheim, Wagner en revinrent aux anciennes théories unicistes ; ils admirent que toutes les lésions sont d'origine épithéliale, et que, quel que soit l'aspect macroscopique, il s'agit toujours d'un processus unique que l'on peut schématiser ainsi : néphrite diffuse aboutissant tantôt au gros rein blanc, tantôt au petit rein rouge contracté.

Lécorché et Talamon protestèrent aussi contre la division dualiste : « On voit, disent-ils, qu'il n'est plus possible de maintenir la division ancienne et d'opposer histologiquement la néphrite parenchymateuse à la néphrite interstitielle. L'expérimentation nous apprend que toute néphrite à l'origine est à la fois interstitielle et épithéliale ; l'anatomie pathologique montre qu'à toutes les phases et dans toutes les variétés les lésions portent à la fois sur les deux ordres d'éléments. Le processus histologique initial et fondamental est donc un ; la lésion débute par le glomérule et l'épithélium canaliculaire, la prolifération conjonctive est un phénomène secondaire, le tissu conjonctif tendant à remplacer les éléments sécréteurs détruits. »

Telles sont les discussions anatomiques et histologiques qui ont donné lieu, souvent, à bien des obscurités dans la description des néphrites, où entrent toujours, pour une grande part, les idées doctrinales qu'avait l'auteur sur l'évolution anatomique des néphrites.

Rien n'est plus instructif, à ce point de vue spécial, que l'évolution des idées de M. Brault qui doit être considéré comme un de ceux qui ont étudié avec le plus de conscience les néphrites, au triple point de vue anatomique, étiologique et clinique.

Dans sa thèse inaugurale (1881), il admet la division dualiste, mais « il pressent qu'il faudra bientôt l'abandonner ».

Dans ses études sur la pathologie du rein (1884), faites en collaboration avec le professeur Cornil, il distingue des néphrites diffuses et des néphrites systématiques, qui peuvent elles-mêmes être d'origine glandulaire ou vasculaire.

Depuis lors, dans son rapport au Congrès de Moscou (1897) et dans le *Traité de médecine* (1902), il eut le grand mérite de montrer la « multiplicité des formes anatomiques », et « l'impossibilité de savoir si les unes sont l'aboutissant des autres ». Enfin, il conclut ainsi : « Il n'existe pas de processus unique correspondant à la conception théorique de Rayer et de Frerichs ; ce processus n'est pas plus acceptable que la dichotomie de Wilks et Johnson. En fait, il n'y a pas de lésions anatomiques assez constantes pour caractériser une maladie. Rien n'est plus variable et plus changeant que la lésion, puisqu'elle résulte de causes variables elles-mêmes. Il n'y a donc plus lieu de substituer à l'ancienne dichotomie un classement purement anatomique ».

Cette dernière conclusion de M. Brault, nous l'adoptons entièrement, et *c'est pour cela que, dans notre description des néphrites, nous laisserons de côté toutes ces questions de l'Unicisme et du Dualisme, la question de la transformation des formes passant successivement de l'une à l'autre, et celle de la précession des lésions épithéliales ou parenchymateuses. Ce sont là autant de points qui ont trop longtemps embrouillé les descriptions et qui ne doivent plus être envisagés qu'au point de vue spécial de l'histoire des idées médicales. Nous allons en dire autant des expressions de* mal de Bright *et de* néphrites interstitielle et parenchymateuse, *qui n'ont pas peu contribué aussi à rendre la description confuse.*

III. — LES TERMES DE « MAL DE BRIGHT » ET DE « BRIGHTISME »

Ces termes ont contribué à la confusion, parce que chaque auteur voulait leur attribuer une signification spéciale. Tout d'abord, *mal de Bright* fut employé comme synonyme de *néphrite* et on en décrivit des formes aiguës ou chroniques ; mais, dans la suite, on chercha à restreindre la signification du terme, en se basant sur la conception pathogénique admise. C'est ainsi que les uns décrirent, sous ce nom, la seule néphrite parenchymateuse, d'autres la néphrite interstitielle, tandis que d'autres, étendant l'expression au maximum, firent de *mal de Bright* l'équivalent du terme *albuminurie.*

Lécorché et Talamon ont cherché à apporter davantage de précision, et pour eux « l'expression de *mal de Bright* répond à quelque chose de parfaitement défini, et ce quelque chose a sa définition non seulement clinique, mais encore anatomique. Cliniquement, le mal de Bright est constitué par trois ordres de symptômes fondamentaux : l'albuminurie, l'urémie, l'œdème. Au point de vue de la physiologie pathologique, chacun de ces symptômes a son équivalent : l'albuminurie dans la glomérulite ; l'urémie dans l'altération des cellules tubulaires ; l'œdème dans l'asthénie cardio-vasculaire. Nous avons donc là un tout parfaitement défini, aussi bien défini que l'asystolie dans les maladies du cœur ».

Malgré que ces auteurs aient cherché à donner une triple base clinique, anatomique et physiologo-pathologique à cette définition, elle n'a pas été acceptée par les auteurs classiques, et les termes de *mal de Bright* et de *brightisme* sont surtout employés dans le sens que leur donne le professeur Dieulafoy selon lequel « toute néphrite chronique rentre dans la maladie de Bright : *maladie de Bright* et *néphrite chronique* sont synonymes ».

Quant au terme *brightisme*, il est employé, semble-t-il, dans deux sens différents, par le créateur même de ce terme : « Dans le courant de mon article, dit M. Dieulafoy, le mot *brightisme* apparaîtra souvent comme synonyme de *mal de Bright*. Lorsque j'ai créé la dénomination de *brightisme*, c'était avec l'idée de l'adapter plus spécialement aux petits accidents de la maladie, à ses formes atténuées ».

Il nous semble que nous n'avons pas besoin d'insister davantage pour rendre évident le peu de clarté qu'apporte l'emploi de ces termes : *brightisme* et *mal de Bright*. Aussi, dès 1898, écrivions-nous qu'il fallait abandonner complètement l'emploi de ces expressions, puisqu'elles avaient une valeur variable avec chaque auteur, et qu'elles devenaient ainsi une cause de confusion. Nous sommes heureux d'avoir vu cette idée exprimée aussi par un maître tel que M. Chauffard et nous dirons avec lui que « le terme de *mal de Bright* n'a pas peu contribué à entretenir et prolonger la confusion ; actuellement il n'a plus de valeur scientifique précise ».

IV. — TENDANCE A DONNER DES QUALIFICATIFS ANATOMIQUES AUX FORMES DE NÉPHRITES

Dans le travail fondamental de Samuel Wilks, on trouve déjà une description dualiste des formes cliniques, correspondant avec le dualisme des types anatomiques. « Dans le gros rein blanc, dit-il, la symptomatologie est, en général, très uniforme : le malade a eu la scarlatine ou il a été exposé au froid, puis il a présenté une hydropisie générale avec urines rares et fortement albumineuses. Dans le petit rein contracté, les symptômes sont chroniques et incertains, l'urine est souvent en quantité suffisante, l'évolution est lente et silencieuse. »

Depuis lors, les appellations des néphrites ont varié, mais on constate toujours cette tendance à donner un qualificatif anatomique aux formes cliniques. Qu'il s'agisse de la division classique de Charcot en néphrites parenchymateuses et interstitielles, de celle de M. Lancereaux en néphrites primitives diffuses et épithéliales, etc., toujours on cherche à établir que tel ensemble de lésions anatomiques commande telle symptomatologie ; aussi a-t-on tendance à caractériser chaque néphrite par un qualificatif anatomique.

Cette méthode a un premier inconvénient : c'est de ne pas être conforme à la réalité ; il arrive très fréquemment que l'on a fait en clinique le diagnostic de petit rein rouge contracté et l'on est tout étonné de constater à l'autopsie un gros rein. Plus souvent encore, il arrive que l'on a fait le diagnostic de néphrite parenchymateuse et l'autopsie montre la prédominance des lésions interstitielles : c'est une surprise d'autopsie qu'ont eue certainement tous ceux qui, comme nous, ont examiné cliniquement et anatomiquement un assez grand nombre de néphrites. Nous retrouvons d'ailleurs cette opinion dans un travail récent de M. Claude, qui s'exprime ainsi : « Lorsque nous avons eu l'occasion de faire des autopsies de malades en apparence atteints de néphrites du type épithélial, nous avons été souvent surpris de trouver des reins scléreux où nous pensions avoir eu affaire à de gros reins blancs ».

Nous pouvons donc dire que les termes de *néphrites parenchymateuse* et *interstitielle* sont tout à fait inexacts au point de vue anatomique. Les auteurs qui tiennent à conserver ces appellations nous répondront à cela qu'ils sont d'accord avec nous au sujet du manque de fondement anatomique, mais que l'usage a consacré ces noms, qu'ils répondent à une réalité clinique, et qu'en les employant on a en vue un type clinique et non pas anatomique.

Nous admettons très volontiers, avec ces auteurs, qu'il existe deux types morbides qui répondent à ce qu'on a appelé les *néphrites parenchymateuse* et *interstitielle* ; mais, s'il s'agit exclusivement de formes cliniques, pourquoi employer ces dénominations anatomiques qui sont une cause de confusion ?

D'ailleurs, si l'on veut conserver ces noms parce qu'ils sont consacrés par l'usage, il surgit immédiatement un autre inconvénient, qui n'a pas échappé aux cliniciens. Il arrive souvent que l'on constate des néphrites qui ne répondent à aucun des deux types décrits : on dit alors avec Rendu, avec le professeur Dieulafoy, qu'il s'agit de néphrite mixte. Or cette appellation est encore moins soutenable que les autres, tant au point de vue anatomique qu'au point de vue clinique. Si nous envisageons ce terme en histologiste, il faut reconnaître avec M. Brault que « cette expression n'est pas heureuse, car, pour savoir ce qu'est une néphrite mixte, il faudrait s'entendre déjà sur les termes de *néphrites parenchymateuse* et *interstitielle* ».

Si nous nous plaçons au point de vue clinique, la plus grosse objection qu'on peut faire à l'emploi de cette expression, c'est qu'elle est beaucoup trop compréhensive, car, pour peu que l'on analyse complètement les symptômes, il est bien rare que l'on ne trouve pas, dans toute néphrite, des signes se rapportant au groupe interstitiel et au groupe parenchymateux.

On pourrait, dans ces conditions, soutenir très facilement que toutes les néphrites sont mixtes anatomiquement et cliniquement; cette expression n'a par conséquent plus de valeur précise.

Il faut donc cesser de dénommer les affections rénales d'après leurs lésions, puisqu'une telle appellation ne répond pas à une vérité anatomique et puisque c'est une source de confusion dans la description. Il existe, d'une part, une série de types anatomiques que l'on constate souvent à l'autopsie, d'autre part des types morbides que l'on voit fréquemment en clinique, mais il ne faudrait pas croire que telles lésions s'accompagnent toujours de tels ordres de symptômes, et c'est l'erreur que tendrait à propager la dénomination anatomique des néphrites.

Pour être complet en ce qui concerne l'historique, il nous faudrait encore montrer comment la connaissance de l'étiologie des néphrites s'est précisée, dans ces dernières années, par l'étude clinique des différentes maladies infectieuses et toxiques, par l'étude expérimentale de l'influence des poisons et des toxines sur le rein. Ces notions étiologiques et pathogéniques ont une importance que personne ne songe à nier et il nous faudrait rappeler les travaux qui ont établi que les lésions produites par les différents toxiques sont variables, non pas tant seulement en raison de la nature du poison, mais aussi du fait de l'intensité et de la durée de son action. Nous devrions montrer aussi quelle précision a apportée à l'étude des néphrites l'emploi des nouvelles méthodes d'exploration des fonctions rénales. Mais ce sont là autant de points que nous étudierons chemin faisant, et dont nous donnerons un historique rapide. Ce que nous cherchions ici, c'était non pas à faire une étude bibliographique, mais à exposer seulement les doctrines qui doivent, selon nous, rester dans le domaine historique pur, car, transportées dans notre description, elles ne feraient que l'encombrer.

Maintenant, débarrassé de toutes ces questions théoriques, il sera possible, nous semble-t-il, d'exposer clairement la pathologie des néphrites. Pour cela, nous étudierons successivement, et dans des chapitres distincts, l'anatomie pathologique, l'étiologie et la clinique des néphrites, sans chercher, de prime abord, à décrire une série de types morbides ayant chacun une étiologie spéciale, une anatomie pathologique particulière et une symptomatologie correspondante. Nous avons vu que c'était là l'écueil de toutes les descriptions, et nous nous garderons bien d'y sombrer. Il nous semble, au contraire, qu'en étudiant séparément ces deux chapitres d'étiologie et d'anatomie pathologique générales nous pourrons exposer une série de faits qui peuvent être contrôlés et acquièrent ainsi une existence indiscutable.

Muni de ces renseignements fournis par l'étude des causes et des lésions, nous pourrons alors, à l'occasion de la description clinique, nous poser la question de savoir si l'on peut réellement décrire des types morbides dont la description sera, pour ainsi dire, la conclusion de tout notre exposé, au lieu de constituer un point de départ forcément théorique, puisqu'il ne serait pas établi sur des faits positifs.

Ce que nous a appris l'historique des néphrites, en effet, c'est que la discussion et la confusion commencent dès que l'on veut donner une interprétation pathogénique; aussi, notre intention est-elle de nous borner à exposer les faits, en écartant les hypothèses qui sont réunies dans un chapitre spécial et envisagées comme telles : nous pensons ainsi apporter à notre description le maximum de clarté et de vérité.

ÉTIOLOGIE DES NÉPHRITES

L'étude de l'étiologie n'a pris que dans ces dernières années l'importance considérable à laquelle elle avait droit dans l'histoire des néphrites. Pendant longtemps, en effet, ce fut le chapitre le moins étudié de tous : on le négligeait pour se livrer aux interminables discussions sur la nature interstitielle ou parenchymateuse des lésions.

A l'heure actuelle, il est bien prouvé que la notion étiologique commande l'évolution des néphrites, et il est juste de faire remarquer que c'est à M. Brault surtout que l'on doit d'avoir mis en relief toute l'importance de l'étiologie et d'avoir montré que « la cause morbide et la durée spéciale à chaque cas expliquent l'aspect des lésions trouvées à l'autopsie. Les lésions dépendent de ces deux facteurs au lieu de les commander ».

Il va donc falloir étudier chacune des causes qui peuvent déterminer les néphrites, en se rendant compte de la durée d'action de chacune d'entre elles.

Mais la clinique nous apprend que tous les reins ne sont pas égaux devant la même intoxication ou infection ; aussi, pour bien approfondir l'étiologie des néphrites, ne doit-on pas se contenter d'étudier les causes déterminantes. Nous essaierons, pour notre part, de montrer le rôle très important que jouent les causes prédisposantes, et en particulier l'hérédité dont nous avons montré toute l'importance, en nous basant sur une série de faits cliniques (débilité rénale), anatomo-pathologiques et expérimentaux.

I. — CAUSES DÉTERMINANTES

Les néphrites sont toujours la conséquence d'une toxémie qui retentit sur les reins. On peut donc dire que, dans tous les cas, la maladie est générale (sanguine) avant d'avoir une détermination locale sur les reins.

Quant à la toxémie elle-même, on lui décrit habituellement trois grands ordres de causes que nous allons envisager successivement pour nous conformer à l'usage : les infections, les intoxications exogènes et les auto-intoxications.

Nous verrons que ces causes sont beaucoup moins tranchées qu'elles en ont l'air, et que la nature n'agit pas par des procédés aussi simples que nous le supposons dans nos expérimentations.

Et à cette occasion nous serons amenés à envisager la valeur des si nombreuses expériences que l'on a faites pour éclaircir l'étiologie de certaines néphrites : ainsi donc, après avoir décrit dans un chapitre l'étiologie clinique, nous envisagerons ensuite l'étiologie expérimentale.

ÉTIOLOGIE CLINIQUE

Nous nous occuperons ici, d'une façon exclusive, des données fournies par l'examen clinique des malades, laissant de côté toutes les néphrites expérimentales qui seront envisagées à part.

1° INFECTIONS

Les infections doivent être examinées séparément selon qu'elles sont aiguës ou chroniques.

Les ***infections aiguës*** agissent d'une façon qui varie avec leur intensité et leur durée, de telle sorte que l'on peut dire, schématiquement, que toute infection aiguë peut produire, ou bien des altérations minimes et passagères, ou bien des lésions profondes qui peuvent avoir un pronostic d'emblée grave, mais qui guérissent souvent d'une façon définitive ; ou bien encore la lésion, quoique due à une infection aiguë, est continuée à bas bruit et peut devenir chronique.

Nous allons étudier ici les infections aiguës qui s'accompagnent le plus habituellement de néphrites. A ce point de vue, nous essaierons de classer ces infections, d'après la fréquence avec laquelle elles ont tendance à léser les reins.

La **scarlatine**, tout d'abord, dont le rôle avait déjà été mis en relief par Rayer, est un facteur étiologique si fréquent qu'en présence d'une néphrite aiguë dont on ignore la cause on doit toujours rechercher la scarlatine fruste.

La néphrite apparaît le plus souvent au cours de la convalescence et présente alors la forme typique que nous lui décrirons.

Mais elle existe souvent à la période aiguë. On disait naguère qu'il s'agissait toujours d'une albuminurie passagère ; les recherches récentes du professeur Roger ont montré que, dans tous les cas de scarlatine grave dont il a fait l'autopsie, il existait des lésions de néphrite très accentuées et généralisées aux deux reins, de telle sorte que l'élément rénal n'avait peut-être pas été étranger aux accidents terminaux.

Enfin la scarlatine peut laisser des reliquats lésionnels, que nous tâcherons d'expliquer, au point de vue pathogénique. Ce qu'il y a de certain, en dehors de toute hypothèse, c'est qu'on voit des sujets ayant eu la scarlatine présenter, de longues années après, les symptômes d'une néphrite évoluant lentement et aboutissant à une néphrite atrophique. Potain avait signalé des cas de ce genre. M. Brault surtout a montré leur fréquence et nous en avons publié un exemple très probant dans la thèse de M. Montignac, qui a rapporté tous les cas connus d'atrophie rénale consécutifs à la scarlatine.

La **grippe** mérite d'être rangée, par ordre de gravité rénale, aussitôt après la scarlatine. Dans ces dernières années, tous les médecins ont pu constater d'assez nombreux cas de néphrites au cours de la période aiguë de la grippe, et surtout des albuminuries persistantes à la suite de l'infection. Leyden, Brault, Dieulafoy et son élève Tuvache ont étudié la néphrite grippale, et le professeur Teissier, faisant, d'après ses observations personnelles, une statistique des infections qui peuvent laisser des néphrites à leur suite, admet que la grippe vient en seconde ligne, représentée qu'elle est par 30 p. 100 des cas, tandis que la scarlatine compte pour 38 p. 100.

La **fièvre typhoïde** donne lieu surtout à des néphrites passagères que l'on observe à la période d'état.

Il est des cas, toutefois, où, dès la période aiguë, les lésions rénales sont profondes et diffuses, entraînant, de ce fait, la mort par urémie (Rendu, Troisier et Papillon).

Enfin, de nombreuses observations (Lécorché et Talamon, Bouchard, Vignerot, Brault, etc.) signalent le passage de la néphrite à l'état chronique à la suite de la dothiénentérie.

La **diphtérie** dans ses formes maligne et toxique provoque toujours de l'albuminurie. Mais, de plus, Lécorché et Talamon ont signalé la possibilité du passage de l'affection rénale à l'état chronique.

La **pneumonie** peut donner lieu aussi, selon l'intensité de l'infection, aux formes les plus variables de néphrite. En général, il s'agit de néphrites passagères se traduisant par de l'albuminurie simple, qui existe pendant la période fébrile et disparaît à la convalescence. Mais la néphrite peut être beaucoup plus intense et déterminer la mort par anurie, comme dans le cas récemment publié par MM. Gilbert et Caussade.

Enfin, des néphrites prolongées ont été signalées par Lécorché et Talamon, Rendu, Caussade, Chauffard, etc.

Le **rhumatisme articulaire aigu** provoque surtout de l'albuminurie passagère, et il est assez rare que l'on constate à sa suite une néphrite subaiguë ou chronique.

Le **choléra** mérite une place à part, car, s'il ne s'agit pas d'une maladie infectieuse fréquente comme celle que nous venons de signaler, en revanche il produit — dans tous les cas graves — des lésions rénales graves bien étudiées par M. Papillon ; aussi n'est-il pas étonnant que, comme l'a fait remarquer le professeur Bouchard, beaucoup de cholériques meurent avec des symptômes urémiques (myosis, respiration de Cheyne-Stokes, coma urémique).

De cette cause, il faut rapprocher les néphrites que l'on constate au cours des **entérites** : elles affectent un caractère de gravité moindre et se bornent, en général, à l'albuminurie de la période aiguë.

Nous bornerons là cet exposé étiologique des maladies infectieuses aiguës ; car, si nous voulions être complet, il nous faudrait les passer toutes en revue. Bornons-nous à rappeler que toutes les infections générales par des microbes bien classés : pneumococcie, streptococcie (érysipèle, infection puerpérale, angines, etc.), colibacillose, staphylococcie ; toutes les fièvres éruptives (variole, rougeole, rubéole, varicelle) ; les infections locales (anthrax, phlegmons, ostéomyélites, blennorragies, etc.), et en un mot toutes les infections aiguës peuvent s'accompagner de néphrites, quoique avec une fréquence moins grande, que les maladies signalées au début de cette étude.

Les ***infections à évolution chronique*** ne provoquent pas, d'une façon aussi certaine, des altérations rénales, mais les lésions qu'elles déterminent sont, en général, plus profondes et plus durables, comme nous allons nous en rendre compte par l'étude des trois plus fréquentes : tuberculose, syphilis et paludisme.

La **tuberculose** doit être mise au premier rang comme facteur étiologique de cet ordre. On peut dire que, sur 100 tuberculeux pris au hasard, plus d'un tiers présentent de l'albuminurie et, par conséquent, des altérations rénales.

Mais la tuberculose peut agir de façon variable pour produire ces lésions, qui elles-mêmes peuvent avoir une modalité bien différente.

M. Coffin pensait que la tuberculose pouvait produire des néphrites aiguës, tout comme les autres infections. Cette opinion, après avoir été rejetée, a été reprise récemment par M. Jousset, qui a montré que, au cours des bacillémies tuberculeuses, il existe toujours des altérations rénales dues au bacille de Koch lui-même et que, d'ailleurs, l'albuminurie est un des meilleurs symptômes révélateurs de cette bacillémie.

D'autres fois, les lésions rénales évoluent d'une façon subaiguë ou chronique, et alors il faut incriminer une néphrite diffuse ou une dégénérescence amyloïde, sans parler de la tuberculose rénale proprement dite : ces faits seront d'ailleurs étudiés dans un chapitre spécial.

La **syphilis** peut donner lieu à des altérations rénales qui, au point de vue étiologique, peuvent être rapprochées de la tuberculose. Elle peut, en effet, comme la maladie précédente, causer une infection aiguë se traduisant par une néphrite à allure rapide survenant à la période secondaire. Elle peut, d'autre part, agir d'une façon lente et produire des altérations qui ne sont qu'étiologiquement spécifiques (néphrites diffuses chroniques, dégénérescence amyloïde) ou des lésions histologiquement spécifiques (gommes).

Le **paludisme** peut agir aussi sur le rein, d'une façon aiguë, au cours de certains accès (albuminurie, hématurie, hémoglobinurie, anurie); d'autres fois, il agit d'une façon lente, de telle sorte qu'il peut donner naissance, comme l'ont montré Kelsch et Kiener, à toutes les variétés de néphrites, depuis les gros reins jusqu'aux petits reins rouges granuleux.

2° INTOXICATIONS EXOGÈNES

Les intoxications exogènes doivent, comme les infections, être envisagées dans leur action aiguë et chronique. Nous préférons à ce sujet la division proposée par M. Chauffard qui étudie ces poisons dans des chapitres différents selon que leur action toxique est forte, moyenne ou lente.

Les ***substances à action toxique forte*** sont celles qui déterminent des lésions rénales destructives, malgré que leur action ait été de courte durée.

L'empoisonnement aigu par le phosphore, l'arsenic, la cantharide, le sublimé sont des exemples typiques : les malades meurent anuriques le plus souvent et l'on peut se rendre facilement compte, par un examen histologique, que les lésions rénales étaient incompatibles avec l'existence.

Les ***poisons à action toxique moyenne*** pour le rein produisent, au contraire, des néphrites légères, mais qui peuvent, si l'action est continuée, passer à l'état subaigu.

Dans ce groupe, M. Chauffard fait entrer une série de médicaments : les balsamiques (térébenthine, cubèbe, copahu, santal, etc.); les sels de potasse ; les préparations mercurielles trop fortes ou trop longtemps prolongées ; le sulfonal.

Ajoutons que les substances à action toxique forte, dont nous avons parlé plus haut, peuvent agir comme celles de ce groupe quand elles agissent à faible dose : c'est ainsi que M. Letulle a observé un cas de phosphorisme chronique avec néphrite à gros rein blanc, vérifiée à l'autopsie ; de même, on a pu constater tous les signes de la néphrite subaiguë au cours d'intoxications professionnelles chroniques par les préparations arsenicales (le vert de Schweinfurth, par exemple).

L'alcoolisme mérite d'être discuté comme cause de néphrite, car les opinions sont très variables à ce sujet : tandis que Christisen et Rayer, par exemple, mettent cette intoxication au premier rang des causes de néphrites, en revanche Bartels assure que ce facteur n'a aucune importance.

Nous croyons, pour notre part, qu'il serait très peu scientifique de n'accorder aucune importance étiologique à l'alcool dans la production des lésions rénales; mais quand il s'agit de préciser cette action le problème devient très difficile. Ce qui fait que l'on nie l'action de l'alcool sur le rein, c'est qu'il y a des autopsies d'éthyliques avérés avec reins non lésés. Mais c'est là un argument sans valeur; dirait-on, en effet, parce que le foie ou le cerveau sont trouvés indemnes à l'autopsie de certains éthyliques, que cela prouve que l'alcool est incapable de produire des lésions cérébrales ou hépatiques? En réalité, l'alcool agit comme un poison de nocivité moyenne pour le rein, n'ayant sans doute une influence que chez les sujets héréditairement prédisposés, mais capable de donner lieu chez eux, soit à de la néphrite aiguë passagère dans le cas d'intoxication aiguë, soit à de la néphrite chronique si l'intoxication est longtemps prolongée.

Les **poisons à action lente** ont une influence bien spéciale; ce sont eux qui provoquent le petit rein rouge contracté.

Il ne faudrait pas croire, d'ailleurs, qu'il y a certains poisons qui agissent toujours d'une façon lente, tandis que d'autres en sont incapables; il y a là surtout une question de doses : ne sait-on pas que l'arsenic, qui est un type de poison à toxicité forte, a pu produire, par intoxication longtemps prolongée, de la néphrite chronique; de même, que le plomb, qui est le type des poisons lents, a pu produire, à forte dose, des néphrites aiguës. Il n'en est pas moins vrai, cependant, que le *saturnisme* est regardé comme étant, par excellence, le type de l'intoxication par action lente, et la néphrite atrophique des peintres en bâtiments ou des typographes est un des types anatomo-cliniques les mieux connus. De plus, ainsi que le font remarquer MM. Lécorché et Talamon, il y a lieu d'incriminer aussi les autres modes d'introduction du plomb dans l'économie : par les substances alimentaires conservées ou frelatées, les boissons et même l'eau qui a séjourné dans les tuyaux ou les conduites.

La néphrite saturnine ne peut donc pas être mise en doute, mais cependant, les dernières recherches sur l'intoxication saturnine permettent de se demander si c'est bien le plomb qui agit lui-même pour produire ces lésions. Ce qu'il y a de certain, c'est que la plupart des saturnins examinés alors qu'ils sont en pleine intoxication éliminent peu ou pas de plomb par les urines. Ce qu'il y a de certain aussi, c'est que M. Meillère a retrouvé une quantité peu considérable de plomb dans les reins. Il semble que le plomb s'élimine par le foie et le tube digestif et que, s'il est accumulé dans les organes, c'est la substance grise du cerveau qui lui sert surtout de réceptacle.

Aussi pensons-nous, pour notre part, que l'intoxication rénale produite par le saturnisme est indirecte : le plomb agit sur une série de cellules vivantes, notamment sur les globules rouges; il en résulte des produits toxiques qui vont agir sur le rein.

Mais, quoi qu'il en soit, c'est le plomb qui reste toujours le *primum movens* et qui agit en produisant, d'une façon indirecte, une série d'irritations rénales légères mais fréquemment répétées qui aboutissent — au bout d'un temps très long — à la néphrite atrophique.

3° AUTO-INTOXICATIONS

Le rôle que jouent les auto-intoxications dans la production des néphrites est considérable, et c'est un des grands mérites du professeur Bouchard et de son école d'avoir montré qu'à côté du rôle si important des microbes et de leurs toxines il fallait tenir un grand compte des humeurs sécrétées par l'organisme malade ou même sain, puisque, selon la phrase de M. Bouchard, « l'organisme, à l'état normal comme à l'état pathologique, est un réceptacle et un laboratoire de poisons ».

L'action de ces poisons sur le rein a été tout d'abord étudiée par M. Gaucher, puis précisée par M. Gouget à l'occasion de son importante thèse qu'il a consacrée à l'étude de l'influence des maladies du foie sur l'état des reins.

Il a insisté — dans ce travail et dans une revue générale où il étudie le rôle de l'auto-intoxication dans la pathogénie des néphrites — sur ce fait que « la totalité des produits de la désassimilation des tissus et une partie des sécrétions (telles que la bile) et des produits formés dans le tube digestif passent dans le sang pour s'éliminer par l'intestin, la peau, les poumons, mais surtout par les reins. Normalement leur quantité et leur qualité sont telles qu'ils ne peuvent altérer au passage le filtre rénal. Mais, lorsqu'ils se trouvent formés en trop grande abondance ou mal éliminés par les autres émonctoires, ou encore lorsqu'il se produit des poisons anormaux particulièrement actifs, leur élimination par les reins peut amener des lésions de ces organes ».

Depuis que M. Gouget a publié cette excellente monographie sur les lésions des reins que produisent les auto-intoxications, on a eu tendance à décrire un groupe de néphrites par auto-intoxications que l'on oppose aux néphrites par toxi-infection, mais cette opposition ne saurait être absolue, car le plus souvent, selon nous, ces différentes causes s'associent pour produire les lésions rénales; elles se prêtent, dans ce but, un mutuel appui, et les cas nous semblent bien rares pour lesquels on pourrait dire que l'une de ces causes a agi d'une façon isolée.

Le *rôle des auto-intoxications est très important, dans la production des néphrites toxi-infectieuses* que nous venons d'étudier. Il est de toute évidence que, dans tous les cas d'infections, les toxines sécrétées par les microbes provoquent une série d'altérations organiques donnant lieu à la production de substances nocives pour le rein, de telle sorte que bien souvent — et cela nous le montrerons plus loin, en nous basant sur nos expérimentations — ce n'est pas la toxine qui altère le rein, mais les poisons humoraux sécrétés par l'organisme qui lutte contre cette toxine. Et ce que nous venons de dire pour les infections, nous pourrions le répéter pour les intoxications : nous avons déjà dit que la néphrite saturnine n'était sans doute pas provoquée par le plomb seul, mais par toute une série de produits toxiques que l'organisme produit dans sa lutte contre le saturnisme.

Ce serait à notre avis restreindre l'importance des auto-intoxications que de ne pas insister sur le rôle, quelquefois primordial, qu'elles jouent dans les néphrites toxi-infectieuses; *en revanche, nous pensons qu'on ne peut, à l'heure actuelle, se refuser d'admettre que l'infection joue un rôle considérable dans la production des néphrites que l'on attribuait à la seule auto-intoxication.*

En émettant cette théorie pathogénique, nous n'avons pas voulu diminuer l'importance des intoxications endogènes comme causes productrices de néphrites, puisque, bien au contraire, nous étendons son rôle au delà des limites qui lui étaient assignées ; mais il nous a semblé nécessaire de préciser davantage les conditions déterminantes des néphrites par auto-intoxications, en nous appuyant sur les notions les plus récentes que nous ont apportées la clinique, l'anatomie pathologique et l'expérimentation. A ce point de vue, il nous semble impossible de ne pas tenir compte de l'existence de la *diathèse d'auto-infection*, décrite par MM. Gilbert et Lereboullet, ces auteurs ayant montré qu'il existe chez certains sujets une prédisposition spéciale aux infections d'origine digestive.

A l'état normal, malgré l'énorme quantité de microbes que contient le tube digestif, ceux-ci n'envahissent pas ses parois et ne remontent que sur une faible étendue dans les conduits glandulaires qui viennent s'y ouvrir. Du fait de la prédisposition mise en lumière par MM. Gilbert et Lereboullet, l'infection cesse, selon leur expression, d'être « vestibulaire et cavitaire ». Elle envahit la paroi du tube digestif, elle remonte à l'intérieur des conduits glandulaires et peut envahir non seulement la paroi des canaux (polycanaliculites), mais les glandes elles-mêmes. Enfin les conséquences de ces infections ne se bornent pas aux organes ainsi frappés : l'infection peut devenir sanguine, et se localiser spécialement sur un organe irrigué par la circulation générale, et en particulier sur les reins.

Ainsi donc, à notre avis, cette notion essentielle des auto-infections doit s'ajouter à celle des auto-intoxications pour que l'on puisse comprendre, d'une façon complète, la pathogénie des néphrites dont nous allons étudier l'étiologie, et auxquelles nous conservons leur appellation classique, tout en spécifiant bien que cette dénomination ne doit pas être acceptée dans son sens absolument strict.

Dans ce groupe assez complexe des néphrites par auto-intoxications, nous allons distinguer un peu schématiquement les néphrites selon qu'elles sont sous la dépendance d'une auto-intoxication aiguë ou chronique.

A. ***Auto-intoxications aiguës ou subaiguës.*** — Nous placerons, en première ligne, celles qui sont d'origine gastro-intestinale, et nous verrons que la pathogénie que nous leur assignons peut se retrouver dans toutes les autres auto-intoxications subaiguës.

α. **Néphrites d'origine gastro-intestinale.** — Sous ce nom on a décrit deux ordres de néphrites qui sont, à première vue, bien différentes, mais qui, en réalité, ont toutes une série de points communs.

Maladies infectieuses du tube digestif. — On peut dire que toutes les maladies infectieuses de l'intestin peuvent causer des néphrites, et il faudrait passer en revue toutes les maladies du tube digestif où les microbes jouent un rôle pour constater que les néphrites ont été signalées; rappelons donc simplement que les angines de toute nature, que les ulcérations infectieuses de l'estomac et de l'intestin, les entérites aiguës, le choléra, l'appendicite, la dysenterie se compliquent fréquemment de néphrites, et que — dans ces cas — le rôle des microbes intestinaux n'est pas mis en doute.

La néphrite des *maladies non infectieuses de l'estomac et de l'intestin* est-elle déterminée par une autre pathogénie? — Nous ne le croyons pas. Cela ne veut pas dire que nous nions le rôle toxique des produits de sécrétion anormale de l'estomac et de l'intestin, mais nous croyons que l'action de ces substances toxiques s'exerce de concert avec l'infection par les microbes normaux de l'intestin. Nous avons pu avoir à maintes reprises la preuve de cette infection d'origine gastro-intestinale, au cours de maladies non infectieuses de l'estomac ou de l'intestin qui avaient produit une néphrite, et d'ailleurs nous sommes, sur ce point, en accord complet avec M. Gouget, qui s'exprime ainsi : « Il faut d'ailleurs reconnaître que, dans les affections du tube digestif, l'auto-intoxication n'est guère séparable de l'auto-infection ».

β. **Néphrites d'origine hépatique.** — Les travaux de Murchison, de Hanot et Gilbert, de Bouchard, avaient bien mis en relief l'existence des néphrites au cours des maladies du foie; M. Gouget en a étudié complètement la pathogénie que, d'après ses travaux, on peut résumer ainsi :

« Lorsque les fonctions du foie cessent de s'accomplir normalement; lorsque les éléments de la bile, humeur éminemment toxique, passent dans le sang (cholémie), ou que les matériaux destinés à leur formation cessent de lui être empruntés (acholie); lorsque l'urée fait place aux matières extractives et que le foie ne peut plus neutraliser les poisons venus de l'intestin, le sang se trouve surchargé de substances toxiques. Pour s'éliminer, ces substances ne trouvent guère que la voie rénale : d'où l'hypertoxicité des urines dans les maladies du foie (Roger, Surmont). Mais cette élimination exagérée de produits toxiques, en se prolongeant, finit par altérer le filtre rénal, et à l'insuffisance du foie vient s'ajouter celle du rein. »

Cette notion que les néphrites sont produites — au cours des maladies du foie — par les auto-intoxications multiples, contient certainement une grande part de vérité, mais il est de toute nécessité de lui ajouter la notion de l'infection d'origine biliaire ou intestinale.

Les *néphrites biliaires* ont fait l'objet des études de MM. Gilbert et Lereboullet et de leur élève Duchesne.

Ils ont montré la possibilité de néphrites graves au cours d'angiocholites aiguës s'accompagnant, ou non, du passage de la bile dans les urines. A côté de ces complications graves il peut y avoir des déterminations rénales plus légères, telles que les albuminuries intermittentes ou continues que ces auteurs ont signalées dans la cholémie simple familiale. Enfin MM. Gilbert et Lereboullet pensent que ces néphrites jouent en pathologie rénale un rôle beaucoup plus considérable qu'on ne le croit généralement, et certains cas qu'ils ont observés prouveraient que de nombreux faits classés sous l'étiquette de *néphrites chroniques* ont en réalité une origine biliaire.

Il ressort encore de leurs travaux, au point de vue pathogénique, que « ce n'est pas la cholémie qui semble ici produire la néphrite, et que celle-ci peut se rencontrer dans des angiocholites anictériques où la cholémie fait défaut; pour nous — disent-ils — ces néphrites biliaires légères ou graves sont d'origine toxi-infectieuse et c'est l'infection biliaire qui est leur point de départ ».

Dans les *néphrites de l'insuffisance hépatique*, il est, de même, bien facile de mettre en relief un élément infectieux.

Il nous est arrivé souvent de constater l'existence de microbes dans le sang des sujets atteints de l'insuffisance hépatique qui termine les maladies du foie. Nous pensons que, dans bien des cas, l'ictère grave terminal est commandé par une infection biliaire ascendante qui donne le coup de grâce à des cellules hépatiques déjà malades.

Les microbes peuvent passer d'ailleurs dans le sang autrement que par l'intermédiaire de l'infection ascendante, car il semble bien prouvé que, sous l'influence de l'insuffisance hépatique, la flore microbienne de l'intestin devient plus virulente et plus envahissante et peut causer de l'auto-infection comme dans le cours des maladies gastro-intestinales.

Nous dirons donc, en matière de conclusion, pour les néphrites d'origine hépatique, ce que nous avons dit pour les néphrites digestives : que, dans leur pathogénie, il est impossible de séparer le rôle joué par l'auto-intoxication et l'auto-infection.

D'ailleurs nous allons voir l'influence qu'ont — dans les autres formes de néphrites étudiées dans ce groupe — les auto-infections d'origine intestinale.

γ. **Néphrite « a frigore ».** — Cette forme morbide a eu des vicissitudes bien diverses, car, d'une part, elle a été considérée comme le type des néphrites aiguës, mais, d'autre part et plus récemment, son existence même a été mise en doute.

Il n'est pas douteux cependant que le type clinique existe : on voit des sujets présenter tous les signes d'une néphrite, à la suite d'une chute dans l'eau froide, par exemple ; mais, si le fait est reconnu exact, la pathogénie est bien discutée et le mode d'action du froid bien douteux.

Sans doute les recherches physiologiques de M. Wertheimer ont montré que le froid avait pour action de restreindre la circulation sanguine du rein, et M. Delezenne a montré que, parallèlement, la sécrétion rénale diminuait. Mais cela ne suffit pas pour causer une néphrite chez un sujet sain ; en revanche, on s'explique que le froid, agissant de la même façon chez un individu atteint de néphrite ancienne ou même simplement de débilité rénale, puisse provoquer une poussée aiguë, et ce sont des faits de ce genre qui, le plus souvent, ont été décrits sous le nom de *néphrites « a frigore »*.

Mais cependant il ne faut pas nier que l'action du froid puisse, à elle seule, provoquer des néphrites, et c'est alors qu'il faut faire intervenir les auto-intoxications et les auto-infections d'origine intestinale. M. Castets a montré que, sous l'influence du froid, il y a exagération des produits de désassimilation et des fermentations intestinales en même temps que diminution de la fonction antitoxique du foie.

M. Chauffard, après avoir exposé ces travaux de M. Castets, ajoute que sans doute « on doit admettre l'existence d'une septicémie microbienne ; les germes intestinaux passeraient dans le sang, puisque celui-ci, stérile avant le refroidissement, donne des cultures après ». Cette notion de l'auto-infection concorde bien avec tout ce que nous avons exposé plus haut ; aussi acceptons-nous pleinement cette conclusion de M. Chauffard qui sera également la nôtre : « Rien n'est mieux fait que cet exemple des néphrites *a frigore* pour montrer combien est complexe le mode d'action physiologique d'une cause clinique très simple en apparence. Derrière cette notion physique du refroidissement, l'expérimentation décèle, en réalité, un processus d'auto-intoxication et d'auto-infection ».

δ. **Néphrite par surmenage.** — Sous ce nom, on décrit les altérations des reins qui surviennent chez les sujets qui ont été soumis à un exercice physique exagéré. Il est facile de se rendre compte que sa pathogénie est analogue aux néphrites précédentes, et c'est ce qui nous permettra d'être très bref à leur sujet. On a fait intervenir, à juste titre, pour expliquer leur production, les substances toxiques que les muscles surmenés produisent en excès; mais il ne faut pas perdre de vue aussi ce fait, bien étudié par MM. Roger et Charrin, que « l'auto-intoxication de surmenage favorise l'infection qui devient alors la cause de la néphrite ».

ε. La **néphrite qui survient au cours des brûlures très étendues** a été attribuée successivement : — aux réflexes consécutifs à l'irritation des territoires sensitifs de la peau; — à la suppression des fonctions de la peau; — à l'auto-intoxication prouvée par ce fait que les urines de ces malades sont hypertoxiques.

On doit ajouter à ces facteurs l'auto-infection d'origine intestinale, dont on a pu démontrer l'existence chez les animaux, à la suite de brûlures intéressant une grande surface du revêtement cutané.

θ. Les **néphrites des dermatoses** peuvent être dues à l'association des mêmes causes étudiées précédemment : qu'il s'agisse de poussées aiguës de lichen, de psoriasis ou d'eczéma, qu'il s'agisse d'ulcères variqueux étendus, dans tous ces cas il est évident qu'il faut tenir compte de la suppression des fonctions de la peau, des auto-intoxications et aussi des infections cutanées et autres.

D'ailleurs le problème est encore plus complexe et il faut se rappeler que l'eczéma peut survenir chez un malade atteint de néphrite chronique. C'est ainsi que nous expliquons, pour notre part, les accidents urémiques qui peuvent survenir à la suite de la guérison d'un eczéma suintant. Si les malades avaient antérieurement une néphrite atrophique, l'eczéma peut servir jusqu'à un certain point d'exutoire vicariant. Si l'on supprime l'eczéma, l'intoxication de l'organisme augmente de ce fait et des accidents urémiques peuvent survenir.

η. Les **néphrites de la grossesse** nous semblent aussi avoir une pathogénie bien complexe, dans laquelle les auto-intoxications multiples de la grossesse interviennent sûrement pour leur part; mais il faut tenir compte aussi de la gêne circulatoire, et sans aucun doute des auto-infections d'origine gastro-intestinale qui se produisent avec une facilité particulière au cours de la grossesse chez les femmes qui sont atteintes de la diathèse d'auto-infection, et c'est ainsi que s'expliquent les appendicites, les poussées d'angiocholite, les néphrites et les pyélo-néphrites que l'on observe au cours de la grossesse.

B. Les ***néphrites qui apparaissent au cours de maladies à longue évolution*** ont une pathogénie encore plus complexe, si c'est possible, et à coup sûr il semble douteux que les auto-intoxications interviennent seules, étant donnée la fréquence des infections intercurrentes.

α. Dans les **cachexies**, et en particulier chez les cancéreux, on se représente facilement combien les causes peuvent être multiples. D'après Bamberger, 43 p. 100 des cancéreux ont des néphrites, mais cette complication survient chez des sujets dont les cancers sont ulcérés et infectés ; aussi conçoit-on qu'on puisse faire intervenir aussi bien les intoxications dues au cancer lui-même que les infections surajoutées.

β. Dans le **diabète** on a décrit des lésions spéciales produites par infiltration glycogénique (lésion d'Armanni-Ehrlich) et qui sont bien rares si nous nous en rapportons à notre expérience personnelle.

En dehors de cette altération, on a décrit des nécroses de coagulation et toutes les formes de néphrites.

Il faut tenir compte, dans la pathogénie de ces lésions, du terrain sur lequel évolue le diabète, des intoxications multiples qui l'ont précédé et peut-être produit, des auto-intoxications qui l'accompagnent et aussi des infections qui sont si fréquentes chez ces malades. On conçoit qu'en présence d'un cas particulier il soit bien difficile de dire quelle est la cause qui est intervenue.

γ. La **néphrite goutteuse** nous paraît être la seule vraiment spécifique, parmi toutes les néphrites que l'on attribue à l'auto-intoxication. Ce qui la caractérise, c'est la précipitation d'urates acides sous forme cristalline au niveau de la substance médullaire du rein. Cette précipitation est évidemment une résultante de l'auto-intoxication et entraîne certainement à son tour des lésions rénales, mais à coup sûr ce n'est pas la seule cause de lésions rénales : les malades peuvent présenter, à l'autopsie, des reins en tout semblables à ceux qui sont atteints de néphrite interstitielle banale, et ces lésions sont dues évidemment à une série de poussées lésionnelles successives.

Ces poussées se produisent, en général, sous l'influence des crises aiguës ; à ce moment on constate habituellement de l'albuminurie peu durable, mais qui tient évidemment à des lésions aiguës passagères du rein. C'est la répétition de ces lésions qui arrive, à la longue, à produire de la néphrite atrophique.

Il faudrait donc, pour pénétrer la pathogénie des néphrites goutteuses, savoir à quoi sont dues ces poussées de goutte aiguë. Or, à ce point de vue, nous sommes bien mal renseignés, et c'est toute la pathogénie de la goutte elle-même que nous mettons ainsi en discussion.

Tel est, dans son ensemble, le *groupe des néphrites par auto-intoxications*, et nous voyons qu'aucune de ces néphrites ne peut être considérée comme due exclusivement à l'auto-intoxication, qui est le plus souvent aidée ou précédée dans son œuvre destructive par l'infection exogène ou l'auto-infection.

Cette conception ne diminue en rien le rôle des auto-intoxications que nous croyons au contraire considérable, mais elle nous montre que l'étiologie des néphrites est beaucoup plus complexe qu'on ne se l'imaginait au premier abord. Les intoxications et les infections ne sont actives, le plus souvent, que par l'intermédiaire des produits nocifs que l'organisme élabore sous leur influence ; de même les maladies dites *diathésiques* ne donnent pas lieu à des néphrites uniquement par auto-intoxications : le plus souvent, elles favorisent la production d'une infection exogène et surtout endogène, qui peut contribuer à la production des lésions rénales.

ÉTIOLOGIE EXPÉRIMENTALE

Pour établir les notions étiologiques que nous venons de résumer, on a fait appel, surtout dans ces dernières années, à l'expérimentation.

Nous ne ferons que rappeler les travaux de Charcot et Gombault, de Aufrecht, de Straus et Germont sur la ligature des uretères ; les expériences de Grawitz et Israël, de Litten, de Cornil, de Germont sur la ligature de l'artère ou de la veine rénale. Il ne s'agit pas des altérations rénales que nous avons en vue dans ce chapitre.

Tout autrement capitales furent les expériences de Charcot et Gombault, établissant qu'une intoxication lente par les sels de plomb pouvait déterminer chez les animaux la néphrite saturnine. Mais, à cette époque, la voie d'introduction employée fut la voie stomacale ; depuis lors, on a préféré, comme plus sûr, l'emploi des injections sous-cutanées, car, de cette façon, on peut savoir exactement la quantité de substance toxique qui pénètre dans l'organisme.

1° MÉTHODE D'EXPÉRIMENTATION « IN VIVO »

Elle repose entièrement sur ces données et elle consiste essentiellement à injecter une substance toxique soluble sous la peau d'un animal qu'on sacrifiera ensuite et dont on examinera les reins, pour connaître l'action toxique qu'a, sur ces organes, la substance employée.

On s'est d'abord servi de produits solubles dont on connaissait le pouvoir très nocif (cantharide, sublimé, phosphore, arsenic), et l'on a constaté qu'elles provoquaient des lésions très diffuses et très profondes des reins, qui ont été décrites, avec grand soin, en particulier par MM. Cornil et Brault.

On a cherché alors à appliquer la même méthode d'étude aux néphrites infectieuses ; les travaux du professeur Bouchard et de Kannenberg sur l'élimination urinaire des bactéries conduisirent à incriminer l'action directement nocive des germes sur le filtre rénal.

Les recherches de MM. Cornil et Berlioz sur les bacilles de macération du jéquirity, celles de Straus et Chamberland sur le charbon expérimental parurent un instant contredire les constatations précédentes. Mais cette contradiction apparente s'expliqua, grâce à l'étude des toxines et en particulier du poison pyocyanique entreprise avec tant de suite par M. Charrin, et aussi de la toxine diphtérique, dont MM. Roux et Yersin, MM. Enriquez et Hallion nous ont fait connaître l'action expérimentale sur le rein. A partir de ce moment, le rôle nocif des toxines fut étudié expérimentalement par de nombreux auteurs, et les travaux de M. Claude eurent le mérite d'établir les lésions diverses que l'on peut produire dans les reins, non seulement avec des poisons microbiens différents, mais encore avec la même toxine selon qu'elle est injectée à dose massive ou à doses faibles et répétées.

Cette même méthode expérimentale fut employée pour prouver la réalité des *néphrites par auto-intoxication*, et dès 1888 le professeur Gaucher provoquait de l'albuminurie par l'injection de matières extractives.

Les recherches plus récentes de M. Gouget (1895) sont arrivées à montrer l'action nocive d'une série de poisons d'origine interne. L'urine de malades atteints d'ictère ou de cirrhose de Laennec ; la bile ; la bilirubine ; les sels biliaires ; l'urée ; les matières extractives ; les sels ammoniacaux ; l'acide lactique ; les peptones ; les acides sulfo-conjugués ; toutes ces substances furent étudiées par injection sous-cutanée aux animaux, et l'on produisit ainsi toujours des lésions rénales.

Quelles conclusions précises peut-on tirer de ces études expérimentales « in vivo » ?

A notre avis, il ne faut pas demander à cette méthode plus qu'elle peut donner, et il nous semble qu'on est allé trop loin dans les conclusions qu'on en a tirées.

Elle a permis d'***étudier les lésions épithéliales*** causées par certains poisons ayant une action intense sur le rein, et elle reste la méthode de choix, pour provoquer les lésions rénales et permettre d'en étudier l'histologie fine.

C'est aussi grâce à elle que M. Claude a pu prouver expérimentalement, d'une façon absolument scientifique, les idées que la méthode anatomo-clinique avaient suggérées à M. Brault, à savoir que les néphrites à gros reins sont consécutives a une intoxication forte et que les néphrites à tendance scléreuse et atrophique sont produites par des poisons agissant d'une façon lente et détruisant le rein, pour ainsi dire, par morcellement.

Peut-on aller plus loin et dire que toutes les substances solubles qui, injectées sous la peau des animaux, produisent des lésions rénales, sont toxiques pour le rein ? Nous ne le croyons pas et le moment nous semble venu de nous élever, au nom de la pathologie expérimentale, contre de telles conclusions.

C'est que, en effet, cette méthode, si elle a pu rendre de bons services, est en réalité trop sensible. Nous avons cité toute une série de substances avec lesquelles on a produit des néphrites expérimentales ; nous pourrions ajouter maintenant que tout liquide injecté à des animaux de petite taille produit — à coup sûr — des lésions rénales ; nous avons pu le constater, personnellement, en nous servant de liquides en apparence très inoffensifs, tels que l'eau simple, l'eau salée, etc., et nous pouvons ajouter d'ailleurs que les lésions ainsi produites étaient aussi marquées que celles qu'on détermine par l'injection de la plupart des substances organiques que nous avons citées plus haut.

Dans ces conditions, on a beau jeu, quand on veut appuyer une théorie pathogénique ou thérapeutique, à venir dire : « La preuve que telle substance est toxique pour le rein, c'est qu'injectée sous la peau des animaux elle produit des lésions rénales ». Ce genre de preuves a été apporté quand il s'était agi de prouver que le bouillon est nocif pour les malades atteints de néphrites. Semmola a fait appel au même ordre de démonstration, quand il a soutenu que les lésions rénales étaient causées par l'albuminurie.

On pourrait se servir aussi du même argument pour soutenir que le chlorure de sodium est toxique pour le rein, puisque les injections d'eau salée produisent des lésions rénales.

Comme on peut invoquer cet argument expérimental pour donner un fondement en apparence scientifique à des théories, il nous a paru nécessaire de montrer ce qui — selon nous — constitue le fort et le faible de cette méthode *in vivo,* et notre conclusion sera que, si elle a rendu de très réels services à l'étude des lésions histologiques, elle est beaucoup trop sensible pour renseigner sur l'action néphrotoxique qu'exercent les diverses substances solubles.

2° MÉTHODE D'EXPÉRIMENTATION « IN VITRO »

Cette méthode, que nous avons préconisée avec Rathery, nous a permis de préciser certaines notions à ce sujet.

Sans doute, elle est plus difficile à mettre en pratique que la précédente, mais elle a cet immense avantage d'avoir pu nous permettre de préciser le mode d'action bien différent que peuvent avoir sur le rein les diverses substances solubles dont l'injection *in vivo* produit la même albuminurie et les mêmes lésions rénales.

Nous ne pouvons pas exposer ici, en détails, les principes de cette méthode et le procédé dont nous nous servons, et nous devons nous borner à en exposer les conclusions pratiques.

Disons cependant que nous avons cherché à mettre en œuvre une technique analogue à celle, bien connue maintenant, qui sert à étudier l'hématolyse. Il nous fallait donc trouver d'abord un liquide réno-conservateur, c'est-à-dire dans lequel on puisse plonger un fragment de rein pendant une demi-heure ou une heure, sans que ses épithéliums soient altérés.

Ce milieu idéal, nous l'avons trouvé après bien des tâtonnements : il correspond à une solution de chlorure de sodium ayant un point cryoscopique de — 0°,78. Toute solution salée ayant une concentration différente altère le rein par osmo-nocivité.

De la connaissance de ce milieu réno-conservateur, il nous fut facile de tirer le moyen d'étude cherché : il suffit de préparer des milieux artificiels avec les différentes substances dont on veut étudier le pouvoir nocif sur le rein, de telle façon qu'ils aient un point cryoscopique de — 0°,78. On plongera dans ces milieux, portés à l'étuve à 37°, des fragments de reins qu'on retirera au bout d'une demi-heure et qu'on fixera et inclura par les procédés que nous avons indiqués.

Si les épithéliums sont lésés, on pourra affirmer que la substance étudiée avait une action toxique sur le rein, puisqu'on s'est mis à l'abri d'une erreur possible, provenant d'une action osmo-nocive.

Ce qui nous a permis d'affirmer la sensibilité de cette méthode, c'est qu'elle nous a donné des résultats différents avec des substances qui, injectées *in vivo*, provoquaient toutes de l'albuminurie, alors que l'on savait pourtant qu'elles ne pouvaient pas avoir une action analogue sur le rein.

C'est ainsi, par exemple, que l'albuminurie est provoquée par les injections de solutions mercurielles, de toxines microbiennes, d'eau distillée, d'eau salée : on ne pouvait pas cependant dire pour cela que ces différentes substances avaient la même action.

Notre méthode d'étude *in vitro* nous a justement permis de préciser les différences d'action morbide, dont nous distinguons trois modalités différentes :

α. Une **toxicité vraie directe** : c'est le cas par exemple des solutions mercurielles ou des sels de cantharidate, etc. ; ces substances produisent des lésions rénales par injection à l'animal, et altèrent les épithéliums *in vitro* ;

β. Une **toxicité indirecte** qui se comprend de la façon suivante : la substance injectée à l'animal est toxique pour d'autres tissus (par exemple le sang ou le foie) et ces tissus lésés produisent, à leur tour, des humeurs toxiques pour le rein. C'est le cas par exemple de certaines toxines, et nous avons pu en donner une preuve péremptoire pour la toxine diphtérique : *in vitro* elle ne produit pas d'altérations des épithéliums rénaux ; en revanche, injectée à l'animal, elle provoque des lésions rénales, et la preuve que c'est grâce à de nouvelles substances toxiques formées dans l'organisme, et qui sont passées dans le sang, c'est que le sérum de ces animaux ainsi préparés est toxique *in vitro* pour le rein, alors que le mélange de sérum et de la toxine ne l'était pas ;

γ. Enfin certaines substances produisent des **lésions rénales par osmo-nocivité.**

C'est ainsi que nous expliquons l'albuminurie produite expérimentalement par les injections d'eau distillée ou de chlorure de sodium.

Le sérum de ces animaux, ramené au point de congélation de — 0°,78, n'est, en effet, pas toxique, pas plus que ne le sont les solutions de NaCl au même point de congélation.

Le chlorure de sodium est-il toxique pour le rein? Nous avons pu ainsi nous faire une idée de la production de l'albuminurie par ingestion exagérée de chlorure de sodium, qui a été tant étudiée depuis les travaux de M. Widal. On avait émis l'hypothèse que le sel avait peut-être une action toxique sur l'épithélium rénal ; nos expériences nous ont permis de donner une autre interprétation plus conforme aux faits, croyons-nous.

Sans doute nous avons constaté que les solutions de NaCl ayant un point de congélation au-dessus ou au-dessous de — 0°,78 entraînaient *in vitro* des lésions rénales.

Si donc nous nous en tenions aux résultats bruts, nous pourrions dire que les solutions de chlorure de sodium sont toutes toxiques pour le rein, sauf celles qui congèlent à — 0°,78.

Toutefois, en donnant cette interprétation aux faits constatés, nous irions à l'encontre de la conception de l'action toxique. Il est possible, en effet, de préciser le degré de toxicité d'une substance organique ou inorganique, de savoir à quelle dose exacte elle doit être employée pour être nocive et au-dessous de quelle dose elle cesse de produire ses effets. En revanche, il serait tout à fait contraire à l'essence même de la notion de toxicité de supposer qu'une substance qui est indifférente à une dose donnée soit toxique à une dose moins élevée ; or c'est ce qu'il faudrait admettre si l'on soutenait que les solutions salines agissent sur le rein par toxicité, puisqu'une solution congelant à — 0°,78 conserve dans leur forme les épithéliums rénaux, tandis qu'une autre solution congelant à — 0°,30, c'est-à-dire contenant moins de chlorure de sodium, est néphrolytique.

Il est très facile d'ailleurs de se rendre compte de ce qu'est cette action qui n'est pas toxique. Elle répond, en effet, en tous points, à ce que nous savons de l'osmo-nocivité ; que devient, en effet, un globule rouge placé dans un liquide hypotonique ? Il subit un gonflement progressif qui peut déterminer une rupture de sa paroi avec diffusion de l'hémoglobine dans le milieu ambiant. Si le liquide est hypertonique, il provoque le ratatinement des globules et leur déformation en boule épineuse. Or, les phénomènes physiques que nous avons constatés au niveau des cellules épithéliales du rein plongées dans de l'eau salée congelant d'une part à — 0°,30, d'autre part à — 1°, sont absolument analogues, et nous nous sommes crus en droit d'affirmer que *le chlorure de sodium n'a pas d'action toxique spécifique sur le rein*, mais une action physique d'osmo-nocivité dans certaines conditions.

Cette opinion a été confirmée d'ailleurs, ultérieurement, par M. Achard, qui a publié des observations avec M. Paisseau, montrant que « les altérations des cellules tubulaires produites par les solutions de chlorure de sodium sont dues non à une action toxique, mais à l'effet physique d'une concentration défavorable ».

L'**étude des sérums néphrotoxiques** a été aussi bien éclairée par cette méthode d'étude *in vitro*.

On sait l'importance qu'ont prise dans ces dernières années les cytotoxines, dans l'étude des causes d'altérations des organes et des tissus. Les résultats obtenus par les élèves de Metchnikoff au sujet des néphrotoxines furent loin de répondre, au premier abord, à ce que l'on observait pour le sang et certains autres tissus. La cause des contradictions signalées dans les premiers travaux tient, selon nous, à deux raisons : la première, que tous les sérums injectés aux animaux peuvent produire des lésions rénales ; la seconde, que l'on n'employait pas des méthodes précises de fixation et d'inclusion.

Nous avons pu, avec Rathery, nous mettre à l'abri de ces deux causes d'erreur et nous avons ainsi établi une série de constatations qui ont une importance étiologique et clinique.

Tout d'abord nous avons montré que l'émulsion rénale était toxique même à une dose assez faible, et entraînait rapidement la mort de l'animal auquel on l'injectait. Cette première conclusion a été vérifiée par MM. Albarran et Bernard qui ont fait de nombreuses expériences destinées à contrôler les nôtres et qui admettent que « la toxicité du parenchyme rénal est très élevée ». Il faudra dorénavant tenir compte de cette notion que nous avons établie, quand on fera des essais d'opothérapie rénale : c'est d'ailleurs ce que, dans un article récent, le professeur Teissier fait remarquer à l'occasion de la toxicité rénale, qu'il considère comme bien démontrée par nos constatations.

Quant à la production de substances néphrotoxiques dans le sang des animaux auxquels on injecte une émulsion de tissu rénal, elle a été discutée jusqu'à ces temps derniers, niée par les uns, tandis que d'autres lui font jouer un rôle très important dans la pathogénie des néphrites.

Nos dernières expériences, faites avec Rathery grâce à notre méthode *in vitro*, nous semblent devoir lever tous les doutes.

Nous savons, pour l'avoir constaté bien des fois, que si l'on amène le sérum d'un sujet normal au point cryoscopique de — 0°,78, par adjonction de quelques gouttes d'une solution saline à saturation, ce sérum ainsi modifié est réno-conservateur. Si l'on amène, de la même façon, à un point de congélation de — 0°,78 le sérum d'un animal préparé par des injections d'émulsion rénale, on constate que ce sérum altère d'une façon très notable les épithéliums des reins.

L'existence d'une cytotoxine produite par injection d'émulsion rénale à un animal ne peut donc plus être mise en doute ; nous avons même pu démontrer que cette cytotoxine se formait aussi dans l'organisme des animaux chez lesquels on provoque des lésions rénales expérimentales, et nous allons voir, à ce sujet, comment l'expérimentation nous a amenés à des constatations qui ont leur application directe en clinique humaine.

Quand on provoque, chez un animal, des altérations traumatiques d'un seul rein (ligature de l'uretère notamment), on peut constater que son sérum devient néphrotoxique et plus tard, d'ailleurs, on constate que le rein du côté opposé subit un processus de néphrite progressive.

En employant cette même méthode d'étude du sérum, nous avons pu constater chez l'homme que le sang de certains malades atteints de néphrite était fortement néphrotoxique.

De même à la suite d'une hydronéphrose, d'un traumatisme portant sur un seul rein, nous avons vu que certains sujets présentent plus tard tous les signes d'une néphrite chronique bilatérale, et les autopsies nous ont montré que le rein non traumatisé était atteint de toutes les lésions de la néphrite atrophique lente. Nous avons pu démontrer, à cette occasion, qu'à la suite d'une lésion même traumatique d'un rein il passe dans le sang des substances néphrotoxiques qui vont altérer l'autre rein.

A la notion déjà classique du réflexe réno-rénal, nous avons ajouté celle du retentissement lésionnel d'un rein sur l'autre, par l'intermédiaire du sérum néphrotoxique.

Enfin nous avons été amenés à concevoir le mécanisme pathogénique de l'hérédité en pathologie rénale à la suite de constatations positives faites sur la toxicité *in vitro* du sérum et du liquide amniotique des femelles pleines qui sont atteintes de lésions rénales.

Ainsi donc, cette notion des néphrotoxines, qui paraissait imprécise et même discutable aux premiers expérimentateurs, devient, de jour en jour, plus nette, car elle se base sur des constatations indiscutables, et plus féconde parce qu'elle nous donne l'explication de toute une série de constatations dont la pathogénie était très difficile jusqu'alors et qui maintenant — comme nous allons le voir — paraissent des plus simples.

II. — CAUSES PRÉDISPOSANTES

La notion de la cause déterminante ne suffit pas, dans tous les cas, à expliquer toute l'étiologie de certains cas de néphrite. Maintenant que nous avons passé en revue l'étiologie clinique et expérimentale des néphrites, nous pouvons essayer de spécifier le degré d'action qu'ont, sur le rein, les différentes causes déterminantes.

Ce que nous voulons établir, à ce sujet, c'est que certaines causes déterminent infailliblement chez tous les sujets des lésions rénales; dans d'autres cas, au contraire, il s'agit de causes qui provoquent des néphrites chez certains sujets et non chez d'autres, sans qu'on puisse invoquer une gravité particulière de la toxi-infection, et tout comme s'il y avait un coefficient personnel qui rende le rein plus susceptible.

Les causes qui déterminent, chez tous les sujets, des lésions rénales, ne se comportent pas toutes de la même façon et on peut en établir plusieurs catégories.

Ce sont, tout d'abord, des intoxications agissant d'une façon aiguë et massive et qui déterminent chez tous les individus qui y sont soumis des lésions massives et profondes : c'est le cas de l'intoxication aiguë par le sublimé et par les autres poisons ayant une action spécifique sur le rein; la néphrite aiguë et même l'anurie par dislocation complète des reins en sont la conséquence dans tous les cas.

Il existe encore une série de toxi-infections qui, agissant d'une façon aiguë, produisent à coup sûr des lésions rénales, mais ces altérations sont, en général, superficielles et facilement curables; c'est le cas, par exemple, de la fièvre typhoïde qui détermine l'albuminurie dans tous les cas, mais une albuminurie passagère qui disparaît habituellement lors de la convalescence.

Dans d'autres cas, ce sont des substances toxiques qui agissent lentement, à bas bruit, sur les reins, mais qui parviennent toujours à les altérer, pourvu que le malade reste longtemps exposé à leur action; c'est le cas, par exemple, de l'intoxication saturnine et de l'auto-intoxication goutteuse.

Mais les causes qui déterminent dans tous les cas des lésions rénales sont de beaucoup les plus rares, et il arrive fréquemment d'observer que telle infection ou telle intoxication, agissant avec une intensité sensiblement égale, déterminera chez les uns des lésions rénales, alors qu'elle n'en provoquera pas chez d'autres.

C'est dans de tels cas qu'il faut, de toute nécessité, faire intervenir un facteur surajouté; nous allons le chercher dans les causes prédisposantes que l'on peut, en réalité, réduire à deux : l'âge et surtout l'hérédité.

1° INFLUENCE DE L'AGE

L'influence de l'âge peut, à notre avis, être interprétée d'une façon différente, selon que l'on cherche à quelle période de la vie les néphrites sont plus fréquentes, ou selon que l'on se demande à quel âge les reins sont plus facilement altérables.

En ce qui concerne la première question, la réponse n'est pas douteuse et les statistiques sont toutes d'accord à ce sujet : les néphrites sont constatées beaucoup plus souvent après quarante ans. Si l'on s'en rapporte au consciencieux travail de Lécorché et Talamon, par exemple, on voit que chez les enfants 11 p. 100 seulement sont albuminuriques ; chez l'adulte jusqu'à quarante ans 25 p. 100 ; à partir de quarante ans la proportion s'élève à 50, 60 et même 70 p. 100, à mesure qu'il s'agit de sujets plus âgés.

Faut-il en conclure, pour cela, que les reins sont plus facilement altérables chez les sujets âgés ? Nous ne le croyons pas, pour notre part, en raison de ce que nous avons pu observer.

Si l'on constate plus fréquemment de la néphrite chez les vieillards, cela tient à ce qu'ils ont été, pendant toute leur vie, soumis à des intoxications et à des infections ; la néphrite que l'on diagnostique, en les examinant, est souvent en évolution depuis de très longues années.

Pour apprécier exactement l'influence plus ou moins grande que peuvent avoir les infections ou les intoxications sur les reins, aux différentes périodes de la vie, il faut donc, non pas s'en rapporter à ces statistiques si intéressantes à d'autres titres, mais étudier les réactions rénales que présentent, en face de la même infection, des sujets d'un âge différent, qui n'avaient pas de symptômes de néphrite avant le début de leur maladie infectieuse.

Nous avons étudié, dans ce sens, toute une série de cas de toxi-infections qui portaient sur des enfants, des adolescents, des adultes et des vieillards : il nous semble que les adolescents en voie de développement présentent des reins beaucoup plus facilement altérables. Cette notion — que nous croyons très exacte, car elle est basée sur de nombreuses observations recueillies en dehors de toute idée théorique — ne vient contredire, en aucune façon, les idées émises antérieurement par Lécorché et Talamon. Il s'agit, en somme, de deux ordres de faits différents et qui se complètent ; nous pouvons les schématiser ainsi : c'est à l'âge de la puberté que les reins paraissent être le plus facilement altérables et subissent le plus souvent leur première atteinte, qui pourra déterminer un lieu de moindre résistance et être la cause première d'une néphrite chronique (Castaigne) ; c'est en examinant des vieillards que l'on constatera le plus grand nombre de néphrites chroniques, c'est-à-dire des néphrites qui nécessitent, pour leur production, une action toxique peu intense et très longtemps prolongée (Lécorché et Talamon).

2° L'HÉRÉDITÉ

L'hérédité est autrement importante; elle ne semble pas toutefois avoir été, jusqu'alors, suffisamment étudiée et on ne lui a pas accordé l'importance qu'elle mérite.

L'existence de l'albuminurie héréditaire et familiale, que les travaux de Lécorché et Talamon, et plus récemment ceux de Dickinson, Arnozan, Paul Londe avaient mise en lumière, était la seule notion positive — admise jusqu'à ces derniers temps — concernant le rôle de l'hérédité en pathologie rénale.

Il n'est que juste cependant de rappeler que déjà Lécorché et Talamon, dans leur livre si plein de documents et d'idées neuves, en avaient soupçonné l'importance quand ils disaient en parlant de cas d'albuminurie héréditaire: « Il est probable qu'il s'agit d'une *faiblesse congénitale*, d'une résistance moindre de l'épithélium rénal qui le prédispose à subir plus facilement l'action nocive des agents morbides capables de léser le rein. C'est ainsi, peut-être, que peuvent s'expliquer un certain nombre des albuminuries dites *physiologiques* survenant à certains moments, à certaines heures, d'une manière intermittente, sans troubles de la santé générale. »

Depuis l'époque où fut écrite cette phrase (1888), jusqu'à ces derniers temps, on ne chercha pas à préciser cette *faiblesse congénitale*, à laquelle cependant le professeur Teissier, dans son livre sur les *albuminuries curables*, fait jouer, à très juste titre, un certain rôle dans la production des albuminuries dites *physiologiques*.

Mais, en dehors des deux travaux que nous venons de citer, on s'aperçoit, en lisant les autres auteurs qui parlent de « prédisposition morbide rénale héréditaire », qu'il s'agit là, pour eux, d'une notion vague de pathologie générale ne reposant sur aucune base clinique ou anatomique et qu'ils admettent simplement parce que la théorie du *locus minoris resistentiæ* est idéale, quand on n'a pas d'autre explication pathogénique à fournir.

Nous avons pu, par une série de travaux cliniques, anatomiques et expérimentaux, prouver l'importance de l'hérédité en pathologie rénale.

Les **observations cliniques** que nous avons pu recueillir sont, à l'heure actuelle, très nombreuses et se rapportent à l'un des trois groupes suivants:

On observe, dans un ***certain nombre de faits***, que les enfants nés de parents atteints de néphrite sont chétifs, se développent mal et meurent dans les premières semaines qui suivent leur naissance. Ce sont les cas de ce genre qui nous ont servi pour l'étude anatomo-pathologique que nous exposerons plus loin.

La deuxième série de faits est représentée par les cas cliniques qui ont été décrits sous le nom d'**albuminurie familiale** par Talamon, Dickinson, Arnozan, Paul Londe, etc. Il s'agit, dans tous ces cas, d'enfants nés de la même mère et qui présentent tous une albuminurie persistante.

Le troisième groupe comprend les faits que nous avons décrits sous le nom de ***débilité rénale***. Nous avons proposé cette expression, inusitée jusqu'alors, pour qualifier un état morbide particulier, caractérisé par ce fait que ces organes, n'offrant pas une résistance suffisante aux infections et aux intoxications, laissent passer de l'albumine dans l'urine sous l'influence de la cause la plus légère.

Les sujets qui sont atteints de cette tare morbide paraissent en général, à première vue, malingres, mal développés, quoique d'une taille habituellement au-dessus de la moyenne. Par un interrogatoire, même sommaire, des parents, on apprend que ces enfants ont présenté à plusieurs reprises de l'albumine dans leurs urines à la suite d'un excès alimentaire, d'une indigestion, d'une marche un peu longue, d'une infection légère (mal de gorge, rhume de cerveau).

Mais il peut se faire qu'on se trouve en présence d'enfants dont on a négligé antérieurement d'examiner les urines, lorsqu'ils ont présenté de petites indispositions analogues à celles que nous venons de rappeler. On peut, toutefois, même chez de tels sujets, reconnaître la tare morbide, grâce à ses *signes révélateurs*.

Nous avons étudié, à ce point de vue, les injections sous-cutanées d'ovo-albumine, l'absorption de blancs d'œufs à jeun et l'épreuve de la chlorurie alimentaire ; nous sommes arrivé à cette conclusion que l'on doit considérer comme ayant les reins débiles tous les sujets chez lesquels on constate de l'albuminurie à la suite de ces différentes épreuves.

Nous avons pu suivre déjà pendant cinq à six ans une série de ces malades et nous avons pu préciser ainsi différents modes évolutifs ; tout d'abord il nous faut dire que nous n'avons jamais vu un sujet qui, après avoir été reconnu par nous comme atteint de débilité rénale, soit revenu à un état physiologique normal : ils continuent tous à présenter, à l'heure actuelle, de l'albuminurie sous l'influence de la moindre cause, et notamment à la suite des épreuves révélatrices.

Parmi ces sujets, le plus grand nombre sont restés au stade de débilité rénale pure et simple. — Quelques-uns sont devenus des albuminuriques permanents, sans que l'on puisse déceler chez eux le moindre trouble de la perméabilité rénale ou le moindre signe de néphrite. — Enfin, plusieurs de nos malades présentent à l'heure actuelle le tableau clinique le plus complet de la néphrite interstitielle, mais il nous faut encore un plus grand nombre d'observations et surtout il est nécessaire que nous suivions, pendant des années encore, nos malades, avant de pouvoir dire dans quelles proportions les néphrites sont l'aboutissant de la débilité rénale.

Nous croyons cependant qu'on peut affirmer, dès maintenant, que beaucoup de ces malades éviteront d'être atteints de néphrite s'ils suivent une bonne hygiène, et s'ils ne sont pas soumis à trop d'infections ou d'intoxications.

Nous sommes sûr, en revanche, que s'ils s'exposent à une intoxication nocive pour le rein (s'ils deviennent peintres en bâtiment, par exemple, comme dans deux de nos observations), ils présenteront très rapidement tous les signes de la néphrite atrophique.

Les **examens anatomo-pathologiques** que nous avons pu faire avec Rathery portent sur des reins d'enfants qui étaient issus de mères atteintes de néphrites et qui sont morts quelques heures après leur naissance. Nous avons trouvé, dans une série de cas, des néphrites diffuses très nettement caractérisées.

Pour prouver que ces lésions étaient bien dues à l'hérédité, nous avons fait, avec Rathery, une série d'**expérimentations** sur des lapines et des chiennes auxquelles nous déterminions des lésions rénales et que nous faisions couvrir par la suite, afin de pouvoir examiner leurs produits. Nous avons pu ainsi provoquer des lésions absolument semblables à celles que nous venons de signaler chez les enfants et qui furent incompatibles avec l'existence. Mais, de plus, nous avons constaté que, dans d'autres cas, les lésions étaient beaucoup plus superficielles, exclusivement épithéliales, compatibles avec la vie, mais donnant lieu cependant à de l'albuminurie. Il y a tout lieu de supposer qu'il existe des altérations semblables chez l'enfant atteint d'albuminurie héréditaire ou de débilité rénale, mais on ne les constate pas, justement parce que ces lésions ne sont pas suffisantes pour déterminer la mort. Ajoutons enfin que l'étude du pouvoir néphrotoxique du sérum et du liquide amniotique des femelles pleines nous a montré qu'il existe des substances néphrotoxiques dans le sang maternel et qu'elles sont transmises abondamment au fœtus.

Dans ces conditions, le **mécanisme pathogénique** des différentes formes d'hérédité rénale est facile à comprendre, puisque toute malade atteinte de néphrite présente dans son sérum des substances très toxiques pour les reins; puisque ces substances passent très facilement de la mère au fœtus, on conçoit que, dans tous les cas où une femme atteinte de néphrite devient enceinte, le fœtus est, pendant toute la durée de son développement, irrigué et baigné par des humeurs néphrotoxiques. Mais il y a des degrés dans la toxicité; aussi, dans certains cas, les altérations seront si marquées que la mort surviendra dans les premiers jours et même les premières heures de la vie extra-utérine. Dans d'autres cas, au contraire, les altérations sont superficielles et compatibles avec la vie, mais le rein n'en reste pas moins un point faible prêt à présenter des réactions lésionnelles à l'occasion des moindres poussées toxiques ou infectieuses.

Ainsi donc, on le voit par ce très court résumé de nos travaux, la notion de l'hérédité en pathologie rénale n'est pas discutable, puisqu'elle repose sur une triple base anatomique expérimentale et clinique. Son importance est capitale dans l'étude du déterminisme des lésions rénales, car, sans cette notion, il ne serait pas possible de comprendre dans son ensemble l'étiologie des néphrites.

Nous citerons quelques exemples tirés de nos observations personnelles, pour bien montrer ce rôle important de la débilité rénale.

C'est l'***albuminurie post-chloroformique*** qui nous a fourni, à ce sujet, le champ d'étude le plus vaste. Dans notre statistique qui porte sur plus de 400 cas, 13 p. 100 des sujets chloroformés présentèrent de l'albuminurie passagère à la suite de leur inhalation toxique. Or l'observation complète des malades, les détails de leur chloroformisation montrent qu'on ne peut pas incriminer la quantité de chloroforme inhalée, pas plus que la région sur laquelle a porté l'opération. Nous avons éliminé, de même, les cas dans lesquels l'albuminurie pouvait être attribuée à une maladie bien classée des reins, ou à une insuffisance cardiaque ancienne ou passagère, de telle sorte que, pour rendre compte de ce fait que 13 malades sur 100 présentent de l'albumine, alors que les 87 autres n'en ont pas — tout en ayant été mis dans les mêmes conditions, — nous ne voyons qu'une explication qui puisse être admise : la prédisposition morbide des reins.

Ajoutons, d'ailleurs, que nous avons pu donner une démonstration de ce qui n'était qu'une hypothèse plausible ; sur 50 malades qui devaient être chloroformés, nous avons recherché les symptômes révélateurs de la débilité rénale, tels que nous les avons décrits plus haut ; or ceux-là présentèrent de l'albuminurie post-chloroformique chez lesquels notre examen nous avait permis de constater les signes de la débilité.

Une fois en possession de notions aussi précises que celles qui sont fournies par la chloroformisation, nous pouvons résoudre le problème que nous nous posions plus haut, à savoir **pourquoi certains sujets seulement ont de l'albuminurie au cours d'infections bénignes**. C'est ainsi, par exemple, que, si nous nous en rapportons aux statistiques si parfaites du professeur Roger, 11,7 p. 100 des rougeoleux, 12,7 p. 100 des sujets atteints d'amygdalites cryptiques, 10,1 p. 100 des malades présentant une angine érythémateuse eurent de l'albuminurie.

Nous avons nous-même observé une série de faits qui permettent d'éliminer deux hypothèses pathogéniques qui se présentent immédiatement à l'esprit (à savoir que l'albuminurie de ces sujets peut être due à une forme un peu plus grave de la maladie, ou encore à ce que les anciens auteurs appelaient le *génie épidémique*). Dans le service de la crèche de l'hôpital Tenon, nous avons pu étudier deux petites épidémies nosocomiales de rougeole et de varicelle : dans la première série de faits 3 enfants sur 15, et dans la seconde 2 sur 12 eurent de l'albuminurie, sans qu'il fût possible d'invoquer d'autres causes prédisposantes que la débilité rénale.

De même, nous avons pu étudier à l'infirmerie régimentaire une épidémie d'oreillons survenue dans le même casernement. Successivement, 120 hommes furent atteints, dont 8 seulement eurent de l'albumine, sans qu'on puisse invoquer une infection plus intense. Ajoutons d'ailleurs que deux d'entre eux, que nous avons pu revoir et suivre ultérieurement, présentent tous les signes de la débilité rénale.

La **néphrite par aplasie artérielle** rentre dans le même groupe naturel de faits : elle serait due, d'après les travaux de Lancereaux, de J. Bezançon, de Poillot, à ce que les vaisseaux artériels, en particulier l'aorte, les artères rénales, etc., ont un calibre bien inférieur à la normale. Il en résulte, d'après ces auteurs, un vice de nutrition des reins qui se traduit très rapidement par de la sclérose rénale atrophique.

En fait, ce type morbide existe certainement : on aura assez fréquemment l'occasion d'examiner des sujets jeunes (entre quinze et trente ans), ayant l'aspect infantile, qui présenteront tous les symptômes de la néphrite atrophique lente, sans qu'on puisse trouver dans leurs antécédents aucune étiologie spéciale permettant d'expliquer la genèse des accidents. Sans doute, ils ont eu, comme la plupart des enfants, quelques maladies infectieuses atténuées (rougeole, coqueluche, oreillons, varicelle), mais ces causes ne sont pas suffisantes et paraissent trop banales pour qu'on puisse attribuer à elles seules le développement des lésions rénales. Or, si on a l'occasion de faire l'autopsie de semblables malades, on constate non seulement que les reins sont petits et granuleux, mais encore on note l'aplasie artérielle; aussi Lancereaux et ses élèves n'ont-ils pas hésité, en l'absence de toute autre étiologie précise, à faire de l'angustie artérielle la cause de la sclérose rénale.

Contre cette opinion, M. Brault s'est élevé avec une grande autorité, montrant — avec pièces anatomiques à l'appui — que l'aplasie de l'aorte et des artères rénales est incapable de créer, à elle seule, des lésions de sclérose. Il s'agit là, d'ailleurs, non pas d'une réaction spéciale du rein, mais d'un processus réglé, pour ainsi dire, par une loi générale que l'on pourrait formuler ainsi : une lésion artérielle simplement sténosante n'entraîne pas de lésions dans le viscère nourri par l'artère.

Mais si l'aplasie artérielle est incapable d'expliquer, à elle seule, la production de ces néphrites des jeunes sujets, dont l'existence anatomo-clinique est pourtant indéniable, nous croyons que l'on peut en trouver une explication pathogénique dans la notion de la débilité rénale. Nous avons étudié une série de sujets atteints d'aplasie artérielle, sans que l'on pût constater chez eux de signes de néphrite confirmée, et nous avons constaté que, sous l'influence de la moindre intoxication ou de la moindre infection, leur rein réagit et laisse passer de l'albumine dans les urines, ce qui est un signe de lésion rénale. C'est la répétition de ces atteintes rénales — sous l'influence de la moindre cause — qui aboutit, à une échéance assez rapide, et pour ainsi dire avant l'âge, à la production de la néphrite atrophique lente.

La notion de l'hérédité rénale nous explique donc comment des lésions aussi profondes et anciennes peuvent être constatées chez de très jeunes sujets, sans qu'on ait relevé, dans leurs antécédents, de cause étiologique spéciale. Cela tient à ce que, du fait de leur débilité rénale, la plus petite toxi-infection produit des lésions destructives à l'égal de ce que ferait, par exemple, le plomb sur un rein sain, et, comme cette série d'atteintes rénales a commencé dès le plus bas âge, rien d'étonnant à ce que l'on constate des lésions de néphrite atrophique lente à un âge peu avancé.

Ainsi donc, grâce à cette notion si féconde du rôle de l'hérédité en pathologie rénale, s'explique toute une série de faits morbides qui, sans elle, sont incompréhensibles. Grâce aux lésions héréditaires et à la prédisposition morbide qui en résulte, des causes insignifiantes agissent sur le rein qui n'auraient eu aucune action sur un organe sain; grâce à elle aussi, les toxi-infections ont une action encore plus intense, et c'est en s'appuyant sur de tels faits qu'on peut dire que la tare rénale héréditaire domine et commande toute l'étiologie des néphrites.

ANATOMIE PATHOLOGIQUE DES NÉPHRITES

Nous avons passé en revue, au début de cette étude, toutes les discussions anatomiques qui ont si longtemps encombré la description des néphrites, et nous avons dit notre intention de ne pas suivre les anciens errements; aussi ne nous arrêterons-nous pas à discuter pour savoir si le processus initial des néphrites est parenchymateux ou interstitiel, si le gros rein blanc peut, dans la suite de son évolution, devenir petit rein rouge contracté, etc.

Toute notre ambition est de décrire les principaux types anatomiques qu'on a fréquemment l'occasion de rencontrer en faisant des autopsies. Ces types anatomiques sont, à notre avis, commandés surtout par deux facteurs : l'*intensité* et la *durée de la toxi-infection*.

C'était déjà l'opinion de Rosenstein, qui s'exprimait ainsi : « Si les reins se présentent à l'autopsie avec des aspects différents, cela tient à la durée prolongée ou abrégée de la maladie. »

Mais c'est, en réalité, à M. Brault que revient le mérite d'avoir démontré surabondamment la réalité de cette opinion, qu'il formule ainsi : « La lésion rénale ne doit pas servir à dénommer une néphrite, non plus qu'à former la base d'une classification, mais à rendre compte de la durée et de l'évolution antérieure de la maladie, lorsqu'on n'a pas assisté à ses débuts ; c'est-à-dire qu'à l'aspect, à la distribution et à l'intensité des lésions se rattache, avant tout, la notion de durée. »

Il est facile de se rendre compte de la réalité de cette conception, chaque fois qu'on a l'occasion de faire l'autopsie d'un cas de néphrite dont on connaît l'étiologie ou dont on a pu suivre l'évolution depuis le début. On peut être certain, dans ces conditions, que si la constatation d'un gros rein hémorragique ou d'un gros rein blanc ou gris ne permet pas — comme on le pensait naguère — d'affirmer que le processus est purement épithélial, en revanche cette simple constatation anatomique permet de dire que l'action toxique, qui a provoqué les lésions rénales, n'a pas été longtemps prolongée.

Au contraire, si le rein est petit, ratatiné, granuleux, on peut dire hardiment que le processus morbide a évolué d'une façon très lente.

A cette notion de durée, il faut ajouter celle de la virulence du poison. Envisageons, par exemple, les faits dans lesquels le poison agit pendant un temps très court : il est certain que, dans ces cas, le facteur « durée » serait insuffisant pour spécifier les lésions causées, si l'on n'y ajoutait pas le facteur « virulence ». Soit, par exemple, un cas de pneumonie ou de fièvre typhoïde : la toxine agit pendant un laps de temps assez court (huit à quinze jours), et, si le malade meurt, on trouve — en général — des lésions rénales peu profondes, parce que le poison était peu toxique pour le rein.

Qu'il s'agisse, au contraire, d'un malade intoxiqué par le sublimé, l'action du poison aura été courte, puisque, au bout de quelques jours, on ne trouve plus de mercure dans les humeurs, et cependant, malgré ce peu de durée de l'action toxique, les reins seront désorganisés à ce point que l'insuffisance rénale, qui en résulte, sera souvent la cause déterminante de la mort.

Ces considérations nous montrent la nécessité de tenir compte, dans l'étude anatomo-pathologique, non seulement de la durée, mais aussi de l'intensité de l'action toxique ; aussi envisagerons-nous successivement les formes anatomiques suivantes :

1° Les ***néphrites suraiguës***, qui sont caractérisées par ce fait qu'elles sont produites par des agents toxiques très virulents agissant sur les reins pendant un laps de temps très court, mais suffisant toutefois

— en raison de la grande virulence — pour déterminer, la plupart du temps, des lésions rénales incompatibles avec l'existence.

2° Les **néphrites aiguës passagères** comprennent tous les cas dans lesquels une toxi-infection légère a agi sur le rein pendant un laps de temps très court. Les lésions sont en général peu profondes, ne portent pas sur les glomérules, et, si on a l'occasion de les constater, c'est parce que le malade est mort de toute autre complication.

3° Les **néphrites subaiguës** présentent une double caractéristique anatomique ; ce sont des reins gros (avec ou sans granulations), dont la lésion prédominante est la glomérulite. Au point de vue étiologique, ils sont causés par des toxi-infections de moyenne intensité, qui ont une action continue pendant quelques semaines ou quelques mois.

Il s'agit là d'un groupe anatomique assez complexe, intermédiaire entre les cas aigus typiques et les cas chroniques bien caractérisés. Nous verrons plus loin s'il n'y aurait pas lieu de les scinder en plusieurs groupes.

4° Les **néphrites atrophiques lentes** sont dues à une intoxication peu intense et très longtemps prolongée et détruisant le rein, pour ainsi dire, par morcellement. Anatomiquement, la constatation du petit rein granuleux et la prédominance des lésions scléreuses sont caractéristiques.

Telles sont les quatre formes de néphrites que nous allons étudier, sans nous occuper, pour le moment, de savoir si ces formes anatomiques ont un rapport quelconque avec les types cliniques que nous aurons à décrire.

L'étude anatomo-pathologique comprend forcément l'aspect macroscopique et les lésions histologiques ; or, si nous entrions d'emblée dans l'étude des lésions constatées sur les reins prélevés à l'autopsie, nous ne pourrions pas interpréter, à leur juste valeur, les altérations épithéliales et différencier celles qui sont dues réellement à la néphrite d'avec celles qui se sont produites après la mort.

C'est pour cela que nous allons être obligé de consacrer une étude rapide aux néphrites aiguës expérimentales, dans lesquelles nous avons pu étudier les lésions épithéliales à leur état de pureté, sans mélange d'altérations cadavériques.

Le procédé qui consiste à faire appel à l'expérimentation, pour déceler les lésions histologiques fines, ne nous est pas personnel, et, pour n'en citer qu'un exemple classique, on trouvera dans le livre de MM. Cornil et Brault sur la *Pathologie du rein* une description très complète de la néphrite cantharidienne expérimentale.

Ce que nous avons cherché à préciser, avec M. Rathery, c'est la technique à suivre dans la fixation et l'inclusion du rein, afin de pouvoir être sûrs que les lésions constatées sont bien dues à la néphrite elle-même. Nous avons ainsi montré que la plupart des milieux fixateurs employés jusqu'alors dans la technique usuelle provoquaient des altérations des épithéliums rénaux, et, avant de décrire les lésions des néphrites expérimentales, il nous a fallu trouver une technique qui n'altère en rien ces épithéliums.

En nous servant de la méthode de Van Gehuchten-Sauer avec les légères modifications que nous y avons apportées, il nous a été possible d'obtenir des préparations de rein normal toujours identiques à elles-mêmes, en ce qui concerne l'épithélium des tubuli contorti, qui est le seul élément difficile à fixer et le seul dont les lésions soient discutables.

Nous avons pu ainsi nous assurer qu'**à l'état normal** (cobaye, lapin) cette cellule épithéliale est composée d'un *protoplasma* très nettement différencié, dans lequel on peut étudier un noyau, une région sus-nucléaire et une région sous-nucléaire. Le noyau occupe sensiblement la partie médiane, est coloré en violet par notre méthode et l'on peut constater qu'il est constitué par des grains de chromatine reliés par un fin réseau. La partie sous-nucléaire est composée par de très fines et très nombreuses granulations reliées entre elles par des réseaux protoplasmiques et donnant lieu à une striation verticale. Dans la partie sus-nucléaire, les granulations sont pressées sans ordre les unes contre les autres, de telle sorte que la striation n'existe plus. Une *membrane basale* sur laquelle repose la partie sous-nucléaire est très nettement visible sur toutes les coupes, colorée qu'elle est en rouge par notre méthode.

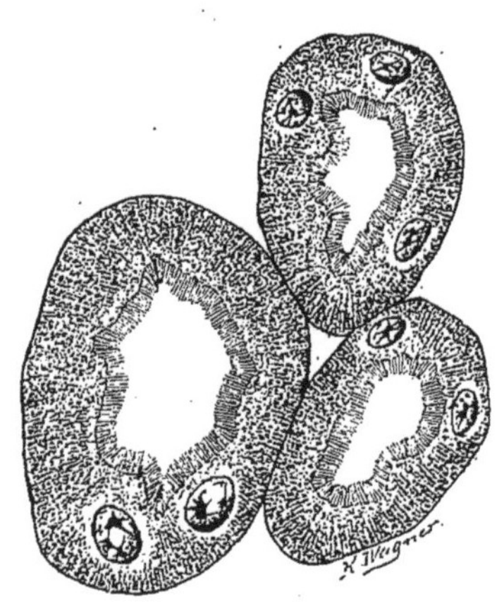

Fig. 1. — Tube contourné normal fixé par la technique Castaigne-Rathery.

Le pôle libre de la cellule est revêtu par la *bordure en brosse* formée de cils fins et délicats qui sont très fortement colorés en rouge et qui existent toutes les fois que la cellule est normale et n'a pas été altérée par la cadavérisation ou la fixation.

Pour former le tube contourné, ces cellules sont appliquées les unes aux autres sans que l'on constate de limites latérales bien précises. De même, au niveau de leur partie libre, la bordure en brosse d'une cellule se continue avec celle de la cellule voisine, de telle sorte que la lumière du tube est limitée par un revêtement continu, coloré en rouge intense. La lumière existe ainsi toujours nette quand le tube contourné est sain, et on ne doit voir, dans l'espace libre limité par les brosses, aucun détritus cellulaire.

C'est la connaissance de cette histologie fine de la cellule des tubuli contorti qui a pu nous permettre d'apprécier les lésions expérimentales et d'interpréter les altérations constatées sur les reins prélevés à l'autopsie.

Nous ne décrirons pas ici, en détail, les différentes néphrites expérimentales que nous avons pu obtenir, pensant qu'il y a plus d'intérêt à les étudier en même temps que les différentes formes anatomiques constatées chez l'homme.

Disons simplement qu'en faisant varier le poison, et surtout les doses et le temps de l'action, nous avons pu obtenir des lésions passagères, suraiguës et prolongées, qui correspondent assez bien aux formes histologiques que nous allons décrire en pathologie humaine.

I. — NÉPHRITES AIGUËS PASSAGÈRES

C'est une forme anatomique caractérisée par ce fait que le poison, étant peu intense et ayant agi pendant un temps court, produit des altérations qui sont compatibles avec l'existence et qui souvent même guérissent.

Nous avons pu reproduire EXPÉRIMENTALEMENT cette forme de néphrite et surtout montrer qu'elle est passagère et guérissable.

A trois cobayes du même poids nous injectons la même dose faible de toxine diphtérique, et nous sacrifions les animaux deux jours, quinze jours et un mois après l'injection.

Seul le cobaye sacrifié deux jours après avait des lésions, les deux autres ne présentaient aucune altération de leurs reins ; cette expérience, que nous avons répétée à plusieurs reprises, prouve que l'injection de toxines ou de poisons à faible dose provoque des néphrites passagères et rapidement guérissables.

Quant à la nature des lésions constatées, elle fut toujours la même dans toutes nos observations : elle est caractérisée essentiellement par des lésions épithéliales que nous avons décrites, avec Rathery, de la façon suivante.

Dans les cas où, après avoir sacrifié les cobayes, nous avons attendu plusieurs heures avant d'enlever les reins et de les fixer, nous avons pu, sur les coupes histologiques, constater des lésions épithéliales très prononcées, se traduisant surtout par l'abrasion des corps cellulaires de telle façon que la partie sus-nucléaire (et souvent même le noyau), est tombée dans la lumière du tube ; en d'autres points les corps cellulaires imbibés effacent toute lumière et leurs protoplasmas gonflés de liquide présentent souvent de larges vacuoles ; enfin, dans d'autres zones les cellules sont complètement desquamées; elles sont libres dans la lumière du tube.

Toutes ces lésions, que nous retrouverons dans les autopsies humaines, sont des altérations cadavériques, ce dont nous nous sommes assuré en ayant soin, chez des animaux intoxiqués de la même façon, de faire l'ablation des reins du vivant même de l'animal ou aussitôt après sa mort.

Dans ces conditions, les lésions paraissent minimes et doivent être recherchées : tout d'abord elles n'existent pas sur tous les tubes contournés et l'on voit des zones très étendues où toutes les cellules épithéliales sont respectées. Mais, au milieu de ces zones, on constate des

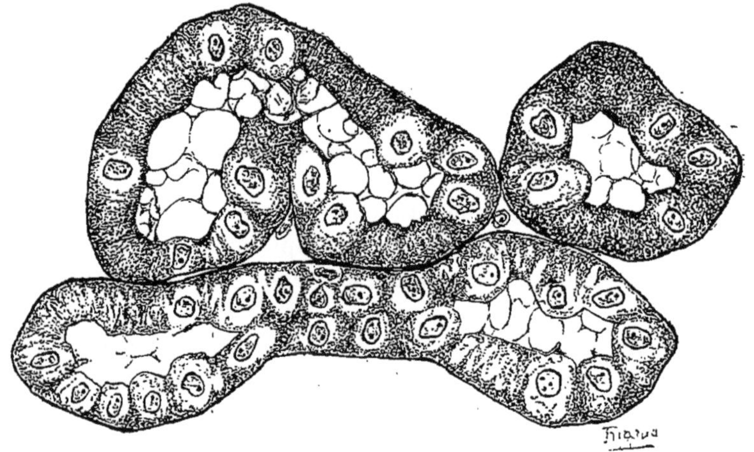

Fig. 2. — Altérations du tube contourné provoquées par une fixation défectueuse (Flemming).

îlots qui frappent par leur aspect beaucoup plus clair, et, si on les examine à un plus fort grossissement, on voit que cet aspect clair est causé par la diminution des granulations protoplasmiques qui disparaissent d'abord autour du noyau, puis dans la partie sus-nucléaire et enfin dans toute la cellule. Ce sont là les trois stades progressifs de la **cytolyse protoplasmique** qui constitue la lésion capitale des néphrites aiguës passagères. En effet, les autres éléments ne sont pas lésés, les noyaux ont conservé partout leur aspect et leur structure, de même que les brosses sont très nettement visibles.

On conçoit que de telles lésions soient passagères et rapidement curables, mais on comprend tout de même que l'on puisse trouver dans les urines des cylindres granuleux ayant pour point d'origine les granulations protoplasmiques qui, disparaissant des cellules, peuvent, selon nous, passer dans l'urine soit sous forme de granulations en nature, soit en dissolution, ce qui explique, en partie tout au moins, l'albuminurie.

Les AUTOPSIES HUMAINES ont permis d'étudier, dans un grand nombre de cas, ces néphrites aiguës passagères, et voici comment :

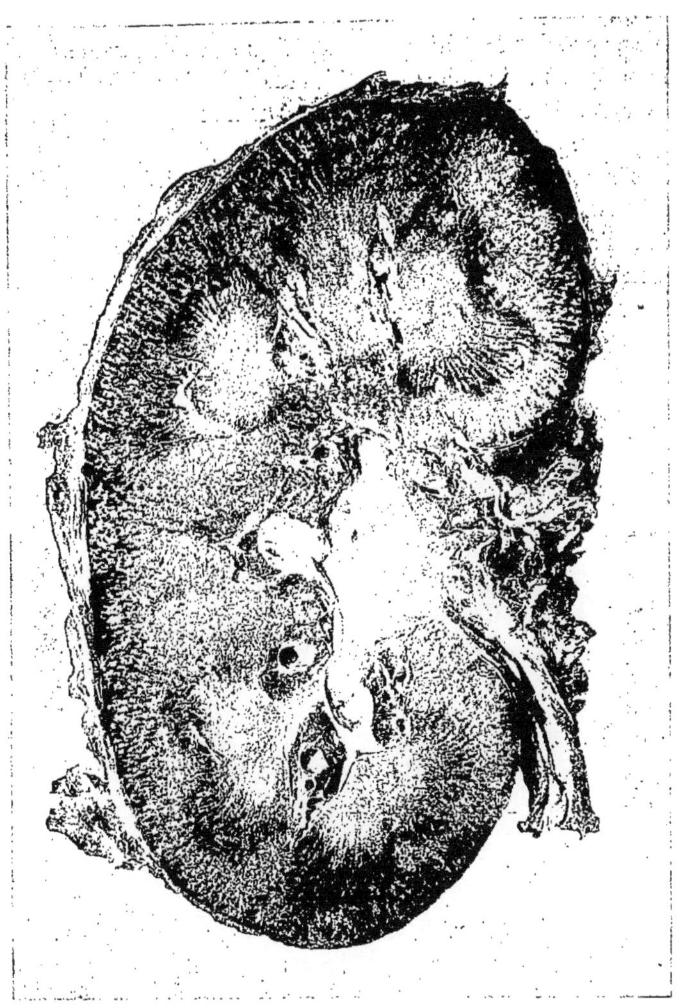

Fig. 3. — *Néphrite aiguë* : la substance corticale est très augmentée d'épaisseur, elle est parcourue par un grand nombre de fines stries vasculaires. Par places, dans la substance corticale et les colonnes de Bertin, il y a des zones irrégulières où la dégénérescence est plus avancée (1).

(1) Cette figure et plusieurs autres, que nous signalerons chemin faisant, proviennent du très intéressant traité de MM. Hoche et Briquel sur les *Lésions du rein et des capsules surrénales*. Cet ouvrage, que doivent connaître tous ceux qu'intéresse l'anatomie pathologique du rein, tire son grand intérêt et de la scrupuleuse exactitude des figures photographiques et du choix judicieux qu'a su faire M. Hoche dans sa remarquable collection. Nous tenons à le remercier ici de nous avoir permis de reproduire ses belles planches.

sans doute les lésions rénales sont compatibles avec l'existence, mais les malades étant atteints d'une maladie générale peuvent mourir de

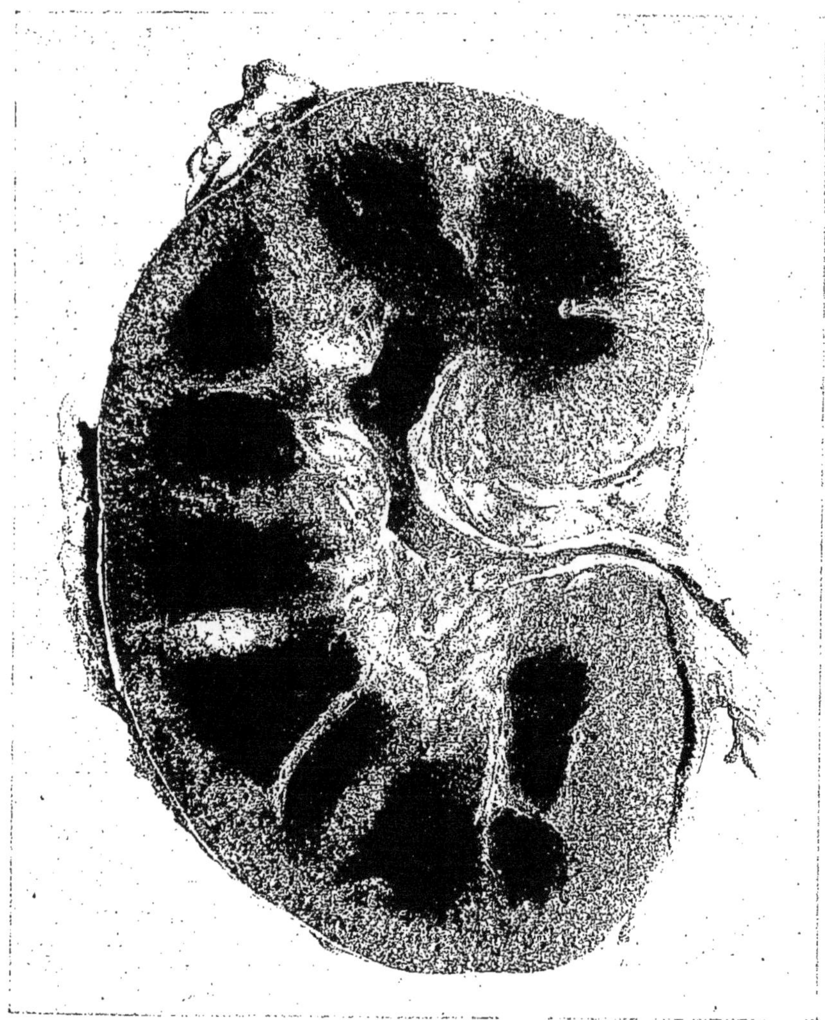

Fig. 4. — *Autre type de néphrite aiguë* (Hoche) : la substance corticale est peu congestionnée, plutôt pâle et en voie de dégénérescence, surtout dans les colonnes de Bertin. Tout à fait sous l'écorce, on voit des taches noires répondant à des hémorragies superficielles.

toute autre complication, et l'on peut de cette façon être amené à examiner les reins, quoiqu'il s'agisse d'une néphrite passagère.

Les altérations constatées dans ces cas ont permis d'isoler trois formes principales : congestives, diapédétiques, dégénératives. Nous décrirons à part chacune de ces formes, mais en ayant bien soin de faire remarquer qu'on ne rencontre jamais de type absolument pur, et que c'est seulement la prédominance de certaines altérations qui permet de faire entrer les cas observés dans l'un ou l'autre des trois groupes, car, à côté des caractères différentiels qui séparent entre elles ces formes, il existe des caractères communs qui permettent d'affirmer qu'elles appartiennent au même groupement anatomique.

Dans tous les cas, en effet, les reins sont volumineux ; ils donnent à la main qui les palpe une sensation de densité et de tension exagérée ; ils sont, en général, d'une couleur rouge violacée diffuse, sur laquelle se détachent les glomérules, sous la forme de petits points d'un rouge plus intense.

Au point de vue histologique, ce qui constitue le trait d'union des trois variétés, c'est l'*intégrité relative du glomérule* : les pelotons vasculaires sont souvent dilatés, il y a quelquefois une légère diapédèse de leucocytes et un exsudat albumineux peu abondant, mais on ne constate pas les lésions histologiques que nous décrirons dans les néphrites aiguës profondes.

A. Le ***type dégénératif*** est de beaucoup le plus fréquent : la néphrite est caractérisée dans ces cas par des lésions épithéliales prédominantes. C'est cette forme que l'on observe dans la fièvre typhoïde, la diphtérie, le choléra, etc.

Macroscopiquement il s'agit de reins augmentés de volume et de poids, ayant à peine changé de coloration. Ils se décortiquent bien et sur la coupe on voit que la substance corticale est augmentée de volume.

Pour apprécier les **lésions histologiques** il faut se rappeler que nous avons démontré que l'abrasion cellulaire, que la desquamation épithéliale et que les vacuoles communiquant avec la lumière tubulaire constituent non pas des lésions de néphrite, mais des altérations cadavériques dont on ne doit pas tenir compte dans la lecture des lésions.

C'est dire que les lésions épithéliales superficielles qui caractérisent les néphrites aiguës passagères sont très difficiles à mettre en relief, dans les conditions où l'on fait habituellement les autopsies.

Nous avons pu — par suite de conditions tout à fait spéciales — examiner histologiquement des reins atteints de cette forme de néphrite, et qu'on avait pu recueillir dans des conditions telles que les altérations cadavériques avaient été évitées.

Sur de tels reins on trouve exclusivement les lésions de cytolyse protoplasmique telles que nous les avons décrites ; partout la bordure en brosse est intacte, partout la lumière du tube contourné est libre de tout détritus, et de telles lésions sont non pas généralisées à tous les tubes contournés, mais parcellaires comme nous l'avions vu aussi pour les altérations expérimentales.

Mais malheureusement ces lésions sont difficilement perceptibles dans les conditions habituelles des autopsies, d'autant plus qu'il semble que ces cellules lésées soient encore plus altérables par la cadavérisation que les cellules normales — qui le sont pourtant beaucoup — et aient tendance à présenter rapidement des phénomènes d'imbibition cadavérique, qui provoquent l'aspect vacuolaire et l'abrasion cellulaire.

C'est dire qu'on devra être très circonspect dans l'interprétation des lésions épithéliales trouvées à l'autopsie, d'autant plus qu'il n'est pas un seul rein de sujet mort de n'importe quelle maladie où l'on ne puisse trouver ces lésions auxquelles on n'accordera par conséquent aucune valeur, puisqu'elles sont d'origine cadavérique.

Nous ferons une exception toutefois pour la dégénérescence graisseuse qui sera mise en relief par les fixations à base d'acide osmique, et dont la constatation doit être interprétée en faveur d'une altération vraie.

Quant aux formes lésionnelles dans lesquelles on rencontre un encombrement des tubes droits par des cylindres provenant de la dégénérescence des cellules des tubuli contorti, il s'agit à n'en pas douter de lésions de néphrites, mais on ne doit pas histologiquement les classer dans les néphrites passagères, et ce sont elles que nous décrirons, tout à l'heure, comme néphrites suraiguës.

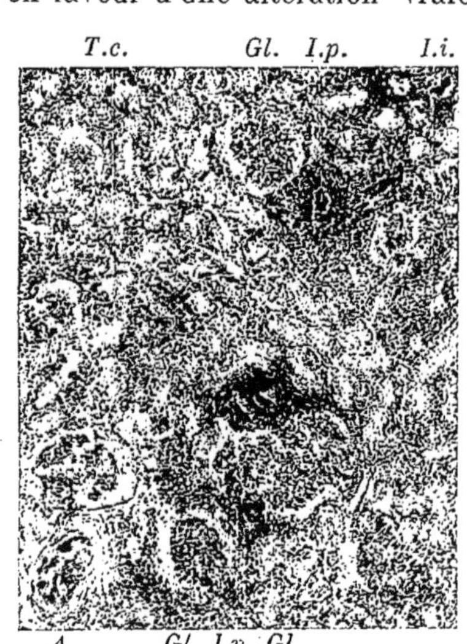

Fig. 5. — *Lésions de néphrite à type diapédétique* (Hoche) : infiltration embryonnaire diffuse (*I.i.*) et en amas péri-glomérulaires (*I.p.*) — *T.c.*, tubes contournés. — *A*. artères. — Grossissement : 60.

B. Le ***type diapédétique*** est caractérisé **macroscopiquement** par des reins plus blancs et plus volumineux qu'à l'état normal. Mais, au lieu de présenter le type du gros rein blanc que nous décrirons plus loin, il s'agit en général d'un aspect marbré, formé par des taches blanchâtres qui tranchent par leur pâleur sur le reste de l'organe.

C'est ce type anatomique qui avait été décrit par Traube, par Kelsch et Kiener comme caractéristique de la néphrite aiguë, et que plus tard Biermer, Wagner, Hortolès retrouvèrent dans la première période de la néphrite scarlatineuse. On peut le constater aussi dans la variole, dans l'érysipèle, et on peut dire que ce peut être le premier stade des abcès miliaires : mais il ne s'agit plus alors d'une néphrite passagère.

Dans les formes diapédétiques, les **lésions histologiques** peuvent être, au niveau des tubuli contorti, identiques à celles que nous venons de signaler, mais surtout on constate des lésions du tissu conjonctif qui peuvent être de deux sortes.

Ou bien il s'agit simplement d'un œdème aigu du rein sans infiltration marquée de leucocytes : c'est l'altération que Renaut a mise en relief en montrant le rôle qu'elle peut jouer en causant la compression des tubes et en produisant l'oligurie.

Ailleurs les phénomènes de diapédèse sont prédominants, mais peuvent avoir — selon les cas — une localisation différente. Ils sont en effet rarement diffus ; plus souvent on les voit former des amas nodulaires entre les tubes ; enfin on a décrit un aspect spécial dans les cas où la diapédèse est surtout développée au point où l'artère afférente pénètre dans le glomérule : les leucocytes forment alors autour du vaisseau un manchon ou affectent la forme d'un croissant dont la partie large repose sur le vaisseau et dont les pointes se terminent en affleurant la capsule de Bowmann.

La description histologique de ces formes avait été très exactement donnée par les auteurs que nous avons cités plus haut : ils avaient eu seulement le tort de ne voir que la lésion interstitielle et d'en faire une néphrite systématisée, alors que dans tous les cas les lésions portent aussi, quoique avec une intensité moindre, sur les glomérules et les vaisseaux qui sont congestionnés et sur les épithéliums qui sont dégénérés. Ce n'est donc pas une néphrite systématisée : les altérations qualitatives sont les mêmes que dans les autres formes, seule l'intensité de la réaction leucocytaire varie et l'on comprend que l'on ne soit pas autorisé à dire pour cette seule raison — comme on l'affirmait naguère — qu'en dehors des cas où l'on constate de telles lésions on n'a pas le droit d'affirmer l'existence d'une néphrite aiguë.

C. Le ***type congestif*** se rencontre surtout dans la pneumonie, la variole, certaines formes de paludisme aigu, etc. Selon l'intensité plus ou moins grande des raptus sanguins, on dit que la néphrite est simplement congestive ou hémorragique.

Dans les deux cas, elle se traduit surtout par des altérations qui ont pour point de départ la dilatation des vaisseaux : ils sont gorgés de globules rouges qu'ils laissent souvent exsuder dans les tissus voisins.

On constate, en effet, tout d'abord, que les capillaires de la substance corticale sont très dilatés ; au niveau des glomérules, surtout, la distension des anses peut être telle qu'il se fait dans la cavité glomérulaire un épanchement très riche en globules rouges. Dans d'autres cas, mis en relief par M. Caussade, les globules rouges respectent les glomérules et sont disséminés de préférence dans le tissu interstitiel.

Souvent, à ces raptus hémorragiques est associée une diapédèse intense; des leucocytes de volume considérable existent dans le tissu conjonctif, qui peuvent ensuite envahir les tubes, et on trouve alors des hématies et des globules blancs chargés de granulations sanguines, à l'intérieur des tubes excréteurs de l'urine. Les cellules des tubuli contorti présentent les mêmes altérations légères que dans les formes pré-

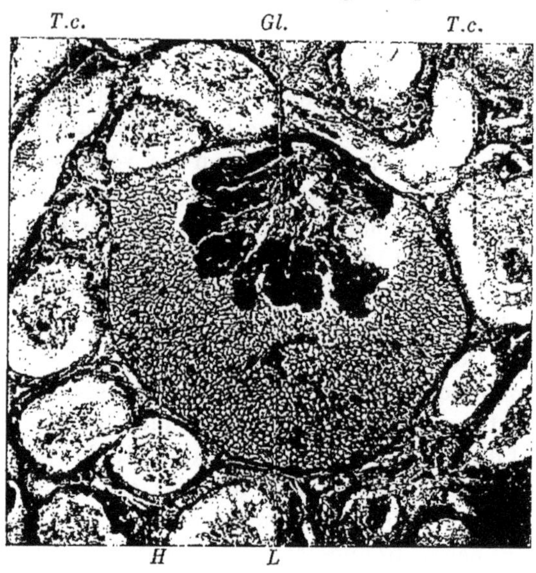

Fig. 6. — *Lésions de néphrite à type congestif* (Hoche). Le glomérule (*Gl.*) est comme vidé, comprimé par l'épanchement sanguin. — *H*, hématies. — *L*, leucocytes. — *T.c.*, tubes contournés. — Grossissement : 160.

cédemment décrites, avec cette différence que parfois leur protoplasma est infiltré par des granulations jaune brunâtre, provenant de la destruction des globules rouges.

Là doit se borner la description anatomo-pathologique des « néphrites aiguës passagères ». Ce serait étendre ce groupe d'une façon un peu abusive que d'y faire entrer les lésions graves et le plus souvent irrémédiables que l'on peut constater au niveau de l'épithélium des tubes contournés, et c'est pour cela que nous avons voulu mettre à part les néphrites suraiguës.

Ainsi comprises, les néphrites aiguës passagères peuvent être caractérisées anatomiquement de la façon suivante : ce sont des néphrites superficielles et essentiellement curables. Mais on ne peut plus dire avec Virchow qu'il s'agit d'une « néphrite superficielle localisée aux tubes excréteurs de la glande », pas plus qu'il serait juste de dire que seules doivent être considérées comme néphrites les formes diapédétiques.

Nous préférons de beaucoup la définition de M. Brault, qui résume tout ce que nous venons de dire : ce sont, dit-il, des néphrites qui occupent tout le parenchyme, principalement les tubes contournés; elles portent à la fois sur les vaisseaux, sur les glomérules et sur le tissu interstitiel; elles méritent donc le nom de *néphrites diffuses* ou de *néphrites totales*. Elles sont congestives, hyperémiques, hémorragiques, catarrhales, dégénératives, selon les points du parenchyme que l'on examine et suivant les cas observés.

II. — NÉPHRITES SURAIGUËS

Sous ce nom nous réunissons les cas dans lesquels la néphrite a été produite encore par une substance toxique agissant d'une façon

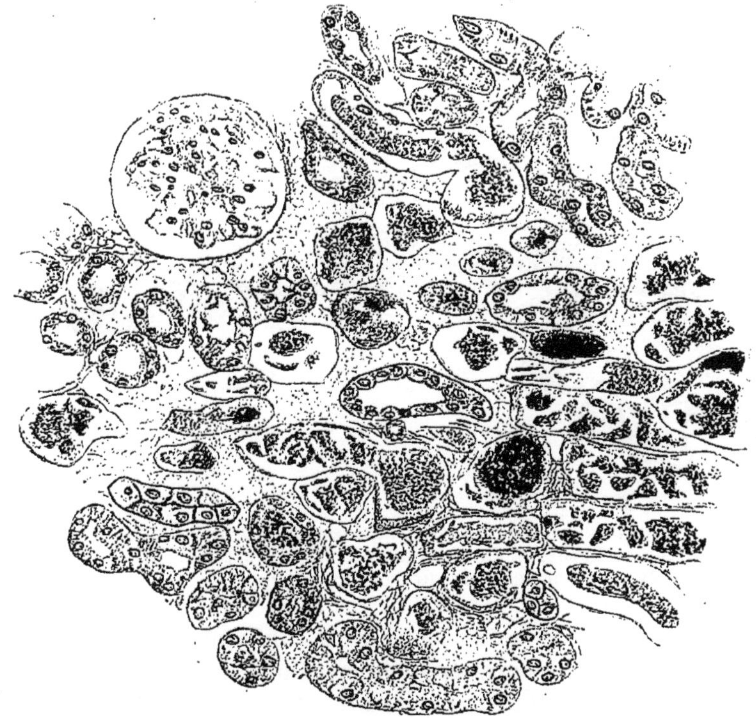

Fig. 7. — *Néphrite suraiguë expérimentale* (Castaigne et Rathery). Les lésions portent particulièrement sur les tubes contournés, mais quelques-uns sont encore à peine altérés. Il y a aussi une congestion très intense en certains points.

passagère, mais capable cependant, en raison de sa grande nocivité, de déterminer des lésions qui, en général, ne permettent pas la sécrétion rénale : la clinique le prouve, puisque, le plus souvent, le malade meurt à la suite d'une anurie plus ou moins prolongée; l'histologie le confirme, car les lésions que l'on constate ne sont évidemment pas compatibles avec un fonctionnement même atténué des reins.

C'est donc là une forme tout à fait différente de la précédente, qui est par définition superficielle et curable ; il fallait donc de toute nécessité créer, pour ces faits, un groupe à part.

L'EXPÉRIMENTATION nous a permis de reproduire des néphrites de cet ordre et l'examen histologique, que nous en avons fait avec toutes les précautions recommandées plus haut, nous permettra d'interpréter les lésions constatées sur les reins prélevés à l'autopsie de nos malades.

L'intoxication par le sublimé, à la dose qui entraîne la mort en quarante-huit heures chez le lapin, nous a permis de constater des lésions portant principalement sur les épithéliums. On ne peut pas dire, dans ces cas, qu'il existe des lésions parcellaires; toutefois il est curieux de noter qu'il persiste une localisation prédominante en certains points, en ce sens que les altérations ne sont pas partout aussi marquées. On constate, en effet, quelques rares tubes qui présentent un revêtement épithélial encore reconnaissable, limité encore par une bordure en brosse, mais ayant subi les lésions de cytolyse protoplasmique aux deuxième et troisième degrés. Mais ce sont là des éléments isolés et, dans la grande majorité des tubes, les cellules ne sont plus reconnaissables. La bordure en brosse, dilacréée par l'éclatement de la cellule, n'est plus

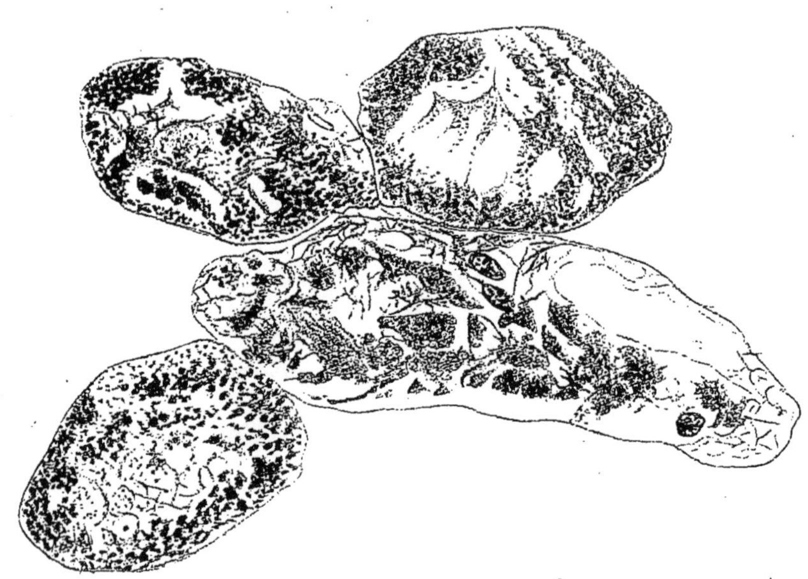

Fig. 8. — *Tubes contournés de la coupe précédente vus à un plus fort grossissement* (Castaigne et Rathery). On constate les lésions typiques de la néphrite suraiguë : cytolyse protoplasmique du troisième degré.

guère représentée que par des débris épars à l'intérieur des tubes, et que l'on peut reconnaître d'une part à leur couleur rouge intense, d'autre part à leur striation. La cellule n'est plus représentée que par la membrane basale sur laquelle reposent, par places, quelques débris protoplasmiques sans noyau. En réalité, toutes les cellules ont subi une fonte rapide et on les retrouve sous forme d'un magma granuleux remplissant la lumière des tubes contournés et s'organisant déjà en cylindres dans les tubes droits.

Ces lésions cellulaires sont suffisantes pour amener la cessation des fonctions rénales, puisque tous les épithéliums des tubuli contorti sont dégénérés et que la lumière de tous les tubes est oblitérée par les débris cellulaires. En dehors de ces lésions, on constate un léger exsudat glomérulaire qui tient peut-être à ce que le liquide exsudé ne peut pas être éliminé par les tubes oblitérés. Quant aux vaisseaux et au tissu conjonctif, ils sont absolument indemnes.

L'intoxication suraiguë par la toxine diphtérique, produite de manière que la mort survienne en quarante-huit heures, montre des lésions un peu différentes. Peut-être les altérations cellulaires sont-elles un peu moins accentuées, quoique on les rencontre toujours très intenses ; toutefois, beaucoup de cellules sont au stade de cytolyse protoplasmique du deuxième degré, avec conservation de la bordure en brosse. En revanche, on constate une vaso-dilatation qui n'existait pas dans les cas précédents, et un œdème péritubulaire avec leucocytose, montrant que le processus de réaction a tendance à se produire, mais n'atteint pas le degré constaté dans les formes précédentes, parce que les lésions épithéliales sont trop accentuées et incompatibles avec l'existence.

Les NÉPHRITES SURAIGUËS HUMAINES sont tout à fait comparables aux formes expérimentales et très faciles à différencier histologiquement de toutes les autres formes.

A l'autopsie, le rein est gros et mou, plus ou moins congestionné selon les cas, et se décortiquant toujours bien. Il n'y a donc là rien de bien caractéristique, et c'est l'**examen histologique** qui présente tout l'intérêt.

Si nous prenons comme type un cas d'***intoxication par le sublimé*** dans lequel la mort est survenue au septième jour avec anurie, nous constatons que les lésions — comme dans nos cas expérimentaux — ont porté presque exclusivement sur les épithéliums des tubuli contorti. En dehors de leurs altérations, on ne constate guère, en effet, qu'un léger exsudat glomérulaire sans prolifération des cellules rameuses, et un peu de vaso-dilatation très limitée, avec un manchon de lymphocytes, autour de quelques capillaires. Si ces lésions sont minimes, en revanche on constate que dans tous les tubes contournés le revêtement cellulaire est formé par une mince bande très basse, parsemée par places de noyaux allongés dont la hauteur est plus grande que celle du protoplasma, à tel point que l'on dirait un revêtement endothélial. La lumière du tube est ainsi considérablement agrandie et on la voit remplie d'un magma granuleux qui provient de la désintégration cellulaire. Ce magma se retrouve encore sous forme de cylindres dans les tubes droits, et l'on s'explique facilement, par toutes ces lésions, l'anurie des malades.

De ces altérations nous rapprocherons celles du **rein des cholériques** que l'on décrit, à tort selon nous, dans les néphrites aiguës passagères. Si nous reproduisons la description qu'en a donnée M. H. Papillon, nous verrons combien elle se rapproche des faits que nous venons de décrire. Dans les cas terminés par anurie, il est noté que les cellules ont subi une fonte granuleuse à tel point que la lumière est envahie par les détritus et que « la cellule est réduite à la portion basale ».

Ce sont ces lésions cellulaires massives aboutissant à la désintégration de tous les épithéliums et à l'oblitération des tubes qui sont caractéristiques des néphrites suraiguës, et l'on est sûr qu'il ne s'agit pas là de lésions cadavériques ou de fixation, puisque nous avons pu les reproduire expérimentalement par des intoxications suraiguës, et les constater en nous mettant à l'abri de toute cause d'erreur.

Une question resterait à préciser, celle de **savoir si ces lésions sont forcément irréparables**. Nous croyons, à coup sûr, que la destruction complète des épithéliums des tubes contournés et l'oblitération des canaux excréteurs entraînent forcément un arrêt de la fonction qui se traduit par une anurie durable. L'absence de dépuration urinaire étant incompatible avec l'existence, le malade meurt, en général, assez rapidement. Mais on peut supposer des cas où l'organisme supporte l'anurie pendant un certain temps, qui suffit pour que le rein se débarrasse des cylindres qui font obstacle à l'excrétion et peut-être aussi pour qu'il régénère son épithélium sécréteur.

Il en est peut-être ainsi dans certains cas de choléra où l'anurie est suivie de guérison. On sait, en effet, que M. Bourcy a montré que les premières urines qui sont rendues au moment de la crise urinaire du choléra contiennent des quantités énormes de cylindres et d'exsudats épithéliaux. C'est là une preuve bien indirecte, il est vrai, mais nous en avons constaté histologiquement une un peu plus convaincante, et qui prouve tout au moins qu'un rein aussi lésé peut se débarrasser des déchets épithéliaux qui encombrent ses tubes. Nous avons pu examiner les reins d'une malade dont l'observation a été publiée par M. Chauffard : intoxiquée par le sublimé, elle survécut vingt jours et au moment de sa mort elle émettait une centaine de grammes d'urines en vingt-quatre heures, après avoir été anurique pendant plusieurs jours.

Les premières urines émises contenaient en très grande abondance des cellules et des cylindres de toute sorte qui allèrent en diminuant par la suite. Or, l'examen histologique nous montra que les tubes étaient complètement vides de tout exsudat, sauf en quelques points où il existait des cellules nécrosées. Partout ailleurs la lumière du tube est vide, mais l'épithélium est toujours aplati.

Nous pensons que ce rein avait été atteint de néphrite suraiguë et qu'au moment de la mort de la malade les lésions étaient en voie de rétrocession : si la mort n'était pas survenue du fait d'une autre complication, peut-être y aurait-il eu réparation complète des lésions. C'est d'ailleurs l'opinion de M. Chauffard qui, après avoir étudié les coupes histologiques de ces reins, s'exprimait ainsi dans une de ses cliniques : « Il semble qu'à un moment donné l'épithélium ait été nécrosé, dans son ensemble, par l'action du toxique. A ce moment la presque totalité des tubuli était encombrée par la desquamation épithéliale et cet encombrement avait provoqué l'anurie. Mais, les glomérules restés sains ayant continué à excréter du liquide, les bouchons épithéliaux des tubuli furent chassés par la *vis a tergo* de ce liquide, et c'est ce qui explique pourquoi nous avons trouvé beaucoup de cylindres granulo-graisseux dans l'urine. Depuis lors, la malade avait continué à expulser ses épithéliums rénaux nécrosés, et de plus elle avait régénéré la plus grande partie de ses épithéliums, de sorte qu'au moment de sa mort — survenue par une autre complication — la malade était en train de guérir ses lésions rénales ».

Nous avons tenu à indiquer les cas de ce genre pour montrer que la néphrite suraiguë est jusqu'à un certain point réparable, et cela présente — on le comprend — une importance capitale en clinique.

III. — NÉPHRITES SUBAIGUËS

Sous ce nom nous ne décrirons pas un type anatomique univoque, ce qui tient aux raisons suivantes : la modalité des lésions est, comme nous l'avons dit, commandée surtout par la durée de la néphrite, par le temps pendant lequel le poison agit sur le rein.

Or on ne peut pas assurer une durée fixe aux néphrites subaiguës; tantôt il s'agit de néphrites succédant à un processus aigu et aboutissant, en un mois ou deux, à la mort; tantôt les symptômes ont évolué d'une façon moins brusque, et ce n'est que plusieurs années après leur début que l'on peut être amené à faire l'autopsie. Ce sont là deux cas extrêmes et il est facile de se rendre compte qu'entre ces deux évolutions produisant des lésions différentes il y a place pour toute une série de types évoluant d'une façon intermédiaire et donnant lieu à des types lésionnels un peu différents.

A ce point de vue, on pourrait presque dire qu'il y a autant de types anatomiques de néphrites subaiguës que de malades atteints de cet ordre de néphrite.

Nous nous contenterons de décrire ici les deux types anatomiques extrêmes, en prenant comme exemple d'une part la néphrite subaiguë scarlatineuse à évolution rapide et d'autre part la néphrite subaiguë paludéenne telle que l'ont décrite anatomiquement Bartels, Kelsch et Kiener.

Il est bien entendu que ces deux types anatomiques peuvent se rencontrer dans d'autres affections qui agissent avec la même intensité et durant le même laps de temps; ils n'ont donc rien de particulièrement spécial à la scarlatine ou au paludisme. De plus, il ne faut pas oublier que ce sont là deux types extrêmes entre lesquels existent tous les intermédiaires.

1° NÉPHRITE SCARLATINEUSE SUBAIGUË A ÉVOLUTION RAPIDE. — On décrit classiquement trois formes anatomiques de la néphrite scarlatineuse auxquelles on donne depuis Leichtenstern les noms de *reins hyperémiques*, *reins hémorragiques* et *reins blancs mous et œdémateux*.

Les deux premières formes constituent des néphrites aiguës ou suraiguës que nous avons décrites. C'est de la troisième forme seulement qu'il s'agira ici.

Il ne faudra pas s'attendre à rencontrer toujours le ***gros rein blanc typique*** tel qu'il est décrit et figuré dans les leçons de Charcot; cet aspect doit faire songer surtout à la dégénérescence amyloïde que l'on doit alors toujours rechercher.

Dans les cas qui nous occupent ici, le rein est très volumineux, ses dimensions et son poids peuvent être doublés. Sa coloration est rarement blanche, plus souvent blanc grisâtre ou même légèrement jaunâtre. La décortication se fait très facilement. On constate alors, sous la capsule, des taches plus blanches ou plus jaunâtres que le reste du rein et parsemées de points ecchymotiques.

Sur une coupe sagittale, ce qui frappe surtout c'est l'épaisseur de la substance corticale qui est plus que doublée de volume, dans toutes ses parties constituantes. La coloration de cette substance corticale est uniformément blanc grisâtre ou jaunâtre, mais on y retrouve les taches sous-capsulaires qui sont allongées ou sinueuses au lieu d'être arrondies. En examinant les surfaces de section à jour frisant, on peut déjà constater que les glomérules ont doublé ou triplé de volume. C'est une des altérations capitales, comme nous le verrons en étudiant les lésions histologiques. Quant aux pyramides, elles tranchent un peu sur la coloration blanc grisâtre de l'ensemble, car elles ont conservé en certains points des striations rouges ou violettes; malgré tout, elles ont un aspect assez identique à celui de la substance corticale, si bien

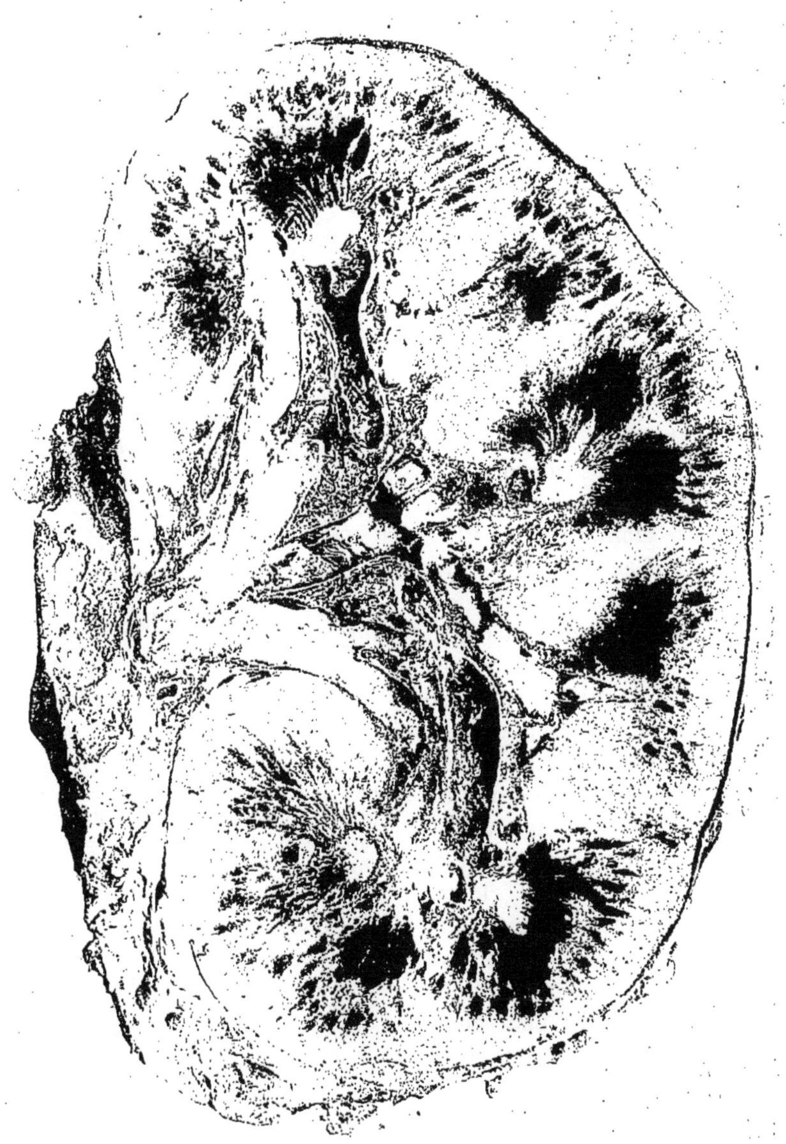

Fig. 9. — *Néphrite subaiguë à évolution rapide* (Hoche) : il n'y a plus de limite apparente entre la substance corticale et la substance médullaire, *c'est le type du gros rein blanc.*

qu'au niveau de leur base elles ne présentent plus de limite nette ; les deux substances se fondent, pour ainsi dire, l'une dans l'autre.

Histologiquement, les **lésions glomérulaires** attirent surtout l'attention, et déjà à un faible grossissement on est frappé par l'augmentation de volume de l'ensemble du glomérule qui a plus que doublé; à un plus fort grossissement, on peut se rendre compte de la structure des lésions et même de leur progression, car il existe, au moment de la mort, des glomérules à tous les stades lésionnels.

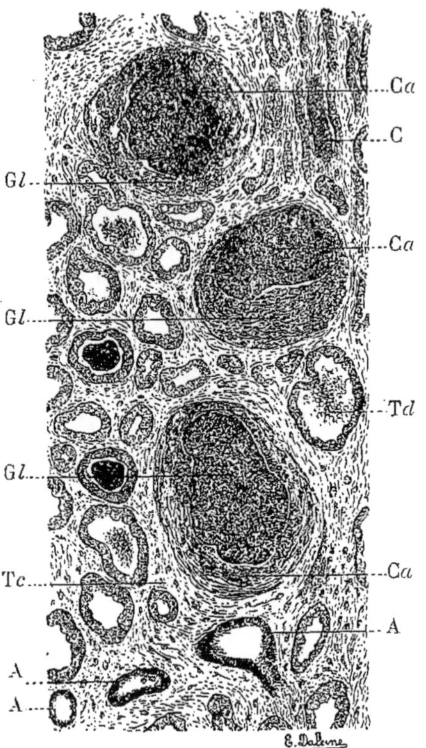

Fig. 10. — *Néphrite subaiguë avec lésions très marquées au niveau des glomérules* (Brault). — Gl, Gl, Gl, glomérules altérés. — *Ca*, *Ca*, *Ca*, prolifération considérable des cellules de la capsule de Bowmann, disposées en couches concentriques, arrivant au contact du bouquet vasculaire dont elles ne sont séparées que par une simple fente ménagée en blanc. — T*d*, tube contourné dilaté rempli de cellules lymphatiques et de globules rouges. — C, cylindre dans un tube coupé en long. Sur la partie gauche de la figure, deux tubes renferment des cylindres sectionnés en travers. En ce point, les cellules des tubes contournés contiennent peu de graisse; les artères A, A, A sont saines; le tissu conjonctif T*c* épaissi.

Dans les zones où les lésions sont le moins avancées, on constate simplement une prolifération cellulaire dans la cavité glomérulaire. Cette prolifération se fait au niveau de la face interne de la capsule de Bowmann et au niveau du bouquet glomérulaire. Elles sont très faciles à constater au niveau de la capsule, où elles forment très rapidement un épaississement assez marqué; au niveau de la couche rameuse périvasculaire, on reconnaît la multiplication des cellules, à leur forme en raquette et à la situation excentrique de leur noyau. En même temps il est de règle de constater dans la cavité glomérulaire un exsudat fibrineux qui, comme l'a montré Cornil, va servir de stroma à la multiplication cellulaire. On peut constater, en effet, dans des zones un peu plus altérées, que cette multiplication des cellules se produit activement, et par transition on arrive ainsi aux formes les plus typiques. On constate alors que la capsule de Bowmann est très épaissie; sa face externe se continue avec le tissu conjonctif environnant; elle est constituée par des tractus fibreux, à la face interne desquels reposent des cellules disposées en plusieurs rangs qui arrivent ainsi à toucher, par une série de points, le bouquet glomérulaire, car la couche rameuse périvasculaire a poussé, elle aussi, des prolongements qui sont venus rejoindre ceux qui sont partis de la capsule de Bowmann épaissie.

Les **tubes contournés** sont volumineux, tuméfiés ; leurs cellules présentent des altérations qui, pour les raisons que nous avons dites plus haut, sont difficiles à interpréter, sauf dans les cas où elles sont aussi prononcées que dans les formes de néphrites suraiguës que nous avons décrites.

Dans ces cas, on trouve dans la lumière des tubes, des débris épithéliaux, ainsi que des cylindres granuleux, hyalins et colloïdes que l'on peut suivre jusque dans les tubes collecteurs.

Les **vaisseaux** présentent des lésions d'endo et de péri-artérite dans leur portion attenante aux glomérules et leur face externe se continue souvent avec la zone fibreuse des capsules de Bowmann.

Dans le **tissu interstitiel**, entre les lésions congestives ou hémorragiques disséminées, il y a de l'œdème inflammatoire contenant des leucocytes en plus ou moins grand nombre. La constatation de toutes ces lésions montre bien qu'on n'a pas le droit d'appeler ces néphrites *épithéliales*; elles sont vraiment diffuses. De plus, l'ensemble de ces altérations nous explique pourquoi l'évolution a été rapide, toutes les lésions qui peuvent s'opposer au fonctionnement du rein se trouvant réunies; il y a en effet des lésions glomérulaires qui empêchent la filtration du liquide urinaire, des lésions des tubes contournés s'opposant à l'élimination des substances que le rein doit éliminer et enfin de l'œdème qui, agissant par pression extérieure sur les tubes, gêne l'excrétion du peu d'urine qui a pu se former. Et, comme ces lésions sont étendues dans tout le parenchyme, on conçoit que les reins cessent de fonctionner ; de fait, cette forme de néphrite est toujours constatée à l'autopsie des sujets dont les lésions rénales ont évolué assez rapidement et ont, par elles seules, déterminé la mort.

2° NÉPHRITE SUBAIGUË A ÉVOLUTION PROLONGÉE.— Nous choisissons comme type de cette description la néphrite subaiguë paludéenne, parce qu'elle correspond à un type étiologique bien défini ; mais en réalité nous décrirons ici le *rein blanc granuleux* en suivant la description que M. Chauffard a donnée à l'occasion des néphrites tubéreuses.

Ces faits anatomiques correspondent à des cas cliniques qui évoluent en un ou deux ans.

On trouve bien encore, à l'autopsie, des reins blancs, mais leur volume et leur poids sont variables et se rapprochent sensiblement de la normale. Ce qu'il y a surtout de caractéristique, c'est que leur surface n'est pas lisse, mais bosselée par des granulations de volume très variable, les unes étant grosses comme des petits pois, d'autres n'étant visibles qu'à la loupe, tandis que le plus grand nombre ont la dimension d'un grain de chènevis. Parfois elles sont entourées par une zone plus rou-

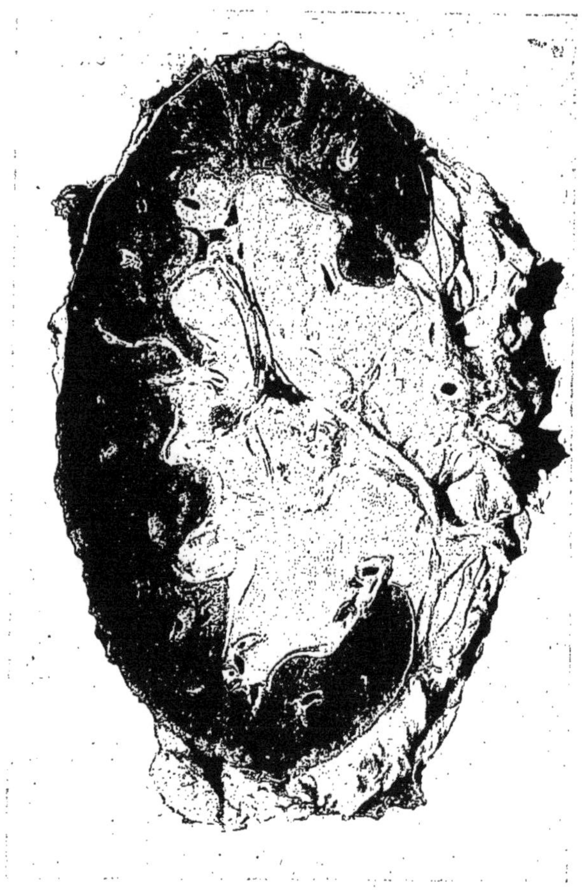

Fig. 11. — *Néphrite subaiguë à évolution lente* (Hoche) : rein de volume à peu près normal, présentant des granulations à la périphérie et, dans le cortex, des taches blanchâtres correspondant à des territoires glandulaires respectés ou hypertrophiés.

geâtre qui les enserre et dont la couleur tranche avec celle de la granulation qui est blanche. C'est pour les cas où les granulations sont très volumineuses, formant des saillies hémisphériques aplaties, que M. Chauffard réserve le nom de **néphrites tubéreuses ;** selon lui « la surface du rein prend alors un aspect tourmenté très particulier et qui rappelle un peu les circonvolutions et les scissures d'un hémisphère cérébral ».

Quand on fait la section classique de ces reins, on constate que leur consistance est ferme et l'on peut étudier les modifications des différentes parties constituantes du parenchyme.

Les pyramides conservent l'aspect que nous leur avons décrit dans la forme précédente, mais la substance corticale est très modifiée, elle n'est plus augmentée d'épaisseur, et peut même présenter un début d'atrophie ; elle n'a pas une coloration blanche ou grise uniforme, mais est parsemée de taches opaques, jaunâtres, tranchant sur un fond lilas.

Toutes ces différences dans l'aspect macroscopique correspondent à des modifications dans la ***structure histologique***.

Le **stroma conjonctif** est épaissi, mais d'une façon différente selon les zones ; en certains points — surtout autour des glomérules et dans certains espaces intertubulaires — il est très nettement fibreux ; ailleurs, et notamment sous la capsule, il existe simplement de l'infiltration embryonnaire, tandis que la plus grande partie des îlots de sclérose que l'on rencontre sont constitués par des zones de tissu adulte fibro-embryonnaire.

Cette sclérose du rein avait été déjà signalée par Bartels, et c'est elle qui donne, à cette forme anatomique de néphrite, sa consistance et son aspect ; mais nous admettons, avec M. Brault, que l'épaississement du tissu conjonctif ne présente, dans le cas particulier, « qu'une disposition anatomique de détail sans aucune importance au point de vue de la marche de l'affection ; qu'il y ait plus ou moins de tissu fibreux dans le labyrinthe, autour des glomérules, cela importe peu, si les tubes contournés et les glomérules présentent des lésions minimes et suffisent à la sécrétion urinaire ».

Les **artérioles** sont atteintes ordinairement d'endartérite hyaline, mais qui n'atteint jamais des proportions notables.

Les **glomérules** ne sont pas tous lésés comme dans la forme précédente, et c'est sans doute parce que la néphrite était parcellaire que l'évolution a pu être plus longue. Il y a donc toute une série de glomérules qui paraissent normaux ; d'autres sont volumineux et présentent les lésions décrites dans les cas précédents ; un assez grand nombre, en revanche, ont leur volume diminué ; ils sont formés alors d'une capsule fibreuse épaissie qui repose presque immédiatement sur un bouquet glomérulaire ratatiné, et il se forme progressivement une symphyse glomérulo-capsulaire, à tel point que certains glomérules ne sont plus représentés, sur les coupes, que par un petit bloc fibreux, dense, presque hyalin, où l'on ne distingue plus ni anses vasculaires, ni capsule, et que l'on reconnaît seulement en raison de sa situation et de sa forme arrondie.

Les **tubes contournés** présentent des lésions parcellaires, tout comme les glomérules; on en trouve dont les cellules semblent normales et dont la lumière n'est pas encombrée par des détritus.

Mais, entre ces zones saines, il existe des tubuli contorti qui parais-

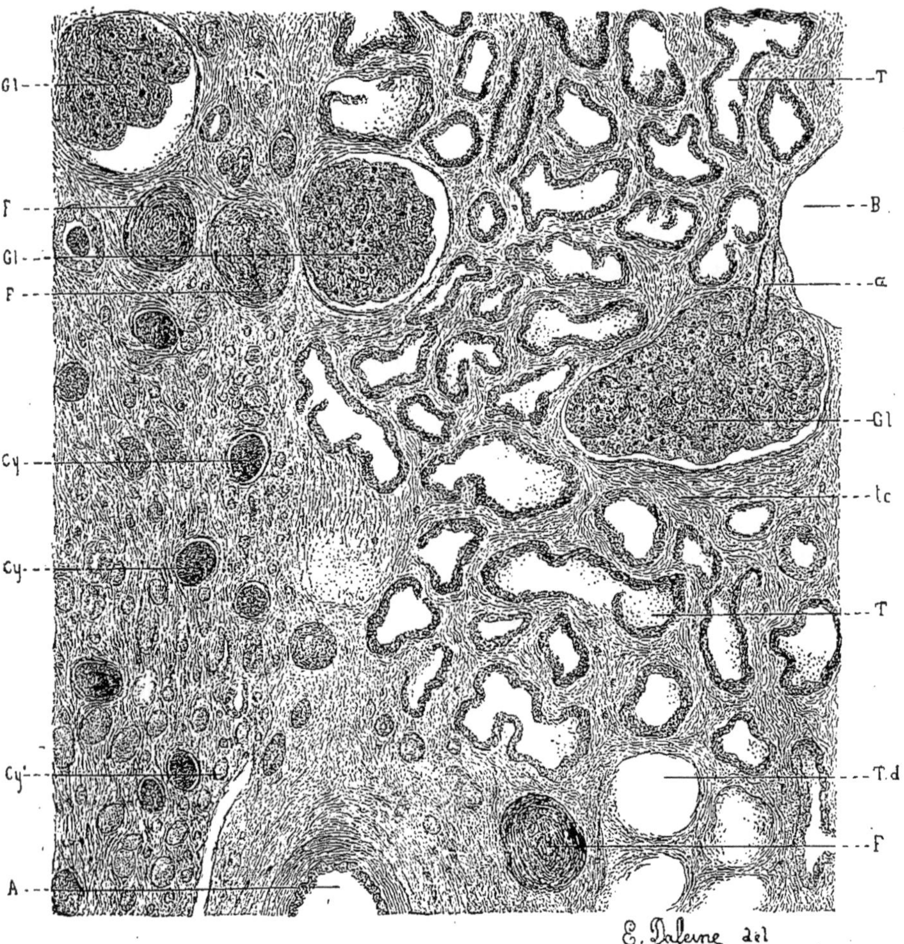

Fig. 12. — *Structure histologique d'une granulation de Bright* (Brault) : le volume des tubes et des glomérules est beaucoup plus considérable dans la partie droite de la figure qui représente la granulation.

sent obstrués par des cylindres de toutes sortes et des cellules chargées de granulations. On peut trouver là toutes les lésions cellulaires graves que nous avons décrites plus haut.

Reste enfin à décrire la structure des **granulations** : il est très facile de l'étudier en faisant des coupes histologiques à ce niveau. Nous nous bornerons à décrire ici simplement l'aspect microscopique de ces granulations, nous réservant de discuter plus tard leur pathogénie et notamment la théorie séduisante de M. Chauffard, concernant l'hypertrophie compensatrice ; nous avons en effet manifesté, dès le début, notre décision de n'étudier ici que les faits et de réserver pour plus tard les théories qui ont été émises pour les expliquer.

Quel que soit d'ailleurs le mécanisme pathogénique que l'on admette pour expliquer la formation des granulations, leur structure est bien connue et la description suivante est adoptée par tous les auteurs.

Au niveau des granulations, le tissu fibreux, si manifeste dans le reste du parenchyme rénal, existe à peine sous forme d'un léger épaississement des septa intertubulaires ; les glomérules sont peu ou pas lésés et présentent un volume très considérable qui peut être le double d'un glomérule normal, sans que pour cela on constate un épaississement de la capsule de Bowmann ou une prolifération de la couche rameuse. Les tubes contournés sont, en général, dilatés, tapissés par un épithélium quelquefois normal, mais plus souvent aplati, comme refoulé.

Si l'on a fait porter la coupe sur une granulation et sur le tissu environnant, on pourra être frappé par la différence que présente la structure des glomérules et des tubes contournés, selon que l'on examine l'une ou l'autre des deux zones.

Cela prouve évidemment que les lésions n'ont pas porté avec une égale intensité sur tous les points du parenchyme rénal ; nous verrons ultérieurement que c'est sur ces constatations que M. Chauffard se base pour affirmer qu'il y a hypertrophie compensatrice.

Tels sont les deux aspects principaux que présentent les reins atteints de néphrite subaiguë, mais nous avons bien spécifié que l'on ne devait pas s'attendre à trouver toujours l'un de ces deux types. On rencontre, en effet, toute une série différente de reins blanchâtres plus ou moins gris ou rougeâtres, bigarrés, bosselés, déformés, indurés, de volume sensiblement normal ou diminué. Et c'est ainsi que l'on peut être amené à considérer dans ce groupe le petit rein blanc granuleux. Sans doute, dans ces cas, le rein est encore blanc, mais il est petit et très granuleux et présente une diminution considérable de la substance corticale, sauf dans les points où existent des granulations ou des tubérosités.

Ces lésions variables correspondent évidemment à des évolutions morbides différentes, et l'on conçoit, pour cette raison, qu'il ne serait pas possible de décrire un type morbide univoque de néphrites subaiguës ayant un mode étiologique spécial, des symptômes particuliers et une anatomie pathologique correspondante.

Sous le nom de *néphrite subaiguë*, nous sommes obligé, au contraire, de comprendre toute une série de formes anatomiques bien différentes et correspondant à des symptômes et surtout à des évolutions qui sont loin de se ressembler, et voilà pourquoi nous n'avons pas voulu sacrifier à l'habitude classique et décrire une série de types mor-

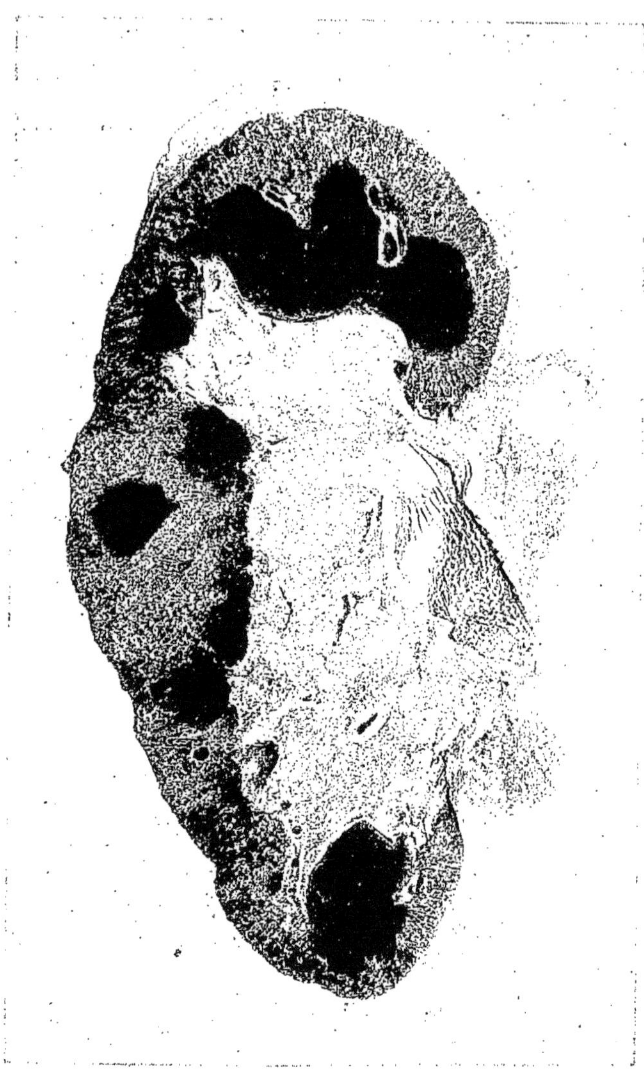

Fig. 13. — *Néphrite atrophique* (Hoche) : la surface est très irrégulière ; la substance corticale est très réduite par endroits. Dans la partie inférieure, l'épaisseur totale du parenchyme rénal est très diminuée. Dans la partie supérieure, la papille qui a trois pyramides correspond à une substance corticale augmentée de volume.

bides de néphrites, ce qui nous aurait forcé de présenter une forme clinique en face d'un type anatomique qui aurait alors été forcément schématique.

IV. — NÉPHRITE PAR INTOXICATION LENTE

Rien n'est plus facile que de reconnaître sur la table d'autopsie une néphrite par intoxication lente. Il s'agit vraiment là d'un type anatomo-clinique bien distinct et méritant d'être isolé des autres formes de néphrites subaiguës.

Le malade a présenté cliniquement une longue période de tolérance pendant laquelle on ne constatait que des signes atténués d'insuffisance rénale, peu ou pas d'albumine, pas d'œdème. Puis sont survenus — au bout d'un laps de temps pouvant atteindre et même dépasser dix ou vingt ans — des accidents de grande urémie auxquels le malade a succombé.

A l'autopsie, on trouve de petits reins rouges, contractés, granuleux, et un cœur rendu volumineux par l'hypertrophie du ventricule gauche, qui s'est traduite d'ailleurs, en clinique, par une série de symptômes. Nous avons donc là tous les éléments d'un type morbide complet : étiologie spéciale caractérisée par l'action lente des poisons qui ont une action toxique peu marquée ; cliniquement, syndrome urinaire caractérisé par une imperméabilité rénale manifeste dès le début, donnant lieu d'abord aux symptômes de la petite urémie, puis aux complications urémiques graves ; anatomiquement, petit rein granuleux dans lequel presque toute la substance corticale est effondrée et où l'examen histologique montre un développement très marqué du tissu scléreux.

Tel est le type morbide que les auteurs classiques nommaient naguère *néphrite interstitielle* ; nous sommes d'accord avec M. Brault, avec M. Chauffard pour rejeter cette appellation qui n'est pas exacte en ce sens que les autres néphrites peuvent présenter aussi, comme nous l'avons vu, un développement abondant du tissu de sclérose ; mais, si nous rejetons le terme de *néphrite interstitielle*, il n'est que juste de reconnaître que le type morbide décrit sous ce nom persiste intact, et nous aurons bien peu de chose à ajouter aux anciennes descriptions.

Aspect macroscopique. — Les reins sont toujours très nettement atrophiés et leur poids respectif, au lieu d'être de 130 grammes, est tombé à 100 grammes et au-dessous (50 gr., 40 gr., et même moins dans certains cas).

Cette **atrophie** peut porter également sur les deux reins, ou être inégale ; ce dernier caractère serait, d'après M. Lancereaux, l'apanage des néphrites saturnines. D'après nos observations personnelles, toutes les néphrites chroniques, quelle que soit leur étiologie, peuvent se traduire à l'autopsie par des reins inégalement altérés, et cela se comprend, puisque les lésions sont le résultat d'une série d'altérations parcellaires, elles peuvent avoir frappé l'un des reins d'une façon plus intense et plus fréquemment répétée.

Leur **couleur** varie dans des limites assez étendues, depuis le rouge jusqu'au jaune plus ou moins franc, en passant par le gris rougeâtre et le gris pâle.

On constate par transparence, à travers la capsule, que la surface des reins est irrégulière, et l'on reconnaît le plus souvent des granulations et des kystes.

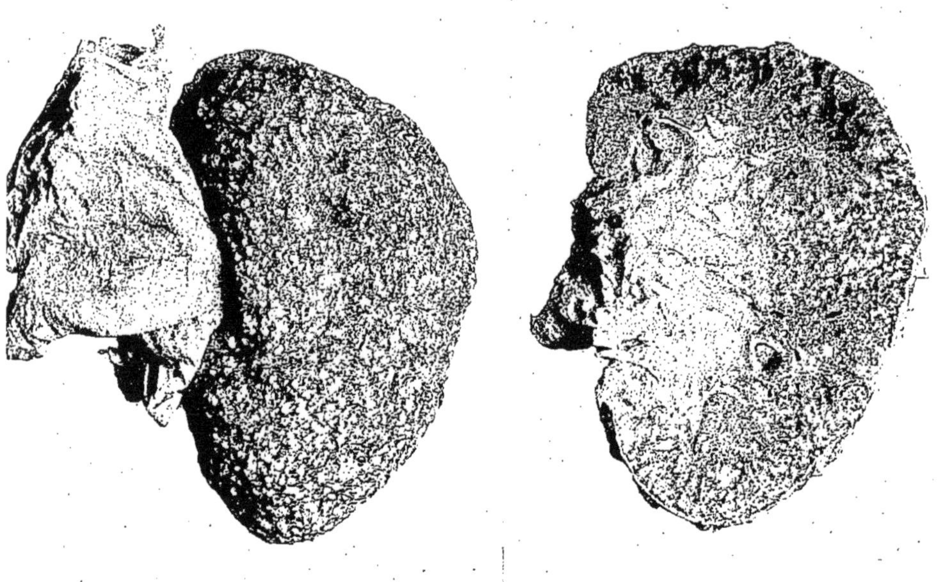

Fig. 14. — *Néphrite atrophique typique* (Hoche).

Les **granulations** sont en général petites, très rapprochées les unes des autres, mais séparées toutefois par des anneaux plus ou moins irréguliers de sclérose, dont la teinte gris bleuâtre tranche sur la couleur des granulations.

Les **kystes** sont moins abondants, mais font bien rarement défaut; dans les cas les plus frustes il faut les rechercher pour les apercevoir sous forme de saillies comparées à des grains de semoule et très différentes des granulations par leur réfringence; d'ailleurs si on les ponctionne avec une pointe d'épingle, on voit que le tissu rénal, au lieu d'être en saillie comme au niveau des granulations, est effondré et remplacé par une cavité contenant une goutte de liquide. Souvent, à côté de ces kystes il en existe quelques-uns qui sont plus volumineux, atteignant les dimensions d'une noisette; plus rarement on en voit qui sont gros comme une mandarine ou une orange, pouvant faire croire au premier abord que le rein est gros; mais, quand le kyste a été ponctionné, on s'aperçoit, au contraire, qu'il s'agissait d'un rein très petit, flanqué d'un kyste plus volumineux que lui.

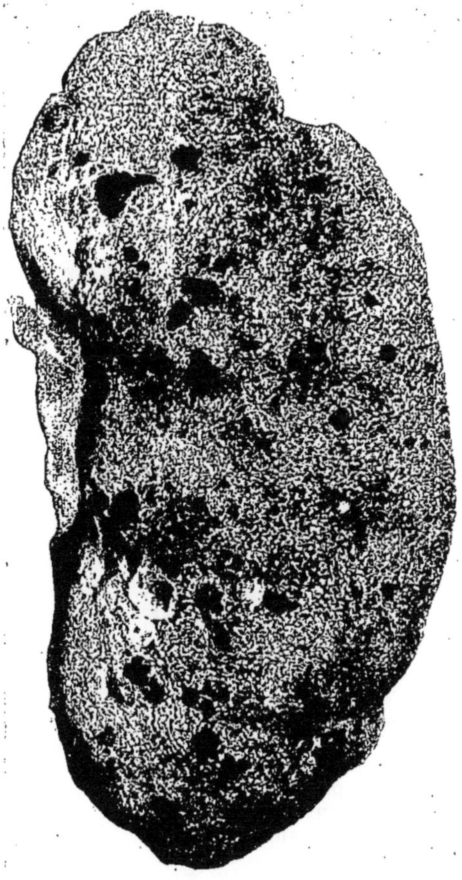

Fig. 15. — *Néphrite atrophique avec kystes multiples corticaux* (Hoche).

Quelquefois on constatera, en plus des kystes et des granulations, de petits nodules sphéroïdaux jaunâtres de la grosseur d'un pois ou d'une noisette, et comme enkystés dans la substance corticale; ce sont les *adénomes* du rein dont nous connaissons bien la description et la structure depuis les travaux de Sabourin, Brault, Toupet, etc.

Toutes ces modifications de la surface extérieure du rein seront encore plus visibles si l'on enlève la capsule. Cette **décortication** est toujours difficile et des fragments de tissu cortical restent toujours adhérents, ce dont on peut s'apercevoir en regardant la face profonde de la capsule, et aussi en constatant que plusieurs kystes ont été ouverts. Il arrivera cependant, dans une série de cas, que la face capsulaire profonde paraisse absolument lisse; il ne faudra pas se hâter d'en conclure que le rein s'est bien décortiqué; il est facile de s'apercevoir qu'il reste encore à sa surface une mince pellicule : en réalité la capsule s'est dédoublée en deux feuillets dont le plus profond est resté adhérent au rein.

La **coupe du rein** achèvera de caractériser cette forme de néphrite. On sentira tout d'abord une résistance très grande au moment où l'on essaiera de faire la section. Après quoi on étudiera les différentes parties constituantes du rein.

La substance corticale est de beaucoup la plus atteinte ; elle est partout diminuée d'épaisseur, mais d'une façon prédominante en certains points où l'on voit les pyramides arriver presque au contact de la capsule. Sa couleur est variable surtout en raison de la plus ou moins grande réplétion vasculaire. Quelquefois la coloration est violacée et traduit une congestion chronique ; d'autres fois, s'il y a eu un raptus

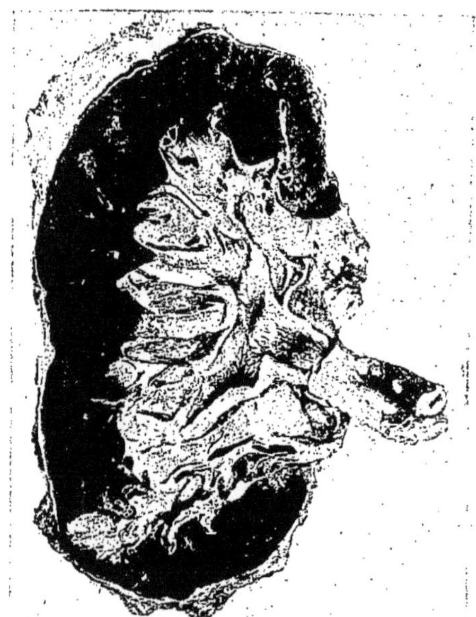

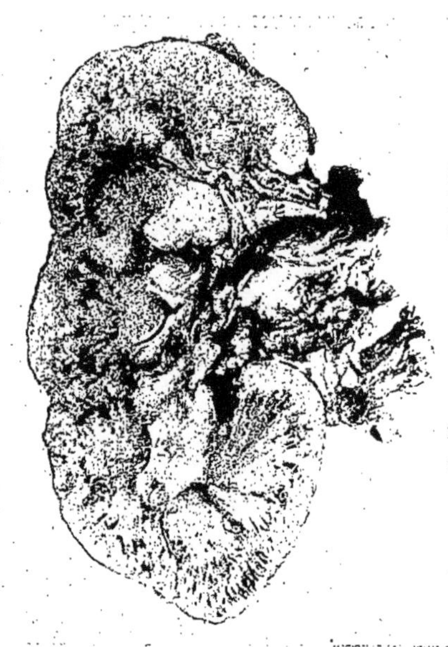

Fig. 16. — *Deux types de néphrites atrophiques ayant atteint les dernières limites* (Hoche) : l'un est un petit rein rouge induré, dans lequel le parenchyme rénal est réduit à un tissu dur, strié irrégulièrement par les sinuosités des vaisseaux et dans lequel cortex et pyramides ne peuvent plus être différenciés ; l'autre est le type du petit rein blanc granuleux induré, dans lequel la congestion est moindre et les lésions de dégénérescence plus avancées.

congestif terminal, elle est d'un rouge intense. Enfin, elle varie du rouge sombre au gris jaune quand il n'y a eu aucun élément congestif surajouté.

Les artères de la voûte font en général saillie sur la coupe, ce qui tient à ce que leurs parois sont manifestement épaissies et rigides.

Les pyramides ne paraissent pas atrophiées quand on les compare au tissu cortical, mais en réalité leurs dimensions sont moindres que sur des reins normaux. Virchow a signalé la présence de petites masses fibreuses isolées au milieu des pyramides. Nous avons eu souvent l'occasion d'en constater, car elles sont facilement reconnaissables à leur coloration blanchâtre, mais elles existent aussi dans les reins qui ne sont pas atteints de néphrite, et ne semblent avoir aucune importance dans le fonctionnement rénal.

La région du hile est toujours intéressante à considérer; d'abord parce que l'on doit examiner les gros vaisseaux et rechercher s'il n'y a pas d'artérite chronique des gros troncs, ce qui est loin d'être la règle. De plus, on constate habituellement l'existence d'un tissu graisseux très abondant; ainsi est augmenté le volume des reins qui sont donc encore plus atrophiés qu'ils n'en ont l'air.

Examen histologique. — D'après l'aspect macroscopique que nous venons de décrire et d'après l'histologie des granulations que nous connaissons déjà, on peut prévoir d'avance que la structure du rein atrophique sera très variable selon les points où l'on fera porter l'examen.

Voyons donc ce que l'on constate sur une coupe large, portant sur une grande étendue de la substance corticale. A un faible grossissement, il est facile de se rendre compte qu'il existe des zones qui sont transformées d'une façon presque totale en tissu scléreux, tandis qu'entre ces bandes scléreuses on constate des îlots de tissu beaucoup moins altéré.

Suivant que les zones de parenchyme épargné sont plus ou moins larges, la sclérose est dite *multi* ou *mono-lobulaire* par une analogie, qui est d'ailleurs toute théorique, avec la topographie des cirrhoses veineuses.

Les **bandes scléreuses** étudiées à un plus fort grossissement se montrent formées par de larges nappes d'un tissu conjonctif adulte et fibreux, qui peut être semé çà et là de foyers embryonnaires plus récents.

Au sein de ces bandes de tissu fibreux, on aperçoit encore un nombre variable de petites sphères fibro-hyalines, qui doivent être considérées comme des vestiges glomérulaires, quoique on n'y distingue plus aucune cavité ni aucune anse vasculaire. Certains glomérules sont encore reconnaissables, mais ils sont très atrophiés par suite de l'épaississement fibreux de la capsule de Bowmann et de l'atrophie du bouquet glomérulaire, qui est adhérent, par certains points, à la capsule, de sorte que la cavité a de plus en plus tendance à se réduire, puis à s'oblitérer.

Les tubes sont eux-mêmes à peine reconnaissables, perdus pour la plupart dans le tissu fibreux, et ceux-là même qui persistent sont affaissés et rétrécis, contenant tous des masses colloïdes ou des cylindres.

Les **zones interscléreuses** sont loin de contenir toujours les mêmes éléments. Naguère, on avait tendance à systématiser les lésions et l'on admettait que le tissu scléreux se développait autour des tubes contournés, tandis que la partie restée saine et faisant saillie au niveau de chaque granulation était la partie centrale du lobule où sont réunis en faisceaux les tubes collecteurs.

Telle était la description que l'on donnait des néphrites systématiques, mais la réalité est bien plus complexe et, comme le dit M. Brault,

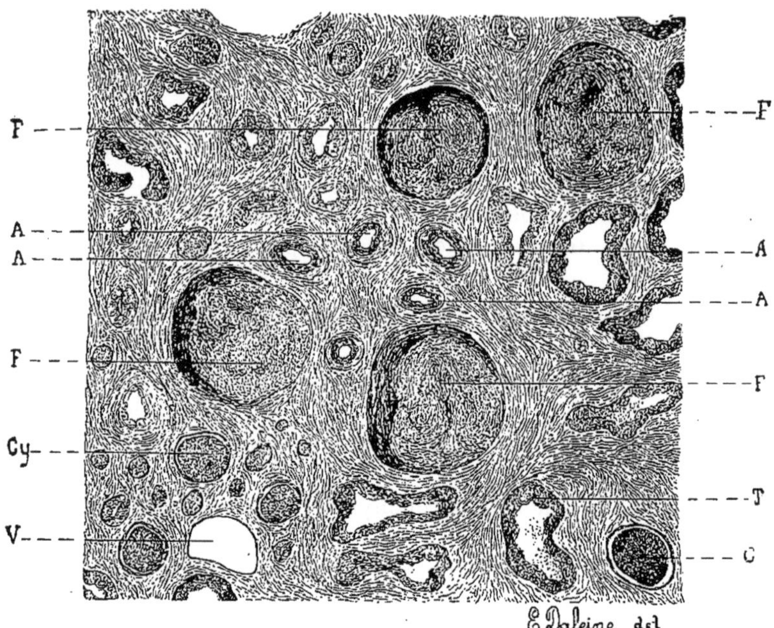

Fig. 17. — *Néphrite chronique avec atrophie très prononcée du rein* (Brault) — F, F, F, F, quatre glomérules fibreux complètement atrophiés. — A, A, A, A, artérioles juxta-glomérulaires dont la membrane interne est intacte et la lumière conservée. Entre les deux glomérules situés à la partie inférieure, on voit une autre artère sans lésion. — T, tube contourné normal peu altéré : V, veine. — Cy, Cy, cylindres situés dans les tubes. Les glomérules, les artérioles, les tubes dont les uns sont réduits à de très petites dimensions, sont entourés par un tissu conjonctif épais et dense. Malgré cela, les artérioles ont conservé leur intégrité.

« si les lésions présentent par places des apparences de systématisation, en réalité elles sont très irrégulièrement distribuées ».

Aussi, dans les zones intersclércuses, peut-on voir tous les éléments constitutifs du tube urinifère : des glomérules restés sains ou même hypertrophiés, tandis que quelques-uns présentent le premier degré de la périglomérulite qui aboutira aux lésions extrêmes, que nous venons de décrire ; des tubuli contorti dilatés et dont les cellules sont normales ou légèrement aplaties ; des tubes droits dont les cellules sont normales.

Telle est la description, forcément un peu schématique, des zones d'aspect différent que l'on peut voir sur les coupes larges de reins atteints de néphrite atrophique.

Mais il ne faudrait pas croire que ces régions sont aussi délimitées que nous avons été obligé de le montrer pour la clarté de notre description ; en réalité, il y a entre elles tous les intermédiaires, et le tissu scléreux existe encore, quoique à un degré d'abondance et d'intensité moindre, dans les zones qui sont moins altérées. Il ne faudrait donc pas rechercher les différences tranchées qui existent dans la cirrhose atrophique entre les bandes de sclérose et le parenchyme ; et cela nous amène à penser qu'il ne faut pas croire que la disposition des lésions indique qu'il s'agit d'une néphrite systématisée; il est plus juste de supposer, d'après ce que nous ont appris l'étiologie générale et l'anatomie pathologique des autres néphrites, que les lésions ont été parcellaires et successives, et que chacune des zones examinées correspond à des lésions faites à des périodes différentes, car il semble bien que de telles altérations ne sont ni du même âge, ni subordonnées les unes aux autres.

En faisant l'examen des différentes coupes, on pourra, pour ainsi dire, assister au début de la **formation des différents kystes** que l'on aperçoit à la surface et sur les coupes des reins.

On voit, en effet, que certains glomérules, dont la capsule de Bowmann est très épaissie, sont distendus par une substance colloïde très compacte qui repousse le bouquet glomérulaire vers son pédicule. Dans quelques cas, les vaisseaux sont encore perméables et on constate des globules rouges dans leur lumière ; plus tard, ils s'atrophient et dégénèrent : le kyste d'origine glomérulaire est ainsi formé.

Ailleurs, on constate qu'un segment de tube urinifère est extrêmement distendu par des sécrétions muqueuses et des blocs colloïdes. A mesure que la dilatation augmente, les cellules, devenues d'abord cubiques, s'aplatissent de plus en plus et forment à la surface interne du kyste un revêtement continu d'épithélium plat.

Ainsi sont formés les kystes d'origine tubulaire, et, comme un même tube peut être divisé en une série de segments, on ne sera pas étonné du grand nombre de kystes qui sont parfois observés.

On peut admettre, la plupart du temps, que ces kystes sont la conséquence d'étranglements produits par la sclérose, entraînant la rétrodilatation par accumulation du liquide filtré (glomérule) ou sécrété (tube urinifère).

Mais, dans certains cas spéciaux, les kystes en voie de formation ont un aspect différent. On peut constater, en effet, une série de tubes qui ne sont pas entourés de tissu scléreux, et qui contiennent à leur intérieur des débris granulo-graisseux ; en d'autres points, ces tubes se sont fusionnés, donnant l'aspect d'un foyer de ramollissement sans membrane propre continue, et le tissu qui les entoure ne présente pas l'indice de compression ni de refoulement ; ce sont, selon l'expression de Kelsch et Kiener, qui les ont décrits, des kystes par désintégration graisseuse ou colloïdo-graisseuse.

Quant aux grands kystes séreux que nous avons signalés comme existant dans quelques cas, on peut les considérer comme résultant du fusionnement d'une série de petits kystes de même nature ; ils seraient dus aussi à l'étranglement des tubes urinifères par la sclérose. Il ne faut cependant pas être trop affirmatif en ce qui concerne leur mode de formation, car on a décrit des kystes tout à fait analogues dans des reins qui n'étaient pas atteints de sclérose rénale ; aussi, selon M. Hoche (de Nancy), « devrait-on — en considération de ce fait qu'il peut ne pas y avoir de prolifération connective autour de ces kystes, et que l'épithélium cubique ou aplati qui en tapisse la paroi semble posséder une activité sécrétrice spéciale — devrait-on rattacher ces kystes à un vice de développement portant sur un ou quelques points très limités de la substance rénale ».

Les **vaisseaux** sont toujours altérés dans ces formes de néphrites, et l'on constate les lésions classiques de l'endo-péri-artérite.

Sur la plupart des coupes, les artérioles montrent des parois très épaissies, transformées en tissu fibreux aussi bien au niveau de leur adventice que de la membrane interne, qui est triplée d'épaisseur et qui rétrécit le calibre du vaisseau.

Les grosses veines semblent relativement respectées, tandis que les veinules sont tantôt comprimées et atrophiées par le tissu scléreux, tantôt transformées en réseaux irréguliers et lacunaires.

C'est de l'existence constante des lésions artérielles que certains auteurs avaient déduit leur conception de néphrite chronique systématique d'origine vasculaire. Pour vérifier cette notion, M. Brault a cherché s'il y avait une corrélation constante entre les altérations artérielles et parenchymateuses. Ses conclusions à ce sujet sont les suivantes :

Tout d'abord, il a montré que les lésions des grosses artères rénales manquent souvent dans le cas de néphrite chronique, ou, au contraire, existent sans qu'il y ait d'altération rénale. Faisant ensuite appel à l'histologie fine, il a examiné le tronçon de l'artère afférente qui confine aux glomérules ; il a vu ainsi qu'au niveau de presque tous les systèmes glomérulaires examinés « il y a disproportion entre la lésion artérielle et l'atrophie glomérulaire ». Le plus souvent, le glomérule étant atrophié d'une façon complète, l'artère afférente était encore perméable, tandis que dans d'autres cas le glomérule restait normal, alors que l'artère afférente présentait un rétrécissement marqué de son calibre. Aussi M. Brault arrive-t-il à la conclusion suivante, que nous adoptons pleinement, après avoir constaté maintes fois des faits analogues à ceux qu'il rapporte :

« Si l'artère rénale, les gros troncs qui en partent, les artères glomérulaires présentaient toujours des lésions profondes et d'ancienne date, on pourrait faire dépendre les modifications de la masse du rein de celles qu'elles présentent elles-mêmes, mais nous avons vu le contraire, à savoir que les glomérules offrent souvent une atrophie complète, avec des vaisseaux afférents dans un état d'intégrité presque absolue. Par conséquent les lésions artérielles, glomérulaires, intertubulaires, sont d'âge différent : elles sont dues à la même cause, mais ont évolué parallèlement sans qu'il y ait eu entre elles la moindre subordination. »

Variabilité du type anatomique selon l'étiologie. — On a cherché à établir certains caractères différentiels qui permettraient de décrire une série de types anatomiques de néphrites atrophiques lentes, variant selon la cause productrice de la sclérose rénale.

Nous n'insisterons pas sur les caractères que M. Lancereaux voulait donner à la **néphrite d'origine artérielle** (petits reins rouges, irrégulièrement granuleux et de volume inégal), puisque nous avons montré qu'on ne devait plus admettre que les lésions artérielles qui commandent les altérations rénales.

Le **rein sénile** nous semble également difficile à décrire comme une forme à part, et, malgré la description qu'en a donnée Demange, nous croyons pouvoir affirmer, d'après nos constatations faites avec notre regretté maître Gombault à l'hospice d'Ivry, que la néphrite chronique des vieillards ne présente aucun caractère spécial. C'est une néphrite atrophique lente qui, selon la durée de son évolution, peut se présenter avec les caractères les plus variables.

La **néphrite saturnine** présenterait, d'après M. Lancereaux, les caractères suivants : les deux reins seraient égaux comme volume et comme poids ; leur coloration serait orangée et leur surface chagrinée présenterait, dans toute son étendue, des granulations à peu près égales, miliaires ou lenticulaires. L'intégrité des artères sus-pyramidales et interlobulaires achèverait de spécifier cette forme de néphrite et permettrait d'admettre l'origine glandulaire.

Il ne paraît pas que ces caractères aient été retrouvés en totalité par les auteurs qui ont étudié plus récemment la néphrite saturnine, et, sauf que l'atrophie est peut-être plus égale et plus régulière, il nous semble que tous les autres caractères macroscopiques et surtout histologiques n'aient rien de spécial au rein saturnin.

La **néphrite goutteuse** est, nous semble-t-il, la seule qui, dans certaines conditions, puisse être reconnue et individualisée, et cela tient à ce que l'on constate, dans l'épaisseur des pyramides, des stries blanchâtres linéaires et rayonnantes formées d'urate de soude qui se dépose dans les tubes droits (Virchow, Lancereaux), ou dans le tissu conjonctif (Garrod, Rendu), ou peut-être dans ces deux tissus (Charcot, Cornil). C'est en ces stries uratiques que réside la vraie signature du rein goutteux, car, en dehors de cela, c'est l'aspect du petit rein granuleux que l'on constate et, quand il n'existe pas de dépôts uratiques (un tiers des cas, d'après le professeur Bouchard), la néphrite atrophique lente, si elle existe, ne présente aucun caractère spécial au point de vue anatomique.

En somme, il ressort de cette étude sur les variétés anatomiques des néphrites lentes, déterminées par les différentes intoxications, que ce n'est nullement la cause de la néphrite qui a de l'influence sur le déterminisme des lésions.

Ce qui est plus important, à ce point de vue, que la nature des poisons, c'est leur mode d'action, et peut-être un poison agissant d'une façon non interrompue donne-t-il lieu à des lésions plus régulières que les substances toxiques dont l'action se produit par poussées successives; mais c'est surtout la durée du processus qui a de l'importance, et si la vue d'un rein atteint de néphrite ne permet pas de dire quelle fut la cause de l'altération, en revanche il donne des renseignements précis sur la longueur de l'évolution morbide.

NÉPHRITES UNILATÉRALES. — Elles ont été l'objet de nombreux travaux dans ces dernières années, en raison surtout des interventions chirurgicales qui ont été préconisées contre les néphrites en général. Nous avons, dès 1902, publié avec Rathery une série de travaux à ce sujet : notre opinion fut, à cette époque, adoptée par le professeur Lépine, et, depuis lors, nous avons pu recueillir une série de faits nouveaux qui ont été exposés récemment dans la thèse de notre élève Hédouin.

Pour savoir si les néphrites peuvent être unilatérales, il nous a semblé nécessaire d'utiliser, d'une part, les constatations fournies par les autopsies de sujets morts de maladies infectieuses ou toxiques ayant provoqué une détermination rénale, d'autre part les résultats des expérimentations effectuées sur les animaux auxquels nous injections des toxines, des microbes ou des poisons dans le but de provoquer des lésions rénales.

Les ***constatations nécropsiques***, faites sur de très nombreux sujets morts de maladies très diverses, doivent être groupées en plusieurs catégories. Il faut, tout d'abord, établir une distinction entre les lésions rénales produites par voie ascendante, et celles qui sont causées par toxi-infection sanguine, et dans ces dernières il faut encore séparer les néphrites toxiques aiguës (que la substance toxique soit un poison ou une toxine) d'avec les infections suppurées du rein, et il faut envisager à part les lésions chroniques des reins.

Les néphrites ascendantes sont très fréquemment unilatérales, comme le prouvent les constatations de Goodhart qui, sur 130 cas de pyélonéphrites reconnues à l'autopsie, a rencontré dix-neuf fois un seul rein atteint. Les observations publiées par MM. Albarran, Bazy, Tuffier, etc., plaident dans le même sens, et l'on peut dire que l'existence de cette catégorie de néphrites unilatérales est mise hors de doute par l'ensemble de ces travaux.

En revanche nous n'avons constaté aucun cas de néphrite toxique aiguë ou subaiguë qui ne fût bilatérale : les lésions trouvées à l'autopsie, dans les cas de ce genre, non seulement siégeaient des deux côtés, mais encore avaient une intensité sensiblement égale sur l'un et l'autre rein. Cela, nous l'avons constaté pour les néphrites des maladies infectieuses aiguës (fièvre typhoïde, pneumonie, etc.) ou chroniques (tuberculose, syphilis) et pour les néphrites toxiques aiguës (intoxications par le sublimé). Dans tous ces cas, lorsque les lésions des reins étaient peu intenses (certains cas de fièvre typhoïde, de pneumonie, etc.), elles étaient également peu marquées des deux côtés ; lorsqu'elles étaient très notables (intoxication par le sublimé, quelques cas de pneumonie), elles l'étaient également au niveau des deux reins. Jamais, dans les cas de ce genre, nous n'avons constaté qu'un rein fût non altéré alors que l'autre était lésé, non plus que nous n'avons vu des lésions profondes d'un rein avec altérations légères de l'autre.

Si les lésions rénales d'origine toxique sont toujours bilatérales, il n'est pas douteux cependant que, à la suite d'infections sanguines ayant entraîné la mort, on peut constater à l'autopsie des lésions suppuratives d'un seul rein. Nous en avons observé personnellement 3 cas : chez un malade mort de fièvre typhoïde à forme ataxo-adynamique au dix-neuvième jour de sa maladie, nous avons trouvé deux abcès du volume d'une grosse noisette, au niveau du rein droit, sans qu'il y ait aucune lésion suppurative du rein gauche. De même, chez une jeune bonne de dix-huit ans ayant succombé à une infection staphylococcique, nous avons constaté sur le seul rein gauche une quantité considérable d'abcès miliaires à staphylocoques. Enfin un malade mort d'infection pneumococcique présentait de la pneumonie suppurée, un abcès du cerveau, et trois petits abcès à pneumocoque du rein gauche, alors que le rein droit était indemne.

En ce qui concerne les lésions chroniques des reins, nous n'avons jamais rencontré de néphrite qui soit absolument unilatérale, mais nous avons constaté, dans la plupart des faits, que les deux reins n'étaient pas égaux au point de vue de l'étendue et de l'intensité des lésions. Il y a même des cas dans lesquels un rein est totalement lésé par une néphrite atrophique, alors que l'autre présente des portions assez étendues de parenchyme sain : on peut presque dire alors qu'il s'agit de néphrite unilatérale, mais ces faits constituent l'exception.

L'**expérimentation** ne fait d'ailleurs que confirmer les résultats fournis par l'observation anatomo-pathologique. Dans les intoxications que nous avons cherché à produire par injection sous-cutanée ou intra-

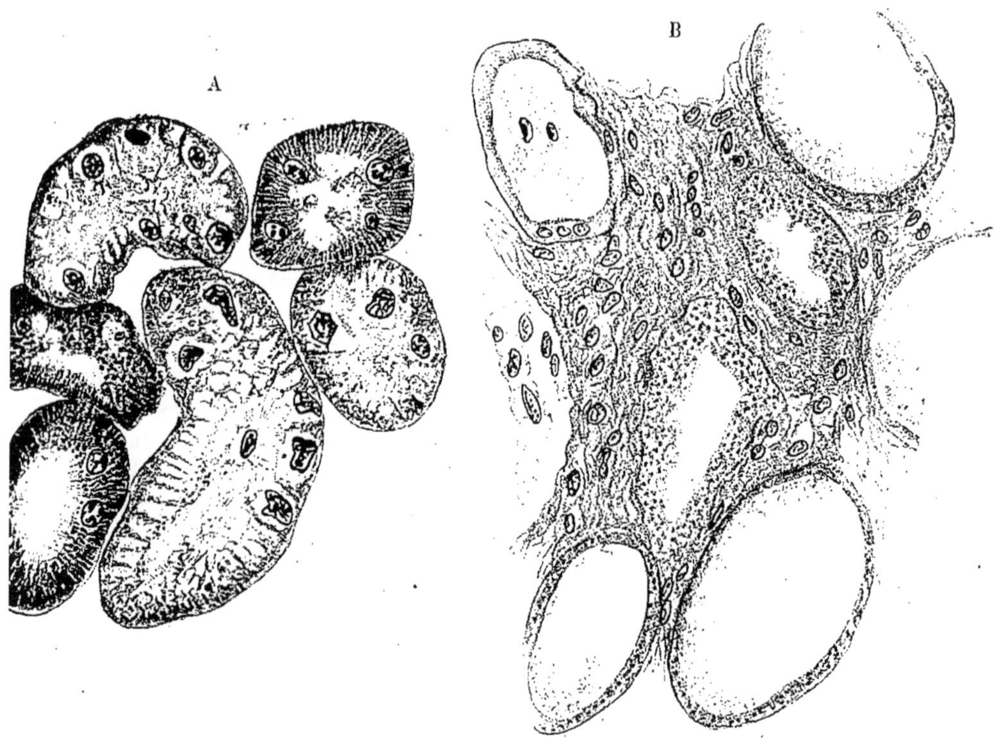

Fig. 18. — *Preuves expérimentales du retentissement des lésions d'un rein sur l'autre* (Castaigne et Rathery). *Tubes contournés du rein d'un lapin dont l'uretère du rein opposé a été lié.*

A. *Lésions aiguës :* il existe sur cette coupe trois tubes à peu près sains et trois tubes présentant des lésions de cytolyse protoplasmique du second degré.

B. *Lésions chroniques :* sclérose très accentuée avec dilatation tubulaire, aplatissement de l'épithélium et disparition de la bordure en brosse.

veineuse de poisons ou de toxines, quelle que fût la dose injectée et le manuel opératoire employé, nous avons toujours obtenu des lésions bilatérales, avec intensité sensiblement égale sur l'un ou l'autre rein. En revanche nous avons pu provoquer des lésions suppuratives d'un seul rein, par injections intraveineuses de culture microbienne. D'ailleurs M. Albarran avait déjà provoqué des lésions unilatérales, après injections intraveineuses de colibacille : dans ce but, il contusionnait l'un des deux reins d'un animal auquel il venait d'injecter, dans la veine de l'oreille, une culture de *Bacterium coli*. En faisant l'autopsie de l'animal le surlendemain, on constatait exclusivement au niveau du rein contusionné les stries jaunâtres de la suppuration commençante.

Il ressort, en somme, de l'ensemble de ces faits tant anatomiques qu'expérimentaux, qu'il peut exister sans doute des néphrites vraiment unilatérales ou à prédominance unilatérale, mais ce sont là des faits exceptionnels que l'on constate surtout dans les cas de suppurations rénales.

La rareté de ces lésions unilatérales est facilement expliquée par ce que les poisons qui sont contenus dans le sang s'éliminent par les deux reins et doivent par conséquent les léser tous les deux ; mais alors même qu'un seul rein aurait été primitivement touché, la néphrite ne restera pas longtemps unilatérale, parce que, comme nous l'avons montré avec Rathery, *l'altération d'un seul rein entraîne secondairement des lésions de l'autre rein.*

Pour le prouver d'une façon indiscutable, nous avons provoqué chez différents animaux des lésions mécaniques d'un seul rein (ligature unilatérale de l'uretère, de l'artère ou de la veine rénale ou du pédicule tout entier, — traumatismes unilatéraux par malaxation du rein, pointes de feu, injection de grès stérilisé dans le parenchyme du rein).

Les animaux ainsi mis en expérience ont prouvé surabondamment que les lésions, même mécaniques, d'un rein retentissent sur l'autre rein en y produisant des lésions que l'on put déterminer d'une façon précise en examinant avec soin — au moment de l'autopsie — le rein opposé à celui qui avait été altéré mécaniquement. Ces lésions varient selon que l'autopsie a été faite quelques jours après la ligature (première période); après quelques mois (deuxième période), après plus d'un an (troisième période).

Les lésions de la première période portent exclusivement sur les tubes contournés qui sont atteints par places de cytolyse protoplasmique du premier et du deuxième degré.

A la deuxième période on ne constate plus de cytolyse protoplasmique, mais une transformation de l'épithélium des tubes contournés : il est très bas, limité par une ligne très nette du côté de la lumière qui se trouve ainsi très élargie. La bordure en brosse a presque complètement disparu et il existe des ébauches de cylindres granuleux produits par les débris cellulaires. Ces lésions ne sont pas généralisées à tout le parenchyme ; elles n'existent que par îlots et l'on voit autour des « tubuli » altérés un début de sclérose sous forme de tissu conjonctif jeune avec de nombreuses cellules embryonnaires.

En d'autres points, quelques tubes contournés sont entourés par de nombreuses fibrilles conjonctives qui, les enserrant, leur font prendre des formes stellaires.

A la troisième période (plus d'un an après), le rein opposé à celui qui a été lésé mécaniquement présente l'aspect classique du rein granuleux avec adhérence de la capsule au parenchyme et présente de nombreux kystes, etc. Histologiquement, ce sont les lésions de sclérose qui prédominent : il existe des placards formés de fibres de tissu conjonctif partant d'une artériole dont les parois sont très épaissies ; issues de ces points, les fibres vont entourer les tubes contournés voisins, forment de vastes îlots enserrant tellement chaque tube que celui-ci se déforme à l'extrême et prend l'aspect stellaire : sa membrane basale s'hypertrophie, alors que le protoplasma diminue d'épaisseur et se transforme en un véritable tissu fibroïde sans noyau et sans bordure en brosse. On assiste, en somme, à la constitution d'une néphrite scléreuse typique.

Ces faits expérimentaux, dans lesquels nous avons suivi la production des différents stades de la néphrite scléreuse, nous permettent de comprendre et d'expliquer certains faits que nous avons rapportés avec Rathery. Il s'agit de malades qui avaient eu, plusieurs années auparavant, un traumatisme rénal d'un seul côté, un rein flottant, une hydronéphrose, etc., et qui sont venus mourir à l'hôpital d'urémie lente. Leur autopsie a montré que, en dehors de la lésion mécanique première en date, il y avait des altérations de néphrite atrophique lente portant sur les deux reins. Il s'agit de lésions absolument analogues aux altérations expérimentales que nous venons de décrire : il n'est pas douteux que les altérations d'un rein retentissent sur l'autre rein en le lésant à son tour. *A la notion déjà classique du réflexe réno-rénal, nous croyons qu'il est nécessaire d'ajouter, pour la compléter, la notion, non moins féconde en déductions pronostiques et thérapeutiques, du retentissement lésionnel d'un rein sur l'autre.*

LÉSIONS RÉNALES HÉRÉDITAIRES. — Elles doivent aussi être envisagées dans ce chapitre, car c'est leur connaissance qui m'a amené à concevoir le rôle important que joue l'hérédité en pathologie rénale.

Les **examens histologiques** que j'ai pratiqués avec Rathery ont été faits avec tout le soin que comporte une pareille étude, et en suivant la technique précise que nous avons décrite précédemment.

Nous avons été conduits ainsi à faire toute une série fort longue d'examens anatomo-pathologiques, dont nous ne signalerons ici que les faits les plus probants, à savoir ceux qui concernent des mères atteintes de néphrite chronique et ayant donné naissance à des enfants qui moururent très rapidement et dont l'autopsie montra l'existence d'une néphrite diffuse évidemment d'origine héréditaire.

Ma première observation fut recueillie en 1897 dans le service de M. Talamon dont j'étais alors l'interne. Nous avions eu l'occasion de soigner, à plusieurs reprises, une jeune femme de vingt-huit ans qui présentait fréquemment des accidents de petite urémie. Elle avait subi une néphrectomie droite dans son enfance et lorsque nous la vîmes pour la première fois elle offrait au grand complet les signes de la néphrite atrophique lente. Sur ces entrefaites, elle devint enceinte et resta dans nos salles pendant presque toute la durée de sa grossesse. Elle accoucha à la maternité de Tenon, et son enfant, qui ne pesait que 2^{kg},200 — quoiqu'il fût à terme — mourut au bout de quelques heures.

Il nous fut possible de pratiquer l'autopsie des reins, dans de très bonnes conditions, si bien que les lésions que nous constatâmes n'étaient certainement pas des altérations cadavériques ; d'ailleurs elles pourraient difficilement être interprétées ainsi. On trouve, en effet, sur les coupes de ce rein d'enfant, toutes les lésions classiques de la néphrite interstitielle, à tel point qu'il nous est arrivé, dans des conférences de démonstration pour les élèves, de présenter ces coupes comme tout à fait caractéristiques du petit rein rouge contracté.

Jusqu'en ces dernières années, cette observation — que nous avions cependant recueillie avec grand soin et pour laquelle nous nous étions entouré de toutes les garanties possibles d'exactitude — nous était apparue comme une exception, comme une sorte de monstruosité, et nous n'avions pas voulu en faire état dans nos différentes études anatomiques et cliniques concernant la pathologie du rein.

Or, depuis deux ans, nous avons eu l'occasion d'observer, avec Rathery, trois autres cas analogues, et, en rapprochant maintenant ces faits de nos résultats expérimentaux, nous sommes persuadé que, si l'on veut se donner la peine d'observer, on recueillera facilement des cas semblables.

Ces trois faits concernent aussi des mères atteintes de néphrite à évolution lente et « urémigène » qui donnèrent naissance à des enfants dont l'existence extra-utérine dura de quelques heures à peu de jours.

Les reins de ces enfants ont été examinés en prenant toutes les précautions possibles pour étudier l'histologie fine, et nous avons pu ainsi déceler deux ordres de lésions : les unes parenchymateuses, les autres interstitielles. Ce qui attire l'attention au premier abord, c'est l'existence de zones plus vivement teintées par le picro-carmin et qui, regardées à un plus fort grossissement, sont constituées par des îlots de tissu conjonctif jeune enserrant dans ses mailles des glomérules et des vaisseaux notablement épaissis, ainsi que des tubes contournés fortement plissés. En dehors de ces zones rappelant l'aspect des néphrites atrophiques, on peut constater que certains groupes de tubes contournés — même en dehors des îlots de sclérose — présentent un epithélium très altéré, et il est évident que la cause qui a produit ces altérations a porté, comme c'est la règle, sur les deux éléments du rein (tissu épithélial et tissu interstitiel).

On peut se demander ce que seraient devenus de tels reins si les sujets avaient vécu : peut-être est-il logique d'admettre que les lésions étaient trop diffuses pour permettre des fonctions rénales suffisantes, de sorte que la mort de ces enfants a sans doute reconnu, comme cause importante, ces altérations rénales.

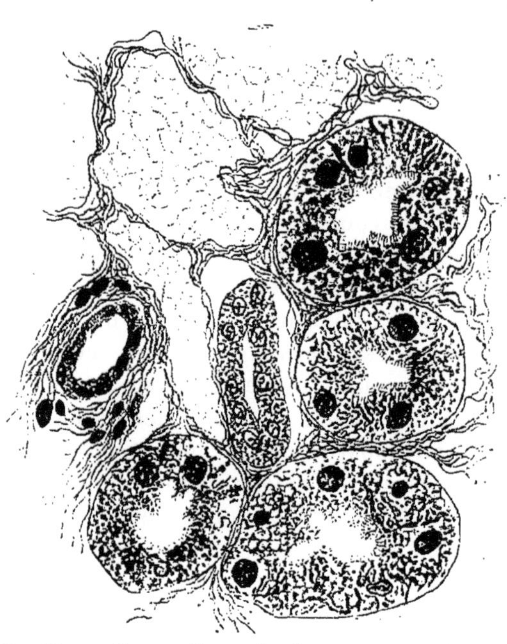

Fig. 19. — *Coupe d'un rein de nouveau-né humain : lésions très nettes de sclérose* (Castaigne et Rathery).

D'ailleurs, il est de toute évidence que les autopsies — quand elles peuvent être faites — ne nous montrent que les lésions extrêmes et l'on peut présumer que certains enfants naissent avec des lésions rénales moins accentuées, compatibles avec l'existence, mais laissant des cicatrices lésionnelles qui font des reins un point faible dans l'organisme. C'est ainsi que nous sommes arrivé à nous faire une conception anatomique de la débilité rénale, mais pour cela il nous a fallu nous appuyer aussi sur des données expérimentales qui confirment pleinement et expliquent les résultats obtenus par la méthode anatomo-clinique.

Avant d'exposer nos **résultats expérimentaux**, nous tenons à montrer que la clinique jointe à l'anatomie pathologique permet à elle seule d'affirmer l'existence de l'hérédité rénale.

Nous avons constaté que les enfants issus de mères atteintes de néphrite au moment de leur grossesse présentaient une tendance plus marquée à être atteints d'albuminurie et de néphrite ; nous avons vu quelques-uns de ces enfants mourir aussitôt après leur naissance et l'examen histologique des reins a montré qu'ils étaient atteints de néphrite diffuse. Comme, d'autre part, l'examen de toute une série de reins d'enfants morts dans les premiers jours de leur vie ne nous a pas permis de constater de lésions rénales, si les mères n'étaient pas atteintes de néphrite grave, nous pensons que toutes ces raisons d'ordre anatomo-clinique sont suffisantes pour faire admettre l'influence de l'hérédité sur le développement des lésions rénales et pour en faire soupçonner la pathogénie. Il nous a semblé, toutefois, que si l'expérimentation permettait de reproduire des lésions identiques, la preuve de la nature héréditaire des altérations serait encore plus éclatante.

Nos recherches, dans ce sens, étaient facilitées par les travaux antérieurs de M. le professeur Charrin et de ses élèves : « Chez des femelles pleines, dit M. Charrin, tantôt nous avons malaxé, broyé, détérioré le rein droit ou gauche, exceptionnellement les deux ; tantôt nous avons lié le pédicule vasculo-nerveux. Or, à côté d'indiscutables échecs, plus d'une fois, au niveau des glomérules ou des *tubuli* des petits lapins ou cobayes nouveau-nés, nous avons constaté l'existence de zones de congestion et d'hémorragie, juxtaposées à des altérations épithéliales, à la vérité peu marquées. » Nous avons tenu à reproduire *in extenso* ce passage d'un article de M. Charrin, afin de montrer que les connaissances expérimentales sur l'hérédité rénale étaient à ce moment-là bien minimes. C'est ce qui ressortait également de la thèse plus récente de M. Delamare.

Aussi nous a-t-il semblé nécessaire d'étudier de plus près ces lésions congénitales, transmises expérimentalement, d'autant plus que nous pouvions entreprendre cette étude d'une façon très précise, grâce aux recherches que nous avions faites précédemment sur l'histologie pathologique du rein.

Nos expériences faites avec Rathery ont été conduites de façons diverses, qui nous permettent de classer en deux grands groupes les résultats obtenus : le premier comprend les cas où nous avons pratiqué des injections de substances néphrotoxiques à des femelles pleines ; le second groupe, qui répond mieux à ce qui se passe en clinique humaine, comprend les cas où nous avons pu faire couvrir et rendre pleines des femelles auxquelles nous avions produit antérieurement des lésions rénales.

Les *injections d'émulsion rénale ou de sérums néphrotoxiques* sont très mal supportées par les femelles pleines, et il faut avoir soin de ne pas injecter de fortes doses, si l'on veut éviter l'avortement.

Sur 10 femelles que nous avons ainsi traitées, 3 ont mis bas des fœtus morts, respectivement un jour, trois jours et dix-sept jours après l'injection. Les autres ont donné naissance à des petits vivants, mais chétifs, malingres, se développant mal et qui, pour la plupart, sont morts rapidement de cachexie progressive ou à la suite de convulsions.

L'étude des lésions rénales présentées par les jeunes animaux, dont

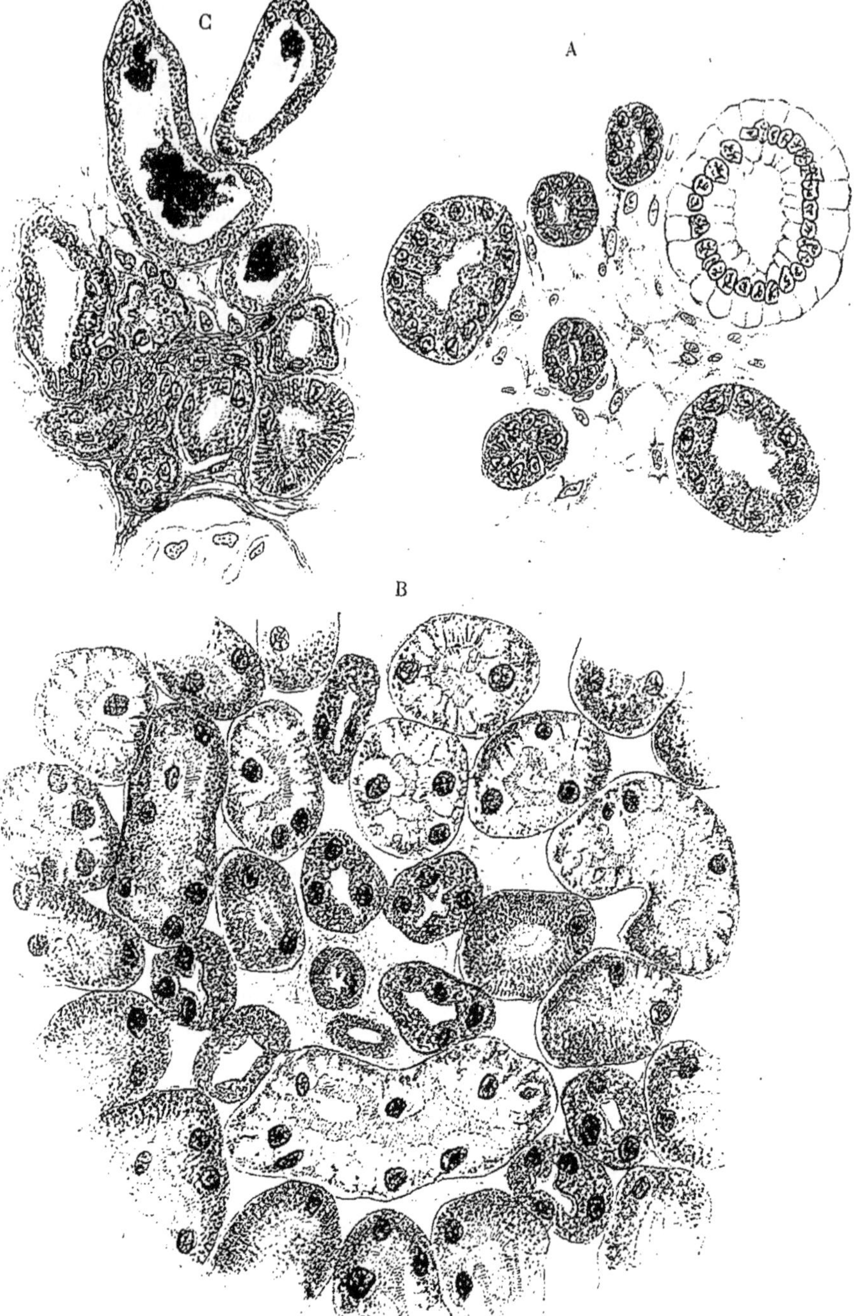

Fig. 20. — Preuves histologiques de l'hérédité en pathologie rénale (Castaigne et Rathery).

A. Rein normal de fœtus de cobaye. Les tubes sont plongés dans un tissu embryonnaire très abondant qui est disparu lors de la naissance à terme.

B. Rein de jeune lapin dont la mère avait été traitée par des injections d'émulsion rénale pendant qu'elle était pleine. — Tubes contournés présentant des lésions de cytolyse protoplasmique du 2e degré, au milieu d'autres tubes paraissant sains.

C. Rein de jeune cobaye dont la mère avait été traitée, pendant qu'elle était pleine, par des injections d'émulsion rénale. — Lésions de néphrite chronique.

les mères étaient atteintes de néphrite avant d'être couvertes, se rapproche davantage des faits que l'on a l'habitude d'observer en clinique, mais expérimentalement ces lésions sont assez difficiles à provoquer, pour les raisons que nous allons énoncer.

Il faut, en effet, tout d'abord, que la néphrite produite chez la femelle soit assez intense pour qu'il passe dans la circulation des substances néphrotoxiques qui pourront envahir ultérieurement l'organisme fœtal. Mais il importe aussi que ces lésions ne soient pas trop accentuées, afin que l'organisme puisse faire les frais nécessaires à la conception, à la grossesse et à la mise-bas à terme.

Nous avons pu, dans 3 cas au moins, éviter ces deux écueils et provoquer chez des femelles des néphrites intenses sans doute, mais permettant toutefois des mise-bas à terme, de sorte que nous avons pu étudier histologiquement les reins de leurs produits.

Les lésions que nous avons constatées dans ces deux séries d'expérimentations sont analogues et offrent deux variétés : tantôt les altérations étaient uniquement épithéliales, et pour ainsi dire superficielles; tantôt elles étaient diffuses et durables.

Les lésions épithéliales se présentent sous l'aspect que nous avons nommé *cytolyse protoplasmique*, et sont tout à fait comparables à celles que l'on observe chez les animaux auxquels on a injecté de l'émulsion rénale. On trouve, en effet, disséminés sur l'étendue des coupes, une série d'îlots formés de quatre ou cinq tubes et tranchant par leur coloration claire sur les tubes voisins qui sont tout à fait intacts. Si l'on examine ces zones altérées à un plus fort grossissement, on note que les cellules ont perdu presque complètement leurs granulations, surtout dans les parties sus et péri-nucléaires. Il s'agit donc là de lésions très marquées des tubes contournés, entraînant le passage d'albumine dans les urines, mais de lésions limitées, permettant la survie des animaux.

Les altérations diffuses que nous avons produites expérimentalement sont analogues à celles dont nous avons signalé déjà l'existence chez de jeunes enfants nés de mères atteintes de néphrite interstitielle.

A un faible grossissement, on constate, en effet, des zones très nettes de sclérose péri-glomérulaire et péri-tubulaire. Il s'agit, dans ces cas, de sclérose jeune (tissu conjonctif avec nombreuses cellules embryonnaires), mais les fibrilles sont cependant assez volumineuses et prennent intensément le carmin, de sorte qu'on ne peut pas croire que ce soit du tissu mésenchymateux, lequel est constant, comme nous l'avons montré, dans les reins des fœtus normaux, mais disparaît complètement à la naissance.

Les tubes contournés qui sont encerclés par la sclérose prennent un aspect étoilé et s'atrophient, de même que les glomérules voisins deviennent imperméables et que les parois des artérioles sont très nettement épaissies.

En dehors des zones conjonctives, on trouve, par places, des groupes de tubes contournés dont l'épithélium est très altéré : la bordure en brosse a complètement disparu et le protoplasma cellulaire n'est plus représenté que par une bande très mince adhérant à la membrane basale. On assiste, en ces points, à la formation de cylindres intratubulaires.

Telles sont les lésions expérimentales que nous avons pu provoquer, et il est facile de comprendre que leur connaissance complète utilement les notions anatomo-cliniques. Nous n'avions constaté, en effet, en pathologie humaine, que les lésions ultimes, non compatibles avec l'existence de l'enfant; expérimentalement, nous avons reproduit ces lésions diffuses et montré ainsi qu'elles sont bien dues à l'hérédité rénale, mais de plus nous avons pu établir que, dans un grand nombre de cas, les lésions sont plus superficielles, compatibles avec l'existence, et cela nous permet de comprendre les formes héréditaires moins graves, notamment la débilité rénale.

De l'ensemble de ces faits, il résulte que la notion du rôle de l'hérédité en pathologie rénale repose sur une triple base : clinique, anatomo-pathologique, expérimentale.

La **clinique** nous apprend que des mères atteintes de néphrite donnent naissance à des enfants dont les reins sont moins résistants aux infections et aux intoxications (débilité rénale, albuminurie héréditaire et familiale). Dans certains cas même, les altérations rénales sont tellement prononcées qu'elles ne sont pas compatibles avec l'existence, et les enfants succombent dès les premières heures ou les premiers jours de leur vie.

C'est dans ces derniers cas qu'il nous a été possible de faire des **examens histologiques**, qui nous ont montré que les reins des enfants nouveau-nés pouvaient être atteints de néphrite diffuse très profonde.

Mais nous n'arrivions ainsi qu'à la connaissance des cas extrêmes, non compatibles avec l'existence, et nous n'étions pas fixés sur le substratum de ces faits cliniques, beaucoup plus fréquents, que nous avons décrits sous le nom de *débilité rénale.*

L'**expérimentation** nous permet de combler cette lacune, tout en confirmant les résultats d'histologie humaine. Nous avons pu, en effet, produire des néphrites chroniques chez des femelles, que nous avons fait couvrir par la suite : les produits de ces femelles présentaient des altérations rénales que nous avons pu classer en deux groupes, selon les observations. Dans certains cas, il s'agissait de néphrites diffuses, tout à fait comparables à celles que nous venons de signaler chez les fœtus humains. Dans d'autres cas, les lésions étaient beaucoup plus superficielles, exclusivement épithéliales, compatibles avec la vie, mais déterminaient cependant de l'albuminurie. Il y a tout lieu de supposer qu'il existe des altérations semblables chez les enfants atteints de débilité rénale ou d'albuminurie héréditaire.

Enfin, l'étude du pouvoir néphrotoxique du sérum et du liquide amniotique des femelles pleines, atteintes de néphrite, nous a montré qu'il existe des substances néphrotoxiques dans le sang maternel et qu'elles sont transmises très abondamment au fœtus.

Dans ces conditions, le mécanisme pathogénique des différentes formes de l'hérédité rénale est facile à comprendre : puisque toute malade atteinte de néphrite présente dans son sérum des substances très toxiques pour le rein, et puisque ces substances passent facilement de la mère au fœtus, on conçoit que dans tous les cas où une femme atteinte de néphrite devient enceinte le fœtus est, pendant toute la durée de son développement, irrigué et baigné par des humeurs néphrotoxiques. Mais il y a des degrés dans la toxicité : aussi, dans certains cas, les altérations seront-elles si marquées que la mort surviendra dès les premiers jours ou même les premières heures, tandis que, dans d'autres, les altérations sont superficielles et compatibles avec la vie; mais le rein n'en reste pas moins un point faible, prêt à présenter des réactions lésionnelles à l'occasion des moindres poussées toxiques ou infectieuses.

LÉSIONS EXTRARÉNALES CONSTATÉES CHEZ LES SUJETS MORTS DE NÉPHRITES. — Les altérations que nous venons de décrire au niveau du rein ne constituent pas les seules lésions que l'on constate quand on fait l'autopsie de sujets morts de maladies des reins. Mais nous n'avons pas la prétention de décrire ici toutes ces lésions extrarénales.

Les unes tiennent à l'infection ou à l'intoxication qui ont été la cause de la néphrite.

D'autres sont provoquées par des infections surajoutées qui se produisent plus facilement chez de tels sujets.

D'autres sont la conséquence des lésions artérielles plus ou moins généralisées ou de l'insuffisance cardiaque.

D'autres enfin sont beaucoup plus sous la dépendance de la néphrite, en ce sens qu'elles sont produites par l'intoxication urémique causée elle-même par la lésion du rein ; ces lésions seront étudiées avec l'urémie.

Cette rapide énumération suffit à nous montrer qu'il n'y a, pour ainsi dire, pas un organe que l'on puisse trouver sain à l'autopsie d'un malade atteint de néphrite, mais il nous semble que ce ne soit pas ici le lieu d'étudier les lésions qui sont constatées chez ces sujets.

En revanche, il est un organe dont la lésion est presque constante et dont l'étude anatomo-pathologique s'impose au cours de toutes les néphrites : c'est le ***cœur***.

S'il s'agit d'une néphrite aiguë ou subaiguë, on peut trouver de la dilatation du myocarde qui n'a d'ailleurs rien de spécial, et ce sont surtout les altérations constatées dans la néphrite chronique urémigène qui retiendront notre attention.

Les lésions d'**endocardite chronique** que l'on peut rencontrer au niveau des orifices mitral ou aortique n'ont rien de particulier. Nous en dirons autant de la **péricardite** qui, intéressante au point de vue pathogénique et clinique, n'a rien de spécifique au point de vue anatomique; d'après M. Brault, « elle est presque toujours sèche et est représentée anatomiquement par un exsudat peu épais, rosé ou sanguinolent ».

L'hypertrophie du ventricule gauche est, en revanche, tout à fait particulière, par ses rapports de constance avec la néphrite chronique urémigène.

Le poids du cœur varie de 400 à 800 grammes dans les observations que nous avons pu recueillir.

Son hypertrophie porte, en général, sur le ventricule gauche seul; quand toutes les cavités cardiaques sont modifiées, il est de règle de trouver une gêne concomitante de la petite circulation.

Le ventricule gauche hypertrophié se montre soit globuleux (forme concentrique), soit hypertrophié et dilaté à la fois (forme excentrique). Quand on en a pratiqué la section, on constate que les piliers sont épais et charnus, que les parois ont une épaisseur de 2 à 3 centimètres et que le muscle a une coloration rouge et une consistance plus ferme que sur un cœur normal.

L'examen histologique montre une augmentation notable de volume des fibres myocardiques; il y a donc une hypertrophie vraie du muscle cardiaque.

A côté de cette altération, MM. Debove et Letulle ont signalé des lésions de sclérose et ils avaient supposé à cette époque (1880) que le processus de sclérose était primitif et l'hypertrophie secondaire.

Les nombreux faits anatomiques recueillis par M. Brault lui ont permis de tirer cette conclusion que « la myocardite est exceptionnelle dans la néphrite scléreuse ; si certains auteurs l'ont signalée, cela ne peut résulter que d'une coïncidence ».

Ainsi donc, il n'est pas douteux que l'hypertrophie du cœur existe d'une façon constante au cours des néphrites atrophiques lentes, et quant à la cause qui produit cette hypertrophie, nous allons chercher à la préciser en étudiant la physiologie pathologique.

PHYSIOLOGIE PATHOLOGIQUE DES NÉPHRITES

Dans les chapitres précédents, nous avons étudié les causes des néphrites et leurs lésions anatomiques, sans chercher à savoir comment il se fait que telles causes engendrent telles lésions. Fidèle à notre programme, nous n'avons pas voulu mêler les faits avec les hypothèses : c'est pour cela que, d'une façon systématique, nous avons écarté jusqu'à maintenant les théories pathogéniques.

Nous avons préféré traiter toutes ensemble ces questions de physiologie pathologique, afin qu'il soit bien entendu qu'il ne s'agit ici que d'hypothèses émises pour expliquer les faits ; et cependant ce sont ces théories pathogéniques qui, naguère, commandaient toute l'étude des néphrites. Nous avons pensé au contraire qu'il fallait attacher toute l'importance aux faits, afin que, le jour où l'hypothèse pathogénique est démontrée insoutenable, — et c'est le sort de bien des théories, — l'histoire des néphrites n'en soit pas atteinte pour cela.

C'est dans cet esprit que nous allons aborder le chapitre de physiologie pathologique et étudier successivement la pathogénie des lésions rénales et cardiaques et celle de certaines complications (œdèmes, phlegmasie des séreuses, etc.).

I. **PATHOGÉNIE DES LÉSIONS RÉNALES.** — Nous avons étudié, au point de vue étiologique, les principales causes qui provoquent les néphrites ; il nous faut maintenant envisager ici deux points principaux : d'une part, la cause intime des lésions rénales ; d'autre part, leur mécanisme afin de savoir si les altérations épithéliales commandent les lésions du tissu conjonctif, ou si, au contraire, les altérations du parenchyme sont sous la dépendance de celles des vaisseaux.

A. La CAUSE DÉTERMINANTE DES LÉSIONS RÉNALES réside évidemment dans l'élimination, au niveau du rein, des substances toxiques contenues dans le sang, c'est-à-dire toxines dans le cas de néphrites infectieuses, poisons variables dans le cas de néphrites toxiques.

Telle est la théorie actuellement classique ; mais la réalité nous semble plus complexe et nous avons montré que dans la production d'une néphrite infectieuse, par exemple, interviennent, en général, d'une façon concomitante trois facteurs surajoutés : le microbe, sa toxine, des poisons fabriqués par l'organisme lui-même.

1° Le ***rôle des toxines*** n'a plus besoin d'être démontré à l'heure actuelle ; il est basé sur les constatations déjà anciennes, mais toujours probantes, de Bouchard et de Charrin. Les travaux plus récents de Claude ont montré la réalité et le mécanisme intime de cette action ;

2° Les ***poisons endogènes*** interviennent toutefois pour un rôle très important dans la production de ces lésions.

Nous avons prouvé avec Rathery, par notre méthode d'expérimentation *in vitro*, que certaines toxines n'avaient pas une action nocive vraie et qu'elles agissaient en produisant dans l'organisme toute une série de substances toxiques dont l'élimination rénale provoquait des lésions de néphrites. Cette conception, que nous avons basée sur des données expérimentales très précises, avait, d'ailleurs, été déjà soutenue par M. Chauffard, qui se basait sur des considérations très intéressantes de clinique et de pathologie générale.

« Chez l'infecté aigu, dit-il, toute la vie cellulaire est troublée et des déchets azotés, extractifs, peu solubles et très toxiques, provenant en grande partie de l'autophagie musculaire, s'accumulent dans le sang.

« Tous ces déchets s'éliminent mal et sont retenus dans le sang et dans les tissus ; mais, à certains moments, des décharges rénales énormes se produisent et les urines deviennent fortement hypertoxiques.

« Mais, conclut M. Chauffard, cette élimination nécessaire et protectrice pour l'organisme est un danger pour le rein, et celui-ci, comme un serviteur dévoué, ne suffit souvent à sa tâche qu'aux dépens de sa propre sécurité. »

Ainsi donc, on le voit, nous sommes loin des néphrites toxiniques pures, s'il faut — comme nous le pensons — tenir compte de l'action de toutes ces substances toxiques produites par l'organisme infecté.

3° **Reste encore le rôle du microbe** qui, selon nous, ne doit pas être considéré comme un élément négligeable. On sait, en effet, que les microbes contenus dans le sang ont tendance à s'éliminer très rapidement par les urines (Ponfick, Langerhans, Wissokowitsch). Plus récemment, les expériences de Biedl et Kraus ont montré que si l'on fait une injection intraveineuse de microbes (staphylocoque, colibacille, bactéridie charbonneuse) l'élimination microbienne par les urines peut commencer cinq à six minutes après et se termine rapidement. Von Klecki va même jusqu'à admettre, à ce sujet, que dans tous les cas d'infection sanguine les microbes sont éliminés par le rein, et, quand on ne constate plus la présence de bactéries dans l'urine, cela signifie que le sang n'en contient plus.

A côté de ces faits de bactériurie qui sont universellement admis, il existe aussi toute une série de cas dans lesquels l'étude des reins dont on fait l'examen histologique montre la présence de microbes, soit dans les tubes contournés (travaux de Enriquez sur la néphrite pneumococcique), soit dans les glomérules, soit dans les espaces conjonctifs qui séparent les tubes urinifères.

Le rein sert donc de lieu de passage aux microbes, qui, dans certains cas, y font un séjour plus ou moins durable.

Mais, malgré que ces constatations soient admises par tous les auteurs, on ne croit pas en général que ces microbes jouent, par eux-mêmes, un rôle dans la production des lésions de néphrites.

Cette opinion nous paraît devoir être revisée, car une série de constatations histologiques ont montré que le microbe, une fois arrivé dans le rein, pouvait avoir encore une action nocive.

Pour notre part, tout en reconnaissant le rôle très important des toxines solubles, nous croyons devoir insister sur ce fait que des colonies microbiennes peuvent séjourner dans le rein et causer des lésions rénales du fait de leur présence.

Cette action pathogène des microbes est d'ailleurs admise pour les lésions suppurées, et les petits abcès développés à la surface du rein staphylococcique, par exemple, sont certainement produits par les microbes eux-mêmes; on peut en dire autant des tubercules miliaires produits par le bacille de Koch, et des granulations multiples que l'on trouve à la surface des reins des animaux inoculés avec l'*Oidium albicans*.

Ces lésions prouvent donc bien l'action pathogène des microbes sur le rein; mais, pourra-t-on objecter, il ne s'agit pas là, à vrai dire, de lésions de néphrites. Cette objection n'est pas absolument exacte, car, si l'on examine le tissu rénal qui environne ces productions spécifiques, on verra toujours une zone plus ou moins étendue dans laquelle existent les altérations habituelles de la néphrite diffuse.

Et, à côté de ces cas où le microbe a une virulence suffisante pour produire l'ensemble des lésions dont nous venons de parler, il en est d'autres où, moins virulent, il ne crée que le second ordre d'altérations; on voit alors de véritables amas microbiens dans un vaisseau ou dans le tissu interstitiel et on constate que, si ces microbes n'ont pas déterminé d'infiltrations purulentes ni de lésions spécifiques, ils ont déterminé autour d'eux des lésions de néphrite diffuse. Nous avons pu constater des altérations semblables produites par injection de microbes peu virulents dans l'artère rénale et M. André Jousset nous a montré des reins tuberculeux obtenus expérimentalement ou recueillis à l'autopsie, dans lesquels il n'existait pas de granulations tuberculeuses, mais où des lésions localisées de néphrites existaient seulement dans les régions où l'on rencontrait des amas de bacille de Koch.

Nous ne voulons pas dire, pour cela, que les microbes agissent par pure action mécanique; nous sommes bien persuadé, au contraire, que, vivant au milieu du rein, ils sécrètent là, comme dans tout l'organisme, des produits toxiques qui diffusent dans les cellules de voisinage et les altèrent. C'est donc encore, si l'on veut, la toxine qui agit, mais pas, ainsi qu'on l'admet en général, la toxine apportée par voie circulatoire : ici c'est un poison formé au niveau du rein lui-même et qui a une action purement locale.

B. Le MÉCANISME INTIME DES LÉSIONS RÉNALES a été interprété différemment par les histologistes qui, selon les cas, ont vu dans la néphrite tantôt la conséquence des lésions vasculaires, tantôt l'aboutissant des lésions épithéliales, tantôt la conséquence de l'inflammation de la substance rénale dans sa totalité.

L'anatomie pathologique nous a déjà prouvé qu'on ne pouvait pas conserver les expressions **de néphrite épithéliale** ou de **néphrite interstitielle**, car dans tous les cas les lésions sont diffuses.

Mais, alors même que les lésions sont diffuses, ne pourrait-on pas admettre que les lésions portent primitivement, soit sur les vaisseaux, soit sur les épithéliums? C'est ainsi qu'a été admise l'existence des deux groupes de néphrites systématiques : d'origine artérielle et d'origine glandulaire.

Le **rôle des lésions artérielles dans la production des néphrites** a été battu en brèche par M. Brault qui, dans son livre sur les artérites, a montré que les lésions artérielles, aiguës ou chroniques, étaient incapables (sauf dans le cas d'oblitération) d'avoir un retentissement lésionnel sur le rein. Sans doute, il y a souvent coïncidence d'artérites aiguës ou chroniques et de néphrites, mais on doit admettre que la même toxi-infection qui a causé une lésion a produit également l'autre, car, en revanche, on constate bien des cas où il y a des lésions rénales sans altérations manifestes des artères, et d'autres, au contraire, où les artères rénales sont sténosées sans que les reins qu'elles irriguent soient altérés.

Il semble donc qu'il n'y ait plus lieu de s'attarder à discuter le rôle que jouent les artérites aiguës ou chroniques dans la production des néphrites, puisque les faits anatomiques ne permettent plus de décrire une sclérose dystrophique.

Est-il plus rationnel d'admettre une sclérose d'origine glandulaire? Cette théorie, soutenue par Charcot et Gombault, admise ensuite par MM. Cornil et Brault, était basée sur la description de la néphrite chronique saturnine. On admettait que les lésions épithéliales étaient les premières en date et entraînaient secondairement des altérations du tissu interstitiel. Ainsi comprise, la néphrite systématique d'origine glandulaire ne peut plus être admise; on sait, à l'heure actuelle, que la théorie énoncée par Gubler, à savoir que le tissu scléreux remplace le tissu noble quand celui-ci est détruit, n'est vraie que s'il y a eu inflammation portant en même temps sur les épithéliums et sur le tissu conjonctif. C'est justement parce que les néphrites sont d'origine inflammatoire et que l'inflammation ne se borne jamais à agir sur un seul élément histologique d'un organe, que nous repoussons cette subordination que l'on a essayé d'établir en disant que les lésions de tel tissu commandent ensuite celle d'un autre,

Il n'en est pas moins vrai que, de la description donnée par Charcot et Gombault, il faut retenir un fait histologique que nos expériences avec Rathery ont confirmé d'une façon constante : c'est la précession des lésions épithéliales.

Si l'on injecte à un animal une substance toxique pour le rein et qu'on le sacrifie quelques heures après, seules les cellules épithéliales des tubuli contorti sont lésées.

Si on laisse vivre plus longtemps un animal du même poids qui a reçu les mêmes doses de poison, et qu'on le sacrifie seulement au bout de quelques jours, on constatera des lésions du tissu conjonctif.

La précession des lésions épithéliales n'est donc pas douteuse, selon nous, car nous l'avons constatée dans un trop grand nombre de faits expérimentaux. Mais on ne doit pas dire, pour cela, que ce sont les lésions épithéliales qui entraînent les altérations voisines du tissu conjonctif. Les unes et les autres sont subordonnées à l'élimination des poisons par le rein.

Si l'on injecte un poison directement dans un parenchyme quelconque, on provoque tout d'abord des lésions des cellules nobles elles-mêmes qui caractérisent l'action toxique proprement dite; mais aussitôt il se produit une vaso-dilatation, une diapédèse plus ou moins abondante que l'on pourrait considérer comme la réaction. C'est l'union de ces deux phénomènes morbides pour ainsi dire inséparables (action et réaction) qui caractérise schématiquement l'inflammation.

Si l'on a soin de ne pas prendre ces termes dans un sens absolument strict, et de ne pas croire aussi que la réaction a toujours un but défensif, puisqu'elle peut devenir dangereuse par excès et même être nocive d'emblée, cette notion de l'action morbide et de la réaction est capable d'expliquer la pathogénie des lésions inflammatoires en général, et celle des néphrites en particulier.

Nous étudierons donc successivement : l'action des poisons sur le rein, puis la réaction du tissu rénal, et nous verrons comment les effets combinés de ces deux processus expliquent les différentes formes de néphrites.

1° ***Action des poisons sur le rein.*** — Nous ne reviendrons pas sur les faits exposés et qui nous ont amené à admettre que les substances pouvaient être nocives pour le rein de trois façons : par toxicité directe, par toxicité indirecte, par osmo-nocivité.

D'ailleurs, au point de vue de la physiologie pathologique des lésions, le mécanisme est le même dans tous les cas, c'est-à-dire que les poisons lèsent les cellules nobles en s'éliminant par le tube urinifère.

La première lésion en date est la cytolyse protoplasmique de l'épithélium des tubuli contorti ; c'est elle qui constitue l'action toxique proprement dite.

Mais cette cytolyse a des degrés, au point de vue de l'étendue et de la profondeur des lésions.

Dans les cas où la substance toxique est très nocive pour le rein, toutes les cellules nobles sont atteintes à la fois et la cytolyse est à son comble ; il y a destruction complète de la cellule.

Ce sont là d'ailleurs des cas rares : le plus souvent l'action toxique sur le rein est moins intense et plus limitée ; la cytolyse reste aux stades que nous avons décrits plus haut sous les noms de *premier* ou de *deuxième degré*, et les lésions sont parcellaires.

Déjà Germont, Cornil et Brault avaient noté que dans la néphrite cantharidienne subaiguë, à côté de systèmes glomérulo-tubulaires très altérés, d'autres restent absolument indemnes. De même, Charcot et Gombault, dans leurs recherches sur la néphrite saturnine expérimentale, faisaient remarquer que les territoires rénaux se prenaient graduellement et pour ainsi dire un à un. Nos études personnelles sur les néphrites expérimentales aiguës et chroniques, faites avec Rathery, nous ont montré qu'il s'agissait là d'une loi générale et que, sauf les intoxications suraiguës qui provoquent des lésions globales du rein, les autres intoxications aiguës donnent lieu à des lésions localisées à certains territoires, avec intégrité complète des zones rénales voisines.

Ainsi donc, on le voit, les différentes substances qui lèsent le rein peuvent avoir des processus lésionnels différents ; mais, de toutes façons, l'action nocive sur le rein se traduit essentiellement par la dégénérescence des cellules pouvant aller depuis le premier degré de la cytolyse protoplasmique jusqu'à la désintégration cellulaire complète, et l'on conçoit que, dans les cas où cette action se produit dans toute l'étendue du parenchyme rénal, la mort en soit la conséquence fatale avant même que le parenchyme rénal ait le temps de réagir. Mais, d'une façon générale, les choses ne se passent pas ainsi, et la néphrite est essentiellement constituée par le mélange d'action toxique et de réaction de l'ensemble des tissus qui constituent le rein.

2° ***Réaction du tissu rénal contre l'intoxication.*** — Ici, comme dans tous les organes, les vaisseaux sanguins forment très rapidement une réaction contre l'intoxication. Elle se traduit, tout d'abord, par une vaso-dilatation marquée au niveau du bouquet glomérulaire, et cette vaso-dilatation entraîne une exsudation dans la cavité glomérulaire. Quand on sacrifie des animaux dans les premières heures qui suivent l'injection sous-cutanée de cantharidate, par exemple, on note que la cavité glomérulaire est distendue par un liquide qui contient de grosses cellules lymphatiques et des granulations d'origine hématique.

Si la lésion obtenue est d'origine microbienne, on constate qu'il existe de nombreux microbes à côté de ces granulations, et on a tout lieu de croire que cet exsudat glomérulaire représente un moyen de défense contre la toxi-infection.

Dans un stade un peu plus avancé, il existe une vaso-dilatation de tous les capillaires de la substance corticale, et l'on peut voir que beaucoup de ces capillaires sont entourés par un manchon de globules blancs : c'est la vaso-dilatation et la diapédèse défensive, qui n'a d'ailleurs rien de particulier au rein.

Un peu plus tard, on voit proliférer les cellules du tissu conjonctif et les cellules plates qui tapissent la cavité glomérulaire, mais il s'agit plutôt là d'une action toxique que d'une réaction analogue aux précédentes.

Lorsque les altérations ainsi constituées ont tendance à s'organiser en tissu scléreux, comme le plus souvent il s'agit de cas où une série de territoires rénaux n'ont pas eu à souffrir, il se produit, d'après M. Chauffard, un processus d'**hypertrophie compensatrice.**

C'est ainsi que cet auteur a interprété les **granulations de Bright** dont nous avons donné plus haut la description, mais dont nous n'avons pas discuté la nature, ne voulant pas que l'on puisse confondre les faits pouvant être contrôlés avec les théories même les plus vraisemblables.

C'est que, d'ailleurs, les auteurs sont loin d'être d'accord sur la valeur anatomique de ces granulations.

Cornil et Brault admettent que « cette disposition correspond au relief des parties intactes ou relativement conservées de la glande, formant des territoires, séparés les uns des autres par des zones affaissées et indurées, ne contenant que des tubes et des glomérules en voie d'atrophie ».

Pour Kelsch et Kiener, en revanche, il existerait, au niveau des granulations, de véritables lésions des cellules des tubes contournés.

Nous venons de dire comment M. Chauffard explique ces granulations par l'existence d'une hypertrophie compensatrice, et nous devons développer ici la théorie très séduisante de cet auteur.

Rappelons tout d'abord que, histologiquement, les granulations sont constituées par des glomérules peu lésés, souvent hypertrophiés, et par des tubes contournés très visibles, dilatés, sinueux sur les coupes.

« Comment, dit M. Chauffard, interpréter ces images, si constantes que l'on peut les rencontrer à peu près sur toutes les coupes de néphrite atrophique chronique? Que sont ces tubuli, tantôt sains, tantôt à épithélium lésé, mais d'une façon moins profonde et, semble-t-il, plus récente que les autres tubes contournés ? Admettre que leur dilatation résulte simplement de l'obstacle en amont, formé par le tissu de sclérose, agissant à la façon d'un barrage, semble peu rationnel, puisque les glomérules restent sains, sans refoulement excentrique des anses vasculaires. L'hypertrophie même, souvent si manifeste, des glomérules et de leur bouquet capillaire pourrait-elle se comprendre, si le tube sous-jacent ne restait pas perméable et fonctionnellement valide? »

Cette hypertrophie compensatrice, qui a les caractères que nous venons de signaler, s'expliquerait ainsi; tout d'abord, on ne peut la constater que dans les néphrites à évolution lente, et alors son mécanisme paraît être le suivant : l'hypertension artérielle et l'hypertrophie cardiaque qui accompagnent toujours les néphrites chroniques ont pour corollaire obligé une hypertension dans les anses du bouquet glomérulaire qui, ainsi soutenu, résiste à la contre-pression sécrétoire et ne peut s'affaisser. Mais, d'autre part, le fonctionnement des tubuli conservés est forcément très exagéré, puisqu'il doit suppléer les appareils glomérulo-tubulaires détruits, et que, de par la polyurie, une quantité d'urine très supérieure à la quantité normale doit, dans l'unité de temps, parcourir le circuit du tube contourné. Rien d'étonnant, dès lors, à ce que celui-ci se dilate, à ce que son épithélium, tout en restant sain, ait une tendance à s'aplatir; car c'est en somme le glomérule plus encore que le tube contourné qui, dans l'hypertrophie compensatrice, telle que la décrit M. Chauffard, doit jouer le rôle prépondérant.

Si une telle réaction de défense du rein est admise — et elle cadre bien avec ce que nous savons des hypertrophies compensatrices des autres glandes, et en particulier du foie, — on conçoit combien son importance pathogénique est grande. Elle commande pour ainsi dire l'évolution anatomique des néphrites et l'on pourrait dire avec M. Chauffard que « dans ces caractères variables de l'hypertrophie compensatrice, suivant qu'elle est nulle, de durée moyenne ou de durée longue, se trouve la base d'une classification anatomique et évolutive des néphrites, qui tiendrait compte du mode d'action de la cause pathogène ».

Mais, à côté de ces réactions défensives du rein, il faut signaler l'existence des **réactions offensives** dont, jusqu'à ces dernières années, on ne s'était guère préoccupé. C'est l'étude des néphrotoxines, faite avec Rathery, qui nous a révélé leur existence. Nous avons pu montrer, en nous servant non seulement de l'expérimentation *in vivo*, mais surtout de notre méthode plus précise *in vitro*, que les reins atteints de néphrite laissent passer dans la circulation une substance toxique dont l'action nocive s'exerce d'une façon exclusive ou tout au moins sur les reins, de telle sorte que l'on peut comprendre ainsi comment une intoxication passagère prédominante entraîne quelquefois des lésions évoluant d'une façon continue. Le sang apporte, en effet, au rein une substance toxique, telle que, par exemple, une toxine microbienne ; il se produit alors des lésions rénales. La toxi-infection primitive est bientôt guérie, mais la néphrite persiste et les reins envoient de ce fait, dans la circulation, des néphrotoxines qui reviennent aux reins avec le sang de l'artère rénale et créent des lésions nouvelles qui engendrent à leur tour des cytotoxines, et ainsi s'explique la continuité des lésions rénales, malgré que l'intoxication primitive ait été en apparence passagère.

3° ***Les effets combinés de l'action toxique et de la réaction rénale expliquent les différentes formes anatomiques des néphrites.*** — Nous avons insisté déjà à plusieurs reprises sur ce fait que la même intoxication pouvait donner lieu — selon son degré de virulence et la prolongation de son action — aux lésions les plus diverses. Les notions que nous venons d'établir dans le chapitre précédent vont nous permettre de comprendre ces différentes formes anatomiques des néphrites.

a. **Dans les cas où l'intoxication est produite par une substance très active** (sublimé, phosphore, cantharide, etc.), donnée à doses fortes, il se produit exclusivement une action nocive sur le rein, sans que la réaction défensive ait le temps d'apparaître. C'est à la forme anatomique décrite sous le nom de *suraiguë* que l'on a alors affaire : l'intensité de l'action et le manque de réaction défensive expliquent comment les lésions sont presque exclusivement tubulaires avec destruction complète des épithéliums des tubuli contorti ne permettant plus les fonctions du rein, ce qui entraîne la terminaison fatale.

b. **Si le poison, quoique agissant d'une façon aiguë, a une toxicité moindre**, il se produit pour ainsi dire en même temps une action toxique et une réaction défensive ; mais, selon les cas, c'est le processus nocif qui domine (formes dégénératives), dans d'autres la réaction est surtout vaso-motrice (forme hémorragique), d'autres fois la réaction est surtout diapédétique (forme lymphomateuse).

Ces formes sont d'ailleurs compatibles avec l'existence, en raison de leur peu d'intensité, et on ne les constate histologiquement que si les malades viennent à mourir d'une autre complication.

Si, au contraire, la toxi-infection guérit, deux évolutions sont possibles : ou bien — et c'est le cas le plus fréquent — la néphrite guérit d'une façon complète ; ou bien ses symptômes persistent.

C'est dans ce dernier cas où le processus réactionnel s'organise d'une façon complète, prenant son maximum d'importance tantôt au niveau des glomérules (glomérulite des néphrites subaiguës), tantôt au niveau du tissu conjonctif, qu'on voit alors se développer les volumineuses granulations de la néphrite tubéreuse (gros reins granuleux).

c. **Dans le cas de poisons à action lente**, les reins présentent à peine de lésions de dégénérescence cellulaire, et c'est la réaction qui domine ; c'est évidemment l'opposé de la néphrite suraiguë, dans laquelle nous avons dit qu'il y a action toxique très forte entraînant des lésions massives et définitives sans que la réaction ait le temps de se produire ; dans les néphrites lentes, il y a au contraire une action nocive presque nulle, donnant lieu à très peu de lésions dégénératives, mais produisant en revanche une réaction considérable qui dépasse le but et se traduit par une prolifération abondante de tissu conjonctif qui devient ultérieurement scléreux. A cette notion pathogénique, il faut en ajouter une autre qui découle de ce que nous avons dit de l'action parcellaire des poisons peu toxiques : nous savons, en effet, que l'injection de substances ayant une action nocive faible détermine des lésions du rein non pas généralisées, mais localisées à certains groupes de tubes et de glomérules.

C'est ce qui se passe dans le cas d'intoxication humaine par des poisons à action lente, et c'est ce qui explique comment l'évolution peut être aussi longue, chaque lobule rénal étant pour ainsi dire détruit un à un par l'intoxication continuelle que subit le malade, s'il s'agit d'un saturnin ou d'un goutteux par exemple.

Il est cependant une catégorie de sujets qui ne sont pas soumis à une intoxication continue et qui cependant présentent — quand on fait leur autopsie — des lésions de néphrite atrophique lente. Tels sont, par exemple, ces malades, dont nous avons cité plus haut des exemples, qui ont eu une scarlatine avec albuminurie dans leur enfance et qui meurent dix ou vingt ans plus tard avec tous les signes et toutes les lésions de la néphrite chronique atrophique.

M. Brault, qui a cherché à expliquer ces faits, pense qu'un rein déjà détruit en partie ressent davantage les effets de toute maladie intercurrente : « Le rein, dit-il, se trouve placé dans les mêmes conditions que le cœur, lorsque, sur une lésion ancienne d'orifice, vient se greffer une nouvelle endocardite » ; dans ces conditions, il faut admettre que la néphrite atrophique, qui semble due à une seule maladie aiguë guérie depuis longtemps, est en réalité commandée par une série de causes, dont la première a été la maladie aiguë qui a détruit une partie de l'élément glandulaire. Mais, à partir de ce moment, le rein, étant plus susceptible, a été lésé par les moindres intoxications ou infections si fréquentes au cours d'une existence humaine, et ainsi une série de causes diverses se sont associées pour détruire les reins îlot par îlot et créer les mêmes lésions de néphrite atrophique que détermine habituellement une intoxication faible mais continue.

Nous adoptons très volontiers cette opinion de M. Brault, mais en lui ajoutant un correctif : à savoir que, comme nous l'avons exposé longuement au chapitre étiologique, certains reins sont prédisposés héréditairement à réagir en présence de la moindre intoxication ou infection (débilité rénale héréditaire). Les reins de ces sujets sont dans les mêmes conditions que ceux dont nous avons parlé plus haut, et qui avaient été lésés par une maladie aiguë; c'est dire que la moindre cause toxique détruira un îlot de substance rénale, et, très jeunes, ces sujets pourront présenter une néphrite atrophique; c'est ainsi que nous avons expliqué, par exemple, la néphrite que M. Lancereaux attribuait à l'aplasie artérielle.

Une série d'intoxications insignifiantes peuvent donc s'allier pour produire une néphrite atrophique, dans les cas où les reins étaient mis en état d'infériorité par l'hérédité ou par la maladie. Mais ce n'est pas le seul facteur dont il faille tenir compte pour expliquer comment une intoxication passagère peut donner lieu à une néphrite longtemps durable et évoluant selon le type de néphrite atrophique. M. Charrin avait émis l'idée, au point de vue de toute la pathologie cellulaire, que les éléments cellulaires malades continuent leur évolution pathologique alors même que l'organisme a éliminé le poison cause initiale de la lésion : « Les nouveaux phénomènes sont le résultat des suites de l'infection, des déviations provoquées par les infiniment petits ou leurs sécrétions. Ces déviations poursuivent leur évolution. » Et ailleurs il ajoute : « Plus tard, quand les microphytes ont disparu, quand leurs produits se sont éliminés, la pathologie cellulaire demeure en scène, la déviation du type normal se poursuit; elle donne la clef de la genèse des altérations sans nombre, suite des conséquences éloignées de l'infection. »

Cette conception paraissait très discutable au moment où elle fut émise, et M. Claude la critiquait en disant que « cette explication tend à attribuer à la cellule une spontanéité absolue. Lorsque les agents toxiques n'exercent plus leur action, il semble que la cellule doive réparer ses lésions, ou bien, si elle est trop malade, déchoir de plus en plus et mourir. » Telle n'est pas notre opinion, et nos recherches personnelles nous ont permis d'adopter, en la complétant, la conception de M. Charrin. Nous pensons qu'en dehors des deux stades de la vie cellulaire décrits par M. Claude il y a place pour un troisième, à savoir que la cellule qui a été lésée par une substance toxique peut continuer à être déviée de son type histologique normal, surtout s'il existe une cause qui explique et entretient ces lésions. Or la notion qui manquait à M. Charrin pour compléter sa conception, nous la possédons à l'heure actuelle grâce à la connaissance des cytotoxines. La toxi-infection une fois finie, la cellule peut rester lésée et alors elle sécrète — comme nous l'avons montré — une cytotoxine qui, mise en circulation dans le sang, entretient les lésions rénales, les fait progresser, et détermine des lésions de néphrite atrophique, tout comme les intoxications continues (puisque c'en est une, en somme) ou comme les toxi-infections fréquemment répétées qui causent chaque fois un nouveau morcellement du rein.

II. PATHOGÉNIE DE L'ŒDÈME. — Dès son premier mémoire, Richard Bright signalait le rapport qui existe entre certains œdèmes et les lésions rénales, et plus tard il supposait que l'albuminurie était la cause de l'hydrémie, qui elle-même produisait l'œdème.

1° La THÉORIE DE L'HYDRÉMIE RELATIVE PAR PERTE ALBUMINEUSE est donc la première en date, et elle ne résiste guère à l'analyse clinique, attendu que l'anasarque peut se montrer chez certains malades en même temps que l'albuminurie et peut-être même avant.

2° L'HYDRÉMIE PAR RÉTENTION D'EAU est plus admissible. C'est la theorie que Bartels émit le premier, et l'on ne peut nier qu'au point de vue clinique il y ait un rapport constant entre la diminution de la quantité d'urine et l'accroissement de l'œdème.

Mais il est difficile de dire si l'œdème est la cause ou l'effet de l'oligurie : il y a coïncidence des deux symptômes, c'est tout ce que l'on peut dire.

On doit ajouter encore que l'hydrémie seule n'est pas capable d'expliquer l'œdème ; il fallait, pour en saisir l'explication pathogénique, être en possession des connaissances qui ont été acquises grâce aux travaux de MM. Achard et Lœper.

Ces auteurs ont montré que si la suppression de la sécrétion rénale (par ligature du pédicule vasculaire des reins, ou par extirpation de ces organes, ou par ligature des uretères) a pour effet immédiat d'accroître la concentration moléculaire du sang, on constate que cette concentration excessive a tendance à revenir peu à peu à l'état normal. C'est qu'une voie de dérivation interne s'est ouverte aux substances que le rein ne peut plus éliminer : le sang les déverse dans l'intimité des tissus, par une véritable évacuation à l'intérieur. C'est ainsi, par exemple, qu'après avoir lié les deux pédicules rénaux d'un animal, si une substance étrangère est injectée dans ses veines, elle disparaît plus ou moins rapidement du sang et se retrouve dans les tissus.

Cette notion était absolument indispensable pour faire comprendre comment l'hydrémie cause l'œdème, et nous verrons d'ailleurs qu'elle a été beaucoup utilisée par les théories récemment proposées.

Mais les auteurs qui, après Bartels, avaient fait intervenir le rôle de l'hydrémie, la comprenaient d'une façon bien différente : ils admettaient que l'augmentation de la quantité d'eau produisait une dilatation du cœur entraînant l'œdème.

Les expériences de MM. Achard et Lœper sur l'hydrémie, après ligature du pédicule des reins, nous semblent permettre d'affirmer que ce mécanisme n'intervient pas dans les conditions habituelles des néphrites; le mécanisme régulateur du sang continuant à s'exercer par les organes vicariants et par le tissu cellulaire, la pression sanguine ne peut pas devenir suffisante pour dilater le cœur.

3° L'ASTHÉNIE CARDIO-VASCULAIRE ne joue-t-elle donc aucun rôle? Nous ne croyons pas qu'on ait le droit de tirer une semblable conclusion. Sans doute nous pensons que la dilatation du cœur n'est pas consécutive à l'hydrémie, mais en revanche nous sommes persuadé que, dans bien des cas, l'insuffisance cardiaque est la cause de l'oligurie et peut-être des œdèmes. MM. Lécorché et Talamon admettent qu'élimination faite des œdèmes partiels, dépendant d'une lésion locale antérieure, « la véritable hydropisie brightique est toujours une hydropisie d'origine cardiaque ». Sans aller aussi loin, nous croyons, pour notre part, qu'il faudra tenir un grand compte de l'asthénie cardio-vasculaire dans la conception générale des œdèmes qui surviennent au cours des néphrites.

4° L'INHIBITION VASO-MOTRICE a été invoquée à la suite des expériences de Lower reprises par Ranvier, montrant que chez le chien la ligature isolée de la fémorale ne produit pas l'œdème qu'on voit apparaître, par contre, si l'on sectionne en même temps le nerf sciatique du même côté.

Ces expériences devraient, d'après Cohnheim, être interprétées dans le sens suivant : la paralysie vaso-motrice agit en produisant localement une hypertension artérielle dont les effets s'ajoutent à la ligature veineuse.

Ce rôle joué par le système nerveux dans la production de certains œdèmes peut expliquer quelques-uns des caractères de l'anasarque d'origine rénale; le fait que les œdèmes échappent aux lois de la pesanteur; qu'ils sont très mobiles, surtout si on les compare aux œdèmes cardiaques, si fixes; que certains œdèmes unilatéraux d'origine rénale peuvent être observés du côté d'un membre paralysé ou atteint de sciatique, ou encore du même côté où le malade aura reçu un traumatisme unilatéral au niveau des lombes; tous ces faits montrent l'importance de l'inhibition vaso-motrice dans certains cas.

Nous en dirons autant du rôle vaso-moteur que peuvent jouer les toxines microbiennes : les recherches du professeur Bouchard, de MM. Charrin et Gley, Roger et Josué ont montré, en effet, qu'il est possible qu'un processus de vaso-dilatation toxinique intervienne dans la production brusque des grands œdèmes qui signalent le début aigu de certaines néphrites.

Mais si le rôle du système nerveux peut être quelquefois invoqué, il ne s'agit pas là, évidemment, d'une pathogénie applicable à tous les cas.

5° Les DIFFÉRENCES DE PRESSION OSMOTIQUE qui existent entre le sang et la lymphe ont été incriminées, dans ces derniers temps, depuis que la cryoscopie est devenue une méthode usuelle en clinique.

Les recherches de M. Winter et les applications que M. Theaulon en avait faites à l'œdème avaient porté à admettre une théorie osmotique que M. Chauffard résumait de la façon suivante : « Le sérum sanguin en état d'hydrémie devient hypotonique par rapport au plasma lymphatique, d'où production d'un courant dirigé du côté des espaces lymphatiques, c'est-à-dire vers la solution la plus concentrée, courant que rendra encore plus facile l'altération concomitante des parois vasculaires ».

Cette théorie pathogénique, si séduisante dans sa simplicité, n'a pas été confirmée par l'observation des faits.

M. Achard a montré que si, dans le sang des sujets atteints de néphrites, la concentration moléculaire n'est pas toujours modifiée dans le même sens, il n'y a pas, en revanche, une formule cryoscopique particulière pour les malades qui ont de l'œdème, et une autre pour ceux qui n'en ont pas ; la concentration du sang n'est donc pas du tout en rapport avec la rétention dans les tissus ni avec l'œdème.

Dans la sérosité œdémateuse, d'ailleurs, la concentration moléculaire n'est pas moins variable non seulement suivant les cas, mais aussi suivant les diverses régions, chez un même malade.

Enfin, si l'on compare la concentration du sang et celle de l'œdème, on voit qu'elles sont sensiblement égales et que c'est tantôt l'une et tantôt l'autre qui est supérieure.

On conçoit que ces résultats sont tout à fait contraires à la théorie qui voulait expliquer l'œdème par de simples différences de pression osmotique.

Il fallait donc chercher d'autres éléments pathogéniques que l'on peut trouver dans la conception de pathologie générale énoncée par M. Achard sous le nom de *mécanisme régulateur de la composition du sang*.

6° RÉTENTION DES CHLORURES. — Le rôle prépondérant joué par la rétention chlorurée dans la pathogénie de l'œdème a été établi d'une façon indiscutable par les travaux de ces dernières années.

Déjà Reichel (1898) avait noté que la boule d'œdème résultant d'une injection saline persistait plus longtemps chez les malades atteints de néphrite que chez d'autres sujets : mais cette expérience mettait en évidence la difficulté de l'absorption des liquides injectés en plein tissu œdématié, plutôt qu'elle précisait le mécanisme de l'œdème.

Hallion et Carron, dans un travail sur la pathogénie des œdèmes (1899), avaient constaté qu'en injectant à des lapins, et surtout à des chiens par voie veineuse, des solutions de chlorure de sodium à divers titres de concentration, ils produisaient de l'œdème et particulièrement des « œdèmes aigus du poumon tout à fait semblables à ceux qu'on a décrits chez l'homme au cours des néphrites et de l'aortite ».

Une observation clinique extrêmement riche en recherches biologiques publiée par M. Chauffard (1900) montre que l'on peut constater en pathologie humaine des cas assez analogues à ces faits expérimentaux. Il s'agit d'un malade atteint d'ictère infectieux dont l'urine était rare et très pauvre en chlorures ; traité par des injections d'eau salée massives et répétées, ce sujet n'en éliminait, pour cela, ni plus d'urines ni plus de chlorures ; il retenait donc l'eau salée dans ses tissus, et d'ailleurs, après chaque injection, son poids augmentait d'un poids égal à celui du liquide introduit. Or, chez cet homme, les injections répétées eurent pour résultat de produire un œdème de la face.

Il est évident que, dans un cas semblable, il s'agissait d'un œdème dû à la rétention des chlorures, mais, pour que de pareils cas soient interprétés et compris, il fallait que l'on précise la loi pathogénique qui les commande.

C'est à M. Achard que l'on doit cette découverte, et, depuis ses premiers travaux sur cette intéressante question, toute une série de recherches confirmatives sont venues corroborer son opinion.

Le point de départ de toutes les importantes constatations que nous allons passer en revue fut la conception du « mécanisme régulateur de la composition du sang ».

En partant de cette constatation indéniable que — malgré la variation des apports — le sang garde, à l'état normal, une fixité de composition, M. Achard est arrivé à montrer qu'il existait forcément un mécanisme régulateur.

Il est facile de s'en rendre compte, et le meilleur exemple que l'on puisse donner c'est que, si l'on vient à modifier brutalement l'équilibre du sang par l'injection massive, dans les veines, de solutions hypertoniques ou hypotoniques, l'équilibre normal est promptement rétabli, comme l'ont montré les expériences de Hamburger.

De même, si l'on injecte dans les veines des substances étrangères au sang, comme le ferrocyanure, les iodures, des gaz, des microbes, des particules solides, etc., le sang se débarrasse vite de ces différentes substances.

Après avoir constaté l'existence de ce mécanisme régulateur, M. Achard a montré qu'un tel mécanisme était assuré par toutes les glandes de l'organisme, mais surtout par les reins dont l'action nous intéresse en ce moment.

Voyons donc ce qui se passe quand les reins, ne fonctionnant plus, ne servent plus à régulariser la composition du sang. On peut s'en rendre compte d'après les expériences suivantes de MM. Achard et Lœper : si l'on fait chez un animal la ligature du pédicule rénal, ou qu'on lie les uretères des deux reins, et qu'on injecte dans les veines une certaine quantité d'une substance soluble (ferrocyanure ou sulfocyanure de potassium, chlorure de sodium, bleu de méthylène), on ne retrouve plus dans le sang, trois heures après l'injection, qu'une faible quantité de la substance injectée. Au bout de vingt-quatre heures, on ne peut plus en déceler que des traces ; pourtant toute la substance est restée dans l'organisme, mais le sang l'a déversée presque tout entière dans l'intimité des tissus et l'on peut s'en assurer par des dosages rigoureux pratiqués sur les différents organes de l'animal.

Ces substances qui s'accumulent ainsi dans les tissus y attirent l'eau nécessaire à leur dilution, et c'est ainsi qu'est produit l'œdème. Les expériences de MM. Achard et Lœper ont montré en effet que la ligature du pédicule rénal détermine une hydratation générale des tissus et que, si l'on fait aux animaux ligaturés une injection hypertonique de chlorure de sodium, on provoque la formation d'hydropisies dans les grandes séreuses et d'un œdème histologique dans le tissu musculaire.

La conclusion que M. Achard tirait de toutes ces constatations, c'est que l'œdème constaté au cours des maladies du rein était expliqué par la rétention du chlorure de sodium et des autres substances, dans les tissus où ils créent l'œdème en attirant l'eau nécessaire à leur dilution, car, en vertu des actes régulateurs, les substances retenues ne peuvent séjourner dans les tissus que diluées à un certain degré.

Cette théorie de la rétention des chlorures fut fertile en déductions : c'est d'elle que sont nées les recherches de MM. Achard et Lœper sur l'ingestion des chlorures, l'étude de l'épreuve de la chlorurie alimentaire de MM. Claude et Mauté, ainsi que les importants travaux de M. Widal et de ses élèves.

C'est à M. Widal que revient, en effet, le grand mérite d'avoir « fait entrer la question dans le domaine des faits et d'en avoir tiré des conséquences pour la pratique ».

En se plaçant avec M. Lemierre dans des conditions d'observation méthodiquement réglées, il a fourni la preuve que par la seule ingestion des chlorures, en dehors de toute autre cause et en dehors de l'absorption de toute autre substance, on pouvait à volonté, et de façon pour ainsi dire expérimentale, faire réapparaître les œdèmes chez certains brightiques.

La question était entrée ainsi dans sa période de réalisation pratique, et c'est alors que M. H. Straus a montré que, chez certains brightiques, les œdèmes disparaissent souvent lorsqu'on produit la polyurie et principalement la polychlorurie.

Il en conclut qu'à de tels malades on doit prescrire le lait qui contient peu de chlorures et conseiller l'emploi des diurétiques.

MM. Widal et Javal ont apporté des faits beaucoup plus précis en étudiant les effets obtenus par la cure de déchloruration, et les observations concordantes publiées depuis lors, notamment par M. J. Courmont,

« donnent la preuve irréfutable de l'action hydropigène du chlorure de sodium au cours de certaines affections des reins, dénoncent son danger pour les malades et forcent les praticiens à prescrire la restriction du sel dans les régimes ».

De cet ensemble de travaux si intéressants il nous est possible de tirer une série de conclusions très précises au sujet de la pathogénie de l'œdème qu'on peut observer au cours des maladies des reins.

1° ***Les chlorures retenus dans les tissus, en attirant l'eau nécessaire à leur dilution, constituent l'élément pathogénique important de l'œdème.*** Le fait avait été démontré tout d'abord par des expériences; son application à la clinique humaine est rendue indiscutable par la guérison des œdèmes par la cure de déchloruration et leur réapparition par la chlorurie alimentaire.

2° ***Ce rôle joué par les chlorures ne leur est pas exclusif;*** il semble bien probable que d'autres substances solubles peuvent produire les mêmes effets quand elles sont retenues dans les tissus. Le fait est d'ailleurs démontré par des observations de MM. Achard et Paisseau en ce qui concerne l'urée, car ils ont constaté un exemple clinique très net d'œdème survenu sans hyperchloruration et à l'occasion d'une rétention de l'urée administrée comme médicament. Il est vrai que MM. Widal et Javal nient ce rôle hydropigène de l'urée qui, pour eux, serait retenue surtout dans le sang et passerait difficilement dans les tissus. On ne peut nier néanmoins que l'œdème peut être produit par la rétention d'autres sels que le chlorure de sodium.

Tels sont les faits qui semblent acquis, d'une façon indiscutable, au sujet des œdèmes d'origine rénale, mais il ne faudrait pas croire que le problème soit complètement résolu, et il reste encore bien des inconnues.

3° La ***raison pathogénique pour laquelle les chlorures sont retenus dans l'organisme*** est encore bien obscure. Sans doute on est d'accord pour admettre qu'elle existe surtout dans les néphrites aiguës et subaiguës, mais comment peut-on l'expliquer ? M. Achard pense qu'il peut y avoir trois facteurs de rétention qu'il nous faut rapidement signaler.

a. Le **rôle du rein** est bien difficile à interpréter, justement parce que la rétention des chlorures se fait surtout au cours des néphrites subaiguës qui ne s'accompagnent pas d'insuffisance rénale. Il faudrait donc admettre, avec M. Widal, une imperméabilité exclusive pour le chlorure de sodium; mais, à vrai dire, on conçoit mal, selon l'expression de M. Achard, que « la plus diffusible de toutes les substances qui accompagnent l'eau d'une façon en quelque sorte obligatoire dans tous ses déplacements à travers les membranes de l'organisme, même très altérées, ne parvienne pas à traverser le rein malade ».

b. **L'action primitive des tissus** ou, selon l'expression de M. Achard, le facteur interstitiel de la rétention paraît bien vraisemblable dans les cas comme les maladies aiguës où la rétention est très prononcée sans que l'on puisse trouver de signes d'insuffisance rénale. De même, pour M. Ambard, la cause de rétention des chlorures devrait être recherchée dans l'intimité des tissus : les déchets toxiques non éliminés par les reins agissent pour attirer dans les tissus les humeurs œdémateuses : il s'agirait là de substances albuminoïdes toxiques qui rentrent dans la première catégorie des lymphagogues de Heidenhain.

c. La **circulation défectueuse** joue dans la production de la rétention un rôle qui ne saurait être mis en doute, tout au moins au cours de l'asystolie. Nous aurions tendance à croire qu'il en est de même dans les néphrites, car les œdèmes apparaissent dans les cas où il n'y a ni hypertension artérielle ni hypertrophie du cœur. Du moment que la circulation est moins active que dans les autres formes de néphrite, la rétention chlorurée peut être aidée de ce fait ; mais si nous adoptions cette opinion d'une façon exclusive, nous en reviendrons en quelque sorte à l'opinion de Lécorché et Talamon, avec une seule notion positive en plus, la rétention du chlorure de sodium.

Tout récemment, au Congrès de Liége, ces différentes questions ont été agitées et la perméabilité élective du rein pour le chlorure de sodium a été fortement critiquée par M. Beco, M. Faloise, M. Achard.

Nous avons alors essayé de donner une base précise à la discussion en rapportant deux séries d'expériences que nous avons faites et qui prouvent que, dans les néphrites épithéliales tout au moins, la rétention des chlorures n'est pas due à l'imperméabilité rénale. La conclusion que nous avons tirée de nos expériences, et que nous adoptons jusqu'à ce que de nouvelles constatations permettent de préciser encore nos connaissances, c'est que, s'il n'est pas douteux qu'un rein atteint de néphrite chronique et réduit à l'état de moignon laisse passer le chlorure de sodium moins facilement qu'un rein sain, en revanche, dans les néphrites épithéliales, l'obstacle à l'élimination des chlorures n'est pas au niveau du rein : la rétention chlorurée doit alors être attribuée soit à une propriété particulière des humeurs, soit à un vice de la circulation générale ou locale, qui amène au rein malade moins de sang qu'à un rein sain, dans le même laps de temps.

4° ***Les effets hydropigènes de la rétention chlorurée ne se produisent pas d'une façon constante.*** Déjà M. René Marie avait rapporté l'observation d'un cardiaque qui, pour une rétention de 158 grammes de sel, n'avait retenu que 7 800 grammes d'eau, c'est-à-dire avait fait une rétention très concentrée. Mais les cas relatés par MM. Ambard et Beaujard sont beaucoup plus intéressants encore, car il s'agit de rétention chlorurée sans hydratation des tissus, véritable

« rétention sèche », selon l'expression dont ils se sont servis. Ils ont vu, en effet, que des malades atteints de néphrite interstitielle, soumis à un régime fixe, ne perdaient pas de poids, quoique le dosage de leurs urines montrât qu'il se produisait chez eux une forte déchloruration; ils ont pu réaliser un phénomène inverse chez un autre malade auquel ils ont provoqué une chloruration de 50 grammes sans entraîner d'augmentation de poids.

Il ne suffit donc pas qu'il y ait rétention de chlorures pour que l'œdème s'ensuive forcément, et les recherches en cours devront nous apprendre dans quelles conditions spéciales le chlorure de sodium peut être retenu sans hydratation des tissus, et dans quels cas il produit l'œdème.

Tout cela nous prouve combien il reste encore d'inconnues dans la pathogénie de l'œdème; malgré tout, la notion du mécanisme régulateur du sang et de la rétention des chlorures constitue un grand progrès dans nos connaissances, puisqu'elle a pu être le point de départ des intéressantes applications thérapeutiques que nous avons signalées et dont nous parlerons plus longuement quand nous étudierons le traitement des néphrites.

III. PATHOGÉNIE DES PHLEGMASIES SÉREUSES. — La physiologie pathologique de l'épanchement des séreuses est la même que celle des infiltrations sous-cutanées; aussi, quand il existe de l'anasarque généralisée, voit-on survenir, par surcroît, de l'hydrothorax double, de l'hydropéricarde, un épanchement ascitique, etc.

Mais à côté de ces épanchements simples non inflammatoires dans les séreuses, il existe des cas où l'autopsie montre qu'il y a eu un véritable processus inflammatoire, et l'on trouve ainsi de la pleurésie hémorragique, de la péricardite séro-fibrineuse ou adhésive, etc. Comme on sait la fréquence des infections surajoutées chez les malades atteints de néphrites, infection d'origine cutanée quand ils ont des excoriations, infections d'origine pulmonaire, etc., il est tout naturel de supposer que l'inflammation des séreuses est de nature microbienne.

Cependant on sait, d'autre part, que le sang se débarrasse de ses substances toxiques qui passent dans le liquide d'œdème du tissu cellulaire et des séreuses; on est donc en droit de supposer que ces substances toxiques jouent leur rôle dans les inflammations des séreuses.

Toutes ces pathogénies ont été discutées surtout à l'occasion des ***péricardites*** qui peuvent compliquer les différentes formes de néphrite. M. André Petit vient de résumer récemment ces discussions et divise les péricardites en trois groupes principaux, établis d'après la cause qui leur a donné naissance.

Tout d'abord la péricardite peut accompagner une néphrite infectieuse et reconnaître la même cause efficiente, le même agent pathogène.

Dans d'autres cas elle apparaît au cours d'une néphrite chronique, comme manifestation d'une maladie générale intercurrente (pneumonie, rhumatisme, etc.) ou d'une infection secondaire, et la localisation sur le péricarde s'expliquerait alors par le surmenage du cœur qui servirait de point d'appel. C'est dans de tels cas que l'on trouve des microbes dans les exsudats, notamment le pneumocoque comme dans les cas de Bosc et de Menetrier.

Mais dans une série de faits rapportés par Banti, Beco, Merklen, Ferrier et Dopter, les ensemencements furent négatifs, et c'est pour les cas de ce genre que l'on a émis l'hypothèse d'une origine toxique. MM. Lécorché et Talamon ont mis en doute cette origine dont on n'a pas, en somme, donné des preuves bien convaincantes jusqu'à présent. Pour notre part, nous aurions tendance à croire que l'élimination de substances toxiques par les séreuses joue surtout un rôle prédisposant en ce sens qu'elles préparent la voie aux microbes et servent, pour ainsi dire, de cause d'appel. Mais nous ne croyons pas que l'on soit en droit d'affirmer que ces substances toxiques puissent, à elles seules, provoquer des lésions irritatives des séreuses.

IV. PHYSIOLOGIE PATHOLOGIQUE DE L'HYPERTENSION ARTÉRIELLE ET DE L'HYPERTROPHIE CARDIAQUE. — Nous avons déjà dit, en étudiant l'historique des néphrites, que Richard Bright, dès ses premiers travaux, avait signalé l'hypertrophie cardiaque et en avait proposé une explication pathogénique. D'après lui, l'adultération du sang était la cause déterminante des altérations cardiaques en agissant sur le cœur soit directement, soit indirectement par l'intermédiaire de lésions vasculaires.

Mais, en même temps que Bright invoquait la pathogénie humorale, il donnait la preuve qu'il peut exister une cause mécanique pour provoquer l'hypertrophie du cœur, en montrant, sur la table d'autopsie qu'un rein atteint de néphrite scléreuse laisse passer beaucoup plus difficilement qu'un rein normal l'eau injectée par l'artère rénale, ce qui devait faire supposer que, pendant la vie, le sang circule plus difficilement dans les reins scléreux, et qu'il en résulte un travail exagéré du cœur pouvant causer l'hypertrophie.

Traube reprit, un peu plus tard, cette théorie mécanique en soutenant que « le rétrécissement des artères du rein est à lui seul la raison physiologique et pathologique de l'augmentation de la résistance circulatoire et de l'hypertrophie du cœur ».

Mahomed, tout en adoptant la pathogénie mécanique, pensa que l'obstacle n'existe pas seulement au niveau des artères rénales, mais encore au niveau de toutes les artères qui, dans le cours des néphrites chroniques, sont, le plus habituellement, rétrécies par des lésions scléreuses. A partir de ce moment les altérations des artères de tout l'organisme prirent une grande importance : c'est alors que Gull et Sutton décrivent la fibrose artério-capillaire qui, pour eux, serait la lésion capitale entraînant comme double conséquence les lésions rénales et cardiaques. Et plus tard, Debove et Letulle, se basant sur toute une série d'examens, admirent que l'hypertrophie du cœur est due à une myocardite scléreuse, provoquée elle-même par l'inflammation cardiaque interstitielle, d'origine vasculaire.

Cette notion de l'importance des lésions artérielles dans la production de l'hypertrophie cardiaque a été complétée parles recherches sur l'hypertension artérielle dont Senhouse Kirkes, puis Traube lui-même et surtout Potain ont montré toute l'importance.

A l'heure actuelle, l'accord semble fait sur ce point que c'est l'hypertension artérielle qui commande et produit l'hypertrophie du cœur. Mais à quoi est due l'hypertension elle-même? C'est la question qu'ont cherché à résoudre les différents auteurs qui se sont occupés de la question au cours de ces dernières années. L'ancienne théorie mécanique de Traube a été battue en brèche et abandonnée presque complètement, mais l'accord n'est pas parfait pour cela, car, si la plupart des auteurs font intervenir l'ensemble des poisons urémiques, d'autres, avec M. Menetrier, M. Lamy, incriminent surtout les poisons exogènes, alors que M. Vaquez, sous l'influence des travaux récents de M. Josué, pense que les lésions des capsules surrénales doivent être mises au premier rang pour expliquer l'hypertension artérielle au cours des néphrites.

Tels sont les principaux travaux qu'on a publiés sur cette question si importante et toute d'actualité : il nous faut maintenant en faire la critique et voir s'il y a lieu d'adopter une pathogénie univoque.

Dans ce but, nous allons examiner les différentes opinions en les classant en trois groupes, qui nous feront envisager successivement les causes mécaniques, — les dyscrasies liées à l'insuffisance rénale, — les dyscrasies indépendantes de l'insuffisance rénale.

1° THÉORIE MÉCANIQUE. — Les auteurs qui admettaient cette pathogénie soutenaient que l'hypertension artérielle se produit par suite de la gêne circulatoire au niveau du rein (Traube), ou même de tous les vaisseaux (Mahomed, Gull et Sutton).

Il ne peut pas être question, à l'heure actuelle, de faire intervenir cette seule pathogénie; mais il n'est que juste de faire remarquer que la gêne circulatoire au niveau du rein atteint de néphrite chronique est très manifeste, comme l'avait montré Bright. D'ailleurs Toynbee et Dickinson ont donné à ce sujet des chiffres précis qui montrent combien l'obstacle circulatoire peut être puissant au niveau du rein, car, en injectant de l'eau à la température du corps dans une artère rénale, ils obtinrent un écoulement de 3 690 grammes en dix minutes pour un rein normal, tandis que pour une néphrite atrophique ils ne firent passer que 775 grammes dans le même temps et avec la même pression.

L'obstacle rénal à la circulation du sang n'est donc pas négligeable, et l'on conçoit qu'il faille en tenir compte pour expliquer la production de l'hypertension, malgré la défaveur dans laquelle est tombée cette théorie mécanique depuis ces dernières années.

Quelques auteurs lui restent fidèles cependant, puisque, dans une discussion récente, M. Merklen déclarait qu'à son avis, « dans la néphrite atrophique, l'hypertension artérielle s'explique facilement par le barrage circulatoire du rein ».

Toutefois il ne faut voir dans ces causes mécaniques de l'hypertension qu'un adjuvant des autres causes que nous aurons à étudier. Des expériences de M. François Frank confirment cette opinion que l'action mécanique — à elle seule tout au moins — n'est pas capable de produire une hypertension continue.

M. Lamy les résume de la façon suivante : « Il est à peu près impossible d'obtenir, chez l'animal, une hypertension prolongée par obstacle mécanique. Que l'on provoque chez le chien un spasme de tout le réseau vasculaire abdominal, par excitation prolongée du grand splanchnique ; bien mieux, que l'on comprime d'une façon soutenue l'aorte abdominale au-dessous du diaphragme, on verra sans doute la pression carotidienne s'élever très haut pendant les premiers instants. Mais cette hypertension par action mécanique n'est pas durable ; et bientôt la pression retombe graduellement à son degré antérieur, avant que le spasme vasculaire ou la compression aortique ait pris fin.

« Il y a un mécanisme régulateur de la pression artérielle, dont nous constatons ainsi l'existence à l'état physiologique, et qui semble avoir pour but de défendre l'organisme contre les effets nuisibles de l'hypertension prolongée. Aussi les théories purement mécaniques, invoquées pour expliquer l'hypertension permanente chez l'homme, ne semblent-elles pas satisfaisantes. »

Nous ferons remarquer que ces conclusions de M. Lamy concernent l'état physiologique et ne peuvent empêcher de supposer qu'à l'état pathologique, le mécanisme régulateur de la tension étant troublé, les causes mécaniques viennent s'ajouter aux causes humorales pour produire hypertension artérielle et hypertrophie du cœur.

Ajoutons que, d'ailleurs, en clinique, il est le plus souvent très difficile de faire, dans un cas donné, le départ de ce qui appartient aux causes mécaniques ou dyscrasiques. Prenons pour exemple une lésion rénale à pathogénie bien mécanique cependant — l'hydronéphrose ; — nous verrons qu'elle peut entraîner consécutivement l'hypertrophie du cœur, et cependant on n'est pas en droit de dire qu'il s'agit d'une action purement mécanique, car les poisons que n'élimine pas le rein insuffisant sont venus ajouter leur action à l'effet produit par la gêne circulatoire au niveau du rein. Causes mécaniques et dyscrasiques se prêtent, dans ce cas, comme dans beaucoup d'autres, un mutuel appui.

2° LA DYSCRASIE QUI CAUSE L'HYPERTENSION ARTÉRIELLE NE SERAIT PAS DUE A L'INSUFFISANCE RÉNALE. — Cette théorie se trouvait en germe dans les recherches de Senhouse Kirkes, dans les derniers travaux de Traube et dans ceux de Lander Brunton. C'est M. Vaquez qui l'a exprimée de la façon la plus nette dans son rapport au Congrès français de médecine de 1904. Après avoir montré qu'au point de vue clinique l'hypertension artérielle peut être très manifeste, alors que les lésions rénales sont peu marquées, et manquer au contraire dans des cas où l'imperméabilité rénale est très accentuée; après avoir montré que, tant expérimentalement que cliniquement, la rétention de l'urée, du chlorure de sodium, etc., ne s'accompagne pas d'hypertension plus manifeste, M. Vaquez conclut ainsi : « Ainsi donc, quel que soit le point d'où les observateurs soient partis, la conclusion à laquelle ils en sont arrivés a été logiquement la même : l'hypertension ne saurait être un phénomène secondaire, d'apparition tardive, de simple valeur symptomatique.

« La clinique, l'anatomie pathologique, l'expérimentation nous conduisent à admettre qu'elle apparaît d'une façon précoce; qu'elle rend compte de symptômes divers attribués par erreur à des affections qui leur sont en réalité consécutives; qu'elle commande enfin des lésions dont on la croyait tributaire. »

Ainsi donc, on le voit, est affirmée cette opinion bien précise que l'hypertension n'est, en aucune façon, la conséquence des lésions rénales, mais qu'elle peut, au contraire, en être la cause, et pour M. Vaquez le premier trouble en date est l'hyperfonctionnement des capsules surrénales.

A. La ***théorie qui fait jouer aux capsules surrénales un rôle capital dans la production de l'hypertension artérielle*** au cours des néphrites chroniques est de date récente.

M. Josué a montré que l'adrénaline produisait expérimentalement des lésions athéromateuses et, faisant l'application de ces expériences à la clinique, il se demandait si les scléreux ne présentent pas des lésions des capsules surrénales qui auraient pu être la cause de leur hypertension artérielle et de leur athérome.

Ce fut alors que M. Vaquez rapporta un cas d'adénome surrénal au cours d'une néphrite chronique avec hypertension, et invoqua la théorie surrénale pour expliquer l'hypertension artérielle. Puis ses internes,

MM. Aubertin et Beaujard, publièrent 15 cas de néphrites chroniques dans lesquels ils avaient recherché les lésions surrénales : or, sur 8 cas où il y avait hypertension ils trouvèrent 7 fois des lésions d'hyperépinéphrie, tandis que dans les 7 cas d'affections rénales diverses sans hypertension ils ne rencontrèrent pas une fois ces lésions.

Si à ces observations on en ajoute une de M. Dufour et trois cas de lésions des capsules surrénales au cours de l'athérome artériel, étudiées par MM. Josué et Bernard, on voit que les preuves anatomiques, invoquées en faveur du rôle que peuvent jouer les capsules surrénales pour produire l'hypertension artérielle, au cours de la néphrite chronique, sont à l'heure actuelle assez nombreuses.

Mais contre l'interprétation elle-même des voix autorisées se sont élevées :

M. Pierre Teissier fait remarquer que « l'idée est séduisante, mais qu'il ne s'agit là que d'une hypothèse, et il ne semble pas, au premier abord, qu'elle puisse à elle seule et toujours expliquer, par exemple, l'hypertension artérielle constante en l'absence de complication et de cachexie (Potain) de la néphrite atrophique. Et, en toute occurrence, cette hyperépinéphrie reconnaîtrait à son tour une ou plusieurs raisons d'être, notamment un processus toxique exogène auquel il conviendrait de revenir, en dernière analyse ».

Telle est aussi l'opinion de M. Lamy et de M. Merklen qui rejettent tous les deux la théorie surrénale pour insister l'un sur la pathogénie mécanique, l'autre sur le rôle des produits toxiques qui causent la néphrite et peut-être en même temps l'hypertension.

D'autre part, M. Ménétrier, cherchant dans ses autopsies les rapports qui peuvent exister entre les adénomes des capsules surrénales et la néphrite atrophique, rapporte ce résultat que, « en somme, sur 7 cas, la coïncidence de lésions adénomateuses des capsules surrénales avec la néphrite atrophique et les lésions d'artériosclérose généralisée, habituellement présentes dans l'hypertension, ne s'est rencontrée que deux fois, ce qui ne permet pas d'admettre un rapport de causalité.

« Nous ne saurions, d'ailleurs, ajoute cet auteur, considérer les lésions adénomateuses comme indice d'un hyperfonctionnement de l'organe, les adénomes en général correspondant plutôt à une perturbation, à une restriction ou même à une suppression complète de la fonction ».

Il est intéressant aussi de relever l'opinion de M. Beaujard dont les observations anatomiques, publiées avec M. Aubertin, ont servi de base à la théorie surrénale. Or M. Beaujard, dans un article ultérieur fait avec M. Ambard, fait remarquer que l'action de l'adrénaline sur la circulation est extrêmement fugace, que d'ailleurs l'action répétée d'une forte dose d'adrénaline mithridatise rapidement l'organisme, et qu'enfin, dans les faits anatomiques publiés par lui, il est facile de se rendre compte que la substance médullaire, qui seule est adrénaligène, n'est pas augmentée de volume, l'hypertrophie portant uniquement sur la substance corticale. Aussi les auteurs croient-ils être en droit de conclure que « cette hypertrophie surrénale, sur laquelle M. Vaquez a attiré le premier l'attention, est donc vraisemblablement en rapport avec le rôle antitoxique que tous les auteurs modernes lui attribuent aujourd'hui et qui est si plausible dans les néphrites ».

Nous croyons, pour notre part, qu'il faut distinguer deux parties dans les observations de M. Vaquez : d'une part les faits, d'autre part la théorie.

Les faits ne sont pas douteux, et, depuis que M. Vaquez a attiré l'attention sur les capsules surrénales, de nombreux auteurs ont constaté leur hypertrophie au cours des néphrites.

Mais a-t-on le droit de dire pour cela que cette hyperépinéphrie est primitive et la néphrite secondaire?

Nous ne le croyons pas, et d'ailleurs l'expérimentation serait seule capable de nous renseigner à ce sujet : il faudrait provoquer une hypertrophie des capsules surrénales et voir si les reins seraient consécutivement atteints de néphrite. Pareille preuve expérimentale n'a jamais été faite, à notre connaissance. Personnellement, nous avons trouvé un moyen de créer une hyperépinéphrie expérimentale très facile à reproduire, par des injections de faible dose de strychnine; nous avons pu suivre l'évolution des modifications surrénales sans constater de néphrite consécutive. En revanche, on peut créer facilement des altérations surrénales en provoquant expérimentalement des lésions du rein. Dopter et Gouraud ont montré que la ligature d'un uretère entraînait à sa suite des altérations des deux capsules surrénales, et nous-même avons pu établir que les injections de sérum néphrotoxique produisaient de l'hyperépinéphrie à l'animal ainsi traité.

Aussi pensons-nous que les altérations des capsules surrénales, dont M. Vaquez a montré la fréquence au cours des néphrites avec hypertension, sont consécutives à la néphrite. Nous ne voulons pas dire, pour cela, qu'une fois produites ces lésions n'aient pas d'action sur la tension artérielle, par suite d'un fonctionnement exagéré de la glande; mais nous croyons qu'il s'agit là d'une action secondaire venant s'ajouter à d'autres causes et en tout cas consécutive à une intoxication de l'organisme par insuffisance rénale ; il est certain que les recherches de M. Vaquez sont du plus haut intérêt et ont mis en relief un élément pathogénique important, mais nous trouvons ses conclusions trop absolues quand il dit : « Pour qu'une néphrite puisse provoquer à la fois l'hypertension et l'augmentation de volume du ventricule gauche, il faut et il suffit qu'elle s'accompagne de l'hyperplasie adénomateuse des capsules surrénales. »

B. Certains auteurs, rejetant le rôle de l'hyperépinéphrie, ont encore cherché la cause de l'hypertension artérielle en dehors du rein et ont invoqué le ***rôle des substances toxiques exogènes*** qui produiraient le spasme des vaisseaux, comme elles produisent la néphrite, mais sans qu'il soit besoin de faire intervenir la lésion rénale dans la production de l'hypertension.

M. Lamy croit que « c'est à l'intoxication chronique endogène ou exogène qu'on peut rattacher avec le plus de vraisemblance l'hypertension permanente observée chez les saturnins, les urémiques et les éclamptiques. On peut admettre que l'intoxication entretient d'une façon permanente, chez ces sujets, une excitation de l'appareil circulatoire, portant peut-être à la fois sur le cœur et la périphérie, et ayant pour résultat d'élever la pression dans les artères ».

M. Menetrier pousse encore plus loin cette théorie quand il admet que le plomb cause d'abord l'hypertension qui secondairement provoque la néphrite.

Il nous semble, pour notre part, que l'action toxique exogène a son importance, mais qu'elle est le plus souvent renforcée par suite de l'imperméabilité rénale qui provoque dans l'organisme la rétention non seulement du poison exogène, mais encore de toute une série de poisons que le rein doit normalement éliminer. C'est dire, par conséquent, que nous attribuons un rôle de tout premier ordre aux lésions rénales dans la production de l'hypertension.

3° L'HYPERTENSION ARTÉRIELLE EST PRODUITE DIRECTEMENT OU INDIRECTEMENT PAR LES LÉSIONS RÉNALES. — Le rôle que jouent les altérations du rein — en dehors de toute autre cause — nous semble prouvé par les faits anatomo-cliniques et les expérimentations montrant qu'***une lésion rénale qui n'est pas produite par voie sanguine peut retentir secondairement sur la circulation.***

Déjà Potain, dans son mémoire *Sur le bruit de galop*, citait des cas d'hypertrophie du cœur survenus à la suite de rétrécissement de l'urètre (Roth), d'hydronéphrose (Friedreich), d'hypertrophie de la prostate (Potain).

Depuis lors, furent publiés toute une série de cas d'hydronéphroses simples avec hypertension artérielle; et les cas de Straus et Artaud dans lesquels la compression de l'uretère par un cancer de l'utérus avait entraîné l'hypertrophie du cœur.

De même Luzzato a cité 68 observations de reins polykystiques avec hypertrophie du cœur et récemment Menetrier et Aubertin ont rapporté un cas typique de ce genre, vérifié à l'autopsie.

Enfin les scléroses par voie ascendante peuvent elles-mêmes entraîner les mêmes conséquences, comme l'ont vu M. Exchaquet pour les cystites chroniques et M. Jean pour les prostatiques infectés.

Dans tous ces cas la lésion primitive n'est pas sanguine et ne peut pas par conséquent produire directement la vaso-constriction ; elle est rénale et c'est bien l'altération du rein qui retentit sur les vaisseaux et le cœur.

D'ailleurs l'**expérimentation** a permis de reproduire l'hypertrophie du cœur par lésion mécanique du rein.

Grawitz et Israël dès 1879 avaient montré que l'ablation d'un rein chez un animal adulte produit toujours de l'hypertrophie du cœur, tandis que chez un animal jeune il y a seulement hypertrophie compensatrice de l'autre rein.

Straus par ligature brusque d'un seul uretère ou ligature progressive des deux uretères, ainsi que Lewenski par ligatures d'artères rénales ont provoqué de l'hypertrophie cardiaque, tout comme Charcot et Gombault en avaient produit au cours des néphrites saturnines expérimentales, Grancher et Martin par des vaccinations antituberculeuses qui produisaient la néphrite, Charrin dans lesquels on produisait une toxine pyocyanique ; mais il s'agit dans ces derniers cas de faits par injection expérimentale intoxication sanguine, tandis que dans les premiers la lésion était primitivement rénale.

Ce fait — prouvé anatomiquement et expérimentalement — qu'une lésion primitivement rénale peut retentir sur le cœur, montre combien on aurait tort de rejeter, comme on a un peu trop tendance à le faire, le rôle du rein dans la pathogénie de l'hypertension artérielle.

Ce rôle n'est pas purement mécanique et nous nous sommes déjà expliqué à ce sujet, mais il ne faudrait pas méconnaître, pour cela, qu'il existe au niveau du rein un obstacle à la circulation sanguine, tout en laissant la plus grande importance à la dyscrasie sanguine.

Nous ne saurions insister sur le rôle qu'on a voulu faire jouer à la **viscosité du sang**, car il semble bien prouvé, à l'heure actuelle, que cette viscosité ne saurait influencer la tension artérielle. Et d'ailleurs on sait par les recherches de Hirsch et Beck, d'Ambard et Beaujard que la viscosité du sang est en rapport avec le nombre de globules rouges : elle est donc plutôt diminuée chez les malades atteints de néphrites, qui sont habituellement hypoglobuliques.

Le rôle de l'**hydrémie** mérite davantage d'être discuté, car elle est réelle au cours de la néphrite chronique ; mais d'une part les recherches de MM. Achard et Lœper ont prouvé qu'elle est relative et transitoire, et d'autre part les expériences de MM. Ambard et Beaujard ont montré que l'augmentation de la masse sanguine est incapable à elle seule de provoquer l'hypertension.

En réalité, ce qui semble le plus probable, c'est que, sous l'influence de la maladie des reins, les humeurs sont viciées et ont une action vaso-constrictive et excito-cardiaque qui produit l'hypertension artérielle et ses conséquences.

Il resterait à savoir **quelle est la nature de cette substance toxique retenue dans l'organisme et qui produit l'hypertension.**

Nous croyons qu'à ce sujet il ne faut pas être simpliste et nous pensons que plusieurs toxiques s'unissent pour coopérer au même résultat.

Le rôle de la **rétention chlorurée** semble, en tout cas, être à l'heure actuelle un fait acquis. Les observations de M. Laufer, de MM. Ambard et Beaujard ont montré que l'absorption d'une certaine quantité de sel accroît la pression artérielle; que la rétention des chlorures est en rapport avec les fortes tensions et que l'élimination massive des chlorures par l'urine fait tomber cette pression. On est donc fondé à croire que la rétention des chlorures dans l'organisme joue un rôle dans la production de l'hypertension.

MM. Achard et Paisseau font remarquer que cette action du chlorure de sodium n'est pas spécifique, car ils ont pu constater une élévation de la tension après l'ingestion d'une certaine dose d'**urée** chez des sujets qui éliminaient mal cette substance, mais ils ajoutent que « dans les conditions réalisées en clinique c'est le chlorure de sodium qui, plus que toute autre substance normale, est apte à influencer la pression artérielle ».

On peut encore se demander, à ce sujet, comme le font MM. Ambard et Beaujard, s'il faut voir dans la chloruration le facteur de l'hypertension, ou n'y voir qu'un témoin d'une rétention d'autres poisons.

Nous souscrivons volontiers à cette dernière hypothèse, car il n'est pas douteux qu'il faille faire jouer un rôle aux **poisons exogènes** et aux **poisons fabriqués par l'organisme** que le rein ne peut plus éliminer; enfin il faut tenir compte aussi de poisons élaborés au niveau même du rein et dont nous avons montré l'importance.

Nos expériences sur la **toxicité de l'émulsion rénale** et sur les *sérums néphrotoxiques* nous ont montré que les animaux qui recevaient en injection l'un ou l'autre de ces produits présentaient de l'hypertension artérielle et de l'hypertrophie cardiaque, à la condition que ces injections soient faites à doses très faibles et fréquemment répétées; nous avons pu constater qu'ainsi employées elles sont nettement hypertensives; or comme nous avons démontré, d'autre part, qu'au cours des néphrites il se produit, aux dépens de l'épithélium rénal, des néphrotoxines qui passent dans le sang, nous croyons pouvoir admettre que le rein malade livre à la circulation une substance toxique dérivée de son tissu propre et qui est néphrotoxique en même temps qu'excito-cardiaque.

Arrivé à la fin de cette étude de la pathogénie de l'hypertension artérielle et de l'hypertrophie du cœur, il nous est facile de reconnaître que tous les travaux successifs qui ont été publiés sur cette question sont loin de se contredire dans la réalité, comme ils le font en apparence.

La plupart des auteurs qui ont mis en lumière un facteur pathogénique ont eu le tort de vouloir soutenir qu'on se trouvait en présence de la cause univoque, quand, en réalité, il s'agissait d'une cause importante, sans doute, mais venant seulement s'ajouter aux autres et les compléter, mais non les remplacer.

Nous nous garderons donc de la même intolérance, en ce qui concerne le rôle des néphrotoxines, dont nous avons montré l'action en nous basant sur un ensemble de constatations anatomo-cliniques et expérimentales.

Notre opinion, en effet, c'est que toute une série de causes peuvent intervenir pour produire l'hypertension artérielle. Sans doute les causes toxiques sont au premier rang et, parmi elles, d'abord la série des poisons que l'urine devrait éliminer et particulièrement la substance toxique elle-même qui commande les lésions rénales. A ces causes s'ajoutent toujours, selon nous, les néphrotoxines qui sont, en même temps, excito-cardiaques, et il est probable que, dans bien des cas, interviennent les poisons sécrétés par une série d'organes lésés par l'intoxication, en particulier les capsules surrénales.

Mais ces altérations humorales ne sont pas seules à être en cause; il s'y ajoute presque toujours une action mécanique qui, si elle est insuffisante chez les sujets normaux, vient s'adjoindre d'une façon très utile aux causes toxiques, et c'est ainsi, selon nous, que le barrage vasculaire et l'imperméabilité rénale réunissent leurs effets pour aboutir, dans les cas qui évoluent lentement, à l'hypertension artérielle et à l'hypertrophie cardiaque.

QUELS SONT LES EFFETS DE L'HYPERTENSION ARTÉRIELLE? — L'hypertrophie cardiaque et l'hypertension artérielle peuvent être considérées comme un acte de défense de l'organisme contre la lésion rénale, si l'on ne considère que les effets utiles, mais, comme dans tous les processus de défense, le but peut être dépassé, et alors il en résulte des accidents qu'il nous faudra étudier aussi.

1° Les ***effets utiles produits par l'hypertension*** consistent surtout à augmenter la diurèse et à combattre par conséquent, jusqu'à un certain point, l'imperméabilité du rein. C'est l'hypertension, en effet, qui contribue à provoquer la polyurie des malades atteints de néphrite urémigène. Sans doute l'urine ainsi éliminée enlève surtout de l'eau salée à l'organisme, mais il y a cependant davantage de substances toxiques éliminées que s'il y avait oligurie, et, de plus, il est certain que cette chasse urinaire due à la tension exagérée s'oppose à la production des œdèmes et c'est pour cela que l'on ne constate pas d'anasarque au cours des néphrites avec hypertension.

Il est facile, d'ailleurs, de constater l'effet utile de l'hypertension, en considérant ce qui se passe quand la tension diminue : à ce moment les œdèmes et souvent les accidents urémiques augmentent ou font leur apparition.

2° ***Accidents dus à l'hypertension.*** — Jusqu'à ces derniers temps, on n'avait guère incriminé le rôle nocif de l'hypertension que dans la production des hémorragies qui surviennent au cours des néphrites atrophiques. V. Ziemssen avait noté cependant l'élévation de la tension à l'approche des accidents nerveux de l'urémie et son abaissement après leur disparition; de même MM. Vaquez et Nobécourt, étudiant les variations de la pression au cours de l'éclampsie, avaient montré que « l'on pouvait, le sphygmomanomètre en main, prévoir les accès convulsifs ou en assurer la cessation définitive » et ces résultats avaient été confirmés ultérieurement par Wiessner, Krönig, etc.

Dans des recherches plus récentes, M. Vaquez s'est efforcé de montrer que l'élévation de la tension artérielle expliquait à elle seule « un certain nombre d'accidents, et non des moindres, que l'on a coutume de rattacher non pas à l'élévation excessive de la tension artérielle, mais à l'affection qu'elle accompagne ».

Il divise ces accidents en deux catégories principales qui peuvent être appelées *accidents cérébraux* et *cardio-vasculaires* de l'hypertension, puis il se demande si l'œdème aigu et l'angine de poitrine ne peuvent pas être favorisés par l'hypertension.

a. **Parmi les symptômes qui seraient dus à l'augmentation de la pression artérielle dans la circulation cérébrale**, M. Vaquez étudie spécialement la céphalée, les troubles auriculaires, l'amaurose, le glaucome, l'aphasie et l'hémiplégie transitoire, les troubles maniaques, l'encéphalopathie convulsive, la mort subite.

« On s'expliquera facilement, dit-il, le rapport qu'il y a entre l'hypertension et les accidents cérébraux, si l'on considère que toutes ces complications peuvent être expliquées par des phénomènes vaso-constricteurs au niveau des vaisseaux du cerveau (aphasie, hémiplégie, amaurose, etc.) ou par l'exagération de tension du liquide céphalo-rachidien (céphalée, troubles auriculaires, etc.). »

C'est justement parce que ces accidents sont causés par l'hypertension qu'on peut les rencontrer dans une série de maladies qui sont différentes au point de vue de leur essence (saturnisme sans lésions rénales, éclampsie puerpérale, néphrite chronique), mais qui présentent toutes comme symptôme commun l'hypertension; aussi M. Vaquez croit-il pouvoir conclure de la façon suivante : « En résumé, nous dirons qu'il paraît temps de distraire de l'albuminurie, de la néphrite, de l'intoxication urémique, éclamptique ou saturnine, certains accidents qu'on avait coutume d'expliquer par leur intervention. Ces accidents, parfois bénins, le plus souvent fort graves, sont fonction, non de la maladie causale souvent invoquée à tort, la néphrite, par exemple, mais d'un symptôme commun aux trois entités morbides entre lesquelles elle forme comme un lien nécessaire, et ce symptôme c'est l'hypertension. L'étude des complications qui se présentent ainsi avec des caractères identiques et une évolution également semblable, au cours de ces affections, ne pourra désormais être poursuivie que le sphygmomanomètre à la main. »

b. **Certains accidents cardio-artériels** sont aussi, d'après M. Vaquez, en rapport avec l'hypertension. D'après lui, l'élévation transitoire de la pression ne produit d'abord que des troubles fonctionnels susceptibles de disparaître avec la cause qui les a provoqués; mais, lorsque l'hypertension est devenue chronique, permanente ou récidivante, elle peut s'accompagner de lésions multiples stables elles-mêmes et soumises à des complications redoutables : hypertrophie cardiaque avec sclérose myocardique, dilatation aortique, lésions valvulaires organiques, etc., toutes complications auxquelles peuvent succéder la rupture du cœur ou de l'aorte, l'insuffisance cardiaque et l'asystolie.

c. Les **rapports de l'hypertension avec l'angine de poitrine et l'œdème du poumon** sont, d'après M. Vaquez, « probables, bien que non encore définitivement démontrés ».

Au point de vue de l'*angine de poitrine*, il y a des cas où elle est due à la sténose coronarienne sans que l'hypertension intervienne; mais il y a un certain nombre de faits dans lesquels l'angine est provoquée par l'hypertension sans lésions coronariennes ; cela explique la durée parfois si longue de l'affection.

Quant à l'*œdème pulmonaire*, M. Vaquez incline à penser que ces accidents évoluent parallèlement à l'hypertension, qu'ils en sont les manifestations objectives, mais non les conséquences nécessaires, en un mot qu'il s'agit de deux symptômes contemporains, mais non subordonnés l'un à l'autre.

Telles sont les conceptions de M. Vaquez concernant le rôle nocif de l'hypertension. Nous avons tenu à les exposer en détail parce qu'elles sont très séduisantes et expliquent le rapport qu'ont entre eux toute une série de symptômes qui, jusqu'à présent, paraissaient mal reliés les uns aux autres.

Mais il ne faut pas pousser trop loin les conclusions qu'on en tire, et des réserves très justes ont été formulées à ce sujet par M. Lamy et par M. Pierre Teissier. Il est certain que dans la production de la plupart des accidents que nous venons de signaler les troubles de l'hydraulique circulatoire ne sont pas seuls en cause. Tout semble démontrer, en effet, que le même agent toxique qui trouble la tonicité des vaisseaux altère aussi leur structure et, en modifiant le milieu sanguin, peut agir sur les viscères, notamment le cerveau qu'il met — selon l'expression de Landois — en état d'opportunité éclamptique. Aussi, tout en reconnaissant que l'hypertension artérielle peut produire des accidents, est-il rationnel de conclure, avec M. Pierre Teissier, « qu'on ne peut pas, à l'heure actuelle, considérer l'hypertension comme l'agent exclusif et le lien nécessaire des phénomènes morbides étudiés par M. Vaquez, et ce n'est pas sans regrets, car la solution proposée serait assurément séduisante par sa simplicité même ».

ÉTUDE CLINIQUE DES NÉPHRITES

Classification clinique des néphrites. — Maintenant que nous avons fait une étude, en quelque sorte analytique, de l'étiologie et de l'anatomie pathologique des néphrites, nous pouvons — en connaissance de cause — essayer d'en faire la synthèse, en cherchant s'il est possible de décrire des types morbides de néphrite ayant une existence bien établie sur la triple base de la clinique, de l'étiologie et de l'anatomie pathologique.

Les auteurs dont les descriptions furent classiques jusqu'en ces dernières années n'ont pas hésité à ce sujet, puisqu'ils décrivaient des néphrites aiguës et des néphrites chroniques parenchymateuses ou interstitielles.

Depuis que les travaux récents, et en particulier ceux de M. Brault, ont montré toute l'importance de l'étiologie en matière de néphrites, et ont établi l'influence qu'a sur le déterminisme des lésions la durée de l'intoxication, on a adopté une autre classification qui tend à remplacer l'ancienne, et l'on décrit en trois chapitres distincts : les néphrites passagères des états infectieux atténués, — les néphrites aiguës ou subaiguës, — les néphrites à évolution lente, et chacune de ces formes est envisagée et décrite comme un type morbide spécial.

Nous n'avons voulu accepter *a priori* aucune division, pour nous servir de fil conducteur dans notre description ; l'étude de l'étiologie et celle de l'anatomie pathologique générale auraient perdu, ce nous semble, de leur clarté et de leur vérité, à être ainsi morcelées. Mais, arrivé maintenant au chapitre clinique, nous ne devons pas nous contenter de décrire des formes purement cliniques, avant d'avoir cherché s'il n'est pas possible d'établir une série de types morbides, basés non seulement sur les symptômes, mais encore sur l'étiologie et l'anatomie pathologique.

Il est facile de se rendre compte que les différentes formes de néphrites que l'on a essayé d'isoler ne répondent pas absolument à une semblable conception.

Nous ne reviendrons pas sur ce qu'avaient de défectueux les divisions ayant pour base l'anatomie pathologique ; nous en avons fait justice dès le début, et nous avons admis, avec M. Brault, que « la lésion rénale ne devait pas servir à dénommer la néphrite, non plus qu'à former la base d'une classification, mais à rendre compte de la durée de l'évolution de la néphrite ».

L'étiologie pourrait, sans doute, servir à délimiter quelques types morbides de néphrite, et certaines descriptions y gagneraient en précision, telles que celle des néphrites goutteuses, saturnines, etc. Mais, si les notions étiologiques servaient de base de classification, on serait obligé de décrire autant de formes de néphrites qu'il y a de maladies infectieuses ou toxiques. Et l'on se rendra compte encore mieux de la difficulté d'accepter une pareille classification, en se rappelant que beaucoup de causes différentes donnent lieu aux mêmes symptômes et aux mêmes lésions de néphrites, que d'autre part une même infection (la scarlatine, par exemple) peut provoquer, selon les cas, une forme suraiguë anurique, subaiguë ou même traînante, évoluant encore, dans ce dernier cas, vingt ou trente ans après le début de la maladie, et en outre, dans bien des cas, l'étiologie échappe complètement (néphrites dites *primitives*).

Reste maintenant à envisager la division de M. Brault, qui étudie dans des chapitres différents : 1° les néphrites passagères (des maladies infectieuses et des intoxications atténuées) ; 2° les néphrites aiguës et subaiguës (par infection et intoxication prolongées) ; 3° les atrophies rénales (par intoxication lente).

Disons, de suite, que cette division en trois formes est la plus rationnelle de celles qui ont été proposées jusqu'alors, car elle repose sur des données précises de physiologie pathologique.

Mais, si nous nous plaçons au point de vue clinique qui nous intéresse en ce moment, cette division ne nous paraît pas suffisamment complète.

Tout d'abord, en ce qui concerne les **néphrites aiguës**, il nous paraît peu conforme à la clinique de les décrire avec les néphrites subaiguës qui évoluent bien souvent d'emblée vers la chronicité.

Aussi nous proposons-nous d'étudier ces néphrites aiguës dans un chapitre à part, mais il nous semble impossible de ne pas les diviser en plusieurs groupes cliniques dont chacun a une évolution particulière : les *néphrites aiguës superficielles et passagères*, — les *néphrites suraiguës*, — les *néphrites aiguës prolongées*.

Sous le nom de *néphrites aiguës passagères*, nous comprendrons les néphrites de courte durée et qui guérissent rapidement, en somme l'ancien groupe des albuminuries de la période d'état des infections et des intoxications atténuées. Ainsi entendue, cette forme correspond assez bien à un type morbide, en ce sens que si l'on porte le diagnostic clinique de néphrite passagère, cela implique que le poison qui agit a une action peu intense et peu durable, et que les lésions, quoique diffuses, sont peu marquées et curables.

Les *néphrites suraiguës* se différencient des précédentes d'une façon complète, au double point de vue clinique et anatomique. Sans doute, il s'agit encore d'une cause qui a agi pendant très peu de temps, mais la nocivité du poison est telle que les lésions causées sont profondes et irrémédiables, entraînant l'urémie et la mort d'une façon très rapide.

Les *néphrites aiguës prolongées* constituent la forme la plus fréquente : c'est le cas de la néphrite scarlatineuse de la convalescence, de la néphrite *a frigore*, etc. Peut-être, au point de vue scientifique pur, est-il difficile de dire, pour certains de ces cas, s'il s'agit d'une forme prolongée ou d'une forme chronique ; mais le plus souvent, en clinique, l'hésitation n'est pas permise.

Pour les **néphrites chroniques**, il nous semble aussi que les divisions actuelles ne sont pas assez scindées. C'est pour rester sur le terrain clinique que nous avons repoussé les appellations de *néphrites parenchymateuses* et *interstitielles* ; pour être logique, il nous fallait donc donner à nos types morbides des appellations tirées de la clinique ; c'est pour cela que nous proposons les termes de *forme albumineuse simple*, *forme hydropigène*, *forme urémigène*.

La *forme albumineuse simple* correspond à ces cas, très nombreux en clinique, dans lesquels il s'agit de sujets très bien portants en apparence, n'ayant ni œdème ni symptômes urémiques et qui ont une albuminurie permanente. Nous chercherons à voir si ces formes cliniques correspondent à une étiologie et à des lésions particulières.

La *forme hydropigène* englobe toute une série de faits qui sont peut-être disparates au point de vue anatomique et étiologique, mais qui, au point de vue clinique, sont spécifiés par ce fait que les malades ont un œdème très marqué du tissu cellulaire sous-cutané, des séreuses et des viscères, une albuminurie massive et peu ou pas de signes d'urémie.

La *forme urémigène* est nettement caractérisée par la prédominance des symptômes de petite urémie dès le début, par un syndrome urinaire et cardio-artériel très particulier ; elle correspond anatomiquement au petit rein granuleux et est causée par toutes les intoxications très lentes. C'est, en somme, l'ancienne néphrite interstitielle, mais nous avons dit pourquoi nous rejetions cette dénomination rappelant toutes les discussions d'autrefois, qui n'ont plus rien à faire ici.

Ainsi donc, nous pouvons établir le tableau schématique suivant, dans lequel sont classées les différentes formes de néphrites que nous allons étudier :

Classification clinique des néphrites.

I. Néphrites aiguës.....	Aiguë passagère. Suraiguë. Aiguë prolongée.
II. Néphrites chroniques	Albumineuse simple. Hydropigène. Urémigène.

Il est bien entendu qu'il s'agit là d'une division clinique ; mais cependant, dans la description qui va suivre, à propos de l'étude clinique de chacune de ces formes, nous résumerons, en quelques mots, ce que leur étiologie et leur anatomie pathologique peuvent avoir de spécial. Nous ne nous dissimulons pas que le cadre que nous proposons est encore trop étroit et que l'on pourra rencontrer des faits anatomo-cliniques qui ne se rapporteront à aucun des groupements que nous venons d'établir. Mais ce que nous constatons pour les néphrites, ne pourrait-on pas le dire aussi bien pour toutes les inflammations organiques? Et cependant, il n'est pas douteux qu'il soit nécessaire, au point de vue didactique, de grouper les inflammations des différents organes en une série de formes, concordant sinon avec la totalité, du moins avec le plus grand nombre des cas que l'on rencontre.

C'est ce but que nous nous sommes proposé en adoptant cette division, et comme nous sommes arrivé à la concevoir, non pas d'une façon théorique, mais en essayant de grouper les très nombreux cas anatomo-cliniques que nous avons observés dans ces sept dernières années, nous sommes sûr qu'elle répond bien à la réalité clinique et qu'elle est indépendante de toutes ces conceptions pathogéniques qui ont faussé les meilleures classifications des néphrites.

NÉPHRITES AIGUËS

Sous ce nom, nous réunissons une série de types cliniques qui sont bien différents comme gravité, puisque, tandis que les uns entraînent la mort très rapidement, les autres donnent lieu à des symptômes peu marqués et sans gravité ; très différents même comme durée, puisque les uns évoluent en quelques jours seulement, tandis que d'autres ont une évolution beaucoup plus prolongée.

Il existe cependant, à côté de ces différences essentielles, toute une série de symptômes communs qui permettent de conserver cette appellation classique de « néphrites aiguës ». Il s'agit, dans tous ces cas, en effet, de néphrites apparaissant d'une façon brusque au cours d'un état infectieux ou d'une intoxication aiguë. Les symptômes qui les caractérisent sont toujours très nets, très faciles à percevoir, et parmi eux l'albuminurie — sauf exception — est au premier rang. L'évolution, quoique pouvant varier dans des limites assez étendues (de quelques jours à plusieurs semaines), est toujours rapide, qu'elle se fasse vers la terminaison fatale ou vers la guérison.

Ce groupe des néphrites aiguës mérite donc d'être conservé, mais à condition d'en décrire une série de types cliniques qui ne doivent pas être confondus dans une description unique; ce sont les néphrites passagères des maladies infectieuses et des intoxications aiguës; les néphrites suraiguës et les néphrites aiguës prolongées.

I. NÉPHRITES AIGUËS PASSAGÈRES. — Il s'agit là d'un type morbide assez net, ayant la triple signature, anatomique, étiologique et clinique.

Au point de vue étiologique, elles peuvent être causées par toutes les infections et les intoxications endogènes ou exogènes qui ont un pouvoir toxique moyen ou faible et qui agissent pendant un temps court. Ce sont, en somme, comme le dit M. Brault, les néphrites des infections et des intoxications atténuées, mais encore faut-il spécifier que ce qualificatif « atténué » s'applique à l'action nocive sur le rein, car une maladie infectieuse (la fièvre typhoïde, par exemple) peut être très grave et n'avoir qu'une action atténuée sur le rein.

Au point de vue anatomique, cette forme clinique correspond aux formes congestives, lymphomateuses ou dégénératives que nous avons décrites comme appartenant aux néphrites aiguës passagères.

Le rein est toujours gros, tendu et congestionné; les lésions sont toujours curables; les glomérules sont à peine intéressés et les tubes urinifères ne sont pas encombrés de cylindres, de telle sorte que la fonction urinaire reste possible. Ces lésions ne peuvent être constatées, d'ailleurs, que dans les cas où les malades meurent d'une autre complication, car les lésions rénales, en elles-mêmes, n'entraînent jamais la mort, dans cette forme.

Au point de vue clinique, en effet, il s'agit toujours de symptômes peu accentués et qui demandent à être recherchés par l'examen des urines.

Prenons pour exemple la néphrite aiguë passagère de la fièvre typhoïde, que l'on peut constater, d'ailleurs, dans tous les cas de dothiénentérie. On note dès le second septénaire la diminution notable des urines et, en même temps, l'apparition d'une quantité toujours dosable d'albumine, qui varie habituellement entre $0^{gr},10$ et $0^{gr},50$ par litre, mais peut devenir plus considérable.

Ce symptôme persiste pendant toute la période d'état de la maladie et disparaît en général un peu avant le début de la convalescence.

L'albuminurie serait le seul signe constaté de lésions rénales, si l'on n'avait pris l'habitude, surtout dans ces dernières années, de faire des recherches plus complètes sur l'élimination urinaire. On a vu ainsi que certains sels étaient éliminés en moindre abondance, notamment les chlorures et les phosphates, mais il ne s'agit pas là forcément d'une imperméabilité rénale, car il semble que le « facteur interstitiel » intervienne pour beaucoup.

L'étude du sédiment urinaire a permis de constater, dans le culot de la centrifugation, des globules rouges, des leucocytes, et surtout des cylindres hyalins et granuleux. Enfin, si l'on étudie la perméabilité rénale par l'épreuve du bleu, on constate des modifications minimes dans l'élimination de la substance colorante : retard dans l'apparition, lenteur de l'élimination, et surtout élimination prédominante sous forme de chromogène.

Ces caractères de la néphrite aiguë passagère de la fièvre typhoïde nous permettent de schématiser de la façon suivante les symptômes caractéristiques de cette forme.

Le signe capital est l'*albuminurie*, et l'on conçoit que l'on ait cherché si cette albuminurie avait des caractères spéciaux pouvant permettre d'en soupçonner la bénignité.

La quantité n'a pas d'importance, des néphrites passagères ayant pu donner lieu au passage dans les urines de 2 à 3 grammes d'albumine par litre, sans que pour cela le pronostic ait été grave. La qualité physique a été étudiée par le professeur Bouchard : il a montré que si l'on traite l'urine par la chaleur en présence d'un acide faible, ou bien l'albumine est précipitée au fond du tube à l'état de grains d'inégales dimensions, elle est dite alors *rétractile* ; ou bien elle forme un nuage homogène occupant toute la hauteur de la colonne d'urine chauffée, sans tendance à se précipiter à la partie inférieure (forme non rétractile). Chacune de ces albuminuries aurait, d'après le professeur Bouchard, une importance particulière, la forme rétractile indiquant toujours une lésion profonde du rein, tandis que l'albuminurie non rétractile serait d'origine hématogène.

Or, dans les néphrites aiguës passagères que nous décrivons, l'albuminurie est, en général, non rétractile ; faut-il en conclure pour cela qu'elle n'est pas d'origine rénale ? Nous le croyons d'autant moins qu'à notre avis toutes les albuminuries sont dues à des lésions ou à des vices de fonctionnement des reins. Toutefois, il y a lieu, selon nous, de conserver, au point de vue clinique, la division du professeur Bouchard ; sans doute, d'une part l'adjonction de sel ou d'acide acétique, d'autre part l'adjonction d'eau, peuvent modifier dans un sens ou dans l'autre les caractères physiques de l'albumine, mais il faut tenir compte du milieu urinaire tel qu'il existe à l'émission et non pas de ce qu'il devient quand on le modifie. Or, il n'est pas douteux que le milieu urinaire envisagé aussitôt après son émission et sans aucune adjonction présente des albuminuries, tantôt rétractiles, tantôt non rétractiles, et nos constatations personnelles nous conduisent à penser que l'albuminurie non rétractile est en rapport avec des lésions superficielles des reins; c'est d'ailleurs aussi l'opinion de M. Brault, qui s'exprime ainsi : « L'idée d'une néphrite légère avec albuminurie faible, dont les lésions sont facilement réparables, nous paraît aussi soutenable que l'hypothèse d'une modification particulière des albumines du sérum. »

Dans ces conditions, il doit donc nous paraître tout naturel que l'albuminurie soit non rétractile au cours des néphrites aiguës passagères.

Les dosages chimiques ont montré, de plus, que dans cette forme clinique l'albumine est éliminée surtout sous forme de globuline venant en grande partie, selon nous, des cellules des tubuli contorti qui sont toutes plus ou moins atteintes de cytolyse protoplasmique, ce qui entraîne la dissolution des granulations albumineuses de ces cellules dans le liquide urinaire.

L'*hématurie* existe toujours à un certain degré dans ces formes; c'est une hématurie histologique perceptible par l'examen microscopique portant sur le culot de la centrifugation. Il peut arriver que le nombre des globules rouges soit plus considérable et que l'hématurie existe alors cliniquement : le pronostic n'en est pas aggravé. Lécorché et Talamon l'ont rencontrée quelquefois au cours de la fièvre typhoïde, de l'érysipèle, de la diphtérie, et l'évolution n'en a pas été plus fâcheuse pour cela.

L'*examen microscopique du sédiment* montre toujours, non seulement des globules rouges, mais encore des leucocytes et de nombreux cylindres, particulièrement des cylindres granuleux qui indiquent toujours l'existence d'un processus lésionnel au niveau des cellules des tubuli contorti, comme nous avons pu le démontrer par de nombreux examens histologiques de néphrites expérimentales.

L'*étude des fonctions rénales* permet de déceler un léger trouble de la perméabilité : le bleu, notamment, est éliminé surtout sous forme de chromogène; plus rarement son élimination est retardée ou prolongée.

Les autres symptômes habituels des néphrites font entièrement défaut, et nous devons signaler notamment l'absence d'œdème, de troubles cardiaques et de symptômes urémiques.

En somme, tout se borne à de l'albuminurie avec cylindrurie et très légers troubles des fonctions rénales, ces symptômes apparaissant au moment de la période d'état de la maladie et disparaissant, en général, au moment où la maladie a franchi la période dangereuse, avant même que la convalescence soit complètement établie.

La guérison est donc la règle, et même la guérison définitive, quoiqu'il nous faille faire cependant des réserves au sujet du passage de l'albuminurie à l'état chronique, comme nous le dirons en étudiant l'évolution générale des néphrites aiguës.

Cette question de l'évolution mise à part, la valeur pronostique de ces néphrites doit être envisagée non pas au point de vue de la lésion rénale en elle-même, mais au point de vue de la gravité de la maladie qui lui a donné naissance, et l'on peut dire que, d'une façon générale, tant que l'albuminurie persiste, on doit admettre que le processus infectieux est en voie d'évolution, sa disparition étant le plus habituellement un des premiers symptômes du début de la convalescence.

II. NÉPHRITES SURAIGUËS. — Mais les néphrites des maladies aiguës toxiques ou infectieuses sont loin de présenter toujours cette bénignité, et dans certains cas les lésions rénales sont produites avec une telle rapidité et avec une telle violence que les fonctions des reins sont rendues impossibles et que la mort peut s'ensuivre très vite.

Au point de vue étiologique, les intoxications à forte dose, par des substances très nocives pour le rein (sublimé, phosphore, cantharide, etc.), ont surtout tendance à donner naissance à cette forme clinique, mais il peut se faire que certaines maladies infectieuses provoquent, en pleine période d'état, des néphrites suraiguës mortelles, la condition essentielle de leur production étant, en somme, un poison violent qui agit très rapidement sur les reins.

Au point de vue anatomique, une telle nocivité se traduit par des lésions de nécrose portant surtout sur les cellules nobles qui tombent dans la lumière des tubes contournés qui sont ainsi oblitérés, à tel point que l'anurie en devient une conséquence forcée (voir *Anatomie pathologique des néphrites suraiguës*).

Cliniquement, la description de ces formes suraiguës est malheureusement trop concise, car elle pourrait se résumer dans cette phrase d'un terrible pronostic : sous l'influence de ses lésions rénales, le malade cesse d'uriner et meurt rapidement. Voyons, en effet, ce qui se passe dans un type de néphrite suraiguë, celle qui est causée par une intoxication aiguë par le sublimé.

Il s'agit de sujets qui, en pleine santé, ingèrent le poison et qui présentent le jour même, en même temps que des symptômes gastro-intestinaux constants, une anurie presque totale : on obtient cependant par le cathétérisme quelques gouttes d'urine et l'on peut constater qu'elles sont très riches en albumine et en cylindres.

Étudions l'évolution d'un tel malade, en nous rapportant à une observation de Patoir que nous avons sous les yeux et qui résume fidèlement les symptômes qu'on observe habituellement, et en particulier ceux que nous avons notés nous-même. Dans les quatre jours qui suivent l'intoxication, l'anurie persiste, bien que la malade ait pu prendre certains jours un litre de lait. Une potion à la digitale n'a fait rendre à la malade que 25 grammes d'urine, qui se coagulent complètement par la chaleur.

Le cinquième jour, on lui fait une injection de 1 litre de sérum, et elle urine dans les vingt-quatre heures 100 grammes d'urine contenant une quantité énorme d'albumine.

Malgré la répétition des injections de sérum, l'état général de la malade devient de plus en plus mauvais, l'anurie se montre à nouveau absolue. La malade délire, veut se lever, puis elle tombe dans un demicoma entrecoupé de périodes délirantes et elle meurt neuf jours après le début de son intoxication, sans œdème, sans signes d'urémie respiratoire ou convulsive.

On le voit donc : anurie, sans œdème, sans signes de grande urémie, tel est le tableau schématique des symptômes qui conduisent ces malades à la mort.

Et cela est vrai, que la néphrite soit consécutive à une intoxication aiguë survenue en bonne santé, ou qu'elle apparaisse à la période d'état d'une maladie aiguë (fièvre typhoïde, scarlatine, pneumonie, etc.). Dans ces cas, l'apparition, et surtout la persistance pendant quelques jours d'une anurie complète, permettent de porter le diagnostic de néphrite suraiguë et donnent le droit de présager le pronostic le plus funeste.

Toutefois, à l'occasion de l'étude histologique, nous nous sommes posé la question de savoir si de semblables malades peuvent guérir. Il semble qu'on doive répondre par l'affirmative, du moins en ce qui concerne certains cas où, le début ayant été suraigu, l'anurie fut persistante pendant plusieurs jours et où, cependant, les symptômes se sont amendés par la suite, après une longue période pendant laquelle le malade eut de l'oligurie, de l'albuminurie et tous les signes d'une néphrite aiguë.

Ces faits de guérisons relatives plutôt que réelles s'observent plus encore dans les cas où l'étiologie est infectieuse, que dans ceux où une intoxication massive en a été le point de départ. Malgré tout, on peut admettre que, si l'organisme pouvait résister plus longtemps à l'anurie, les lésions rénales pourraient arriver à se réparer et l'évolution pourrait être moins grave.

C'est pour cela que, dans ces cas, le devoir du médecin doit être de faire appel à toutes les méthodes antitoxiques qui neutralisent les poisons, et d'utiliser tous les émonctoires vicariants afin de permettre au malade de résister le plus longtemps possible, et aux reins de reprendre leur fonction. M. Chauffard vient récemment d'étudier dans une de ses cliniques la néphrite aiguë produite par le sublimé, et il a précisé la physiologie pathologique des cas qui se terminent par guérison.

Nous citerons, à ce sujet, une observation personnelle qui semble bien probante au point de vue du rôle que peuvent jouer, en pareils cas, les émonctoires vicariants.

Un de nos malades, homme de quarante-cinq ans, était atteint de cirrhose atrophique avec ascite et on lui avait déjà fait plus de dix ponctions. Persuadé qu'il était incurable et dans le désir d'en finir de suite avec l'existence, il absorba 4 grammes de sublimé.

Malgré un lavage d'estomac qui fut pratiqué cinq heures après, il eut une anurie complète dès le lendemain. Comme nous étions persuadé, en raison de constatations cliniques antérieures, que l'épanchement ascitique peut servir d'exutoire aux différentes substances toxiques de l'organisme, nous fîmes au malade une paracentèse tous les jours, en ayant soin de lui injecter dans le péritoine un litre d'eau bouillie stérilisée pour activer les échanges.

Nous pûmes constater le pouvoir toxique du liquide retiré, et ce qu'il y a de certain, c'est que les accidents mortels ne survinrent pas, malgré que le malade soit resté dix-huit jours complètement anurique. Peu à peu, bien que nous continuions tous les jours à faire la ponction suivie d'injections, les urines réapparurent et leur taux monta à 800 grammes, dose que le malade avait auparavant.

Il conserva toutefois de l'albumine et des cylindres dans ses urines jusqu'à sa mort qui survint huit mois plus tard, par suite des complications de sa cirrhose.

On voit donc qu'il ne faut jamais considérer comme fatal le pronostic des néphrites suraiguës : elles peuvent guérir quelquefois et le médecin, en mettant le malade dans de bonnes conditions pour éliminer une partie de ses poisons et pour en neutraliser d'autres, rendra plus facile la réparation des lésions rénales.

III. NÉPHRITES AIGUËS PROLONGÉES. — Pour que les symptômes des néphrites aiguës soient au complet, il faut que l'évolution morbide, au lieu d'être courte comme dans les formes précédentes, ait une certaine durée ; c'est pour cela que, si les néphrites aiguës prolongées ne sont pas les cas les plus fréquents, elles sont tout au moins les plus typiques, parce que tous les symptômes cardinaux ont le temps de se produire.

L'*étiologie* ne présente rien de spécial. Ce sont encore les infections ou intoxications aiguës qui produisent cette forme de néphrite, mais nous avons tendance à croire, pour notre part, que le facteur hérédité joue là un grand rôle. Telle maladie infectieuse ou toxique qui ne déterminerait qu'une lésion rénale passagère, chez un sujet sain, provoquera une néphrite aiguë prolongée si le malade était atteint de débilité rénale. La prédisposition morbide a donc là une importance capitale, quoique cependant certaines causes morbides (la scarlatine, le froid humide) puissent, peut-être, provoquer d'emblée la néphrite aiguë prolongée.

Les *lésions* constatées, quand on a l'occasion de faire l'autopsie, sont celles du gros rein blanc. Histologiquement, les altérations glomérulaires sont prédominantes et différencient cette forme d'avec les précédentes.

Au point de vue clinique, les néphrites aiguës prolongées se caractérisent toujours par trois ordres cardinaux de symptômes, qui permettent facilement de les reconnaître.

1° Le **syndrome urinaire** que l'on peut schématiser de la façon suivante : les urines sont hautes en couleur, comparables au bouillon sale, quelquefois rougeâtres et même franchement hématuriques ; la densité est élevée (1 030 à 1 040), la réaction acide.

L'examen chimique montre la diminution de l'urée (8 à 10 gr.) et des chlorures (4 à 5 gr.). En revanche, la dose d'albumine éliminée est assez élevée et on en constate toujours plusieurs grammes par litre.

L'étude histologique du culot de centrifugation montre une grande quantité de sédiments : il est facile de constater des globules rouges, des leucocytes, des cylindres de toute espèce, parmi lesquels on peut toujours reconnaître un assez grand nombre de formes granuleuses.

Quant aux fonctions rénales, elles sont très amoindries, comme on peut le constater par l'élimination provoquée ou par les méthodes cryoscopiques.

2° Les **œdèmes** manquent rarement ; ils sont quelquefois localisés (membres inférieurs, et même paupière, ou glotte), mais le plus souvent ils affectent le type de l'anasarque généralisée avec suffusion dans les séreuses (plèvres, péritoine, péricarde), et même dans les viscères (poumon en particulier).

3° Les **symptômes cardiaques** ne font pas partie intégrante de la symptomatologie des néphrites aiguës, à l'encontre de ce qui se passe dans le cours des néphrites chroniques urémigènes.

Toutefois nous devons dire que le bruit de galop a été souvent signalé.

Mais on discute pour savoir s'il existe de l'hypertrophie ou de la dilatation : alors que Bamberger et Wagner considèrent que l'hypertrophie est de règle, Silbermann et Goodhart disent n'avoir observé que de la dilatation.

Cela dépend, sans doute, de la période à laquelle le malade a été observé : il conserve, selon nous, de la dilatation pendant longtemps et, quand on constate des signes d'hypertrophie, cela prouve que l'évolution de la néphrite se fait vers la forme atrophique lente.

4° Les **symptômes urémiques** ne manquent jamais, mais se

bornent habituellement à des signes atténués tels que céphalée, vomissements, crampes, bourdonnements d'oreilles, dyspnée, troubles oculaires, etc.

Mais quelquefois on peut constater tous les signes de la grande urémie (attaques éclamptiques, délire aigu, coma, etc.), avec son pronostic très grave.

Tels sont les quatre ordres de symptômes communs à toute néphrite aiguë prolongée, mais leur mode d'apparition et d'évolution est variable avec la cause qui leur a donné naissance, si bien qu'il nous paraît nécessaire d'en décrire les deux types cliniques principaux : la forme *a frigore* qui comprend tous les cas dont la cause est difficile à spécifier; la forme scarlatineuse qui constituera le type des néphrites qui surviennent à la fin d'une intoxication ou d'une infection.

Néphrite « a frigore ». — Elle débute, en général, par de violentes douleurs dans la région lombaire, une élévation brusque de la température qui peut atteindre d'emblée 39° ou 40°, et des vomissements. C'est le début d'une maladie infectieuse générale, mais dans les jours qui vont suivre la localisation rénale se manifestera d'une façon très nette.

La douleur persiste en général, violente et pongitive dans la région lombaire ; elle est réveillée par la pression, mais n'irradie pas vers la région abdominale, ni vers les aines.

La palpation bi-manuelle des reins peut montrer qu'ils sont augmentés de volume.

Mais c'est surtout le syndrome urinaire qui caractérise la maladie, car il présente les caractères typiques que nous venons de décrire (albumine, cylindres, globules rouges et blancs, troubles de la perméabilité rénale).

Les œdèmes sont d'abord localisés aux paupières et aux membres inférieurs ; parfois, quand le malade est resté couché dès le premier jour, ils apparaissent exclusivement à la région des lombes.

Mais le plus souvent il existe très vite de l'anasarque généralisée ; toute la surface du corps présente un aspect pâle et bouffi des plus caractéristique.

En même temps, les poumons se remplissent de râles crépitants, très fins, disséminés ou répartis en zones très limitées et variant d'un jour à l'autre (bronchite albuminurique de Lasègue) ; des épanchements séreux se forment dans le péritoine, les plèvres, le péricarde.

Les fonctions digestives sont troublées, dès les premiers jours, comme en font foi les vomissements qui marquent en général le début ; plus tard la bouche s'empâte, se couvre d'un enduit saburral, devient sèche, le malade refuse de boire, surtout son lait, d'autant plus que l'ingurgitation de boissons est suivie très souvent de vomissements, indiquant un début d'urémie gastrique, de même que la diarrhée avertit de l'existence d'une urémie intestinale.

L'**évolution** peut alors se faire de façons différentes : dans les *formes graves*, les urines diminuent de plus en plus de quantité en même temps que les malades sont envahis par une torpeur dont ils ne peuvent sortir ; ils deviennent indifférents à tout ce qui se passe autour d'eux et le coma succède à cet état apathique, entrecoupé quelquefois de petites crises convulsives qui précèdent de peu la terminaison fatale. Mais heureusement la *guérison* est la terminaison habituelle. Elle peut survenir alors que des symptômes d'urémie gastro-intestinale et même nerveuse ont été constatés.

D'une façon générale, d'ailleurs, on ne doit jamais désespérer en ce qui concerne le pronostic d'une néphrite *a frigore*, car on a vu des malades guérir à la suite d'un effort thérapeutique bien dirigé, alors même qu'ils semblaient irrémédiablement perdus.

En général la guérison est annoncée par des sueurs abondantes et par une polyurie annonçant que le rein est redevenu perméable.

Néphrite scarlatineuse. — Elle peut avoir un début analogue à la précédente dans un tiers des cas environ, mais ses autres allures cliniques doivent être connues afin qu'on puisse la dépister dès le commencement.

Les premiers symptômes apparaissent au moment de la défervescence, et quand ce ne sont pas, au grand complet, ceux que nous venons de décrire, on peut noter les **modes de début** suivants :

C'est habituellement l'albuminurie qui existe comme seul symptôme, affectant alors le type de néphrite passagère tel que nous l'avons signalé plus haut, ou au contraire se compliquant vite d'autres symptômes.

L'œdème peut apparaître comme premier signe des lésions rénales, sous forme d'anasarque généralisée avec hydrothorax et ascite. Quelquefois l'œdème est simplement localisé aux membres inférieurs ou aux paupières et alors précède de peu l'apparition de l'albuminurie.

On a même signalé un début par accidents urémiques d'emblée (éclampsie).

Mais — d'après la statistique du professeur Roger portant sur un très grand nombre de cas — ces signes du début sont rarement isolés et sont associés à un syndrome infectieux qui passera rarement inaperçu pour peu qu'on le recherche, surtout chez l'adulte. Ce « syndrome infectieux tardif de la scarlatine », qui a fait l'objet de la thèse de Girard, est caractérisé par le développement de quelques-unes des complications suivantes : fièvre, angines, adénopathies, arthrites, otites, érythèmes.

Cette constatation faite par M. Roger explique bien la pathogénie de ces néphrites de la convalescence qui paraissaient paradoxales ; nous voyons, par ces exemples, qu'elles sont en rapport avec une nouvelle poussée infectieuse qui se manifeste à la fois sur plusieurs viscères.

A la période d'état, tous les symptômes sont habituellement au complet, si nous faisons abstraction toutefois des formes albumineuses simples qui appartiennent au groupe des néphrites passagères et qui évoluent comme elles, et des formes œdémateuses pures décrites autrefois par Sanné et sur la nature desquelles on est assez mal fixé à l'heure actuelle.

En dehors de ces cas, on constate habituellement tous les symptômes des néphrites aiguës prolongées, avec quelques particularités qu'il nous faut signaler.

Le syndrome urinaire, en dehors des signes habituels, présente à étudier l'hématurie et l'anurie.

L'hématurie survient presque constamment à la période d'état et peut durer deux ou trois semaines sans que le pronostic soit aggravé.

L'anurie totale est assez fréquente : elle peut être suivie d'accidents mortels, mais il faut bien savoir qu'elle peut durer plusieurs jours sans que le pronostic soit pour cela fatal.

Les œdèmes ne présentent rien de particulier à noter, sauf leur localisation exclusive en des points très limités, comme dans le cas de Trousseau où le malade mourut d'œdème de la glotte sans qu'il ait existé d'autre localisation de l'anasarque.

Les symptômes urémiques que nous avons signalés dans les autres formes existent là aussi, mais il faut noter la fréquence particulière des attaques éclamptiques, ce qui tient sans doute à l'âge des petits malades. Ces attaques épileptiformes peuvent survenir d'emblée comme le premier symptôme apparent, mais en général les convulsions sont annoncées par une augmentation des œdèmes et une diminution de la quantité des urines ; d'autres fois, l'augmentation brusque de la céphalée et des vomissements doit faire redouter la crise.

L'évolution de la néphrite scarlatineuse peut se faire vers la mort soit du fait de l'anurie quand elle se complique de symptômes urémiques, et en particulier du coma ; soit du fait des crises éclamptiques. A ce point de vue, cependant, il ne faudrait pas être trop pessimiste et il faut bien savoir qu'une crise isolée n'a pas de valeur pronostique grave.

Mais quand les attaques sont très rapprochées ou même subintrantes, le pronostic devient très sombre, quoique on ait pu, par une thérapeutique active et prompte (en particulier grandes saignées), obtenir des guérisons définitives dans des cas qui paraissaient désespérés.

Le plus souvent, d'ailleurs, la néphrite scarlatineuse se termine par guérison complète ou seulement relative, comme nous allons l'exposer dans le chapitre qui va suivre.

ÉVOLUTION GÉNÉRALE DES NÉPHRITES AIGUËS. — DÉBILITÉ RÉNALE ACQUISE. — Nous avons établi un pronostic spécial pour chacune des formes plus haut décrites et nous connaissons déjà deux modes de terminaison sur lesquels nous ne reviendrons pas : la **mort** d'une part; la **guérison complète** d'autre part.

Mais entre ces deux modes extrêmes de terminaison, il y a toute une série de moyens termes que nous n'avons pas envisagés encore, bien qu'ils puissent être la conséquence de l'une quelconque des formes cliniques de néphrites aiguës.

Ce sont ces modes de **guérison incomplète** que nous allons étudier ici : au point de vue clinique, ils peuvent se présenter sous quatre formes qu'il est facile de schématiser.

1° Le ***passage à l'état chronique*** qui peut se faire de deux façons : ou bien l'évolution morbide devient peu à peu moins aiguë, les symptômes semblent s'amender, mais il reste de l'albuminurie et des œdèmes qui constituent les symptômes cardinaux de la néphrite chronique à évolution continue.

Mais dans d'autres cas, et nous avons déjà noté le fait à propos de la scarlatine, la guérison a l'air d'être complète, et cependant il se fait un travail lent qui aboutit, plus ou moins longtemps après, à une néphrite atrophique lente.

Nous n'insistons pas sur ces modes de terminaison qui nous sont connus déjà et sur lesquels nous reviendrons à propos des néphrites chroniques.

2° L'***albuminurie chronique persistante*** qui peut affecter, selon les cas, des types différents que l'on a voulu — à tort, selon nous — séparer au point de vue du pronostic.

L'albuminurie persiste, mais intermittente, reparaissant d'une façon irrégulière, sans doute sous l'influence de causes qui altèrent les épithéliums du rein restés plus fragiles.

L'albuminurie persiste encore d'une façon intermittente, mais apparaît tous les jours d'une façon régulière et habituellement dans l'urine de la journée, pouvant affecter l'allure d'une albuminurie cyclique ou orthostatique.

L'albuminurie se maintient permanente, mais à une dose faible (moins de 0gr,50) et ne variant pas quel que soit le régime auquel on soumette le malade.

L'albuminurie persiste, mais atteint des taux très variables selon le régime alimentaire et hygiénique du malade.

Si l'on en croit la plupart des auteurs classiques, ces deux derniers modes d'albuminurie persistante auraient chacun un pronostic différent; les albuminuries que le régime ne fait pas varier, et qu'on appelle *albuminuries résiduales*, auraient un pronostic bénin, tandis que celles qui varient avec le régime alimentaire ou hygiénique auraient tendance à évoluer vers la néphrite chronique.

Voyons donc sur quels arguments se basent les auteurs qui ont décrit l'*albuminurie résiduale* comme ayant un pronostic spécial.

Sous ce nom, le professeur Teissier groupe une série de faits qui avaient été déjà vus antérieurement, mais interprétés d'une façon variable. MM. Cuffer et Gastou les avaient décrits sous le nom de *néphrites parcellaires* : ils admettaient qu'il persiste, dans ces cas, après la toxi-infection, des lésions insulaires du rein qui expliquent la persistance de l'albuminurie, mais que la plus grande partie du parenchyme rénal, étant restée saine, fonctionne d'une façon régulière et assure la dépuration complète de l'organisme.

M. Bard avait décrit ces mêmes faits sous le nom d'*albuminuries cicatricielles.*

M. Teissier préfère l'expression d'*albuminuries résiduales* « qui vise la cause à laquelle elles survivent, qui répond à des caractères cliniques bien établis, sans rien préjuger de la nature même des conditions anatomiques qui lui donnent naissance ».

Quoique ces auteurs donnent des appellations différentes, ils sont d'accord sur les caractères cliniques ; il s'agit selon eux, au point de vue clinique, d'une forme d'albuminurie consécutive à une néphrite infectieuse, et qui « survit à un état fixe ou permanent; mais rien, ni le régime, ni la fatigue, ni la station debout, ne peut faire varier les proportions de l'albumine rendue » ; au point de vue pronostic, « c'est une albuminurie bénigne, voire même une albuminurie de guérison ».

Pour notre part, nous rejetons la différenciation que l'on propose de faire entre les différentes albuminuries « persistantes à la suite des maladies infectieuses ». Nous considérons tout d'abord qu'il n'y a pas d'albuminuries répondant d'une façon absolue au type décrit sous le nom de *résiduales* ; dans tous les cas que nous avons vus, nous avons pu — par un procédé quelconque, en général par l'épreuve de la chlorurie alimentaire ou l'ingestion d'ovo-albumine — faire varier l'albumine du simple au double dans les vingt-quatre heures. D'ailleurs, le professeur Teissier lui-même admet que « les états aigus peuvent en faire varier le taux ».

D'autre part, nous avons pu constater que les formes qui répondent le mieux à l'albuminurie résiduale peuvent évoluer ultérieurement comme des cas de néphrite atrophique lente. D'ailleurs, le professeur Teissier fait remarquer que chez ces malades « les accidents rénaux sont sujets à des retours » et que cette forme d'albuminurie « constitue un facteur de premier ordre pour provoquer l'apparition d'un certain nombre d'albuminuries purement fonctionnelles » ; or, ne sait-on pas que c'est justement la répétition de ces poussées rénales qui aboutit en fin de compte à la néphrite atrophique. D'ailleurs, à nos observations personnelles d'albuminuries résiduales terminées par néphrite lente, nous pouvons ajouter un des malades qui ont servi à la description de MM. Cuffer et Gastou ; il a été soigné ultérieurement par M. Brault qui rapporte qu'il est mort d'urémie.

Ainsi donc il est, selon nous, tout à fait arbitraire de vouloir séparer, au point de vue du pronostic, les différentes formes d'albuminuries persistantes à la suite des néphrites aiguës : la division en quatre groupes telle qu'elle a été proposée ne peut pas servir de guide pour porter un pronostic ; notre avis est que toutes ces albuminuries persistantes ont une même signification, à savoir que le rein n'a pas récupéré entièrement ses fonctions normales et qu'il sera plus sensible en présence d'une nouvelle infection ou intoxication. Si l'on veut donner à cette forme morbide un qualificatif anatomique, nous admettons très volontiers le terme de *néphrites partielles* qui est accepté aussi par M. Brault.

Mais si l'on veut rester sur le terrain clinique, nous dirons que de semblables reins sont atteints de débilité rénale. Nous avons décrit plus haut, sous ce nom, une série de faits d'origine héréditaire et familiale dans lesquels les reins n'offrent plus une résistance suffisante aux intoxications et aux infections et laissent filtrer de l'albumine dans les urines, sous l'influence de la moindre cause.

Nous avons vu que cette débilité rénale héréditaire pouvait se traduire tantôt par une albuminurie fréquemment récidivante, tantôt par une albuminurie cyclique ou orthostatique, tantôt par une albuminurie permanente.

Or ce sont des faits du même genre que l'on constate après certaines néphrites infectieuses, et cela nous permet d'admettre une débilité rénale acquise qui a le même pronostic et la même évolution que la forme héréditaire.

Nous dirons donc, en manière de conclusion, que les néphrites infectieuses peuvent laisser à leur suite des albuminuries simples qu'il ne faut pas chercher à classer au point de vue du pronostic selon qu'elles varient ou non sous l'influence du régime.

Il ne faut pas en conclure non plus que ces malades sont forcément voués à la néphrite interstitielle, qu'ils éviteront en réalité fréquemment.

Il faut admettre que, à la suite des néphrites infectieuses, tandis que certains reins restent atteints de néphrite massive chronique et que d'autres récupèrent leurs fonctions normales, d'autres restent atteints de débilité rénale caractérisée sans doute par des lésions insulaires des tubes contournés. Ces malades, qu'ils aient de l'albuminurie passagère ou permanente, variable ou invariable, ont des reins plus facilement altérables, ils sont plus susceptibles de présenter plus tard de la néphrite atrophique lente, mais ils l'éviteront si on sait leur conseiller une hygiène convenable.

DIAGNOSTIC DES NÉPHRITES AIGUËS. — Les problèmes cliniques que l'on peut se poser en présence d'une néphrite aiguë sont multiples et ne présentent pas tous la même difficulté.

1° Tout d'abord il est facile de ***reconnaître l'existence d'une néphrite aiguë***, si on comprend ce terme dans l'acception large que nous avons proposée. Chaque fois que des modifications urinaires (albuminurie, cylindrurie) surviennent d'une façon brusque sous l'influence d'une maladie aiguë toxique ou infectieuse, on est en droit d'affirmer la néphrite aiguë. Que si à ces symptômes s'ajoutent l'œdème, des signes d'urémie atténuée ou confirmée, les éléments du diagnostic sont encore plus complets, mais on ne doit pas les attendre pour porter le diagnostic de néphrite aiguë.

Il n'y a donc pas lieu d'établir un diagnostic différentiel avec les anciennes albuminuries fébriles qui, nous l'avons vu, sont des néphrites aiguës passagères.

Nous en dirons autant des congestions aiguës du rein qui s'accompagnent toujours de lésions des tubes contournés et sont en réalité des néphrites congestives.

En revanche, il faut faire le diagnostic avec la **congestion passive** qui peut survenir par poussée brusque se traduisant par oligurie et albuminurie, et pouvant faire penser à une néphrite aiguë. Mais l'aspect des urines est spécial, elles contiennent des pigments biliaires et, par le refroidissement, laissent déposer sur les parois du vase une grande quantité d'urates : le fait que les réactions chimiques décèlent une lésion de stase hépatique, autant qu'une lésion rénale, serait suffisant à faire établir le diagnostic, même en l'absence des autres signes d'asystolie qui ne font généralement pas défaut.

Il faudra encore différencier d'avec les néphrites aiguës les **poussées aiguës qui peuvent survenir au cours des néphrites atrophiques lentes**, à l'occasion d'un écart de régime, d'une fatigue, d'un coup de froid, etc.

Beaucoup de cas considérés comme des néphrites *a frigore* rentrent, selon nous, dans ce groupe.

C'est l'examen du système circulatoire montrant l'hypertrophie du cœur et l'hypertension artérielle ; l'étude des antécédents et la recherche des signes révélateurs d'une néphrite à évolution lente permettront de faire le diagnostic qui est en général facile, pourvu qu'on y songe.

2° Une fois posé le diagnostic de néphrite aiguë, il faut ***préciser à quelle forme on a affaire***. La **néphrite suraiguë** qui succède à une intoxication forte ou qui apparaît au cours d'une maladie infectieuse grave est facile à reconnaître en raison de l'intensité de ses symptômes et surtout de l'anurie persistante malgré le traitement employé.

Il est plus difficile de différencier les deux autres formes et de dire si la néphrite aiguë sera passagère ou prolongée.

En général, cependant, si les symptômes apparaissent dès le début de la période aiguë, s'ils se traduisent presque exclusivement par de l'albuminurie et de la cylindrurie, on devra penser plus particulièrement à une **néphrite aiguë passagère**, et d'ailleurs la disparition de l'albuminurie au moment ou un peu avant le début de la convalescence confirmera le diagnostic.

Si, au contraire, l'albuminurie apparaît au moment de la convalescence; si, quel que soit le moment de son apparition, elle s'accompagne d'œdèmes et de signes plus ou moins accentués d'urémie, on peut dire qu'il s'agit de la forme décrite sous le nom de **néphrite aiguë prolongée** et porter un pronostic plus réservé.

3° La question qui sera peut-être la plus difficile et la plus importante à résoudre en clinique, c'est de ***savoir si la néphrite aiguë est complètement guérie et si le rein est redevenu normal ou s'il reste inférieur à sa tâche.***

Nous avons vu que, dans certains cas, la néphrite passait directement à l'état chronique; les faits de ce genre sont faciles à reconnaître.

Nous avons dit aussi pourquoi nous considérions l'albuminurie persistante, quelle qu'en soit la forme, comme une tare rénale devant faire redouter pour plus tard l'évolution vers la néphrite atrophique lente si le malade n'est pas soumis à une bonne hygiène. Ainsi comprises, ces formes sont encore faciles à interpréter.

Mais il est toute une série de faits dans lesquels l'albuminurie est disparue; il ne faudrait pas, pour cela, se hâter de dire que le rein a recouvré son intégrité complète. Lécorché et Talamon ont étudié tout particulièrement ces faits et sont arrivés à cette conclusion que l'on ne pouvait pas affirmer la guérison complète de la néphrite si l'on ne suivait pas les malades pendant plusieurs années après leur guérison apparente.

On sera alors, d'après ces auteurs, autorisé à dire que les reins ont retrouvé leurs fonctions normales :

Si l'albuminurie est disparue complètement;

Si la polyurie critique ne persiste pas et si l'excrétion de l'eau est redevenue normale;

Si la proportion des principes constituants : urée, sels et matériaux organiques, remonte et reste au taux physiologique;

Si le cœur ne s'hypertrophie pas.

Nous sommes tout à fait d'accord avec Lécorché et Talamon pour admettre que le malade doit être suivi pendant plusieurs années avant que l'on puisse affirmer scientifiquement l'intégrité absolue de ses reins, mais il peut y avoir intérêt à être fixé avant ce laps de temps.

Pour notre part, quand un malade paraît, en apparence, guéri de sa néphrite aiguë, nous le soumettons à l'épreuve du bleu et à celle de la phloridzine dont les résultats nous renseignent sur l'ensemble des fonctions rénales ; nous recherchons ensuite les symptômes révélateurs de la débilité rénale par injection ou ingestion d'ovo-albumine, épreuve de la chlorurie alimentaire.

Si tous les résultats sont ce qu'ils doivent être quand le rein est normal, nous affirmons la guérison complète ; dans le cas contraire, nous soupçonnons que le rein est resté débile et nous prescrivons une hygiène en conséquence.

Jusqu'à présent, les constatations que cette méthode rapide nous a permis de faire ont été confirmées par l'évolution, mais cela ne nous empêche pas de rechercher ultérieurement les symptômes établis par M. Talamon, qui conservent une grande valeur au point de vue du pronostic.

Par la recherche de cet ensemble de symptômes, il sera facile de s'assurer que le fonctionnement du rein peut redevenir parfait à la suite et que seulement un certain nombre de cas cliniques de néphrites aiguës même très graves évoluent par la suite vers les différentes formes de néphrite chronique.

NÉPHRITES CHRONIQUES

Tout en décrivant une série de types cliniques des néphrites aiguës, il nous a été possible d'envisager dans un seul chapitre ces formes morbides, parce qu'elles ont des caractères de parenté qui permettent qu'on les rapproche.

Il n'en est plus de même pour les néphrites chroniques, et, dès les premières descriptions, il a paru indispensable de décrire dans des chapitres bien séparés des faits qui n'auraient en apparence aucune parenté clinique, si l'on ne savait que les reins sont lésés dans tous les cas.

Quoi de plus dissemblable, en effet, que ces deux malades dont l'un a de l'anasarque généralisée et présente des urines rares, très riches en albumine, tandis que l'autre n'a pas d'œdème, émet très abondamment des urines claires et non albumineuses, mais présente, en revanche, toute une série de signes qui peuvent être rapportés à l'urémie et qui manquent chez l'autre malade.

La constatation de ces deux formes cliniques avait mené à tort à la conception des néphrites parenchymateuses et interstitielles. Nous avons vu que cette théorie n'était plus soutenable; il n'en reste pas moins vrai que les deux types cliniques existent et doivent être décrits séparément. Pour ne rien préjuger de leur nature, et pour rester exclusivement sur le terrain clinique, nous appellerons ces deux formes de néphrites, l'une *hydropigène*, l'autre *urémigène*. Mais ces deux types morbides ne répondent pas à toutes les formes que l'on peut rencontrer en clinique et nous nous proposons notamment de mettre en relief une autre forme que l'on pourrait appeler *néphrite chronique superficielle* pour indiquer son peu de gravité, ou *albumineuse simple* parce que le symptôme albuminurie est seul constatable pendant longtemps.

I. — NÉPHRITE ALBUMINEUSE SIMPLE

Sous ce nom nous avons proposé récemment de décrire un type clinique tout à fait particulier, qu'il nous a semblé nécessaire d'isoler du groupe des néphrites chroniques, parce qu'il est fréquent et parce que son pronostic relativement bénin et son évolution très longue lui méritent vraiment une place à part.

Les observations les plus typiques que nous ayons rapportées concernent des malades qui ont présenté pendant dix ou vingt ans une albuminurie oscillant entre 3 grammes et 6 grammes. Ce symptôme fut, en général, le seul observé, et la plupart de ces sujets sont à l'heure actuelle vivants et bien portants (sauf en ce qui concerne leur albuminurie). Quelques-uns sont morts d'une maladie intercurrente sans avoir présenté de symptômes urémiques. Toutefois, deux des malades que nous avons pu suivre sont morts avec les symptômes de la néphrite urémigène.

Nous rangeons dans ce même groupe des sujets qui ont d'une façon constante de 0gr,50 à 1 gramme d'albumine, sans aucun autre symptôme appréciable. Il s'agit là de faits du même genre que les précédents puisque le seul symptôme est l'albuminurie, et puisque nous avons pu constater aussi, dans ces faits, la possibilité de l'évolution vers la néphrite atrophique. La seule différence est, en somme, la quantité d'albumine, et nous savons que cette donnée (la quantité) a trop peu d'importance en fait d'albuminurie pour nous faire séparer des faits qui, par ailleurs, sont tout à fait semblables.

Nous n'avons pas la prétention d'être le premier à appeler l'attention sur des faits de ce genre, et Bright lui-même s'était trouvé en présence d'un cas clinique de ce genre. Hawkins rapporta, en effet, à la Société clinique de Londres, le fait suivant :

Un médecin albuminurique consulta, en 1841, Richard Bright, qui fut d'avis que le cas était d'une gravité extrême et que l'on ne pouvait guère espérer une survie de plus de deux ans. Or ce médecin, chez lequel *l'albuminurie ne disparut jamais*, mourut en 1892, à l'âge de quatre-vingt-huit ans, quarante et un ans après le pronostic fatal porté par Bright.

Depuis lors, des faits analogues de grosse albuminurie compatible avec l'existence ont été signalés par divers auteurs ; mais on les rapporte comme des curiosités morbides, sans chercher à voir là un groupement clinique ayant — au milieu des autres néphrites chroniques — une évolution et un pronostic tout spéciaux.

C'est ainsi, pour ne citer que quelques-unes des observations, que Hawkins relate encore le cas d'une albuminurique de quarante-neuf ans, qui avait constamment de l'albumine depuis l'âge de vingt-quatre ans. Rendu rapporte trois observations du même genre, qu'il catalogue *albuminurie latente* ; l'une d'elles concerne un médecin albuminurique depuis trente-quatre ans et dont la santé restait cependant parfaite.

Sevestre, J. Teissier, Brault publient de nombreux cas du même genre, et le professeur Dieulafoy, qui cherche à classer ces faits, dit qu' « il s'agit d'albuminuriques et non de brightiques ».

A ces observations de grosses albuminuries persistantes sans troubles de la santé générale, il faut joindre encore les nombreux cas publiés sous les noms de *néphrites parcellaires* (Cuffer et Gastou), d'*albuminuries cicatricielles* (Bard), d'*albuminuries résiduales* (J. Teissier), d'*albuminuries minima* (Talamon).

La réunion de tous ces faits nous montre combien est fréquent ce type morbide, et nous devons chercher maintenant à décrire les particularités qui le caractérisent.

Étude clinique. — Les symptômes de cette néphrite chronique albumineuse se bornent exclusivement aux constatations urinaires, puisque, par définition même, la néphrite reste superficielle, c'est-à-dire n'a pas de retentissement sur le reste de l'organisme.

Le signe capital, c'est la constatation de l'albuminurie qui doit être étudiée avec soin dans sa quantité et sa qualité.

Les dosages de l'albumine, pratiqués tous les jours, montrent qu'elle est permanente et que son taux ne varie guère d'un jour à l'autre, si on le rapporte au litre. Le changement de régime, l'exercice violent peuvent ne faire aucunement varier la quantité d'albumine, mais nous avons pu constater, dans certains cas, des variations journalières dues à une cause toxique ou infectieuse surajoutée.

L'épreuve de la chlorurie alimentaire, l'ingestion de blancs d'œufs à jeun, l'ingestion de rognons de porc selon la méthode thérapeutique de Renault, ont fait très notablement augmenter l'albumine dans une série de cas que nous avons observés.

L'analyse chimique de l'urine, dans les cas où nous avons pu la faire complète, nous a montré que la globuline était en bien plus grande proportion que dans le sérum sanguin, mais on sait qu'il ne faut pas tenir grand compte de la nature chimique de l'albuminurie.

Quant à l'élimination des substances dissoutes dans l'urine, elle se fait d'une façon normale et les chlorures notamment ne sont pas retenus dans l'organisme, comme on peut s'en assurer par l'épreuve de la chlorurie alimentaire.

La centrifugation de l'urine montre qu'il existe toujours des cellules et des cylindres. Les cellules sont granuleuses et ressemblent à l'épithélium desquamé des tubuli contorti, à moins qu'il ne s'agisse de leucocytes qui se sont chargés de granulations. Quant aux cylindres, ils sont surtout granuleux; on sait l'importance qu'attachent à cette forme de cylindres M. Bard et son élève Péhu ; pour eux, et nous partageons leur avis, « la constatation de ces cylindres en plus ou moins grande quantité, leur persistance en dehors d'un processus aigu, doivent faire affirmer le diagnostic de néphrite chronique portant son action principale sur les épithéliums ».

Cette constatation de cylindres granuleux dans l'urine de ces malades a pour nous une grande importance : elle nous prouve qu'il y a un processus morbide au niveau des épithéliums du rein, une véritable néphrite, et que par conséquent on n'est pas en droit de dire, avec le professeur Dieulafoy, que « ces albuminuries ne sont pas brightiques ».

Mais il s'agit d'une néphrite qui ne s'accompagne pas de troubles de l'élimination rénale, comme nous avons pu nous en assurer par l'épreuve du bleu de méthylène, qui donne lieu à une élimination rapide et massive, et par l'étude cryoscopique combinée ou non à l'épreuve de la chlorurie alimentaire, qui donne les mêmes résultats que pour les reins normaux.

En revanche, dans plusieurs cas où nous l'avons recherchée, l'épreuve de la glycosurie phloridzique fut négative, ce qui, d'ailleurs, ne semble pas se rapporter à un trouble de la perméabilité rénale, mais à un vice fonctionnel des épithéliums.

Après avoir décrit les symptômes positifs donnés par l'examen complet des urines et des fonctions rénales, il nous faut ajouter, pour caractériser pleinement cette forme morbide, que certains symptômes que l'on est habitué à rencontrer dans les néphrites chroniques manquent totalement ici : tel l'œdème qui peut être constaté parfois en période de fatigue, mais siège aux membres inférieurs seulement, n'envahit jamais les téguments et les séreuses et cesse très rapidement par le simple repos ; tels les symptômes cardio-vasculaires qui sont nuls : il n'y a ni hypertrophie du cœur, ni bruit de galop, ni hypertension artérielle ; il y aurait plutôt, d'après nos observations, une hypotension assez manifeste ; tels enfin les troubles urémiques qui font totalement défaut tant que la maladie reste au stade de néphrite albumineuse simple : on ne constate même pas alors ces symptômes atténués que MM. Lécorché et Talamon ont groupés sous le nom de *petite urémie.*

Le seul signe qui marque un trouble de l'état général, c'est une pâleur des malades et une tendance à l'amaigrissement, qui est surtout marquée dans les cas où l'on a mis les sujets au régime lacté absolu.

Certains de nos malades ont maigri de plusieurs kilogrammes parce qu'on les avait condamnés à la diète lactée ; l'un d'entre eux, notamment, avait été soumis pendant quatre mois au régime lacté et, sous cette influence, était devenu pâle, maigre et très cachectique, et, malgré le régime sévère, l'albuminurie était restée à 4 grammes par vingt-quatre heures. Sous l'influence de la suralimentation (viande crue, purée de légumes) le malade engraissa de 14 kilogrammes en deux mois, et put reprendre ses occupations, qu'il continue depuis lors (trois ans) sans aucune fatigue, sans aucun symptôme urémique, quoiqu'il élimine en moyenne de 3 grammes à 5 grammes d'albumine par jour.

L'**évolution** achève de caractériser ce type clinique : l'albuminurie persiste des années sans que la santé générale soit troublée.

Cependant il ne faudrait pas se hâter de porter un pronostic trop bénin, car sous l'influence d'une infection aiguë surajoutée, ou d'une intoxication professionnelle ou autre, ces malades pourront, plus facilement que les sujets normaux, présenter les symptômes de la néphrite chronique hydropigène, ou s'acheminer vers la néphrite atrophique lente.

Diagnostic. — La forme clinique que nous venons d'isoler pourra être reconnue facilement, ce nous semble, en raison des caractères que nous venons d'assigner et qui se résument ainsi : albuminurie chronique, permanente à un taux à peu près fixe, cylindrurie, perméabilité rénale normale ou augmentée, affaiblissement de l'état général et anémie quand on met les malades au lait, mais absence d'anasarque, absence de signes cardio-artériels et de symptômes d'urémie, à quelque degré que ce soit ; cette néphrite peut être compatible avec un excellent état de santé pendant de très longues années.

Ces caractères doivent faire éliminer l'hypothèse d'une **albuminurie fonctionnelle.** Nous n'avons pas à discuter ici l'existence de ces albuminuries ; nous dirons simplement que ceux qui admettent leur existence pensent qu'elles sont indépendantes de toutes lésions rénales et qu'elles sont commandées par le fonctionnement défectueux d'un autre viscère (estomac, intestin, foie, etc.). Dans cette hypothèse, l'albuminurie varie aux différentes heures de la journée, et même d'un jour à l'autre (ce qui n'est pas le cas pour les faits que nous rapportons). De plus, la constatation de cylindres granuleux en abondance et de cellules dans l'urine nous permet de dire qu'il y a néphrite, et l'on doit forcément ajouter *chronique*, en raison de la durée de l'évolution.

Or, cette néphrite chronique superficielle ne peut pas être confondue avec les autres formes que nous allons décrire plus loin, et c'est pour cela que nous lui avons fait une place à part.

La **néphrite hydropigène** s'accompagne bien d'une albuminurie et d'une cylindrurie analogue, mais l'anasarque et aussi l'évolution grave plus ou moins rapide en font une forme tout à fait autre, au point de vue des symptômes et du pronostic.

La **néphrite urémigène** peut être l'aboutissant de la forme que nous venons de décrire, mais, tant que la néphrite superficielle reste pure (et elle reste ainsi pendant de longues années), elle n'a aucune ressemblance avec la néphrite atrophique, puisque d'un côté il y a albuminurie abondante sans aucun symptôme urémique, et de l'autre peu ou pas d'albumine avec des symptômes d'urémie qui sont atténués ou accentués, mais qui constituent toujours le fond du tableau clinique.

La **dégénérescence amyloïde** est, en revanche, bien plus difficile à éliminer, car cette affection peut avoir, pendant plus ou moins longtemps, l'albuminurie comme seul signe. Mais, en général, la polyurie est très marquée ; il y a, au bout d'un certain temps, des signes intestinaux, hépatiques ou spléniques ; enfin, l'évolution est loin d'être aussi bénigne, elle se fait vers la cachexie et non vers la néphrite atrophique comme dans les cas qui nous occupent ici.

Ainsi donc, la néphrite chronique albumineuse a une existence bien spécifiée et on aura l'occasion d'en faire fréquemment le diagnostic. Il serait intéressant de savoir maintenant si l'étiologie et l'anatomie pathologique en sont bien spécifiées et en font un état morbide spécifié.

Étiologie. — L'étiologie est assez vague et rien ne nous permet d'invoquer une catégorie particulière de causes. Ce que nous savons, c'est que la néphrite chronique albumineuse simple peut être le **reliquat d'une infection aiguë** ; le professeur Teissier cite des cas très probants d'origine scarlatineuse. « Ce que je tiens à bien établir ici, dit-il, c'est que l'albuminurie chronique post-scarlatineuse peut persister de longues années sans tourner au mal de Bright proprement dit : j'en connais un exemple dépassant déjà vingt-cinq ans (le malade est en parfaite santé) ; j'en possède, dans mes observations, un fait remontant à dix-sept ans ; je soigne quatre jeunes gens dont l'albuminurie chronique remonte déjà à onze ans ; chez tous je n'ai pu relever encore un seul symptôme imputable au mal de Bright proprement dit. »

La grippe peut jouer le même rôle que la scarlatine, et depuis l'épidémie de 1889 on a signalé toute une série d'albuminuries post-grippales qui rentrent certainement dans le cadre des néphrites chroniques albumineuses simples.

Toutes les infections aiguës peuvent avoir les mêmes conséquences, surtout quand le sujet qu'elles frappent présentait antérieurement une prédisposition rénale héréditaire.

Les **infections et intoxications subaiguës** qui agissent d'une façon continue, telles que la tuberculose, la syphilis, le paludisme, peuvent créer de toutes pièces cette forme de néphrite et nous connaissons des saturnins qui n'ont aucun signe de néphrite urémigène ni hydropigène et qui présentent depuis cinq ans de l'albuminurie continue, sans aucun autre symptôme morbide.

L'**hérédité rénale** joue certainement un grand rôle dans certains de ces faits : nous avons observé plusieurs enfants atteints de néphrite chronique albumineuse simple, dont les frères présentaient des symptômes de débilité rénale simple. Nous avons notamment rapporté l'histoire d'une famille dans laquelle la sœur aînée, âgée à l'heure actuelle de vingt-cinq ans, a une néphrite chronique albumineuse simple avec 3 grammes d'albumine tous les jours dans ses urines ; deux autres sœurs ont des signes de débilité rénale; un frère est mort, à l'âge de huit ans, d'anurie post-scarlatineuse.

Anatomie pathologique. — Les lésions peuvent difficilement être précisées, puisqu'il s'agit d'une affection compatible avec l'existence, et, si elle entraîne la mort, c'est qu'il s'y est ajouté quelque complication qui vient troubler la pureté des lésions.

A priori, toutefois, on peut soupçonner l'existence de lésions épithéliales en raison de la cylindrurie, des granulations abondantes qui proviennent — comme nous l'avons prouvé avec Rathery — de l'épithélium des tubuli contorti.

Nous avons eu l'occasion d'ajouter à ces constatations d'anatomie pathologique *in vivo* un examen histologique qui ne peut pas nous permettre de tirer des conclusions générales, mais qui a une grande valeur comme fait isolé et qui pourra permettre de concevoir l'anatomie pathologique et la pathogénie de ces faits, si l'on en constate d'autres semblables.

Un de nos malades était resté atteint d'albuminurie permanente à la dose de 3 grammes à la suite d'une grippe ; ayant été soigné par nous à l'hôpital, il venait de temps à autre nous demander des conseils, ce qui nous avait permis de pouvoir suivre l'évolution de sa maladie pendant quatre ans.

Il vient de mourir d'une façon accidentelle, ce qui nous a permis de prélever ses reins dans d'excellentes conditions d'examen, et ce sont les lésions constatées que nous allons décrire ici.

Les reins étaient légèrement augmentés de volume et de poids, leur consistance un peu molle, leur coloration un peu bigarrée, parce que de place en place, sur la substance corticale, on constatait des taches d'un blanc grisâtre, tranchant sur le reste du parenchyme. La décortication se fit d'une façon normale.

Des coupes furent pratiquées pour l'examen histologique, dans les régions les plus variables des deux reins, et le nombre de nos inclusions dépassa 100, pour ne pas laisser échapper de lésions particulièrement isolées. Or, dans aucune de nos coupes nous n'avons pu constater ni dégénérescence amyloïde, ni lésions interstitielles ou glomérulaires vraiment importantes.

Toutes les altérations se bornaient à des lésions de l'épithélium des tubes contournés, et encore ne portant pas sur tous les tubes. On voyait, en effet, sur les coupes, des îlots très étendus de tubes paraissant tout à fait sains, puis, en faisant varier le champ, on apercevait des îlots parenchymateux très altérés. En certains points, les cellules étaient augmentées de volume, remplissant complètement la lumière du tube contourné, et chaque cellule était formée de grosses granulations, laissant entre elles des vacuoles. Plus souvent encore, la cellule avait éclaté complètement, il ne restait plus que la zone sous-nucléaire adhérente à la membrane basale et les granulations protoplasmiques encombraient le tube contourné, servant ainsi d'origine aux cylindres.

Sur certaines coupes, tous les tubes contournés étaient ainsi altérés, mais d'une façon générale le nombre des tubes sains égalait ou dépassait celui des tubes altérés.

De telle sorte que si nous voulions résumer en quelques mots les caractères lésionnels de cette observation, nous dirions qu'il s'agissait d'une néphrite parcellaire presque exclusivement épithéliale.

Cette constatation de lésions épithéliales ne portant pas sur tous les tubes contournés n'a rien d'ailleurs de contraire à ce que nous a appris l'anatomie pathologique générale des néphrites, puisque nos expérimentations nous ont montré ce que Germont, Cornil et Brault, etc., avaient déjà vu pour la néphrite cantharidienne, à savoir qu'une substance toxique qui s'élimine par le rein en le lésant n'altère qu'un certain nombre de tubes et laisse les autres intacts.

Nous ne voulons pas dire que tous les cas de néphrites chroniques albumineuses soient analogues à celui-ci, mais nous pouvons, toutefois, faire remarquer que les constatations anatomiques concordent bien avec les symptômes : l'albuminurie avec cylindrurie spéciale nous avait déjà permis de soupçonner l'existence de lésions épithéliales ; l'absence de symptômes urémiques et la possibilité d'une existence normale s'expliquent bien par la constatation de ces lésions partielles et limitées aux épithéliums.

Mais on conçoit aussi que de tels reins soient particulièrement altérables : qu'il survienne une nouvelle toxi-infection et, d'autres tubes étant altérés, la néphrite hydropigène pourra en résulter ; ou bien, peu à peu, sous l'influence de causes toxiques lentes, il se fait un processus lésionnel dans le tissu conjonctif et la maladie évolue progressivement vers la néphrite chronique urémigène.

II. — NÉPHRITES CHRONIQUES HYDROPIGÈNES

Ce type clinique a été mis en relief depuis longtemps et il correspond notamment à l'ancienne néphrite parenchymateuse chronique. Si nous n'avons pas cru devoir adopter ce dernier terme, c'est parce que toutes les lésions chroniques qui portent d'une façon particulière sur le parenchyme ne donnent pas forcément lieu à cette forme morbide, puisque nous les avons vues quelquefois se traduire par une néphrite chronique albumineuse simple ; c'est aussi et surtout en raison de l'écueil que, dès le début de ce travail, nous avons montré qu'il y avait à vouloir donner aux maladies des reins des qualificatifs tirés de l'anatomie pathologique : il arrivait fréquemment qu'une néphrite était diagnostiquée *parenchymateuse* et que l'autopsie montrait des lésions surtout *interstitielles*.

Les appellations d'ordre clinique n'ont pas cet inconvénient : elles permettent de classer les maladies sans préjuger de leur anatomie pathologique, d'autant plus que, comme nous le verrons, la néphrite chronique hydropigène peut avoir une structure différente selon l'époque de son évolution : glomérulo-néphrite chronique au début, elle peut devenir plus tard néphrite tubéreuse.

Quant à la raison pour laquelle nous avons — parmi tous ses symptômes — choisi l'hydropisie pour la qualifier, c'est parce que l'anasarque et les épanchements des séreuses constituent véritablement le symptôme capital qui la sépare des autres formes.

Symptômes.

Ils sont, en général, des plus nets dès la période de début qui peut être marquée, dans certains cas, par de la fièvre, des douleurs lombaires précédant de peu albuminurie et œdème.

Mais le plus souvent on ne sait quand la néphrite a débuté, car le malade vient consulter en disant que depuis quelque temps il est fatigué et qu'il a été obligé de quitter son travail parce qu'il présentait de l'œdème augmentant chaque jour. Ce n'est qu'à ce moment qu'on s'aperçoit de l'albuminurie, qui certainement existait depuis longtemps, mais qui n'avait pas été recherchée ; dans ces conditions, il est bien difficile de préciser le début des accidents. Quoi qu'il en soit, nous envisagerons cette néphrite d'abord à sa période de pureté ; nous la verrons ensuite évoluer, soit vers la cachexie cardio-rénale, soit vers l'urémie.

I. — PÉRIODE D'ETAT. — 1° **L'œdème** est, en général, le signe qui attire le premier l'attention : il apparaît d'abord au niveau des paupières, à la face, aux malléoles, puis il envahit les membres inférieurs, le scrotum, la paroi abdominale et les lombes, s'étendant ainsi successivement à tout le corps; dans les premiers temps, il est variable d'un jour à l'autre, apparaissant dans les parties déclives (membres inférieurs pendant la station debout ; lombes, si le malade est couché); il tend peu à peu à se fixer et à se généraliser. Les œdèmes sont alors symétriques, indolents, dépressibles et d'une pâleur extrême.

L'augmentation progressive du liquide dans les mailles du tissu cellulaire sous-cutané rend les membres extrêmement volumineux et la peau sous-jacente est froide, blafarde, puis amincie et luisante.

La tension du liquide devient si forte, dans certains cas, que l'on est obligé de faire des mouchetures, ou que la peau s'excorie d'elle-même et laisse écouler spontanément le liquide. Dès lors, on conçoit combien les microbes trouvent facilement une porte d'entrée et un bon milieu de culture, ce qui donne l'explication des lymphangites, des érysipèles et des gangrènes que l'on peut constater au niveau des parties œdématiées.

Mais il n'y a pas que dans le tissu cellulaire que se dépose le liquide infiltré : on peut en constater la présence dans les séreuses et dans les viscères.

En ce qui concerne les séreuses, les plèvres, le péricarde, le péritoine, les synoviales articulaires (particulièrement le genou) peuvent présenter des signes d'épanchement.

Quant aux viscères, ce sont surtout les poumons qui s'infiltrent d'une façon lente et progressive, ce qui contraste avec l'œdème aigu ou suraigu des néphrites urémigènes.

Mais on sait, par les examens histologiques, que l'œdème se fait dans tous les tissus et, selon l'expression de M. Chauffard, « si l'on tient compte de la fréquence et de la gravité des œdèmes associés au niveau des sous-muqueuses, des séreuses, des parenchymes, on voit que l'œdème intervient au moins autant dans le pronostic que dans le diagnostic des néphrites diffuses chroniques ».

Les mouchetures, qui sont faites dans un but thérapeutique, fournissent souvent une telle quantité de liquide que l'on a pu étudier les différentes propriétés de la sérosité de l'œdème : chimiquement, c'est un sérum très dilué ou, plus exactement, une solution des sels du sang très pauvre en albumine et ne se coagulant pas spontanément (si elle n'est pas mélangée au sang) parce qu'elle ne contient pas de fibrinogène.

La méthode cryoscopique a été appliquée à la sérosité de l'œdème par MM. Achard et Lœper, qui ont vu que la concentration moléculaire en est variable, non seulement suivant les cas, mais aussi suivant les diverses régions chez un même malade, et, si on la compare à celle du sang, on constate qu'elle lui est tantôt égale, tantôt supérieure, tantôt inférieure, et qu'en général elle ne s'en écarte pas beaucoup; ce qui prouve bien ce que nous avons établi plus haut, à savoir qu'il ne faut pas chercher la cause de l'œdème dans une différence de concentration moléculaire du liquide sanguin. Ces conclusions découlent encore d'autres constatations de MM. Achard et Lœper : ils s'étaient demandé s'il existait des différences cryoscopiques dans le sérum des malades atteints de néphrites qui ont le « type sec » et de ceux qui ont le « type enflé ». De leurs recherches il résulte que, chez les uns comme chez les autres, on peut trouver la concentration du sang soit au-dessus, soit au-dessous de la normale, et que, chez le même sujet, l'apparition d'un œdème peut ne pas modifier le point cryoscopique du sérum; ainsi donc, la concentration du sang n'est pas du tout en rapport avec l'œdème.

On a cherché enfin quel pouvait être le pouvoir toxique de la sérosité œdémateuse, et les recherches de M. Baylac ont prouvé que cette toxicité est très faible ; cela ne signifie pas que les substances nocives ne passent pas dans le tissu cellulaire, mais, comme les substances retenues dans l'intimité des tissus ne peuvent y séjourner qu'à un certain degré de dilution, leur pouvoir toxique en paraît diminué d'autant, surtout si l'on considère que le chlorure de sodium existe en grande quantité dans ces liquides. On sait en effet, depuis les expériences de MM. Lesné et Ch. Richet fils, que l'adjonction de chlorure de sodium à une substance nocive en diminue la toxicité, si bien, en somme, que, selon l'expression de M. Achard, « pour pouvoir apprécier l'importance des poisons accumulés dans les tissus, ce n'est pas seulement la toxicité d'un certain volume de sérosité qu'il faudrait connaître, mais bien la totalité des poisons contenus dans le tissu cellulaire œdématié ; en d'autres termes, c'est le volume total du liquide d'œdème qu'il faudrait connaître, ce qui n'est guère pratiquement possible ».

Toutes ces considérations nous expliquent que la mesure expérimentale de la toxicité du liquide d'œdème ne nous renseigne pas exactement et la clinique, d'ailleurs, se charge de nous montrer des faits qui ont certainement plus de valeur que toutes les expériences faites sur les animaux.

J'ai rapporté l'observation d'une malade atteinte de néphrite chronique qui resta trente-deux jours sans uriner avant d'avoir les accidents terminaux qui produisirent sa mort. Mais si son rein ne fonctionnait pas et si l'anurie était absolue, en revanche il s'écoulait en un jour plus d'un litre de sérosité par les mouchetures qui avaient été pratiquées; si cette élimination suffit, comme nous le croyons, à expliquer une survie aussi longue, il faut évidemment que le liquide infiltré ne soit pas simplement de l'eau salée, mais élimine aussi des substances toxiques. Et ce que nous démontrons pour l'œdème, nous pouvons le dire aussi du liquide épanché dans les séreuses ; n'avons-nous pas publié l'observation d'une malade atteinte de cirrhose atrophique et qui resta anurique quarante-deux jours, pendant lesquels on lui fit journellement une ponction de 2 litres d'ascite ; son épanchement séreux jouait un rôle vicariant vis-à-vis de ses reins qui ne fonctionnaient plus.

Il semble donc qu'on puisse conclure de pareils faits que l'œdème joue, jusqu'à un certain point, un rôle de défense, en immobilisant hors de la circulation sanguine une série de substances qui pourraient avoir une action nocive si elles restaient dans le courant circulatoire, et cela nous amène à cette conception thérapeutique qu'il peut y avoir danger à provoquer une résorption trop rapide des œdèmes chez les malades atteints de néphrite, tandis que les mouchetures faites dans de bonnes conditions peuvent servir à désintoxiquer l'organisme.

2° Les **urines**, qui doivent toujours être examinées dès que l'on constate de l'anasarque, fourniront toujours des constatations très importantes. Elles sont rares, atteignant à peine 1 litre, troubles, hautes en couleur et facilement mousseuses ; leur densité est élevée, dépassant 1 020.

L'albuminurie est toujours considérable ; elle présente des variations quotidiennes sans aucune raison apparente, mais est en général toujours au-dessus de 2 grammes. Le rapport entre la globuline et la sérine ne présente rien de fixe.

Les substances dissoutes, éliminées par l'urine, sont en général en quantité normale, sauf en ce qui concerne les chlorures. Voici, entre autres, un exemple typique de dosage chimique de l'urine chez un malade atteint de néphrite hydropigène : Quantité, 850 grammes ; — densité, 1 018 ; — réaction acide ; — urée (en vingt-quatre heures), 20 grammes ; — phosphates (par vingt-quatre heures), 1gr,2 ; — albumine, 6 grammes ; — chlorure de sodium (par vingt-quatre heures), 3 grammes.

Ainsi donc, on peut dire qu'au point de vue du dosage chimique, ce qui spécifie ces urines c'est qu'elles contiennent de l'albumine en grande quantité, mais que toutes les substances dissoutes sont en quantité normale ou exagérée, sauf le *chlorure de sodium* qui est diminué.

La connaissance de l'élimination diminuée du NaCl, au cours de cette forme de néphrite, est de date récente, et il a fallu toutes les recherches actuelles sur la pathogénie des œdèmes pour la mettre en lumière.

Les recherches qui avaient été faites sur ce sujet par Bohne, en comparant les chlorures introduits par l'alimentation et ceux que l'urine éliminait, avaient montré que certains reins atteints de néphrite étaient moins perméables aux chlorures, mais Hoffmann, qui fit les mêmes recherches avec la même méthode, arriva à des résultats tout à fait contradictoires.

MM. Achard et Lœper proposèrent alors (1901) l'épreuve de la chlorurie alimentaire et montrèrent ainsi la rétention des chlorures dans certains cas de néphrites.

Peu après, Marischler, dans un travail très précis, insista sur ce fait que le chlorure de sodium était surtout retenu dans les néphrites dites *parenchymateuses*. Ces résultats furent confirmés par Steyrer, puis par Straus.

MM. Claude et Mauté montrèrent tout le service que pouvait alors rendre à la clinique et à la thérapeutique l'étude de la chlorurie alimentaire expérimentale. A l'occasion de leur communication, MM. Achard et Lœper ont fait connaître avec plus de détails leurs recherches sur ce point et ont montré que la rétention existe surtout « dans les néphrites aiguës et au cours des accidents aigus des néphrites chroniques ».

C'est alors que M. Widal et ses élèves, MM. Lemierre et Javal, soutinrent que le rein peut être frappé d'insuffisance partielle portant avant tout sur l'élimination des chlorures; notamment « chez les malades atteints de néphrite à prédominance épithéliale, on peut observer une dissociation des troubles de la perméabilité, même entre les substances naturellement éliminées », et, tandis que les phosphates et l'urée sont en quantité normale, les chlorures sont retenus dans l'organisme. Nous avons insisté plus haut sur ce fait que la rétention des chlorures au cours des néphrites hydropigènes n'est pas due à une perméabilité dissociée du rein; mais au point de vue pratique, que l'obstacle soit au niveau du rein ou dans l'intimité des tissus, le résultat est le même, et nous verrons plus loin les applications thérapeutiques importantes qui ont été déduites de ces constatations expérimentales et cliniques.

La *recherche des cylindres* montre dans le dépôt l'existence de cellules très fortement granuleuses, d'hématies et de cylindres très nombreux, parmi lesquels on en trouve un grand nombre de granuleux dont la valeur n'est pas niable quand il s'agit d'affirmer qu'il existe des lésions épithéliales.

L'*étude des fonctions rénales* a donné lieu à des résultats qui semblent au premier abord contradictoires, mais qui s'expliquent facilement si on a le soin de tenir compte de la période évolutive à laquelle se trouve le malade.

Dès que nous eûmes publié avec M. Achard nos premiers résultats sur l'étude de la perméabilité rénale par l'épreuve du bleu de méthylène, M. Bard, puis M. Lemoine et surtout M. Léon Bernard apportèrent une série d'observations tendant à prouver que la perméabilité rénale, qui est très diminuée dans les néphrites dites *interstitielles*, est au contraire très augmentée dans les formes dites *épithéliales*.

Nos recherches personnelles faites à cette époque tendaient à nous faire admettre que la perméabilité est tantôt normale, tantôt augmentée et tantôt diminuée dans les néphrites albumineuses et hydropigènes.

Les recherches de MM. H. Claude et A. Moog, faites récemment, précisent les différents modes d'élimination et montrent combien ils peuvent être variables selon les cas. Ils admettent que : 1° Dans les cas à œdème très accentué, l'étude cryoscopique des urines montre des valeurs faibles pour $\frac{\Delta}{\delta}$; par conséquent, le schéma de l'insuffisance rénale n'est pas réalisé et « les tracés ont plutôt le caractère de l'insuffisance cardiaque ». C'est une indication de la tendance à l'asthénie cardiaque qui caractérise ces formes de néphrite ;

2° Dans tous les autres cas où l'œdème est moins accentué, « la valeur $\frac{\Delta}{\delta}$ qui, dans la méthode cryoscopique, caractérise l'insuffisance rénale, est en général peu élevée parce que le cœur est peu résistant » ;

3° Dans les formes qui tendent vers la sclérose, on constate une valeur élevée de $\frac{\Delta}{\delta}$, ce qui indique de l'insuffisance rénale.

De l'ensemble des travaux basés sur l'emploi de méthodes diverses, et qui, malgré des différences dans le détail, arrivent à des conclusions sensiblement identiques, il est possible de déduire quels résultats donne l'étude des fonctions rénales dans ces formes de néphrite :

A la période de début (hydropigène et albumineuse), il y a une limination normale ou même augmentée pour toutes les substances dissoutes (sauf le NaCl). A ce moment, l'analyse chimique de l'urine, la cryoscopie, l'épreuve du bleu sont d'accord pour prouver qu'il n'y a pas d'insuffisance rénale.

Si la néphrite s'achemine vers l'évolution fatale par augmentation des œdèmes et cachexie consécutive, on ne constate pas de signes d'imperméabilité rénale, mais la cryoscopie indique qu'il y a asthénie cardiaque.

Si la néphrite évolue lentement, on constate alors des symptômes d'insuffisance rénale, aussi bien par l'examen chimique des urines que par la cryoscopie et l'épreuve du bleu.

Si nous voulons maintenant résumer en quelques mots, toutes ces recherches récentes sur les éliminations urinaires au cours des néphrites hydropigènes, nous arrivons à cette conclusion que ce qui les caractérise à la période pure de la maladie, c'est qu'il n'y a pas d'imperméabilité rénale. Malgré que les fonctions du rein soient normales, les chlorures sont retenus dans l'organisme et cela produit, selon l'expression de Widal et Javal, « la chlorurémie, syndrome caractérisé par une hydratation rapide de l'organisme provoquant la formation d'œdèmes étendus, par une augmentation du poids du corps et souvent par une poussée d'albuminurie ». Quant aux autres substances dissoutes et aux éléments toxiques, ils sont éliminés en quantité suffisante ou même exagérée, jusqu'au jour où la néphrite évolue vers le type atrophique; cela explique comment les symptômes urémiques font totalement défaut tant que la néphrite hydropigène reste pure.

3° Les **symptômes cardio-artériels** sont nuls ou tout au moins presque nuls, car si on ne constate pas le bruit de galop, l'hypertrophie cardiaque et l'hypertension artérielle que nous décrirons dans la forme urémigène, en revanche il existe, dès le début, un certain degré d'asthénie cardiaque qui se traduit par une légère hypotension artérielle et un affaiblissement des bruits du cœur.

4° **L'examen du sang** a pu faire constater une diminution du nombre des globules rouges et l'on a cherché à expliquer ainsi la pâleur de ces malades. Mais il faut se garder de confondre l'anémie réelle due à une diminution possible des hématies avec l'anémie relative due à la rétention de l'eau dans les tissus et dans le sang, de telle sorte que l'anémie est très difficile à apprécier.

En revanche, il est un symptôme très facile à constater et que l'on relève presque constamment dans cette forme de néphrite : c'est la *lactescence du sérum*. MM. Widal et Sicard avaient montré que le sérum des albuminuriques présente fréquemment un aspect opalescent ou lactescent; nous avons pu nous assurer, par l'examen d'un très grand nombre de malades, que ce symptôme n'existait pas dans la néphrite atrophique lente et qu'il était pour ainsi dire constant dans les autres formes de néphrites chroniques. M. André Jousset, qui depuis lors a publié un très intéressant travail sur les humeurs opalescentes de l'organisme, accepte nos conclusions et les confirme, tout en complétant nos connaissances sur la nature des granulations contenues dans le sérum, qui, d'après lui, sont graisseuses ou dérivées de la graisse et proviennent d'une désintégration cellulaire, tout en montrant aussi que cette propriété du sérum peut être constatée chez des sujets dont le rein n'est pas particulièrement lésé (fièvre typhoïde, tuberculose avec ou sans albuminurie, asystolie). On ne peut donc pas dire que la constatation du sérum lactescent soit pathognomonique d'une affection des reins, mais en revanche, quand ce symptôme existe au cours d'une néphrite, il doit faire penser à une lésion épithéliale beaucoup plus qu'à une sclérose.

5° Les **symptômes urémiques** font totalement défaut : c'est là une particularité qui mérite d'attirer l'attention et qui s'explique, d'ailleurs, par ce que nous avons dit de l'élimination urinaire.

II. — ÉVOLUTION RAPIDE. — Dans les cas où l'évolution est rapide, les urines ont tendance à diminuer progressivement en même temps que les œdèmes augmentent. L'**asthénie cardiaque** joue certainement un grand rôle dans la progression de ces accidents, comme en font foi les examens cryoscopiques des urines et comme on peut s'en assurer par l'examen du pouls et du cœur qui sont affaiblis, quelquefois à peine perceptibles.

Il en résulte que la rétention dans les tissus augmente de jour en jour et envahit les viscères.

Les **troubles digestifs** sont toujours très marqués, l'appétit est nul et les malades ont une véritable répugnance pour le lait; la langue est recouverte d'un enduit blanchâtre épais et souvent fétide. Les vomissements et la diarrhée surviennent par crise.

Il ne s'agit pas là, croyons-nous, de crise urémique, mais bien plus vraisemblablement, comme l'admet Bartels, ces symptômes sont sous la dépendance d'une infiltration œdémateuse des parois de l'intestin et de l'estomac.

L'**œdème pulmonaire** augmente, donnant lieu à des bronchites d'abord mobiles puis tenaces, gênant beaucoup la respiration du malade, surtout si, comme cela est fréquent, il s'y joint un double hydrothorax.

Le cœur est de ce fait encore plus gêné et l'on conçoit qu'à cette période terminale, les sujets ressemblent à des asystoliques et non à des urémiques dont ils n'ont aucun des symptômes.

Toutefois, ils conservent encore l'aspect spécial à cette forme de néphrite; ils sont d'une pâleur blafarde, leur peau distendue par l'œdème reste sèche et ne se couvre jamais de sueurs. En revanche, elle peut présenter des **infections surajoutées** (érysipèles, abcès, phlegmons); elle peut aussi servir de porte d'entrée à d'autres infections qui sont souvent signalées. Nous noterons, en particulier, les infections à point de départ buccal : le muguet, les parotidites, les broncho-pneumonies, les pleuro-pneumonies qui viennent souvent terminer la scène morbide.

Une place à part doit être faite à la péricardite, dont la nature infectieuse n'est pas absolument démontrée pour tous les cas, comme nous l'avons expliqué plus haut. Elle reste d'ailleurs le plus souvent latente. La dyspnée parfois extrême, la tendance aux lipothymies permettront parfois de la soupçonner et feront rechercher les signes physiques dont la constatation même est très difficile dans certains cas. En revanche, nous nous rappelons avoir soigné un malade atteint de néphrite chronique qui présentait, à l'auscultation du cœur, un frottement tout à fait caractéristique d'une péricardite; or, l'autopsie nous montra qu'il n'y avait pas de péricardite : le cœur, très hypertrophié, produisait sans doute, de ce fait, un frottement particulier sur la paroi.

En somme, ces malades meurent en général cachectiques, d'une façon tout à fait comparable aux sujets qui succombent de cachexie cardiaque, mais quelquefois leur terminaison est hâtée par une des complications infectieuses que nous avons décrites.

III. — ÉVOLUTION LENTE. — En général, le début se sera manifesté, comme dans les cas précédents, par une albuminurie massive et de l'anasarque d'emblée très étendue.

Quelquefois, cependant, la néphrite hydropigène est lente d'emblée : l'attention sera attirée alors par des œdèmes sous-cutanés, lentement progressifs, ou encore par des bronchites fugaces et à répétition, traduisant l'œdème pulmonaire. Le facies bouffi et blafard du malade et son œil brillant par suite de l'œdème conjonctival (œil de Bright) pourront avertir le médecin. D'autres fois, enfin, les petits signes urémiques auront fait leur apparition quand on examinera pour la première fois les malades.

On conçoit dans ces conditions que, selon la théorie pathogénique qu'ils admettaient, les différents médecins aient pu donner des noms variables à ce mode évolutif de la néphrite chronique. Bartels, puis Charcot l'ont décrite sous le nom d' « atrophie secondaire de la néphrite parenchymateuse »; d'après la classification de Rendu et de M. Dieulafoy, c'est un type de néphrite mixte.

En réalité, c'est un mode évolutif de la néphrite chronique hydropigène qui, quand elle peut évoluer assez longtemps, aboutit à ce type clinique. D'ailleurs, si l'on examine pour la première fois le malade alors qu'il a des symptômes d'insuffisance rénale surajoutés à son anasarque, il existe des caractères permettant d'affirmer qu'il s'agit bien d'une néphrite hydropigène.

L'urine, selon les caractères qu'on lui assigne classiquement, n'est ni abondante et pâle comme dans les néphrites atrophiques lentes, ni rare et trouble comme au début de la néphrite hydropigène; elle oscille comme quantité entre 1 litre et 1^{lit},5 en moyenne, sa couleur est un peu foncée et sombre, sa densité diminuée, sa réaction acide. La teneur en albumine est toujours très notable, mais les analyses chimiques montrent que, si l'eau urinaire est augmentée, les substances dissoutes sont à un taux légèrement inférieur à la normale.

Ces modifications des urines marchent de pair avec une diminution des œdèmes, si bien que l'on pourrait croire à une évolution vers la guérison, la maladie pouvant, à ce moment, se réduire aux seuls symptômes suivants : albuminurie notable et œdèmes fugaces, disparaissant par le repos et le régime lacté.

Mais si l'on y regarde de plus près, on verra que cette amélioration est sous l'influence de l'*hypertrophie cardiaque* et de l'*hypertension artérielle* apparues comme symptômes nouveaux qui ont commandé l'élimination plus grande d'eau et de chlorure de sodium et qui ont ainsi aidé à la disparition des œdèmes.

Mais ce syndrome cardio-artériel est lui-même sous la dépendance d'une *imperméabilité rénale* que l'on peut constater par l'analyse chimique des urines et par l'épreuve du bleu et de la cryoscopie.

On peut donc se rendre compte, maintenant, de la façon dont les symptômes apparaissent. La néphrite est d'abord surtout hydropigène avec perméabilité rénale conservée, puis les lésions progressent, entraînant des troubles de l'élimination rénale ; le cœur vient alors au secours du rein insuffisant et organise la lutte par son hypertrophie. Mais on conçoit combien l'équilibre est instable, car deux dangers menacent le malade : d'une part l'augmentation des symptômes d'insuffisance rénale que ne pourra plus compenser le fonctionnement supplémentaire du cœur, d'autre part la fatigue exagérée du cœur qui se laissera dilater.

C'est dire, par conséquent, que les accidents terminaux pourront survenir par les deux modes que nous étudierons dans le chapitre suivant consacré aux néphrites chroniques urémigènes : mort par urémie, mort par asystolie terminale. Dans les deux formes, on aura vu apparaître progressivement tous les signes de la petite urémie, comme dans la néphrite urémigène ; mais dans la forme hydropigène l'anasarque a été le symptôme du début, l'albuminurie reste toujours très élevée et les urines ne sont très pâles et très abondantes ; tous ces faits cliniques suffisent amplement pour faire affirmer qu'il s'agit bien d'une néphrite hydropigène compliquée d'accidents urémiques.

Anatomie pathologique.

Les lésions que l'on constate à l'autopsie des sujets qui étaient atteints de néphrite chronique hydropigène sont des plus variables, ce qui tient à la durée de l'évolution.

Nous avons établi, en effet, en étudiant l'anatomie pathologique générale, que les altérations constatées à l'autopsie dépendaient beaucoup plus du temps qu'avait duré la lésion, que du tissu primitivement altéré, et c'est justement pour cela que nous n'avons pas pu conserver le terme de *néphrite épithéliale*, car, dans la plupart des cas où ce diagnostic avait été porté pendant la vie, on trouvait à l'autopsie des lésions de sclérose rénale.

C'est qu'en effet si la maladie a évolué d'une façon lente, présentant d'abord des œdèmes et une forte albuminurie, puis des symptômes de petite urémie avant d'arriver aux accidents mortels, dans ces cas, même si l'œdème et l'albuminurie persistent très abondamment, on trouve à l'autopsie une néphrite tubéreuse, ou même un petit rein blanc granuleux.

Que si, au contraire, la maladie a évolué en une seule phase, constamment œdémateuse et albumineuse, sans insuffisance rénale, et si le malade est mort de cachexie sans urémie, on trouve, à l'autopsie, un gros rein blanc ou bigarré.

Ainsi donc, on le voit, si l'on ne peut pas dire que la néphrite chronique hydropigène soit un type morbide ayant une anatomie pathologique répondant à des symptômes univoques, tout au moins est-il possible d'affirmer que, interprétées comme nous venons de le faire, les lésions anatomiques permettent de comprendre l'apparition des différents symptômes et expliquent leur évolution.

Étiologie et pathogénie.

D'après les données que nous avons établies au chapitre de pathogénie, il est évident que les lésions constatées à l'autopsie des malades morts de néphrite hydropigène, ne peuvent être causées que par une infection ou une intoxication ayant une action prolongée et suffisamment nocive : la syphilis, le paludisme et la tuberculose semblent être les facteurs étiologiques cardinaux. Nous avons vu qu'en ce qui concerne la tuberculose l'opinion de Rayer, celle de Bartels et plus récemment celle de Landouzy et de Léon Bernard tendraient à faire admettre que toute néphrite hydropigène qui ne fait pas sa preuve est facteur de la tuberculose. Une observation que nous avons publiée avec Marcel Labbé plaide dans le même sens : un malade était atteint de néphrite chronique avec anasarque et grosse albuminurie, sans qu'on pût déceler la cause de sa maladie, il fut reconnu tuberculeux, grâce à l'épreuve de la tuberculine ; d'ailleurs, un peu plus tard on put trouver des bacilles dans ses crachats et la radioscopie donna des résultats positifs.

Il ne faudrait pas, cependant, se hâter de faire de toutes les néphrites hydropigènes des lésions d'origine tuberculeuse, car non seulement les deux autres causes que nous avons signalées, mais encore toute une série d'intoxications endogènes ou exogènes ont pu provoquer des néphrites de ce genre et l'on en a vu évoluer à la suite de néphrites aiguës dues à diverses infections.

Quant à la pathogénie des accidents, il semble bien que pour l'expliquer il faille faire intervenir au moins autant le jeu du cœur que celui des reins. Dès le début, il y a un certain degré d'asthénie cardiaque, qui contribue pour sa part aux œdèmes. Le médecin doit lutter de toutes ses forces contre cette asthénie : si le cœur se relève, les œdèmes peuvent diminuer sous cette influence et les symptômes s'amender ; les lésions rénales peuvent alors évoluer, et c'est dans ces cas que se développe la sclérose rénale avec ses conséquences, tandis que, si le myocarde n'a pas eu la force de réagir, le malade meurt de cachexie, en général avant que les lésions de sclérose aient eu le temps de se produire.

Diagnostic.

L'évolution de la néphrite hydropigène, telle que nous venons de la décrire, montre que le médecin pourra avoir à se prononcer dans deux circonstances assez différentes, selon qu'il s'agit d'un cas à évolution rapide ou lente.

DANS LES CAS A ÉVOLUTION RAPIDE, l'anasarque, l'albuminurie massive, l'aspect général du malade ne permettent pas le doute, car les tableaux de la néphrite urémigène aussi bien que de la forme chronique superficielle sont tout à fait différents de celui-ci. Une seule cause d'erreur est possible, et la difficulté est souvent très grande pour le clinicien : il s'agit de la **dégénérescence amyloïde**.

Les ressemblances sont, en effet, multiples : même étiologie (tuberculose et syphilis surtout), mêmes symptômes en ce qui concerne l'albuminurie et les œdèmes, égale absence dans les deux cas du syndrome cardio-artériel et des signes d'insuffisance rénale.

Cependant, il est un caractère auquel on attache classiquement beaucoup d'importance : c'est à la quantité et à l'aspect des urines qui sont très abondantes et très claires au cours du rein amyloïde, tout en étant très riches en albumine. Cette notion de la quantité de l'albumine a aussi une grosse importance et, d'après M. Brault, « quand, au cours d'une albuminurie chronique, le chiffre de l'albumine se maintient au-dessus de 10 à 12 grammes ou tend à les dépasser, il existe de fortes présomptions de croire qu'on est en présence d'une dégénérescence amyloïde ». Si l'on ajoute à cela que les urines ne contiennent pas de cylindres granuleux, on aura là une série d'éléments qui serviront au diagnostic.

Il est vrai de dire que dans les périodes avancées de l'amyloïde les caractères des urines se modifieront : la quantité d'urine baissera, il y aura des cylindres. Mais alors, en général, il existe de la dégénérescence du foie, de la rate et de l'intestin qui permet de faire le diagnostic. Nous pouvons ajouter d'ailleurs, dès maintenant, que la grande ressemblance qui existe entre les deux états morbides s'explique parce qu'ils coexistent souvent, comme nous le montrerons en étudiant la dégénérescence amyloïde.

DANS LES CAS A ÉVOLUTION LENTE le problème clinique se pose autrement. Quand on voit le malade pour la première fois, alors qu'il présente, à la fois, grosse albuminurie, œdèmes et signes d'urémie, on comprend qu'on soit tenté de porter le diagnostic de **néphrite mixte**, puisqu'il y a en même temps symptômes « hydropiques et urémiques ». Mais nous avons repoussé cette expression, car alors elle devrait servir aussi à des cas qui sont tout autres et où il s'agit d'un malade ayant depuis longtemps de la néphrite urémigène et dont le cœur s'est secondairement dilaté, ce qui a entraîné œdème et albuminurie.

Il serait tout à fait anticlinique de confondre sous le même nom de « néphrites mixtes » ces deux états morbides qui sont si différents comme pathogénie, comme symptômes et comme pronostic.

Il faudra donc — en présence d'une néphrite à apparence mixte — s'efforcer de savoir si primitivement elle était hydropigène ou urémique. L'étiologie brusque ou subaiguë, le début des accidents par œdèmes et albuminurie, le peu d'intensité des symptômes urémiques, la perméabilité au bleu relativement conservée, la rapidité relative de l'évolution, seront en faveur d'une néphrite hydropigène, à évolution traînante. L'étiologie par intoxication lente (plomb, goutte), le début insidieux par des signes de la petite urémie, la prédominance des symptômes d'insuffisance rénale, la perméabilité très diminuée au bleu, la possibilité de faire remonter les petits signes à plusieurs années avant le début des œdèmes, la disparition de l'anasarque sous l'influence de la digitale, sont autant de signes qui nous permettent d'affirmer que la néphrite était urémigène.

Nous voyons donc que l'existence simultanée des symptômes hydropiques et urémiques ne devra pas toujours être interprétée de la même façon ; c'est pour cela que, dès le début de notre description, nous avons rejeté l'expression de *néphrite mixte* qui, au double point de vue anatomique et clinique, répond à des cas tout à fait différents et ne peut être décrite, pour cette raison, comme une entité morbide.

III. — NÉPHRITES CHRONIQUES URÉMIGÈNES.

S'il est un type morbide de néphrites bien établi par un mode étiologique spécial, une anatomie pathologique et des symptômes différenciés, c'est à coup sûr cette forme que nous décrivons sous le nom de *néphrite chronique urémigène*.

Si nous ne l'appelons pas *interstitielle*, comme il était jusqu'à ces derniers temps classique de le faire, si nous n'adoptons pas le terme si juste pourtant de *néphrite atrophique lente* proposé par M. Chauffard, c'est parce que nous avons annoncé, dès le début de notre travail, qu'une des grandes causes de confusion dans la description des néphrites avait tenu aux qualificatifs anatomiques donnés par les auteurs aux formes cliniques des néphrites.

Aussi, quoiqu'il nous en coûte de proposer un nouveau nom pour qualifier une néphrite si bien connue et si bien décrite, nous n'hésitons pas à le faire, d'abord parce que l'appellation que nous proposons est de même ordre que pour les deux autres formes de néphrite chronique (*albumineuse simple*, *hydropigène* sont complétées par *urémigène* et le seraient mal par *interstitielle*, puisque aussi bien nous avons vu que certaines néphrites chroniques hydropigènes étaient histologiquement interstitielles) ; ensuite, sans tenir aux qualificatifs que nous proposons, nous estimons toutefois qu'il est à désirer que ceux qu'on emploie dans les ouvrages didactiques soient tirés de la clinique, afin que leur nom indique déjà le symptôme capital auquel on a affaire, et corresponde aussi à une notion précise, ce qui n'était pas le cas lorsque l'anatomie pathologique servait de base à la classification des néphrites chroniques.

Étiologie.

Ce qui fait la spécialisation étiologique des néphrites chroniques urémigènes, ce n'est pas une cause toujours identique, mais le mode d'action de l'agent morbide qui peut se manifester de trois façons principales :

1° En traitant l'étiologie générale nous avons établi, en effet, que les **intoxications lentes** (plomb, goutte) donnaient lieu à cette forme ; aussi M. Brault a-t-il pu les appeler « néphrites par intoxication lente ».

2° Mais nous avons vu aussi qu'elles pouvaient être causées par une infection ou **intoxication massive évoluant ensuite vers la chronicité** ; c'est ainsi qu'un malade qui a eu une néphrite scarlatineuse subaiguë peut avoir, dix ans plus tard, tous les signes d'urémie lente que nous allons décrire tout à l'heure ; aussi M. Brault, pour être complet dans son appellation étiologique de cette forme de néphrites, est-il obligé de les appeler encore, dans le titre même de son chapitre : « néphrites par infection ou intoxication massive avec atrophie secondaire ».

3° A ces causes essentielles il nous faut ajouter encore la **débilité rénale héréditaire ou acquise**, telle que nous l'avons décrite et qui sert à comprendre les faits étudiés sous le nom de « néphrites par apla sie artérielle », et certains faits de chloro-brightisme. Le rein est plus sensible aux toxi-infections ; il se produit ainsi une série de lésions parcellaires qui aboutissent, en fin de compte, aux lésions que nous allons décrire.

Nous considérons ces notions d'étiologie comme très importantes, mais elles ne sont pas assez simples pour servir à donner un qualificatif qu'on puisse employer couramment, comme en font foi les titres dont M. Brault a été obligé de se servir.

Il se dégage cependant une notion étiologique capitale que nous trouvons dans tous les cas : c'est la lenteur de l'évolution toxique ; aussi avons-nous souvent employé le terme de « néphrites lentes urémigènes » qui spécifie cette forme au point de vue étiologique et clinique.

Anatomie pathologique.

Nous n'avons rien à ajouter à la description du petit rein rouge granuleux telle que nous l'avons faite, dans le chapitre d'anatomie pathologique des néphrites en général ; le seul point qu'il est nécessaire de rappeler c'est la coexistence des altérations cardiaques et rénales, qui plus haut ont été décrites séparément.

Il nous faut donc, de toute nécessité, dire ici que l'hypertrophie du ventricule gauche est absolument constante dans tous les cas de néphrite lente urémigène, et cela nous expliquera que nous puissions mettre le syndrome cardio-artériel au premier rang des signes de cette néphrite.

Symptômes.

Lorsqu'une lésion organique s'établit lentement dans un organe, il se forme tout un système de défense pour compenser la lésion. Si nous prenons, par exemple, le cas d'un rétrécissement mitral, nous voyons que l'organisme se défend si bien contre cette lésion, pourtant très grave, que les sujets qui en sont atteints peuvent vivre pendant vingt ou trente ans sans qu'aucun accident vienne révéler leur lésion.

Il en est de même des néphrites lentes. Tous les organes glandulaires concourent à produire une élimination vicariante ; de plus, le cœur s'hypertrophie pour forcer le rein à filtrer davantage d'urine, et le rein lui-même subit un processus d'hypertrophie compensatrice.

Il en résulte un équilibre souvent très durable et qui fait que le premier accident constaté n'est pas le symptôme de début de la néphrite urémigène, c'est en réalité un signe annonçant la rupture de l'équilibre compensateur qui s'était établi.

C'est pour cela qu'on ne peut pas décrire de signes de début de cette néphrite, car le premier signe perçu dénote toujours une lésion rénale de très longue date.

Les exemples que l'on est appelé à voir tous les jours sont les suivants : il s'agit de sujets qui n'ont pas consulté de médecin depuis dix ou vingt ans; ils ont, disent-ils, une santé excellente et ils viennent se soigner, l'un parce qu'il a des épistaxis à répétition, l'autre pour des céphalées rebelles à tout traitement, un troisième est atteint de grippe et à cette occasion présente des accidents délirants ou convulsifs, un autre est apporté à l'hôpital parce qu'il est tombé sur la voie publique, et on lui reconnaît tous les signes d'une hémorragie cérébrale.

Ces différents sujets avaient tous une néphrite lente; dira-t-on que les symptômes constatés — qui sont les premiers apparents — sont des signes de début? certainement non. Ces malades avaient tous une néphrite urémigène depuis longtemps et, sauf exception, c'est ainsi que les choses se passent en clinique ; quand on voit, pour la première fois, un malade atteint de néphrite, il a tous les signes de la maladie constituée.

Mais si l'on ne peut pas constater — sauf dans des cas très rares — les modes de début vrai des néphrites urémigènes, en revanche on peut dépister la maladie à la période de compensation, mais les symptômes doivent alors être recherchés pour qu'on puisse faire le diagnostic.

Selon l'évolution de la maladie, on pourra par la suite observer la phase urémique, ou la phase cardiaque.

1° STADE DE COMPENSATION.

A cette période trois ordres de symptômes permettent de faire le diagnostic : les petits signes décrits par M. Dieulafoy et qui pour la plupart sont des symptômes de petite urémie (Lécorché et Talamon); ces signes mettent sur la voie et permettent de rechercher les deux autres catégories de symptômes qui entraînent la certitude : nous les décrirons sous les noms de *syndrome urinaire* et de *syndrome cardio-artériel.*

A. ***Petits signes.*** — Ces symptômes sont dus pour la plupart à un léger degré d'insuffisance rénale ; d'autres sont produits par les lésions vasculaires et l'hypertension artérielle ; enfin, souvent les causes toxique et circulatoire s'unissent pour causer l'accident morbide, si bien qu'il serait arbitraire de tenter une division qui se prétendrait basée sur la physiologie pathologique ; mais, au point de vue clinique, une telle division va nous permettre de classer les faits observés.

Aux **troubles de la circulation artérielle** on peut rattacher, nous semble-t-il, le *signe de la temporale* qui se caractérise par ce fait que l'artère temporale superficielle se dessine chez ces malades sous forme de flexuosités saillantes, serpentant sous la peau de la tempe et du front : dans ces cas il semble bien que l'hypertension artérielle est en cause.

Le *phénomène du doigt mort* se traduit par ce fait que l'extrémité des doigts devient exsangue et que le malade y éprouve une sensation analogue à celle qu'il aurait s'il avait plongé ses doigts dans la neige. Ce symptôme atteint surtout les doigts, rarement les orteils, quelquefois toute la main ; il dure quelques minutes en général, mais reparaît souvent, de préférence le matin.

Les *épistaxis légères* consistent en quelques filets de sang que le malade mouche à son réveil : elles sont dues bien probablement à l'hypertension.

Les *troubles auditifs* se traduisent par des sifflements ou bourdonnements dans l'une ou les deux oreilles et qui sont accompagnés souvent de dureté de l'ouïe.

Il faut en rapprocher certains cas de *vertige* pouvant, comme MM. Dieulafoy et Bonnier l'ont montré, affecter la forme de vertige de Ménière.

Les autres petits signes nous semblent relever plutôt de l'intoxication urémique, et ils consistent en des symptômes sensitifs plus ou moins désagréables pour le malade :

La *céphalée* persistante et rebelle à tous les traitements symptomatiques, mais qui disparaît par le régime lacté ;

Les *démangeaisons* qui peuvent attirer l'attention, soit par la forme spéciale qu'elles affectent (sensation de cheveu tombé dans le dos, dans le cou ou dans la poitrine), soit par leur intensité ou leur persistance ;

La *cryesthésie* se caractérisant par une sensation spéciale de froid à la peau, et une impressionnabilité particulière au froid, qui est spontanée, indépendante de la température ambiante et apparaissant aussi bien l'été que l'hiver ;

Les *crampes dans les mollets*, survenant surtout la nuit, réveillant les malades et les forçant à quitter leur lit, tant les douleurs sont vives.

Tels sont les petits signes que M. Dieulafoy a mis en lumière. Tout médecin doit les connaître, car la constatation de l'un d'eux doit faire rechercher les signes urinaires et cardio-artériels, mais il faudrait bien se garder — pour cette raison qu'un malade présente un de ces petits signes — d'affirmer qu'il est atteint de néphrite urémigène. En interprétant de cette façon la valeur des petits signes, nous sommes d'ailleurs en conformité d'opinion avec le professeur Dieulafoy qui s'exprime ainsi : « De ce qu'un individu a de la cryesthésie, ou le doigt mort, ou des crampes dans les mollets, ou des vertiges, ou des troubles auditifs, ce n'est pas une raison, il s'en faut, pour en faire aussitôt un brightique. N'exagérons rien. Mais si un malade qui se plaint de céphalée, d'oppression, de troubles gastriques, etc., raconte qu'il a, depuis quelque temps, des envies fréquentes d'uriner, s'il a eu à plusieurs reprises le symptôme du doigt mort, des crampes dans les mollets, des épistaxis matutinales, de la cryesthésie, etc., si l'on constate chez lui une tension artérielle exagérée, une artère temporale flexueuse et saillante, un bruit de galop à l'auscultation du cœur ; en un mot, si, par une enquête minutieuse et approfondie, on arrive à grouper quelques-uns de ces symptômes, on a bien des raisons pour soupçonner que cet individu est entaché de brightisme. »

Ainsi donc il sera très utile de connaître les petits signes, mais surtout parce que leur constatation devra inciter à rechercher l'existence des syndromes urinaire et cardio-vasculaire dont l'importance est capitale au point de vue du diagnostic.

B. ***Syndrome urinaire de la néphrite urémigène.*** — Sous ce nom nous réunissons tous les symptômes que l'on peut constater par l'examen complet des urines et des fonctions rénales d'un malade atteint de néphrite urémigène bien compensée.

La **pollakiurie** est la règle ; elle est surtout nocturne. C'est d'ailleurs un des symptômes que M. Dieulafoy a mis en relief, au nombre des petits signes.

La **polyurie** a une importance beaucoup plus grande, surtout si l'on tient compte des caractères physiques et chimiques des urines.

Caractères physiques. — La quantité d'urine émise en vingt-quatre heures est, en général, au-dessus de 2 litres. C'est une urine très claire, ne troublant pas par le repos. Sa densité est, habituellement, inférieure à 1010 et se rapproche de celle de l'eau distillée. La cryoscopie simple complète ce renseignement, en montrant que le point de congélation est entre — 0°,5 et — 1°.

Caractères chimiques. — Le dosage des substances dissoutes dans l'urine montre qu'elles sont toutes diminuées ; mais il ne faut pas s'attendre à constater toujours un semblable résultat : si l'on fait faire des analyses journalières d'urine chez un malade atteint de néphrite urémigène, on constatera que les chiffres représentant les substances dissoutes peuvent varier beaucoup d'un jour à l'autre, quoique l'alimentation soit restée la même. Cela tient, croyons-nous, non pas à des variations de la perméabilité rénale, mais à ce que les substances, étant retenues dans l'organisme d'une façon continue, augmentent progressivement la tension osmotique des humeurs, et même à certains moments celle du sang, et cette tension osmotique exagérée provoque des décharges rénales, quoique le degré de perméabilité ne varie pas ; nous reviendrons d'ailleurs tout à l'heure sur ce sujet, à l'occasion de l'interprétation des résultats cryoscopiques.

C'est en raison de ces variations possibles des substances dissoutes dans l'urine que l'analyse chimique a moins de valeur, selon nous, que le simple examen physique auquel on joindra toujours la recherche de l'albumine par les procédés cliniques.

Très souvent on constatera qu'il n'y a pas d'albumine et, si elle existe, c'est sous forme de traces, sauf le cas de complications où elle peut devenir abondante.

Il est classique d'insister sur l'aspect que prend le contenu du verre d'urine dans lequel on a versé de l'acide nitrique, selon le procédé de Gubler. S'il y a de l'albumine, on voit se former au bout de quelques minutes seulement, un très petit disque nuageux au-dessous duquel existe un anneau cylindrique d'uro-hématine, reconnaissable à sa coloration rouge.

Cette constatation classique vient d'être interprétée récemment par M. Dehérain, qui considère que l'uro-hématine n'est pas une substance spéciale, et que sa prétendue réaction est en réalité celle que donne le pigment rouge brun lorsqu'il est très dilué.

Nous admettons très volontiers cette conception, qui cadre d'ailleurs bien avec ce que MM. Gilbert et Herscher nous ont appris sur le sang des malades atteints de néphrites urémigènes ; mais cela ne veut pas dire que l'interprétation classique soit en défaut ; la conception pathogénique a seule varié et le signe clinique garde toute sa valeur.

La **toxicité des urines** est diminuée souvent, même dans des proportions si considérables que l'urine n'est pas plus toxique que de l'eau distillée.

L'épreuve du bleu de méthylène, qui a été employée, à l'heure actuelle, dans des milliers de cas de ce genre, a donné à tous les auteurs des résultats identiques, à savoir que le début de l'apparition du bleu dans les urines est retardé, la quantité éliminée dans les vingt-quatre premières heures est très diminuée et la durée de l'élimination totale est prolongée de plusieurs jours.

Cette constatation, considérée en dehors de toute interprétation de physiologie pathologique, est tellement constante qu'elle peut et doit, selon nous, servir à porter un diagnostic dans les cas frustes ou délicats.

Cette formule d'élimination urinaire du bleu, que nous avons établie avec M. Achard dès nos premiers travaux sur la question, a été retrouvée par tous les médecins qui l'ont recherchée, à tel point même que les auteurs qui, comme M. Brault, n'ont pas accepté sans contestation le principe de la méthode, s'inclinent cependant devant les faits de ce genre, et c'est ainsi que nous lisons dans l'article *Exploration fonctionnelle du rein* du *Traité de médecine* : « C'est pour nous, dans ces circonstances (néphrites chroniques et atrophies rénales), que la méthode reconnaît sa véritable application, en rendant évidente, par l'élimination prolongée du bleu chez un malade dont le rein fonctionne assez bien d'ailleurs, une *atrophie* que les autres procédés d'investigation n'avaient pu découvrir. »

Tels sont les faits cliniques, et ils sont à l'heure actuelle au-dessus de toute discussion ; quelle que soit l'opinion sur la physiologie pathologique de la méthode, on sait que l'épreuve du bleu peut permettre de faire un diagnostic de néphrite urémigène alors que, pourtant, il n'y a pas de symptômes évidents d'insuffisance rénale.

L'interprétation de ces faits nous avait paru bien simple et nous en avions conclu, avec M. Achard, que la perméabilité rénale était diminuée dans la néphrite urémigène ; cela cadrait d'ailleurs très bien avec les symptômes observés et avec l'évolution générale de la maladie.

Les **recherches cryoscopiques** de M. Claude et de son élève Burthe semblent avoir montré, bien au contraire, que les malades atteints de cette forme de néphrite ont des éliminations abondantes, au voisinage de la normale, et même quelquefois au-dessus, « au moment de certaines décharges, qui se produisent surtout lorsque pendant quelque temps le taux des éliminations s'est abaissé par suite de troubles cardiaques, par exemple, ou à l'occasion d'accidents suburémiques passagers ».

Les auteurs ont conclu de ce mode d'exploration que « le bon fonctionnement des reins est assuré, chez ces malades, malgré l'étendue des lésions rénales, par l'intégrité de certaines parties restées saines et en état d'hypertrophie compensatrice, et par l'hypertension artérielle et l'hypertrophie cardiaque développées parallèlement et en harmonie avec l'altération rénale ».

Cette affirmation de « perméabilité normale et même exagérée » au cours des néphrites urémigènes va tellement à l'encontre des données classiques qu'elle mérite d'être discutée ici.

Ce n'est pas seulement une question de doctrine — ce qui aurait peu d'importance, — mais une question de pratique. Si un malade atteint de néphrite urémigène a une élimination normale ou même exagérée, il ne sera pas facilement intoxiqué par les poisons endogènes ou exogènes ; on pourra l'alimenter d'une façon normale, on pourra lui donner des médicaments qui doivent être éliminés par le rein.

La clinique proteste contre une telle conception, que seuls soutiennent les résultats obtenus par l'épreuve cryoscopique, dont l'interprétation est très compliquée quand il s'agit de pareils cas. La perméabilité rénale devrait être calculée, en effet, non pas seulement d'après le nombre de molécules élaborées et leur rapport avec la diurèse moléculaire totale, mais plutôt d'après le rapport qu'il y a entre les substances solubles retenues dans l'organisme et celles qui sont éliminées par le rein. C'est ce rapport qui est difficile à apprécier dans le cas de néphrite urémigène quand il y a des rétentions multiples dans l'organisme ; on ne peut y arriver qu'en introduisant dans les humeurs une substance qui n'y est pas contenue à l'état normal : de cette façon nous savons la quantité injectée et la quantité éliminée en vingt-quatre heures ; nous pouvons donc apprécier quel a été le travail utile du rein, c'est-à-dire son degré de perméabilité.

Nous avons expérimenté bien souvent la méthode de Claude et Balthazard, nous en savons la valeur ; mais il se présente des cas d'interprétation difficile, de même qu'il en existe aussi pour l'épreuve du bleu.

Dans le cas particulier — des néphrites urémigènes — nous donnons l'avantage aux résultats obtenus par l'épreuve du bleu, puisqu'ils sont d'accord avec toute l'histoire clinique de cette forme de néphrite et puisque, d'autre part, notre méthode permet, de l'avis de tous, de porter un diagnostic précis dans les formes frustes.

C. ***Syndrome cardio-artériel de la néphrite urémigène.*** — L'attention est attirée quelquefois d'emblée sur l'appareil cardiaque par des **palpitations** très douloureuses dont se plaint le malade, et qui sont assez fortes quelquefois pour empêcher tout sommeil. L'effort, la marche provoquent souvent de l'anxiété précordiale et de la dyspnée : ces signes fonctionnels constituent, pour M. Brault, « un des symptômes les plus fréquents et les plus caractéristiques des atrophies du rein ».

Mais, alors même que ces palpitations n'existent pas, il faut examiner l'appareil cardio-vasculaire qui fournit des constatations très importantes.

L'**angine de poitrine** peut, dans certains cas, constituer un signe pour ainsi dire révélateur des lésions rénales. Son origine toxique a été mise en lumière par MM. Gilbert et Garnier qui ont montré que, dans ces cas, les accidents angineux étaient dus beaucoup plus aux poisons retenus dans l'organisme qu'à la coronarite. D'ailleurs, l'amélioration des symptômes par le régime lacté prouve bien que cette théorie pathogénique est fondée.

L'**hypertension artérielle** est facilement constatable à la simple palpation de la radiale. On peut en déterminer le degré par l'emploi du sphygmomanomètre de Potain qui marque toujours des chiffres indiquant qu'il existe une pression de 20 à 25 et même 30 centimètres cubes de mercure.

C'est cette hypertension qui, jointe — ou non — aux altérations vasculaires, donne au pouls son caractère vibrant que Traube avait déjà constaté et qu'il comparait à un fil de fer fortement tendu.

L'**hypertrophie du cœur** se manifeste déjà par la simple inspection de la paroi thoracique qui est soulevée avec force, et l'on voit que la pointe bat plus bas que normalement, en général dans le 6e espace intercostal.

La percussion montre que la matité cardiaque est nettement augmentée et a pris la forme d'un ovoïde vertical, légèrement oblique en bas et à gauche.

La palpation a plus d'importance ; elle fait sentir un choc très énergique de la pointe et permet de percevoir quelquefois un double battement, qui répond au bruit de galop fourni par l'auscultation.

Depuis les descriptions de Bouillaud et surtout de Potain, on connaît bien les caractères de ce **bruit de galop gauche** qui doit toujours faire penser à la néphrite urémigène. Il est formé, comme l'enseignait Potain, par l'adjonction d'un bruit surajouté qui se place immédiatement avant le premier bruit, le précédant d'un temps quelquefois assez court, toujours notablement plus long cependant que celui qui sépare les deux parties du bruit dédoublé en général, et presque toujours notablement plus court que le petit silence. Ce bruit est sourd, beaucoup plus que le bruit normal ; c'est un choc, un soulèvement sensible, c'est à peine un bruit. Quand on a l'oreille appliquée sur la poitrine, il en affecte la sensibilité tactile plus que le sens auditif. La zone où on le perçoit le mieux est un peu au-dessus de la pointe du cœur, en tirant vers là droite, mais on le peut quelquefois distinguer dans toute l'étendue de la région précordiale.

A ce symptôme d'auscultation, se joint, le plus souvent, un retentissement du second bruit aortique, qui est en rapport avec l'hypertension artérielle.

Quelquefois il peut exister un souffle diastolique de la base qui témoigne d'une insuffisance aortique surajoutée.

Mais de tous les signes cardio-vasculaires, c'est l'hypertension artérielle, la constatation de l'hypertrophie du ventricule gauche et le bruit de galop qui ont seuls une grande valeur séméiologique pour les cas qui nous occupent.

On a cherché, surtout dans ces derniers temps (Vaquez), à rattacher à l'hypertension artérielle toute une série de symptômes de la néphrite urémigène. Cette conception, que nous avons discutée plus haut, est très intéressante, car, si elle était prouvée, elle montrerait qu'il faut, au point de vue thérapeutique, s'appliquer à obtenir une diminution de la tension artérielle.

Toutefois, jusqu'à présent, le rôle nocif de l'hypertension n'est prouvé que pour un nombre limité de cas, et il est démontré d'autre part que cette hypertension joue un rôle utile en luttant contre l'imperméabilité du rein.

Il faut donc attendre, à notre avis, que de nouvelles preuves très convaincantes soient apportées, avant de faire passer cette intéressante conception dans le domaine de la pratique et avant d'en tirer des conclusions applicables à la thérapeutique.

D. ***Complications de la période de compensation.*** — Nous avons dit que le malade pouvait mourir sans avoir présenté de symptômes avérés de sa néphrite urémigène : c'est qu'il est alors survenu une complication, en pleine période de tolérance de sa néphrite.

Pour les raisons que nous venons de dire, nous exposerons ces complications sans chercher à en donner la physiologie pathologique.

Les ***hémorragies*** tiennent, semble-t-il, la première place.

Les **épistaxis**, qui sont le plus souvent insignifiantes, deviennent si abondantes, dans certains cas, qu'elles mettent en danger la vie du malade, et que tout au moins elles nécessitent un tamponnement (Dieulafoy).

Les **hémorragies rétiniennes** ont une grande importance diagnostique et pronostique : elles sont annoncées en général par des troubles peu accentués de la vision. C'est d'abord une simple diminution de l'acuité visuelle : les malades ne peuvent lire que si leur livre est fortement éclairé, puis la lecture devient peu à peu impossible et ils vont ainsi de l'amblyopie à l'amaurose.

On voit alors, à l'examen ophtalmoscopique, de la congestion péripapillaire avec stase et dilatation veineuse, des hémorragies en flammèche dans la gaine des vaisseaux, et de place en place des plaques isolées qui forment autour de la papille une zone blanc jaunâtre très réfringente, qui va en augmentant à mesure que la lésion progresse.

Il s'agit là, pour Lécorché et Talamon, de ruptures et d'oblitérations vasculaires — entraînant l'hémorragie et la nécrobiose — tout à fait semblables aux lésions cérébrales qui produisent hémorragie et ramollissement.

Au point de vue du pronostic, il est classique d'opposer les lésions rétiniennes qui surviennent dans la néphrite urémigène à celles que l'on peut constater dans les néphrites aiguës. Ces dernières peuvent guérir complètement, tandis que les autres sont en général symétriques et tendent à l'envahissement progressif.

D'ailleurs, il semble bien admis à l'heure actuelle que, la plupart du temps, une telle constatation au cours de ces néphrites chroniques entraîne un pronostic mortel dans un délai assez étendu, mais qui ne semble guère excéder deux ans.

Les **hématuries** doivent être étudiées à cette place, car, comme les deux précédentes hémorragies, elles surviennent souvent à la période de compensation.

Il faut, cependant, faire une distinction : on peut rencontrer certaines hématuries qui surviennent en même temps qu'un syndrome particulier indiquant une poussée de congestion rénale. Ce n'est pas de celles-là que nous voulons nous occuper ici : elles sont liées à une complication rénale que nous étudierons plus loin.

Nous avons en vue ici des hémorragies qui surviennent au cours d'une bonne santé apparente. On pense alors à un cancer, à la tuberculose ; on a même été amené, dans des cas semblables, à faire des interventions chirurgicales pour arrêter l'hémorragie (Potherat, Poirier), et l'examen histologique du rein enlevé a montré qu'il s'agissait d'une néphrite atrophique lente.

Nous citons ces cas chirurgicaux parce qu'ils sont au-dessus de toute discussion, mais nous pourrions rapporter une série d'observations qui nous sont personnelles, d'où il résulte que les hémorragies rénales peuvent survenir abondantes au cours de la période de tolérance des néphrites urémigènes. Aucun des caractères de l'hématurie ne permet de les différencier de certaines autres hématuries rénales, notamment de celles qui sont liées à la tuberculose ou au cancer. Mais l'absence des symptômes propres à ces néphrites spécifiques, l'existence des signes de la petite urémie et du syndrome cardio-vasculaire nous ont toujours permis de faire le diagnostic qui, en la matière, a une très grande importance.

Quelque opinion que l'on ait, en effet, sur le traitement chirurgical des néphrites, la néphrectomie en cas de néphrite urémigène doit être rejetée, même si le rein saigne abondamment, et si l'on intervient on doit s'en tenir aux opérations palliatives : d'ailleurs, les observations chirurgicales publiées à ce sujet nous confirment dans cette opinion.

Le **purpura** de la peau et des muqueuses est, en général, une complication grave en ce sens qu'elle arrive à une période tardive et alors qu'il existe déjà toute une série de signes d'insuffisance rénale. Les formes les moins graves consistent dans des taches pétéchiales que l'on constate au niveau des extrémités des membres (particulièrement dos de la main ou du pied) ; les hémorragies des gencives et de la bouche sont déjà plus graves, et quand le malade rend du sang dans ses expectorations (apoplexie pulmonaire), et surtout dans ses vomissements et dans ses selles (ulcérations gastriques et intestinales), l'évolution est rapidement mortelle.

L'**hémorragie cérébrale ou méningée** est un accident fréquent et des plus grave. Déjà Grainger-Stewart signalait que cette complication est la cause de la mort dans 15 p. 100 des cas de néphrite chronique urémigène, et, si l'on s'en rapportait à la statistique de Goodhart que cite Rendu, on aurait tendance à admettre que la néphrite atrophique est une des causes les plus fréquentes de l'hémorragie méningée.

Les accidents cérébraux sont quelquefois annoncés par une période prémonitoire pendant laquelle on note une céphalée intense, des vertiges, de l'inaptitude au travail, de la somnolence continuelle; puis les accidents éclatent. Le plus souvent, d'ailleurs, c'est en pleine activité que le malade est pris; sans prodromes, il tombe dans le coma et le pronostic est d'autant plus grave qu'il s'agit, en général, d'hémorragies très abondantes avec inondation ventriculaire.

Ces hémorragies peuvent être mises sous la dépendance de l'hypertension, mais il ne faut pas perdre de vue les intoxications multiples qui se produisent et l'hydrémie elle-même qui favorise ces accidents. L'examen du sang pourra rendre compte de l'intensité souvent très grande des altérations hématiques; mais, pour cela, il devra porter non seulement sur les globules, mais aussi sur le sérum.

L'étude des globules du sang au cours de la néphrite interstitielle avait depuis longtemps montré la constance d'un certain degré d'anémie qui peut d'ailleurs n'être que relative et être en rapport avec l'hydrémie. Mais cette anémie est souvent réelle et a pu même aller jusqu'au syndrome de l'anémie pernicieuse dans des cas rapportés par M. Marcel Labbé.

L'examen systématique du sérum a été fait par MM. Gilbert et Herscher : chez 32 malades examinés ils ont constaté 27 fois une hypercoloration marquée du sérum et 21 fois non seulement de l'hypercoloration, mais encore l'existence d'une réaction de Gmelin très accusée. Ils en concluent à la fréquence de la cholémie au cours de la néphrite interstitielle. Cette cholémie doit, selon nous, être considérée comme jouant un rôle dans la production des hémorragies. Mais, pour interpréter son action, il faut en bien connaître les caractères et savoir sous quelle forme clinique elle se présente : le symptôme capital est l'hypercoloration du sérum qui présente le plus souvent la réaction de Gmelin. Quant aux téguments, ils peuvent ne pas être modifiés, mais souvent ils offrent l'aspect habituel de l'ictère hémaphéique ou encore on constate « un ictère pâle ressemblant étrangement à la teinte jaune-paille du cancer ».

La pâleur des urines faisant contraste avec l'hypercoloration du sérum permet de ranger cette cholémie dans le groupe des ictères acholuriques et il semble que, sans négliger les lésions hépatiques qui ont été signalées au cours des néphrites interstitielles, il soit plus rationnel d'expliquer la cholémie par l'imperméabilité rénale. Le rein devenu imperméable retient la petite quantité de pigment biliaire contenu normalement dans le sérum, et de là découlent la pâleur spéciale des urines ainsi que la richesse exagérée du sérum en pigments biliaires.

Les ***complications infectieuses*** prennent une gravité spéciale, en raison du terrain : un érysipèle, un phlegmon, un anthrax sont souvent la cause de la mort de ces malades.

Les infections viscérales sont aussi fréquentes : la péricardite a pu être rangée dans ce groupe — pour les raisons que nous avons exposées plus haut; — peu grave en elle-même, elle a cependant une valeur pronostique sombre, car elle apparaît dans les formes les plus graves de l'intoxication urémique, et, selon l'expression de M. Brault, c'est « un signe avant-coureur de la mort ».

Les autres inflammations séreuses (pleurésies, péritonites) ont une gravité moindre.

Les bronchites aiguës; la pneumonie et surtout l'œdème aigu du poumon surviennent très fréquemment et peuvent — par eux-mêmes ou par leurs conséquences — entraîner plus ou moins rapidement la mort.

En dehors des complications que nous venons d'étudier, l'évolution se fait vers les accidents cardiaques ou urémiques.

2° PHASE CARDIAQUE DE LA NÉPHRITE URÉMIGÈNE.

MM. Debove et Letulle ont mis en relief la fréquence relative de cette évolution. L'hypertrophie cardiaque fait place à une dilatation des différentes cavités, se traduisant quelquefois à l'auscultation par les symptômes ordinaires de l'insuffisance mitrale ou tricuspidienne.

Les membres inférieurs sont œdématiés ; il y a de l'ascite, le foie est gros, douloureux et animé de pulsations.

Les urines deviennent rares et foncées, sont très riches en albumine et présentent tous les caractères habituels de l'urine des cardiaques.

La mort survient ainsi, plus ou moins rapidement, par l'asystolie, qui cède d'ailleurs — du moins pendant un certain temps — au traitement habituel toni-cardiaque. Mais l'effet de la médication s'atténue peu à peu et les malades arrivent rapidement à la période de la cachexie cardiaque et à la mort.

3° ÉVOLUTION VERS L'URÉMIE.

On peut considérer les différentes modalités évolutives que nous venons d'étudier jusqu'alors, comme des complications, et tenir que la forme de néphrite que nous étudions évolue d'une façon normale vers l'urémie lente; c'est ce que nous avons voulu signifier, d'ailleurs, en la qualifiant d'*urémigène*.

Quelquefois, les crises d'urémie surviennent à l'occasion de *poussées congestives aiguës*. On voit alors des malades qui, les jours précédents, urinaient 2 à 3 litres, présenter de l'oligurie ou même de l'anurie. Les urines — quand le malade en émet — laissent sédimenter un abondant dépôt dans lequel on trouve des hématies en grande quantité, des leucocytes et des cylindres de toutes sortes.

Ces poussées aiguës, au moment desquelles l'albuminurie est abondante et qui s'accompagnent souvent d'œdème, pourraient être prises pour une néphrite aiguë ou subaiguë, s'il n'existait pas toujours les symptômes révélateurs de la néphrite chronique urémigène.

Des crises d'urémie aiguë grave et même mortelle peuvent survenir à l'occasion de ces poussées, mais ce n'est pas là encore le mode d'évolution terminal le plus fréquent.

Si, en effet, l'urémie subite, presque foudroyante, présente un grand intérêt au point de vue de la médecine légale, en réalité c'est l'*urémie lente* que l'on observe habituellement et qui fait partie — pour ainsi dire — du tableau clinique normal de la forme de néphrite chronique que nous étudions.

A ce titre, on voit survenir fréquemment des *troubles respiratoires* caractérisés par de la dyspnée d'effort, par des crises d'asthme nocturne. Plus tard, les bronchites à répétition, les crises d'œdème pulmonaire aigu indiquent la plus grande intensité de l'intoxication.

La respiration de Cheyne-Stokes, sans être spéciale à l'urémie (Merklen et Rabé), est fréquemment notée et serait, d'après Chauffard, l'indice « d'une imprégnation toxique assez profonde pour qu'on puisse la considérer comme d'un pronostic à peu près constamment fatal. »

Les vomissements, la diarrhée abondante et séreuse traduisent l'effort que fait l'organisme pour se débarrasser des substances toxiques.

La peau, qui sert aussi d'émonctoire vicariant, peut se couvrir de sueurs qui sont parfois tellement riches en urée que des cristaux peuvent se déposer sur toute la surface cutanée.

En même temps qu'apparaissent ces différents symptômes — que nous décrirons en détail en étudiant l'urémie — les urines diminuent de quantité sans que leur densité augmente.

C'est alors que, sous l'influence de l'intoxication progressive, le malade devient hypothermique, présente du délire ou simplement de l'hébétude qui le conduit peu à peu au coma et à la mort précédée parfois par des accidents convulsifs.

C'est cette évolution lente vers l'urémie comateuse qui constitue le mode de terminaison ordinaire de ces malades; c'est, selon l'expression de M. Chauffard, « la mort naturelle des néphro-scléreux ».

Diagnostic et pronostic.

Les détails dans lesquels nous sommes entré en décrivant les symptômes vont nous permettre d'être bref au sujet du diagnostic.

Notre opinion est, en effet, que rien n'est plus facile que le diagnostic de la néphrite urémigène, pourvu qu'on y songe, car alors il suffit de chercher les signes révélateurs que nous avons décrits : syndrome cardio-artériel et syndrome urinaire (en particulier hypertension artérielle, bruit de galop, hypertrophie du cœur, polyurie, élimination spéciale du bleu).

Donc rien de plus facile que de reconnaître la néphrite chronique urémigène, pour peu qu'on la cherche.

Ce qui est cause de certaines erreurs de diagnostic, c'est que cette forme de néphrite peut quelquefois se présenter sous des formes anormales et qu'alors, ne pensant pas à la néphrite urémigène, on n'en recherche pas les signes.

Il est donc utile d'énumérer quelques-unes de ces difficultés de diagnostic, afin que, en présence de semblables cas, on songe à chercher les symptômes révélateurs.

Dans certains cas, c'est en raison de l'âge du malade que l'on ne pense pas au diagnostic; on soupçonne une *chlorose*, quelquefois même une *tuberculose pulmonaire* (s'il y a de la bronchite), alors que tous les symptômes sont sous la dépendance de l'insuffisance rénale.

Si les accidents broncho-pulmonaires sont prédominants (bronchites à répétition, congestion, apoplexie pulmonaire, pleurésie, etc.), on sera tenté bien souvent d'incriminer l'*emphysème* sans voir la lésion rénale.

Quand les complications gastro-intestinales se montrent isolées, si le malade a des vomissements et de la diarrhée d'une façon continue, la cachexie du malade est souvent considérable et on a pu porter, dans ces cas, le diagnostic de *cancer de l'estomac ou de l'intestin.*

De même, il existe une série d'observations dans lesquelles les phénomènes délirants étaient très marqués : on a pu croire alors à de la *vésanie* ou à de la *paralysie générale progressive*.

Nous n'insistons pas sur le diagnostic différentiel de ces diverses affections, parce que nous pourrions répéter pour chacun d'eux que, si l'on fait l'examen complet du malade, on trouvera toujours une série de signes qui doivent mettre sur la voie du diagnostic, et, une fois qu'on y pense, on n'a qu'à rechercher les différents signes révélateurs pour obtenir rapidement une certitude.

Parfois, cependant, malgré la recherche du syndrome habituel de la néphrite urémigène, on pourra être très embarrassé.

C'est dans les cas, exceptionnels il est vrai, où la *dégénérescence kystique des reins*, donnant lieu à une destruction lente et progressive des reins, peut entraîner les mêmes symptômes que la néphrite lente. Cependant on peut arriver, quelquefois, au diagnostic, si la palpation permet de constater dans chacun des flancs une tumeur globuleuse et fluctuante.

La *néphrite scléreuse ascendante des urinaires* donne aussi lieu aux mêmes symptômes : elle pourra néanmoins être soupçonnée parce qu'il existe une lésion ancienne des voies urinaires (urètre ou prostate), parce que les urines contiennent du pus, et parce que l'exploration méthodique permet de constater les signes de pyélite sur lesquels nous reviendrons.

Le diagnostic avec le *rein cardiaque* peut présenter des difficultés de deux ordres, tout d'abord parce que la congestion passive du rein peut aboutir à la sclérose du rein qui simule absolument la néphrite chronique urémigène ; ensuite parce que, comme nous l'avons vu, il y a une phase cardiaque des néphrites. Il faut donc savoir débrouiller ce qui appartient d'une part à l'insuffisance cardiaque, d'autre part à l'insuffisance rénale : il est nécessaire alors de faire appel à tous les moyens d'étude des fonctions rénales, et encore sera-t-il bien souvent impossible de dire si le début s'y est fait par le cœur ou par le rein.

Dans certains cas, enfin, lorsqu'on aura porté le diagnostic de néphrite, on pourra se demander *à quelle forme on a affaire* : c'est ce qui se passe dans le cas de poussées aiguës avec hématurie et grosse albuminurie. Dans ces cas, la recherche des symptômes révélateurs permettra toujours d'affirmer ou de rejeter l'existence de la néphrite chronique urémigène.

Le diagnostic une fois porté entraîne un PRONOSTIC toujours grave. Mais il faut bien s'entendre sur le degré de cette gravité : nous considérons la néphrite chronique urémigène comme incurable au sens strict du mot ; aussi bien que la cirrhose du foie, elle ne peut pas guérir.

Mais, de même que les malades atteints de cirrhose avérée peuvent vivre de longues années et mourir d'une maladie intercurrente, de même la cirrhose du rein peut présenter une évolution semblable et être pendant de très longues années compatible avec l'existence. On peut même dire que, d'une façon générale, l'évolution est toujours très lente, et c'est de cette façon que nous expliquons les cas de guérisons de la néphrite interstitielle qui ont été publiés dans ces dernières années, comme étant survenues spontanément (Teissier) ou à la suite d'essais thérapeutiques (Renault) : il s'agit, selon nous, d'une très longue période de tolérance et non d'une guérison complète.

La période de tolérance peut donc être très longue et l'effort du médecin doit tendre à la prolonger.

Les poussées rénales aiguës n'impliquent pas non plus un pronostic immédiatement grave, et elles régressent si une thérapeutique active est mise en œuvre contre elles.

Mais, quand les symptômes d'urémie lente ou de cachexie cardiaque se sont établis, le pronostic est toujours aggravé, car la rupture de l'équilibre est une chose accomplie, l'organisme lutte encore longtemps, mais l'intoxication gagne du terrain et le malade succombe peu à peu à ses accidents urémiques.

Ce sont là, d'ailleurs, des notions que nous exposerons plus complètement au sujet de l'étude des urémies lentes ; c'est à cette occasion aussi que nous pourrons seulement étudier le traitement des néphrites et de leurs complications.

Mais avant d'aborder ce chapitre si important de la thérapeutique, il nous faut envisager d'abord les autres inflammations non spécifiques des reins.

J. Castaigne.

REIN AMYLOÏDE

L'étude de la dégénérescence amyloïde des reins doit être rapprochée de celle des néphrites pour toute une série de raisons d'ordre clinique et anatomique : cliniquement, cette affection évolue d'une façon analogue, sinon identique, aux néphrites chroniques hydropigènes ; à l'autopsie, le rein amyloïde ressemble tellement au gros rein blanc, que les deux lésions ont été souvent confondues, d'autant plus qu'assez fréquemment la dégénérescence amyloïde est consécutive à la néphrite (Lécorché et Talamon).

Mais, cependant, les deux affections méritent d'être décrites séparément, car, si elles coexistent dans bien des cas, il en est d'autres où — comme l'ont montré Bartels, Furbringer, Brault, etc. — la dégénérescence amyloïde, indépendante de toute néphrite, coïncide, en revanche, avec l'amylose d'un certain nombre d'organes (en particulier de la rate, du foie, de l'intestin, etc.) et constitue alors la maladie amyloïde.

HISTORIQUE

Nos connaissances sur le rein amyloïde furent acquises à mesure que l'on étudiait l'amylose comme maladie générale.

C'est à Rokitansky que l'on doit la première description du rein lardacé, en 1842, car il est à noter que, dans sa description si complète des néphrites, Richard Bright ne fait pas allusion à une forme anatomique de ce genre.

Christensen (1844) propose la dénomination de *dégénérescence cireuse*, et Meckel (1853) montre que l'aspect lardacé ou cireux est dû à une substance particulière qui est caractérisée par la coloration bleue qu'elle prend quand on la traite successivement par l'iode et l'acide azotique. Il pensa que c'était de la cholestérine, mais Virchow (1855), qui précisa la description macroscopique affirma qu'il s'agissait, en réalité, d'une substance analogue à la cellulose végétale, et il proposa le nom de *dégénérescence amyloïde*, que l'on a conservé et préféré au terme de *leucomatose*, proposé par Lancereaux, bien que, cependant, les recherches des chimistes (en particulier de Schmidt, de Kékulé, puis de Kuhne, de Rudneff, et plus récemment encore de Schmiedeberg, d'Oddi, de Krawkow) aient montré qu'il s'agit, en réalité, d'une substance albuminoïde.

Pendant ce temps-là, d'ailleurs, l'étude anatomique et pathogénique faisait de grands progrès, grâce aux recherches des histologistes et aux méthodes de coloration proposées en particulier par Cornil ; grâce aux expérimentations de Bouchard, Charrin, Krawkow, etc.

Les cliniciens cherchèrent alors à différencier — du vivant des malades — la dégénérescence amyloïde d'avec les autres formes de néphrites, et nous constatons ces essais dans les travaux de Grainger-Stewart, de Charcot, de Bartels. Depuis lors, dans tous les traités classiques la dégénérescence amyloïde est séparée des néphrites.

ANATOMIE PATHOLOGIQUE

La constatation de la dégénérescence amyloïde au niveau du rein — comme au niveau des autres organes — est basée sur un double examen macroscopique et histologique, ce dernier seul ayant une valeur absolue.

L'***examen macroscopique*** peut être fait sur la table d'autopsie, en badigeonnant la surface de section avec la teinture d'iode; on voit alors les parties dégénérées prendre une teinte foncée brun-acajou, tandis que les parties indemnes restent colorées en jaune. Cette différence s'accentue si l'on fait agir ensuite l'acide sulfurique, auquel cas les zones altérées deviennent bleuâtres.

Les ***réactions histologiques*** sont basées sur les propriétés métachromatiques dont fait preuve la substance amyloïde vis-à-vis de certains colorants; c'est ainsi que les violets de méthyle et de gentiane, qui colorent en violet le tissu du rein normal, donnent au tissu amyloïde une coloration rose, de même que le rein coloré par le vert de méthyle (employé par Cornil) prend, dans son ensemble, une coloration verte, tandis que les points lésés sont violets.

Ajoutons, toutefois, que ces réactions fines ne doivent pas être recherchées après fixation par l'alcool qui dissout la substance amyloïde.

Muni de ces réactions, il sera facile de reconnaître anatomiquement les différents cas d'amylose.

1° La FORME TYPIQUE se présente sous l'aspect d'un gros rein blanc, dont la consistance est pâteuse, peu ferme et sans élasticité.

La décortication se fait très facilement.

A la coupe, le parenchyme apparaît brillant et comme exsangue, surtout au niveau de la substance corticale. Les pyramides ont, en effet, une teinte rosée qu'on a comparée à la couleur de l'hortensia.

En regardant de plus près, on peut voir, au milieu de la substance corticale, les glomérules qui, par places, sont volumineux, translucides, et dont on a comparé l'aspect à celui d'une goutte d'empois.

Mais, en réalité, pour permettre d'affirmer la dégénérescence amyloïde, il faut avoir recours à la réaction iodée et surtout à l'examen histologique.

On voit alors, par ce dernier mode d'étude, que le plus grand nombre des bouquets vasculaires des glomérules, ainsi que beaucoup d'artérioles de l'écorce et de la substance médullaire, présentent les réactions typiques de la dégénérescence amyloïde, mais il est facile de constater que la lésion est disséminée sans ordre apparent, laissant un vaisseau intact à côté d'une artériole totalement dégénérée.

La substance amyloïde infiltre donc surtout les parois vasculaires, mais elle peut exister aussi dans le tissu interstitiel et au niveau de la membrane propre. En revanche, tous les histologistes sont actuellement d'accord pour reconnaître la non-participation des épithéliums à la dégénérescence amyloïde.

On s'est demandé si cette forme typique du gros rein blanc amyloïde pouvait — par l'évolution même de ses lésions — aboutir à une atrophie non scléreuse. MM. Cornil et Brault en ont cité un exemple dans lequel les reins étaient diminués de volume, fermes à la coupe, mais non granuleux, et caractérisés histologiquement par une amylose glomérulaire généralisée avec affaissement atrophique des tubuli dû, d'après les auteurs, « à un véritable collapsus par rétrécissement graduel des systèmes glomérulaires ».

Pour notre part, nous croyons ces lésions tout à fait exceptionnelles, et nous pensons que si, dans certains cas, les reins amyloïdes sont atrophiés, cela tient à l'adjonction d'un processus de néphrite qui peut être antérieur à la dégénérescence ou bien qui est déterminé par la même cause, de telle sorte que néphrite et amylose ont évolué d'une façon concomitante.

C'est, en effet, presque la règle de rencontrer, au niveau des reins atteints de dégénérescence, des lésions d'une autre nature.

Les cellules de la couche péri-vasculaire du glomérule, ainsi que l'endothélium de la capsule de Bowmann, ont disparu par glomérulite desquamative (Ribbert) ou par résorption insensible (Brault).

Les épithéliums tubulaires ne sont pas atteints de dégénérescence amyloïde comme le pensait Bartels ; ils n'en sont pas moins très nettement altérés et, pour notre part, *nous n'avons jamais fait l'examen d'un rein atteint de dégénérescence amyloïde typique, sans trouver des lésions très marquées de l'épithélium des tubes contournés.*

Il est à remarquer, enfin, que dans ces formes typiques, répondant à une intoxication forte et prolongée, plusieurs autres organes sont atteints de dégénérescence amyloïde, en particulier la rate, le foie, l'intestin, les ganglions lymphatiques, etc.

2° Les FORMES RÉNALES LOCALISÉES seront souvent observées, si l'on a soin de rechercher la dégénérescence amyloïde, à l'occasion de tous les examens histologiques de rein que l'on est appelé à faire.

A. **La localisation corticale** est la plus fréquente : elle permettra d'étudier le mode de début et d'évolution des lésions.

On constate alors souvent qu'un nombre très limité d'artérioles sont atteintes, et il faut faire varier plusieurs fois le champ du microscope pour apercevoir un petit foyer.

Il n'y a aucun ordre dans la localisation des lésions : dans le glomérule, on voit la coloration caractéristique se localiser à une ou deux anses seulement ; de même, on peut constater qu'un segment d'artériole est infiltré, alors que les segments voisins sont indemnes.

On peut enfin, par l'étude d'une série de reins qui présentent cette localisation corticale, se rendre compte du mode d'envahissement : les glomérules sont d'abord atteints, présentant une altération localisée à deux ou trois anses, mais les taches rouges se rapprochent de plus en plus, et ainsi le glomérule est entièrement envahi. Les artérioles corticales sont prises peu après les glomérules, mais dans cette forme les vaisseaux droits des pyramides ne sont atteints qu'ultérieurement ; il est vrai que, d'après Bartels, « une fois les pyramides envahies, la dégénérescence peut marcher plus vite à leur niveau que dans la substance corticale », et cela explique que, dans certains cas, la dégénérescence amyloïde puisse être prédominante ou exclusivement localisée aux pyramides.

B. La **localisation pyramidale** est une curiosité anatomique qui a été mise en relief par Straus ; dans ces cas, les lésions sont localisées aux artères droites, alors que les glomérules sont intacts.

Dans les sept observations qu'a réunies Straus, il n'y avait pas d'albuminurie, mais il n'est pas absolument prouvé que l'absence d'albuminurie soit en rapport avec la localisation pyramidale ; et il est à remarquer, d'ailleurs, que dans l'observation personnelle de Straus, comme dans celles de Bartels, de Brault, etc , « il existe presque toujours des lésions au niveau des glomérules ».

3° Les FORMES ASSOCIÉES, dans lesquelles il y a néphrite en même temps que dégénérescence amyloïde, sont, à notre avis, les plus fréquentes.

A. **Le rein rouge granuleux typique présente parfois, de place en place, des glomérules atteints d'amylose**, mais ce n'est là qu'une curiosité anatomique.

B. **La néphrite diffuse subaiguë ou chronique est beaucoup plus souvent accompagnée de dégénérescence amyloïde** (Cornil et Brault, Bartels, Lécorché et Talamon, etc.).

On trouve alors toutes les lésions classiques de la dégénérescence amyloïde, mais, de plus, on constate que, selon la description de Cornil et Brault, « les épithéliums des tubes contournés sont gonflés, remplis de gouttelettes albumineuses et graisseuses et envoie de désintégration ».

Cette association lésionnelle est de beaucoup la plus fréquente et *constitue, selon nous, la règle*, en ce sens que le rein atteint de dégénérescence amyloïde présente toujours des lésions de néphrite épithéliale; mais tantôt les lésions amyloïdes seront très étendues et attireront l'attention d'une façon exclusive; tantôt, au contraire, ce sont les lésions de néphrite qui prédominent.

Les explications de cette association morbide n'ont pas manqué: Lécorché et Talamon avaient reconnu la fréquence des lésions combinées, et « sur plus de vingt gros reins blancs ils n'en ont trouvé qu'un seul où la dégénérescence amyloïde faisait défaut ». D'après eux, l'amylose est une complication due à la cachexie de la période terminale des néphrites, mais ils admettent, d'ailleurs, que d'autre cachexies sont capables de produire de l'amylose rénale, qui est alors indépendante de toute néphrite.

Cornil et Brault interprétaient autrement cette association et pensaient que, malgré les lésions rénales, on n'avait pas le droit de prononcer le nom de *néphrite*; ce sont, disent-ils, des lésions bâtardes qui confinent aux néphrites, mais qui sont plutôt des dégénérescences (graisseuse avec épaississement du tissu conjonctif; colloïde; parenchymateuse, etc.).

A l'heure actuelle, on a tendance à admettre — en se basant sur l'anatomie pathologique et sur l'expérimentation (Claude, avec une même toxine, a produit des lésions de néphrite et de la dégénérescence amyloïde) — que le même poison est capable de produire les doubles lésions et que, selon son mode d'action, il donne, tantôt exclusivement de la néphrite ou de l'amyloïde, tantôt, et plus souvent, les deux lésions associées.

C'est l'opinion qui nous semble la plus justifiée ; elle est acceptée maintenant par M. Brault qui l'avait combattue tout d'abord : « Autrefois, dit-il, nous avions une tendance à séparer ces deux processus; mais peut-être sont-ils véritablement associés et reconnaissent-ils la même origine, l'influence tuberculeuse, par exemple. »

On conçoit, dans ces conditions, combien les deux processus de néphrite et de dégénérescence amyloïde sont rapprochés l'un de l'autre et il ne serait pas juste d'élever entre eux une barrière qui trace des limites bien tranchées.

ÉTIOLOGIE

Les conditions dans lesquelles apparaît la dégénérescence amyloïde sont très spéciales, et c'est souvent la circonstance étiologique sous l'influence de laquelle se sont produits les symptômes morbides qui, en clinique, permet de les attribuer à l'amylose.

D'une façon générale, elle est commandée par toutes les infections chroniques à tendance cachectisante. M. Chauffard fait remarquer que les deux termes de cette définition sont indispensables, pour spécifier l'étiologie; car, d'une part, les cachexies non infectieuses — telles que, par exemple, les cancers viscéraux, le diabète, etc. — ne conduisent pas à la dégénérescence amyloïde, et, d'autre part, les infections ne produisent en général l'amylose que quand elles sont traînantes, cachectisantes et entretiennent des suppurations prolongées et ouvertes.

La ***tuberculose*** est une des causes les plus fréquentes, mais à condition qu'il s'agisse d'une forme à marche lente donnant lieu à des cavernes largement ouvertes dans les bronches, à des gommes suppurées, à des abcès par congestion ouverts à la peau. Il semble, en effet, que la tuberculose ait besoin d'une infection surajoutée pour se compliquer d'amylose, et cela concorde bien avec les faits signalés par Bartels, qui a montré que ce sont les abcès froids ouverts à l'extérieur qui provoquent la dégénérescence amyloïde.

La ***syphilis*** se comporte de même et engendre l'amylose à la période tertiaire, surtout alors qu'il existe déjà des lésions ulcéreuses de la peau, des muqueuses, des os, des articulations, etc., qui ont déterminé des fistules suppurantes.

M. Brault fait remarquer toutefois que, dans la syphilis, « on peut fort bien ne rencontrer ni suppurations actuelles ni foyers cicatrisés d'anciens abcès. Pour conserver à la théorie son importance, on suppose alors qu'une lésion est survenue quelques mois auparavant et que la suppuration n'a pas été remarquée du malade ».

Cela prouve, en réalité, que la dégénérescence amyloïde peut apparaître indépendamment de toute lésion suppurative des os.

C'est ainsi qu'on l'a observée dans des cachexies consécutives au paludisme (Cornil et Brault), à la lèpre (Cornil), au rhumatisme chronique déformant, etc.

Mais, en réalité, ce sont les lésions suppurées chroniques et ouvertes (ulcères des jambes, fistule à l'anus avec clapiers abondants, dilatation des bronches avec pyorrhée, etc.), et surtout les suppurations osseuses, qui constituent la cause essentielle de l'amylose.

PATHOGÉNIE

L'étiologie vient de nous apprendre que la dégénérescence amyloïde est consécutive surtout aux infections suppuratives longtemps prolongées. C'est une notion importante au point de vue clinique sans doute, mais, au point de vue pathogénique, combien elle nous laisse d'inconnues !

Et tout d'abord, quel est le mécanisme par lequel cette suppuration arrive à produire l'amylose? Quelle est au juste la nature de cette substance? Quels rapports affecte-t-elle avec le rein? Est-ce une dégénérescence vraie ou une infiltration? Autant de questions que l'on a cherché à résoudre et qui sont maintenant très éclairées par toute une série de constatations positives.

I. — L'EXPÉRIMENTATION apporte des conclusions un peu plus précises que l'étiologie seule. Déjà Birsch-Hirschfeld (1882) avait obtenu une amylose expérimentale en injectant à un animal, du pus provenant d'un malade ayant de la dégénérescence amyloïde du rein. Mais il faut en arriver aux expériences de M. Charrin et de M. Bouchard (1888) pour constater que la dégénérescence amyloïde peut être produite non seulement par un microbe (pyocyanique), mais aussi par sa toxine seule.

M. Claude a fait des constatations du même genre qui sont très intéressantes, en ce sens que l'on voit, dans les cas qu'il rapporte, la même toxine produire des lésions de néphrite et d'amylose; et cela nous prouve encore mieux combien ces deux altérations sont voisines, ce que nous avions affirmé, déjà, au nom de l'anatomie pathologique.

Enfin, de nombreux observateurs (Krawkow, Maximoff, Petrone, etc.) ont obtenu très facilement la dégénérescence amyloïde en se servant de différents staphylocoques, si bien que l'on est en droit de se demander si les suppurations ouvertes à la peau ne produisent pas si facilement le rein amyloïde, justement en raison de leur infection secondaire par les staphylocoques.

Quoi qu'il en soit, les expérimentations ont, tout au moins, montré ce fait très important, c'est que ce qui agit dans le pus, pour produire l'amylose, c'est l'élément microbien et sa toxine.

II. — Les ÉTUDES CHIMIQUES ont précisé, dans ces dernières années, la nature de la substance infiltrée.

On ne discute plus pour savoir si c'est de la cholestérine, comme le pensait Meckel, ou une substance amyloïde, comme le soutenait Virchow.

On sait, depuis les travaux de Schmidt et Kékulé, que c'est une substance quaternaire, et, comme Kuhne et Rudneff y ont constaté la présence du soufre, il n'est pas douteux qu'il s'agisse d'une substance albuminoïde.

Mais on avait cru, jusqu'à ces derniers temps, que cette albumine était spéciale et n'était pas digérée par le suc gastrique, ni résorbée après introduction dans le péritoine ou le tissu cellulaire sous-cutané. Il est prouvé, à l'heure actuelle, qu'elle ne présente aucune de ces particularités spéciales.

En revanche, il semble qu'elle se rapproche du cartilage, au point de vue de sa nature chimique. Schmiedeberg avait prouvé, en effet, que le cartilage est une **combinaison d'acide chondroïtine-sulfurique et d'une albumine.** Oddi a pu appliquer cette notion à l'amyloïde, car il a retrouvé, dans l'amylose, l'acide chondroïtine-sulfurique.

Restait à spécifier la nature de l'albumine qui lui est combinée : Monéry a montré qu'il s'agit d'une nucléo-protéide bien caractérisée, qui, associée à l'acide, constitue la substance amyloïde.

Cette combinaison de deux substances nous explique comment l'action de certains liquides fixateurs (alcool, par exemple) sur la substance amyloïde, ou comment l'introduction, dans le péritoine d'un animal sain, d'un petit cube de rein atteint de dégénérescence amyloïde, font disparaître la réaction méta-chromatique spéciale : l'acide chondroïtine-sulfurique est détruit, et il ne reste plus que la nucléo-protéide qui donne les réactions de la dégénérescence hyaline.

Ainsi donc, la connaissance de la nature chimique de l'amylose explique une série de notions qui semblaient incompréhensibles jusqu'alors et l'on peut accepter, à l'heure actuelle, comme bien prouvées, les conclusions suivantes de Krawkow concernant la nature chimique de l'amylose :

1° La substance amyloïde est constituée par la combinaison de l'acide chondroïtine-sulfurique et d'une substance albuminoïde ;

2° Cette combinaison, analogue à celle qui constitue le cartilage, rappelle l'union du tannin et des albumines dans le cuir ;

3° La substance dégénérée est la résultante de deux composants normaux : l'acide provenant des cartilages et une albumine normale; d'où la vérification de la loi : « Les processus pathologiques et leurs produits ont leurs modèles physiologiques ».

III. — L'HISTOGENÈSE jointe à ces notions chimiques éclaire, à notre avis, d'un jour tout nouveau la pathogénie de la dégénérescence amyloïde.

Si l'on veut étudier la structure fine de cette dégénérescence, en s'isolant de la réaction spécifique, c'est à-dire en colorant les tissus par l'éosine-hématoxyline ou le carmin, on constate l'aspect typique de la dégénérescence hyaline.

Et ce n'est pas là une opinion qui nous soit exclusivement personnelle, car nous la trouvons exprimée d'une façon détaillée dans le livre de Chantemesse et Podwissotsky : « Les préparations fixées et non colorées, ou encore les préparations colorées par les couleurs sus-indiquées (éosine, etc.), montrent les tissus malades avec une apparence tout à fait analogue à celle des tissus atteints de dégénérescence hyaline arrivée à la dernière période. Les fibres conjonctives, les parois vasculaires, etc., apparaissent très gonflées, vitreuses, homogènes et se décomposant en globes vitreux brillants. Étant donné ce degré de similitude des deux variétés de lésions protoplasmiques, on

est conduit à considérer la dégénérescence hyaline du protoplasma comme un stade précurseur de la dégénérescence amyloïde. »

Cette opinion est confirmée encore par une série de constatations qui nous sont fournies par des réactions chimiques et vitales des organes atteints de dégénérescence amyloïde.

Qu'on soumette des cubes de reins amyloïdes à l'action des solutions alcalines même faibles, ou encore qu'on les fixe par les liquides usuels (alcool, liqueur de Müller), ou encore qu'à l'exemple de Litten on introduise des fragments frais d'organes en dégénérescence amyloïde dans la cavité abdominale d'un animal sain et qu'on les y laisse pendant quelques semaines, on obtiendra, par tous ces procédés, le même résultat, c'est-à-dire la disparition de la réaction spécifique de l'amylose ; l'organe ainsi traité présente, en revanche, toutes les lésions histologiques caractéristiques de la dégénérescence hyaline.

Il nous semble que ces faits permettent de tirer une conclusion ferme, à savoir que la dégénérescence amyloïde est, en réalité, constituée par la combinaison de la dégénérescence hyaline avec un produit nouveau qui, d'après ce que nous ont appris les recherches chimiques, est évidemment l'acide chondroïtine-sulfurique.

IV. PHYSIOLOGIE PATHOLOGIQUE. — Maintenant que nous sommes arrivé à ces notions, il nous suffit, en somme, pour connaître la pathogénie de l'amylose, d'élucider deux questions : comment se forme la dégénérescence hyaline, d'une part, et, d'autre part, dans quelles conditions vient s'ajouter à elle l'acide chondroïtine-sulfurique pour former la dégénérescence amyloïde.

L'***étude de la pathogénie de la dégénérescence hyaline*** n'a pas à être discutée ici. En étudiant les lésions artérielles, dans le *Manuel des maladies du cœur et des vaisseaux*, nous avons montré qu'elle était due à l'action directe des toxines en circulation, sur la paroi des artères ; nous n'avons pas à revenir sur cette opinion qui est, d'ailleurs, surabondamment prouvée par les travaux de M. Brault.

La ***production de l'acide chondroïtine-sulfurique*** et sa fixation sur la substance en état de dégénérescence hyaline doivent être, ce nous semble, expliquées par un mécanisme différent.

Ce sont encore les microbes et leurs toxines qui interviennent, mais leur action paraît se produire au niveau des abcès eux-mêmes où se formerait la substance spéciale qui serait charriée aux différents organes par les leucocytes. Les expériences récentes de Schtchegoleff, de Petrone, de Lubarsch, de Schepilewsky ont, en effet, montré que la réaction amyloïde apparaît d'abord dans certains leucocytes (sans doute par combinaison de leurs substances albuminoïdes avec l'acide). Les cellules qui présentent cette réaction se rencontrent d'abord à la circonférence de l'abcès, puis on les constate ensuite dans la rate et les ganglions où elles peuvent être détruites. On conçoit, en effet, que, si le sang contient des leucocytes ainsi transformés, il a tendance à s'en débarrasser par suite du mécanisme régulateur de sa composition. Les organes hématopoiétiques et le rein servent, dans ce cas, à accomplir le mécanisme régulateur.

Il semble alors que, si le rein est atteint de dégénérescence hyaline, cet acide chondroïtine-sulfurique se fixe sur la paroi des vaisseaux et forme l'amylose.

Telle est la pathogénie qui nous paraît, à l'heure actuelle, la plus vraisemblable ; elle contient à coup sûr beaucoup d'éléments qui sont nettement démontrés et, si elle n'était pas exacte dans tous ses points, il n'en resterait pas moins vrai que la dégénérescence amyloïde est due à l'action des toxines agissant pendant longtemps et ayant un certain degré de virulence.

Cela seul pouvait permettre de supposer que les cellules rénales doivent être lésées au cours de la dégénérescence amyloïde; or, les faits anatomo-cliniques, aussi bien que les données plus précises de l'expérimentation, permettent d'affirmer ces lésions cellulaires.

Pour notre part, nous les avons toujours constatées dans nos examens histologiques portant sur des reins d'hommes ou d'animaux; mais jamais il ne s'agissait de dégénérescence amyloïde des cellules, et l'on n'aurait pas pu distinguer ces lésions de celles que l'on constate dans les néphrites subaiguës.

Ces constatations sont confirmées par les recherches de Maximoff sur l'amylose du foie, car cet auteur a vu dans des cas expérimentaux « que l'apparition de la substance amyloïde dans les parois vasculaires du foie coïncide avec le gonflement trouble et avec une série de lésions nécrobiotiques du parenchyme hépatique ».

Cette association lésionnelle est due, selon nous, à l'action des toxines sur le rein. Il est vrai que, autrefois, Cornil et Brault avaient supposé que les altérations cellulaires étaient sous la dépendance de la diminution de l'apport du sang au parenchyme. Il n'est pas douteux, en effet, que la circulation soit entravée, et la preuve c'est que l'injection artérielle expérimentale de ces reins est rendue très difficile. Mais cela ne doit pas suffire à produire des lésions cellulaires, car nous savons, depuis les belles recherches de M. Brault sur l'artériosclérose, qu'une simple gêne de la circulation ne suffit pas à provoquer des lésions cellulaires.

Ainsi donc, on le voit, l'amylose est loin d'être une lésion simple : des abcès multiples, fistuleux, surtout d'origine osseuse, telle est la cause habituelle; ces abcès envoient dans l'organisme non seulement des toxines, qui produisent dans le rein des lésions artérielles (dégénérescence hyaline) et cellulaires (néphrite subaiguë), mais encore une substance spéciale, l'acide chondroïtine-sulfurique, qui se combine à la dégénérescence hyaline pour former l'amylose proprement dite.

C'est l'association de ces lésions qui constitue la dégénérescence amyloïde, et l'on conçoit que nous ayons, dès le début de cet article, insisté sur la nécessité de ne pas séparer complètement son histoire anatomique et clinique de celle des néphrites dont elle se rapproche par tant de points.

SYMPTOMES

Ce que nous venons de dire de l'association histologique des lésions d'amylose et de néphrite diffuse subaiguë va nous permettre de comprendre pourquoi, la plupart du temps, les symptômes d'origine rénale sont, dans cet état morbide, à peu près ceux de la néphrite chronique hydropigène, sauf quelques détails sur lesquels les auteurs ne sont d'ailleurs pas d'accord; car, il faut bien le dire, ce qui spécifie en réalité cet état morbide, au point de vue clinique, c'est le plus souvent la notion de la maladie causale ou la constatation de l'amylose au niveau d'autres organes (foie, rate, intestin).

1° SYMPTOME D'ORIGINE RÉNALE. — En étudiant la néphrite chronique hydropigène, nous avons montré qu'elle était caractérisée par un certain nombre de caractères cliniques; or, les mêmes existent dans la dégénérescence amyloïde, mais nous devons chercher s'ils présentent des variantes pouvant être utiles pour le diagnostic.

A. La **quantité des urines** serait un des éléments capitaux de différenciation, d'après Grainger-Stewart, pour lequel la polyurie est un signe de grande valeur au point de vue du diagnostic de rein amyloïde, et cette opinion est devenue classique, puisqu'on enseigne couramment que « les urines abondantes, transparentes, d'une limpidité parfaite avec un reflet jaune verdâtre » permettent — si elles contiennent beaucoup d'albumine — d'affirmer qu'il s'agit de dégénérescence amyloïde.

Mais cette opinion n'est pas — tant s'en faut — partagée par tous les auteurs. Déjà Murchison disait que dans l'amylose rénale, sans complication, la quantité d'urine émise varie entre 1 litre et demi et 2 litres, et, d'après M. Brault, l'opinion défendue par Dickinson, Rosenstein, W. Robert, Ralfe, Purdy, Bartels serait analogue.

On sait aussi que, d'autre part, Charcot attachait une médiocre valeur à la polyurie comme symptôme de dégénérescence amyloïde. D'ailleurs, même en admettant que la polyurie est un symptôme habituel, Grainger-Stewart reconnaît qu'elle manque souvent (s'il y a diarrhée, s'il y a asthénie cardiaque).

B. La **quantité d'albumine** est en général très considérable (atteignant ou dépassant 20 grammes et 30 grammes). C'est là un des caractères les plus fidèles, et cependant, si l'on en croit MM. Lécorché et Talamon, la dégénérescence amyloïde ne serait pas capable de produire l'albuminurie, si elle n'est pas associée à la néphrite diffuse subaiguë. On sait aussi que Straus a montré que dans l'amylose localisée aux pyramides il n'y a pas d'albuminurie.

C. La ***qualité de l'albumine*** a été fort discutée et l'on espérait trouver là un moyen de différenciation; or MM. Meillère et Lœper ont montré que le rapport sérine-globuline n'est nullement modifié, et M. Brault déclare n'avoir jamais constaté, dans ses examens personnels, l'augmentation de la globuline par rapport à la sérine.

D. Les ***cylindres*** peuvent manquer dans les phases initiales; ils deviennent abondants par la suite, mais ne possèdent aucun caractère spécial, et en particulier ne présentent pas la réaction méta-chromatique.

E. La ***perméabilité rénale*** reste normale, comme nous l'avons montré dans notre thèse. Depuis lors, des recherches plus complètes de MM. Achard et Lœper ont confirmé cette opinion; mais on sait que la perméabilité est également normale dans la néphrite chronique hydropigène à sa période de début.

F. Le ***sérum lactescent*** constitue également un signe commun à ces deux affections (Castaigne, André Jousset).

G. Les ***œdèmes*** peuvent faire défaut quand il existe une diarrhée abondante, mais « quand celle-ci manque, l'œdème peut atteindre, d'après M. Brault, le même degré que dans les néphrites lentes d'un tout autre ordre, et l'on a pu observer des malades complètement infiltrés jusqu'au moment de leur mort ».

H. ***L'hypertrophie cardiaque et l'hypertension artérielle font défaut***, sauf dans les cas où il y a association du petit rein rouge contracté et de la dégénérescence amyloïde.

En dehors de ces cas, il y a plutôt asthénie cardio-vasculaire.

I. ***Les manifestations urémiques sont nulles;*** le malade s'achemine plutôt vers la cachexie.

Il est facile de se rendre compte que, si l'on examine ces symptômes sans idée théorique préconçue, on est forcé de reconnaître qu'ils donnent l'impression d'être liés à la forme de néphrite chronique hydropigène que nous connaissons bien, et qu'ils ne spécifient en rien la dégénérescence amyloïde; aussi faut-il faire appel, pour la diagnostiquer, aux symptômes associés qui ont une valeur de premier ordre.

2° La MALADIE CAUSALE doit, à elle seule, mettre sur la voie du diagnostic : s'il s'agit d'une suppuration de longue date (surtout d'origine osseuse), si le malade est un tuberculeux ou un syphilitique d'ancienne date avec des suppurations multiples, on est autorisé à soupçonner la dégénérescence amyloïde quand on constate les signes rénaux que nous venons de passer en revue. L'étude anatomo-clinique des cas de ce genre nous a montré, en effet, que toujours les reins de ces malades présentaient de la dégénérescence amyloïde.

3° Les SIGNES D'AMYLOSE VISCÉRALE ont une importance capitale pour signer le diagnostic.

A. Le **foie** et la **rate** sont très volumineux, lisses et fermes.

B. La **diarrhée** est, d'après M. Brault, « le symptôme le plus important de tous, sans contredit ». Elle est en rapport avec l'évolution d'une dégénérescence amyloïde de l'intestin associée ou non à la tuberculose, car l'amylose suffit à l'expliquer. Cette diarrhée, fréquemment répétée et incoercible, épuise beaucoup le malade et est une des causes de la cachexie progressive.

4° La TERMINAISON se fait, en général, par la mort qui survient du fait de la cachexie progressive, mais quelquefois à la suite de complications surajoutées (infection purulente, pleurésies ou péricardites suppurées, poussée tuberculeuse).

L'évolution est, en général, assez courte, le malade étant enlevé en quelques mois ordinairement, et ne pouvant guère vivre plus de un ou deux ans.

Il ne faut pas oublier, cependant, que Grainger-Stewart a décrit des cas de dégénérescence amyloïde évoluant comme une néphrite atrophique lente.

On a même décrit des cas de guérison complète survenue, chez des syphilitiques, sous l'influence du traitement ioduré ou après traitement chirurgical des abcès qui avaient causé la maladie.

Grainger-Stewart admet cette guérison comme possible, mais nous avouerons que, à notre avis, le diagnostic de dégénérescence amyloïde n'a pas une assez grande précision pour que l'on puisse affirmer ces guérisons cliniques.

CONCEPTION PERSONNELLE DE LA DÉGÉNÉRESCENCE AMYLOÏDE DES REINS. — Arrivé à la fin de cette étude des symptômes, il nous faut exposer la façon dont nous comprenons la dégénérescence amyloïde. A notre avis, *elle n'est jamais isolée d'une néphrite qui n'en a pas été la cause, mais qui est due au même facteur étiologique.*

Nous savons avec quelle facilité les éléments nobles du rein sont lésés au cours des infections chroniques, et nous admettrions que chez ces malades, si fortement intoxiqués, ces cellules nobles restent intactes? — Cela n'est pas vraisemblable, et d'ailleurs cela n'est pas vrai, puisque nous avons vu, en étudiant l'anatomie pathologique, qu'il existait des lésions de néphrite dans tous les cas où nous avons constaté la dégénérescence amyloïde.

Le plus souvent l'amylose est associée à la néphrite chronique hydropigène, dont elle présente alors tous les signes et l'évolution.

Dans un certain nombre de cas, la néphrite, qui accompagne la dégénérescence amyloïde, est moins massive; elle évolue à la façon des néphrites lentes, elle détruit progressivement le rein dans lequel l'amyloïde s'infiltre; c'est dans ces cas où il y a polyurie, où le rein s'hypertrophie et où la survie est longue.

Ainsi comprise, l'amylose est constituée par un élément surajouté aux néphrites diffuses. Elle mérite de conserver cependant une place à part en raison de sa cause bien spéciale, de ses lésions histologiques si particulières et de son évolution morbide toujours grave et rapide ; en raison des lésions rénales que l'amylose augmente et en raison aussi des altérations produites dans les autres viscères.

DIAGNOSTIC

Le diagnostic de la dégénérescence amyloïde, si on la comprend ainsi, est bien simplifié, puisqu'on n'aura pas à la différencier des néphrites subaiguës ou lentes dont elle peut, selon les cas, affecter l'une ou l'autre évolution.

En somme, on sera en droit de porter le diagnostic de dégénérescence amyloïde, chez tout sujet atteint d'une suppuration chronique et qui présente des symptômes de néphrite chronique hydropigène.

De même, si un malade atteint de suppuration présente de la diarrhée, un gros foie, une grosse rate, on est en droit de soupçonner l'amylose rénale, quelle que soit la forme clinique de néphrite dont il présente les symptômes.

Sans doute il peut y avoir encore des causes d'erreur : le foie et la rate sont augmentés de volume, et il y a de l'albuminurie, souvent même de la diarrhée, dans le paludisme chronique, dans la leucémie myélogène, dans certaines formes d'hépatite tuberculeuse. Mais les signes de néphrite hydropigène n'existent pas, alors que cependant la marche paraît rapidement progressive et fatale.

Aussi ces symptômes d'amylose viscérale, joints à la notion étiologique, suffisent, dans la plupart des cas, à établir le diagnostic.

En somme, la dégénérescence amyloïde, ainsi comprise, diffère sensiblement de ce qu'enseignent les auteurs classiques à son sujet. Nous croyons, cependant, comme eux, que l'amylose rénale doit être décrite dans un chapitre à part, car l'infiltration des vaisseaux par la substance amyloïde est commandée par des causes bien spéciales, donne lieu à des lésions qui lui appartiennent en propre et a de l'influence sur l'évolution morbide des néphrites. Mais nous ne croyons pas qu'on ait le droit de rejeter entièrement cette affection du cadre des néphrites, car elle ne constitue qu'une altération surajoutée aux néphrites, dont elle ne modifie que fort peu les symptômes rénaux, tout en s'accompagnant cependant de signes morbides surajoutés qui en font un type clinique dont on peut faire le diagnostic et qui comporte un pronostic spécial toujours grave.

J. CASTAIGNE.

DÉGÉNÉRESCENCE GRAISSEUSE

Il est classique de décrire au niveau du rein, comme dans tous les organes, une stéatose par infiltration que l'on oppose à la dégénérescence graisseuse proprement dite.

En réalité, l'***infiltration graisseuse*** est rare au niveau des cellules rénales ; elle est spécifiée par ce fait que l'épithélium rénal a conservé toutes ses réactions et sa vitalité, quoiqu'il soit encombré de graisse. On l'a signalée chez les obèses, on l'a reproduite expérimentalement chez le chat et le chien ; mais il s'agit là d'un processus qui n'a qu'un léger intérêt, et seulement au point de vue de la physiologie pathologique générale.

La ***dégénérescence graisseuse*** proprement dite existe quand l'épithélium s'est chargé de graisse, tout en perdant la vitalité de son protoplasma et de son noyau.

Cette lésion se rencontre dans toute une série de processus morbides et en particulier au cours des néphrites les mieux caractérisées. M. Brault a étudié, d'une façon très complète, la physiologie pathologique de ces dégénérescences ; M. Papillon en a donné une description très didactique, et on peut décrire, avec lui, une dégénérescence partielle à marche lente et une dégénérescence généralisée suraiguë qui seule doit être étudiée ici.

La **dégénérescence partielle et lente** fait partie de l'étude des néphrites subaiguës ou chroniques et a été envisagée avec elles. C'est dans les infections ou intoxications lentes qu'on la constate. Dans ces maladies à longue durée, les reins contiennent en effet, combinées en parties inégales, de la stéatose, des inflammations diffuses du tissu conjonctif, et des altérations glomérulaires de divers ordres. Il est fréquent aussi de constater que la dégénérescence graisseuse est associée à l'amylose, et toutes ces altérations ont été décrites dans le chapitre précédent.

La **dégénérescence graisseuse généralisée et suraiguë** serait, d'après M. Brault, la seule que l'on doive envisager ; mais encore faut-il faire remarquer que ces altérations se rapprochent beaucoup de celles des néphrites suraiguës, qui souvent s'accompagnent de dégénérescence graisseuse très étendue.

D'ailleurs, au point de vue clinique, elles produisent, comme les néphrites suraiguës, de l'anurie et des accidents toxiques rapidement mortels. De plus il est difficile d'interpréter, dans les accidents que l'on observe, ce qui est dû : — à la dégénérescence graisseuse du rein d'une part, — à la stéatose des autres organes et en particulier du foie, d'autre part, — et enfin à l'intoxication même de l'organisme par le poison, cause première de la dégénérescence graisseuse.

Aussi ne décrirons-nous pas de tableau clinique des dégénérescences graisseuses du rein, puisque, somme toute, il se confond — quand on peut interpréter ce qui est dû aux reins — avec celui des néphrites suraiguës. Et cela ne doit pas être fait pour nous étonner, puisque ce qu'il y a de grave dans les processus morbides qui atteignent le rein, c'est la destruction massive de tous les éléments nobles du rein, quel que soit le processus intime de cette destruction.

Si nous conservons ce chapitre de la pathologie rénale, c'est uniquement au point de vue de l'étude de la physiologie pathologique de la dégénérescence graisseuse, admirablement étudiée par MM. Cornil et Brault, que nous suivrons pas à pas dans leurs descriptions.

ÉTUDE EXPÉRIMENTALE

Pour produire ces lésions, on s'est servi surtout du phosphore et de l'arsenic, mais les altérations obtenues avec ce dernier poison ont moins d'importance, alors que celles qu'on détermine avec le phosphore sont remarquables par leur constance et la régularité de leur développement.

Si l'on opère sur des cobayes, on constate que les lésions rénales de l'intoxication phosphorée n'apparaissent pas aussi vite que celles du foie. Après six heures, en effet, les modifications des cellules des tubuli contorti sont à peine appréciables, mais après vingt-quatre heures le contenu de ces épithéliums est trouble, granuleux et mélangé de très fines granulations graisseuses. Au quatrième jour, les cellules rénales sont tellement infiltrées de graisse qu'après l'action de l'acide osmique les noyaux sont très difficiles à mettre en évidence, ce qui tient non seulement à ce qu'ils sont masqués par les granulations graisseuses, mais encore à ce qu'ils sont disparus dans la plupart des cellules.

Ces lésions, ajoute M. Brault, « sont des types d'altérations nécrobiotiques, sans la moindre trace d'inflammation : il se produit, en quelque sorte, une sidération organique qui s'étend aux vaisseaux et supprime tout phénomène de diapédèse ». Nous avons vu déjà qu'il faut invoquer ce même processus, pour expliquer la production des néphrites suraiguës qui se trouvent ainsi rapprochées encore de ces dégénérescences, non seulement par la clinique, mais encore par la physiologie pathologique expérimentale.

ÉTIOLOGIE, ANATOMIE ET PHYSIOLOGIE PATHOLOGIQUE

D'après M. Brault, les deux séries de causes qui président au développement de la dégénérescence graisseuse du rein chez l'homme sont : d'une part, les empoisonnements par certaines substances (phosphore, arsenic, antimoine, iodoforme, cuivre, peut-être oxyde de carbone) ; d'autre part, certaines maladies infectieuses ou toxiques parmi lesquelles il faut citer, en première ligne, les ictères graves et la fièvre jaune : en seconde ligne, le choléra et la grossesse.

C'est dans les cas d'***intoxication phosphorée*** par des doses

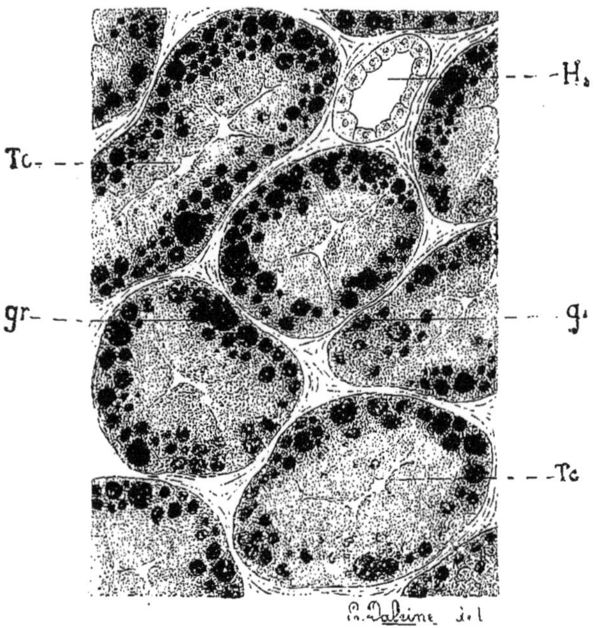

Fig. 21. — Lésions du rein dans l'ictère grave (Brault). — *Tc*, *Tc*, tubes contournés dont les cellules remplissent presque entièrement la cavité, laissant au centre un léger espace ménagé en blanc.

Ces tubes ne sont nullement dilatés et ne contiennent aucun exsudat ; les cellules, gonflées et granuleuses vers leur extrémité libre, sont infiltrées à leur partie moyenne et à leur base par de grosses gouttelettes graisseuses *gr*, *gr*. On ne voit dans leur intérieur aucun noyau.

Sur les préparations faites avec les procédés ordinaires (fixation par l'alcool et la liqueur de Müller), puis colorées par l'hématoxyline, les noyaux des cellules des tubes contournés et des branches ascendantes de l'anse de Henle ne prennent pas la coloration violette. Les noyaux des branches descendantes de Henle H, les noyaux des glomérules et des artères sont au contraire mis en évidence.

Cette lésion est donc une véritable nécrose cellulaire portant sur les épithéliums sécréteurs.

faibles, que l'on constate les lésions rénales chez l'homme. Quand la mort est très rapide, en effet, le foie est seul lésé, tout comme chez l'animal ; mais quand la mort ne survient, comme c'est l'ordinaire, qu'au cinquième ou sixième jour, les reins sont très altérés. A l'examen macroscopique on constate qu'ils sont volumineux, de consistance molle et pâteuse; la substance corticale est augmentée de volume et présente une coloration blanc grisâtre ou jaunâtre par suite de l'infiltration biliaire, qui tranche nettement avec la coloration rouge sombre des pyramides.

Histologiquement, on constate une destruction de toutes les cellules nobles qui sont infiltrées de graisse, absolument comme dans les cas expérimentaux.

Dans l'*ictère grave*, les lésions rénales sont très comparables aux précédentes, comme on peut s'en rendre compte sur la coupe histologique ci-jointe empruntée à M. Brault. La ressemblance macroscopique et microscopique entre les reins de malades morts d'intoxication phosphorée ou d'ictère grave ne peut être plus marquée. On note, selon M. Papillon, « même aspect macroscopique et même destruction des épithéliums canaliculaires par une dégénérescence graisseuse aiguë ». On peut constater, en effet, sur la figure, d'une part que les cellules, gonflées et granuleuses vers leur extrémité libre, sont infiltrées, à leur partie moyenne et à leur base, par de grosses granulations graisseuses, d'autre part que les noyaux ont complètement disparu.

Les *maladies infectieuses* ne produisent, en général, qu'une stéatose partielle, greffée sur d'autres altérations épithéliales. Sans doute on a décrit des cas de dégénérescence graisseuse aiguë du rein au cours de la fièvre typhoïde (Hanot et Legry) ou de la diphtérie, mais ces cas sont exceptionnels. En revanche, le choléra fut regardé pendant longtemps comme une cause importante de stéatose rénale, mais les recherches de Straus, de M. Kelsch, etc., montrent que, dans la période algide tout au moins, les cellules épithéliales « présentent une désintégration et une tuméfaction protéique très accentuées, sans dégénérescence graisseuse ».

Si les sujets sont morts au moment de la réaction typhoïde, « on retrouve la même désintégration de l'épithélium avec apparition de gouttelettes graisseuses au milieu de la poussière protéique dans laquelle s'est fondu le protoplasma ». Ces lésions de dégénérescence graisseuse sont d'ailleurs loin d'être constantes, puisque M. Papillon, qui a consacré sa thèse à ce sujet, ne les a jamais constatées. En tout cas, quand elles existent, elles sont surajoutées aux autres dégénérescences que nous avons décrites avec les néphrites suraiguës et qui constituent les altérations capitales.

AU POINT DE VUE DE LA PHYSIOLOGIE PATHOLOGIQUE, il est cependant une question qu'il serait nécessaire d'élucider, car nous ne nous en sommes pas préoccupé dans l'étude des néphrites: c'est de savoir aux dépens de quels tissus est formée la graisse. Cette étude n'a d'ailleurs rien de spécial à la stéatose du rein et est commune à toutes les dégénérescences graisseuses des organes; nous serons donc bref à ce sujet.

Disons cependant que MM. Dastre et Morat ont montré, par l'analyse chimique, que la graisse contenue dans le rein sous l'influence de l'intoxication phosphorée est de la lécithine, c'est-à-dire de la graisse azotée et non pas ternaire comme celle des pannicules adipeux ; on en a conclu, à juste titre, que cette graisse n'est pas — comme on le croyait — soustraite aux réserves graisseuses de l'organisme; c'est un produit de dégénérescence de la cellule elle-même.

De telle sorte que l'étude de ces faits, envisagés aux multiples points de vue clinique, anatomique, étiologique, etc., nous conduit à cette conclusion que les dégénérescences graisseuses ne doivent pas être séparées des néphrites. En effet, les toxi-infections lentes qui produisent les néphrites chroniques peuvent, si elles sont suffisamment prolongées, déterminer la dégénérescence graisseuse surajoutée aux autres lésions; de même la forme généralisée suraiguë, la seule qui mérite, d'après M. Brault, le nom de *dégénérescence graisseuse*, fait partie du groupe des néphrites suraiguës. Nous avons montré, déjà, que ces altérations sont dues à ce que le poison est apporté aux reins avec une telle intensité que l'action destructive des épithéliums est produite, sans que la réaction ait le temps de se manifester; dans ces conditions on ne constate que des lésions de dégénérescence cellulaire, qui, selon l'intensité du poison et sa qualité, seront graisseuses ou non. Mais ce qu'il y a de capital, c'est la destruction en bloc de la cellule et, que cette dégénérescence s'accompagne ou non de transformation graisseuse, ce n'est pas le point important, puisque, dans les deux cas, elle cesse de fonctionner et produit la mort du sujet. Il n'y a donc pas lieu de décrire en détail ces différentes lésions comme une série de maladies distinctes.

J. CASTAIGNE.

CONGESTIONS RÉNALES

L'étude des congestions rénales doit être rapprochée de celle des néphrites, avec laquelle elle se confond par bien des points. Il est classique, en effet, de décrire des congestions rénales aiguës et chroniques ; ces dernières ont une individualité anatomo-clinique non douteuse, mais se rapprochent beaucoup des néphrites chroniques à évolution lente; quant aux congestions aiguës, leur existence a pu être mise en doute et, tout en conservant leur description dans les traités classiques, on est obligé de reconnaître qu'elles ne sont bien souvent que « le stade initial des néphrites aiguës d'ordre toxique ou infectieux; et les lésions inflammatoires au moins superficielles accompagnent de si près la poussée congestive, que leur dissociation clinique semble toujours un peu artificielle ».

I. — *Congestions rénales actives.*

C'est aux descriptions cliniques de M. Albert Robin, aux examens histologiques de M. Brault qu'il faut se reporter pour comprendre ce que les auteurs classiques décrivent sous le nom de *congestion rénale active*. Elle doit être, dit M. Brault, considérée comme « un état particulier de dilatation vasculaire, généralisé à tout l'organe et dont la durée est essentiellement transitoire ».

L'ANATOMIE PATHOLOGIQUE permet d'en distinguer deux types, selon que la congestion est d'origine toxi-infectieuse ou nerveuse. Notons d'ailleurs, avant toute description, que jamais une congestion rénale n'a été assez violente pour entraîner la terminaison fatale et que les examens histologiques que l'on a pu faire concernent des sujets morts d'une autre complication. M. Brault a bien mis en relief les deux types histologiques que nous résumons d'après lui.

1° ***Dans la congestion d'origine toxi-infectieuse***, dont le type est le rein congestif des paludéens, on constate que les deux reins sont légèrement augmentés de volume, mais que leur poids est toujours bien au-dessus de la normale. Leur couleur se rapproche du rouge brun sombre, non seulement au niveau du cortex, mais aussi dans la zone pyramidale où l'on constate souvent des petits foyers hémorragiques. A l'examen histologique, on note une dilatation hyperémique considérable des capillaires et des glomérules, des hémorragies interstitielles, mais, ce qu'il y a surtout de caractéristique, c'est l'infiltration sanguine des cellules des tubes contournés et des branches ascendantes de Henle. L'hémoglobine s'est transformée sur place en une poussière jaune brunâtre qui masque les noyaux.

2° ***Dans la congestion d'origine nerveuse***, dont M. Brault prend comme type les altérations rénales consécutives à une crise d'épilepsie jacksonienne terminée par la mort, on constate que les reins sont augmentés de volume, turgides, d'une coloration rouge vineuse ponctuée d'ecchymoses. Histologiquement, les infiltrations de globules

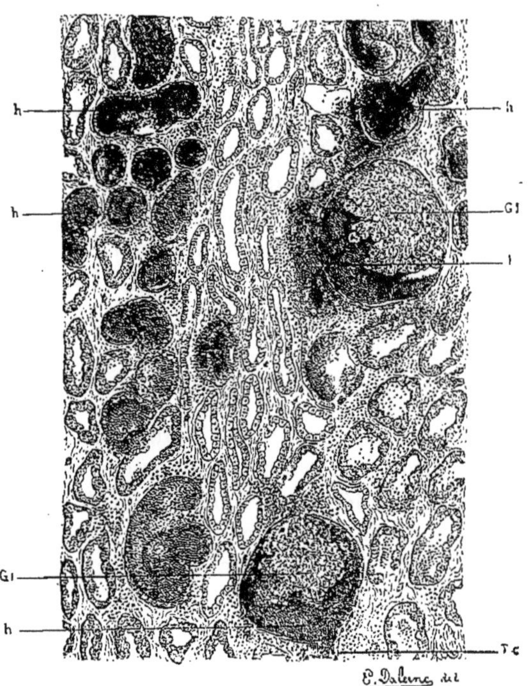

Fig. 22. — Congestion rénale aiguë (Brault). — Coupe d'ensemble faite au niveau du labyrinthe représentant deux cavités glomérulaires *Gl*, *Gl*, remplies par le sang, et un grand nombre de tubes *h*, *h*, *h*, complètement obstrués par les globules rouges. A la partie inférieure de la figure, on voit l'amorce d'un tube contourné *T.c.* en communication avec la cavité glomérulaire, montrant que le sang passe à plein canal du glomérule dans les tubes. Il existe aussi quelques petites hémorragies interstitielles.

rouges sont généralisées dans tout le rein, mais les lésions les plus graves siègent dans les glomérules dont la plupart sont rompus; de forts épanchements hémorragiques occupent alors la capsule de Bowmann et se continuent dans les tubes contournés, ayant bien le cachet d'hémorragies traumatiques par violente effraction des vaisseaux.

L'ÉTUDE CLINIQUE doit tenir compte des circonstances étiologiques dans lesquelles surviennent les congestions aiguës des reins, et l'on doit, à ce point de vue, distinguer les formes suivantes :

1° La CONGESTION RÉNALE PRIMITIVE décrite par M. A. Robin survient à la suite d'un coup de froid, d'un effort musculaire, d'un surmenage, et se traduit par trois ordres de symptômes qu'on peut qualifier, d'une façon schématique, de *généraux*, *locaux* et *urinaires*.

Les **symptômes généraux** sont ceux de toute pyrexie à son début, mais le plus souvent ils se bornent à simuler un embarras gastrique fébrile, tandis que parfois ils sont tellement intenses qu'ils font penser à la fièvre typhoïde.

Les **phénomènes locaux** sont caractérisés par une douleur lombaire bilatérale spontanée et réveillée par la pression. A cette rachialgie s'ajoutent fréquemment une certaine sensibilité vésicale, une légère dysurie et des envies fréquentes d'uriner.

L'**examen des urines** à lui seul doit faire porter le diagnostic; elles présentent une couleur bouillon de bœuf à reflets rougeâtres, leur aspect est trouble, leur odeur est d'une fadeur toute particulière, leur réaction est très acide. La quantité, légèrement diminuée, oscille entre 700 et 1100; leur densité, augmentée, est de 1025 à 1030.

Le sédiment abondant est composé de flocons brunâtres dans lesquels l'examen microscopique fait reconnaître : des globules rouges plus ou moins altérés; des cellules d'origine rénale chargées de pigments; de nombreux cylindres dont quelques-uns sont granuleux, et d'autres hématiques en totalité ou en partie.

L'albuminurie est constante dès le début et d'emblée atteint des chiffres considérables (5 grammes ou 6 grammes); mais ce qu'il y a de caractéristique dans cette affection, c'est que, très rapidement, l'albuminurie décroît puis disparaît, et l'urine redevient normale.

La **marche** est donc rapide, en ce sens que très vite les trois ordres de symptômes qui caractérisent la congestion aiguë simple ont disparu, mais cependant M. Robin insiste sur la longueur de la convalescence. Quand la fièvre a disparu, le sujet est affaibli comme s'il avait été en proie à une affection grave et de longue durée, et l'on reste frappé de son amaigrissement qui est tout à fait hors de proportions avec la durée et la gravité du mal et qui porte principalement sur les masses musculaires. Cette courte maladie l'a comme épuisé ; il reste blafard, sans forces, très amaigri, sans appétit ; puis il regagne facilement ses forces dès qu'il lui est possible de s'alimenter. »

La **pathogénie** de ces faits doit tenir compte de cette évolution clinique. Sans doute M. Robin pense que le premier acte morbide en jeu est l'action du froid sur la peau et la fluxion rénale consécutive ; le second, l'insuffisance rénale produisant l'auto-intoxication, qui entraîne la série des accidents morbides que nous avons décrits.

Mais ces accidents ressemblent tellement à des phénomènes infectieux que l'on doit, à l'heure actuelle, adopter l'opinion de Labadie-Lagrave, de Laveran et Teissier, de Brault, de Parmentier, etc. Pour ces auteurs, « il est légitime de rapporter à une origine infectieuse cette détermination rénale. Les bactéries constatées dans l'urine, la fièvre, la courbature, l'anorexie, la céphalée, l'amaigrissement, la lenteur de la convalescence, auraient ainsi leur explication naturelle ».

2° Les CONGESTIONS RÉNALES D'ORIGINE INFECTIEUSE doivent donc être rapprochées de ces faits; les cas de congestion rénale observés au cours de la variole, de la fièvre typhoïde, de la diphtérie, de la grippe sont bien connus, mais on sait aussi que *toutes les fois que l'on a pu faire l'autopsie, on a constaté des lésions de néphrite.*

« Cependant pour un cas très spécial, dit M. Chauffard, la congestion aiguë semble vraiment être le seul, ou tout au moins le principal élément : c'est la fièvre paludéenne aiguë, surtout dans ses formes pernicieuses, décrites par Kelsch et Kiener sous le nom de *congestions rénales hématuriques* ou *hémoglobinuriques.* »

Ce qui caractérise alors ces crises au point de vue clinique, c'est que la crise fébrile s'accompagne d'hématurie ou d'hémoglobinurie et que les urines contiennent des globules rouges ou des cylindres formés d'une matière granuleuse brune.

3° Les CONGESTIONS D'ORIGINE TOXIQUE OU DYSCRASIQUE sont les plus fréquemment constatées. Parmi les dyscrasies, c'est le diabète et surtout la goutte qui sont incriminés.

Quant aux substances toxiques, on a signalé les sels de potasse, les balsamiques (térébenthine, copahu, santal, etc.), mais principalement la cantharidine agissant sous forme de vésicatoires ou de pommades.

En général, les symptômes évoluent de la façon suivante : il s'agit d'un malade auquel on a appliqué un large vésicatoire; sans fièvre, sans symptômes généraux prodromiques, il est pris d'une vive douleur dans la région lombaire, a des envies fréquentes d'uriner et émet des urines très colorées, chargées en fibrine et contenant les hématies et les cylindres granuleux révélateurs d'une congestion rénale.

Là se bornent, en général, tous les symptômes, mais quelquefois les signes de la néphrite peuvent apparaître au complet et même être compliqués par une crise d'urémie.

Nous avons là encore une preuve des rapports intimes qui existent entre la congestion rénale et la néphrite : d'ailleurs, expérimentalement, en sachant graduer les doses de cantharidine, on peut provoquer tous les stades de néphrite congestive.

4° Les CONGESTIONS RÉNALES RÉFLEXES sont connues grâce à une série de faits anatomiques et d'expériences physiologiques.

Cl. Bernard, Vulpian ont montré le rôle de la moelle allongée et du sympathique sur la circulation sanguine des reins. La section du grand splanchnique provoque, comme l'a montré Vulpian, la turgescence du rein et l'albuminurie.

Ces faits expérimentaux peuvent être rapprochés des examens anatomo-pathologiques qui ont montré que les reins sont congestionnés chez des malades qui sont morts à la suite de traumatismes du crâne, d'hémorragie cérébrale ou méningée, de paralysie générale, d'épilepsie, etc.

Cet ensemble de faits est très intéressant au point de vue physiologique ; en revanche, il n'a qu'un intérêt très restreint en clinique, puisque, dans ces maladies, la congestion rénale ne prend jamais une importance de premier ordre. Il est vrai qu'on a voulu se servir de ces constatations réelles pour expliquer la pathogénie hypothétique des lésions rénales qui surviennent à la suite des brûlures ou des lésions cutanées, mais il s'agit là de théories qui n'ont pas, jusqu'alors, une base scientifique suffisante.

5° LA CONGESTION RÉNALE QUI SURVIENT AU COURS DES MALADIES DES VOIES URINAIRES a, en revanche, une importance considérable, quelle que soit l'idée qu'on se fasse de la nature de cette congestion et de ses rapports avec la néphrite en général.

Les constatations cliniques du professeur Guyon et de ses élèves ont montré toute l'importance de la congestion rénale, au cours des maladies des voies urinaires inférieures. M. Tuffier, qui a consacré sa thèse à cette importante question, a montré, par des faits anatomo-cliniques et des expérimentations, que toutes les irritations des muqueuses vésicale ou urétrale entraînent de la congestion rénale. Il a déduit de ses recherches qu'il n'est pas indifférent de laisser une vessie distendue outre mesure chez un prostatique ou un rétréci, car on provoque ainsi des troubles vasculaires du rein qui peuvent avoir les plus graves conséquences.

Ces poussées congestives sont fréquemment observées sur des reins déjà lésés, et c'est de cette façon que se peuvent expliquer les hématuries de la lithiase ou de la tuberculose rénale au début. Au cours de la néphrite chronique, ces poussées congestives sont aussi fréquemment observées, se traduisant par une diminution des urines qui deviennent alors plus albumineuses et qui contiennent des globules rouges, quelquefois du sang pur. On conçoit d'ailleurs combien, dans des cas semblables, il est difficile de faire la part des symptômes qui sont dus à la néphrite et de ceux qui sont provoqués par la congestion, et *cela nous prouve encore les liens intimes unissant ces deux états morbides, qui n'ont été qu'artificiellement dissociés.*

II. — *Congestion rénale passive : rein cardiaque. — Infarctus des reins.*

Dans la description de la congestion rénale chronique, nous aurons exclusivement en vue le type anatomo-clinique décrit sous le nom de *rein cardiaque*; et, cependant, il n'est que juste de reconnaître que sa description n'épuise pas entièrement notre sujet, car la thrombose des veines rénales provoque également de la congestion chronique.

On sait, en effet, que la *ligature expérimentale des veines rénales* produit dans un premier stade une congestion passive considérable des reins, mais, si les animaux survivent, les reins s'atrophient par destruction nécrobiotique presque complète du parenchyme.

La THROMBOSE DES VEINES RÉNALES a été d'ailleurs observée surtout à l'autopsie d'enfants morts d'athrepsie (Parrot et Hutinel). Les reins sont volumineux, bosselés, durs et comme élastiques, semés à leur surface de taches couleur lie de vin. A la coupe, on constate que la région corticale a une coloration jaunâtre avec stries violacées, tandis que les pyramides présentent une coloration rouge noirâtre. Au microscope, on note une dilatation vasculaire générale, des hémorragies interstitielles et intratubulaires, et une stéatose des cellules des tubes.

Ces lésions peuvent être produites par une thrombose de la veine cave inférieure, et dans ces cas on a pu les soupçonner en clinique.

Mais cet ensemble de faits constitue des raretés pathologiques dont l'importance est minime, en comparaison de l'intérêt qui s'attache à l'étude des altérations du rein au cours des cardiopathies chroniques.

L'INFARCTUS DU REIN mérite cependant d'être rapproché de l'étude du rein cardiaque qu'il complique si souvent.

C'est Rayer qui en a donné le premier une description bien complète, quoiqu'il en ait méconnu la nature, puisqu'il les considérait comme une forme de néphrite rhumatismale.

L'infarctus rénal se présente habituellement sous forme de petites masses pyramidales dont le sommet est dirigé vers le hile, tandis que la base répond à la périphérie. Au début, ces masses sont blanc grisâtres, mais sont entourées d'une zone congestive formant autour d'eux une bande rouge très tranchée : l'infarctus est alors ferme et élastique. Plus tard, la zone congestive disparaît, en même temps que l'infarctus se déprime, si bien qu'il peut être remplacé par des dépressions ou des fissures plus ou moins profondes qui vallonnent la surface du rein.

Cette lésion du rein n'entraîne des symptômes évidents que dans les cas où les infarctus sont massifs et bilatéraux, mais elle peut alors, comme dans le cas classique de Juhel-Renoy, provoquer de l'anurie. Récemment, MM. Achard et Grenet ont pu diagnostiquer un volumineux infarctus n'atteignant qu'un seul rein, la séparation des urines leur ayant montré que l'un des deux reins ne sécrétait plus.

Mais ce sont là des cas rares, et le plus souvent l'infarctus rénal ne se traduit que par un peu d'hématurie venant s'ajouter aux symptômes habituels du rein cardiaque qui seuls sont vraiment importants à connaître en clinique et que nous allons maintenant décrire.

Le REIN CARDIAQUE ne donne plus lieu, aujourd'hui, aux discussions qu'il a soulevées autrefois. Après la description de Bright, on eut tendance à penser avec Reinhardt, Frerichs, Rayer, etc., que les affections du cœur constituaient l'origine commune de la maladie décrite par Bright. C'est Traube qui eut le mérite de faire rejeter cette opinion et de montrer, en même temps, que la néphrite atrophique lente se complique d'hypertrophie du ventricule gauche ; depuis lors, on réserve le nom de *rein cardiaque* aux altérations qui sont consécutives à l'entrave de la circulation en retour.

ÉTIOLOGIE. — Ainsi comprise, la congestion rénale passive est, comme le foie cardiaque, la conséquence d'une stase veineuse prolongée; aussi pourrions-nous citer comme causes du rein cardiaque toutes les causes d'asystolie à répétition.

Le rétrécissement et l'insuffisance mitrale viennent en premier rang, puis les scléroses et dégénérescences du myocarde, les symphyses du péricarde ou les péricardites chroniques avec épanchement; mais, dans tous ces cas, le rein cardiaque n'est produit que si la lésion cardiaque primitive a entraîné la dilatation des cavités droites, précédant la stase veineuse générale ; aussi conçoit-on que la congestion rénale passive ne sera jamais isolée, anatomiquement tout au moins, car en clinique on a pu citer des faits d'asystolie qui se manifestaient d'une façon exclusive par des symptômes de congestion rénale.

Les lésions chroniques des vaisseaux (athérome, artériosclérose), les altérations progressives des poumons (emphysème, bronchite chronique à répétition, tuberculose fibreuse) aboutiront aux mêmes conséquences anatomo-cliniques, par suite de la dilatation cardiaque.

En résumé, toute cause produisant un état de stase veineuse permanent ou à fréquentes répétitions aura tendance à se compliquer de rein cardiaque.

ANATOMIE PATHOLOGIQUE. — Les lésions constatées varient selon que la stase datait de plus ou moins longtemps au moment de la mort du malade.

Dans le stade de début, les reins sont très notablement augmentés de volume et de poids, leur surface est lisse et présente une coloration rouge bleuâtre ou lie de vin ; à travers la capsule, on aperçoit les étoiles de Verheyen qui sont gorgées de sang.

La capsule n'est pas adhérente, aussi la décortication est facile, et, en enfonçant le doigt dans le parenchyme rénal, on sent que le tissu n'est pas résistant. A la coupe, un sang noirâtre s'échappe abondamment, et, si on lave la surface de la coupe, on constate que les pyramides tranchent par leur teinte cyanotique sur le fond plus pâle que forme la couche corticale.

L'examen histologique montre une dilatation générale des vaisseaux du rein. Les glomérules sont remplis de globules rouges, les tubes urinifères sont repoussés et tassés par les vaisseaux dilatés et distendus, et l'on conçoit que l'excrétion urinaire soit très diminuée, du fait de ces conditions anatomiques.

A une phase plus tardive l'aspect peut rappeler au premier abord celui de la néphrite atrophique lente. M. Fauquez, dans sa thèse décrit de la façon suivante le rein scléreux d'origine cardiaque : il est notablement diminué de volume, présentant le tiers ou la moitié du volume normal. Il a perdu l'aspect lisse de sa surface ; celle-ci peut même, dans certains cas, présenter un aspect bosselé, granuleux par suite des dépressions cicatricielles irrégulières ; enfin, il n'est pas rare de constater quelques petits kystes.

La capsule est adhérente et à la coupe on note un amincissement parfois considérable de la couche corticale. Histologiquement, on trouve, dans un pareil rein, des plaques de sclérose qui sont disséminées sans distribution régulière. D'une manière générale, cependant, elles ont une disposition insulaire et sont plus nombreuses au niveau des pyramides entre les gros tubes collecteurs. En dehors de cette disposition du tissu scléreux, ce qui achève encore de caractériser cette lésion rénale, c'est que les vaisseaux sont dilatés et remplis de globules sanguins et que les glomérules de Malpighi sont également très congestionnés par places.

Si donc on se trouve en face d'une semblable néphrite scléreuse, il semble que l'on peut, sur la table d'autopsie, la différencier de la néphrite dite *interstitielle* ; car, si les mêmes lésions scléreuses peuvent être constatées dans les deux cas, dans la sclérose d'origine cardiaque elles sont plus légères, en général, mais en revanche plus étendues aux pyramides, et surtout elles sont accompagnées d'un état de congestion chronique qui forme peut-être la meilleure caractéristique histologique du processus morbide.

Cette description anatomo-pathologique que nous venons de donner pourra facilement être constatée à l'autopsie des sujets qui ont présenté toute une série de poussées asystoliques : les faits de ce genre ont été signalés par Chauffard, Bard, Dollinger, Jaccoud et son élève

Fauquez : ils sont indéniables ; la pathogénie seule peut en être discutée et, en réalité, les interprétations les plus diverses en ont été données. Nous n'insisterons pas à ce sujet, car ce serait discuter l'origine des scléroses en général ; et d'ailleurs on a invoqué, pour expliquer cette sclérose rénale, les mêmes théories que pour la cirrhose du foie cardiaque.

Le seul point que nous retiendrons, c'est la grande similitude qui existe entre la sclérose rénale d'origine cardiaque et le petit rein scléreux de la néphrite urémigène ; aussi n'est-il pas étonnant de constater qu'ils donnent lieu, en clinique, à des symptômes analogues.

ÉTUDE CLINIQUE. — Les symptômes du rein cardiaque sont variables, selon que les altérations rénales sont au début, ou sont parvenues au stade de sclérose.

1° La **première phase clinique du rein cardiaque** est observée à l'occasion des crises passagères d'asystolie ; on constate alors que la quantité des urines est inférieure à 1 litre et souvent même n'atteint pas 500 grammes ; leur densité est, en général, de 1 025 à 1 030 ; elles sont très acides, hautes en couleur, laissent déposer par le refroidissement une grande quantité d'urates, et contiennent toujours de l'albumine en quantité modérée. La présence de pigments biliaires normaux ou modifiés constitue la règle, ce qui tient à ce que le foie est toujours congestionné en même temps que les reins. L'examen cytologique des urines permet de constater des cylindres et des globules rouges en quantité assez notable, mais jamais suffisante pour provoquer une hématurie franche, à moins qu'il n'existe, en même temps, un infarctus rénal.

Ces troubles de l'urination sont sous la dépendance exclusive de l'état du cœur, car la perméabilité rénale elle-même n'est pas entravée, comme nous avons pu le montrer avec M. Achard ; aussi le danger n'est-il pas d'ordre rénal, et tous les auteurs sont d'accord pour insister sur ce fait que la congestion rénale simple d'origine cardiaque n'est pas une cause d'urémie. Mais, si le rein n'est pas lui-même en cause, il n'en est pas moins vrai que l'examen des urines est d'un précieux secours pour établir le pronostic de toute asystolie.

En général, sous l'influence des médicaments cardiaques, la diurèse se rétablit en même temps que le cœur se ralentit et tout rentre dans l'ordre. Mais il peut se faire que la quantité d'urine reste minime, malgré une intervention thérapeutique suivie : on devra alors redouter une terminaison fatale, même si la digitale ralentit le cœur sans relever la diurèse : c'est l'action dissociée de la digitale dont Merklen a montré la valeur pronostique grave.

2° La **phase scléreuse du rein cardiaque** pourra être soupçonnée quand les urines restent modifiées, en dehors même de toute crise d'asystolie ; on peut alors observer tous les signes de la néphrite chronique urémigène, même voir apparaître le bruit de galop qui manquait jusqu'alors, et ce serait là pour M. Cuffer un des symptômes qui permettent le plus sûrement d'affirmer que le rein cardiaque est arrivé à la phase de sclérose.

A partir de ce moment, la maladie évolue comme chez tous les sujets atteints de néphrite urémigène, telle que nous l'avons décrite dans le chapitre précédent, ce qui nous dispense d'insister. On conçoit alors que chez de tels malades on puisse constater, tantôt des petits accidents urémiques comme la dyspnée d'effort, tantôt la grande urémie sous toutes ses formes, et souvent il peut être très difficile de dire alors si la maladie a débuté par le cœur ou par les reins.

Le **DIAGNOSTIC** présente donc une difficulté variable selon la période de la maladie : autant il est facile de reconnaître la congestion passive simple du rein quand elle est consécutive à une maladie orificielle du cœur et qu'elle s'accompagne des autres signes de l'asystolie, autant il peut être difficile de la reconnaître quand l'asystolie est prédominante au niveau du rein et qu'elle est consécutive à des bronchites chroniques avec légère dilatation cardiaque ; on peut croire alors à une néphrite subaiguë ou compliquée de bronchite albuminurique, selon l'expression de Lasègue. Mais, dans ces cas, la digitale constituera une pierre de touche bien utile en même temps au diagnostic et à la thérapeutique.

Enfin la difficulté sera à son comble quand le malade aura de la sclérose rénale : il présente à ce moment-là tous les signes d'une cardiopathie et d'une néphrite urémigène. Nous ne reviendrons pas sur les difficultés de diagnostic afférentes à cette catégorie de malades que nous avons dénommés plus haut *cardio-rénaux*, mais cela encore nous montre la parenté morbide qui existe entre les congestions rénales et les néphrites.

J. CASTAIGNE.

PYÉLO-NÉPHRITES ET SUPPURATIONS RÉNALES

Sous le nom de **pyélo-néphrites**, on comprend toutes les inflammations qui portent d'une façon simultanée sur le rein et sur le bassinet. C'est à Rayer qu'on doit non seulement d'avoir employé ce terme pour la première fois, mais encore d'en avoir décrit les formes anatomiques et cliniques. Depuis lors les travaux de Lancereaux au point de vue anatomo-pathologique, de Klebs au point de vue bactériologique, ont précisé les lésions et leur nature; mais c'est, en réalité, aux travaux du professeur Guyon et de ses élèves, en particulier de M. Albarran, que l'on doit de connaître, dans leur ensemble, les pyélo-néphrites les plus fréquentes, c'est-à-dire celles qui sont liées aux maladies des voies urinaires. A côté de ces formes, il faudra décrire aussi les cas, moins fréquents, dans lesquels la pyélo-néphrite est indépendante de toute lésion antérieure du rein ou de la vessie : les travaux de M. Albert Robin et de M. Albarran nous guideront dans cette description.

Les **abcès du rein**, que nous comprenons dans ce même chapitre, ne doivent pourtant pas être confondus complètement avec les pyélonéphrites. Sans doute, le plus souvent, quand il existe des abcès dans le rein, il y a du pus dans le bassinet, qui lui-même présente des phénomènes d'inflammation; sans doute aussi la physiologie pathologique des abcès du rein et des pyélo-néphrites est la même, et c'est cet ensemble de raisons qui nous a amené à décrire, dans un même chapitre, abcès du rein et pyélo-néphrite. Il n'en reste pas moins vrai, cependant, qu'il peut y avoir des abcès dans le rein sans que le bassinet soit lésé : c'est ce que l'on constate notamment dans le cas d'abcès métastatiques. On ne peut cependant séparer, pour cette seule raison, leur étude de celle des autres néphrites suppurées d'origine hématogène qui ont absolument la même pathogénie.

En réalité, la seule division qui ait de l'importance, en pareil cas, ce n'est pas celle qui sépare l'étude des pyélo-néphrites d'avec les néphrites suppurées sans pyélites, c'est celle qui permet d'étudier successivement : d'une part, les pyélo-néphrites ainsi que les suppurations rénales d'origine hématogène et indépendantes de toute altération antérieure des voies urinaires; d'autre part, les pyélo-néphrites et les suppurations rénales consécutives à des lésions des reins ou de la vessie.

Nous verrons, dans le cours de notre description, combien ces affections se rapprochent, par une série de points, des néphrites que nous venons d'étudier et méritent, pour cette raison, de leur être adjointes dans cette étude d'ensemble des néphrites en général.

ÉTIOLOGIE ET PATHOGÉNIE

Les pyélo-néphrites peuvent survenir dans deux conditions étiologiques bien différentes, selon qu'il y avait ou non, auparavant, une lésion des voies urinaires supérieures ou inférieures, d'où la division capitale, que nous avons déjà signalée, en pyélo-néphrites primitives et secondaires.

I. Les PYÉLO-NÉPHRITES PRIMITIVES, c'est-à-dire indépendantes de toute lésion antérieure des voies urinaires, *sont toujours d'origine sanguine* : l'étude étiologique générale que nous avons faite de toutes les néphrites nous dispense d'entrer dans de longs détails au sujet des causes qui produisent cet ordre de lésions rénales, car les pyélo-néphrites peuvent, elles aussi, être d'origine toxique ou infectieuse ; ce qui fait leur spécialisation, c'est que les lésions produites portent, d'une façon prédominante, sur le bassinet : il y a donc lieu d'étudier ici quelles sont les causes de cette localisation spéciale.

Tout d'abord, il semble que certaines intoxications ou infections aient plus tendance que d'autres à produire ces lésions: C'est ainsi, par exemple, que les balsamiques et, en particulier, la cantharide agissent non pas seulement sur les éléments nobles du rein, mais aussi sur le bassinet. De même, l'infection colibacillaire, qui peut se produire à l'occasion de toute maladie du tube intestinal, se complique assez volontiers de pyélo-néphrite. Mais ce n'est pas un mode d'action propre à cette seule infection, et toutes les maladies générales (fièvre typhoïde, grippe, etc.) peuvent provoquer des lésions rénales et pyélitiques. Il est à noter que, dans ces derniers cas, la pyélonéphrite est fréquemment un accident de la convalescence, et l'on peut se demander si l'excès de fonctionnement du rein, qui a lieu au moment de la crise et qui entraîne une élimination abondante de microbes et de substances toxiques, ne doit pas être incriminé comme cause des lésions du bassinet.

Ces mêmes infections d'origine sanguine provoquent quelquefois des abcès multiples du rein sans altération du bassinet (streptococcies, pneumococcies et surtout staphylococcies). On peut se demander pourquoi ces infections, qui, en général, déterminent des néphrites aiguës simples, donnent lieu, parfois, à un processus suppuratif. On a invoqué, dans certains cas, une prédisposition rénale qui a pu être prouvée par des faits anatomo-cliniques et expérimentaux rapportés par M. Albarran. Mais il faut bien tenir compte aussi de la virulence de l'infection, de telle sorte que les causes de suppuration d'origine hématogène au niveau du rein sont, en somme, les mêmes que celles de tous les abcès organiques, puisqu'elles dépendent de la préparation du terrain et de la virulence des microbes.

II. Les PYÉLO-NÉPHRITES SECONDAIRES sont consécutives à des lésions des voies de sécrétion ou d'excrétion de l'urine.

On peut dire, d'une façon générale, que toute maladie qui entrave le libre cours des urines a tendance à se compliquer de pyélo-néphrite.

Toutes les causes de rétention d'urine peuvent donc être incriminées : rétentions liées à un rétrécissement de l'urètre ou à une hypertrophie de la prostate, aussi bien qu'à une cystite chronique grâce à laquelle les fibres musculaires deviennent moins aptes à se contracter et incapables d'expulser la totalité de l'urine.

Il en est de même pour les rétentions qui sont liées à une maladie chronique ou à un traumatisme de la moelle, et l'on sait notamment que, la plupart du temps, les sujets qui ont une fracture de la colonne vertébrale meurent de pyélo-néphrite.

Les compressions de l'uretère peuvent aussi être causes de pyélo-néphrite, parce qu'elles s'opposent au libre cours des urines, et c'est ainsi qu'agissent les tumeurs du petit bassin ou de l'abdomen.

Dans ce même groupe, on pourrait ranger l'utérus gravide, mais la grossesse peut mettre en œuvre bien des facteurs pour produire l'inflammation du rein et du bassinet. Sans doute, il faut tenir compte de l'action mécanique qui peut s'exercer sur l'uretère, mais de plus les auto-intoxications et auto-infections gravidiques sont fréquentes ; enfin, on peut penser que les cystites ou les infections du petit bassin, fréquentes au cours de la grossesse, jouent un rôle important.

Les maladies du rein peuvent aussi être un point d'appel pour la production de la pyélo-néphrite : les hydronéphroses notamment peuvent s'infecter secondairement, et ces faits ont été étudiés surtout dans la thèse de M. Gosset ; les phlegmons péri-néphrétiques — de même que tous les autres abcès de voisinage — peuvent s'ouvrir dans le rein et déterminer ainsi de la pyélo-néphrite ; mais *c'est surtout la lithiase qui est la cause importante des pyélo-néphrites d'origine rénale* : pendant longtemps cette inflammation peut rester aseptique, elle est due à la présence du calcul uratique dans le bassinet et aussi à l'intoxication générale de l'organisme ; plus tard il s'ajoute de l'infection et la pyélo-néphrite suppurée est produite.

La **PATHOGÉNIE** des pyélo-néphrites est ainsi facile à comprendre d'après ce que nous venons de dire : des causes prédisposantes favorisent la pyélo-néphrite qui est causée ensuite par une infection.

Les ***causes prédisposantes***, nous les avons suffisamment passées en revue : ce sont surtout toutes les causes de stase urinaire.

Envisageons maintenant le mécanisme des ***causes déterminantes*** qui peuvent agir par voie sanguine ou par voie canaliculaire.

1° La **voie sanguine** doit être incriminée, comme nous l'avons déjà dit, dans tous les cas où la pyélo-néphrite survient chez un sujet indemne antérieurement de toute lésion des voies urinaires; on peut aussi l'incriminer dans certains faits de pyélo-néphrite des urinaires.

C'est ainsi, par exemple, que des malades atteints de rétrécissements de l'urètre peuvent présenter un grand frisson à la suite d'un cathétérisme ou d'une urétrotomie interne ; leur état général devient rapidement grave et, s'ils meurent quelques jours après, on constate à l'autopsie toutes les lésions d'une pyélo-néphrite qui est certainement due à l'introduction des microbes dans le sang au niveau d'une éraillure de l'urètre et à leur pullulation secondaire au niveau du rein. De même, on peut voir un malade atteint d'hydronéphrose ou de lithiase rénale présenter une pyélo-néphrite suppurée à l'occasion d'une maladie infectieuse.

On peut d'ailleurs reproduire expérimentalement des faits semblables : il suffit pour cela de lier un uretère et d'injecter ensuite dans la circulation générale une culture microbienne, pour voir survenir une pyélo-néphrite suppurée au niveau du rein lésé mécaniquement (Albarran).

2° **L'infection ascendante** n'en reste pas moins le mécanisme le plus habituel par lequel se produit la pyélo-néphrite des urinaires.

Les travaux de M. Albarran ont montré que cette forme de pyélonéphrite est facile à reproduire expérimentalement ; il suffit pour cela de faire une ligature de l'uretère et d'injecter une culture microbienne au-dessus du point ligaturé.

Cette expérience reproduit, d'ailleurs, les conditions essentielles de la pyélo-néphrite ascendante : gêne dans le cours de l'urine et infection microbienne ; nous ne pouvons à ce sujet qu'adopter les conclusions de M. Tuffier qui s'exprime ainsi : « Chez l'homme, les lésions sont, en général, préparées par les phénomènes de rétention qui atténuent et annulent la contraction uretérale. Si l'orifice uretéral est forcé, s'il est sclérosé et incapable de se fermer, il y a stagnation et continuité d'une colonne liquide, de la vessie jusqu'au rein. Et alors, pour peu que la vessie soit infectée, les microbes cultivent dans toute l'étendue de la colonne liquide et arrivent ainsi au rein : la pyélo-néphrite suppurée est alors créée ».

Nous insisterons peu sur les microbes qui sont capables de causer de telles lésions : sans doute le colibacille — dont MM. Achard et Renault ont montré l'identification avec la bactérie pyogène de MM. Albarran et Hallé — est le microbe le plus souvent en cause; mais on peut dire cependant d'une façon générale que toute bactérie habituellement ou accidentellement pyogène est capable de provoquer des pyélo-néphrites, et nous signalerons seulement que l'étude bactériologique a permis de déceler dans le pus prélevé au niveau du rein : des streptocoques, des staphylocoques, des pneumocoques, des bacilles d'Eberth, etc. Les recherches entreprises dans ces dernières années sous la direction de M. Veillon ont montré à Cottet que certains anaérobies pouvaient être cause de suppurations uretéro-rénales, et les recherches de M. Albarran, de MM. Roger et Hartmann ont confirmé ces constatations.

ANATOMIE PATHOLOGIQUE

La division primordiale que nous venons d'établir, au point de vue étiologique, en pyélo-néphrites primitives et secondaires va nous servir de guide dans tout le reste de notre description; au point de vue anatomique, elle est encore capitale, mais il y a plus d'intérêt à se baser sur l'aspect extérieur des lésions et à décrire des pyélo-néphrites sans distension (en général primitives) et avec distension (en général secondaires); l'aspect que l'on constate à l'autopsie est tout différent dans ces deux cas.

I. Les PYÉLO-NÉPHRITES SANS DISTENSION sont en général d'origine sanguine et peuvent être purulentes ou non.

1° Les ***pyélo-néphrites non purulentes*** d'origine sanguine sont constatées habituellement à l'autopsie d'un malade mort d'une maladie infectieuse non septicémique.

A l'autopsie de semblables malades, les reins sont ordinairement gros et mous, présentant les lésions habituelles de la néphrite aiguë congestive.

Mais, de plus, on constate que la muqueuse du bassinet est très vascularisée et présente tantôt un aspect dépoli, indice de la desquamation épithéliale, tantôt des exsudats qui peuvent présenter l'aspect diphtéroïde.

Ces lésions correspondent aux formes de pyélo-néphrites que nous décrirons en clinique sous le nom de *catarrhale* ou de *fibrineuse* : on a d'ailleurs rarement l'occasion de faire l'autopsie de semblables malades, car la guérison est la terminaison habituelle de leur maladie.

Il y a des cas, cependant, dans lesquels les lésions ne sont pas suppurées, non plus en raison de la faible virulence de l'infection, mais au contraire parce que la marche de la maladie a été tellement foudroyante que, selon l'expression de M. Tuffier, « la mort est survenue avant de donner le temps aux lésions anatomiques de se produire ».

Les lésions sont alors celles que nous avons décrites comme typiques des *néphrites aiguës*, et M. Tuffier a pu distinguer trois ordres principaux de faits anatomiques selon qu'il y avait prédominance des phénomènes hémorragiques, des lésions épithéliales ou du processus de diapédèse : nous retrouvons donc ici la division que nous avons indiquée pour les néphrites aiguës.

Pour achever l'analogie avec les néphrites proprement dites, il est des cas dans lesquels le processus toxi-infectieux s'est produit d'une façon très lente, et alors les lésions rénales constatées à l'autopsie sont celles d'une *néphrite chronique*. Sans doute la constatation de lésions chroniques du bassinet et de l'uretère, l'existence d'altérations dans la zone pyramidale doivent faire reconnaître qu'il s'agit d'une pyélo-néphrite et non d'une néphrite atrophique lente banale ; mais cependant il est bien des cas où la différenciation est très difficile à l'œil nu aussi bien qu'à l'aide du microscope.

2° Les ***pyélo-néphrites suppurées sans distension*** peuvent être d'origine sanguine ou urétrale : dans ce dernier cas elles peuvent se présenter avec deux aspects différents décrits par M. Albarran sous les noms de *néphrite rayonnante* et de *néphrite diffuse infiltrée* ; si l'infection est d'origine sanguine, on constate des *abcès métastatiques* du rein.

a. Dans la **néphrite rayonnante**, selon la description de M. Albarran, la pyramide est parcourue par des stries grises perpendiculaires à la surface du rein, et qui s'enfoncent dans la substance corticale, pour s'épanouir sous la capsule en forme d'abcès.

b. Dans la **néphrite diffuse infiltrée**, le rein est augmenté de volume et présente à la coupe une couleur rouge sale ; sur ce fond se détachent des plaques grises très irrégulières qui constituent une infiltration purulente diffuse.

c. Les **abcès métastatiques** sont d'ordinaire très nombreux, disséminés dans les deux reins, ayant un volume qui varie entre un grain de millet et un petit pois. Sous la capsule ils présentent souvent la forme d'un cône qui s'enfonce dans la substance corticale ; en faisant la coupe classique du rein, on voit que les abcès sont surtout nombreux dans la région corticale où ils sont habituellement arrondis, tandis qu'ils sont plutôt allongés dans la région pyramidale quand il en existe dans cette zone.

Histologiquement ces différents types de néphrites suppurées présentent des lésions analogues, qui sont celles de tous les abcès viscéraux : le centre est occupé par du pus plus ou moins fluide qui se détache souvent sous un courant d'eau et est composé d'un amas de cellules dégénérées et de microbes ; la périphérie qui constitue la paroi pyogénique présente des vaisseaux sanguins distendus, des tubes urinifères en voie de dégénérescence granulo-graisseuse et de fonte purulente et une infiltration leucocytaire très marquée du tissu interstitiel.

II. Les PYÉLO-NÉPHRITES AVEC DISTENSION sont ordinairement secondaires à des lésions des voies d'excrétion.

L'**uretère** est souvent volumineux et bosselé, rappelant quelquefois par son volume l'aspect de l'intestin grêle ; son calibre est irrégulier, moniliforme, grâce à une série de rétrécissements et de dilatations. L'ouverture du canal montre une muqueuse tomenteuse, rouge, ecchymosée, parfois même exulcérée ; au niveau des parties rétrécies il existe de véritables valvules qui parfois forment clapets, d'autant plus facilement que la paroi de l'uretère, qui partout ailleurs est amincie, se trouve au contraire épaissie au niveau des rétrécissements.

Le **bassinet** présente des lésions analogues ; sa cavité est distendue d'une façon irrégulière le plus souvent, car les vaisseaux du hile marquent leur empreinte. A l'ouverture on constate que la muqueuse est recouverte d'une couche glaireuse ou puriforme et dans la cavité on trouve souvent des calculs blanc grisâtre, irréguliers, s'effritant sous le doigt.

Le **rein** distendu forme une tumeur souvent très volumineuse qui constitue la *pyo-néphrose*. C'est une masse arrondie, bosselée, entourée d'un abondant tissu adipeux et difficilement séparable des organes voisins.

A l'ouverture de la tumeur, il s'écoule un liquide séro-purulent granuleux, contenant fréquemment des calculs phosphatiques et quelquefois des débris gangreneux. L'aspect du pus est d'ailleurs fort variable, on le conçoit, selon la nature de l'agent microbien et selon que la pyonéphrose est ouverte ou fermée.

La face interne de la cavité rénale est anfractueuse, car elle est formée par une série de loges séparées par des cloisons (calices dilatés) communiquant avec une cavité centrale (bassinet) ; quant à la substance rénale proprement dite, son épaisseur est réduite, en général, à moins d'un centimètre, et d'ailleurs le tissu rénal qui subsiste n'est pas normal ; on y constate toutes les lésions habituelles des néphrites diffuses : c'est dire le peu de valeur fonctionnelle que présente un semblable rein.

ÉTUDE CLINIQUE

La division primordiale qui nous a servi de guide pour l'étude étiologique des pyélo-néphrites est encore celle que l'on doit adopter pour la description des symptômes et la division des types morbides qui sont variables, selon que la maladie survient chez un malade atteint depuis longtemps d'une affection des voies urinaires, ou chez un sujet indemne de toute lésion rénale ou vésicale.

Mais avant de décrire ces deux types morbides principaux, nous devons insister sur toute une série de signes, qui sont communs à toutes les pyélo-néphrites. M. Bazy, qui les a décrits, insiste sur leur importance, en montrant que, si l'on ne connaît pas leur valeur, on ne diagnostique la pyélo-néphrite qu'à la phase de distension, alors que le rein est fonctionnellement détruit et n'est plus justiciable que d'une intervention chirurgicale ; tandis que, si l'on connaît et si l'on recherche systématiquement ces signes de début, on pourra souvent dépister la pyélo-néphrite, à la période où le rein n'est pas encore distendu et où le malade peut guérir encore par des soins médicaux.

I. **SYMPTOMES DU DÉBUT, COMMUNS A TOUTES LES FORMES DE PYÉLO-NÉPHRITES.** — M. Bazy, qui les décrit, les divise en fonctionnels et en physiques.

1° Les ***symptômes fonctionnels*** sont au nombre de trois principaux : la douleur terminale de la miction, une légère hématurie terminale et la pollakiurie.

Les deux premiers symptômes n'ont rien de bien spécial, car ils appartiennent aussi bien à la cystite qu'à la pyélite et à la pyélonéphrite.

Bien autrement importante est la pollakiurie. Pour que ce symptôme ait toute sa valeur, il faut qu'il n'y ait pas de lésion rénale, telle qu'une néphrite interstitielle ou une excitation rénale provoquée par une hypertrophie de la prostate, un rétrécissement de l'urètre, etc. Il faut, de plus, que la pollakiurie soit surtout nocturne et se présente sous une des trois formes suivantes : dans un premier type, les mictions sont très fréquentes la nuit et normales le jour : le symptôme a une valeur *absolue*. Dans une seconde forme, les mictions sont constamment très fréquentes, un peu moins cependant la nuit que le jour : la pollakiurie presque nocturne est dite alors *relative*, mais sa valeur diagnostique est aussi grande que dans le cas précédent. Enfin quelquefois la pollakiurie semble manquer, les malades n'urinent que deux ou trois fois la nuit, mais ils n'urinent pas davantage le jour, et cela seul doit déjà attirer l'attention. La pollakiurie, en effet, a plus de valeur que la douleur, dont elle n'est pourtant que la traduction réflexe ; c'est que la douleur est plus ou moins perçue selon le caractère de chaque sujet, tandis que l'acte réflexe qui produit la pollakiurie se manifeste toujours indépendamment de la volonté du malade.

2° Les ***symptômes physiques*** sont constitués par toute une série de points douloureux qui sont provoqués par l'exploration de la partie supérieure ou inférieure de l'uretère.

a. Le procédé que l'on doit employer pour l'**exploration inférieure** est différent selon le sexe.

Chez la femme on peut sentir l'uretère par le toucher vaginal : dans le cas de pyélo-néphrite on perçoit, en général, sur la paroi antérieure du vagin, à l'union ou au voisinage de la paroi latérale, un cordon roulant sous le doigt. Si on le suit d'avant en arrière, il arrive un moment où on ne le sent plus, et c'est juste à ce moment que la pression est extrêmement douloureuse : c'est que l'on est arrivé à l'embouchure de l'uretère, c'est le point douloureux uretéral inférieur qui provoque quelquefois une envie impérieuse d'uriner (réflexe uretéro-vésical) ou une violente douleur rénale. La douleur en ce point est tout à fait caractéristique et, tant qu'elle persistera, on ne sera pas en droit de considérer la malade comme guérie.

Ces notions sont applicables chez l'homme ; sans doute il est très difficile d'atteindre l'uretère par le toucher rectal, mais, dans les cas où l'on détermine une vive douleur en touchant le bas-fond vésical au-dessus de l'une ou l'autre corne prostatique, on peut affirmer l'uretéro-pyélite.

b. L'**exploration de la partie supérieure de l'uretère** révèle encore trois points douloureux principaux : au niveau d'une ligne horizontale passant par l'ombilic et à trois travers de doigt environ en dehors de lui, presque exactement sur le bord externe du muscle grand droit : *point douloureux para-ombilical;* — au-dessous du rebord costal : *point douloureux sous-costal;* — au niveau du sommet de l'angle costo-musculaire : *douleur lombaire.*

A la suite de ces explorations la douleur peut rester localisée au point comprimé ou irradier vers l'aine et la vessie (réflexe pyélo-vésical).

Ces trois points douloureux devront toujours être tous recherchés, mais le plus important semble être le point para-ombilical : c'est lui qui, le plus souvent, existe seul, c'est lui qui est le plus douloureux et, même dans les cas où le rein atteint de pyélo-néphrite est augmenté de volume, la palpation de ce point est plus douloureuse que la pression du rein lui-même.

Tels sont les symptômes qui peuvent permettre de soupçonner la pyélo-néphrite, avant même que le rein soit très modifié ; nous verrons aussi que certains de ces signes permettent de localiser le côté lésé, sans que l'on soit obligé de pratiquer le cathétérisme de l'uretère ou la séparation des urines. Mais avant de faire le diagnostic du rein lésé, il nous faut étudier les principales formes cliniques de pyélo-néphrites.

II. Les **PYÉLO-NÉPHRITES PRIMITIVES** ont été surtout étudiées par M. Albert Robin qui les a divisées en catarrhale, fibrineuse et purulente.

1° La PYÉLO-NÉPHRITE CATARRHALE « sans sécrétion fibrineuse ni purulente » est celle que M. A. Robin a décrite comme étant consécutive à l'absorption exagérée de balsamiques (copahu, santal, essence de térébenthine, etc.).

La maladie s'annonce par des douleurs gravatives souvent très violentes dans la région lombaire ; la pollakiurie diurne et nocturne est manifeste, et cependant les urines sont rares ; elles contiennent du mucus et parfois même de l'albumine ; par centrifugation on décèle de nombreuses cellules épithéliales venant du bassinet.

Ces signes cessent d'ailleurs entièrement dès que l'on met les malades au repos et au régime lacté.

On peut observer des symptômes tout à fait analogues au cours de la convalescence de certaines maladies graves (fièvre typhoïde, pneumonie) : c'est la pyélo-néphrite des convalescents (A. Robin), dont le pronostic n'est pas plus grave que celui des cas précédents. Il y a tout lieu de penser que ces altérations rénales et pyéliques sont produites, dans ces cas, par l'élimination considérable des substances toxiques qui se produit quelquefois au moment de la crise.

Si l'on en juge par les altérations expérimentales que l'on a pu produire avec les balsamiques, on doit supposer que les lésions sont tout à fait superficielles dans ces cas et portent exclusivement sur les épithéliums des tubes contournés, qui présentent des lésions de cytolyse protoplasmique, et sur ceux des tubes excréteurs (tubes droits, calices, bassinets) qui desquament.

2° La PYÉLO-NÉPHRITE FIBRINEUSE est provoquée particulièrement dans les intoxications par la cantharide ; on pourra l'observer surtout après l'application de vésicatoires répétés ou trop étendus. Dans ces cas, les effets du poison se font sentir sur tout l'appareil urinaire, depuis le rein jusqu'à l'urètre.

Les malades ont un besoin incessant d'uriner, et malgré cela ils ne donnent issue qu'à très peu d'urine : chaque miction s'accompagne d'une douleur pénible qui, jointe aux douleurs de rein, constitue un ensemble de phénomènes fonctionnels très spéciaux.

Les urines contiennent souvent du sang, toujours de l'albumine et une si grande quantité de mucus et de fibrine qu'elles peuvent se coaguler dans le bocal, en une gelée rosée. L'examen histologique du sédiment y montre de nombreux cylindres fibrineux, épithéliaux et hyalins, et des cellules de revêtement du bassinet.

Les intoxications expérimentales avec la cantharide ont pu reproduire des symptômes analogues et, en sacrifiant les animaux (Aufrecht, Germont, Cornil et Brault), on a pu se rendre compte que les lésions rénales étaient souvent analogues à celles des néphrites aiguës et que, de plus, il s'y ajoutait des phénomènes de congestion intense du bassinet, pouvant aller jusqu'à l'hémorragie et provoquant toujours une desquamation abondante et la formation d'exsudats diphtéroïdes.

On conçoit bien, dans ces conditions, que deux modes de terminaison soient possibles : tout d'abord la guérison qui — comme dans les néphrites aiguës passagères — est la terminaison habituelle si le malade est mis au repos et au lait.

Mais on a pu observer aussi l'évolution vers la néphrite chronique, comme cela se produit à la suite de certaines néphrites aiguës, et M. Chauffard rapporte qu'il a vu « un pneumonique devenir, à propos d'une intoxication aiguë par vésicatoire, un albuminurique persistant et mourir deux ans après de néphrite chronique ».

3° La PYÉLO-NÉPHRITE SUPPURÉE D'ORIGINE HÉMATOGÈNE survient après un surmenage musculaire suivi d'un refroidissement profond ;

au cours d'une maladie infectieuse (particulièrement la grippe, la blennorragie, etc.).

La complication rénale s'annonce en général par de la douleur violente de la région lombaire, que l'on augmente par la pression. En même temps les malades ont de la fièvre atteignant 39°, de la courbature générale, de l'anorexie, quelquefois même des vomissements. C'est en somme le tableau d'une toxi-infection généralisée, à laquelle la constatation de la douleur lombaire et surtout l'examen urinaire vont donner une signification particulière.

Les urines sont d'abord simplement albumineuses, mais elles ne tardent pas à devenir uniformément troubles, et par l'examen histologique du culot de centrifugation il est facile de constater l'existence de globules de pus mélangés à des cellules épithéliales du bassinet et à des microbes très abondants.

L'examen physique fait constater alors que les deux reins sont augmentés de volume, à tel point qu'ils peuvent donner la sensation spéciale du ballottement rénal ; un seul quelquefois est volumineux ; parfois cependant on ne les sent pas à la palpation. Quel que soit, d'ailleurs, le volume du rein, son exploration provoque une réaction douloureuse.

L'évolution est très variable selon les cas : il arrive fréquemment que ces pyélo-néphrites, qui apparaissent au début de la convalescence d'une maladie infectieuse, guérissent rapidement ; dans ces cas, les urines, après avoir été troubles pendant quelques jours ou quelques semaines, reviennent à l'état normal.

Dans bien des cas les symptômes généraux s'apaisent seuls ; il semble que les malades reviennent à la santé, mais les urines restent troubles et peuvent contenir ainsi du pus pendant des mois et des années. Aussi M. A. Robin dit que « les convalescents de pyélite doivent être surveillés de très près, d'autant que l'évolution de la maladie peut se faire dans un sens défavorable. La mort peut survenir par infection urinaire chronique et hecticité, par rupture du bassinet, par périnéphrite suppurée, par poussée congestive aiguë sur le rein avec anurie et urémie ».

4° A côté de ces faits qui rentrent dans le cadre des pyélo-néphrites suppurées, il nous faut signaler les cas de SUPPURATIONS RÉNALES SANS PYÉLITE, D'ORIGINE HÉMATOGÈNE. Ce sont en général des abcès métastatiques qui peuvent apparaître au cours d'une septicémie généralisée (staphylocoque, streptocoque, etc.), à l'occasion d'une ostéomyélite, d'une endocardite ulcéreuse, d'une dilatation bronchique, etc.

Ce qui domine le tableau symptomatique dans ces cas, c'est l'état général grave qui annonce la septicémie. Quant à la localisation rénale, elle ne peut guère être soupçonnée que par l'existence d'une douleur violente de la région lombaire, réveillée par la pression.

En réalité, le plus souvent les malades meurent de leur septicémie et ce n'est qu'à l'autopsie qu'on constate ces lésions suppuratives des reins.

III. Les **PYÉLO-NÉPHRITES SECONDAIRES AUX AFFECTIONS DES VOIES URINAIRES** peuvent, comme les précédentes, être simplement congestives ou suppurées, mais ces dernières sont de beaucoup les plus fréquentes et peuvent être prises comme type des pyélo-néphrites. Il est nécessaire, cependant, de connaître l'existence des formes non suppurées qui pourraient, d'ailleurs, n'être que le premier stade, si un traitement rationnel n'intervenait pas à temps.

1° Les ***pyélo-néphrites congestives*** sont surtout observées dans les rétentions d'urine aiguës ou chroniques.

Pendant l'attaque de rétention aiguë, le rein sécrète une urine rare, pauvre en sels et qui contient du sang, des cellules épithéliales provenant des voies d'excrétion, des cylindres hématiques et épithéliaux.

Après que la rétention a cessé, l'urine des vingt-quatre heures dépasse 2 à 3 litres et contient encore pendant plusieurs jours des cellules épithéliales et des cylindres. On peut constater alors que le rein est un peu augmenté de volume, sensible à la pression et on trouve facilement quelques-uns des points douloureux que nous avons indiqués. Mais, très rapidement, ces symptômes rentrent dans l'ordre, sauf dans le cas où un cathétérisme septique aura infecté la vessie et, par voie ascendante, le bassinet et le rein.

Dans les **rétentions chroniques d'urine** consécutives aux lésions de la prostate, de l'urètre ou de la vessie, il y a toujours un léger degré de pyélo-néphrite qui se traduit par une pollakiurie, surtout nocturne, et une polyurie limpide. Ces troubles traduisent l'existence de lésions qui n'ont aucune gravité par elles-mêmes, mais qui, selon l'expression de M. Albarran, « créent un terrain merveilleusement apte à l'infection, et il est habituel de voir, chez les vieux urinaires, les lésions, qui d'abord évoluent aseptiquement, s'infecter secondairement ».

2° La ***pyélo-néphrite suppurée*** est en effet la forme clinique que l'on observe le plus fréquemment et c'est elle qui a été admirablement étudiée par le professeur Guyon et ses élèves.

Il s'agit, dans ces cas, de malades qui depuis longtemps vidaient mal leur vessie, parce qu'ils étaient atteints de cystite ou de maladie chronique de la prostate, de l'urètre ou du rein.

Quelquefois un ensemble de symptômes généraux se développe d'une façon brusque et force l'attention du médecin ; le plus souvent les accidents se déroulent à bas bruit, la maladie est chronique d'emblée; mais, quand le médecin est consulté, c'est pour une série de symptômes généraux dont on doit bien connaître la valeur et qui doivent inciter à rechercher les signes fonctionnels et physiques qui permettent d'affirmer le diagnostic.

Symptômes généraux. — C'est souvent de troubles digestifs que se plaint le malade : la bouche est sèche, l'anorexie absolue, la soif vive, et, si l'on fait tirer la langue du malade, on constate qu'elle est sèche, quelquefois même racornie, à tel point que le sujet ne la sort qu'à grand'peine de sa bouche.

Sous l'influence de ces troubles digestifs, la santé générale devient précaire : le teint terreux du malade, sa maigreur, la sécheresse de la peau, forment alors un ensemble très caractéristique.

De temps en temps, d'ailleurs, il se produit de véritables poussées aiguës d'infection, sous l'influence desquelles la température jusque-là plutôt basse s'élève brusquement, sous forme d'accès simulant la fièvre intermittente. Ces accès peuvent se répéter plusieurs jours de suite, laissant après eux le malade très déprimé et augmentant encore sa cachexie.

Cet ensemble de signes généraux seront facilement rapportés à leur véritable cause, pour peu qu'on ait soin de rechercher les signes fonctionnels et physiques propres aux pyélo-néphrites.

Les **symptômes fonctionnels** sont tirés surtout de l'examen de l'urine qui révèle un signe capital et facile à reconnaître : la *polyurie trouble*.

Le malade émet 3 à 4 litres d'urine par vingt-quatre heures et, si l'on recueille cette urine dans un bocal, on constate qu'elle est louche même après vingt-quatre heures de repos. Au fond du bocal, on constate un dépôt plus ou moins épais, dans lequel on peut reconnaître tous les caractères chimiques, histologiques et bactériologiques du pus. Cette élimination du pus est variable d'un jour à l'autre chez le même malade, et l'on peut constater parfois de véritables décharges purulentes, alors que pendant quelques jours auparavant les urines avaient été presque entièrement privées de pus.

En dehors même de la pyurie, l'albuminurie est constante, mais c'est une albuminurie peu abondante et ne variant pas d'un jour à l'autre dans sa quantité, à tel point que M. Albarran a pu dire : « Quand, chez un urinaire, on voit plusieurs jours de suite l'albumine dépasser 2 ou 3 grammes par litre, on peut dire qu'il ne s'agit pas d'une néphrite chirurgicale ».

Enfin l'urée est toujours notablement diminuée, atteignant à peine 10 grammes par jour et tombant à 2 ou 3 grammes à la période terminale.

L'**examen physique du rein et de l'uretère** donne toujours des résultats positifs. Tout d'abord, pour peu qu'on ait soin de les chercher, on constate toujours les points douloureux de l'uretère que nous avons déjà décrits. Mais, en ce qui concerne le rein, les résultats sont différents selon que l'on a affaire à une pyélo-néphrite suppurée simple ou à une pyo-néphrose.

Dans le cas de pyélo-néphrite sans rétention rénale, il arrive fréquemment que l'on ne trouve pas de différence dans la palpation des deux reins, car le plus souvent tous les deux sont légèrement augmentés de volume, l'un du fait de la pyélo-néphrite, l'autre par suite de phénomènes complexes qui s'exercent d'un rein vers l'autre et sur lesquels nous avons déjà insisté. Il sera donc souvent très difficile, dans des cas semblables, de reconnaître le rein malade ; toutefois, en pratiquant la recherche classique du ballottement rénal par la méthode de Guyon, on arrivera parfois à le faire ballotter en faisant faire de profondes inspirations au malade, et, si l'un des deux reins est plus abordable, si surtout il est nettement douloureux à la palpation, cela constituera déjà un signe très important.

Lorsqu'il s'agit de *pyo-néphrose*, l'augmentation et les variations de volume du rein deviennent, au contraire, des signes très faciles à constater et très importants en clinique. En général la poche est volumineuse et on la sent très nettement par la palpation bimanuelle comme une tumeur abdominale qu'on se renvoie facilement d'une main à l'autre. Il y a cependant des cas où ce signe physique manque, c'est dans les formes où la rétention purulente s'est faite exclusivement au pôle supérieur du rein, mais ce sont là des cas exceptionnels et l'on peut, en général, sentir la poche et étudier ses variations de volume. C'est qu'en effet il y a de véritables crises de rétention auxquelles succèdent des débâcles : au moment de la rétention, le rein forme une tumeur très volumineuse et très facilement accessible ; en revanche les urines contiennent beaucoup moins de pus, ce qui indique bien la rétention rénale, qui provoque d'autre part une aggravation de l'état général.

L'**évolution** des pyélo-néphrites secondaires aux affections des voies urinaires est en général progressive, tant qu'une intervention rationnelle n'est pas intervenue pour enrayer les progrès de la maladie.

Les **complications** qui résultent de cette évolution peuvent être surtout de trois ordres. Tout d'abord des accidents locaux entraînant la formation de calculs phosphatiques secondaires dans le bassinet, ou bien la production d'abcès périnéphrétiques, ou bien l'ouverture de la poche purulente dans le péritoine ou dans un viscère voisin.

Les autres complications qui entraînent la terminaison fatale sont : ou bien l'infection purulente qui peut être causée par le microbe qui a produit la pyélo-néphrite, ou bien l'urémie qui est l'aboutissant habituel de ces pyélo-néphrites chroniques sous la forme d'urémie gastro-intestinale avec coma terminal.

Le **pronostic** est donc toujours très grave; il est commandé par l'état du rein qui n'est pas atteint de pyélo-néphrite suppurée, et c'est ce qui fait la gravité de ces pyélo-néphrites des vieux urinaires, dans lesquelles les deux reins ont en général un fonctionnement très insuffisant. Mais on conçoit toute l'importance qu'on doit attacher à la recherche du fonctionnement du rein préjugé sain.

A cet élément capital du pronostic on ajoutera, avec fruit, l'étude de la température, car les accès de fièvre répétés d'une part, l'hypothermie d'autre part, sont du plus mauvais augure; enfin l'examen de la langue fournit aussi des renseignements très précieux : tant qu'elle reste humide, l'état ne doit pas être considéré comme désespéré; si, tout au contraire, elle devient sèche d'une façon constante, il y aura lieu d'être réservé au sujet du pronostic, alors même que tous les autres symptômes paraîtraient de bon augure.

DIAGNOSTIC

Les signes révélateurs de la pyélo-néphrite, que nous avons étudiés au début de notre description clinique, permettent le plus souvent d'arriver au diagnostic, pour peu qu'on songe à les rechercher, et c'est leur constatation qui, dans le cas de ***pyélo-néphrite aseptique***, permettra de porter ce diagnostic plutôt que celui d'une néphrite aiguë légère ou d'une congestion rénale active, maladies avec lesquelles ces formes de pyélo-néphrites ont beaucoup de points communs.

Dans le cas de ***pyélo-néphrite suppurée***, la constatation de la polyurie trouble est un élément de diagnostic de la plus grande importance. Il faudra, cependant, avant d'affirmer le diagnostic, avoir éliminé la cystite, ce qui est très difficile quelquefois, en raison de la coexistence des deux affections, mais les caractères de la pyurie d'origine rénale (polyurie uniformément trouble, cylindres rénaux, etc.), l'augmentation de volume du rein qui est en même temps douloureux à la pression, tous ces signes seront en faveur de la pyélo-néphrite.

Une fois reconnue l'origine rénale du pus, il faudra encore **rejeter l'hypothèse d'une affection tuberculeuse** pouvant donner lieu à tous ces mêmes signes, mais se différenciant par les caractères du pus et surtout par la présence du bacille de Koch.

La nature tuberculeuse étant rejetée, on cherchera à préciser la CAUSE DE LA PYÉLO-NÉPHRITE : est-elle consécutive à une maladie des voies urinaires inférieures, à une lithiase rénale, à une compression de l'uretère ?

Ces diagnostics étant établis, restent encore deux questions de la plus haute importance : QUEL EST LE REIN ATTEINT? QUEL EST L'ÉTAT FONCTIONNEL DE L'AUTRE REIN ?

Pour aboutir à une réponse précise, M. Albarran a proposé le cathétérisme unilatéral de l'uretère, M. Hartmann la division des urines par le procédé Luys ou Cathelin, et il est certain que l'on peut avoir ainsi des résultats d'une précision remarquable, en étudiant la qualité de l'urine de chacun des deux reins.

Il n'est que juste de faire remarquer toutefois, avec M. Bazy, que ces procédés sont toujours douloureux et peuvent quelquefois être dangereux ; aussi cet auteur préfère-t-il se contenter de la recherche des points douloureux uretéraux pour diagnostiquer le côté lésé et de la méthode d'Achard et Castaigne pour l'étude des fonctions rénales. De nombreuses observations publiées par M. Bazy semblent montrer, en effet, que l'on peut arriver ainsi au diagnostic précis, sans faire courir de risques aux malades.

J. Castaigne.

PHLEGMON PÉRINÉPHRÉTIQUE

La capsule adipeuse qui entoure les reins peut être atteinte d'altérations de divers ordres, mais, en clinique, le phlegmon périnéphrétique présente seul un grand intérêt.

La ***périnéphrite scléreuse*** n'est, en effet, qu'une trouvaille d'autopsie que l'on constate chez tous les sujets atteints de néphrites atrophiques et surtout chez les malades qui ont présenté des suppurations rénales longtemps prolongées. Dans tous ces cas, le rein est entouré d'une coque épaisse, qui adhère à tous les organes voisins. En clinique ces adhérences des reins ne se traduisent par aucun signe particulier, sauf quand elles s'exercent sur un organe très augmenté de volume : alors elles sont cause que le rein reste fixé dans la fosse lombaire et ne donne pas lieu à la sensation classique du ballottement rénal.

La ***périnéphrite graisseuse*** est surtout fréquente dans les cas d'atrophie des reins consécutifs à la lithiase et dans certains faits de tuberculose rénale ; on trouve alors autour des reins une masse graisseuse atteignant plusieurs centimètres d'épaisseur. Mais cette lésion, très facilement constatable au point de vue anatomique, ne se traduit, en clinique, par aucun symptôme appréciable ; toutefois elle peut donner lieu à des erreurs d'interprétation dans la palpation des reins dont le volume apparent semble augmenté, alors que, en réalité, la substance noble du rein est très atrophiée.

L'***abcès périnéphrétique*** est, en réalité, la seule lésion de la capsule qui se traduise par des symptômes cliniques faciles à apprécier, et qui donne lieu à un ensemble de phénomènes morbides lui méritant une place à part dans la description des inflammations suppuratives des reins.

C'est Rayer qui donna la première description d'ensemble de cette affection ; Trousseau lui consacra une clinique qui est restée classique, et depuis lors Guéneau de Mussy, Lancereaux, Dieulafoy mirent en relief les principaux symptômes de cette affection.

Il n'est que juste, cependant, de signaler les importants travaux des chirurgiens et particulièrement de Le Dentu, Israëls, Tuffier et Albarran ; ils ont fait connaître les localisations diverses de l'abcès et ses différents modes d'évolution, en même temps qu'ils montraient les bienfaits du traitement chirurgical institué à temps.

ANATOMIE PATHOLOGIQUE

Le ***siège*** de l'abcès périnéphrétique est la loge limitée par le fascia périrénal. Zuckerkandl, Glantenay et Gosset ont montré que cette loge qui entoure le rein est fermée en haut où elle s'insère sur le diaphragme, en dehors où les deux feuillets se rejoignent, en avant et en arrière où elle est limitée par chaque feuillet du fascia; mais elle reste ouverte en dedans et en bas où il y a ainsi deux points faibles par où les abcès peuvent fuser; sans compter qu'il existe encore en haut un hiatus costo-lombaire (Tuffier et Lejars), par où les abcès peuvent s'ouvrir dans la plèvre.

Dans cette loge ainsi constituée, on trouve quelquefois des abcès multiples infiltrant les mailles d'une ancienne périnéphrite scléro-graisseuse, mais ce n'est pas la règle ; en général il n'y a qu'un seul abcès dont le siège est postérieur et qui se trouve ainsi limité : en avant par le rein, en arrière par le feuillet postérieur du fascia.

Dans des cas plus rares, la collection est limitée au pôle supérieur ou inférieur de la capsule ; on a alors affaire au type supérieur ou inférieur de l'abcès ; il paraît inutile d'ajouter à ces formes anatomiques des types moyen et antérieur décrits par Roberts ; ce sont là des raretés pathologiques.

L'***inflammation du tissu cellulo-graisseux*** ne se traduit au début que par la distension des capillaires, avec imbibition du tissu par une sérosité fibrineuse dans laquelle affluent les leucocytes. Mais, en général, au moment où l'on opère l'abcès, les parois des foyers sont épaissies, tomenteuses, recouvertes d'un détritus grisâtre, et plus tard même il se forme une sorte de membrane pyogénique, constituée essentiellement d'éléments embryonnaires.

La poche ainsi formée est irrégulière et présente des prolongements et des diverticules.

Le ***contenu*** est tantôt de bonne nature, phlegmoneux, jaunâtre, crémeux, inodore ; tantôt mélangé à du sang et présentant une couleur chocolat ; tantôt il est glaireux et visqueux ; tantôt enfin il est séreux, grumeleux et mal lié. Son odeur est fréquemment fécaloïde, sans que pour cela il ait forcément une origine intestinale. Dans certains cas son odeur est urineuse : c'est qu'alors il est dû à une lésion rénale.

Il contient parfois des tissus sphacélés, des graviers, des fragments d'hydatide, etc., qui peuvent éclairer l'étiologie.

La bactériologie a permis de trouver, dans ce pus, la plupart des microbes habituels de la suppuration (staphylocoque et streptocoque), le colibacille, le pneumocoque, le gonocoque et de nombreux anaérobies.

Au cours de l'opération, aussi bien qu'à l'autopsie, il est facile de distinguer l'abcès périnéphrétique ainsi constitué, des autres suppurations rénales ou périrénales, exception faite pour les abcès sous-capsulaires décrits par M. Albarran, qui méritent une mention spéciale. Ce sont de petits abcès siégeant entre la capsule et la substance propre du rein : si on les prend pour un abcès périnéphrétique, on les incise et l'on croit avoir fini l'opération. En réalité, il s'agit toujours là d'une complication de la pyélo-néphrite : il faut donc le savoir, afin d'intervenir en même temps sur le bassinet dilaté et rempli de pus.

L'**évolution anatomique** de l'abcès périnéphrétique se fait, dans des cas très rares, vers la guérison par périnéphrite scléreuse.

Plus souvent le phlegmon vient se faire jour à l'extérieur au niveau du triangle de Jean-Louis Petit. D'autres fois, il gagne en haut la plèvre par l'hiatus costo-lombaire et peut s'ouvrir dans les bronches ; parfois il fuse en bas par le point faible de la loge et gagne le petit bassin, pouvant secondairement passer par l'échancrure sciatique, suivre la gaine du psoas et venir faire saillie à la face antérieure de la cuisse. Enfin il peut encore s'étendre en dedans, par le point faible interne, se mettre ainsi en rapport avec l'intestin dans la cavité duquel il peut s'ouvrir.

Les **altérations viscérales** sont fréquentes au cours du phlegmon périnéphrétique. Sans parler des lésions infectieuses qui ont causé l'abcès, nous signalerons celles qui sont produites par le phlegmon lui-même.

Les muscles de la loge abdominale postérieure sont ramollis, friables, très altérés histologiquement, le péritoine et la plèvre peuvent être épaissis dans les points où ces séreuses sont en rapport avec le pus ; mais ce sont surtout les organes contenus dans la loge, c'est-à-dire le rein et la capsule surrénale, qui *a priori* doivent être altérés, et cependant on ne décrit pas habituellement leurs lésions.

Dans deux observations personnelles de phlegmon périnéphrétique primitif, nous avons pu constater que les deux organes étaient envahis dans une assez grande épaisseur de leur substance corticale par d'abondants leucocytes, et que, dans ces mêmes zones, les cellules nobles étaient profondément altérées. Il existe donc des lésions des reins et des capsules surrénales produites par le pus qui les entoure, et ces altérations devront dorénavant être contrôlées au cours des autopsies et l'on devra chercher si elles ne se trahissent pas, en clinique, par quelques symptômes.

Ajoutons enfin qu'il existe aussi des lésions viscérales à distance : ce sont celles que l'on peut trouver au cours de tous les états infectieux, et encore — dans le cas qui nous occupe — est-on en droit de se demander si elles sont dues à l'abcès périnéphrétique ou à la maladie infectieuse qui a déterminé ce phlegmon.

ÉTIOLOGIE

L'abcès périnéphrétique est une affection rare ; il affecte plus fréquemment l'homme que la femme; on a nié son existence chez l'enfant, mais depuis lors Kuster en a rapporté 24 cas survenus chez des sujets ayant de un à dix ans.

Comme ***causes prédisposantes*** on a invoqué, sans grandes preuves, le surmenage, les mauvaises conditions hygiéniques, l'alcoolisme, etc.

Quant aux ***causes déterminantes***, elles permettent de diviser les périnéphrites en quatre groupes, selon leur origine qui peut être rénale, périrénale, infectieuse ou primitive.

1° Les PHLEGMONS PÉRINÉPHRÉTIQUES D'ORIGINE RÉNALE représentent environ un quart de la totalité des observations. Toutes les maladies du rein peuvent être en cause (cancer, tuberculose, kystes hydatiques, etc.) parce que toutes peuvent causer une infection rénale ascendante ; mais ce sont surtout les pyélo-néphrites calculeuses que l'on trouve à l'origine des phlegmons périnéphrétiques qui ont le rein pour cause. Dans la grande majorité des cas, comme l'a montré M. Albarran, l'infection se fait par voie lymphatique, mais quelquefois il y a communication directe de l'abcès rénal avec la poche périrénale.

Une mention spéciale doit être faite pour la périnéphrite tuberculeuse ; plus souvent scléro-lipomateuse, elle peut être suppurée et due à une infection secondaire au cours d'une tuberculose rénale. Mais quelquefois il s'agit d'un véritable abcès froid périrénal survenu également à la suite d'un abcès tuberculeux du rein, ou secondairement à un mal de Pott dorso-lombaire, comme nous avons eu l'occasion d'en voir deux cas.

2° Les PHLEGMONS PÉRINÉPHRÉTIQUES CONSÉCUTIFS A UN ABCÈS DE VOISINAGE sont également assez fréquents, et dans ce groupe on doit distinguer tout d'abord les cas dans lesquels un abcès de voisinage peut fuser dans la loge périrénale : c'est ce qui peut arriver au cours des abcès du foie, du pancréas, de la rate, ou bien encore au cours de l'appendicite suppurée, dans certaines formes de perforation gastrique ou intestinale, ou plus rarement encore dans quelques cas de phlegmons du ligament large et d'abcès périprostatiques.

La pathogénie des phlegmons périnéphrétiques qui sont consécutifs à ces différents abcès peut être double — comme quand l'origine est rénale ; — ou bien l'abcès s'ouvre dans la capsule, ou bien il y a une infection par voie lymphatique.

Les infections pleuro-pulmonaires avaient été signalées par Trousseau comme pouvant être consécutives aux périnéphrites ; M. Tuffier a montré que le rapport inverse peut exister, puisqu'il a vu un abcès périnéphrétique à pneumocoque faire suite à une pneumonie franche aiguë.

Dans ce même groupe étiologique, on doit ranger enfin les phlegmons périrénaux consécutifs à un traumatisme de la paroi. Les efforts violents, l'acte de soulever un fardeau, les cahots d'une voiture mal suspendue, une grande course à cheval, une contusion de la région lombaire, telles sont les causes signalées dans de nombreuses observations, et nous croyons qu'il ne faut pas nier leur importance. Ces traumatismes agissent, d'après M. Albarran, en déterminant des épanchements sanguins périrénaux plus ou moins considérables, qui sont envahis ensuite par des microbes venus sans doute de l'intestin; ils méritent donc, pour cette raison, d'être rangés dans le même groupe étiologique que les cas précédents.

3° Les PÉRINÉPHRITES SECONDAIRES A DES MALADIES INFECTIEUSES sont très rares, mais on pourra cependant en constater des cas au cours de la variole, de la scarlatine, de la fièvre typhoïde, de l'infection puerpérale, et de toutes les septicémies, qu'elles soient d'emblée généralisées ou qu'elles soient consécutives à une infection locale, comme un panaris (Le Dentu), un furoncle (Kuster), un eczéma (Gibney). Lorsqu'il existe des abcès en divers points, la pathogénie est facilement explicable, mais, quand on n'en constate qu'au niveau de l'espace périrénal, on peut se demander pourquoi la localisation s'y est faite; nous chercherons à élucider cette question à propos des cas suivants.

4° La PÉRINÉPHRITE PRIMITIVE ne saurait être mise en doute, puisque, décrite déjà par des observateurs comme Rayer et Trousseau, elle a récemment encore été étudiée par le professeur Dieulafoy qui en a rapporté deux cas étudiés très complètement au double point de vue clinique et bactériologique, sans que l'on puisse trouver aucune cause pour expliquer l'infection périrénale.

La périnéphrite peut être dite *primitive* dans des cas semblables, mais il n'est pas douteux qu'il s'agisse soit d'une infection atténuée ayant passé inaperçue et s'étant localisée secondairement sur le rein, soit peut-être d'une infection d'origine gastro-intestinale qui s'est propagée au tissu périrénal par voie sanguine ou lymphatique.

Mais, quelle que soit la voie suivie par l'infection, on peut se demander — comme pour les cas précédents — la raison de cette localisation périnéphrétique. On est, dans ces conditions, en droit d'invoquer une lésion préexistante de la capsule (périnéphrite scléreuse ou lipomateuse), un traumatisme de la région, un coup de froid ayant servi de point d'appel. Des expériences de M. Albarran rendent plausible cette théorie : à des lapins auxquels il a injecté des cultures de microbes pyogènes dans la veine de l'oreille, il lui a suffi de froisser par forte compression digitale le tissu périrénal pour déterminer une suppuration localisée à cette région.

SYMPTÔMES

Le ***début du phlegmon périnéphrétique*** est, en général, masqué par d'autres symptômes. Quand il s'agit d'un phlegmon survenant au cours d'une infection généralisée, la maladie première absorbe ordinairement toute l'attention; de même, quand une pyélonéphrite est le point de départ de l'abcès, il peut se faire qu'on ne voie que la lésion rénale, sans prendre garde à la suppuration de l'atmosphère graisseuse périrénale. De là découle l'importance très grande d'analyser certains signes révélateurs.

La **douleur lombaire** est habituellement le symptôme initial : elle est profonde, diffuse, aiguë ou sourde, imposant au malade des attitudes particulières pour diminuer sa souffrance. La douleur irradie quelquefois vers l'aine, la fosse iliaque, le testicule, le périnée, la racine du membre inférieur. Elle est exagérée par les inspirations profondes et par les fortes pressions, quand on cherche à pratiquer le palper bimanuel; aussi l'examen physique de la région est-il toujours rendu difficile. Ajoutons enfin avec Trousseau que « cette douleur est toujours un symptôme d'une grande importance parce que, pendant plusieurs jours, plusieurs semaines même, elle est le seul phénomène local ».

La **fièvre** apparaît rarement en même temps que la douleur; sauf quand le phlegmon est consécutif à des accidents infectieux généralisés, elle est plus tardive et peut, dans tous les cas, affecter plusieurs types : elle est quelquefois continue avec rémission matinale très marquée; d'autres fois elle simule des accès de fièvre intermittente; dans d'autres cas, elle peut exister pendant quelques jours, puis disparaître pour se montrer à nouveau au bout de dix à quinze jours; enfin dans certaines observations on n'a pas constaté de fièvre, ou à peine une élévation de quelques dixièmes de degré.

Si l'on ajoute à ces symptômes quelques vomissements qui peuvent exister au début du paroxysme fébrile, une constipation opiniâtre et une anorexie plus ou moins complète, on aura l'ensemble des symptômes de la première période du phlegmon périnéphrétique, et ce peuvent être les seuls que l'on observe pendant une quinzaine de jours.

La ***période phlegmoneuse*** est caractérisée par l'existence d'un empâtement lombaire et une aggravation des phénomènes généraux.

La **tuméfaction périrénale** est assez difficile à mettre en relief lorsqu'elle n'est pas très prononcée, car le malade souffre tellement à la moindre palpation qu'il est souvent impossible de faire un examen complet. Il faudra donc s'ingénier pour trouver une position dans laquelle l'examen sera moins douloureux pour le malade : on le mettra d'abord dans la position classique du décubitus dorsal avec cuisses fléchies, et on essaiera de pratiquer le palper bimanuel; on pourra avoir recours aussi au mode d'exploration conseillé par M. Duplay, en examinant le malade dans le décubitus ventral, le tronc étant fléchi en avant; dans certaines conditions il sera préférable de suivre le conseil de M. Le Dentu et de faire coucher le malade sur le côté sain pour pouvoir mieux palper la région lombaire intéressée.

Malgré toutes ces précautions, le palper sera quelquefois rendu impossible en raison de la souffrance du malade, et on sera obligé d'avoir recours à l'anesthésie générale, qui ne sera alors, le plus souvent, dans ces conditions, que le premier temps d'une intervention chirurgicale.

Lorsque, par un des moyens précédents, on est arrivé à palper la région lombaire, on ne sent qu'un empâtement vague, mal limité, une tuméfaction profonde à contours indécis. Elle détermine, dans certains cas, une déformation notable de la région, une saillie appréciable à la vue et l'effacement de l'échancrure costo-iliaque; à la palpation, on sent que la tuméfaction ne suit pas les mouvements respiratoires. La percussion permet de constater une matité hydrique dont les limites ne sont pas très franches. On ne sent la fluctuation que très tardivement, quand la tumeur vient faire saillie vers la peau de la région lombaire. Si on recherche le ballottement rénal, on provoque une très vive douleur et une contracture réflexe de tous les muscles de la paroi mais on ne produit pas le ballottement.

Les **urines** ne contiennent ni albumine, ni sang, ni pus, sauf dans le cas où il existait une affection rénale antérieure ou encore s'il existe une complication. Ces résultats négatifs sont importants au point de vue du diagnostic différentiel avec les affections septiques des reins. On constate simplement, en cas de phlegmon périnéphrétique, que la quantité des urines est diminuée, qu'elles sont concentrées et hautes en couleur.

L'**état général** s'aggrave beaucoup à cette période : la fièvre devient continue mais présente de grandes oscillations ; l'anorexie est absolue, la langue et la bouche sont sèches et couvertes quelquefois de muguet, les vomissements sont fréquents, la diarrhée est habituelle, le malade se cachectise rapidement.

ÉVOLUTION. — La terminaison du phlegmon serait, si l'on n'intervenait pas, l'ouverture à la peau ou dans un viscère voisin.

La **résolution** du phlegmon sans suppuration a cependant été signalée par M. Albarran, mais comme une rareté : le plus souvent les symptômes apparents de résolution (diminution de la fièvre et de la douleur) sont trompeurs, ce n'est qu'une accalmie, et bientôt l'ensemble des symptômes reprend son évolution.

L'**ouverture cutanée** de l'abcès se fait, le plus souvent, au niveau du triangle de J.-L. Petit. On constate tout d'abord de l'œdème qu'il est facile de mettre en évidence par la simple compression digitale; d'abord limité à la région lombaire, cet œdème s'étend quelquefois aux régions dorsale et fessière, et même à tout le membre inférieur du côté malade ; la peau devient rouge, chaude, tendue ; c'est alors qu'on sent très nettement la fluctuation et qu'on peut même, en quelque sorte, produire la réduction de la tumeur en faisant refluer le pus des couches superficielles vers la profondeur (abcès en bouton de chemise).

Le phlegmon fait alors saillie de plus en plus, la peau s'amincit, s'ulcère, et le pus se fait jour à l'extérieur. Dans certains cas, on voit se produire des symptômes analogues à la fesse, au-dessus de l'arcade crurale, ou même au niveau des bourses, car dans tous ces points l'abcès peut exceptionnellement s'ouvrir.

L'**ouverture intestinale** est précédée, en général, par un affaissement de la tuméfaction qui a fusé autour de l'intestin. On peut alors la sentir quelquefois, par le toucher rectal ou vaginal, dans le petit bassin ; puis brusquement le malade est pris d'une colique impérieuse et l'on constate la présence de pus dans ses selles qui sont fétides, mucopurulentes, parfois sanguinolentes ; Trousseau a signalé l'emphysème de la région dorsale comme une complication possible de l'ouverture de la poche dans le côlon : cette complication serait des plus grave.

L'**ouverture dans la cavité thoracique** est annoncée, le plus souvent, par une dyspnée atroce, à laquelle peuvent faire suite les signes d'un épanchement péricardique. Plus souvent c'est dans la plèvre qu'a lieu l'évacuation du pus et, outre les signes d'un empyème, on peut être averti de cette complication par une vomique abondante, annonçant que l'abcès s'est ouvert dans les bronches.

L'**ouverture dans les voies urinaires** a été signalée par le professeur Dieulafoy : dans une première observation, les urines recueillies étaient journellement purulentes, en même temps que la région lombaire devint libre et que la fièvre tomba à 37°. Les jours suivants le pus diminua progressivement de quantité et disparut en moins de huit jours : le malade était guéri.

Dans une autre observation, malgré l'élimination urinaire du pus, les symptômes généraux restèrent graves, et l'on fut obligé d'avoir recours à l'intervention chirurgicale.

Toutes les évacuations spontanées, d'ailleurs, sont sujettes aux mêmes variations dans leur évolution et peuvent, selon les cas, être un mode de guérison, ou au contraire une cause d'aggravation du pronostic en créant des fistules intarissables.

DIAGNOSTIC

Il est presque toujours très délicat de reconnaître en clinique un phlegmon périnéphrétique ; mais les difficultés sont variables selon qu'on examine le malade au début de son affection ou à la période phlegmoneuse.

1° A LA PÉRIODE DE DÉBUT, plusieurs cas peuvent se présenter:

A. S'il existe seulement de la **douleur**, on songera surtout à un lumbago, à une névralgie iléo-lombaire ou à une colique néphrétique, et à cette période le diagnostic exact sera bien rarement affirmé.

B. S'il existe, en même temps que de la douleur, une **élévation assez notable de la température et des symptômes généraux graves**, on songera, selon la courbe thermique, tantôt à une fièvre paludéenne, tantôt à une dothiénentérie, tantôt même à la variole : l'évolution se chargera, en peu de jours, de montrer l'erreur.

2° A LA PÉRIODE PHLEGMONEUSE le diagnostic est plus facile, mais encore y a-t-il cependant des causes d'erreur, qui varient d'ailleurs avec le siège de l'abcès, qui, comme nous l'a montré l'anatomie pathologique, est surtout postérieur, mais peut se localiser à la partie supérieure ou inférieure de la capsule.

A. Les ***phlegmons postérieurs***, les plus fréquents de tous, donnent lieu à la tuméfaction lombaire classique que nous avons décrite : on ne peut les confondre avec les **tumeurs rénales** dues à l'hydronéphrose, au cancer, à la tuberculose du rein qui donnent lieu au ballottement rénal caractéristique.

Il est plus difficile d'éliminer parfois la **pyo-néphrose** dans laquelle les mêmes symptômes douloureux et infectieux peuvent exister : mais la pyo-néphrose laisse la peau intacte, elle est arrondie, bien limitée et présente le ballottement rénal, tandis que les limites du phlegmon sont indécises et que la tuméfaction reste toujours nettement lombaire.

Quand la tuberculose rénale s'accompagne d'**abcès tuberculeux périrénal**, ou quand un abcès froid vient fuser autour du rein, le diagnostic est habituellement facile en raison de la marche chronique de ces abcès, sans fièvre et sans réaction douloureuse vive.

Quand le pus a soulevé la paroi au niveau du triangle de J.-L. Petit, on ne confondra pas le phlegmon avec une **hernie lombaire étranglée**, diagnostic sur lequel pourtant insistait Trousseau.

On ne croira pas non plus à un simple **phlegmon lombaire** qui ne s'accompagne pas de symptômes généraux aussi graves, et qui ne se réduit pas à la pression, comme le fait habituellement l'abcès en bouton de chemise provenant du phlegmon périnéphrétique.

B. Les ***phlegmons inférieurs*** sont caractérisés par leurs douleurs spéciales qui se propagent surtout vers la hanche et les organes génitaux. On note aussi la rétraction du testicule, la demi-flexion de la cuisse, avec douleurs vives quand on essaye d'allonger entièrement le membre inférieur.

On conçoit que la **psoïte** peut simuler un semblable tableau clinique, mais dans ces cas la douleur lombaire n'existe pas, et la cuisse ne peut pas être étendue, même à un faible degré.

Certaines **appendicites** à variété lombaire ont des symptômes en tout semblables au phlegmon périnéphrétique à forme inférieure, et nous croyons, pour notre part, que beaucoup d'observations anciennes d'abcès périnéphrétiques n'étaient autre chose que des appendicites suppurées.

C. La ***variété supérieure*** est caractérisée par des douleurs irradiées à l'épaule, de la matité au niveau des derniers espaces intercostaux, des frottements pleuraux, parfois de l'ictère et des vomissements.

Dans ces cas, les **abcès** et les **kystes suppurés du foie** à variété postérieure, les abcès de la vésicule biliaire, les **abcès sous-phréniques**, et mêmes certaines **pleurésies purulentes** pourront être confondus : le siège de la tuméfaction et de la matité, le fait qu'on entend la respiration jusqu'à la base du poumon feront souvent éliminer la pleurésie, mais les différents abcès de cette région seront souvent confondus entre eux.

PRONOSTIC

L'évolution du phlegmon périnéphrétique non opéré est toujours très grave en raison de l'évacuation possible du pus dans les viscères voisins, qui, si elle amène quelquefois la guérison, peut être la source de complications diverses; en raison aussi des accidents infectieux dont le malade est menacé. C'est au niveau des poumons qu'on constate, le plus souvent; les résultats de l'infection, sous forme de congestions pulmonaires, de pneumonies, de broncho-pneumonies, comme Rayer et Trousseau l'avaient déjà signalé, mais on peut constater aussi des manifestations infectieuses au niveau de tous les viscères (cœur, foie, reins) ; quelquefois même des abcès multiples montrent l'existence d'une septicémie généralisée.

Ce pronostic ne s'applique qu'aux phlegmons non opérés, car les malades dont on a évacué le pus à temps guérissent habituellement de leur abcès : on conçoit, dans ces conditions, la grande importance d'un diagnostic précoce qui permet d'intervenir rapidement et de sauver la vie des malades.

J. Castaigne.

ALBUMINURIE

Nous ne ferons qu'un historique sommaire des théories, des doctrines qui ont été émises au sujet de l'albuminurie et de sa valeur séméiologique, car, si nous voulions être plus complet, nous serions obligé de répéter, en grande partie, ce que nous avons dit à propos des néphrites.

Et cependant, au point de vue de la philosophie médicale, il n'est pas un historique plus passionnant, car il nous montre les différentes étapes que parcourt en général le médecin avant d'arriver à connaître exactement la valeur séméiologique d'un symptôme.

Le premier stade est marqué par la découverte de l'albuminurie; le médecin se dit alors : « Le problème des maladies des reins est bien facile : tout malade qui a de l'albumine dans ses urines est atteint de néphrite, et il n'y a pas de néphrites sans albuminurie ! »

Mais des chercheurs consciencieux viennent, montrant que la loi peut être en défaut dans ses deux acceptions ; à partir de ce moment, le médecin, qui ne croit plus au signe pathognomonique dans lequel il avait mis toute sa confiance, le rejette comme un symptôme sans aucune valeur, jusqu'au jour où, mieux renseigné sur l'ensemble des fonctions urinaires, il reconnaît que, si l'albuminurie n'a pas une valeur absolue, elle constitue un signe de première importance.

Et cette histoire schématique des doctrines qui ont eu cours sur l'albuminurie pourrait être reprise pour beaucoup d'autres symptômes.

Il faut que le médecin sache qu'il n'y a pas de signe pathognomonique en médecine. Tout symptôme mérite d'être pris en considération, mais n'a de valeur que s'il est encadré par les autres signes de la maladie, et s'il est pour ainsi dire éclairé par eux.

Si nous étions bien pénétrés de ce principe, nous ne chercherions pas dans un symptôme plus qu'il ne peut nous donner, mais aussi nous ne le rejetterions pas, du fait qu'il a failli à son rôle de signe pathognomonique qu'on n'aurait jamais dû lui reconnaître.

Cette étude — qui sera surtout clinique — nous montrera que l'albuminurie est, sans doute, loin d'avoir les caractères d'un signe pathognomonique des lésions rénales, mais que, éclairé par d'autres symptômes, il conserve une valeur de tout premier ordre et mérite d'être très sérieusement pris en considération.

HISTORIQUE

Cotugno signala le premier dans certaines urines l'existence d'une substance qui se coagule par la chaleur comme le blanc d'œuf chauffé;

depuis cette époque, jusqu'à nos jours, on a émis des opinions bien différentes sur la valeur séméiologique de l'albuminurie.

Quand Richard Bright eut montré le rapport qui existe entre certaines hydropisies et les lésions rénales, on fut porté à voir dans l'albumine urinaire un symptôme de néphrite, jusqu'à ce que Graves, puis plus tard Semmola, soient venus soutenir une opinion diamétralement opposée : ils disaient que ce ne sont pas les lésions rénales qui produisent l'albuminurie; ils admettaient au contraire que la dyscrasie sanguine est la seule cause du passage de l'albumine dans les urines et que la néphrite est due à l'élimination de cette substance, irritante pour les éléments nobles du rein.

Malgré la différence fondamentale des deux opinions, les observateurs étaient d'accord, dans les deux camps, sur ce point que, dans tous les cas où l'on constate de l'albumine dans les urines, les reins présentent des lésions.

Cette loi de coïncidence fut à son tour battue en brèche et l'on essaya de montrer tout d'abord que l'albuminurie peut exister dans l'urine de sujets dont les reins ne sont pas altérés.

Schiff, Vogel, Gubler, Jaccoud admirent au point de vue pathogénique que l'albumine, douée d'un pouvoir osmotique supérieur, et par cela même rendue plus diffusible, peut passer ainsi modifiée dans les urines sans que le rein en ressente les effets. En clinique, on décrivit alors les albuminuries physiologiques, orthostatiques, cycliques et toute une série d'albuminuries dites *fonctionnelles*, au cours desquelles on disait que le rein reste indemne.

En même temps on insista sur ce fait, déjà entrevu par Bright, que certaines formes de néphrites, graves pourtant, peuvent évoluer pendant longtemps sans albuminurie.

C'est d'un tel ensemble de faits que le professeur Dieulafoy tirait la conclusion suivante en 1893 : « L'albuminurie, longtemps considérée comme arbitre souverain, n'a, en somme, qu'une valeur assez secondaire quand il s'agit de spécifier le diagnostic et le pronostic des maladies des reins; elle n'est qu'un pâle satellite de certaines néphrites ; elle n'en est qu'un témoin, et quel témoin ! témoin infidèle, puisqu'il peut faire défaut; témoin trompeur, puisque, si l'on n'était prévenu, il pourrait induire en erreur et faire admettre une néphrite qui n'existe pas. »

Le procès de l'albuminurie était donc fait de main de maître et pour ainsi dire sans appel, car il était démontré surabondamment que le symptôme pris en lui-même n'avait pas une signification clinique précise. Depuis lors, un grand nombre d'auteurs ont repris l'étude de la valeur séméiologique de l'albuminurie, en particulier MM. Talamon et Arnozan dans leurs rapports au Congrès de Nancy, M. Brault dans son article sur les *Maladies des reins*, M. J. Teissier dans son livre sur les *Albuminuries curables*, etc. ; ils ont cherché, non plus à envisager isolément le symptôme albuminurie, mais à grouper autour de lui les circonstances étiologiques qui l'ont commandé et les éléments cliniques qui l'accompagnent : c'est sur cet ensemble que l'on se base pour interpréter la valeur séméiologique de l'albuminurie; mais, alors que les uns, à la suite de Lécorché et Talamon, pensent que toutes les albuminuries sont d'origine rénale, d'autres auteurs, après Gigon, Senator, Leube, Capitan, Châteaubourg, etc., parlent d'albuminuries physiologiques, tandis que d'autres, avec Bouchard, J. Teissier, Merklen, etc., cherchent à établir le groupe des albuminuries fonctionnelles, sans lésion rénale. Nous verrons que, sur ces différents points, il est possible de se faire une opinion ferme, si l'on veut se baser sur la clinique, qui doit nous servir de guide, au lieu d'appeler à son aide la physiologie pathologique et les hypothèses pathogéniques, comme on le fait le plus habituellement.

ÉTUDE CLINIQUE

Les différents travaux dont nous venons de parler ont établi, d'une façon évidente, que — dans la plupart des cas — le symptôme albuminurie, envisagé isolément, n'a aucune valeur au point de vue du diagnostic des lésions ou du pronostic.

Il ne faudrait pas en conclure que l'albuminurie a perdu toute sa valeur clinique.

Qui songe à nier, par exemple, l'importance séméiologique du symptôme ictère ? Et cependant, il n'est pas permis de tirer une conclusion clinique ferme de la seule constatation de la jaunisse prise isolément : il faut savoir dans quelles conditions elle est survenue, quels symptômes l'accompagnent (décoloration des matières, fièvre, etc.), quel est l'état physique et fonctionnel du foie, et c'est de tout cet ensemble de connaissances qu'est déduite la valeur séméiologique de l'ictère.

Nous considérons qu'il en est de même pour l'albuminurie et, loin de lui dénier toute importance séméiologique, nous pensons, au contraire, que c'est un symptôme de premier ordre en pathologie rénale, à condition qu'on ne le considère pas isolément et qu'on en interprète la valeur à la lumière des circonstances étiologiques qui l'ont commandé et des éléments cliniques qui l'accompagnent.

I. **LES CARACTÈRES SPÉCIAUX QUE PEUT AFFECTER L'ALBUMINURIE ONT-ILS UNE IMPORTANCE SÉMÉIOLOGIQUE ?** — Nous n'entrerons pas ici dans le détail de l'examen chimique des urines, de la recherche, du dosage et de la différenciation des diverses albumines, toutes recherches que nous avons exposées déjà.

Nous allons chercher simplement, dans ce premier chapitre, si les caractères spéciaux, propres à chaque cas d'albuminurie, peuvent servir au diagnostic et au pronostic.

Ces caractères peuvent tenir à la quantité, — à la qualité — et au mode d'élimination : nous allons envisager successivement chacun de ces éléments.

1° La QUANTITÉ D'ALBUMINE est une notion dont la valeur est relativement très restreinte : une néphrite légère et rapidement curable peut donner lieu à une albuminurie très abondante, tandis que, en revanche, la néphrite chronique urémigène, dont le pronostic est toujours fatal à plus ou moins longue échéance, s'accompagne d'une albuminurie très minime.

La seule règle séméiologique un peu précise que M. Talamon croit pouvoir tirer de la quantité d'albumine est celle-ci : « Une proportion élevée d'albumine, coexistant d'une manière permanente avec une polyurie de 2 à 4 litres, est toujours d'un pronostic grave. Elle indique soit le gros rein blanc amyloïde, soit l'atrophie rouge à marche rapide, et l'on peut, dès lors, prévoir une terminaison fatale dans un délai plus ou moins proche, mais jamais très éloigné ».

Cette conclusion est vraie pour la majorité des cas, mais il ne faudrait pas l'adopter d'une façon trop absolue, certains malades atteints de la forme de « néphrite chronique albumineuse simple » pouvant présenter 2 à 3 litres d'urine et 3 à 4 grammes d'albumine dans les vingt-quatre heures, sans que pour cela leur pronostic soit très grave.

2° La QUALITÉ DES ALBUMINES a été envisagée comme élément séméiologique au point de vue des propriétés tant physiques que chimiques de ces albumines.

A. La *qualité physique* qui a été le plus étudiée est la **rétractilité** : le professeur Bouchard a montré que, si l'on soumet une urine albumineuse à l'action successive de la chaleur et d'un acide faible, le coagulum obtenu peut ou bien gagner le fond du tube sous forme de grains plus ou moins volumineux (albuminurie rétractile), ou bien rester sous la forme d'un nuage homogène granuleux au niveau de la partie supérieure du tube qui a été seule soumise à l'ébullition (albuminurie non rétractile). M. Bouchard admet que, en présence de la forme non rétractile, on peut éliminer l'idée d'une néphrite et penser que l'albumine a transsudé au travers des tubes urinifères non modifiés ; que si, au contraire, l'albumine est rétractile, cela indique l'existence d'une néphrite.

Depuis que M. Bouchard a énoncé ces lois cliniques, on lui a fait de nombreuses objections : M. Capitan a montré qu'il suffit d'étendre d'eau une urine contenant une albumine rétractile pour en changer immédiatement le caractère ; MM. Lépine et Cazeneuve, M. Rodet ont établi qu'il suffit d'ajouter un peu de sel ou d'acide à une urine albumineuse, pour la rendre, à volonté, rétractile ou non.

Malgré ces critiques, nous croyons — d'après nos constatations personnelles — qu'il faut attacher de l'importance à ce caractère physique de l'albumine. L'adjonction d'eau, d'acides ou de sels peut modifier la qualité physique de l'albumine, nous l'admettons bien volontiers et nous avons pu le constater, mais cela n'enlève rien — à notre avis — à la valeur de la réaction, l'urine devant être examinée telle qu'elle a été émise par le rein et les caractères physiques de rétractilité ou de non-rétractilité tenant à ce que le rein laisse filtrer, selon les cas, en même temps que l'albumine, une plus ou moins grande quantité d'eau, de sels ou d'acides ; la réaction albumineuse varie selon la composition globale de l'urine, qui est elle-même sous la dépendance de l'état lésionnel du rein.

Aussi, sans aller aussi loin, dans nos conclusions, que le professeur Bouchard, pensons-nous que l'albuminurie non rétractile est l'apanage des néphrites passagères et rapidement curables, tandis que l'albuminurie rétractile est constatée dans les urines des malades atteints de néphrites graves.

Les **aspects différents que présente l'urine examinée par le procédé de Gubler-Heller** peuvent avoir une valeur séméiologique, tout au moins approximative, qui a été bien étudiée par M. Talamon.

Dans les cas où il se forme au-dessus du disque d'albumine un anneau net et épais d'acide urique, on peut en déduire le caractère relativement bénin de l'albuminurie, car il s'agit soit d'une albuminurie liée à la néphrite passagère des maladies infectieuses, soit d'une albuminurie cardiaque, soit d'une albuminurie pré-goutteuse.

Si l'acide nitrique donne un précipité blanc très épais, d'un blanc mat, surmontant un anneau marqué d'indican qui diffuse bientôt vers le disque albumineux et le colore en violet, il s'agit là, en général, d'une néphrite chronique des plus grave.

Si le disque albumineux tarde à apparaître et est très minime, et si au-dessous on constate un cercle rose d'uro-hématine, il s'agit ordinairement d'une néphrite chronique urémigène, quoique certaines formes d'albuminuries bénignes constatées chez les jeunes gens puissent donner la même réaction.

B. Les ***qualités chimiques*** de l'albumine n'ont certainement pas la valeur séméiologique que l'on a cherché à leur attribuer naguère. Nous n'insisterons pas sur les différentes variétés d'albuminurie que l'on a essayé de distinguer au nom de la chimie : globuline, sérine, nucléo-albumine, propeptones ou albumoses, peptones, albumine acéto-soluble, etc. Nous ne pouvons pas, à l'heure actuelle, dire quelle est la valeur séméiologique précise de chacune de ces formes d'albuminurie et, pour montrer combien de telles recherches peuvent être sujettes à l'erreur, nous rappellerons la phrase si suggestive de Duclaux : « Je ne veux pas dire qu'il n'y ait qu'une seule matière albuminoïde ; je crois, au contraire, qu'il y en a beaucoup ; mais je crois aussi que l'imagination de l'homme et une mauvaise méthode de travail en ont créé encore davantage, et que les espèces que l'on nous présente comme chimiques sont, le plus souvent, des espèces chimériques. »

Ces restrictions faites, il nous faut cependant dire un mot de la valeur que l'on a attribuée à quelques-unes de ces formes chimiques de l'albuminurie.

La **globuline** et la **sérine** constituent à elles deux la presque totalité des albumines de l'urine où elles se trouvent, en général, dans les mêmes proportions que dans le sang, c'est-à-dire que — chez l'homme tout au moins — la sérine l'emporte sur la globuline, de telle sorte que le quotient albumineux qui s'obtient en divisant le chiffre de la sérine par celui de la globuline varie normalement de 1,5 à 2.

Il y aurait cependant des cas où la globulinurie deviendrait supérieure à la sérinurie, notamment dans les néphrites aiguës (Hoffmann, Senator) et dans la dégénérescence amyloïde (Bartels, Senator). Toutefois, cette dernière affirmation a été contredite par les recherches récentes de MM. Brault, Meillère et Lœper : ces auteurs ayant montré que le rapport entre la sérine et la globuline est normal au cours de l'évolution du rein amyloïde.

Le *quotient albumineux* aurait cependant une certaine valeur pronostique, d'après Lécorché et Talamon, qui ont soutenu que « l'abaissement du quotient albumineux est toujours un signe d'aggravation ; avec un quotient au-dessous de 1, le pronostic devient très grave ».

Mais ces variations du quotient albumineux sont interprétées d'une autre façon par Csatary, pour lequel les variations du rapport sérine-globuline ne peuvent être expliquées ni par la forme de la néphrite, ni par son intensité, ni par des changements de l'état général, mais bien par des modifications de vitesse de la circulation au niveau du glomérule. De telle sorte que, d'après lui, quand le quotient est élevé au cours d'une néphrite, cela signifie que le cœur a conservé toute son énergie ; quand il est faible, on peut en conclure que la circulation en retour est entravée.

Ces divergences dans l'appréciation du quotient albumineux et de sa valeur séméiologique nous montrent, qu'il faut attendre encore des recherches plus précises avant de tirer, de cette étude, une conclusion précise.

La **peptonurie**, depuis qu'elle a été décelée par Miahle, a été décrite dans une série d'affections, ce qui a permis de décrire une forme pyogène qui pourrait survenir dans toutes les suppurations étendues et surtout dans les suppurations des os (Wasermann) et des séreuses (Legroux la signale dans la méningite tuberculeuse) ; une forme entérogène au cours de la fièvre typhoïde et de toutes les ulcérations de l'intestin ; une forme hépatogène consécutive aux cirrhoses, à l'ictère grave, etc. ; une forme hématogène qui comprend les cas que l'on a signalés au cours des maladies infectieuses ou chroniques (peptonurie de la phtisie, sur laquelle a insisté Le Noir) ou des intoxications; une forme puerpérale, etc. L'étude de tous ces cas ne permet pas d'attribuer une valeur séméiologique particulière à la peptonurie, car il semble bien que sous ce nom on ait décrit des substances différentes et en particulier des albumoses et de l'urobiline. Il semble aussi que de nombreux cas d'albuminurie vraie aient pu être pris pour de la peptonurie, parce qu' « une urine albumineuse, abandonnée pendant quelque temps à la température relativement élevée d'une chambre, peut, après fermentations bactériennes, contenir des albumoses et même des peptones ». En réalité, il semble bien prouvé, à l'heure actuelle, que la plupart des cas décrits sous le nom de *peptonurie* ne méritaient pas cette appellation et *l'on doit considérer la peptonurie comme tout à fait exceptionnelle.*

Toutes ces considérations nous montrent l'impossibilité qu'il y a, à l'heure actuelle, d'attribuer à la peptonurie une valeur séméiologique particulière ; si l'on veut y arriver, il faut que des études soient poursuivies dans ce sens, en se servant d'une méthode qui ne puisse laisser place à la critique.

L'**albumosurie** ou **propeptonurie** semble avoir été étudiée d'une façon beaucoup plus précise et il est certain que, comme l'avait montré Bence Jones, elle présente une valeur spéciale au cours des maladies du tissu osseux. On tend même à admettre aujourd'hui qu'une albumosurie abondante et continue est un signe permettant d'établir sûrement le diagnostic de sarcomatose primitive multiple des os ; une observation clinique personnelle nous a montré que, en pareil cas, la constatation de l'albumosurie pouvait vraiment avoir une grande importance.

Mais l'albumosurie a pu être constatée dans une série de circonstances étiologiques tout à fait autres : dans beaucoup de maladies infectieuses, dans certaines affections du tube digestif ou du foie, dans certaines maladies nerveuses.

En somme, on a trouvé l'albumosurie dans toutes les circonstances étiologiques qui peuvent donner naissance à l'albuminurie vraie, si bien que l'on peut se demander si, en faisant abstraction de cas spéciaux, — maladie des os, — ces albuminuries spéciales n'ont pas une valeur séméiologique analogue à celle de l'albuminurie en général.

Et cette opinion est confirmée, dans notre esprit, par ce fait qu'il existe des cas où le même malade présente alternativement de l'albumosurie pure et de l'albuminurie vraie : M. Patein a constaté que, si l'on met au lait des malades atteints de néphrite avec élimination albumineuse abondante, leurs urines peuvent alors contenir différentes formes d'albumose. M. Gérard a rapporté l'observation tout à fait typique d'un malade présentant 15 grammes d'albumine par litre ; sous l'influence du régime lacté, son albuminurie se transforma complètement en albumosurie. Nous avons pu constater personnellement, à plusieurs reprises, la transformation inverse : ce qui nous montre bien que l'albuminurie vraie et l'albumosurie peuvent alterner chez un même malade, et, dans ces cas, l'albumosurie n'a pas une valeur séméiologique différente de celle de l'albuminurie en général.

Nous en dirons autant de deux autres formes chimiques: l'**albuminurie acéto-soluble** décrite par Patein, trouvée dans des cas cliniques par Bar, Menu et Mercier, par Achard, Weill et Gourdet, par Combemale et Desoil ; la **globulinurie massive avec acéto-gélification**, décrite par Chauffard et F.-X. Gouraud. Nous pensons qu'il s'agit là de formes d'albumine dont la particularité n'est due qu'à la composition spéciale de l'urine, et qu'elles n'ont pas une valeur séméiologique autre que l'albuminurie banale.

En ce qui concerne l'albumine acéto-soluble, d'ailleurs, nous l'avons vue fréquemment alterner chez le même malade avec l'albuminurie vraie, et, quand existait la forme acéto-soluble, nous pouvions la faire changer du jour au lendemain en introduisant dans l'alimentation du malade un excès de chlorure de sodium. De même, M. Brault fait remarquer qu'il suffit d'ajouter à l'urine, dont l'albumine est acéto-soluble, un peu de chlorure de sodium, pour que la précipitation de l'albumine se produise et persiste même après l'addition d'acide acétique. « Ce serait donc, conclut-il, une condition physique d'ordre assez banal qui expliquerait le phénomène de l'acéto-solubilité. »

Nous dirons de nouveau, à ce sujet, ce que nous avons dit pour la rétractilité de l'albumine, à savoir que l'urine doit être envisagée telle qu'elle a été émise et que, si les qualités physiques ou chimiques qu'elle présente sont dues à une diminution ou à un excès de certaines substances, cela peut nous indiquer un état particulier de la perméabilité rénale. Dans le cas qui nous occupe, l'albuminurie acéto-soluble semble indiquer que l'urine qui contient l'albumine n'est pas riche en chlorures, par conséquent qu'il y a rétention de ce sel dans l'organisme, renseignement qui n'est pas à négliger, car on sait les conséquences que peut avoir la non-élimination urinaire du chlorure de sodium.

3° ÉLIMINATION CONTINUE OU INTERMITTENTE DE L'ALBUMINURIE. — Depuis la publication du mémoire de Moxon, en 1878, on a attaché une grande importance aux variations quotidiennes de l'albumine et on en a fait la base de la classification de toute une série d'albuminuries, dans lesquelles on a successivement isolé des formes *passagères*, *intermittentes*, *cycliques*, *paroxystiques*, *orthostatiques*, *digestives*, etc.

Nous envisagerons plus tard chacune de ces formes, et nous n'avons ici qu'à nous poser la question de savoir si le fait que l'élimination de l'albumine n'est pas continue présente une valeur séméiologique spéciale.

Tel n'est pas notre avis, et nous avons vu, dans bien des cas, la néphrite urémigène grave donner lieu à de l'albuminurie intermittente; de même, nous savons, depuis les recherches de M. Talamon sur les néphrites saturnines et goutteuses, qu'au début de ces lésions rénales l'albuminurie est toujours intermittente, et ces cas graves ne peuvent pas être comparés à toute une série de formes relativement bénignes constatées chez les enfants et où l'élimination de l'albumine était intermittente; c'est dire, par conséquent, qu'on ne peut tirer aucune déduction diagnostique ou pronostique de ce fait que l'albuminurie n'est pas continue.

II. CIRCONSTANCES ÉTIOLOGIQUES QUI ONT COMMANDÉ L'APPARITION DE L'ALBUMINURIE. — Nous venons de montrer, par toute une série d'exemples, que la valeur séméiologique de l'albuminurie ne pouvait pas être déduite de la seule présence de l'albumine, non plus que de ses propriétés physiques ou chimiques. Il faut, de toute nécessité, tenir compte des éléments cliniques surajoutés, parmi lesquels aucun n'a l'importance des circonstances étiologiques qui ont commandé l'apparition de l'albuminurie.

A ce point de vue, nous allons envisager successivement les albuminuries selon qu'elles apparaissent et évoluent d'une façon aiguë ou qu'elles se comportent comme une maladie chronique.

A. — *Albuminuries aiguës.*

Sous ce nom, nous comprendrons tous les cas dans lesquels l'albuminurie fait son apparition d'une façon brusque, soit en même temps que les symptômes d'une intoxication ou d'une infection aiguë, soit avec une série de signes morbides qui permettent de dire qu'on a affaire à une néphrite aiguë, sans qu'on puisse en préciser la cause.

Nous étudierons donc successivement l'albuminurie des maladies infectieuses et toxiques aiguës, puis celle de la néphrite aiguë, que nous appellerons *primitive*, pour spécifier que la cause a passé inaperçue ou est ignorée. Nous nous demanderons ensuite si ces albuminuries aiguës peuvent persister et passer à l'état chronique.

1° ALBUMINURIE DES INFECTIONS ET DES INTOXICATIONS AIGUËS — On peut dire, en thèse générale, que toutes les infections et intoxications aiguës peuvent s'accompagner d'albuminurie, mais sous des formes variables dont chacune présente une valeur pronostique spéciale.

On s'est demandé, tout d'abord, dans quelles proportions l'albuminurie apparaît dans les infections, et pendant longtemps on fut persuadé que c'était seulement l'apanage des infections graves. Mais Gubler, puis M. A. Robin, montrèrent que tout au moins dans la fièvre typhoïde l'albuminurie est constante, et la même démonstration fut faite pour la pneumonie. MM. Lécorché et Talamon généralisèrent alors, en admettant que « l'albuminurie est constante dans les maladies fébriles, pourvu qu'on se donne la peine de la rechercher systématiquement et non, comme on le fait habituellement, une ou deux fois, par hasard, au moment de l'entrée du malade à l'hôpital ». Cette opinion est exacte, en ce sens que toute maladie infectieuse fébrile peut donner lieu à l'albuminurie ; mais il est des maladies où elle est plus fréquente que dans d'autres, et à ce point de vue nous adoptons, dans ses grandes lignes, la classification suivante de M. Brault : Les maladies qui donnent lieu aux formes les plus franches sont la fièvre typhoïde, la grippe, la pneumonie, la diphtérie ; on peut les placer sur le même plan, au point de vue de la fréquence et de l'abondance de l'albuminurie. Sur un second plan, on rangera la scarlatine, puis, plus loin encore, le rhumatisme articulaire aigu, la rougeole, la variole ; enfin, sur un plan plus reculé, les amygdalites, les oreillons, la varicelle.

Ce que nous venons de dire au sujet des infections, nous pourrions le répéter textuellement au sujet des intoxications aiguës : aussi nous bornerons-nous à dire que toutes peuvent produire l'albuminurie, mais que certaines, telles que l'intoxication par la cantharidine ou le sublimé, la provoquent d'une façon plus certaine et plus intense.

Ce qui est surtout capital, au point de vue séméiologique, dans les cas de ce genre, c'est d'étudier la forme et l'évolution de l'albuminurie.

La plupart du temps, l'albumine apparaît au moment de la période d'état de la maladie ; elle ne s'accompagne pas d'autres modifications urinaires que de celles qui sont commandées par la maladie infectieuse elle-même. En général, cette albuminurie disparaît au moment de la convalescence : c'est l'albuminurie due aux néphrites passagères des infections et des intoxications atténuées.

Mais il peut se faire que l'albuminurie soit d'emblée plus grave et se complique rapidement d'oligurie et d'anurie entraînant la mort : il s'agit alors de néphrites suraiguës, dans lesquelles c'est l'anurie et non l'albuminurie qui commande le pronostic.

Dans d'autres cas, l'albuminurie est associée à toute une série d'autres symptômes (diminution de la quantité des urines, œdèmes, symptômes d'urémie) qui permettent d'affirmer qu'il s'agit d'une néphrite aiguë proprement dite.

A la suite de ces intoxications ou infections aiguës, l'albuminurie persistera quelquefois et nous verrons tout à l'heure la valeur pronostique des faits de ce genre.

2° Les NÉPHRITES AIGUËS PRIMITIVES OU « A FRIGORE » s'accompagnent d'une albuminurie analogue à celle des néphrites secondaires aux maladies infectieuses. C'est dire que ce n'est pas la présence de l'albumine, même en abondance, qui suffit pour spécifier ce diagnostic ; c'est la présence de globules rouges et de cylindres dans les urines, c'est l'existence d'œdèmes et de symptômes d'insuffisance rénale en dehors de toute maladie infectieuse ou toxique bien caractérisée, qui entraînent à porter le diagnostic de néphrite aiguë primitive.

3° ÉVOLUTION DES ALBUMINURIES AIGUËS. — Si l'albuminurie ne permet pas, à elle seule, de spécifier la forme de néphrite aiguë à laquelle on a affaire et s'il faut faire appel à toute une série d'éléments surajoutés, en revanche, au moment de la convalescence des maladies aiguës, l'albuminurie peut prendre une importance de premier ordre.

Nous rappellerons simplement, pour mémoire, que les néphrites aiguës peuvent causer la ***mort par urémie*** ou tout au contraire ***guérir complètement***. Entre ces deux évolutions extrêmes, il y a des ***guérisons incomplètes*** où l'albuminurie est, en général, un symptôme de grande valeur, quelquefois même le seul.

Il arrive, dans un **premier ordre de faits**, que **l'albuminurie qui persiste soit liée à une néphrite chronique** ressemblant à celles dont nous parlerons dans le chapitre suivant.

Mais, dans le second ordre de faits, qui seuls nous intéressent ici, **l'albuminurie constitue le seul signe.** Ce sont parfois des albuminuries intermittentes affectant les types qu'on a décrits sous le nom d'albuminuries *physiologique*, *digestive*, *cyclique*, *orthostatique*, etc. Ces albuminuries doivent être recherchées, parce qu'elles passeraient inaperçues si l'on se contentait de chercher l'albumine dans les urines totales ou dans celles du matin.

Dans d'autres cas, l'albuminurie est permanente et à faible dose, le changement de régime ou d'hygiène ne parvenant pas à faire varier la quantité d'albumine (albuminurie résiduale).

Enfin, il peut se faire que l'albuminurie soit permanente, mais varie en quantité avec les modifications du régime.

Toutes ces albuminuries — que nous appelons *persistantes*, parce qu'elles suivent les toxi-infections aiguës et peuvent durer des mois et des années — ont un caractère commun, celui de ne se traduire par aucun signe autre que la présence d'albumine dans les urines. On a voulu cependant leur attribuer un pronostic différent selon les cas et l'on a soutenu pendant longtemps que les albuminuries à type cyclique, orthostatique, etc., n'avaient aucune gravité et n'indiquaient pas une lésion rénale ; nous aurons l'occasion de revenir sur ce point. En revanche, on reconnaissait que les albuminuries permanentes, dont la quantité variait selon le régime, étaient d'origine rénale et avaient un pronostic réservé.

Au contraire, si l'on en croit les descriptions de Bard, de Cuffer et Gastou, de Teissier, les albuminuries persistantes et fixes, nommées encore *résiduales*, ont un pronostic bénin et sont compatibles avec une très longue existence.

Nous rejetons cette division qui tend à séparer d'une façon trop absolue les différentes albuminuries *persistantes*, qui, en réalité, ont toutes une pathogénie identique, mais répondent sans doute à des lésions plus ou moins étendues.

Il nous semble beaucoup plus juste de dire que toute albuminurie persistante, à la suite d'une infection ou intoxication aiguë, est l'indice d'une altération persistante des reins, mais que l'on peut établir des degrés dans la gravité de ces albuminuries.

La gravité est au maximum, si l'albuminurie s'accompagne de symptômes d'urémie ou bien si elle évolue en même temps que des œdèmes, des hydropisies et de l'asthénie cardiaque.

Moins graves sont les faits dans lesquels l'albuminurie, qui est le seul symptôme, diminue par le régime lacté et augmente dès qu'on modifie l'hygiène ou le régime alimentaire.

Plus bénins encore sont les cas dans lesquels l'albumine persiste encore permanente, mais à un taux fixe, malgré les changements de régime.

Enfin, les cas d'albuminuries cycliques, digestives, orthostatiques, qui succèdent aux toxi-infections aiguës, ont tendance à disparaître vite, mais il reste encore après eux une *débilité rénale* que l'on peut mettre en lumière par les signes que nous avons indiqués.

On comprend, dès lors, combien l'étude des albuminuries persistantes présente d'importance en clinique ; on peut, selon leur séméiologie différente, en tirer des indications pronostiques variées, mais on doit aussi se souvenir que toutes ces albuminuries persistantes — quelle qu'en soit la forme — indiquent une altération du rein et peuvent faire redouter, pour l'avenir, l'évolution d'une néphrite chronique qui a d'autant plus de chance de se produire que la forme d'albuminurie sera plus élevée dans l'échelle de gravité, et aussi que le malade sera soumis à de plus nombreuses infections ou intoxications.

C'est ainsi, par exemple, que de deux malades appartenant, l'un à la catégorie des albuminuries permanentes et variables, l'autre à la classe des albuminuries intermittentes post-infectieuses, c'est, d'une façon générale, le premier qui sera le plus menacé de l'évolution ultérieure d'une néphrite chronique. Mais si, des deux malades, le second seul est exposé à une intoxication légère continue mais répétée, le danger sera beaucoup plus menaçant pour lui.

Cette notion, que nous a permis d'acquérir notre étude sur la débilité rénale héréditaire ou acquise, est, selon nous, de toute importance et montre combien il serait imprudent de conserver aux albuminuries intermittentes ou résiduales le pronostic bénin qu'on avait voulu leur reconnaître dans tous les cas. Elles sont bénignes en général, sans doute, mais à condition que le malade ne soit pas exposé aux infections ou aux intoxications; car, dans ce cas, l'évolution vers la néphrite chronique doit être redoutée, alors même que ces toxi-infections seraient considérées comme trop légères pour provoquer des lésions dans un rein normal.

B. — *Albuminuries chroniques.*

Sous ce nom, nous comprendrons tous les cas dans lesquels l'albuminurie, apparue à bas bruit sans qu'on la soupçonne, ou ayant persisté à la suite d'une maladie infectieuse, se maintient d'une façon permanente à l'état de symptôme, isolé parfois, mais le plus souvent accompagné de toute une série de signes qui dépendent aussi de la maladie rénale.

De même que tout à l'heure nous avons envisagé successivement les albuminuries des maladies aiguës, puis celles de la néphrite aiguë dite *primitive*, de même dans ce chapitre nous allons étudier dans un paragraphe à part les albuminuries des néphrites chroniques envisagées en elles-mêmes, indépendamment de la cause qui leur a donné naissance, que cette étiologie ait été ignorée — ce qui est fréquent — ou qu'elle ait cessé d'agir sans que pour cela la néphrite chronique ait cessé d'évoluer. Nous étudierons ensuite les cas d'albuminurie qui peuvent survenir au cours des maladies chroniques et nous aurons à nous demander quelle est la valeur séméiologique et pronostique de chacun de ces cas d'albuminurie.

1° ALBUMINURIES DES NÉPHRITES CHRONIQUES. — L'étude de l'albuminurie peut donner des renseignements très utiles au cours des néphrites chroniques, qu'elle permet tout au moins de classer.

Il est classique, en effet, d'opposer les deux formes principales, en montrant combien l'albuminurie varie dans ces deux cas.

Dans la **néphrite chronique hydropigène**, caractérisée surtout par de l'anasarque, des œdèmes séreux et viscéraux, de l'asthénie cardio-vasculaire, l'albuminurie est toujours très abondante, en même temps que les urines sont rares et la perméabilité rénale sensiblement normale.

Dans la **néphrite chronique urémigène**, au contraire, l'album nurie peut manquer, et, si elle existe, c'est sous forme de traces, à moins que, cependant, il y ait une complication surajoutée de congestion active ou passive qui est indiquée justement par l'augmentation passagère de l'albuminurie.

Et si cette élimination particulière de l'albumine ne suffisait pas, dans un cas donné, pour différencier cette forme de néphrite de la précédente, on s'appuiera toujours, pour faire ce diagnostic, sur les autres caractères de l'urine (polyurie, densité faible, imperméabilité rénale) et sur le syndrome cardio-artériel (hypertension artérielle, hypertrophie du cœur, bruit de galop).

Mais ces deux formes n'épuisent pas toutes les variétés d'albuminurie que l'on peut attribuer à une néphrite chronique.

Nous avons décrit, sous le nom de ***néphrites albumineuses simples***, des cas dans lesquels le seul symptôme de la néphrite chronique est l'albuminurie, indépendante de tout œdème et de tout signe d'insuffisance rénale. Ce sont les faits de ce genre que M. Dieulafoy avait mis en relief sous le nom d'*albuminuries non brightiques*. Nous avons montré que, en réalité, ce type clinique était lié à une néphrite chronique, superficielle et bénigne en général, mais pouvant cependant évoluer vers les formes plus graves.

Quoi qu'il en soit, il faut retenir, au point de vue clinique et pronostique, que si l'on constate une albuminurie abondante et persistante, sans qu'on puisse déceler une cause actuelle du passage de l'albumine dans l'urine et sans qu'on puisse trouver d'autre signe de néphrite, on doit faire le diagnostic de néphrite chronique albumineuse simple et porter un pronostic relativement bénin.

A cette forme bénigne, il faut opposer la ***dégénérescence amyloïde***, dont le signe capital est aussi l'albuminurie, mais une albuminurie considérable atteignant et dépassant 10 grammes à 15 grammes. En même temps, les urines sont généralement abondantes et le malade présente des suppurations d'ancienne date, tous caractères qui permettront de ne pas penser à l'albuminurie de la néphrite chronique albumineuse simple.

Plus tard, l'urine diminue, les œdèmes apparaissent, on pourrait alors supposer qu'il s'agit de néphrite hydropigène, mais le diagnostic de dégénérescence amyloïde est affirmé par la diarrhée, la grosse rate et le gros foie.

Ajoutons enfin qu'une série de ***maladies chroniques des reins*** peuvent produire de l'albuminurie, sans parler cependant de la syphilis et de la tuberculose sur lesquelles nous reviendrons.

Dans le *cancer du rein*, l'albuminurie était considérée comme rare, en dehors de l'hématurie, mais les recherches systématiques d'Albarran ont montré que le rein opposé à celui qui est atteint de cancer présente souvent des lésions de néphrite et qu'en clinique d'ailleurs on constate assez fréquemment l'albuminurie au cours de l'évolution du cancer.

Cela ne veut pas dire que l'albuminurie puisse être un signe important pour le diagnostic du cancer, mais, en revanche, on ne pourra pas éliminer ce diagnostic par ce seul fait qu'une urine non sanglante contient de l'albumine.

Dans le *rein flottant* et l'*hydronéphrose*, on a pu signaler de l'albuminurie pouvant affecter la forme orthostatique ou intermittente, quelquefois même le type de l'albuminurie continue. Il existe, dans ces derniers cas, une véritable néphrite chronique qui est due — comme nous l'avons montré avec Rathery — à ce que le rein primitivement lésé envoie dans le sang des substances néphrotoxiques qui vont altérer l'autre rein.

Les *pyélo-néphrites* d'origine ascendante peuvent aussi s'accompagner d'albuminurie chronique. La présence du pus servira à les spécifier, tout au moins au début et dans les cas aigus, car il faut bien savoir que, si l'infection est lente, elle peut donner des lésions chroniques sclérogènes, qui évoluent comme une néphrite chronique urémigène aussi bien au point de vue de l'albuminurie que des autres symptômes.

Nous venons de passer en revue les cas d'albuminurie qui sont liés à des maladies chroniques des reins et en particulier aux néphrites chroniques bien constituées, dont on ne peut pas savoir le plus souvent — au moment où l'on observe les malades — quelle est la cause qui les a produites.

En dehors de ces cas d'albuminurie, il arrivera fréquemment, en clinique, d'observer des sujets qui présentent de l'albuminurie au cours de maladies chroniques toxiques ou infectieuses chroniques.

Ce sont ces faits que nous allons passer en revue en cherchant quelle valeur pronostique présente l'albuminurie au cours de chacun d'entre eux. Nous verrons que, dans la plupart des cas, ils se rapportent soit à une des formes de néphrite que nous venons d'étudier, soit à l'albuminurie par stase, dont il nous faut préciser maintenant les caractères.

2° ALBUMINURIES D'ORIGINE CIRCULATOIRE. — On peut dire, d'une façon générale, que le moindre trouble de la circulation rénale détermine de l'albumine : c'est ainsi qu'expérimentalement il suffit de comprimer la veine rénale, même très légèrement, ne serait-ce qu'une seconde, pour que l'albumine apparaisse dans l'urine de l'animal en expérience.

Il n'est donc pas étonnant que, en clinique, on puisse voir apparaître l'albuminurie sous l'influence de troubles circulatoires, même très légers. Le type le plus parfait de ces albuminuries est celle qu'on observe au cours de la dilatation cardiaque, quelle qu'en soit la cause, mais nous étudierons aussi, à ce sujet, certaines *albuminuries d'origine vaso-motrice* qui méritent d'en être rapprochées.

Disons tout de suite que ces ***albuminuries vaso-motrices*** n'ont pas une grande importance au point de vue clinique, en ce sens que l'albuminurie n'a, dans ces cas, aucun retentissement sur la santé générale, et ne présente pas, par elle-même, de valeur pronostique grave. Aussi ne ferons-nous que signaler ces cas, sans insister à leur sujet.

Dans un premier groupe, on peut ranger l'albuminurie qui survient au cours des hémorragies cérébrales, des traumatismes craniens avec ou sans fracture, etc. ; le point de départ du réflexe vaso-moteur est, dans ces cas, d'origine centrale.

D'autres fois, l'albuminurie apparaît à la suite d'excitations nerveuses périphériques, par exemple à la suite d'irritations cutanées par les frictions de térébenthine, de styrax, de pétrole, etc.

Nous envisagerons à part les cas d'albuminuries post-épileptiques, car elles peuvent avoir un grand intérêt au point de vue du pronostic. L'albuminurie est, en effet, la règle à la suite d'une crise de grand mal comitial. Si l'on ignorait cette notion clinique, on pourrait porter le diagnostic d'urémie, en présence de crises éclamptiques suivies de l'émission d'urine albumineuse. La seule présence de l'albumine ne devra donc pas servir au diagnostic différentiel des deux affections : beaucoup plus importante sera la persistance de l'albuminurie et la constatation des syndromes urinaire et cardio-artériel, spéciaux à la néphrite chronique urémigène.

L'***albuminurie cardio-vasculaire proprement dite*** apparaît chaque fois qu'il y a stase veineuse, ralentissement du courant sanguin et abaissement de la pression glomérulaire, et ces conditions se trouvent remplies non seulement dans les maladies primitives du cœur, mais encore dans les affections pulmonaires à retentissement cardiaque et dans toutes les affections organiques qui peuvent retentir sur le cœur droit en le dilatant.

Cette albuminurie est **passagère** et disparaît dès qu'on réussit à relever la tonicité du myocarde. Elle n'a, tant qu'elle n'est pas permanente, aucune valeur pronostique propre, même si elle est très abondante, car elle indique toujours un état de stase que la dyspnée, la congestion passive du poumon, l'œdème des membres inférieurs, l'hypotension artérielle suffiraient à spécifier.

Où l'albuminurie prend vraiment une valeur séméiologique, c'est **quand elle persiste entre les crises d'asystolie.** Elle annonce que les reins présentent des lésions chroniques, sans qu'on puisse spécifier si le petit rein contracté est l'aboutissant direct de la stase, ou s'il a fallu une cause toxique ou infectieuse surajoutée.

Il existe une forme d'albuminurie cardiaque qu'il est encore nécessaire de signaler au point de vue clinique, c'est **celle qui coexiste avec l'insuffisance aortique**. Dans ces cas, d'après M. Talamon, il ne s'agit pas d'une stase rénale et le pronostic est tout à fait spécial.

La symptomatologie est, d'ordinaire, celle d'une néphrite hémorragique subaiguë. Le début est marqué par une anasarque plus ou moins prononcée, avec urines d'abord rares et sanguinolentes. L'anasarque s'amende par le repos et le traitement; les urines augmentent, mais restent albumineuses et sanglantes jusqu'au bout. La mort survient avec des accidents urémiques, dyspnéiques ou comateux; la durée ne dépasse pas trois ou quatre mois, et à l'autopsie les reins sont volumineux, de consistance molle, à surface lisse, bigarrée de rouge et de gris. Il semble donc, d'après ces faits bien mis en lumière par M. Talamon, qu'une albuminurie hémorragique persistante venant compliquer une insuffisance aortique est toujours d'un pronostic grave.

Nous venons d'insister sur cette forme d'albuminurie des aortiques d'abord parce qu'elle a une grande importance en clinique, mais aussi parce qu'elle montre bien que *toute albuminurie qui survient chez un cardiaque n'est pas forcément due à la congestion passive du rein*. Elle peut tenir, comme dans le cas que nous venons d'étudier, à ce qu'une néphrite subaiguë est venue se surajouter à une cardiopathie.

De même, dans les endocardites malignes, elle peut être due à des embolies septiques. De même, dans les maladies du cœur gauche, elle peut être produite par des infarctus du rein.

C'est dire, par conséquent, que même au cours d'une maladie cardio-artérielle, et à plus forte raison au cours d'une maladie générale, ou même d'une néphrite pouvant gêner la circulation en retour, on pourra être amené à se demander *quels signes permettent de dire que l'albuminurie est d'origine cardiaque*.

Dans les cas typiques, ce diagnostic sera facile à faire, en se basant, non pas seulement sur les caractères de l'albumine, mais sur ceux de l'urine prise dans sa totalité. Les urines sont, en effet, rares, hautes en couleur, troubles, et de plus elles laissent former un abondant dépôt d'urates sur les parois du vase. La densité est élevée et le point cryoscopique est à $-2°$ ou au-dessous, mais cependant les valeurs $\frac{\Delta V}{P}$, $\frac{\delta V}{P}$ et $\frac{\Delta}{\delta}$ (de la formule Claude et Balthazard) sont peu élevées et d'autant plus faibles que la circulation est plus ralentie. L'épreuve du bleu montre une élimination normale; enfin, l'examen chimique des urines permet d'y constater, en outre de l'albumine, des pigments biliaires normaux ou modifiés et des urates en abondance.

Un tel syndrome urinaire ne permet pas le doute quand il est typique, mais il existe des cas mixtes d'albuminurie « cardio-rénale », dans lesquels il est bien difficile de faire la part de chacun des facteurs et de savoir quel est l'organe primitivement atteint.

Maintenant que nous connaissons ces types différents d'albuminurie d'origine rénale et d'origine cardiaque, il va nous être facile de montrer que toutes les albuminuries constatées au cours des maladies chroniques répondent à l'un ou à l'autre de ces types; mais le clinicien devra chercher, dans tous les cas que nous allons passer en revue, si l'albuminurie est d'origine circulatoire ou si elle appartient à l'un quelconque des types de néphrite chronique que nous avons décrits.

3° ALBUMINURIES DES MALADIES INFECTIEUSES CHRONIQUES. — Nous pourrions signaler ici toutes les maladies infectieuses chroniques qui — au même titre que les formes aiguës — peuvent toutes s'accompagner d'albuminurie. Nous retiendrons simplement les maladies qui, le plus souvent, provoquent l'albuminurie : la tuberculose, la syphilis, le paludisme, les suppurations prolongées.

— La ***tuberculose*** donne lieu à des formes variables d'albuminurie, mais si l'on envisage non pas la forme clinique, mais l'albuminurie en elle-même, on sera frappé du nombre de tuberculeux qui en présentent. Si l'on examine 100 bacillaires pris au hasard, dans un service, on trouvera qu'un tiers au moins présentent de l'albumine dans leurs urines, et si l'on suit, à ce point de vue spécial, plusieurs tuberculeux qui, au premier examen, n'avaient pas d'albuminurie, on verra qu'ils en auront à un moment ou à un autre de leur évolution. Aussi M. Talamon a-t-il pu dire qu' « il n'est pas un seul phtisique qui ne soit albuminurique, ne serait-ce que d'une façon minime et peu durable ».

C'est que toutes les causes de l'albuminurie se trouvent réunies chez eux : infection par le bacille de Koch et par des microbes surajoutés, suppurations prolongées, auto-intoxications multiples, intoxications médicamenteuses, quelquefois gêne de l'hématose entraînant des troubles circulatoires.

Mais il ne suffit pas de connaître la fréquence de l'albuminurie tuberculeuse; il faut encore en préciser les formes morbides que l'on peut ramener à cinq types principaux :

a. **L'albuminurie pré-tuberculeuse**, mise en relief par le professeur Teissier, se caractérise de la façon suivante : c'est une albuminurie habituellement intermittente, à prédominance matinale, perceptible au réveil, contrairement à la règle; les urines sont plutôt décolorées, faiblement acides, de densité assez élevée, riches en sels et surtout en phosphates.

Elle fait son apparition chez des jeunes gens, plus ou moins longtemps avant les premiers symptômes de la tuberculose, et disparaît fréquemment alors que la phtisie se confirme; elle permettrait d'ailleurs, dans ces cas, de porter un pronostic grave, la tuberculose qui évolue chez de tels sujets ayant ordinairement une marche rapide.

Assez souvent aussi l'albuminurie ne cesse pas, alors que les signes de phtisie se confirment, et l'on peut constater une des autres formes que nous allons décrire.

b. L'**albuminurie banale des tuberculeux** est une albuminurie peu abondante accompagnée d'aucune autre modification de l'urine et qui peut être liée à une néphrite passagère ou à un trouble circulatoire léger.

Toutefois M. André Jousset a montré que dans les cas où l'albuminurie survient par poussées en même temps que des accès de fièvre, il y a tout lieu d'incriminer une phase de bacillémie tuberculeuse. On trouve d'ailleurs généralement, à ces périodes-là, des bacilles de Koch dans les urines.

c. L'**albuminurie hémorragique continue** est, d'après M. Talamon, une forme toujours très grave. Il ne faut pas la confondre avec les hématuries passagères qui sont symptomatiques d'une tuberculose rénale : c'est une albuminurie hémorragique durable.

Les urines, dans ces cas, ont une teinte rouge sanguinolente continue ; le sang est intimement mélangé à l'urine et l'on trouve de nombreuses hématies par centrifugation. La quantité d'albumine varie, en général, entre 1 gramme et 2 grammes, le taux des urines est au-dessous d'un litre. A ces signes s'ajoutent quelquefois de l'œdème des membres inférieurs et des signes d'urémie lente gastro-intestinale ou nerveuse.

Il s'agit, alors, comme les autopsies l'ont montré, de néphrites évoluant selon le type subaigu.

Il peut se faire quelquefois que ces mêmes néphrites, évoluant chez les tuberculeux, donnent lieu au type que nous avons décrit sous le nom de *néphrite chronique hydropigène*. Cette notion avait été déjà mise en relief par Rayer, mais dans ces dernières années MM. Landouzy et Léon Bernard ont eu le mérite de montrer que beaucoup de ces formes de néphrites sont dues à des tuberculoses atténuées en apparence et qui pourraient passer inaperçues — comme dans le cas que nous avons publié avec M. Marcel Labbé — si l'on ne recherchait pas avec soin tous les signes révélateurs de la tuberculose.

d. Dans de nombreux cas, l'albuminurie est en très grande abondance et les urines sont augmentées ; il s'agit habituellement de la **dégénérescence amyloïde**, si fréquente chez les tuberculeux.

e. Enfin, **l'albuminurie pourra être pyurique**, en ce sens que l'on constatera que l'urine est uniformément trouble et que la centrifugation permettra de déceler une grande quantité de globules de pus ; il s'agit alors de pyélo-néphrite tuberculeuse.

— La ***syphilis*** peut donner lieu à deux formes principales d'albuminurie, qui peut être précoce, ou tardive.

a. **L'albuminurie syphilitique précoce** est contemporaine des accidents de la période secondaire. Elle est remarquable par son extrême abondance, et s'accompagne fréquemment d'œdèmes et d'accidents urémiques. Elle peut guérir, cependant, si le traitement est institué à temps et d'une façon intensive.

Il est des cas, cependant, où l'on n'enraye pas les accidents et où la mort survient au milieu de phénomènes urémiques ; on trouve alors — comme dans un cas de M. Chauffard — des lésions de néphrite suraiguë.

Dans d'autres cas, malgré le traitement, l'albuminurie persiste, abondante. Il n'y a pas lieu alors de prolonger trop longtemps un traitement intensif, car il peut se faire, comme l'a montré M. Chauffard, que la néphrite ne soit pas d'origine spécifique, quoique le malade ait la syphilis.

b. **L'albuminurie tardive** est liée habituellement à la dégénérescence amyloïde, dont elle présente tous les signes. On devra cependant rechercher s'il n'existe pas de signes de néphrite chronique urémigène isolée ou associée à l'amyloïde, la sclérose syphilitique du rein pouvant exister.

c. Nous devons signaler aussi la possibilité d'**albuminurie liée à la syphilis héréditaire**. Il est intéressant, à ce point de vue, de signaler des faits analogues à ceux qu'a publiés Bradley : un enfant syphilitique, âgé de quatre mois et demi, était atteint d'albuminurie avec anasarque ; il fut guéri par le traitement spécifique.

M. Talamon rapproche de ces cas les faits publiés par Coupland et par lui-même : il s'agit d'enfants syphilitiques héréditaires, à l'autopsie desquels on trouva des lésions de néphrite chronique. « N'est-il pas vraisemblable, conclut M. Talamon, que l'albuminurie existait dès le jeune âge et n'est-il pas juste de penser que si, la nature syphilitique de cette albuminurie connue ou soupçonnée, le traitement spécifique avait été institué, l'évolution de la néphrite aurait été arrêtée avant d'aboutir à l'atrophie ou à des altérations irrémédiables? »

— Le ***paludisme*** provoque aussi des formes d'albuminurie qui ont un pronostic différent selon les cas. On a, d'ailleurs, beaucoup moins l'occasion de les observer dans nos climats que les albuminuries précédemment décrites.

a. **Au moment des accès intermittents**, on peut constater de l'albuminurie qui disparaît en vingt-quatre ou quarante-huit heures, et qui a la même valeur que toutes les néphrites passagères des toxi-infections aiguës.

b. Quelquefois, **l'accès pernicieux provoque de l'albuminurie, accompagnée le plus souvent d'hématurie ou d'hémoglobinurie.** Les altérations du rein sont très profondes dans ces cas et les malades meurent souvent anuriques ou avec tous les accidents de l'urémie aiguë.

c. On peut enfin constater des **albuminuries permanentes** qui sont liées à une néphrite subaiguë ou chronique, dont le médecin devra rechercher les différents signes révélateurs.

— Les ***suppurations prolongées*** donnent aussi lieu à des albuminuries abondantes avec polyurie qui sont liées, d'une façon habituelle, à la dégénérescence amyloïde dont elles présentent le grave pronostic.

4° ALBUMINURIES DES INTOXICATIONS CHRONIQUES. — Sous ce nom, nous étudierons les principales formes d'albuminurie qui sont dues aux intoxications d'origine exogène ou endogène, et en particulier le saturnisme, la goutte, le diabète, la grossesse.

— Le ***saturnisme*** est une des intoxications lentes dont l'action sur le rein a été le plus étudiée, et cependant certains auteurs ont cru pouvoir affirmer que l'albuminurie était fort rare (Veron, Gaucher). Mais M. Talamon a montré que si l'on fait l'examen fractionné des urines on rencontre très fréquemment de l'albumine chez les saturnins qui, dans le cours de l'évolution de leur maladie, peuvent présenter toutes les formes cliniques qui ont été décrites.

L'*albuminurie transitoire ou intermittente* est surtout fréquente chez les saturnins encore jeunes, mais elle se rencontre aussi chez les saturnins âgés qui ont tous les signes du petit rein contracté.

L'intermittence n'a donc, pas plus ici qu'ailleurs, de valeur pronostique précise ; toutefois, si le malade est jeune et travaille depuis peu dans le plomb, on peut espérer qu'il guérira de son albuminurie, à la condition qu'il change de profession et ne s'expose plus à l'absorption continue du plomb.

L'albuminurie peut devenir permanente à l'occasion d'une colique de plomb, ou même être et rester permanente en dehors de toute poussée aiguë. Tant qu'il n'y a que de l'albuminurie sans œdème, sans hypertrophie cardiaque, sans symptômes de petite urémie, le pronostic n'est pas encore grave.

Il le devient quand le malade, qui travaille dans le plomb depuis de longues années et qui n'a que des traces d'albumine, présente, en revanche, de l'hypertrophie du cœur et des signes d'urémie atténuée. L'albuminurie est fonction, dans ces cas, du petit rein rouge contracté, et, même si la présence de l'albumine n'était pas constatée, les autres signes permettraient d'affirmer qu'il existe une néphrite urémigène, dont le pronostic est toujours grave.

Ainsi donc, l'albuminurie est un symptôme de toutes les périodes de l'intoxication saturnine, mais en fait, comme le dit M. Talamon, « 'élément principal du pronostic nous est donné par la durée de l'intoxication professionnelle et, les quantités d'albumine restant les mêmes, nous sommes autorisés à conclure que la lésion causale de l'albuminurie est d'autant plus grave que l'intoxication est plus ancienne ».

— La **goutte** présente des formes d'albuminurie qui *mériteraient les mêmes développements que le saturnisme*; aussi, pour ne pas nous répéter, n'insisterons-nous pas sur la gravité variable de l'albuminurie goutteuse, selon la période de la goutte à laquelle les malades sont arrivés, car, comme pour le plomb, on a décrit une albuminurie du début ou même pré-goutteuse qui est minime et intermittente ; elle peut devenir et rester permanente à la suite de crises de goutte aiguë ; enfin, l'albuminurie du petit rein goutteux coexiste avec tous les signes de la néphrite chronique urémigène.

En dehors de ces formes cliniques de l'albuminurie goutteuse, il nous faut insister sur certains caractères mis en relief par M. Talamon et qui ont une grande importance au point de vue du pronostic.

Une *première variété* est caractérisée par ce fait que les urines sont celles que l'on rencontre chez tout goutteux azoturique avec de l'albumine en plus, c'est-à-dire qu'elles ont une abondance moyenne ou un peu augmentée, qu'elles sont fortement acides, très denses, hautes en couleur, riches en urée, en acide urique, en acide phosphorique et en principes minéraux.

Tant que les urines conservent ces caractères, on peut admettre que la néphrite est peu étendue ou fonctionnellement compensée et que, dès lors, il n'y a pas d'accidents immédiats ou prochains à redouter, du fait même de la lésion rénale.

Dans une *seconde variété*, il faut ranger les cas dans lesquels les urines sont pâles, aqueuses, abondantes, de faible densité, pauvres en urée et en acide urique ; le pronostic est toujours très aggravé : on peut en conclure que la néphrite a évolué vers la forme du petit rein goutteux.

La *troisième variété* est celle dans laquelle l'urine albumineuse est, en même temps, chargée de mucus et de pus. Il est difficile de dire, dans ces cas, ce qui appartient aux lésions du rein, du bassinet ou même de la vessie ; mais, quant au pronostic, on est sûr qu'il est toujours très grave, car alors à la néphrite atrophique s'ajoute toujours de la pyélo-néphrite suppurée.

— Le **diabète** donne lieu fréquemment à l'albuminurie (43 p. 100 des cas d'après M. Bouchard, 50 p. 100 d'après M. Talamon).

Dans les cas les plus nombreux, l'albuminurie est peu abondante, intermittente, et ne s'accompagne d'aucune autre modification des urines tenant à une imperméabilité rénale. Cette albuminurie n'a pas de gravité par elle-même, et Lécorché va jusqu'à penser qu'elle a un pronostic plutôt favorable, « en ce sens qu'elle autorise à diagnostiquer un diabète goutteux, c'est-à-dire la forme la moins grave et la plus maniable du diabète ».

Lorsque l'albuminurie s'élève à 2 ou 3 grammes par litre, le pronostic devient plus grave, car il s'agit alors des formes de dégénérescence épithéliale du rein qui ont été signalées dans le diabète.

Enfin, *il pourra se faire que l'albuminurie, quoique minime, ait tendance à remplacer le sucre*, en même temps que l'on constate les signes de la néphrite chronique urémigène. Cette disparition du sucre, dans ces cas, doit être interprétée comme un symptôme grave et faire toujours porter un fâcheux pronostic.

— La **grossesse** s'accompagne fréquemment d'albuminurie qui, dans le cas particulier, a une importance tout à fait spéciale, en ce sens que certains accoucheurs ont considéré l'albuminurie gravidique comme le premier stade de l'éclampsie. Ils sont arrivés ainsi à une règle thérapeutique qui semble, d'après les statistiques, avoir donné de bons résultats : à savoir qu'ils mettent au régime lacté toutes les femmes enceintes qui sont albuminuriques ; cette façon d'agir est excellente, puisque, depuis qu'on l'a adoptée, les cas d'éclampsie sont beaucoup moins fréquents ; cependant, il est difficile d'accepter le rapport absolu de cause à effet entre une néphrite et l'éclampsie.

D'ailleurs, il faut distinguer plusieurs formes d'albuminurie, parmi celles qui sont sous la dépendance de la grossesse ou de l'accouchement.

Éliminons tout d'abord deux formes, comme moins importantes et moins spéciales.

L'**albuminurie du travail**, qui dure quelques jours ou quelques heures, et doit être attribuée aux efforts musculaires ; la gravité en est nulle.

L'**albuminurie du post-partum** qui est liée en général à une infection puerpérale et a la valeur habituelle des albuminuries d'origine toxi-infectieuse.

Restent trois variétés importantes, qui constituent, à proprement parler, les albuminuries de la grossesse.

Dans une première série de faits, il s'agit de **malades qui avaient antérieurement une lésion rénale dûment diagnostiquée.** Leur albuminurie est, en général, augmentée par la grossesse, mais il est à remarquer que ces malades ne présentent pas d'accidents éclamptiques, ce qui est tout à fait contraire à l'origine purement rénale de l'éclampsie. En revanche, le pronostic est très grave pour le fœtus ; l'avortement est fréquent quand la néphrite de la mère est grave, et même quand elle est légère, si l'enfant vient à terme, il présente les tares rénales que nous avons décrites comme étant transmises par l'hérédité.

L'albuminurie qui survient au cours de la grossesse, en dehors de toute lésion rénale antérieure, est due à une néphrite produite, sur un rein sans doute prédisposé, par les auto-intoxications gravidiques. La forme de l'albuminurie pourra être celle qui correspond à une néphrite passagère ou à une néphrite subaiguë, telles que nous les avons décrites, et elle comportera, selon les cas, le pronostic de l'une ou l'autre de ces formes.

Enfin, dans certains cas, **l'urine albumineuse contient du pus** : c'est une pyélo-néphrite gravidique, dont le pronostic doit être toujours réservé et qui peut entraîner la nécessité d'une intervention opératoire au cours même de la grossesse.

Arrivé à la fin de cette étude analytique des différents faits cliniques au cours desquels se présente l'albuminurie, nous pouvons constater combien — dans la plupart des cas — nous avons été obligé, pour comprendre la valeur séméiologique de ce symptôme, de faire appel à toute une série de renseignements complémentaires (maladie causale, étude physique et chimique de l'urine, perméabilité rénale, examen du cœur et des vaisseaux).

Tous ces renseignements se renforcent mutuellement; aussi l'albuminurie qui, cliniquement, est si facile à reconnaître devra, non pas permettre d'affirmer un diagnostic, mais conduire à chercher les autres signes qui, joints à l'albuminurie elle-même, entraîneront l'affirmative.

Si maintenant, après avoir envisagé tous ces cas d'albuminurie d'une façon analytique, nous cherchons à en faire la synthèse, il est facile de nous rendre compte que, dans tous les faits que nous avons passés en revue jusqu'à présent, l'albuminurie était due toujours à une lésion rénale, portant tantôt sur l'appareil circulatoire du rein, tantôt sur une partie quelconque du glomérule ou du tube urinifère.

Il nous reste à nous demander si, à côté de ces albuminuries dues à des lésions, il n'existe pas des cas dans lesquels le rein non lésé permet cependant le passage de l'albumine dans les urines, et l'on sait que l'on a décrit, dans ce sens, toute une série d'albuminuries fonctionnelles.

C. — *Albuminuries fonctionnelles et physiologiques.*

Nous tenons à établir, dès le début de ce chapitre, qu'à notre avis *il n'existe pas d'albuminuries méritant le titre de physiologiques* ou de *fonctionnelles*. On a décrit sous ce nom une série de faits, dont quelques-uns sont disparates, mais dont la plupart s'expliquent facilement par la notion de la débilité rénale, héréditaire ou acquise.

Nous avons montré, en effet, que, si tous les reins ne sont pas égaux devant la même intoxication ou la même infection, cela tient à ce qu'il existe, dans certains cas, une prédisposition morbide héréditaire ou acquise, que nous avons décrite sous le nom de *débilité rénale.*

Nous avons pu spécifier les caractères de cet état morbide et en décrire les signes révélateurs, et nos recherches anatomo-pathologiques faites avec Rathery nous ont permis de soupçonner qu'il existe un substratum anatomique, que nous avons pu mettre en relief dans une série de cas anatomo-cliniques ou expérimentaux.

Cette débilité rénale est caractérisée essentiellement par ce fait que les sujets qui en sont atteints présentent de l'albuminurie à l'occasion de la moindre infection ou intoxication; aussi peut-on, chez eux, donner lieu très facilement à l'albuminurie provoquée qui en constitue le symptôme révélateur.

Le pronostic immédiat de ces cas est bénin, les malades n'ayant pour tout symptôme que leur tendance à l'albuminurie ; mais au point de vue de l'avenir, la néphrite caractérisée est à redouter, si ces sujets sont exposés aux intoxications répétées.

Nous allons montrer que toutes les formes d'albuminuries dites *fonctionnelles* ou *physiologiques* rentrent dans notre cadre de la débilité rénale, qui permet de les comprendre et de les grouper.

1° ALBUMINURIES LIÉES AU SURMENAGE PHYSIQUE (ANCIENNE ALBUMINURIE PHYSIOLOGIQUE). — Sous le terme d'*albuminurie physiologique* on a décrit des faits différents qu'il est possible de scinder schématiquement en deux groupes, à chacun desquels nous donnerons le nom de son principal défenseur; nous étudierons ainsi successivement la conception de Senator et la conception de J. Teissier.

A. La **conception de Senator** est celle qui avait été antérieurement soutenue par Gigon (d'Angoulême), acceptée par Gubler, reprise plus tard par Leube, Capitan, Chateaubourg, etc. Mais Senator, en défendant hautement cette théorie, en accumulant les observations et les expérimentations au sujet de ce type clinique, l'a fait pour ainsi dire sien.

Pour lui, toute urine suffisamment concentrée contient de l'albumine, et, si l'on avait un réactif assez sensible, on en constaterait peut-être dans toutes les urines. Mais avec les procédés usuels on ne peut en déceler que dans un certain nombre de cas, chez des sujets normaux.

Les conclusions que Senator tire de ces faits sont textuellement les suivantes: « Il est prouvé que l'urine normale contient des traces d'albumine vraie. — L'albuminurie, c'est-à-dire une élimination d'albumine qu'on constate dans l'urine même, par les réactifs convenables, se trouve souvent sans aucune lésion rénale. Chez des sujets en pleine santé, on trouve l'albuminurie dans une proportion de 20 à 25 p. 100.

— De tous ces faits, il est permis de conclure qu'il existe une *albuminurie physiologique* et que celle-ci est l'augmentation de l'*élimination normale de l'albumine.* »

Nous ne croyons pas que l'albuminurie physiologique ainsi comprise ait conservé des adeptes, en France tout au moins : c'est une théorie historique, nous ne nous arrêterons pas à la discuter. Disons, toutefois, que c'est aux travaux de MM. Lécorché et Talamon — qui ont réfuté d'une façon très serrée les arguments de Senator — que l'on doit d'avoir vu la lumière se faire sur cette question.

B. La **conception de J. Teissier** est tout autre et rallierait tous les suffrages si l'auteur ne conservait pas ce terme d'*albuminurie physiologique* qui sera toujours une cause de malentendu. Nous allons voir, d'ailleurs, que, d'après la description du Professeur Teissier, cette forme n'a rien de physiologique.

« Je ne vois pas, dit-il, grand inconvénient à ce que le terme soit conservé ; il vise un fait bien nettement déterminé : *un trouble passager de la fonction rénale, sous l'influence d'un acte physiologique régulier*. Et puis ce mot d'*albuminurie physiologique* n'aurait-il que l'avantage de bien spécifier qu'il existe des albuminuries compatibles avec la conservation absolue de la santé, c'est-à-dire sans altération de la glande rénale, qu'à ce titre seul il mériterait de n'être pas rayé de nos descriptions nosologiques. L'important est de ne pas lui faire dire autre chose que ce qu'il signifie réellement, et de ne pas désigner, sous cette étiquette, l'accentuation simple d'un phénomène constant qui échapperait à nos moyens ordinaires d'investigation. »

Ces quelques phrases définissent bien la conception de M. Teissier et montrent qu'il se sépare absolument de la théorie précédente.

Sous le nom d'*albuminurie physiologique* il décrit surtout l' « albuminurie de fatigue », c'est-à-dire celle qui survient chez des jeunes gens à la suite d'exercices soutenus (escrime, cheval, bicyclette).

C'est une albuminurie essentiellement intermittente et irrégulière, sa période d'apparition matinale ou diurne étant en général commandée par le moment où se produit l'exercice physique qui tend à la provoquer.

Les caractères propres de cette albuminurie seraient d'être peu abondante, d'être composée de globuline quand elle survient dans le jour, et de sérine quand elle existe le soir (Finot).

La peptonurie et la nucléo-albuminurie coexistent assez souvent avec l'albuminurie vraie.

Les urines de ces sujets sont, en général, rares, assez denses, hautes en couleur, et contiennent des sels en excès au moment de l'élimination de l'albumine. Par centrifugation, on constate, d'après Van Noorden, des cylindres hyalins auxquels M. Teissier déclare n'attacher aucune importance.

En dehors du symptôme albuminurie, ces sujets ne présentent aucun phénomène morbide pouvant attirer l'attention sur l'état fonctionnel de leurs organes ou leur état général, « autrement cette albuminurie ne mériterait pas son nom d'*albuminurie des sujets en apparence bien portants* ».

Quant à la durée même du phénomène, il est très difficile de se prononcer; toutefois, M. Teissier est très affirmatif sur ce fait que « le symptôme paraît en lui-même un signe de bénignité absolue ». Toutefois, il regrette de n'avoir pas pu suivre les malades assez longtemps afin de voir si les maladies infectieuses ou toxiques ont de l'influence sur leur albuminurie, et si plus tard ces sujets présentent les symptômes d'une néphrite chronique « il faudrait des observations à plus longue portée, et j'avoue, dit-il, qu'à ce sujet il y a lieu de faire des réserves ».

Ce qui achève de spécifier cette forme d'albuminurie, d'après M. Teissier, c'est que les sujets qui en sont atteints sont prédisposés par leur hérédité arthritique, et ses observations mettent bien en relief ce caractère héréditaire, et, partant de cette constatation, il en arrive à penser que ces malades sont de vrais prédisposés aux affections rénales à venir : « quand le rein laisse filtrer l'albumine sans provocation, voilà qui me paraît constituer la vraie disposition morbide, surtout quand les influences héréditaires directes ou collatérales viennent s'y associer ».

Ainsi donc, si nous voulons résumer la conception de M. Teissier concernant l'albuminurie physiologique, nous dirons que cet auteur décrit sous ce nom une forme d'albuminurie qui apparaît pendant l'enfance ou l'adolescence chez des sujets héréditairement prédisposés. Cette albuminurie survient surtout à a suite de fatigues exagérées, elle est intermittente et bénigne en elle-même, mais les sujets qui en sont atteints paraissent plus que tous autres susceptibles de présenter plus tard les lésions et les symptômes de la néphrite chronique.

Cette description correspond très bien à l'idée générale que nous avons exposée au début de cet article, et que nous pouvons appliquer à ce cas particulier, en disant qu'il s'agit de sujets atteints de débilité rénale, chez lesquels l'albuminurie est provoquée par la fatigue musculaire ; nous acceptons donc pleinement les idées de M. Teissier à ce sujet, mais à condition qu'on ne cherche pas, comme il l'a fait, à isoler ce groupe, d'avec ceux que nous allons décrire, et à condition aussi qu'il soit bien précisé, dans la dénomination qu'on donnera à cette forme, qu'il ne s'agit pas d'albuminurie physiologique, puisqu'en examinant et en suivant les malades on trouve toute une série de phénomènes pathologiques : dans leur passé (hérédité rénale), dans leur présent (l'albuminurie est produite par la fatigue exagérée, cylindrurie) et dans leur avenir (néphrites ultérieures).

2° ALBUMINURIES GASTRO-INTESTINALES. — On a décrit sous ce nom une albuminurie dont on a voulu faire un type spécial, parce qu'elle apparaît à la suite d'un repas copieux, chez des sujets atteints de maladies gastriques ou intestinales, en particulier au cours de l'atonie gastrique.

On admet que dans ces cas « les albuminoïdes non comburés ou incomplètement transformés et non fixés par les tissus passent au travers du filtre rénal ».

On invoque, en quelque sorte, un mécanisme pathogénique analogue à celui qu'on a décrit pour l'albuminurie consécutive à l'absorption du blanc d'œuf, pour laquelle nous montrerons tout à l'heure que l'ovo-albumine ne provoque d'albuminurie que par l'intermédiaire d'une lésion rénale, et ce qui est vrai pour le blanc d'œuf l'est aussi pour les albumines d'origine digestive.

Il faut, en réalité, invoquer la débilité rénale pour expliquer comment une indigestion, un embarras gastrique, etc., sont capables de provoquer de l'albuminurie chez certains sujets et pas chez d'autres.

L'albuminurie gastro-intestinale (envisagée en dehors de la maladie du tube digestif qui lui a donné naissance) aura donc le même pronostic que la débilité rénale, c'est-à-dire pronostic bénin pour le présent, et il suffira de mettre les malades à la diète pour voir disparaître l'albumine ; pronostic réservé pour l'avenir, car, si ces malades sont exposés aux intoxications répétées, ils pourront être atteints ultérieurement de néphrites chroniques confirmées.

3° ALBUMINURIES D'ORIGINE HÉPATIQUE. — Ces cas d'albuminurie pourraient être englobés dans le groupe précédent, dont ils ont tous les caractères.

Ce n'est pas le lieu, en effet, nous semble-t-il, de décrire les albuminuries liées à une infection aiguë des voies biliaires (Gilbert et Lereboullet) ou à une insuffisance hépatique (Gouget, J. Teissier). Il s'agit là d'albuminuries d'origine toxique ou infectieuse qui rentrent dans les cadres décrits plus haut sous le nom d'*albuminuries infectieuses ou toxiques*.

L'albuminurie des cholémiques, qu'ont récemment mise en lumière MM. Gilbert et Lereboullet, doit être rapprochée des précédentes : elle n'est pas due à la seule cholémie, mais plutôt aux infections d'origine intestinale ou biliaire qui se produisent si souvent chez de tels malades qui sont atteints de la « diathèse d'auto-infection ».

Ces albuminuries doivent être prises en très sérieuse considération, car elles sont toujours l'indice d'une néphrite toxi-infectieuse, et MM. Gilbert et Lereboullet admettent que beaucoup de néphrites dont on ignore la cause sont, en réalité, liées à la cholémie.

Telle est, en résumé, la conception de l'albuminurie des cholémiques. Ce n'est pas un symptôme normal de la cholémie ; elle ne survient, selon l'expression de Gilbert et Lereboullet, que chez les « sujets prédisposés » atteints de débilité rénale, pourrions-nous ajouter ; mais avant d'insister sur la pathogénie des albuminuries d'origine hépatique nous allons étudier l'albuminurie cyclique qui se rapproche de celle-ci par bien des points.

4° ALBUMINURIE CYCLIQUE. — La description de ce type morbide est due aux communications presque simultanées (1884) de Pavy au Congrès de Cardif et de M. J. Teissier au Congrès de Grenoble quelques semaines après.

Sous ce nom, il convient de décrire exclusivement les cas suivants :

Il s'agit de jeunes sujets, d'hérédité goutteuse ou arthritique, chez lesquels on constate dans les urines de l'albumine en petite quantité, non rétractile et riche surtout en globuline. Mais c'est en faisant l'examen fractionné des urines que l'on constate les caractères spéciaux de cette albuminurie.

On note alors que celles du matin ne sont pas albumineuses ; c'est, en général, vers 1 heure de l'après-midi que l'on constate par l'examen à l'acide nitrique, d'abord des matières colorantes (pigment rouge brun), puis un petit disque d'albumine.

De 2 heures à 3 heures, le disque d'albumine est très marqué et l'on note au-dessus un nuage diffus dû à une réaction uratique très manifeste.

Vers 4 heures ou 5 heures, l'albuminurie est minime ou même a disparu ; le disque d'urate persiste seul, puis s'efface, et alors apparaît au fond du verre un abondant précipité de nitrate d'urée.

Ce cycle si caractéristique se répète quelquefois — mais rarement — le soir, de 7 heures à 11 heures.

Tels sont les seuls caractères positifs de cette albuminurie ; sans doute, M. Teissier ajoute que tous les malades « accusent un malaise vague et permanent, une diminution progressive des forces, de l'inaptitude au travail, un certain degré d'éréthisme nerveux et de la tendance à l'hypocondrie » ; mais ces symptômes nous semblent dépendre du tempérament névropathique des malades, beaucoup plus que de l'albuminurie elle-même.

Cette albuminurie, d'après M. Teissier, est liée à l'hérédité goutteuse et son mécanisme pathogénique serait le suivant : l'arthritisme héréditaire entraîne une hyperactivité du foie, sous l'influence de laquelle il se fait tout d'abord une trop grande destruction globulaire intra-hépatique ; c'est cette destruction exagérée qui explique le passage dans l'urine, d'abord de matières colorantes, puis de globuline et enfin d'acide urique et d'urée.

Le pronostic de cette forme d'albuminurie ainsi comprise n'aurait aucune gravité, d'après M. Teissier : « Je suis en mesure, dit-il, d'affirmer très nettement la bénignité absolue de cet accident », et, comme preuve, il cite sa statistique personnelle qui est la suivante : 78 p. 100 de guérison absolue et le reste des cas de guérison relative. « Dans les cas où la guérison complète a été réalisée, l'albumine a disparu dans un laps de temps variant de deux à trois ans; les autres malades ont eu à éprouver, soit un retour offensif de l'albuminurie, soit une apparition précoce des accidents diathésiques nouveaux auxquels l'uricémie donne lieu souvent d'une façon plus tardive. »

A notre avis, la « bénignité absolue » dont parle M. Teissier ne semble pas absolument prouvée par cette statistique, et ces retours offensifs de l'albuminurie nous semblent bien un acheminement vers la néphrite atrophique lente, qui procède ainsi par étapes successives.

C'est, en somme, le pronostic de la débilité rénale, et, au point de vue pathogénique, nous pensons que cette forme cyclique n'est qu'un mode spécial de l'albuminurie d'origine hépatique.

MM. Gilbert et Lereboullet ont montré que le passage maxima des pigments biliaires s'effectue après les repas. Le rein, s'il est débile, laissera filtrer de l'albumine en même temps que des pigments, sous l'influence de cette décharge biliaire. La décharge cessant, l'albuminurie disparaîtra aussi.

C'est ce qui explique le cycle urinaire spécial survenant après le repas de midi ou après les deux repas (albuminuries cycliques).

Sous l'influence de ces irritations répétées, le rein deviendra encore plus sensible et laissera passer de l'albumine d'une façon constante (albuminurie continue des cholémiques).

Nous avons vu des cholémiques passer successivement par les trois stades de cholémie simple, d'albuminurie cyclique et d'albuminurie permanente; aussi croyons-nous que la forme cyclique doit rentrer dans le groupe des albuminuries cholémiques, qui elles-mêmes s'expliquent par l'association — si fréquente en clinique d'ailleurs — de la débilité rénale, de la cholémie et de la diathèse d'auto-infection.

5° ALBUMINURIE ORTHOSTATIQUE. — On sait que toute albuminurie permanente ou intermittente, de quelque origine qu'elle soit (cardiaque ou rénale pure), peut être augmentée par la station debout; on ne peut pas dire, pour cela, que l'albuminurie est orthostatique : elle est simplement exagérée par la position debout.

Sous le nom d'*orthostatique*, on doit comprendre exclusivement les albuminuries pour lesquelles le passage de la station horizontale à la verticalité est la seule condition déterminante nécessaire et indispensable, alors que, si le malade reste au lit, ni les excès alimentaires, ni les exercices musculaires ou la faradisation, ni les émotions vives ne sont capables de faire apparaître l'albumine.

Pour spécifier cette forme il faudra, de toute nécessité, recueillir les éliminations urinaires fractionnées et faire au moins l'épreuve suivante :

Le malade restera levé de 7 heures à 11 heures du matin sans avoir mangé ; on le fera uriner à 11 heures.

De 11 heures à 4 heures, il restera au lit et prendra son repas de 11 heures à 2 heures ; il urinera à 4 heures, et cela permettra d'être sûr que l'albuminurie n'est pas d'origine digestive.

De 4 heures à 7 heures, il restera levé et urinera à 7 heures.

A 7 heures, dîner au lit, puis repos au lit jusqu'au lendemain 7 heures.

Si, après avoir ainsi opéré, il n'y a pas d'albumine dans les urines de la nuit ou dans celles émises de 11 heures à 4 heures, tandis qu'il y en a très nettement dans les deux autres échantillons, on pourra nettement affirmer que c'est une albuminurie orthostatique pure.

Cette forme clinique est donc facile à mettre en lumière ; reste à savoir si elle répond à des cas qui sont toujours identiques entre eux.

Les auteurs qui ont isolé ce type d'albuminurie (Stirling, Merklen, Pierre Marie, etc.) ont cru d'abord qu'il s'agissait d'une forme morbide bien définie, caractérisée par ce fait que l'albuminurie paraissait être exclusivement sous l'influence de la station debout.

Mais les objections de MM. Lécorché et Talamon basées sur de très nombreuses observations d'albuminurie ; les faits d'albuminurie orthostatique pure consécutive à une maladie infectieuse (Achard et Lœper, Roger, Aubertin, etc.), et surtout, peut-être, ceux qui ont évolué vers la néphrite chronique (Achard et Lœper, Guiblain), sont tellement nets que les auteurs qui, naguère, pensaient que l'albuminurie orthostatique est une entité morbide, admettent maintenant qu'elle répond au moins à deux groupes de faits ; c'est la division que nous trouvons dans la thèse récente de M. Courcoux qui, parmi les albuminuries orthostatiques pures, distingue au point de vue clinique la forme orthostatique vraie et l'albuminurie néphrétique affectant la forme orthostatique.

Selon cet auteur, qui a apporté à cette étude une contribution très intéressante et bien personnelle, dans tous ces cas l'albuminurie serait due à la stase sanguine provoquant le passage de l'albuminurie non pas au niveau du glomérule, mais par le tube contourné.

Nous acceptons très volontiers cette explication pathogénique qui cadre bien avec la conception de physiologie pathologique des albuminuries que nous allons exposer tout à l'heure, mais nous pensons, pour notre part, en nous appuyant sur les faits observés, que cette légère stase qui survient dans ces cas au niveau du rein, quand le malade est debout, est incapable à elle seule de produire le passage de l'albumine dans l'urine, s'il n'y a pas antérieurement une débilité rénale particulière.

Que voyons-nous en effet dans les cas observés?

A. D'abord les faits de néphrites typiques dans lesquelles l'albuminurie est augmentée par la station debout.

B. Des cas d'albuminuries fébriles (par conséquent d'origine rénale indubitable) se traduisant, à la fin de la période aiguë ou pendant la convalescence, par de l'albuminurie exclusivement orthostatique.

C. Des sujets sont atteints d'albuminurie orthostatique sans qu'on trouve de cause apparente dans les semaines qui ont précédé, mais on retrouve dans les antécédents une maladie infectieuse grave ou une néphrite antérieure.

D. Quelques observations ont été publiées de sujets ayant de l'albuminurie orthostatique paraissant, au premier abord, fonctionnelle, mais reconnue ensuite organique par l'examen des fonctions rénales (cryoscopie, bleu de méthylène).

E. Il reste enfin les cas dans lesquels on ne trouve aucune néphrite antérieure, aucun signe actuel d'insuffisance rénale, et où cependant il y a de l'albuminurie orthostatique.

Faut-il dire, pour cela, qu'il s'agisse, dans ce dernier groupe de faits, d'une albuminurie fonctionnelle? Nous ne le pensons pas, parce que tous les cas que nous venons de classer semblent bien appartenir au même groupe morbide et se fondre les uns dans les autres en série décroissante.

Nous songeons aussi que les cas du groupe D auraient été classés, il y a quelques années, parmi les albuminuries fonctionnelles, parce que l'épreuve du bleu et la cryoscopie n'étaient pas employées, et nous pensons qu'un nouveau mode d'exploration rénale démontrera à son tour que le groupe E rentre aussi dans les albuminuries par lésion rénale.

Ce mode d'exploration existe d'ailleurs déjà : c'est la méthode de l'albuminurie provoquée telle que nous l'avons proposée. Elle met en relief la fragilité de l'épithélium rénal et, dans les cas d'albuminurie orthostatique pure que nous avons pu étudier, elle a donné des résultats positifs.

En somme, nous arrivons, pour cette albuminurie, à des conclusions analogues à celles que nous avons formulées pour les cas précédents. Il s'agit là encore de sujets atteints de débilité rénale héréditaire ou acquise, et qui, sous l'influence des troubles vaso-moteurs que provoque la station debout (grâce à leur névropathie surajoutée), présentent de la stase rénale et de l'albuminurie.

Si les lésions parcellaires qui constituent la débilité rénale sont très accentuées, on constatera des signes indiquant les troubles de la fonction rénale ; mais, si la débilité rénale est peu marquée, l'albuminurie provoquée sera la preuve unique mais suffisante de l'origine non fonctionnelle de cette albuminurie.

CONCEPTION D'ENSEMBLE DES ALBUMINURIES DITES FONCTIONNELLES. — Arrivé à la fin de ce chapitre des albuminuries fonctionnelles, qui passait jusqu'alors pour si complexe, et à juste titre, nous croyons nécessaire de résumer, en quelques lignes, les notions nouvelles que nous avons apportées et grâce auxquelles il nous semble que ce groupe si disparate des albuminuries devient très facile à comprendre.

Le fait essentiel à connaître, parce qu'il constitue le point de départ de toutes ces formes, c'est la ***débilité rénale héréditaire ou acquise***, qui peut se mettre en relief cliniquement par l'épreuve de l'albuminurie provoquée et qui se caractérise essentiellement par ce fait que les reins laissent filtrer de l'albumine sous l'influence de la cause la plus légère.

Cette notion une fois acquise, la compréhension de toutes les formes d'albuminuries dites *fonctionnelles* en découle très simplement.

L'*albuminurie dite physiologique ou plus exactement l'albuminurie due au surmenage physique* ne prête plus à discussions ; il s'agit, dans ces cas, de sujets atteints de débilité rénale qui ont de l'albuminurie passagère à l'occasion d'une fatigue.

Dans l'albuminurie digestive, les reins, parce qu'ils sont débiles, laissent passer de l'albumine à l'occasion d'une maladie gastro-intestinale, ou même d'un écart de régime.

L'*albuminurie des cholémiques* décrite par MM. Gilbert et Lereboullet trouve son explication dans ce fait que la cholémie est associée à la diathèse d'auto-infection et à la débilité rénale. C'est d'ailleurs l'opinion qu'ont exprimée eux-mêmes ces auteurs, en disant que « ces malades sont héréditairement prédisposés au trouble rénal ».

L'*albuminurie cyclique* est une forme du type précédent : nous admettons d'ailleurs avec M. Teissier qu'elle est liée à l'hyperfonctionnement du foie ; mais nous croyons que, si les produits d'origine hépatique déterminent de l'albuminurie, c'est que le rein est débile ; et quant au moment de l'apparition dans les urines — qui rend cette forme spéciale — il s'explique par ce fait que c'est pendant la période digestive que les pigments d'origine hépatique passent en plus grande abondance dans la circulation (Gilbert et Lereboullet).

Les *albuminuries intermittentes et minima des jeunes gens*, les *albuminuries de croissance*, dont on a cherché à faire des formes spéciales, ne sont, pour nous, que des cas de débilité rénale héréditaire pure ou associée soit à la goutte, soit à la cholémie.

L'*albuminurie orthostatique* elle-même, dont la nature a été si discutée ces dernières années, est facilement expliquée par l'association, chez un même sujet, de l'hérédité névropathique et rénale. Chez de tels sujets, la névropathie commande les troubles vaso-moteurs qui peuvent se produire à l'occasion de la station debout, et si ces simples troubles circulatoires légers sont capables de produire l'albuminurie, c'est parce que les reins sont débiles.

Le fait que tous ces types d'albuminurie ne sont que des formes cliniques de la débilité rénale implique qu'on peut leur décrire à tous un même pronostic qui est celui de la débilité elle-même.

De tous les faits que nous avons pu examiner déjà, il ressort que cet état morbide — ainsi que toutes ses formes cliniques que nous venons de décrire — peut évoluer pendant de longues années sans se modifier, et nous sommes persuadé que beaucoup de sujets qui en sont atteints éviteront la néphrite chronique confirmée, s'ils ne sont pas trop exposés aux intoxications.

Ce dont nous sommes sûr aussi, pour l'avoir observé déjà, c'est que, si ces malades sont soumis à une intoxication nocive (s'ils deviennent peintres en bâtiments, comme dans deux de nos cas), ils présenteront des signes de néphrite atrophique, à un âge où leurs camarades de travail n'ont encore aucun accident, quoiqu'ils soient exposés depuis aussi longtemps qu'eux.

Ainsi donc la notion de la débilité rénale permet de classer des variétés d'albuminurie dont, selon l'expression de M. Brault, « le mécanisme était indéterminé » et dont la pathogénie apparaissait des plus complexe parce qu'on les rencontrait tantôt indépendantes de toute lésion rénale appréciable en clinique, tantôt au contraire comme reliquat ou avant-coureur d'une néphrite.

Ces contradictions apparentes s'expliquent, si l'on veut bien admettre avec nous que ces variétés d'albuminurie ne sont que des formes cliniques de la débilité rénale dont elles ne diffèrent que par des modes particuliers dans l'élimination albumineuse, expliqués, d'ailleurs, le plus souvent, par des associations morbides. Rien donc d'étonnant, dans ces conditions, à ce que ces albuminuries puissent ne s'accompagner d'aucun trouble des fonctions rénales, ou bien, au contraire, exister en même temps que d'autres signes de néphrite ; en cela elles affectent absolument l'évolution de la débilité rénale à laquelle on doit les rattacher.

PHYSIOLOGIE PATHOLOGIQUE

Nous n'entrerons pas ici dans les discussions sans nombre qui ont eu lieu au sujet du mécanisme intime de l'albuminurie, et nous nous contenterons d'en retenir ce qui peut être intéressant pour le médecin.

Nous envisagerons, à ce point de vue, tout d'abord, par quelle portion du tube urinifère s'élimine l'albumine, puis nous verrons le mécanisme intime de chacune des différentes causes qui produisent l'albuminurie.

1° PAR QUELLE PARTIE DU TUBE URINIFÈRE S'ÉLIMINE DONC L'ALBUMINE A L'ÉTAT PATHOLOGIQUE ?

Cette question a été très discutée, chaque auteur soutenant sa propre opinion à l'exclusion de celle des autres; nous croyons, pour notre part, qu'il ne faut pas être exclusif et qu'on doit admettre que l'albumine s'élimine aussi bien par les tubes contournés que par le glomérule malade.

A. L'***élimination glomérulaire*** a été considérée pendant longtemps comme la seule démontrée et l'on se basait, pour l'affirmer, sur des expérimentations de Nussbaum et d'Overbeck faites sur la grenouille qui présente une circulation rénale tout à fait différente de celle de l'homme et qui, sans doute, réagit tout différemment ; aussi les conclusions tirées de ces expériences ne doivent-elles pas être admises sans réserves.

Nous n'attachons pas non plus une importance très grande aux expériences de Posner et de Ribbert qui, après avoir produit une néphrite épithéliale, jetaient le rein dans l'eau bouillante ou dans l'alcool absolu et recherchaient ensuite, sur les coupes, la localisation des boules albumineuses ; d'ailleurs les uns trouvèrent ces boules exclusivement localisées dans les cavités glomérulaires, tandis que d'autres les constatèrent d'abord dans la cavité des tubes contournés.

Nous ne croyons pas d'ailleurs que l'on puisse dire que l'albumine « filtre » au niveau du glomérule : l'expression nous paraît défectueuse et nous pensons que c'est par un processus actif, comparable à la diapédèse, que l'albumine sort des vaisseaux.

Pour nous, la meilleure preuve de l'élimination glomérulaire de l'albumine consiste dans l'examen histologique des reins de malades morts d'une maladie aiguë qui s'est accompagnée d'albuminurie. La constatation des lésions glomérulaires suffit pour entraîner la conviction; quand on voit un glomérule volumineux, si l'on constate que les anses glomérulaires sont distendues par le sang et qu'il existe dans la cavité comprise entre elles et la capsule de Bowmann un exsudat dans lequel nagent des globules rouges et des leucocytes, il n'est pas douteux un instant, à notre avis, qu'il s'agisse là d'un processus de diapédèse inflammatoire qui a permis l'exode des globules et du liquide albumineux, qui sont venus des capillaires dans la cavité glomérulaire et qui de là vont passer dans l'urine.

Ce n'est pas, d'ailleurs, un processus propre au glomérule, c'est le processus général de l'inflammation : dans tout tissu enflammé l'albumine exsude et il suffit de faire une ponction ou une moucheture dans la région irritée, pour retirer du liquide albumineux.

Quand il y a inflammation du glomérule, le liquide, étant exsudé dans une cavité qui communique avec le dehors par les tubes urinifères, est balayé, à chaque instant, par l'urine. C'est la seule différence que cette inflammation présente avec les autres dont elle a tous les caractères : l'albuminurie n'est donc, dans ces cas, que la manifestation extérieure de l'irritation glomérulaire.

Ces constatations signifient donc que l'albumine peut être éliminée par le glomérule, mais elles ne prouvent pas que les cellules des tubes contournés ne puissent jouer aucun rôle, et c'est ce côté de la question que nous allons maintenant étudier.

B. *L'élimination par les cellules des tubes contournés* a d'ailleurs été décrite par Senator, et acceptée comme possible par Lécorché et Talamon, mais on n'en a pas donné jusqu'à ces derniers temps une explication satisfaisante, et l'on n'a pas pu en montrer le mécanisme histologique exact.

Nos recherches avec Rathery nous ont permis de préciser ce mécanisme et voici comment : Nous avons vu que la première lésion cellulaire qui survient au niveau du rein à la suite d'injection d'une substance toxique dans le sang est la cytolyse protoplasmique, c'est-à-dire la disparition de tout ou partie des granulations albumineuses de la cellule qui passent dans les urines et contribuent ainsi à la production de l'albuminurie. Comme nous l'avons montré d'autre part, ces granulations ont constamment tendance à se reformer aux dépens des albumines du sang, mais elles sont aussi constamment détruites jusqu'à cessation du processus morbide; et ainsi l'albuminurie persiste pendant tout le temps que dure l'intoxication.

Mais ceci représente le premier degré de l'altération épithéliale des tubes contournés. Si la lésion est très intense, la cellule desquame en grande partie ou en entier, perd notamment sa bordure en brosse, et alors la membrane basale sépare seule la cavité tubulaire des espaces lymphatiques qui sont distendus abondamment — comme l'espace libre des glomérules — par une exsudation albumineuse. La barrière glandulaire n'existant plus, l'albumine peut pénétrer à flot dans les tubes, et ainsi est expliquée l'albuminurie massive de certaines néphrites.

Ce processus d'albuminurie d'origine épithéliale nous paraît beaucoup plus fréquent qu'on ne l'avait soupçonné jusqu'alors, et nous allons voir que, dans le paragraphe suivant, nous serons amené à la faire intervenir souvent.

2° CAUSES SUSCEPTIBLES DE PROVOQUER L'APPARITION DE L'ALBUMINURIE. — Nous avons vu que, en schématisant les cas cliniques, nous arrivions à cette conclusion que l'albuminurie est due à une lésion rénale pure ou à une stase au niveau des vaisseaux rénaux; nous devrions donc dire, selon les expressions classiques, que l'albuminurie peut être d'origine irritative ou mécanique; mais à ces deux facteurs d'albuminurie il est classique d'en ajouter un autre qui a donné lieu à des discussions sans nombre : c'est la dyscrasie sanguine.

A. ***Dyscrasie sanguine.*** — C'est la théorie soutenue surtout par Semmola, pour lequel l'albumine passe dans l'urine, non pas parce qu'il existe des altérations du rein, mais parce que les albumines du sang sont plus diffusibles et filtrent, pour cette raison, au niveau du glomérule.

Pour que cette théorie soit prouvée, il faudrait au moins que l'on montrât que les albumines urinaires diffèrent de celles du sang normal, ce qui est loin d'être prouvé, et que ces différences dans la nature des albumines, que l'on constaterait en examinant l'urine, se retrouve aussi avec les mêmes proportions dans le sang circulant.

Cette preuve n'étant pas faite, les auteurs qui admettent la théorie dyscrasique se contentent des résultats obtenus par les injections à l'animal d'albumine étrangère au sérum; ils ont vu que, si l'on injecte du blanc d'œuf, de la peptone, du lait, etc., à un animal, on trouve de l'albumine dans l'urine parce que, disent-ils, « l'albumine hétérogène introduite s'est comportée comme une albumine d'origine dyscrasique et s'est éliminée par le rein ».

Nous avons repris ces expériences et nous sommes arrivé à la conclusion suivante : si chez un animal l'injection de blanc d'œuf — par exemple — produit de l'albuminurie, c'est qu'il existe antérieurement une lésion rénale ou que l'albumine hétérogène en a créé une par son élimination.

Cette conception nous a été prouvée par un examen attentif d'une série de faits que nous allons résumer rapidement.

Voyons d'abord ce qu'on obtient quand on injecte à l'animal une substance albumineuse que l'on peut déceler histologiquement : l'hémoglobine. Si la quantité injectée n'est pas très abondante, il n'y a pas d'élimination urinaire, mais on constate que les cellules des tubuli contorti sont infiltrées par du pigment ocre, facile à mettre en évidence par les réactions usuelles. Si l'on fait cette même injection minime à un animal dont le rein est lésé ou si l'on injecte en même temps que l'hémoglobine une substance toxique pour le rein, on constate le passage dans les urines de l'hémoglobine injectée et aussi de l'albumine du sang; on obtient enfin le même résultat, si la quantité d'hémoglobine injectée est considérable.

Ces résultats sont facilement expliqués par l'interprétation suivante que nous avons admise à la suite de nos examens histologiques. L'albumine hétérogène constitue un corps étranger pour le sang qui, par suite du mécanisme régulateur de sa composition, s'en débarrasse par l'intermédiaire de son émonctoire naturel, le rein. L'hémoglobine est ainsi déposée dans le tissu cellulaire du rein et les cellules des tubuli contorti s'en emparent alors. Si ces cellules sont saines, si la quantité d'hémoglobine n'est pas trop considérable, les grains de pigments s'accumulent au milieu des granulations de la cellule et peuvent, à la longue, être modifiés sur place et utilisés.

Si la cellule est lésée, elle ne peut retenir l'hémoglobine qui s'élimine par l'urine en même temps qu'une plus ou moins grande quantité d'albumine normale.

Si l'hémoglobine arrive au rein en trop grande abondance, les cellules, quoique saines, ne peuvent pas toute l'immobiliser; elles souffrent du fait de l'excès de pigment et elles en laissent passer dans l'urine en même temps que leurs propres granulations qui, comme nous l'avons montré, produisent de l'albuminurie.

Ainsi donc, il ne peut pas être question d'élimination simple de l'hémoglobine ; l'élimination ne se fait qu'autant que les cellules auront été altérées par l'hémoglobine, et alors en même temps que l'hémoglobinurie on constatera — d'une façon passagère — de l'albuminurie vraie.

Nous pensons que l'introduction de toute albumine hétérogène dans le sang est suivie des mêmes effets ; le sang se débarrasse de ce corps étranger en le déposant dans le tissu cellulaire de son émonctoire principal, le rein ; les épithéliums des tubes contournés s'en emparent et parviennent à l'assimiler s'ils sont sains et si l'albumine hétérogène n'est pas en trop grande abondance ; autrement, c'est-à-dire si les reins sont altérés, ou si l'albumine hétérogène est injectée en trop grande quantité, il y a élimination d'albumine par l'urine.

Prenons un seul exemple, celui des injections de blanc d'œuf; faisons à un chien de forte taille une injection de 2 centimètres cubes : on ne constate pas d'albumine dans les urines si le rein était antérieurement sain.

Faisons au même animal une injection de 10 centimètres cubes de blanc d'œuf, nous constaterons de l'albumine dans ses urines, mais ce n'est pas exclusivement celle qui provient du blanc d'œuf, et la meilleure preuve que l'on puisse en donner c'est que le dosage de l'albumine totale éliminée dépasse dans certaines conditions la totalité de l'ovo-albumine injectée. D'ailleurs, que l'on continue ensuite à injecter à cet animal 1 centimètre cube de blanc d'œuf tous les jours, cette dose, qui n'était pas suffisante antérieurement à produire de l'albuminurie, en provoque parce que le rein a été altéré par la première injection massive; si l'on persiste à faire ces injections pendant des semaines et des mois, l'albuminurie persiste, même quand on les supprime, et, si l'on sacrifie l'animal, on trouve des lésions rénales très accentuées.

Envisageons maintenant le cas où il existait des altérations rénales avant toute injection de blanc d'œuf; nous avons pu étudier ces faits en produisant chez des chiens des néphrites légères, par intoxication expérimentale avec de faibles doses de chromates. Ces animaux présentaient d'abord de l'albuminurie abondante qui diminuait progressivement pour cesser ensuite. Si, à ce moment, nous faisions une injection de 1 centimètre cube de blanc d'œuf, l'albuminurie reparaissait et persistait souvent quatre ou cinq jours, de telle sorte que la quantité d'albumine éliminée dépassait de beaucoup la dose de blanc d'œuf injectée. La cellule rénale altérée est donc incapable de retenir l'albumine hétérogène qui s'élimine en réveillant, pour un temps, les lésions cellulaires et l'albuminurie.

Cette étude de l'albuminurie causée par l'injection d'albumine hétérogène nous a amené à proposer l'épreuve de l'albuminurie provoquée pour étudier la fragilité de l'épithélium rénal. Puisque l'injection d'ovo-albumine à faible dose ne provoque de l'albuminurie que chez les sujets dont l'épithélium est altéré, nous avons cru pouvoir en déduire que, chez l'homme, les sujets qui présentent de l'albuminurie après l'injection de 2 centimètres cubes de blanc d'œuf avaient une fragilité spéciale de leur épithélium rénal, et les résultats que nous avons obtenus, à ce sujet, sont tout à fait probants.

Peut-on tirer de ces notions des conclusions en ce qui concerne la pathogénie dyscrasique de l'albuminurie? Il est prouvé tout d'abord expérimentalement que les albumines hétérogènes ne passent pas dans l'urine par suite d'une simple diffusion au niveau du rein : si elles sont éliminées, c'est parce que le rein est déjà lésé ou parce qu'elles produisent des lésions ; *faut-il dire pour cela, avec Senator, que les néphrites sont produites par l'élimination d'albumines hétérogènes par le rein*? Nous ne le croyons pas. Sans doute, on peut provoquer de semblables faits expérimentalement (néphrites par injection de blanc d'œuf longtemps continuée), mais, pour admettre qu'il se produit des faits analogues chez l'homme, il faudrait prouver que le sang contient des albumines hétérogènes au cours des maladies qui altèrent le rein ; or, cette démonstration n'a jamais été faite, tandis qu'on a constaté dans le sang la présence de substances irritantes (toxines, poisons cellulaires, substances toxiques exogènes, etc.), et on a démontré d'une façon très précise que ces poisons sont susceptibles de provoquer à eux seuls toutes les altérations des reins.

B. L'**origine irritative et inflammatoire de l'albuminurie** s'applique donc à la plupart des cas observés en clinique : voici comment on peut comprendre cette action et l'albuminurie qui en est la conséquence. Soit, par exemple, le cas où une toxine, capable de produire l'inflammation, a été introduite dans l'organisme. Le sang, grâce au mécanisme régulateur de sa composition, tend à s'en débarrasser et la déverse en grande partie dans la circulation interstitielle du rein où elle est absorbée par les cellules des tubes contournés sur lesquelles elle produit une action toxique, se traduisant toujours (au minimum) par la cytolyse protoplasmique qui entraîne, comme nous le savons, l'albuminurie.

Mais l'action de la toxine ne se borne pas là et produit de la vaso-dilatation et des phénomènes de diapédèse qui entraînent le passage d'un liquide albumineux dans la cavité glomérulaire, ainsi que dans le tissu interstitiel et de là dans les tubes contournés, surtout si, la lésion toxinique étant forte, les cellules épithéliales ont desquamé.

Ainsi donc, dans les cas typiques, l'albuminurie inflammatoire est à la fois glomérulaire et tubulaire ; mais, si le poison introduit n'a pas d'action vaso-dilatatrice et produit surtout des lésions dégénératives, l'albuminurie est surtout d'origine tubulaire, tandis que, dans les cas de congestion aiguë, elle est avant tout d'origine glomérulaire.

C. L'***albuminurie mécanique*** est provoquée par la gêne de la circulation en retour au niveau du rein.

Dans les cas typiques (asystolie) il n'est pas douteux, pour nous, que l'albuminurie est éliminée et par le glomérule qui contient des globules rouges mêlés à un liquide albumineux plus ou moins abondant, et par les cellules des tubes contournés qui puisent le liquide albumineux et l'hémoglobine dans le tissu interstitiel où on les trouve abondamment épanchés, et les éliminent ensuite dans le tube contourné par le mécanisme de la cytolyse protoplasmique. On peut s'assurer d'ailleurs, sur les coupes histologiques, de ce rôle de l'épithélium des tubuli contorti, car il est fréquent de constater des cellules infiltrées d'hémoglobine et, quant à la cytolyse protoplasmique, elle était très nette dans tous nos cas expérimentaux (ligature incomplète de la veine rénale).

Ainsi donc l'albuminurie, dans les cas de stase — comme on le sait depuis les expériences de Romberg, dont les conclusions furent acceptées par Charcot et confirmées par Lécorché et Talamon, — se produit non pas du fait d'un excès de tension, mais par suite du ralentissement du courant sanguin. C'est ce ralentissement qui favorise la sortie du liquide albumineux des capillaires et sa pénétration dans la cavité glomérulaire ainsi que dans le tissu cellulaire et, de là, dans les tubes contournés, par l'intermédiaire des altérations passagères de son épithélium atteint de cytolyse protoplasmique.

Quand la stase est légère, le ralentissement du sang porte presque exclusivement sur les capillaires du tissu interstitiel : nous croyons que, dans ces cas, l'albuminurie peut être exclusivement tubulaire et nous partageons sur ce point l'opinion de M. Courcoux qui a soutenu récemment dans sa thèse une théorie très personnelle de l'albuminurie par stase.

Il admet que « dans les cas de stase les échanges entre les éléments dissous ou combinés qui composent la cellule rénale et le liquide du canalicule sont plus complets : dans ces conditions, il est possible que les molécules albumineuses qui entrent dans la composition d'un grand nombre de vacuoles soient sollicitées à passer à travers la membrane dialysante pour établir l'équilibre moléculaire, ce qui, normalement, en raison même de la vitesse de l'urine, ne peut avoir lieu ».

Il pense aussi que la cellule rénale se recharge en albumine parce qu' « elle peut puiser dans le sang les molécules albumineuses dont elle s'est débarrassée et qui sont nécessaires à son fonctionnement normal ».

Ainsi donc, M. Courcoux admet que l'albuminurie par stase peut être due à ce que les albuminoïdes qui composent l'épithélium de la cellule des tubes contournés passent dans le tube urinifère, puis sont reformés aux dépens de l'albumine du sérum pour être attirés encore dans le tube urinifère, et ainsi de suite jusqu'à ce que la circulation soit redevenue normale.

Nous adoptons d'autant plus volontiers cette pathogénie que nous avons déjà montré que les albuminuries dites *irritative* et *dyscrasique* pouvaient être produites par le même mécanisme : c'est donc là, à notre avis, le mécanisme général de l'albuminurie et non pas seulement une donnée applicable à l'albuminurie par stase.

Mais où nous nous séparons de M. Courcoux, c'est dans l'opinion qu'il émet que « la cellule rénale n'en conserve pas moins toute son intégrité » ; telle n'est pas notre opinion et, selon nous, tout épithélium rénal qui laisse passer ses granulations albuminoïdes dans le tube contourné est une cellule altérée. Sans doute, c'est la lésion initiale, la moins grave de toutes, mais c'est une lésion, et la preuve en est facilement donnée : on peut provoquer à des animaux de l'albuminurie par stase produite exclusivement — comme le montre l'histologie pathologique — par le passage dans la lumière du tube urinifère des granulations protoplasmiques des tubes contournés. Or, si l'on continue pendant des semaines à provoquer cette action vaso-motrice, les animaux finissent par présenter des lésions chroniques bien définies des reins qui montrent que le passage des albuminoïdes des épithéliums dans la lumière du tube contourné n'est pas fonction d'une cellule rénale qui a conservé toute son intégrité. C'est un processus lésionnel léger qui atteint non seulement la cellule en état de cytolyse protoplasmique, mais encore le tissu interstitiel qui sert d'intermédiaire entre le sang et la cellule ; aussi, à la longue, si cette altération est provoquée toute une série de fois, les lésions chroniques finissent par s'établir.

Et c'est ainsi que la physiologie pathologique nous permet au sujet de la production de l'albuminurie des conclusions encore plus absolues que l'étude clinique. La clinique nous avait appris qu'il y a deux grands facteurs de l'albuminurie : facteur circulatoire et facteur rénal pur ; la physiologie pathologique nous permet d'affirmer que, dans tous les cas, le mécanisme est sensiblement le même et que toute albuminurie est liée à une altération rénale, qu'il ne faut pas nier sous le prétexte que, dans bien des cas, elle est superficielle, passagère et curable.

J. Castaigne.

HÉMATURIES

Sous le nom d'*hematuries*, il est classique de désignerla modification du liquide urinaire caractérisée par l'excrétion simultanée de sang et d'urine.

C'est dire qu'on élimine — par définition même — du cadre de la description, les *urétrorragies antérieures* dans lesquelles le sang s'écoule en dehors de toute miction, non mélangé à l'urine par conséquent, et l'*hématospermie* qui est constituée par le mélange de sperme et de sang.

On doit éliminer aussi les *hématuries exclusivement histologiques*, c'est-à-dire les cas dans lesquels des urines qui ne paraissent nullement sanglantes présentent des hématies dans le culot de la centrifugation, mélangées ou non à d'autres éléments cellulaires. C'est là un symptôme qui peut avoir une importance pour diagnostiquer certaines lésions rénales, mais qui ne doit pas être confondu avec l'hématurie vraie, dans laquelle les modifications urinaires sont appréciables à la vue.

Ainsi comprises, les hématuries se rencontrent souvent en clinique, mais bien plus souvent, il est vrai, dans les maladies des voies d'excrétion que dans celles du rein qui nous intéressent plus particulièrement ici.

Nous allons étudier d'abord l'étiologie générale de l'hématurie, ce qui nous donnera une idée de la fréquence du symptôme, si nous en jugeons par le grand nombre de causes qui peuvent le produire. Nous décrirons ensuite le symptôme en lui-même, et enfin nous étudierons sa valeur séméiologique.

ÉTIOLOGIE ET PATHOGÉNIE

Les hémorragies qui donnent naissance à l'hématurie peuvent se produire au niveau du rein lui-même, ou au niveau des voies d'excrétion de l'urine. Cette localisation présente une grande importance au point de vue clinique, mais elle en a beaucoup moins en ce qui concerne la pathogénie, qui peut être la même dans des cas où l'hémorragie a des sièges pourtant bien différents.

C'est ainsi, par exemple, que les calculs du rein donnent lieu à des hématuries qui ont une étiologie et une pathogénie identiques à ceux des calculs de la vessie; nous en pourrions dire autant de la tuberculose, du cancer, etc., qui peuvent affecter les deux organes et donner lieu à des hématuries dont le siège est différent, mais dont la pathogénie est la même.

Aussi, au point de vue étiologique, n'attacherons-nous pas d'importance au siège des lésions et étudierons-nous successivement les hématuries selon qu'elles sont : traumatiques, inflammatoires, liées à des lésions spécifiques, ou produites par des altérations sanguines.

C'est une division schématique, en ce sens que la pathogénie est loin d'être simple dans un cas donné : c'est ainsi par exemple que, pour produire les hématuries que nous décrirons comme liées à des altérations sanguines, interviennent toujours un certain degré de congestion et même des lésions inflammatoires ; de même on peut dire, en se basant sur les travaux de M. Tuffier, qu'il n'y a peut-être pas une seule forme d'hématurie dans laquelle la congestion ne soit en jeu.

Mais une fois qu'il est bien entendu que la division dont nous nous servons n'a rien d'absolu, elle va nous être très utile pour classer les causes d'hématuries.

I. HÉMATURIES TRAUMATIQUES. — Le traumatisme qui agit sur le rein, peut être externe, ce qui constitue la classe habituelle des traumas; mais il peut aussi être d'origine interne, quand il est produit par un corps étranger (particulièrement un calcul) existant à l'intérieur de la vessie ou du bassinet.

1° ***Hématuries traumatiques proprement dites.*** — Sur toute l'étendue des voies de sécrétion ou d'excrétion de l'urine, un traumatisme ou une plaie pénétrante peut provoquer des hémorragies. Voici les cas les plus fréquents.

La partie antérieure de l'urètre peut saigner à la suite d'une rupture consécutive à un coït douloureux et surtout à une chaudepisse cordée. L'urétrotomie interne donne forcément lieu au même symptôme. Comme le sang est produit par la partie de l'urètre qui est située en avant du muscle de Wilson, il s'écoule goutte à goutte en dehors même des mictions.

Il en est tout autrement pour les ruptures de l'urètre postérieur : le sang, épanché en arrière du muscle de Wilson qui sert de barrière, ne peut pas s'écouler et alors distend le canal, en provoquant chez le malade une envie douloureuse d'uriner. C'est ce qui se produit : dans les fractures du pubis qui déchirent l'urètre dans sa partie profonde, les fausses routes des cathétérismes maladroits, etc.

En ce qui concerne les traumatismes du rein et de la vessie, nous dirons que toute plaie pénétrante, tout traumatisme violent des régions lombaire ou abdominale antérieure peut provoquer l'hématurie. Il en est de même des explorations vésicales ou uretérales (cystoscopie, lithotritie, cathétérisme de l'uretère, etc.).

2° Les ***hématuries traumatiques par calcul*** peuvent être provoquées au niveau de toutes les parties des voies de sécrétion et d'excrétion de l'urine; un calcul peut même être enclavé dans l'urètre postérieur et le faire saigner. Mais c'est ordinairement dans le bassinet ou la vessie que se produit cette action de présence du calcul. Cela tient à ce que le corps étranger, qui est dur et présente des aspérités, est contenu dans une cavité où il peut être mobilisé à la suite d'efforts ou de secousses du malade ; en sorte que le mécanisme de l'hématurie est toujours le même : c'est la locomotion du calcul dans le bassinet ou la vessie qui la commande.

Mais il peut se faire que, dans certains cas signalés par M. Guyon, les calculs agissent par simple action de présence ; l'hématurie peut alors exister même au repos, ce qui n'est pas la règle dans les hématuries calculeuses.

3° Les ***hématuries par décompression vésicale*** doivent être aussi considérées comme traumatiques. On les constate chez les vieux prostatiques dont la rétention d'urine s'est installée progressivement, de telle sorte que la vessie peut arriver à prendre un volume considérable.

Si, appelé à les sonder dans ces conditions, on leur fait un cathétérisme complètement évacuateur, il est habituel que ce changement brusque de pression intravésicale produise des hématuries. Dans les cas les plus violents, M. Guyon a même pu constater un véritable décollement de la muqueuse vésicale, et il a pu noter que les changements d'équilibre survenus à la suite de cette évacuation peuvent être tels que la muqueuse du bassinet se mette elle-même à saigner et que le fonctionnement des reins — déjà lésés — se trouve définitivement compromis.

II. HÉMATURIES INFLAMMATOIRES. — Toutes les inflammations des reins et des voies d'excrétion de l'urine peuvent, à condition d'être suffisamment violentes, provoquer l'hématurie.

Nous ne nous occupons ici que des inflammations non spécifiques (à l'exclusion du cancer et de la tuberculose) et il est facile de se rendre compte qu'elles peuvent être, soit d'origine canaliculaire, et alors elles provoquent surtout des hématuries urétrales ou vésicales ; soit d'origine sanguine, et alors elles produisent surtout des hématuries rénales.

1° Les ***inflammations dues à une infection par voie canaliculaire*** peuvent produire des hématuries à la suite d'urétrites antérieures ou postérieures, de prostatites et d'hypertrophie de la prostate. Mais ce sont les cystites surtout qui peuvent saigner, et encore il s'agit d'hémorragies peu abondantes et ne durant pas longtemps.

2° Les ***inflammations d'origine sanguine*** peuvent provoquer l'hématurie par suite de lésions de tout l'appareil urinaire (sécrétoire et excrétoire) ; c'est le cas par exemple de l'intoxication par la cantharide qui produit de la cystite hémorragique, de la pyélite et de la néphrite.

Mais en général ces inflammations d'origine sanguine portent sur le rein ou sur le bassinet, donnant lieu à de la pyélo-néphrite hémorragique. On peut affirmer que le sang a pris naissance au niveau du bassinet quand on trouve à l'autopsie la muqueuse ulcérée à ce niveau; mais le plus souvent l'examen histologique permet de dire que le rein a contribué, pour une grande part, à l'élimination des globules rouges, car on voit les anses du glomérule congestionnées et sa cavité remplie par des globules rouges qui passent ensuite avec l'urine dans la lumière des tubes urinifères.

On conçoit que dans certaines néphrites chroniques, où les vaisseaux sont déjà altérés de longue date, il suffise de la moindre cause surajoutée pour provoquer une congestion semblable ou même plus intense, qui s'accompagnera d'hématurie plus ou moins abondante selon les cas.

III. HÉMATURIES DUES A DES LÉSIONS SPÉCIFIQUES (CANCER ET TUBERCULOSE). — 1° Le *cancer* peut porter principalement sur la prostate, la vessie et les reins, et, à chaque localisation correspond une hématurie un peu spéciale.

A. Les **cancers de la prostate** provoquent parfois des hémorragies, assez abondantes pour refluer dans la vessie et compromettre à elles seules l'existence du malade.

B. Les **tumeurs de la vessie** donnent lieu à des hématuries qui proviennent d'ictus congestifs avec effraction des vaisseaux. Les différences de pression exercées par l'urine, selon que la vessie est pleine ou vide, expliquent la production d'hémorragies indépendantes de toute fatigue et continuant même au repos.

Cela tient surtout, comme l'a montré M. Tuffier, à la facilité avec laquelle la vessie se congestionne : « La vessie, dit-il, est un organe essentiellement congestif et par son anatomie et par sa physiologie. La congestion est son mode de réaction le plus fréquent; dès lors la présence d'un néoplasme doit être pour l'organe une cause excitatrice incessante. Il se fait sous cette influence une vaso-dilatation au niveau de la vessie, d'où ruptures consécutives des vaisseaux friables du néoplasme ».

D'ailleurs, il faut bien savoir que les hématuries ne surviennent pas que dans les tumeurs malignes : Virchow, Guyon, Albarran ont insisté sur la fréquence et l'abondance des hématuries causées par les papillomes.

C. Les **cancers du rein** peuvent provoquer l'hématurie, par suite du saignement des noyaux cancéreux intrarénaux; mais en général l'hémorragie est commandée par les prolongements cancéreux qui perforent la muqueuse et qui viennent faire saillie dans la cavité du bassinet. Cette pathogénie se trouve d'ailleurs éclairée non seulement par les résultats anatomiques rapportés par Peter, Siredey, Brodeur,

Brault, etc., mais encore par les constatations cliniques, qui montrent que les hématuries cessent à une période tardive : cela s'explique justement par ce fait que, à mesure que le cancer progresse, les bourgeons cancéreux oblitèrent le bassinet, dont le sang ne pourrait plus alors s'écouler dans l'uretère.

2° La **tuberculose vésicale et rénale** s'accompagne fréquemment d'hématuries qui ne semblent pas liées aux progrès des ulcérations, puisque c'est souvent à son début que la tuberculose urinaire donne lieu aux hématuries les plus abondantes. Il s'agit alors de ces formes de congestion vésicale ou rénale qui, selon l'expression du professeur Guyon, « peut être assez intense pour être hémorragique sans qu'une lésion volumineuse la sollicite ».

IV. HÉMATURIES LIÉES A UNE ALTÉRATION DU SANG. — *Dans les maladies infectieuses*, l'hématurie est, comme nous l'avons dit déjà, le plus souvent liée à une néphrite; mais, en dehors des lésions rénales — qui peuvent manquer — il faut tenir compte de l'état du sang qui favorise les hémorragies multiples au cours des ***maladies infectieuses que l'on a désignées sous le nom d' « hémorragiques »***.

C'est ainsi que dans la variole noire on a vu que le sang s'écoulait surtout au niveau du bassinet ou de la partie supérieure de l'uretère; quelquefois même la vessie a été trouvée ulcérée.

De même dans la fièvre typhoïde hémorragique : Lécorché a, dans ces cas, trouvé des ecchymoses sous-muqueuses disséminées dans toute l'étendue des voies d'excrétion (bassinet, uretère, vessie); les lésions sont les mêmes dans toutes les maladies infectieuses hémorragipares qui s'accompagnent d'hématuries (purpura, fièvre jaune, peste, etc.).

Les **maladies toxiques ou dyscrasiques,** telles que l'ictère grave, par exemple, l'intoxication phosphorée, etc., peuvent provoquer des hématuries par le même mécanisme.

Nous en rapprocherons la leucocythémie et l'hémophilie dans lesquelles les altérations du sang expliquent les hémorragies diverses.

L'hématochylurie, enfin, mérite une mention spéciale; elle est caractérisée par l'émission d'urines qui renferment les principaux éléments du chyle, de la lymphe et du sang; elle est due à la présence de la filaire du sang dans l'organisme.

Il semble que ce parasite ait tendance à produire des varices lymphatiques au niveau du rein, comme au niveau de tous les tissus; sous l'influence d'un effort, ou d'une simple pression lymphatique, ces varices du rein peuvent se rompre et il se produit ainsi de l'hématurie. Mais on peut admettre aussi que la filaire elle-même ou des embryons déterminent la rupture des capillaires du rein et de la vessie et soit ainsi la cause de l'hématurie.

ÉTUDE CLINIQUE

L'étude clinique de l'hématurie comprend surtout, et avant tout, l'examen des urines sanglantes, qu'il faudra cependant compléter par l'étude des conditions dans lesquelles l'hématurie est apparue et par une enquête sur l'état général du malade.

1° ***Examen macroscopique des urines sanglantes.*** — Autant que possible on devra conserver les urines des vingt-quatre heures dans un bocal, de façon à pouvoir juger immédiatement si les urines laissent — ou non — un dépôt au fond du bocal, ce qui est un premier caractère, très important au point de vue séméiologique.

L'*urine sanglante* présente donc toujours à étudier le dépôt lui-même et le liquide qui le surmonte.

A. La **coloration de l'urine qui surnage** est très variable, mais on peut dire que, d'une façon générale, elles sont franchement sanguinolentes, ou bien brunes, ou même noirâtres ; elles répondent à l'une des catégories suivantes :

La coloration rouge vermeil indique que le sang n'a pas séjourné longtemps dans la vessie : c'est donc habituellement une hématurie vésicale, à moins qu'il ne s'agisse cependant d'un cancer du rein qui saigne abondamment. Quand la coloration est nettement rouge, la teinte plus ou moins foncée ne présente pas une grande importance. Elle indique simplement si le sang est dilué — ou non — par l'eau urinaire.

D'une façon générale, les hématuries d'origine rénale se faisant goutte à goutte, perdent, par leur séjour dans la vessie, l'éclat et la rutilance des hémorragies vésicales ou urétrales : le type en est l'urine des néphrites aiguës qui prend une couleur bouillon trouble bien caractéristique. Dans ces cas il n'existe pas de caillots au fond du vase et c'est là un caractère important de l'hématurie due aux néphrites, surtout si la centrifugation fait découvrir la présence de cylindres.

B. Le **dépôt** se présente sous deux formes principales : ou bien le sang est pur, ou bien il est mélangé avec des substances de nature et de coloration diverses.

Si le sang est pur, il se présente souvent sous la forme de caillots allongés, vermiformes, quelquefois très déliés et d'une longueur considérable. Dans ces conditions, s'ils rappellent la longueur et la forme de l'uretère, ils ont une valeur diagnostique considérable, car non seulement ils indiquent l'origine rénale, mais encore plaident en faveur de l'origine cancéreuse.

Si le sang est mélangé avec des dépôts d'autre nature, il peut donner lieu à des aspects différents qui ont été bien mis en relief par le professeur Guyon.

Dans une première forme, le fond du vase est rempli par un dépôt jaunâtre strié de sang. Ces stries délicates dessinent de petites lignes ondulées qui séparent le dépôt purulent en plusieurs couches.

Dans une seconde forme, le fond du verre est rempli par une couche d'apparence glaireuse très adhérente au fond du vase, de coloration assez vive. La teinte rouge est due à une multitude de stries sanglantes qui sillonnent et pénètrent de toutes parts l'épaisseur de la couche glaireuse.

Dans ces deux cas, il s'agit ordinairement de cystites : il y a plus de pus que de sang, ou plutôt « le pus a englué le sang » et c'est ce qui explique pourquoi le liquide qui surnage est à peine teinté.

Dans une autre forme, le dépôt est formé de deux couches distinctes, constituées l'une par du sang pur, l'autre par un dépôt glaireux, et dans ces cas l'urine qui surnage est fortement teintée ; il s'agit alors d'une cystite, mais qui est modifiée dans son allure, soit parce qu'elle est consécutive à un calcul vésical, soit parce qu'il s'agit d'une cystite contre laquelle on a dirigé une intervention intravésicale.

Une quatrième variété, très importante, est constituée par les cas dans lesquels le dépôt contient des débris de tumeur ; il s'agit en général de petites masses ayant le volume d'un gros pois ou d'un noyau de prune, de couleur jaunâtre, friables, se désagrégeant facilement entre les doigts et se déchirant au moindre effort. Elles ont habituellement un aspect villeux, framboisé et proviennent, en général, d'une tumeur de la vessie.

Reconnaître l'hématurie est donc chose facile, pour peu que l'on se rappelle les caractères avec lesquels se présentent les diverses hématuries que nous venons de décrire ; d'ailleurs, si l'on hésite, il suffit d'avoir recours à deux sortes d'examens qui permettent d'affirmer le diagnostic : examen microscopique et spectroscopique.

2° L'*examen spectroscopique* de l'urine montrera — si elle contient du sang — les deux raies de l'oxyhémoglobine, au milieu de la partie jaune du spectre ; ces deux raies se confondront en une seule quand on ajoute à l'urine du sulfhydrate d'ammoniaque, et cela achèvera de spécifier la présence du sang.

3° L'*examen microscopique* portera sur le dépôt ou sur une goutte du liquide s'il n'y a pas de dépôt.

Dans tous les cas, d'ailleurs, on constate des globules rouges en général déformés et crénelés, mais toujours suffisamment nets pour qu'on puisse les reconnaître.

DIAGNOSTIC

Étant donné que l'on possède ces signes de certitude qui permettent d'affirmer l'hématurie, nous croyons inutile d'insister sur la difficulté de diagnostic qui peut tenir à la coloration noire de certaines urines, due soit à l'élimination de médicaments (rhubarbe, séné, semen-contra, acide phénique, salol, etc.), soit au passage de la bile, d'urates en excès, etc. Toutes ces causes d'erreur ne tiendront pas devant un examen complet.

En réalité, le seul point qui peut être délicat c'est le ***diagnostic entre l'hématurie et l'hémoglobinurie,*** parce que, dans les deux cas, on constate les réactions spectroscopiques, tandis qu'on ne trouve de globules rouges dans le dépôt que dans le cas d'hématurie. Ce caractère permet donc de faire très facilement le diagnostic, mais cependant faut-il prendre certaines précautions que l'on a parfois négligées.

Les travaux de ces dernières années nous ont appris que les urines pouvaient être osmo-nocives et même directement toxiques pour les globules rouges. Il en résulte que les hématies éliminées au niveau du rein ou de la vessie peuvent être détruites à l'intérieur même des voies urinaires : c'est alors une forme spéciale d'hémoglobinurie dont nous n'avons pas à nous occuper ici. Mais il peut se faire aussi que des urines qui contiennent des globules rouges quand on les examine aussitôt leur émission ne renferment plus que de l'hémoglobine quand on les examine quelques heures et surtout vingt-quatre heures plus tard ; les urines hémonocives ont alors détruit les globules. D'où le précepte, absolument essentiel — mais suffisant — que si l'on veut éviter toute cause d'erreur dans le diagnostic entre l'hématurie et l'hémoglobinurie, il faut que l'examen porte sur une urine fraîchement émise. Si, dans ces conditions, on constate que l'urine présente la réaction spectroscopique de l'oxyhémoglobine, on sera en droit de rejeter le diagnostic d'hématurie et d'affirmer celui d'hémoglobinurie, dans les cas où l'examen microscopique ne fait pas constater la présence de globules rouges.

Il ne suffira pas de savoir qu'il s'agit d'hématurie, il faudra encore préciser le moment de la miction pendant lequel le sang est éliminé, savoir si le pissement de sang est passager ou durable, se rendre compte de l'état des reins et de l'appareil excréteur de l'urine, étudier enfin l'état général du malade.

Ce sont tous ces caractères que nous allons étudier dans le chapitre suivant, car ce sont eux qui guident dans l'appréciation de la cause de l'hématurie.

DIAGNOSTIC ÉTIOLOGIQUE. — Une fois, en effet, que l'on sera sûr qu'il s'agit bien d'hématurie, la partie la plus délicate du diagnostic restera encore à préciser, puisqu'il y aura lieu de se demander quelle est la cause du pissement de sang.

I. ***Il est des cas cependant où le diagnostic étiologique s'impose :***

1° S'il s'agit d'un sujet qui a reçu un **violent traumatisme** ou une **plaie pénétrante** de la région lombaire ou de la région antérieure de l'abdomen, la constatation d'une hématurie prend immédiatement une grande valeur, surtout si elle est abondante et durable, et montre qu'un gros vaisseau a été déchiré : une intervention chirurgicale s'impose si l'on veut éviter des conséquences graves.

2° Si le sujet qui a des hématuries présentait antérieurement tous les signes d'une **maladie infectieuse** bien diagnostiquée et si le pissement de sang n'est qu'un symptôme surajouté à d'autres, on conçoit que là encore le diagnostic étiologique ne soit pas difficile à établir. Et même, cette constatation prend immédiatement une valeur pronostique grave, car elle annonce, soit une tendance hémorragique de la maladie, soit l'existence d'une néphrite aiguë surajoutée.

On admettra qu'il s'agit d'une tendance hémorragique de la maladie s'il existe déjà des hémorragies par d'autres voies (peau, muqueuse buccale, épistaxis, etc.), et l'abondance de ces hémorragies, ainsi que leur multiplicité, guideront le pronostic qui est toujours sérieux.

On admettra la néphrite aiguë, au contraire, si le sang s'élimine exclusivement par les urines, s'il y a en même temps de l'oligurie et s'il y avait eu antérieurement de l'albuminurie. Le pronostic est alors entièrement subordonné à la constatation des autres symptômes de néphrite (œdèmes et surtout accidents urémiques).

3° On peut dire aussi que dans toutes les **néphrites aiguës primitives**, d'une façon générale, le diagnostic étiologique de l'hématurie est facile à faire, car il existe toujours toute une série de signes de néphrite qui permettent de rapporter le pissement de sang à sa véritable cause.

4° Enfin, il peut se faire que l'hématurie apparaisse comme un **signe tardif** de maladies organiques déjà diagnostiquées du rein et de la vessie (**calcul, tuberculose, cancer**), et alors c'est un signe confirmatif, et il ne peut s'agir de discuter un seul instant le diagnostic étiologique. Cela est vrai surtout pour la tuberculose urinaire, car, à côté des hématuries du début, il existe des hématuries tardives ; mais on conçoit que les cas qui sont intéressants, au point de vue du diagnostic étiologique, ce sont ceux dans lesquels le pissement de sang apparaît comme le premier symptôme morbide qui force l'attention. C'est alors que le diagnostic étiologique peut être très délicat.

II. ***L'hématurie apparaît comme le premier symptôme morbide.***

La première question à se poser est alors de savoir si le sang vient du rein ou de la vessie, et il est assez facile de la résoudre, grâce aux méthodes d'exploration que nous possédons. Dans ce but, on examinera les urines du bocal, qui peuvent présenter des indications révélatrices; on fera l'épreuve des trois verres de la façon indiquée par le professeur Guyon ; on examinera méthodiquement les organes par le palper, le toucher vaginal, rectal, etc. Si ces moyens ne suffisent pas à assurer le diagnostic, on sera en droit de faire le cathétérisme, ce qui permettra de laver la vessie et de voir alors comment s'écoule le sang à la suite du lavage ; enfin, dans les cas difficiles, on s'aidera de la cystoscopie et, quand l'hématurie est rénale, on aura recours, s'il est nécessaire, au cathétérisme des uretères ou à la séparation des urines, afin d'arriver à savoir quel est le rein qui saigne. Grâce à ces différents moyens, on arrivera ainsi à localiser le siège de l'hémorragie et nous pouvons résumer de la façon schématique suivante les indications cliniques qui permettent de porter ce diagnostic de localisation, qui est le premier temps du diagnostic étiologique.

1° L'**urétrorragie antérieure** est facilement éliminée par ce fait que le sang s'écoule pur, goutte à goutte, en dehors des mictions. Ce n'est pas une hématurie à proprement parler : elle est due à une urétrite aiguë avec rupture de la corde ou à un corps étranger de l'urètre.

2° L'**hémospermie**, qui n'est également pas une hématurie vraie, est facile à éliminer, puisque le sang s'écoule exclusivement mélangé avec le sperme et dans la miction qui suit l'éjaculation. Elle peut être due à une cause traumatique, mais elle est liée le plus souvent à une tuberculose des voies séminales.

3° L'**urétrorragie postérieure** est bien une véritable hématurie, puisque le sang s'écoule avec l'urine et n'est pas éliminé en dehors des mictions.

Par l'épreuve des trois verres on constate que le premier seul est coloré, et d'ailleurs il existe des antécédents urétraux ou prostatiques et le toucher rectal montre le plus souvent des modifications manifestes de la prostate.

Ces hématuries sont dues en effet, soit à une hypertrophie simple de la prostate arrivée à sa période de rétention urinaire, soit à une tuberculose de la prostate, le plus souvent secondaire à une tuberculose de l'épididyme facile à reconnaître ; soit à un cancer de la prostate qui provoque des douleurs très vives, donne lieu à de l'empâtement manifeste des ganglions iliaques, et se révèle au toucher par l'existence d'une tumeur prostatique très grosse, dure et bosselée.

4° L'**hématurie d'origine vésicale** sera soupçonnée quand le malade dit spontanément que ce sont surtout les dernières gouttes de son urine qui sont teintées de sang. On lui fera pratiquer alors l'épreuve des trois verres, et on sera en droit de dire que l'hématurie est d'origine vésicale quand les deux verres extrêmes contiennent seuls du sang, tandis que celui du milieu renferme de l'urine normale, et aussi dans le cas où les dernières gouttes seulement contiennent du sang qui est alors presque pur.

Mais il pourra arriver que le sang soit tellement abondant qu'il s'écoule pendant toute la durée de la miction. Si l'examen des organes par les méthodes cliniques usuelles ne permet pas de constatations positives, on sera alors autorisé à pratiquer un cathétérisme qui sera suivi de lavages de la vessie jusqu'à ce que l'eau sorte non colorée. On distend alors la vessie avec de l'eau que l'on fait évacuer aussitôt ; si les dernières gouttes seulement amènent du sang, on pourra affirmer l'origine vésicale. Mais du moment qu'on aura été amené à faire le cathétérisme, on acquerra une bien plus grande certitude en pratiquant la cystoscopie qui permettra de voir non seulement que c'est la vessie qui saigne, mais encore en quel point se produit l'hémorragie, et, dans certains cas même, quelle en est la cause.

On pensera à une ***cystite*** si le malade a de violentes douleurs, surtout au moment d'uriner, du ténesme vésical, de la pyurie.

La ***cystite tuberculeuse*** pourra avoir été précédée d'hématuries avant que tout autre signe existe, ce qui en rendra alors le diagnostic très difficile.

En revanche, plus tard, quand tous les signes de la cystite sont au complet, si l'hématurie se produit c'est l'intensité de la douleur et les caractères spéciaux de la pyurie qui feront supposer la nature tuberculeuse de la maladie. Enfin, si l'on pratique la cystoscopie, on pourra voir les lésions spécifiques de la tuberculose.

Le ***calcul vésical*** a des hématuries spéciales se différenciant des précédentes par ce qu'elles surviennent à la suite d'une marche, d'une course en voiture mal suspendue, à cheval, à bicyclette, etc. ; en revanche, le repos fait cesser le pissement de sang.

L'exploration vésicale fera d'ailleurs reconnaître en général le corps du délit et permettra de guérir la maladie, si l'on en profite pour faire la lithotritie.

Le ***cancer de la vessie*** sera reconnu par ses hématuries bien spéciales survenant et cessant sans cause, et anémiant très vite le malade.

Le toucher vaginal et rectal, et au besoin la cystoscopie, serviront à parfaire le diagnostic.

5° L'**hématurie d'origine rénale** se reconnaîtra par les caractères suivants :

L'urine des vingt-quatre heures recueillie dans un bocal, montre qu'il y a entre l'urine et le sang un mélange plus intime que dans les hématuries vésicales ; dans le dépôt on peut constater la présence de longs caillots représentant, pour ainsi dire, des moules de l'uretère.

En faisant uriner les malades dans trois verres, on note que l'urine est également colorée au commencement, au milieu et à la fin de la miction.

Souvent on n'arrivera au diagnostic d'hématurie d'origine rénale qu'après avoir éliminé les diverses autres causes et après avoir constaté, par cystoscopie, l'intégrité de la vessie.

Une fois l'origine rénale reconnue, si la cause de l'hématurie n'est pas évidente, on doit soupçonner la **lithiase rénale** qui est, de toutes, la plus fréquente et la moins grave. Le fait que l'hématurie apparaît après une série de secousses de la région lombaire (provoquée comme nous l'avons dit à propos des calculs de la vessie) et qu'elle disparaît par le repos ; l'existence de coliques néphrétiques antérieures ou actuelles sont en faveur de l'hématurie d'origine lithiasique, et permettent de diagnostiquer cette cause.

Il faut savoir d'ailleurs, au point de vue pratique, que l'hématurie — même histologique — peut avoir une grande importance dans le diagnostic de la lithiase rénale. Quand un malade a présenté des coliques qui peuvent tout aussi bien être de cause intestinale ou hépatique que d'origine néphrétique, on peut employer le moyen suivant pour s'assurer du diagnostic : il suffit de mettre le malade au repos pendant vingt-quatre heures et de recueillir ses urines dont on centrifugera le dépôt pour voir s'il y a des globules rouges. Le lendemain on soumettra le malade à une marche un peu fatigante ou à une course en omnibus ou en voiture, et on recueillera également ses urines des vingt-quatre heures dont on centrifugera le dépôt. Si l'on trouve des globules rouges dans l'urine émise le jour de la marche, ce symptôme sera grandement en faveur de l'origine néphrétique de la colique.

L'**hématurie du cancer du rein** présente des caractères pour ainsi dire opposés aux précédents et que, pour cette raison, on parvient assez bien à différencier. On devra songer, en effet, à un néoplasme, quand le malade urinera spontanément de l'urine sanglante sans cause apparente, alors que ses précédentes mictions étaient normales et que les suivantes sont aussi privées de toute hémorragie, sans que le malade ait mis en œuvre quelque traitement que ce soit pour obtenir ce résultat.

Ainsi donc, hématurie apparaissant et disparaissant sans causes, non influencée par le repos, un tel symptôme à lui seul doit faire songer au cancer du rein ; à plus forte raison devra-t-on porter ce diagnostic si, à ces symptômes, s'ajoutent une douleur gravative permanente, un varicocèle unilatéral de date récente, et surtout une tumeur abdominale donnant lieu au ballottement rénal.

L'**hématurie de la tuberculose rénale** sera facilement rapportée à sa véritable cause quand elle survient alors que déjà depuis longtemps on a noté de la polyurie trouble et une tumeur rénale.

Mais l'hématurie du début, si fréquente et qui peut constituer souvent le seul signe, est extrêmement difficile à reconnaître.

On a pratiqué des néphrectomies pour hématuries rebelles, et on a trouvé quelques granulations tuberculeuses isolées, de telle sorte qu'il était bien difficile de faire le diagnostic avant l'intervention chirurgicale.

On peut cependant, en pratique, s'habituer à soupçonner la tuberculose rénale chaque fois que survient une hématurie sans cause, en pleine santé apparente, et que cette hématurie nettement d'origine rénale a tendance à persister malgré que le malade soit mis au repos complet.

Une fois qu'on aura pensé à la possibilité d'une lésion tuberculeuse, la recherche des signes habituels de toute tuberculose, l'examen bactériologique des urines, l'inoculation aux animaux, etc., permettront, dans bien des cas, de faire un diagnostic précis.

Mais souvent, en l'absence de résultats bactériologiques positifs, on en sera réduit à un diagnostic de probabilité, car des hématuries semblables peuvent exister aussi dans d'autres affections rénales.

Les ***néphrites*** provoquent des hématuries dont l'origine est facile à reconnaître quand il s'agit de néphrites aiguës avec leur tableau symptomatologique si spécial, ou de poussées aiguës au cours d'une néphrite urémigène reconnaissable même à cette phase, grâce à l'hypertension artérielle, au bruit de galop, etc.

Mais il peut arriver que des malades présentent une hématurie très abondante alors qu'ils n'avaient jamais eu, antérieurement, de signes de néphrite. L'hématurie passe donc au premier plan, si bien qu'on avait tendance à dire naguère encore qu'il s'agit, dans ces cas, d'hématuries essentielles.

Or une série d'opérations pratiquées pour ces ***hématuries dites « essentielles »*** ont montré tantôt de la néphrite scléreuse (Poirier, Potherat), tantôt de la tuberculose du rein tout à fait au début (Pousson). C'est dire combien il peut être difficile de porter un diagnostic étiologique dans certains cas.

Toutefois il semble que, maintenant que l'on connaît mieux la possibilité de ces hématuries qui peuvent se produire au cours de l'évolution de certaines néphrites chroniques, on pourra peut-être arriver à les soupçonner. Pour notre part, nous avons eu l'occasion d'en constater à plusieurs reprises, et dans tous les cas l'exagération de la tension artérielle ne manquait jamais et nous avons toujours constaté aussi quelques signes de petite urémie : aussi nous pensons que la recherche de ces symptômes, et surtout de l'hypertension artérielle, pourra être d'un grand secours au point de vue du diagnostic entre l'hématurie de la néphrite (hypertension) et celle du cancer ou de la tuberculose (hypotension).

Cela ne veut pas dire qu'on ne devra jamais porter le diagnostic d'*hématuries essentielles* ou plutôt névropathiques, selon l'expression de M. Lancereaux. Mais on ne devra y penser que lorsqu'on aura éliminé, avec le plus grand soin, toutes les autres causes. On constatera, d'après M. Lancereaux, qu'elles surviennent d'une façon périodique, après de violentes émotions ou quelquefois à la suite d'un simple refroidissement; on les aurait vues cesser complètement par l'emploi de l'hydrothérapie et de la quinine.

Mais, nous le répétons, c'est là un diagnostic d'exception et on ne doit le porter qu'après avoir éliminé soigneusement tous les autres, car l'hématurie est due à des lésions bien difficiles à dépister quelquefois, et c'ést une raison de plus pour que le médecin ait recours à toutes les explorations avant de mettre l'hémorragie sur le compte de la névropathie.

Une fois qu'on aura diagnostiqué la lésion rénale qui a provoqué l'hématurie, il restera encore une très importante question clinique à résoudre : savoir ***quel est le rein qui saigne***.

Des erreurs ont été commises alors qu'on s'appuyait uniquement sur le palper pour porter un diagnostic : un rein paraît gros et douloureux au cours d'une hématurie, on fait porter une opération sur ce côté-là et l'évolution ultérieure montre que le rein opéré était atteint d'hypertrophie compensatrice, tandis que l'autre, quoique petit, constituait le rein malade : aussi les cas sont-ils nombreux, dans la littérature médicale, pour lesquels il y a eu erreur de localisation.

A l'heure actuelle il existe des procédés permettant d'éviter ces erreurs et, selon les préférences personnelles que l'on peut avoir, la division des urines ou le cathétérisme des uretères pourront donner des renseignements très utiles, surtout dans le cas où, le traitement médical restant insuffisant, on est amené à tenter une intervention chirurgicale.

J Castaigne.

HÉMOGLOBINURIE

Sous le nom d'*hémoglobinurie* on doit comprendre un état particulier de l'urine caractérisé par la présence de la matière colorante du sang, alors qu'on ne peut pas y constater de globules rouges, même par centrifugation.

HISTORIQUE

Les études à ce sujet ont tout d'abord montré l'*existence* de l'hémoglobinurie et les conditions dans lesquelles elle se produit. C'est à Harley (1864) qu'on fait remonter la première description; en réalité, cet auteur vit nettement le type clinique que nous décrirons, mais il le dénomma *intermittent hematuria*.

C'est Pavy qui mit en relief ce fait capital qu'il n'existe pas d'hématies dans le dépôt urinaire ; Lichteim employa le nom d'*hémoglobinurie paroxystique*, mais ce n'est qu'en 1872 que Schleiden caractérisa l'hémoglobine dans les urines par l'examen spectroscopique : l'existence réelle de l'hémoglobinurie était démontrée.

On s'attache alors à la *description clinique*, surtout de la forme spéciale qu'avait eue en vue Harley et que l'on nomme *hémoglobinurie paroxystique essentielle*. Le tableau qu'en a tracé Mesnet (1881) est resté classique ; cette description avait été d'ailleurs précédée de travaux très importants de Clément, de Lépine, de Ramlot en France, de Murri en Italie, de Chwosteck en Allemagne, qui vinrent compléter les nombreuses observations des médecins anglais.

En même temps Kelsch et Kiener étudiaient l'hémoglobinurie d'origine paludéenne qui présentait cet intérêt spécial de donner lieu à des vérifications anatomiques que l'on a pu comparer depuis lors à l'autopsie d'un cas d'hémoglobinurie essentielle rapportée par MM. Dieulafoy et Widal.

Mais ce sont surtout les *recherches expérimentales* de ces dernières années qui ont été fécondes en résultats intéressants, au point de vue de la pathogénie. Les premières expériences ont surtout consisté à produire de l'hémoglobinurie en provoquant une destruction des globules rouges (Ponfick, Afanasiew, Lapicque, Vast, etc.). On s'est assuré ainsi que, si l'hémoglobine se trouve — en grande quantité — à l'état dissous dans le sang, elle peut passer dans les urines.

Mais les poisons expérimentés par ces auteurs étaient tous d'origine exogène, et ne pouvaient expliquer que quelques cas cliniques d'hémoglobinuries toxiques ; actuellement, grâce aux recherches de M. Bordet sur les sérums hémolytiques, on s'est aperçu que des substances toxiques pour les globules rouges pouvaient se former aux dépens même de l'organisme, et les travaux de M. Pagniez ont mis en lumière toute une série de faits du plus haut intérêt.

En même temps, les vétérinaires, et en particulier M. Lucet (en France), attiraient l'attention sur l'hémoglobinurie des chevaux. M. Jean Camus a eu le grand mérite de rapprocher les faits constatés chez l'homme de ceux qu'on observe dans la pathologie animale, et de montrer le rôle important que joue l'hémoglobine d'origine musculaire dans la production du symptôme. Il a pu ainsi mettre au point la pathogénie des hémoglobinuries, qui peut maintenant être expliquée d'une façon claire et scientifique.

Mais avant d'exposer en détail ces données pathogéniques, il nous faut voir comment se traduit en clinique l'hémoglobinurie, — quelles en sont les causes, — quelles lésions on a constaté dans les cas où l'on a pu faire l'autopsie.

Muni de ces notions anatomo-cliniques précises, nous pourrons alors aborder, avec fruit, la partie expérimentale et pathogénique.

ÉTUDE CLINIQUE

I. HÉMOGLOBINURIE PAROXYSTIQUE ESSENTIELLE. — Nous pouvons prendre cette forme clinique comme type de notre description, tout en nous réservant de voir, à propos de l'étiologie, si les autres formes ont des symptômes propres et surtout une évolution particulière.

Description de la crise. — L'observation publiée par Mesnet a servi de type à toutes les descriptions et peut être considérée en effet comme le modèle des cas typiques, à côté desquels il nous sera nécessaire de signaler cependant des cas atypiques par diminution ou par exagération des symptômes.

Les **cas typiques** ressemblent à l'observation *princeps* de Mesnet qu'on peut schématiser de la façon suivante.

Le malade racontait que trois ans auparavant il avait émis des urines ayant la coloration du vin de Malaga et que, depuis lors, chaque fois qu'il s'exposait au froid, il était sûr de constater une semblable modification urinaire.

Comme, le jour de son entrée à l'hôpital, ses urines claires et limpides ne contenaient ni albumine, ni sang, il fut facile de voir si le phénomène se produirait par l'exposition au froid.

Le lendemain le malade resta dehors à une température de 0°. Au bout de quinze à vingt minutes, il éprouva une sensation de froid bientôt suivie d'une constriction douloureuse de l'épigastre sans nausée ni vomissement, et d'une céphalée avec état semi-vertigineux, le tout constituant un malaise très désagréable s'accompagnant d'une légère élévation de la température qui monta à 38° et s'y maintint pendant toute la durée de la crise, alors qu'elle n'était auparavant qu'à 36°.

L'urine, examinée une demi-heure après que le malade se fût exposé au froid, était déjà rosée et translucide, présentait les raies de l'oxyhémoglobine à l'examen spectroscopique, contenait beaucoup d'albumine, sans que l'examen microscopique permît de déceler le moindre globule rouge.

Deux heures plus tard, l'urine était beaucoup plus rouge et plus foncée et avait une couleur comparable à celle du vin de Malaga, tout en continuant à ne pas contenir de globules rouges en suspension.

Cette teinte persista encore une heure, puis diminua progressivement ainsi que l'albuminurie, de telle sorte qu'à la fin de la journée l'urine était claire et ne contenait ni hémoglobine, ni albumine. Il ne restait plus, à ce moment, comme symptômes morbides, qu'une sensation assez marquée de fatigue, des sueurs abondantes et un facies pâle et jaunâtre que le malade conserva pendant plusieurs jours.

Cette crise, que l'on peut considérer comme le type del'hémoglobinurie paroxystique, se répéta toujours identique, chez ce malade, chaque fois qu'on l'exposa, de nouveau, au froid.

Les **crises atypiques** peuvent l'être par excès ou par défaut, constituant les accès légers ou violents.

Les *accès légers* ou avortés ont été surtout décrits par M. Giraudeau : ils débutent par de très légers frissonnements ou même de simples bâillements, à la suite desquels les urines deviennent très légèrement colorées par l'hémoglobine, ou même sont simplement albumineuses, ainsi que M. Chauffard a pu le noter. Bien souvent ces accès passeraient inaperçus si, chez le même malade, il n'en survenait d'autres absolument typiques qui ont permis de dépister ces formes frustes.

Les *accès violents* sont annoncés par un frisson pouvant simuler celui de la pneumonie, et qui marque le début d'une fièvre parfois très élevée. A ces prodromes toujours intenses fait suite une émission d'urines extrêmement colorées, qui peuvent conserver, pendant plusieurs jours, leur aspect vin de Malaga, donnant lieu ainsi à une spoliation sanguine très marquée.

Au cours de semblables accès ou à leur suite, on peut constater sur la peau des taches purpuriques, des ecchymoses, de l'urticaire, quelquefois même des gangrènes partielles.

L'ictère est toujours tres marque dans les jours qui suivent et l'on constate souvent une augmentation de volume du foie et de la rate, de telle sorte que les sujets restent malades plusieurs jours encore après la fin de la crise, et ont une convalescence parfois longue.

Quelle que soit l'allure de la crise, l'examen des urines et du sang devra toujours être pratiqué avec soin, et les résultats de ces examens seront en général les suivants.

Examen des urines. — Les *urines* seront recueillies dans des verres séparés (de demi-heure en demi-heure, si le malade s'y prête) à partir du début de l'accès. On pourra constater alors, par la comparaison des différents verres, qu'il y a une période d'ascension de la coloration (qui manque toutefois assez souvent, l'urine arrivant d'emblée à la coloration maxima), — un summum, — une période de descente qui est toujours graduelle, et qui permet de constater que, dans la première émission d'urine qui ne contient plus d'hémoglobine, il reste encore de l'albumine.

La durée du summum est variable selon les cas et constitue un des caractères qui servent — comme nous l'avons vu — à spécifier les formes frustes ou violentes.

L'intensité de la coloration obtenue à ce moment est aussi très variable, et proportionnelle à la quantité d'hémoglobine dissoute.

C'est à ce stade qu'il faut étudier les différents caractères des urines : leur densité est toujours très élevée, elles sont très acides et contiennent toujours des sels en excès.

L'examen du dépôt au microscope montre des amas granuleux tout à fait spéciaux, isolés ou agglomérés en cylindres brunâtres et grenus. On rencontre quelquefois des cylindres hyalins, des cristaux d'hématine ou d'hématoïdine, mais les éléments bien particuliers sont les granulations brunâtres et des cristaux d'urates et d'oxalates; quant aux globules rouges, on n'en constate jamais, et ce résultat négatif est de la plus haute importance au point de vue du diagnostic.

Au spectroscope, l'urine fraîche donne toujours les deux bandes de l'oxyhémoglobine et la bande réduite apparaît quand on fait agir le sulfure d'ammonium. Mais de temps en temps la matière colorante trouvée dans l'urine est la méthémoglobine (Mac Nunn), et alors on constate, en plus des deux raies précédentes qui sont dans le jaune, une autre raie dans le rouge orangé.

Dans certains faits même, on peut trouver la réduction propre à l'hématine, principalement à l'hématine acide ; il est probable que, dans ces cas, comme le fait remarquer Hénocque, il y a eu altération de l'urine, soit dans la vessie par excès d'oxalate, soit après son émission.

L'étude de l'albuminurie mérite une mention à part, non pas qu'il s'agisse de globuline pure, ainsi que l'avait cru Gull, car Saundby a montré qu'il y avait toujours mélange de globuline et de sérine, comme dans le sang ; mais ce qui fait l'intérêt de cette albuminurie, c'est, d'une part, qu'elle peut précéder de quelques heures l'élimination de l'hémoglobine et surtout lui survivre ; d'autre part, que des crises d'albuminurie seules peuvent alterner avec des crises d'hémoglobinurie. Nous avons déjà noté le fait dans les crises larvées signalées par M. Giraudeau ; M. Bastianelli, puis M. Ralfe ont observé, à la suite de marches forcées, des crises d'hémoglobinurie pouvant alterner avec de simples accès d'albuminurie ; M. Chauffard a vu, chez un malade ayant eu des accès typiques d'hémoglobinurie, une crise paroxystique d'albuminurie alterner avec les précédentes ; MM. Gilbert et Lereboullet viennent de signaler chez certains cholémiques des crises d'hémoglobinurie paroxystique, alors que d'autres ont des crises d'albuminurie qui s'expliquent évidemment de la même façon.

Examen du sang. — La composition du sang a été étudiée pendant la crise, aussitôt après et plusieurs jours après.

Au moment de la crise, MM. Clément et Lépine avaient déjà signalé la diminution du nombre des globules rouges. MM. Vaquez et Marcano ont vérifié ce symptôme, mais ils ont noté que, au début de l'accès, la perte en hémoglobine l'emporte de beaucoup sur la perte en globules ; MM. Sabrazès et Cabannes signalent également le même fait qu'ils ont pu noter à plusieurs reprises, et ils font remarquer aussi que les leucocytes augmentent notablement de nombre à ce moment.

L'étude du sang frais a montré à certains auteurs (Murri et Boas) que les hématies n'ont plus tendance à se mettre en piles de monnaie. M. Hayem déclare n'avoir rien vu de semblable et il signale seulement que le sang présente les caractères atténués du sang phlegmasique, particulièrement un léger épaississement du réticulum fibrineux.

Plus récemment, on a étudié la résistance globulaire par la méthode de M. Malassez et l'on a noté (Sabrazès et Cabannes) que l'hématolyse se produisait très vite au moment de l'accès.

L'appréciation de la coagulation présente les difficultés de tous ordres inhérentes à ce mode d'étude ; ce qui semble seulement prouvé à l'heure actuelle, c'est que le caillot une fois formé a tendance à se dissoudre dans le sérum (Hayem) ; aussi, conçoit-on que l'état laqué du sérum, signalé par Ehrlich, soit souvent difficile à apprécier après coagulation. Mais si l'on centrifuge le sang aussitôt retiré et que l'on constate, comme MM. Sabrazès et Cabannes l'ont fait, que « le plasma est manifestement plus coloré par l'hémoglobine que celui qui a été séparé du sang — dans les mêmes conditions — en dehors de tout accès », on conçoit que, dans ces conditions, on ne puisse pas nier le laquage du sérum.

Aussitôt après la crise, les hématies se reforment très vite et la richesse globulaire revient à son taux ordinaire, en quelques jours à peine (Hayem, Vaquez et Marcano).

Entre les crises, l'examen du sang ne permet de rien constater d'anormal ; toutefois Ehrlich a cherché à démontrer que l'on pouvait facilement déterminer chez de semblables sujets, en dehors de toute crise, des lésions spéciales du sang. Pour cela, il suffirait de lier à sa base un des doigts du malade, de l'immerger dans l'eau froide et de prélever ensuite du sang au bout de ce doigt : on constaterait ainsi que le sérum est laqué, alors que le sang prélevé aux autres doigts ne présente pas cette altération.

Nous ne discuterons pas ici la valeur pathogénique que Ehrlich a voulu attacher à une semblable expérience; nous dirons simplement qu'elle est loin d'être pathognomonique de l'hémoglobinurie : nous avons obtenu des résultats positifs chez des sujets n'ayant jamais eu de crises d'hémoglobinurie, tandis que nous n'avons constaté, par ce procédé, aucune modification du sérum chez certains sujets qui avaient eu des accès typiques.

Évolution et pronostic de l'hémoglobinurie paroxystique. — On pourra être appelé à porter un pronostic sur un cas d'hémoglobinurie essentielle. Or nous connaissons trop mal la nature de la maladie pour qu'il soit possible de baser son opinion sur des données très précises.

On sait cependant qu'il s'agit d'une maladie récidivante et on peut prédire d'avance que le malade aura de nouveaux accès, surtout s'il s'expose à la même cause qui a provoqué déjà la première crise. D'une façon générale, d'ailleurs, on devra porter un pronostic réservé pour deux raisons : d'abord, parce que le malade peut mourir anurique à la suite d'une crise, et surtout parce que les accès répétés provoquent un affaiblissement progressif du malade et qu'il est exposé, plus que tout autre sujet, aux maladies intercurrentes.

Cependant il ne faut pas oublier que l'on a signalé des guérisons survenues spontanément ou à la suite des traitements par la quinine, le mercure, etc.

Étiologie de l'hémoglobinurie paroxystique. — Le qualificatif d'*essentielle* que l'on donne à cette forme d'hémoglobinurie montre bien que l'on en connaît peu l'étiologie et, en réalité, ce sont surtout les causes qui provoquent l'accès que l'on a pu étudier dans chaque cas.

Toutefois on a noté que la maladie est observée surtout à l'âge moyen de la vie (quoiqu'on l'ait notée quelquefois chez l'enfant) et plus souvent chez l'homme que chez la femme.

On a insisté aussi sur ce fait que certaines maladies infectieuses prédisposaient à l'apparition de l'hémoglobinurie et, parmi elles, on a cité surtout la syphilis, le rhumatisme, le paludisme, etc., en notant que les accès ne surviennent que « chez des malades profondément débilités ».

Il est très difficile de se rendre compte du rôle exact que jouent ces maladies infectieuses dans la production de cette forme d'hémoglobinurie, car, si leur influence directe était démontrée, il faudrait dire qu'il s'agit d'hémoglobinuries infectieuses, semblables à celles que nous allons étudier tout à l'heure.

Il faut tenir compte cependant de l'influence de la syphilis : Murri l'a notée dans 15 observations sur 36 et il a pu obtenir la guérison d'un malade par l'emploi de frictions mercurielles. On relève aussi des antécédents syphilitiques dans toute une série d'observations dues à Mesnet, Millard, Brunelle, Copelian, etc. Enfin, la syphilis héréditaire a été relevée par Gœtze, Comby, Courtois-Suffit, Legendre, etc. : « On a vu des malades chez lesquels évoluent parallèlement des lésions évidentes d'hérédo-syphilis et des crises certaines d'hémoglobinurie dite *essentielle*, et chez lesquels le traitement spécifique (iodure de potassium, frictions mercurielles) a fait disparaître à la fois les deux séries d'accidents ».

Mais ces notions étiologiques sont vagues cependant; c'est seulement la **cause occasionnelle** que le malade peut indiquer habituellement avec précision, et il semble que cette cause soit toujours la même pour le même malade.

C'est le plus souvent un refroidissement, et il suffit alors d'exposer le malade à une basse température pour voir reparaître l'accès. D'autres fois, c'est la fatigue musculaire, les exercices violents, les marches forcées, le surmenage, etc., qui jouent ce rôle de cause occasionnelle.

Ces notions ne suffisent évidemment pas pour qu'on puisse dire que l'on connaît la cause de l'hémoglobinurie paroxystique, et c'est pour cela qu'on a cru pouvoir l'appeler *essentielle*, pour l'opposer aux formes toxiques ou infectieuses que nous allons étudier maintenant.

II. HÉMOGLOBINURIES TOXIQUES. — Ces formes d'hémoglobinuries présentent un double intérêt : d'une part elles peuvent être reproduites très facilement par l'expérimentation et servent ainsi à éclairer la pathogénie des hémoglobinuries en général; d'autre part elles ont donné lieu à des autopsies permettant de voir que les lésions rénales sont identiques, quelle que soit la forme de l'hémoglobinurie : nous reviendrons tout à l'heure sur ces deux points.

Reste donc seulement à considérer l'étude clinique de ces faits ; à ce point de vue ils ne présentent pas un intérêt de premier ordre. Bornons-nous à dire simplement que, au cours de certaines intoxications, les urines peuvent contenir de l'hémoglobine et citons, parmi les substances actives : l'hydrogène sulfuré, l'hydrogène arsénié ; les acides sulfurique, chlorhydrique et pyrogallique ; le chlorate de potasse; certains champignons, etc.

La mort, que l'on observe comme terminaison de certaines de ces intoxications, ne doit pas être attribuée, en général, à l'hémoglobinurie ; toutefois, dans certains cas, les malades deviennent anuriques et leurs tubes contournés sont encombrés de granulations pigmentaires :

il y a lieu de croire alors que la destruction globulaire a été trop forte et a produit des accidents qui ont entraîné la mort.

De ces hémoglobinuries toxiques, on peut être autorisé à rapprocher les cas que l'on rencontre au cours de certaines maladies organiques. C'est ainsi que M. Lépine a signalé l'hémoglobinurie au cours de certaines maladies du cœur et dans l'artériosclérose, mais c'est surtout au cours des néphrites que ces faits ont été étudiés (Lécorché et Talamon).

L'hémoglobinurie peut être totale (alors l'urine centrifugée ne contient pas de globules rouges), ou partielle quand il y a des hématies en petit nombre dans une urine très colorée. Il faut toujours, dans ce dernier cas, se méfier d'une fausse hémoglobinurie, l'urine pouvant détruire les globules rouges déposés avec elle dans un vase, d'où le précepte d'examiner toujours l'urine quand elle est fraîche, si l'on ne veut pas avoir de cause d'erreur.

Cette forme d'hémoglobinurie a un pronostic très variable qui dépend exclusivement de la lésion rénale : en elle-même elle n'a d'autre signification que celle des hématuries qui surviennent dans les mêmes conditions ; elle indique une poussée aiguë de congestion rénale.

III. HÉMOGLOBINURIES INFECTIEUSES. — Nous devons indiquer, tout d'abord, qu'au point de vue clinique ces hémoglobinuries peuvent constituer simplement un symptôme surajouté ou, au contraire, prendre par elles-mêmes une valeur pronostique très grave ; cette dernière éventualité est réalisée par les hémoglobinuries paludiques, qui méritent d'être étudiées d'une façon spéciale.

A. ***L'hémoglobinurie n'est qu'un symptôme surajouté*** sans grande valeur spéciale dans la fièvre typhoïde, la pneumonie, la scarlatine, la diphtérie, etc., et plus souvent encore dans certaines maladies hémorragiques (variole noire, purpura, ictère grave, maladie bronzée hématique des nouveau-nés, etc.). Dans tous ces cas, si l'on ne peut pas dire que le symptôme ait en lui-même une grande valeur, il n'est pas douteux tout au moins qu'il assombrit le pronostic, en indiquant qu'il existe des lésions profondes du sang.

B. L'***hémoglobinurie palustre*** présente une autonomie bien spéciale, comme l'ont montré les travaux de Kelsch et Kiener.

C'est une complication qui survient chez des paludéens d'ancienne date et dans certaines contrées (la zone tropicale des trois continents, surtout au Sénégal et au Gabon) ; on l'observe bien rarement en France chez des sujets qui reviennent des colonies.

Au point de vue clinique, il est classique de décrire une forme légère et une forme grave.

1° La **forme légère** survient au cours d'une série d'accès paludiques qui, au début, affectaient la forme simple ou bilieuse ; d'une façon générale, les accidents bilieux sont toujours prononcés : vomissements, selles vertes, ictère, etc.

Quant à l'accès fébrile, il a la même intensité et la même durée que les autres accès qui l'ont précédé : l'hémoglobinurie apparaît habituellement en même temps que la fièvre, mais peut anticiper ou retarder sur le début du frisson; elle conserve son maximum jusqu'à la défervescence et se met alors à décroître.

Ce symptôme n'aggrave pas en lui-même le pronostic de l'accès, sauf qu'il peut faire craindre la survenue d'une des formes qui nous restent à décrire.

C'est pour ces cas légers que l'on peut discuter la théorie de Tomaselli et de Grocio qui admettent que le sulfate de quinine joue un rôle dans la production de l'hémoglobinurie. Il semble qu'on ne puisse pas admettre une semblable conception contraire à l'ensemble des faits observés, contredite d'ailleurs par les récentes expérimentations de M. Jean Camus, qui n'a pas pu produire l'hémoglobinurie en intoxiquant des animaux avec des sels de quinine.

2° Les **formes graves** peuvent entraîner la mort par trois évolutions différentes.

Dans une *première variété*, la fièvre, une fois constituée par le premier accès, prend le type rémittent ou continu. Les phénomènes bilieux dominent la scène et le malade, qui continue à émettre des urines qui contiennent de l'hémoglobine, meurt dans le collapsus.

Dans une *seconde variété*, les urines deviennent rares à la suite du premier accès, et diminuent encore chaque fois qu'un nouvel accès se produit. L'élimination urinaire devient ainsi très insuffisante et les malades présentent d'abord de la céphalée, de la dyspnée *sine materia*, et plus tard des convulsions qui précèdent de peu le coma et la mort : c'est la forme urémique.

La *troisième variété* est encore plus grave et ressemble au cas de mort que MM. Dieulafoy et Widal ont étudié au cours de l'hémoglobinurie paroxystique : les urines se suppriment complètement peu après le début de l'accès qui s'annonçait comme hémoglobinurique ; la mort survient alors en quelques jours ou même en quelques heures.

Ce sont les cas de ce genre qui ont surtout permis de faire des études histologiques que nous allons envisager maintenant.

ANATOMIE PATHOLOGIQUE

Les trois grandes formes cliniques d'hémoglobinurie que nous venons d'étudier ont fourni l'occasion de faire des autopsies, en proportion variable il est vrai. On a pu faire la nécropsie de nombreux sujets morts d'hémoglobinurie palustre ou toxique, mais en revanche on a rapporté une seule observation anatomo-clinique d'hémoglobinurie paroxystique essentielle (Dieulafoy et Widal). Cette unique observation — rapprochée des constatations anatomo-pathologiques faites dans les autres formes — suffit à montrer, cependant, que les lésions sont les mêmes, quelle que soit la cause de l'hémoglobinurie.

Ces lésions sont constituées par l'infiltration des différents parenchymes — et en particulier du rein — par la rubigine ou pigment ocre.

Il est très facile de reconnaître anatomiquement l'existence de ce pigment et de le différencier des productions qui peuvent le simuler : il suffit de savoir qu'en traitant les coupes d'organes infiltrés, successivement par le ferrocyanure, puis par l'acide chlorhydrique, les pigments prennent une coloration bleue, tandis qu'ils deviennent noirs si l'on fait agir le sulfhydrate d'ammoniaque. Ces deux réactions suffisent à éliminer le pigment mélanique qui, soumis aux mêmes réactions, ne bleuit ni ne noircit.

On pourra chercher ainsi les granulations dans la plupart des organes, mais elles ne manqueront jamais dans le rein si le malade est mort d'hémoglobinurie, et c'est le seul organe dont nous étudierons ici l'anatomie pathologique spéciale, car c'est de l'intensité de son infiltration que dépendent les accidents que nous avons signalés : anurie et urémie.

Les reins présentent toujours une coloration allant du brun clair au brun sombre ; si on fait la section classique on constate que la région corticale présente une intensité particulière de coloration, alors que les pyramides sont intactes.

L'**examen histologique**, pratiqué après la double action du ferrocyanure de potassium et de l'acide chlorhydrique, montre que les granulations ont une localisation tout à fait spéciale. On les constate uniquement dans le protoplasma des cellules épithéliales du tube contourné et des branches ascendantes de Henle ; il n'y en a pas dans les cellules des tubes excréteurs, non plus que dans les glomérules. Tant que l'infiltration est légère, elle laisse les cellules intactes, ce qui explique que le rein puisse reprendre très rapidement ses fonctions normales à la suite d'une crise d'hémoglobinurie paroxystique ; mais, si l'infiltration augmente, il se produit un véritable éclatement des cellules : on voit alors que les tubes sont remplis de débris cellulaires et de granulations qu'on reconnaît à leur coloration particulière, après action des réactifs spéciaux. On conçoit alors que ces lésions cellulaires et l'encombrement des tubes entraînent la production des accidents urémiques et même l'anurie.

Ce sont d'ailleurs ces lésions rénales, dues à l'éclatement cellulaire, qu'il faut seules considérer comme pathognomoniques de l'hémoglobinurie, car il arrivera fréquemment de constater l'encombrement des épithéliums des tubes contournés par la rubigine, alors que, cliniquement, il n'y a pas eu hémoglobinurie. Cela tient à ce qu'il faut qu'une quantité suffisante d'hémoglobine soit mise en circulation dans le sang, pour que l'on constate l'hémoglobinurie : nous reviendrons sur ce point en étudiant la pathogénie.

DIAGNOSTIC

Puisque nous venons d'établir, en nous basant sur l'anatomie pathologique, que tous les cas d'hémoglobinurie étaient de même nature, il n'est que juste d'en envisager le diagnostic dans un chapitre d'ensemble, et ce diagnostic, d'ailleurs, est des plus facile, puisqu'il se base sur des réactions bien précises de l'urine.

On dira, en effet, qu'un malade est atteint d'hémoglobinurie quand son urine, qui présente l'aspect extérieur des urines sanglantes et qui donne au spectroscope la réaction de l'hémoglobine ou de la méthémoglobine, ne contient cependant pas de globules rouges dans son dépôt ou dans le culot de la centrifugation.

Il y a cependant des causes d'erreur qui peuvent tenir à un examen défectueux.

Nous avons signalé, en effet, que les urines peuvent détruire les globules rouges après leur émission : dans ces conditions, une hématurie peut ainsi se transformer *in vitro* en hémoglobinurie. Il peut même se faire que du sang s'échappe par une autre voie, surtout chez la femme (vagin ou rectum), se mélange à une urine qui détruit les globules rouges et que l'on croie, pour cette raison, à une hémoglobinurie.

Il suffira, dans tous les cas, pour éviter l'erreur, de sonder la malade et de faire l'examen spectroscopique et microscopique aussitôt après.

Notons toutefois que, d'après M. Brault, il existe une cause d'erreur plus délicate à éviter : c'est celle qui consiste à prendre pour de l'hémoglobinurie l'élimination urinaire d'hématoporphyrine.

Cette élimination anormale peut se produire à la suite d'une alimentation excessivement riche en viande ou en légumes verts contenant beaucoup de chlorophylle, ainsi que dans les intoxications par le sulfonal, le plomb, etc. Les urines ont alors une coloration analogue au vin de Bordeaux et l'on ne trouve pas de globules rouges dans le culot de centrifugation.

Dans ces cas, pour arriver au diagnostic il sera nécessaire, d'après M. Brault, « de précipiter l'hématoporphyrine en alcalinisant l'urine par la soude ; elle se précipite ainsi avec les phosphates ; on la redissout et on la caractérise au spectroscope ».

Mais ces faits sont très rares et, le plus souvent, quand les urines présentent une coloration qui pourrait faire songer à l'hémoglobinurie (due à la rhubarbe, au séné, au semen-contra, à l'acide phénique, au salol, aux pigments biliaires, etc.), il suffit d'un examen spectroscopique direct de l'urine pour éviter l'erreur.

Ainsi donc, d'une façon générale, le diagnostic d'hémoglobinurie est facile à établir : la grande difficulté consiste à en dépister la valeur pathogénique que nous allons maintenant chercher à élucider.

PATHOGÉNIE

L'étude de la pathogénie de l'hémoglobinurie a été très embrouillée; cela tient à ce que chaque auteur a voulu chercher à soutenir une théorie univoque capable de s'appliquer à tous les cas. Van Roosen avait cru pouvoir admettre que les globules rouges sont détruits dans l'urine même, par suite de l'excès d'oxalate ; cette théorie fut complètement rejetée quand Ehrlich eut montré que les globules peuvent se détruire dans le sang circulant : on admit alors que l'hémoglobinhémie précède l'hémoglobinurie ; mais on ne tarda pas à montrer que, dans de nombreux cas, le sérum n'est pas laqué et, sous l'inspiration de M. Hayem, de M. Albert Robin, on pensa que la destruction des hématies se produit au niveau du parenchyme rénal.

Les recherches récentes, et en particulier celles de M. Launois, de M. Pagniez, de M. Jean Camus, permettent d'affirmer qu'il y a une part de vérité dans chacune de ces théories et qu'il faut même y ajouter un autre facteur, l'origine musculaire de l'hémoglobinurie.

Nous allons donc envisager, au point de vue pathogénique, trois formes d'hémoglobinurie, différentes selon qu'elle est d'origine urinaire, hématique ou musculaire.

I. L'ORIGINE URINAIRE semble être la moins fréquente : elle répond à une double série de faits que signalèrent d'une part Van Roosen et, d'autre part, MM. Hayem et Robin.

Van Roosen admettait que la séparation de l'hémoglobine se produit au niveau de la vessie, et cette dissolution était due d'après lui, en grande partie, aux oxalates qui sont contenus en excès dans l'urine. On avait rejeté cette théorie sous prétexte que tous ces malades ne sont pas oxaluriques et aussi pour cette raison que du sang qu'on ajoute *in vitro* à l'urine hémoglobinurique ne se dissout pas.

M. Hayem pense que, « au moment où éclatent, sous l'influence du froid, les violentes perturbations vaso-motrices qui se traduisent par le resserrement des artères périphériques, le sang se porte en abondance dans les organes internes, notamment dans le parenchyme rénal. La fluxion du rein se juge alors, tantôt par une simple poussée d'albuminurie, tantôt par une décharge d'hémoglobine dissoute, et il est vraisemblable que cette variabilité dans la solution de la crise dépende du degré plus ou moins marqué de l'altération du sang ».

Telle est, d'ailleurs aussi, l'opinion de M. A. Robin qui admet l'existence de deux facteurs pathogéniques : une poussée congestive rénale passagère au moment de l'accès, qui ne produit l'hémoglobinurie qu'en raison d'une altération de la nutrition dépendant de l'urémie, du paludisme, de la syphilis, etc., et diminuant la résistance des globules rouges.

Les recherches récentes (Pagniez et Camus) ont montré comment on devait comprendre à l'heure actuelle les hémoglobinuries d'origine urinaire.

Il est certain que, *dans quelques cas, la dissolution des hématies a lieu dans la vessie*, et cela se produit quand le degré de concentration des urines n'est pas assez élevé, de telle sorte qu'elles deviennent osmonocives pour les globules rouges qui éclatent et laissent échapper leur hémoglobine.

C'est donc dans les néphrites chroniques avec imperméabilité rénale qu'on verra surtout se produire cette forme, qui a d'ailleurs la même valeur que les hématuries se produisant dans le même cas, puisqu'en somme il s'agit d'une hémoglobinurie secondaire.

On peut du reste prouver d'une façon tout à fait élégante la réalité de la destruction globulaire par une urine trop peu concentrée : il suffit, en effet, de faire ingérer du chlorure de sodium à ces malades atteints d'hémoglobinurie pour voir la concentration urinaire s'élever et l'hémoglobinurie faire place à l'hématurie.

A côté de ces faits prennent place une série d'autres, dans lesquels *l'urine détruit les globules rouges, non par suite d'une action osmonocive, mais par une propriété toxique particulière*, « et l'on peut se demander si, dans ces cas pathologiques, il ne passe pas dans l'urine des substances hémolysantes, analogues aux ferments ou aux alexines ». On conçoit que, dans des cas semblables, la destruction des globules rouges puisse s'opérer en pleine substance corticale quand le rein est congestionné : c'est, en somme, la confirmation de la théorie de M. Hayem et de M. Robin qui serait applicable à un certain nombre de faits.

II. L'ORIGINE HÉMATIQUE est celle qui a été soutenue surtout par Ehrlich : elle admet que les globules rouges sont détruits dans le sang circulant et qu'en somme l'hémoglobinhémie précède l'hémoglobinurie.

De **nombreuses expérimentations** viennent à l'appui de cette conception et les recherches de Ponfick, Stadelmann, Afanasiew, Lapicque, Vast, etc., ont montré que les poisons capables de détruire les globules rouges circulants produisent de l'hémoglobinurie.

Ponfick a cherché à préciser le rôle de ces poisons et il a montré qu'ils pouvaient agir soit par fragmentation des globules, soit par dissolution simple de l'hémoglobine. Que ce soit l'un ou l'autre de ces mécanismes qui se produise, les effets constatés peuvent être plus ou moins intenses, selon les cas.

Dans un **premier degré**, on ne constate pas l'hémoglobinurie, car la destruction globulaire n'est pas suffisante : il y a alors accumulation splénique (s'il s'agit de débris globulaires), la rate se tuméfie et constitue une tumeur spodogène. Au contraire, dans les cas où il y a eu dissolution simple de l'hémoglobine, c'est le foie qui emmagasine les déchets.

Dans un **deuxième degré**, l'hémoglobine dissoute est trop abondante pour être retenue par le foie et la rate : il en passe alors dans les urines.

Dans un **troisième degré**, la destruction des globules rouges est tellement considérable qu'elle peut devenir la cause d'accidents.

C'est alors qu'on a signalé l'ictère qui, d'après Stadelmann et Afanasiew, serait dû à ce que le foie, recevant une trop grande quantité d'hémoglobine dissoute, sécrète une bile trop épaisse ; mais les expériences de ces auteurs semblent avoir été faussées par ce fait qu'ils ont employé comme substance toxique la toluylènediamine, qui a une action directement nocive sur le foie.

La plus grave complication de cette destruction exagérée de globules tient, en général, à ce que les tubuli peuvent être complètement oblitérés par des débris cellulaires et des granulations, ce qui entraîne l'anurie et la mort.

Toutes ces expérimentations ont été faites avec des poisons exogènes, et, en clinique, on a pu constater des hémoglobinuries dues à des intoxications du même ordre (acides chlorhydrique, sulfurique, pyrogallique ; hydrogène arsénié, chlorate de potasse, acide phénique, etc.).

Mais dans ces dernières années les recherches de M. Bordet ont attiré l'attention sur la production possible de *sérums hémolytiques* aux dépens même de l'organisme, et les recherches cliniques de MM. Launois, Pagniez et Camus ont montré que le sérum humain pouvait devenir hémolytique au cours de certaines maladies, ce qui explique alors l'apparition de l'hémoglobinurie.

Ainsi donc, il est prouvé que la destruction de globules rouges dans le sang circulant peut être cause de l'hémoglobinurie.

Reste à nous demander maintenant dans quelles proportions les globules rouges doivent être détruits pour produire le symptôme. Les recherches de Ponfick avaient déjà montré qu'une destruction de 1 p. 60 des globules rouges du sang est nécessaire. M. Jean Camus s'est adressé à des procédés plus précis et il est arrivé à cette conclusion que « l'élimination de l'hémoglobine mise en liberté se fait par le rein quand la destruction rapide des globules rouges correspond à 1 p. 57 de la masse totale du sang ». C'est donc une destruction considérable d'hématies qui est nécessaire, et, si l'on tient compte de ce fait important qu'elle doit se produire rapidement, on conçoit que ces conditions ne sont remplies que par quelques causes bien spéciales.

En clinique, il nous paraît cependant hors de doute qu'*il y a toute une série de cas pour lesquels l'hémoglobinhémie précède l'hémoglobinurie*, et cette donnée pathogénique nous semble applicable notamment aux hémoglobinuries toxiques et infectieuses.

Sur les **formes toxiques**, nous n'insisterons pas, l'expérimentation nous ayant surabondamment montré la destruction des hématies dans le sang circulant.

En ce qui concerne l'**hémoglobinurie infectieuse**, une série de faits de pathologie humaine et comparée mettent en relief la production de l'hémoglobinhémie.

L'hémoglobinurie du bœuf, étudiée par Babès, a été reconnue comme devant son origine à la destruction des globules rouges par un coccus spécial, qu'il a appelé l'*Hematococcus*.

La maladie du Texas, décrite par Smith, se traduit surtout par de l'hémoglobinurie, dont l'existence est due à la destruction des globules rouges par un microbe spécial, le *Pirosoma bigeminum*, que Lignières a retrouvé chez des animaux de la République Argentine, présentant une épidémie semblable.

Ces faits méritent d'être rapprochés de l'hémoglobinurie malarienne qui est due, à n'en pas douter, à la destruction rapide d'une grande quantité de globules rouges par l'hématozoaire de Laveran.

Il y a tout lieu de supposer que l'action pathogène des microbes est la même dans les cas de maladies infectieuses au cours desquelles on a signalé l'hémoglobinurie ; M. Lyon a d'ailleurs noté un cas dans lequel le *proteus* semble avoir eu une action analogue aux hématozoaires.

Mais il semble aussi que les maladies infectieuses puissent agir directement par leurs toxines ou par suite de la formation de substances hémotoxiques, sous l'influence de l'infection : si bien que, en somme, nous croyons que dans les maladies infectieuses, comme dans les intoxications, les globules rouges sont détruits dans le sang circulant, et c'est ce qui produit l'hémoglobinurie.

En est-il de même pour l'**hémoglobinurie paroxystique** ? C'est l'opinion de Ponfick et d'Ehrlich qui se basent sur ce fait que le sérum est laqué au cours des crises.

Mais, alors même qu'on admet cette opinion, il faut se demander pourquoi la dissolution de l'hémoglobine ne se fait que par crises ?

C'est pour fournir cette explication que M. Chauffard a invoqué le rôle du système nerveux. D'après lui « le réflexe est l'acte initial nécessaire de la crise ; en dehors de lui la toxémie destructive des globules rouges n'existe qu'en puissance, à l'état virtuel ». Il est vrai que, si nous connaissons bien le point de départ de ce réflexe provocateur (excitation par le froid du réseau nerveux périphérique), nous en ignorons les voies, le mode d'action et les relations avec les organes de l'hématopoièse ; aussi est-il difficile de lui attribuer le rôle pathogénique dominant, comme le fait notamment Murri, dans une conception toute théorique, d'après laquelle le rôle du système nerveux serait seul important dans la production de l'hémoglobinurie paroxystique.

MM. Widal et Rostaine ont, tout récemment, précisé cette pathogénie encore si obscure : ils ont démontré que l' « insuffisance d'antisensibilisatrice dans le sang des hémoglobinuriques » expliquait la dissolution des globules rouges dans le sang et l'élimination urinaire d'hémoglobine. On sait, en effet, que dans un sérum normal la sensibilisatrice et l'antisensibilisatrice en état d'équilibre constant neutralisent sans cesse leur action antagoniste. Or, MM. Widal et Rostaine ont montré, en se basant sur une série d'expérimentations très précises, que dans le plasma de l'hémoglobinurique cet équilibre est instable, mais se maintient tant que n'interviennent pas certaines causes dont la plus fréquente est le froid. « Sous l'influence du refroidissement, l'antisensibilisatrice, plus fragile, plus frileuse, pour mieux dire, trahit sa faiblesse ; elle ne suffit plus à neutraliser la sensibilisatrice qui, plus résistante, se libère de son action frénatrice pour se fixer en partie à froid sur les globules rouges et provoquer l'hémoglobinhémie. »

Comme les expériences faites *in vitro* avaient montré non seulement que le plasma des hémoglobinuriques avait la propriété de sensibiliser les hématies humaines sous l'influence du froid, mais encore qu'il suffisait d'ajouter une faible quantité d'antisensibilisatrice à ce plasma pour lui faire perdre ses propriétés spéciales, il était logique de chercher si, en injectant un sérum antisensibilisateur spécifique à un hémoglobinurique, on n'empêcherait pas la crise hémoglobinurique de se produire sous l'influence du froid. MM. Widal et Rostaine ont tenté ces essais sur une malade atteinte de crises d'hémoglobinurie paroxystique que l'on pouvait provoquer à volonté, et ils ont montré que le sérum spécifique dont ils se servaient « rendait la malade résistante à des températures qui auraient provoqué chez elle, à coup sûr, l'hémoglobinurie ».

Ainsi donc, une étude scientifique de l'hémoglobinurie a conduit ces auteurs à trouver un moyen thérapeutique très ingénieux : de nouveaux essais nous renseigneront sur les cas auxquels s'appliquent cette pathogénie et sur le traitement qui en découle.

Car, s'il est hors de doute qu'un certain nombre de cas d'hémoglobinurie paroxystique soient dus à la destruction des globules rouges dans le sang circulant, il n'est pas douteux aussi qu'il y a une série de cas dans lesquels le sérum n'est pas laqué et c'est à ceux-là que nous croyons juste d'appliquer la pathogénie récemment développée par M. Jean Camus.

III. L'HÉMOGLOBINURIE MUSCULAIRE. — Son existence est prouvée par des faits d'expérimentation et de pathologie comparée dont on peut montrer l'analogie avec l'hémoglobinurie paroxystique.

Les ***expérimentations*** de M. Camus ont montré qu'il est très facile de produire de l'hémoglobinurie en injectant de l'hémoglobine musculaire dans le sang circulant, ou en occasionnant des lésions des muscles (par injection d'eau distillée, de glycérine) capables de mettre en liberté de l'hémoglobine qui passe dans le sang et est éliminée par l'urine. Il est à remarquer que, dans ces cas, « la proportion d'hémoglobine musculaire nécessaire dans le sang circulant pour occasionner de l'hémoglobinurie est si faible, que les caractères macroscopiques du plasma n'en sont pas modifiés ».

La ***pathologie comparée*** fournit à étudier l' « hémoglobinurie du cheval », qui se caractérise essentiellement par des troubles musculaires et de l'hémoglobinurie. Mais il est à noter que le plasma est incolore, comme dans les cas précédents, et surtout que les manifestations musculaires sont capitales, et c'est ainsi que « M. Lucet, qui a la plus grande expérience en la matière, a toujours constaté les symptômes musculaires cliniquement et les lésions macroscopiques et microscopiques des muscles quand il a pu faire l'autopsie des animaux ».

Il n'est donc pas douteux que ce soient là des cas d'hémoglobinurie d'origine musculaire.

Il s'agit, en somme, de myosites qui déterminent le passage de l'hémoglobine dans le sang (Fröhner) et qui se traduisent en clinique par des phénomènes paralytiques, ou plus ordinairement par une raideur généralisée ou localisée au train postérieur, semblable à celle qui est provoquée par le rhumatisme musculaire.

L'***hémoglobinurie paroxystique de l'homme*** paraît analogue, par bien des points, à ces faits constatés chez l'animal.

Les causes sont les mêmes (fatigue ou froid) ; le début se fait dans les deux cas par des frissonnements et, de même que le cheval a des symptômes musculaires objectifs, de même les malades se plaignent de courbature musculaire, souvent très persistante. Dans les deux cas, l'albuminurie est constante et le sérum n'est pas laqué.

En raison de toutes ces analogies, on est amené à admettre l'origine musculaire de certains cas d'hémoglobinurie paroxystique et l'influence du froid, notamment, peut être expliquée de la façon suivante qui tient compte du réflexe invoqué par M. Chauffard, mais qui l'interprète d'une façon différente.

Les malades réagissent au froid par le tremblement qui doit être considéré comme un moyen de défense de l'organisme luttant contre le froid. « C'est un acte réflexe qui a pour but de produire de la chaleur par le travail musculaire, donc il y a travail musculaire et, dans certains cas, travail musculaire exagéré, si le tremblement est intense et prolongé. »

Ainsi comprise, l'hémoglobinurie *a frigore* apparaît sous la dépendance d'un réflexe à point de départ cutané (impressions de froid) et à point terminal musculaire (tremblement); elle est causée par le passage dans le sang d'hémoglobine d'origine musculaire.

On le voit, par ces différentes constatations, l'étude de la pathogénie de l'hémoglobinurie est sortie des discussions purement théoriques et jette un jour nouveau sur la valeur séméiologique des hémoglobinuries.

En réalité, il ne sera plus suffisant à l'heure actuelle de porter le diagnostic du syndrome, — ce qui est facile; — il faudra tâcher, en recherchant les symptômes propres à chaque forme, de savoir si l'hémoglobinurie est d'origine musculaire, — hématique — ou urinaire, et cette constatation sera de la plus haute importance au point de vue du pronostic de la maladie et du traitement qu'on doit lui opposer.

J. Castaigne.

POLYURIE

La sécrétion exagérée de l'urine, ou polyurie, s'observe au cours d'une série d'états morbides. C'est un syndrome plutôt qu'une maladie, quoique dans certains cas on ait considéré que la polyurie résume tout l'état morbide, et que l'on ait décrit ces faits comme une véritable entité morbide sous les noms de *polyurie simple* et de *diabète hydrurique*.

HISTORIQUE

Cette étude de la polyurie est aussi ancienne que la médecine elle-même et l'on a décrit, de toute antiquité, l'influence qu'ont sur l'émission de l'urine la quantité de liquide absorbé et les émotions diverses ; de même les expressions de *polyurie* et de *diabète* sont très anciennes. En revanche, il faut arriver au XVIIe siècle pour avoir des notions précises sur les grandes polyuries.

Thomas Willis, en 1674, découvrit que l'urine de certains sujets présente une saveur sucrée et proposa de diviser les diabètes en deux formes principales : sucré et insipide. Mais il fallut encore plus d'un siècle pour que le sucre soit isolé de l'urine et pour qu'on établisse la différence entre les diabètes, en se basant sur l'analyse chimique.

A partir de ce moment, les travaux sur les différentes formes de polyurie se multiplient : Bright, Rayer décrivent l'émission exagérée des urines au cours des néphrites ; Traube la signale dans les maladies du cœur ; Claude Bernard permet, par ses expériences, d'entrevoir le rôle du système nerveux dans la production de la polyurie, et les constatations cliniques faites plus tard montrent que, non seulement les lésions du système nerveux, mais aussi et surtout l'hystérie provoquent des polyuries souvent très abondantes ; les recherches du professeur Guyon et de ses élèves, notamment de M. Tuffier, mettent en relief le rôle que joue la congestion rénale réflexe dans la production de la polyurie.

En même temps, les physiologistes cherchaient à déterminer expérimentalement les causes de la polyurie, si bien qu'à l'heure actuelle les documents sont très abondants et très précis sur la polyurie, tant au point de vue de la clinique que de la physiologie pathologique.

ÉTUDE CLINIQUE

A l'état normal, un sujet mis dans des conditions physiologiques urine en moyenne par vingt-quatre heures de 1200 grammes, s'il s'agit d'une femme, à 1 500 grammes, s'il s'agit d'un homme. Au-dessus de ces chiffres on peut dire que la diurèse est augmentée, mais, en général, on dit qu'il y a polyurie quand le taux des urines du nycthémère dépasse 2 litres.

Dans ces conditions, on conçoit que la polyurie soit facile à reconnaître en clinique. Toutefois, on ne doit jamais se prononcer en pareille matière, sans avoir recueilli l'urine totale des vingt-quatre heures.

Il peut se faire, en effet, qu'un malade se plaigne d'uriner fréquemment ; on est tenté de croire qu'il a de la polyurie, alors qu'il n'a que de la pollakiurie qui présente une valeur diagnostique particulière.

Il faut aussi prendre les plus grandes précautions pour que les urines soient scrupuleusement recueillies, car deux écueils sont à éviter : d'une part, certains malades négligent de mettre toute leur urine dans le bocal ; d'autres, au contraire, — et cela s'applique aux hystériques ou aux mythomanes, — ajoutent volontairement de l'eau.

Si l'on a soin d'éviter ces deux causes d'erreur, le diagnostic de polyurie sera fait par la simple inspection du bocal.

Mais là ne doivent pas se borner les constatations cliniques : il faudra noter avec soin la quantité exacte, ce qui a permis de décrire des polyuries moyennes et des grandes polyuries ; nous verrons tout à l'heure la valeur séméiologique de cette division.

Il faudra envisager aussi les caractères physiques et chimiques de l'urine : la polyurie est-elle claire ou trouble? Quelle est sa densité, son point cryoscopique ? Contient-elle la proportion normale des substances que l'urine élimine en général, ou au contraire y a-t-il un excès de chlorures, d'urée, de phosphates ? Constate-t-on de l'albumine ou du sucre ? Ce dernier élément, en particulier, devra être recherché avec le plus grand soin. Il faudra, dans les cas où l'urine globale n'en contient pas, examiner à part l'urine de toutes les mictions, plus particulièrement de celles qui suivent le repas, car, faute de prendre cette précaution, on a fréquemment méconnu des diabètes sucrés.

Enfin, on suivra l'évolution de la polyurie et on en notera la durée, ce qui permettra de différencier des polyuries transitoires et des polyuries durables, chacune d'entre elles ayant une valeur pronostique bien différente.

Toutes ces données vont nous être très utiles pour le diagnostic étiologique qui présente le plus grand intérêt, car, autant il est simple en clinique de reconnaître l'existence de la polyurie, autant il peut être difficile de l'attribuer à sa véritable cause.

A. Les POLYURIES PASSAGÈRES apparaissent sous l'influence de certaines causes déterminantes bien connues, ce qui fait qu'on peut presque les prévoir d'avance ; aussi leur diagnostic étiologique est-il très facile.

Ce sont, tout d'abord, les polyuries produites par l'ingestion copieuse de boissons et les polyuries thérapeutiques provoquées par les grandes injections isotoniques, par les injections hypertoniques ou encore par l'emploi des diurétiques rénaux (théobromine) ou cardiaques (digitale). Dans ces cas, si la polyurie se produit, elle suit l'absorption du médicament et cesse quand on le supprime.

De même, une émotion vive, une crise de nerfs, voire même une crise d'épilepsie, provoquent une débâcle urinaire qui est très passagère, quoique, dans certains cas, elle puisse être l'origine d'une polyurie durable.

Les polyuries critiques doivent être rapprochées des précédentes; leur valeur séméiologique a donné lieu, dans ces dernières années, à des études très intéressantes de MM. Achard et Laubry.

Ils ont montré que la crise urinaire est la conséquence de la rétention de différentes substances dans les tissus. Au moment de la convalescence, l'organisme fait effort pour se débarrasser de ces substances, d'où la crise polyurique qui peut s'accompagner d'élimination exagérée de chlorures, de phosphates, d'urée, etc. Toutes ces crises ne se font pas en une seule fois, elles s'échelonnent sur une durée variable; aussi peut-on voir des différences très grandes, d'un jour à l'autre, dans la composition de l'urine ; la plus importante de toutes est la crise polyurique et chlorurique.

Parfois, l'ascension des chlorures a lieu brusquement et définitivement ; ou bien une décharge brusque survient, mais le jour suivant la courbe retombe au point initial; ou encore la courbe se relève lentement et graduellement.

Nous ne pouvons indiquer la valeur de l'étude de la polyurie et de la chlorurie critique, au cours des différentes maladies à rétention chlorurée. Nous montrerons toutefois l'exemple de la pneumonie, pour indiquer l'importance de ces recherches.

On peut dire que, dans cette maladie, une crise chlorurique survenant d'une façon brusque permet d'affirmer le début de la convalescence, tandis que si, malgré la chute de la température, la crise ne se produit pas, on doit craindre l'évolution vers l'hépatisation grise, ou tout au moins la possibilité d'une complication ou d'une rechute.

B. Les POLYURIES DURABLES sont, en général, l'indice d'une maladie organique. C'est à leur sujet que M. Merklen conseille d'adopter la division en polyuries moyennes qui ne dépassent pas 4 litres et en grandes polyuries qui dépassent 10 litres, et il ajoute : « Les polyuries moyennes appartiennent surtout aux affections de l'appareil urinaire ; les grandes polyuries ne s'observent guère à l'état permanent que dans le diabète sucré et dans le diabète insipide avec ou sans azoturie. »

Nous adopterons cette division, en faisant remarquer toutefois que tout diabète ne provoque pas forcément de grande polyurie et que, d'autre part, une série d'affections indépendantes de l'appareil urinaire (affections cardiaques, hépatiques, nerveuses, etc.) s'accompagnent de polyurie moyenne.

Ces restrictions étant faites, nous croyons que la division proposée par M. Merklen doit être adoptée, pour servir de cadre au diagnostic étiologique.

1° ***La polyurie est moyenne***, alors il faut penser surtout à une maladie rénale, mais, si l'examen clinique ne la fait pas constater, on examinera avec soin le cœur, le foie et le système nerveux.

a. Les **polyuries dues à une maladie des reins** sont, en général, facilement reconnues.

S'il s'agit d'une *néphrite chronique urémigène*, les caractères urologiques seront très spéciaux, car non seulement il y a polyurie, mais encore la densité est très diminuée, les sels et les substances extractives sont en très petite quantité ; il y a des traces d'albumine, un disque d'uro-hématine et la perméabilité rénale est très diminuée.

Dans quelques cas, la polyurie s'accompagne d'une albuminurie très abondante : on est alors amené à penser à la *dégénérescence amyloïde* dont il faudra rechercher les autres signes.

Mais cet examen sommaire des urines, s'il est négatif, ne suffira pas pour faire rejeter l'origine rénale de la polyurie. Il faut, auparavant, inspecter complètement tout l'appareil génito-urinaire, non seulement le rein, mais encore la vessie, la prostate, l'urètre ; on doit savoir, en effet, que la cystite chronique, l'hypertrophie de la prostate, le rétrécissement de l'urètre provoquent fréquemment de la polyurie. Dans ces cas, on examinera avec soin l'aspect des urines pour ne pas laisser passer inaperçus les cas où elles sont troubles.

Quand la polyurie est claire, en effet, c'est qu'il y a simplement de la *congestion rénale réflexe*. Mais quand les urines rendues sont uniformément troubles on doit penser à la *pyélo-néphrite suppurée*, dont on recherchera alors les signes révélateurs. Ce diagnostic posé, il faudra encore savoir si la pyélo-néphrite est simple ou tuberculeuse, car cette dernière peut, elle aussi, donner lieu à de la polyurie qui est quelquefois le seul signe à la période de début, et qui alors est claire, mais qui plus tard devient trouble, et c'est à cette période qu'on peut constater le bacille de Koch dans les urines.

b. La polyurie est un phénomène fréquemment observé **dans le cours des cardiopathies**, et l'on peut, à ce sujet, adopter les conclusions de M. Merklen et de son élève M. André Martin. Ils distinguent, dans ces cas, deux sortes de polyurie : l'une, accidentelle et transitoire, due à la médication digitalique ou à une influence nerveuse (irritation douloureuse provenant d'une poussée subaiguë d'aortite ou de périaortite) : nous ne reviendrons pas sur ces faits que nous avons déjà signalés.

L'autre forme de polyurie est continue : elle survient chez les cardio-scléreux ; c'est une polyurie moyenne variant de 2 litres à 4 litres et plus, diminuant pendant les périodes asystoliques et devenant une oligurie relative, bien que la quantité des urines dépasse le taux normal.

Cette polyurie paraît être la conséquence de l'hypertension artérielle et plus encore, peut-être, de la sclérose rénale concomitante.

Mais il faut tenir compte aussi de ce fait que ces malades sont le plus souvent soumis au régime lacté ; aussi M. André Martin fait-il remarquer « qu'il s'agit presque toujours d'une polyurie, entretenue par le lait et cessant avec l'interruption de son emploi, en même temps que se déclarent les crises dyspnéiques et asystoliques. Cette polyurie lactée des artérioscléreux est donc une polyurie nécessaire ».

c. Les **maladies du foie** donnent lieu, le plus souvent, à de l'oligurie dont le type le mieux connu est l'oligurie de la cirrhose de Laennec. Mais, dans certains cas, on peut noter une augmentation de la diurèse.

C'est, tout d'abord, la polyurie critique des ictères infectieux sur laquelle a insisté, à juste titre, M. Chauffard.

Mais, de plus, au cours de certains ictères, on peut constater, à la période d'état, une polyurie moyenne, dont la conséquence immédiate est de diluer les pigments biliaires à un tel point que la réaction de Gmelin est impossible à constater : ainsi est produite une des formes d'ictère acholurique, décrite par M. Gilbert et ses élèves.

Dans la cirrhose biliaire la polyurie est de règle, mais les pigments sont si abondants que la réaction biliphéique persiste. Dans ces cas, les examens anatomiques de MM. Gilbert, Milian, Lereboullet ont permis d'attribuer cette exagération de la diurèse à une augmentation de volume et de fonctionnement des reins.

d. Les polyuries moyennes, **d'origine nerveuse**, sont assez fréquemment observées. Elles peuvent survenir à la suite d'une altération anatomique du système nerveux ou d'une névrose.

Nous ne reviendrons pas sur la polyurie qui suit les crises nerveuses et nous verrons plus loin les grandes polyuries des hystériques et des dégénérés. Il n'est pas douteux, cependant, qu'à côté de ces deux catégories de faits, on puisse constater des polyuries moyennes et continues au cours de l'hystérie, de l'épilepsie, du goitre exophtalmique, etc.

De même, les lésions de l'axe cérébro-spinal et des nerfs peuvent aboutir aux mêmes résultats et la polyurie a été étudiée comme conséquence de l'hémorragie cérébrale, de la méningite, de la sclérose en plaques, de la paralysie générale, de la sciatique, etc.

Il est bien rare que l'examen complet d'un malade atteint de polyurie moyenne ne permette pas de la rapporter à l'une des causes que nous venons d'étudier. Il faudra, néanmoins, dans tous les cas, se méfier du diabète qu'on recherchera toujours, en ayant soin de faire fractionner les urines comme nous l'avons indiqué plus haut. D'une façon générale, d'ailleurs, on pourra se rendre compte — comme l'indiquait M. Merklen — que diabète et grande polyurie sont bien souvent synonymes.

2° ***Polyurie abondante.*** — C'est l'examen chimique de l'urine qui, dans ces cas, guidera le diagnostic étiologique, en montrant si le diabète est sucré, azoturique, phosphaturique, hydrurique.

a. La polyurie du **diabète sucré** constitue un des symptômes essentiels, car c'est elle qui commande la polydypsie et la polyphagie. L'urine émise est non seulement très abondante, mais encore très claire, très transparente et très dense : il n'existe pas une autre forme étiologique de polyurie dans laquelle l'urine, toutes proportions gardées, présente une densité aussi élevée (jusqu'à 1040).

b. Le **diabète azoturique** s'accompagne d'une polyurie qui ressemble beaucoup à la précédente. Mais si l'urine est claire à l'émission, elle se trouble rapidement et devient ammoniacale, en raison de la grande quantité d'urée qu'elle contient; de plus la densité n'est pas élevée et varie de 1002 à 1010; enfin et surtout, l'examen chimique montrera une quantité d'urée considérable (40 grammes, 100 grammes et plus), en même temps qu'une augmentation des chlorures et des phosphates.

c. Le **diabète phosphaturique** est caractérisé essentiellement par une polyurie semblable à la précédente, avec la légère différence que les phosphates sont relativement plus augmentés que l'urée : M. Teissier (de Lyon) a décrit ce syndrome polyurique comme un signe prémonitoire de la tuberculose, et M. Albert Robin a montré que, dans ces cas, il pouvait s'agir de polyurie simple sans phosphaturie; on peut se demander s'il ne faut pas tenir compte alors du terrain névropathique, et M. David, dans sa thèse, rapporte un cas de polyurie pré-tuberculeuse qui fut guéri par la suggestion.

d. Le **diabète hyperchlorurique** a été décrit par MM. J. Teissier et P. Courmont à l'occasion d'une très intéressante observation de néphrite interstitielle. D'après eux, sous l'influence d'une hyperchlorurie d'origine primitivement rénale, les tissus se dépouillent de leur sel, prennent une sorte d'accoutumance à cette désassimilation qui devient alors prédominante, entraînant à sa suite polyurie, hyperchlorurie et polydypsie.

L'ingestion de boissons vient, à son tour, exagérer la polyurie et entraîner un véritable lavage de l'organisme, qui se dépouille de plus en plus de ses chlorures. Ainsi, concluent MM. Teissier et Courmont, se trouve constitué un véritable cycle morbide, dont l'aboutissant est cette sorte de diabète pour lequel le nom de *diabète insipide hyperchlorurique* paraît absolument justifié.

Nous ajouterons à cette description très intéressante une remarque très nécessaire à notre avis : c'est que, si ce diabète hyperchlorurique existe, il ne faut pas reconnaître comme tel tous les cas de polyurie s'accompagnant d'hyperchlorurie. Ehrardt avait déjà fait remarquer que chez les sujets atteints de polyurie nerveuse le chiffre des chlorures est ordinairement augmenté, et cette notion avait été confirmée par M. Mathieu et par M. Souques. Les recherches récentes de M. Widal et de ses élèves, MM. Digne et Lemierre, ont abouti à cette conclusion que chez les nerveux « la polyurie et la polychlorurie sont deux phénomènes absolument indépendants », et, si les polyuriques nerveux sont souvent des polychloruriques, cela tient à ce que « les caprices de leur appétit les poussent à consommer une grande quantité de sel ». Il ne faudrait donc pas dans ces cas parler de *diabète hyperchloruré*, et l'on doit être très réservé pour porter un semblable diagnostic.

Nous ferons remarquer, d'ailleurs, que si cette notion — montrant que l'ingestion abondante de telle ou telle substance provoque le syndrome diabétique — ne peut pas s'appliquer au diabète sucré, en revanche elle trouve son application dans les autres formes de diabète : M. de Massary a montré qu'une vésanie de la faim, une boulimie carnée avait entraîné chez une malade la production des symptômes du diabète azoturique, et récemment MM. Achard et Ramond ont décrit, sous le nom de *potomanie*, un trouble psychique caractérisé essentiellement par un besoin morbide de boire toutes sortes de boissons, sans tenir compte de leur saveur. Ces cas de potomanie sont très intéressants au point de vue de la physiologie pathologique des polyuries et nous y reviendrons, mais dès maintenant il nous fallait dire qu'avant d'affirmer l'existence d'un de ces diabètes il fallait s'assurer qu'une vésanie n'est pas en cause.

c. Le **diabète hydrurique** est caractérisé par une polyurie abondante (10 à 20 litres) avec polydypsie.

L'urine émise est peu dense (1002 à 1010), et contient des matériaux dissous en quantité moindre qu'à l'état normal, sauf toutefois en ce qui concerne les chlorures qui sont souvent augmentés.

La polydypsie est en rapport avec la polyurie ; elle est impérieuse et excessive ; les malades boivent tous les liquides qu'ils peuvent trouver. La quantité d'eau éliminée est généralement plus faible que celle qui est absorbée, mais, si l'on rationne le malade en lui supprimant une certaine quantité de boissons, la polyurie persiste et l'on voit survenir de graves accidents provoqués par la déshydratation des tissus ; ce serait là d'ailleurs un caractère différentiel entre le diabète hydrurique vrai et la potomanie dans laquelle on peut faire diminuer la diurèse en diminuant les boissons, sans que, pour cela, le malade éprouve aucun accident.

D'ailleurs, le diagnostic de diabète hydrurique une fois posé, cela ne suffit pas; il faut encore tâcher d'en préciser la cause, et à ce point de vue nous adopterons la division classique de M. Souques.

On cherchera d'abord si la polyurie n'est pas apparue à la suite d'un traumatisme cranien. Sans doute, dans ces faits, la durée de la polyurie est habituellement courte, mais dans un cas de Charcot elle a duré six ans, et quatorze dans une observation de Mosler.

Cependant on trouvera rarement cette cause et l'on devra alors fouiller avec soin les antécédents héréditaires du malade et examiner son système nerveux. On pourra alors rattacher sa polyurie à l'un des types suivants :

La *polyurie héréditaire et familiale*, qui débute dans la première enfance, parfois même dès la naissance ou pendant l'allaitement. Elle se rencontre chez plusieurs enfants du même lit, et même chez plusieurs générations d'une même famille, car elle n'est pas incompatible avec une vie longue et même une santé assez bonne, mais elle dure autant que l'existence elle-même.

La *polyurie des dégénérés* a été signalée fréquemment chez les idiots, chez les aliénés; d'après M. Ballet, elle peut constituer à elle seule un stigmate de dégénérescence. Elle survient brusquement à l'adolescence à la suite d'une vive émotion, et peut durer de longues années. C'est dans des cas semblables surtout qu'il faut se défier de la potomanie simulant le diabète hydrurique.

La *polyurie hystérique* est actuellement bien connue, grâce aux communications de MM. Debove, Babinski, Ballet, Mathieu et au travail d'ensemble de M. Souques. On doit y rattacher la plupart des cas de diabète survenant après des traumatismes et même certaines polyuries des alcooliques.

Comme les caractères de la polyurie en elle-même ne seront pas capables de faire reconnaître son origine hystérique, il faudra, pour arriver à ce diagnostic, chercher la cause intime de la polyurie. Le plus souvent, on trouvera que ce trouble de la diurèse est survenu à la suite d'une idée fixe attirant l'attention sur les organes génito-urinaires (rétrécissement urétral, douleur vésicale ou rénale, etc.). Dans les cas où la polyurie est vraiment hystérique, il suffira, cette cause étant connue, de suggestionner le malade dans ce sens, pour faire à volonté augmenter ou diminuer la diurèse, et l'on aura ainsi à sa disposition une méthode de diagnostic et de traitement.

PHYSIOLOGIE PATHOLOGIQUE DES POLYURIES

Les faits cliniques que nous venons de passer en revue nous ont montré que les polyuries peuvent être dues surtout à l'intervention de quatre grands facteurs : le rein (néphrites interstitielles, congestions rénales, etc.) ; le cœur (cardiopathies artérielles) ; le système nerveux (lésions anatomiques et névroses) ; la crase sanguine (crises urinaires, diabètes, etc.).

Les physiologistes ont pu montrer la réalité de ces quatre principaux facteurs des polyuries, et dans ces dernières années, à la suite des travaux de M. Achard sur le mécanisme régulateur de la composition du sang, on a pu préciser beaucoup mieux les causes intimes des polyuries.

Les premières notions sur la physiologie pathologique des polyuries sont dues à Ludwig et à ses élèves qui, dans une série de travaux publiés de 1844 à 1870, ont établi que « la quantité des urines a une marche parallèle à la hauteur de la pression artérielle : elle croît avec l'augmentation de cette pression ; elle décroît avec sa diminution ».

Dès cette époque, Claude Bernard avait déjà montré qu'il existe au niveau du bulbe un centre dont l'excitation produit la polyurie, et plus tard Eckard, puis Waler, montrèrent que la section des nerfs splanchniques produit la polyurie et que leur excitation entraîne l'oligurie.

Les physiologistes avaient ainsi mis en relief deux causes très importantes de polyurie : l'*action circulatoire* et l'*action nerveuse*.

Le ***rôle de l'hyperfonctionnement du rein*** dans la production de la polyurie devait être, à son tour, démontré par des constatations des physiologistes et des médecins.

L'étude des circulations rénales artificielles fut d'abord entreprise par Schmiedelberg et Bunge ; mais c'est surtout Munk qui a obtenu, par cette méthode, des conclusions intéressantes : il se servait de sang défibriné pour produire la circulation artificielle, et il a montré que si l'on ajoute à ce sang certaines substances on augmente la sécrétion artificielle de l'urine ; il a montré ainsi l'action diurétique de l'urée, du chlorure de sodium, du sucre, etc. Il a mis également en relief que, dans ces conditions, l'urine est plus riche non seulement en eau, mais encore en substances éliminées par l'épithélium : il en conclut que des substances comme l'urée, par exemple, sont des diurétiques épithéliaux, et il démontre ainsi que la polyurie peut être due à un fonctionnement exagéré des éléments nobles du rein.

Les faits anatomo-cliniques montrant que les modifications lésionnelles des reins peuvent produire la polyurie sont bien plus difficiles à interpréter. Si l'on envisage, par exemple, la polyurie de la néphrite interstitielle, on peut invoquer comme causes provocatrices, non seulement l'altération des reins et en particulier l'hypertrophie compensatrice comme l'a fait Chauffard, et plus récemment Claude, mais il faut tenir compte encore des lésions du plexus nerveux rénal, de l'hypertrophie du cœur, de la dilution du sang dont nous verrons tout à l'heure le rôle, et de la rétention dans l'organisme de certaines substances diurétiques (Bouchard), par suite de l'imperméabilité rénale.

Il n'est pas douteux cependant qu'il existe des polyuries qui sont produites par un hyperfonctionnement du rein, mais ce fonctionnement exagéré est lui-même le plus souvent sous la dépendance d'une *crase sanguine*, dont le rôle est capital dans la production des polyuries. Déjà Moutard-Martin et Richet avaient montré que la lactose produit la polyurie sans qu'il y ait hypertension artérielle ; plus tard Charrin et Desgrez, en injectant de faibles doses de solutions hypertoniques, ont obtenu une diurèse notable, et les expériences de M. Hédon ont montré que les mêmes résultats pouvaient être obtenus par une injection intraveineuse de glucose.

On conçoit combien ces expériences sont intéressantes, car elles éclairent la pathogénie des grandes polyuries, et en particulier celle des diabètes sucrés.

Les travaux de ces dernières années, faits à la suite des recherches si fécondes de M. Achard sur le mécanisme régulateur de la composition du sang, ont permis de préciser la pathogénie intime de la polyurie, et les travaux de M. Lœper en particulier ont montré que « la plupart des polyuries sont précédées d'une dilution du sang qui constitue une véritable étape sanguine avant l'apparition de l'étape urinaire ».

Le ***rôle capital de la dilution sanguine*** peut être mis en évidence, d'une façon très démonstrative, dans les cas où la polyurie est déterminée par l'**ingestion de boissons très abondantes**, n'étant susceptibles d'agir ni sur la tension sanguine, ni sur la circulation rénale. La polyurie est bien due alors à la dilution sanguine, qui est démontrée par les examens de sang pratiqués par M. Mayer et par M. Lœper : ils ont remarqué que, après l'ingestion de 2 litres en une heure, la masse du sang augmente en eau, de telle sorte que la concentration moléculaire diminue environ de un centième de degré, le taux du chlorure de sodium s'abaisse de 15 à 20 centigrammes, la quantité d'albumine totale de 9 à 10 grammes, et le nombre des hématies de 4 à 600 000.

Ces modifications du sang persistent quelque temps, puis la polyurie apparaît, qui rétablit l'équilibre.

Il en est de même quand on fait une **injection abondante de liquide hypotonique** dans le tissu cellulaire sous-cutané, et à plus forte raison dans les veines.

Si le liquide injecté est isotonique (sérum artificiel), il y a encore dilution sanguine, puisqu'on constate que le taux des hématies et de l'albumine diminue, mais le taux des différentes substances chimiques du sérum subit des oscillations variables selon la nature du produit injecté, s'il s'agit de NaCl, on voit diminuer l'urée et le sucre; si c'est de l'urée, on constate que NaCl et sucre sont en quantité moindre, etc. Puis la polyurie se produit, parallèle à la dilution sanguine, éliminant l'eau et la substance qui s'est accumulée dans le sang, tandis que la proportion éliminée des autres produits d'excrétion urinaire est extrêmement faible.

Ces constatations vont nous permettre de comprendre comment se produit la polyurie, **en cas d'injection d'une solution hypertonique** : si l'on injecte dans les veines d'un lapin 10 centimètres cubes d'une solution de NaCl à un dixième, on constate que l'animal rend en une heure 60 à 80 grammes d'urine contenant la presque totalité du NaCl injecté. Si l'on se sert d'une solution de glucose à 1 p. 2, on obtiendra le même résultat, sans que cependant le glucose soit éliminé avec l'urine. On peut donc, selon les cas, obtenir la polyurie avec ou sans l'élimination de la substance injectée, mais dans tous les cas la pathogénie est la même, c'est-à-dire que la polyurie est toujours proportionnelle au titre osmotique de la solution introduite et, comme l'ont démontré M. Balthazard et M. Lœper, elle est due à la dilution sanguine que l'on peut constater par l'examen du sang et qu'il est facile d'expliquer de la façon suivante : l'injection d'une solution hypertonique dans le sang ou dans le tissu cellulaire, produit immédiatement un appel d'eau destiné à rétablir la tension osmotique normale. Ainsi est produite la dilution qui entraîne la polyurie.

La **polyurie diabétique** se rapproche beaucoup des précédentes. M. Lœper a montré que, lorsqu'on examine un de ces malades alors qu'il boit à sa soif, on constate « l'augmentation évidente de la masse sanguine ». Si l'on interdit au malade de boire pendant plusieurs heures, la dilution du sang va s'atténuant et la diurèse diminue de plus de moitié ; le malade reste cependant un polyurique, parce que le sang contient une solution concentrée de glucose qui produit un appel d'eau de l'organisme et qui est la cause d'une dilution sanguine qui, pour être moins facilement obtenue que dans les cas où le malade boit beaucoup, n'en existe pas moins.

La **polyurie critique** des maladies infectieuses, de l'asystolie, etc., peut être interprétée d'une façon identique.

On peut constater que pendant la période d'état de la maladie, grâce aux troubles circulatoires, aux troubles vaso-moteurs, aux troubles de la perméabilité cellulaire, les tissus accumulent une série de substances ; une preuve clinique peut d'ailleurs en être donnée par l'épreuve de la chlorurie alimentaire qui montre la rétention de ce sel.

Au moment de la crise, la polyurie est produite par la mise en liberté de ces produits, accumulés dans le tissu interstitiel, et elle est précédée par la dilution du sang, comme M. Lœper a pu s'en rendre compte en étudiant le sang à la période pré-critique : « La polyurie est donc ici encore la conséquence de la dilution sanguine, et cette polyurie si abondante, par exemple, à la fin des asystolies œdémateuses, est précédée dans ce cas d'un abaissement de 2 à 3 millions d'hématies et de 20 grammes d'albumine totale. »

Il n'est pas jusqu'à la **polyurie de la néphrite interstitielle** qui ne puisse, dans une certaine mesure tout au moins, être expliquée par la dilution sanguine qui se comporte, dans ces cas, d'une façon spéciale. M. Lœper a montré, en effet, que ces malades, en raison de leur imperméabilité rénale, empêchant le sang de se débarrasser complètement, sont dans la situation de l'animal auquel on fait une injection concentrée qui augmente la masse de son sang pour rétablir la tension osmotique, et qui urine pour rétablir le volume normal. Mais ils diffèrent de cet animal en ce sens que leurs reins malades ne laisseront pas passer toutes les molécules accumulées et que, par conséquent, la dilution du sang sera permanente comme la cause qui la provoque et qu'il y aura dans cette succession de phénomènes comme un cercle vicieux : du rein au sang, du sang aux tissus, l'encombrement moléculaire gagne comme une onde et le cycle recommence.

Ajoutons enfin que la dilution sanguine joue un rôle aussi dans la production des **polyuries d'origine médicamenteuse**, comme M. Chauffard l'a prouvé en ce qui concerne la digitale, dont l'action serait la suivante : « La vaso-constriction périphérique, associée au renforcement de la tonicité cardiaque, ramène dans son sens normal le courant interverti des échanges interstitiels. Dès lors, le processus de l'auto-injection de sérum isotonique entre en jeu et, *par dilution sanguine*, amorce et entretient la diurèse. Et celle-ci va continuer, par un mécanisme automatique, très comparable au jeu d'un siphon, jusqu'à épuisement complet des réserves œdémateuses. Mais, une fois celles-ci épuisées, la polyurie s'arrête, quelles que soient les nouvelles sollicitations thérapeutiques que l'on mettra en œuvre. »

Ainsi donc, on le voit, le rôle de la dilution sanguine est considérable dans la production de la polyurie, et cette dilution elle-même peut être produite par plusieurs mécanismes. Elle peut être due à l'introduction dans le sang d'une substance qui produit un appel d'eau (glucose, solutions hypertoniques, etc.) ; elle peut être due à un vice de fonctionnement du rein qui, filtrant mal, est cause de la rétention dans l'organisme de substances qui provoquent la dilution du sang (néphrite interstitielle) ; elle peut avoir pour cause première enfin une absorption exagérée de liquide isotonique ou hypotonique.

Ce dernier mécanisme n'était invoqué jusqu'à ces derniers temps que pour expliquer la polyurie passagère à la suite d'ingestion de boissons et d'injection de sérum. Récemment, MM. Achard et Ramond ont montré que le syndrome du diabète hydrurique pouvait être produit par la potomanie ; nous avons vu d'autre part que, d'après M. Merklen, la polyurie des cardiopathes est due à l'ingestion d'une grande quantité de lait, et que la suppression du lait fait disparaître la polyurie qui, dans ces cas, est très salutaire et qu'il faut respecter; de même, chez les malades atteints de néphrite interstitielle, la polyurie semble bien due — en grande partie tout au moins — à l'absorption trop considérable de liquide, comme l'avait indiqué M. Klippel et comme le prouvent les travaux de M. Lœper. MM. Ambard et Beaujard font aussi remarquer, à juste titre, que « la polyurie est constatée quand le régime institué comprend les 3 litres classiques de lait. Dans ce cas, pour peu que le sujet n'aime pas le lait, il absorbe de la tisane pour faire disparaître le goût de cette boisson et il est artificiellement porté à boire d'une façon excessive ». Si au contraire on met ce même sujet au régime achloruré sans lait, il n'y a plus de polyurie.

Toutes ces notions ont été mises en lumière par des travaux tout à fait récents, mais on peut en soupçonner déjà l'intérêt, car elles permettront, dans un avenir prochain, de distinguer deux formes bien différentes de polyuries ; les unes endogènes provoquées par une altération pathologique d'un organe ou d'un tissu de l'organisme entraînant la polyurie qui, à son tour, provoque la polydypsie; les autres exogènes, dans lesquelles la polyurie est produite par l'apport de trop grandes quantités d'eau à l'organisme, et peut disparaître — si le médecin le juge nécessaire — par la simple ration des boissons.

J. Castaigne.

ANURIE

Si l'on s'en rapportait à l'étymologie, le terme d'*anurie* devrait convenir à tous les cas où il n'y a plus d'urine excrétée, aussi bien à la rétention d'urine qu'à l'absence de sécrétion.

L'usage prévaut contre l'étymologie, et il est classique de faire le diagnostic d'anurie « toutes les fois que la sonde introduite dans la vessie d'un malade, qui n'a pas uriné depuis quelques heures ou quelques jours, ne ramène pas d'urine ».

Il y a donc opposition très nette entre l'anurie, qui résulte soit d'un défaut de la sécrétion urinaire, soit d'un obstacle à l'arrivée de l'urine dans la vessie, et la rétention d'urine qui consiste dans l'absence de l'expulsion de l'urine contenue dans la vessie.

Ainsi donc, sous le terme d'*anurie*, nous comprendrons exclusivement les cas où il y a absence de sécrétion urinaire, et ceux dans lesquels l'urine sécrétée ne peut pas arriver dans la vessie par suite d'un obstacle au niveau de l'uretère.

HISTORIQUE

Ainsi comprise, l'anurie est un syndrome morbide connu depuis longtemps, et on fait remonter jusqu'à Gallien, et même jusqu'à Hippocrate, la description du symptôme et la connaissance des causes qui le produisent.

Il n'est pas jusqu'à l'anurie hystérique dont l'existence a été mise en lumière dans les ouvrages médicaux du XVIIe et du XVIIIe siècle, « avec un luxe de détails merveilleux », selon l'expression de M. Merklen.

Mais c'est surtout à la suite de Richard Bright que l'on a étudié les troubles de la sécrétion rénale : il nous faut citer en première ligne les travaux de Rayer, puis ceux de Roberts, qui divisa les anuries en obstructives et non obstructives ; Lécorché a, depuis lors, consacré la légitimité de cette division.

Les grandes lignes de la description étant une fois tracées, les observations affluèrent et vinrent préciser les données cliniques concernant l'anurie : c'est alors que Charcot entreprit l'étude de l'anurie hystérique, que Verneuil et Nepveu étudièrent la forme traumatique, que Tennesson apporta d'intéressantes observations sur la forme calculeuse et que Debove et Dreyfous publièrent leur observation d'anurie due à la compression des uretères par un cancer de l'utérus au début; dans cette observation si pleine de données cliniques et physiologiques importantes, on trouve en germe toutes les idées si fécondes qui ont été développées dans ces dernières années, concernant la rétention des substances toxiques dans l'intimité des tissus.

Dans sa thèse, M. Merklen, en 1881, réunissait tous ces documents, en apportait de nouveaux, les classait et constituait ainsi un travail qui reste encore à l'heure actuelle le document le plus complet sur l'anurie.

Et cependant, depuis lors, s'est ouverte une période que nous pourrions appeler *chirurgicale* et qui a été très féconde, tant au point de vue thérapeutique qu'au point de vue clinique, comme en font preuve les travaux de Legueu, de Donnadieu, de Vailhen ; les articles classiques de Tuffier et d'Albarran.

Toutes ces notions furent admirablement exposées en 1895 par M. Courtois-Suffit dans le *Manuel de Médecine*, et sa description peut servir de modèle.

ÉTIOLOGIE ET PATHOGÉNIE

D'après notre définition, l'anurie est sous la dépendance de deux facteurs étiologiques : l'arrêt de la sécrétion, l'obstruction des uretères.

Il nous faut étudier en détail chacune de ces causes prédominantes et préciser leur pathogénie.

I. L'OBSTRUCTION DES URETÈRES provoque l'anurie dans des circonstances assez diverses dont la plus commune est l'anurie calculeuse. Mais il nous faudra étudier à côté d'elle les anuries que produisent les compressions ou les coudures de l'uretère.

1° **Anurie calculeuse.** — Sous ce nom, il faut entendre l'anurie persistante qu'on peut observer chez les calculeux, et éliminer l'anurie passagère qui survient à l'occasion de la colique néphrétique.

Ainsi comprise, l'anurie calculeuse se rencontre chez l'adulte et le vieillard, rarement chez l'enfant (trois cas de Merklen) et surtout dans le sexe masculin.

Presque toujours, on trouve dans les antécédents du malade une série de symptômes lithiasiques, car il est rare que ce soit le premier accident apparent. Quant à la cause occasionnelle, ce sera souvent une colique néphrétique, mais quelquefois il suffira d'un excès alimentaire, d'une fatigue, d'un effort, etc.

Quand on fait l'**autopsie** de malades morts au cours d'anurie calculeuse, on peut trouver les deux uretères oblitérés ; le plus souvent il y a un calcul d'un seul côté. Il nous faudra chercher à comprendre comment s'explique alors l'anurie.

Le *siège du calcul* est ordinairement dans le tiers supérieur, rarement dans le tiers moyen ou inférieur de l'uretère ; il n'obstrue pas toujours d'une façon complète la lumière du conduit.

Au-dessus de l'obstacle urétéral, il ne s'accumule pas d'urine, et c'est là un fait remarquable qui montre combien les lésions du tissu noble du rein interviennent dans la production de l'anurie, ce dont nous avons la preuve encore plus manifeste dans ces cas exceptionnels rapportés par Albarran et dans lesquels « l'anurie calculeuse peut s'observer sans qu'il existe ni pierre, ni sable dans le bassinet ou dans l'uretère ».

Le rein qui répond à l'uretère oblitéré a un aspect différent selon qu'il est infecté ou non.

Si la lithiase est aseptique, le rein est volumineux (atteignant une longueur de 22 centimètres dans une observation d'Albarran), d'une coloration rouge vineuse, ferme au toucher et présentant en général des lésions de néphrite chronique diffuse. Quand on sectionne le rein, on se rend bien compte que son volume n'est pas dû à une hydronéphrose, mais à une congestion rénale et peut-être aussi à un certain degré d'hypertrophie compensatrice.

Les *lésions du rein opposé* sont toujours très accentuées, et si l'on s'en rapporte, pour les apprécier, aux observations de la thèse de M. Legueu, on voit que, dans 1 cas seulement sur 30, le rein fut considéré comme sain; il y avait 6 oblitérations doubles de l'uretère, 3 fois absence congénitale d'un rein, 6 lésions scléreuses avec atrophie du rein, 14 altérations calculeuses profondes du rein.

Les observations de Donnadieu sont tout à fait concordantes et l'on peut dire, en somme, que, dans tous les cas, le rein non oblitéré présente des altérations anciennes qui, bien souvent, avaient arrêté sa sécrétion longtemps avant l'apparition de la crise d'anurie.

La **pathogénie** est éclairée par la connaissance de ces faits anatomiques. Il est certain que, dans la plupart des cas, l'oblitération calculeuse se produit chez des sujets dont les reins sont en état de fonction tout à fait insuffisante. Si le calcul vient oblitérer un uretère alors que l'autre rein ne fonctionnait déjà plus depuis plus ou moins longtemps, on conçoit que l'anurie se comprend très facilement et n'a pas besoin d'être expliquée par un mécanisme spécial.

Cependant, il ne faut pas rejeter complètement le mécanisme du réflexe inhibitoire invoqué par le professeur Guyon. Il est certain que ce réflexe est produit, d'une façon passagère, au cours d'une colique néphrétique simple sans oblitération calculeuse, à plus forte raison peut-on l'invoquer dans des cas où l'un des uretères renferme un calcul.

Ce réflexe inhibitoire peut s'exercer sur le rein du côté obstrué, et cela explique comment la sécrétion s'arrête (puisqu'il n'y a pas hydronéphrose) et comment l'anurie existe alors même que l'oblitération est incomplète.

Le réflexe inhibitoire peut s'exercer aussi sur le rein du côté opposé, dans des cas peut-être exceptionnels, mais dont la preuve est donnée par certaines opérations chirurgicales. Il est arrivé, en effet, que, par suite d'une erreur de localisation facile à comprendre, au cours de l'anurie calculeuse, on soit intervenu sur le rein dont l'uretère n'était pas oblitéré ; or on a constaté que, dans un certain nombre de cas, la section de ce rein suffisait à rétablir le cours des urines. Il faut donc admettre que, dans des cas semblables, l'oblitération d'un uretère avait été cause d'une inhibition des fonctions de l'autre rein, et cette inhibition n'est pas due à des lésions profondes, puisqu'elle est capable de cesser par simple opération exploratrice sur le rein.

Pour nous résumer, nous dirons donc que l'anurie calculeuse est liée le plus souvent à l'oblitération d'un uretère qui arrête, à elle seule, toute la sécrétion urinaire parce que l'autre rein ne fonctionnait déjà plus

Mais, en dehors de ces cas, il faut admettre qu'il y en a quelques autres où l'anurie est provoquée par le réflexe inhibitoire dont il ne faut pas nier l'existence, comme on a eu tendance à le faire dans ces derniers temps.

2° ***Anurie des rétentions rénales.*** — Sous ce nom, il faut entendre les anuries qui surviennent à la suite de compression ou de coudure de l'uretère.

Le **cancer de l'utérus** constitue la cause la plus fréquente des anuries par obstruction. Dans la plupart des cas l'uretère est non seulement entouré et comprimé par le cancer, mais encore on peut constater que les végétations néoplasiques ont envahi la vessie et oblitéré les orifices des uretères au niveau du trigone.

Dans certains cas, toutefois, un cancer au début (Debove et Dreyfous) peut, avant toute propagation, amener l'anurie : « Il n'est pas besoin, disent ces auteurs, pour observer l'anurie en pareille circonstance, que le cancer ait acquis un développement énorme, ait envahi la vessie et le voisinage immédiat des uretères; des altérations relativement peu étendues peuvent produire ce résultat. »

Les **cancers de la vessie et de la prostate** peuvent aussi entraîner l'oblitération des orifices de l'uretère dans la vessie et produire l'anurie. Toutes les causes d'hydronéphrose double sont également capables d'agir de la même façon.

Il faut ajouter, toutefois, que dans certains cas — tout comme pour l'anurie calculeuse — l'obstruction uretérale, quoique étant unilatérale, peut provoquer cependant l'anurie. Nous avons vu plusieurs exemples de cancer de l'utérus terminés par anurie, alors qu'un seul uretère était comprimé. De même Albarran, Picqué rapportent des exemples de **reins flottants** qui se sont « accompagnés de rétention mécanique d'urine dans un rein et d'arrêt de la sécrétion de l'autre rein par voie réflexe ».

La *pathogénie* de tous ces cas d'anurie par compression est différente de celles qui sont consécutives à la lithiase. En effet, ici, l'hydronéphrose est toujours constatée à l'autopsie (double le plus souvent, simple quelquefois) avec dilatation énorme des calices et des bassinets et destruction plus ou moins complète de la substance noble, le rein pouvant être quelquefois réduit à une simple poche dans les parois de laquelle on trouve très peu de parenchyme.

Cette destruction ne peut se faire que lentement, et cela nous explique pourquoi, en clinique, il existe toujours une période d'oligurie avec albuminurie qui correspond à la distension progressive du rein dont les éléments nobles sont entravés dans leur fonctionnement et peu à peu détruits : c'est alors que l'on constate l'anurie complète.

Quant aux cas où la compression est unilatérale, il faut faire intervenir le réflexe inhibitoire réno-rénal, mais tenir un grand compte aussi de ce fait que la destruction progressive d'un rein par hydronéphrose met en circulation dans le sang des substances néphrotoxiques produisant des altérations très profondes du rein qui n'est pas primitivement lésé (Castaigne et Rathery).

II. ANURIE PAR ARRÊT DE LA SÉCRÉTION RÉNALE. — La sécrétion rénale est sous la dépendance de trois facteurs principaux : le fonctionnement des parties nobles du tube urinifère ; l'apport du sang au rein ; l'innervation rénale qui agit surtout en régularisant la circulation.

L'anurie par arrêt de la sécrétion rénale pourra donc tenir aux lésions massives des éléments nobles du rein, — à la stase veineuse, — aux troubles du système nerveux.

1° Les ***lésions massives des éléments nobles du rein*** peuvent être observées dans les néphrites aiguës ou chroniques dont on doit rapprocher, au point de vue du mécanisme de l'anurie, quelques autres altérations rénales, notamment l'anurie de la fièvre bilieuse hémoglobinurique.

A. L'anurie peut survenir au cours des **néphrites aiguës** (scarlatine, intoxication par le sublimé, etc.). Lorsqu'on est amené à faire l'autopsie, on se rend très bien compte du mécanisme de ces albuminuries. Les cellules des tubes contournés sont totalement dégénérées, et de ce fait leurs fonctions sont supprimées, mais de plus elles sont desquamées et oblitèrent la lumière des tubes, de telle sorte que, si les glomérules fonctionnaient encore ou si quelques cellules avaient échappé à la destruction, leurs produits de sécrétion ne pourraient parvenir à l'uretère, par suite de l'obstruction des tubes urinifères.

Si de plus — comme cela se constate dans les anuries d'origine scarlatineuse — il y a de la glomérulite proliférante avec symphyse des deux feuillets de la capsule de Bowmann et s'il existe de l'œdème aigu du tissu interstitiel qui repousse les tubes en les comprimant, on conçoit que toutes les causes d'anurie soient accumulées.

B. L'anurie est un mode de terminaison de quelques formes de **néphrite chronique** et, là encore, les lésions constatées à l'autopsie peuvent permettre de comprendre la physiologie pathologique de ces faits.

Il peut arriver — comme dans certaines néphrites goutteuses — que les reins soient très atrophiés et ne contiennent presque pas d'éléments filtrants ni sécréteurs; comme, en plus, les tubes droits sont infiltrés à leur pourtour ou à leur intérieur par des sels uratiques qui les compriment ou les oblitèrent, on conçoit très bien que, dans ces cas, l'anurie puisse être considérée comme l'aboutissant progressif des lésions rénales.

Mais ce n'est pas la constatation anatomique habituelle. Le plus souvent, quand on fait l'autopsie d'un malade mort de néphrite chronique, on trouve beaucoup plus de glomérules et de tubes contournés sains qu'on n'aurait été en droit de le supposer *a priori*. Dans ces cas, l'anurie a été provoquée par une complication surajoutée qui peut être une congestion passive du rein, mais qui, bien souvent, est constituée par de l'œdème interstitiel provoquant la compression des tubes urinifères et gênant ainsi l'élimination urinaire. Ces lésions sont dues le plus souvent à une poussée aiguë au cours d'une néphrite chronique, et l'anurie qui est produite dans ces conditions peut encore être liée à toutes les lésions que nous avons décrites à propos des néphrites aiguës.

C. L'anurie qui entraîne la mort dans certains cas de **fièvre bilieuse hémoglobinurique** doit aussi être rapprochée des précédentes, en ce sens que les cellules des tubes contournés sont infiltrées de pigments qui ont entraîné leur distension et même leur éclatement. On constate alors, une oblitération des tubes par une série de débris granuleux, qui s'ajoute aux lésions cellulaires, pour provoquer l'anurie.

2° Les ***troubles circulatoires*** peuvent causer l'anurie par suite de la stase au niveau du rein.

La ligature expérimentale des deux artères rénales entraîne la mort très rapide des animaux par anurie, tout comme si l'on avait lié les deux uretères; c'est le type expérimental de l'anurie d'origine circulatoire.

A. Les **infarctus doubles** et massifs des reins peuvent produire en clinique des cas analogues.

L'exemple classique en est la malade de Juhel-Rénoy qui présenta une anurie totale pendant la convalescence d'une scarlatine; la mort survint au bout de six jours et l'autopsie montra que « les artères des reins étaient complètement oblitérées par des infarctus multiples ».

Nous avons constaté un cas analogue qui est survenu chez un sujet atteint de néphrite atrophique lente bien compensée. A l'autopsie nous avons trouvé une artérite oblitérante (par thrombose) de ses deux artères rénales.

Mais ces cas ne sont pas fréquents et les infarctus, qui sont habituellement unilatéraux, déterminent simplement une diminution de l'urine du côté atteint, comme l'ont montré MM. Achard et Grenet en pratiquant la séparation des urines dans un cas d'infarctus rénal.

B. La **stase veineuse** peut provoquer l'anurie au cours de l'asystolie et cela par une série de mécanismes qu'on aurait tort de vouloir réduire à un seul facteur étiologique.

En réalité, la diminution de la tension artérielle intervient pour une part, mais la dilatation du cœur droit, qui a pour conséquence la stase veineuse, paraît avoir l'importance capitale. On sait d'ailleurs que, expérimentalement, la compression d'une veine rénale peut suffire pour arrêter la sécrétion de l'urine de ce côté-là.

Mais il faut tenir compte des lésions du rein lui-même : il est certain que la gêne circulatoire provoque de l'œdème qui agit par compression sur les tubes ; il est certain aussi que la stase prolongée est cause de lésions des cellules nobles, et à la longue, d'ailleurs, toutes ces altérations s'organisent et aboutissent à la sclérose du rein.

Ce qui peut bien montrer le rôle de ces lésions rénales dans la production de l'anurie de cause circulatoire, c'est que les premières crises d'asystolie ne produisent pas l'anurie qui n'est constatée que bien plus tard, alors que, comme en font preuve les autopsies, les altérations chroniques sont constituées.

3° Les ***troubles du système nerveux*** semblent avoir une action de même ordre que les troubles circulatoires.

Waller a montré, **expérimentalement**, que l'excitation des nerfs du rein, aussi bien que l'ablation ou l'excitation du bulbe, peuvent produire l'anurie : on admet que cette anurie est d'origine circulatoire parce que l'on n'a pas la preuve de l'existence d'une action nerveuse directement excito-sécrétoire.

En clinique, les anuries par lésions nerveuses ne sont pas fréquemment constatées. Nous avons vu toutefois un malade atteint d'hémiplégie présenter une anurie complète à la suite de son ictus. Il mourut huit jours après le début de ses accidents et nous pûmes constater à l'autopsie l'existence d'une lésion bulbo-protubérantielle.

D'autres faits de ce genre, quoique moins probants, ont été signalés à la suite de lésions de l'axe cérébro-spinal et de fracture du crâne.

Les phénomènes réflexes semblent avoir plus d'importance.

L'excitation nerveuse peut partir du rein lui-même et produire une inhibition sécrétoire sur le rein du même côté et, si l'excitation est plus forte (cas de Haller), sur les deux reins. C'est ce qui se passe dans les coliques néphrétiques, les opérations sur les reins, les traumatismes du rein (anuries passagères) ; c'est aussi l'explication que nous avons donnée pour certains cas d'anurie calculeuse.

Dans certains cas, l'excitation nerveuse qui produit le réflexe part d'une région variable de la surface cutanée ; les brûlures étendues peuvent provoquer l'anurie par ce mécanisme, sans que nous voulions nier pour cela le rôle que peuvent jouer les substances toxiques qui sont produites à l'occasion de la brûlure.

La même explication peut être donnée pour les anuries traumatiques mises en relief par Verneuil et Nepveu.

Enfin, il est facile d'imaginer que chez les hystériques le point de départ du réflexe peut être une cause insignifiante en apparence, de telle sorte que les *anuries hystériques* rentreraient ainsi dans le cadre des anuries réflexes sans qu'il soit possible de dire, la plupart du temps, quelle a été la cause provocatrice du réflexe.

4° Les **anuries d'origine toxi-infectieuse** méritent d'être décrites à la fin de ce chapitre parce qu'elles peuvent participer des trois processus qui amènent l'arrêt de la sécrétion rénale : lésion du tissu noble, troubles circulatoires, troubles nerveux.

Prenons comme exemple la **scarlatine**, qui est une des maladies infectieuses où les lésions du tissu noble sont le mieux connues comme étant suffisantes pour produire l'anurie ; il faut tenir compte cependant, dans ces cas, de la possibilité de troubles circulatoires (infarctus décrits par Juhel-Rénoy) et de troubles nerveux. « L'anurie précoce de la scarlatine, dit M. Roger, nous paraît être le plus souvent en rapport avec un trouble nerveux », et il cite à l'appui de sa conception des observations dans le genre de celle-ci : une femme, au huitième jour de sa scarlatine, après une anurie de vingt-quatre heures, émet 250 grammes d'une urine qui contient des traces d'albumine. La sécrétion se suspend de nouveau pendant vingt-quatre heures et le jour suivant la malade rend 800 grammes d'une urine légèrement albumineuse : cette albuminurie ne dura d'ailleurs que trois jours. « La bénignité des accidents et leur prompte disparition, conclut M. Roger, nous portent à supposer que, dans ce cas, il s'est agi d'une néphrite légère ayant favorisé une anurie d'origine nerveuse. »

Ce que nous venons de dire pour la scarlatine, il nous serait facile de l'établir pour toutes les maladies toxi-infectieuses agissant par voie sanguine, et nous n'insisterons pas, sauf en ce qui concerne toutefois quelques infections qui semblent avoir un mode d'action plus particulier.

La **péritonite aiguë** qui provoque souvent l'anurie donne bien lieu à des lésions du tissu noble du rein, mais semble agir surtout par l'intermédiaire d'une action réflexe, dont le point de départ est l'irritation des riches plexus nerveux qui entourent l'intestin, et dont la conséquence est l'arrêt des fonctions rénales.

Les **affections de l'estomac et de l'intestin** peuvent produire une anurie nerveuse de même ordre. Mais il semble qu'il faille faire quelques différences selon la nature de la maladie gastro-intestinale : s'il y a sténose pylorique ou sous-pylorique, l'anurie est fréquente et due, non seulement à l'action nerveuse et aux vomissements abondants qui empêchent le passage suffisant de l'eau dans l'organisme, mais encore à des lésions réelles de néphrite que nous avons pu mettre en relief dans de fréquentes observations anatomo-cliniques, et que l'on peut reproduire expérimentalement par ligature du duodénum, par exemple.

Les diarrhées infantiles, la dysenterie, les entérites graves de tous ordres, peuvent aussi provoquer l'anurie, mais alors par un mécanisme analogue à celui que nous allons étudier à propos du choléra.

L'**anurie cholérique** est un des symptômes les plus constants et les plus caractéristiques de la période algide. Elle dure autant qu'elle, et le cours de l'urine ne se rétablit que pendant la période de réaction dont elle est un symptôme capital.

Il n'est pas douteux que, dans ces cas, il y ait un rapport de cause à effet entre l'abondance des évacuations alvines et la suppression des urines, comme d'ailleurs de toutes les autres sécrétions. Les pertes que l'organisme subit en eau abaissent la tension artérielle et peuvent provoquer de l'oligurie et de l'anurie analogue à celle des asystoliques.

Mais il faut tenir compte aussi des lésions rénales que l'on a constatées au cours du choléra (Papillon) ; elles portent principalement sur les cellules des tubes contournés, dont la dégénérescence granulo-graisseuse intervient certainement, pour une grande part, dans la production de l'anurie.

ÉTUDE CLINIQUE

Nous n'avons pas l'intention de donner ici une description détaillée de chaque forme d'anurie : on peut trouver cette étude faite à propos de chacune des principales causes qui produisent l'anurie.

Nous nous proposons pour but d'étudier surtout la valeur séméiologique de l'anurie, et, pour cela, nous envisagerons le problème tel qu'il se pose en clinique, où l'on est amené à se demander surtout quelle est la cause de l'anurie.

Nous chercherons à montrer dans quelles conditions variées se pose ce problème clinique, et comment on peut arriver à le résoudre. Cela nous semble plus logique que de donner une description sèche de chaque forme d'anurie, description qui trouve d'ailleurs sa place dans d'autres chapitres de pathologie.

Mais, avant de faire cette étude de la valeur séméiologique, il nous semble de toute nécessité de décrire l'anurie de la lithiase, parce que cette maladie est le plus habituellement en cause et parce que c'est à elle que l'on doit songer, en présence de toute anurie dont l'étiologie n'est pas évidente.

DESCRIPTION DE L'ANURIE CALCULEUSE. — Il est classique de décrire, avec M. Merklen, deux périodes (de tolérance, et d'intoxication) auxquelles on doit ajouter la période intermédiaire mise en relief par M. Donnadieu.

1° Les ***accidents du début*** peuvent manquer et il peut s'agir d'un sujet qui, ayant eu déjà une ou plusieurs crises de coliques néphrétiques, cesse brusquement d'uriner, sans cause apparente.

Le problème clinique est encore plus difficile quand le sujet n'a jamais eu de crises néphrétiques diagnostiquées, ni constaté de graviers dans ses urines, et que le premier symptôme apparent est l'anurie.

Mais, le plus souvent, le malade vient d'avoir une crise de colique néphrétique ; il a eu pendant plusieurs jours de l'oligurie avec hématurie, avant que la sécrétion s'arrête complètement.

2° La ***période de tolérance*** commence à partir du moment où l'anurie est complète : elle peut durer un temps variable, en moyenne cinq à six jours, pendant lesquels, selon l'expression d'Eger, le malade est dans un état d'euphorie parfaite. Il vaque à ses occupations, ne s'inquiétant pas de la suppression d'urine, parce qu'il n'en souffre pas : toutefois, le plus souvent, il vient consulter un médecin parce qu'il se croit atteint de rétention d'urine et demande à être sondé.

Le cathétérisme amène quelques grammes d'urine seulement, ou même rien du tout. Il peut se faire, cependant, que, pendant cette période de tolérance, le malade élimine encore de temps en temps quelques centaines de grammes d'urine, et l'échéance des accidents peut être un peu retardée pour cette raison : on a pu voir ainsi des périodes de tolérance durant quinze jours et même plus, surtout dans les cas où l'on note une véritable débâcle polyurique venant interrompre momentanément l'anurie.

3° La ***période intermédiaire***, étudiée par M. Donnadieu, est caractérisée par de la lassitude générale, de l'agitation avec insomnie, quelques troubles digestifs se traduisant par de l'inappétence et de la constipation.

Cette période est importante à connaître et les symptômes qui la caractérisent doivent être notés avec soin, parce que, si l'on croit qu'une intervention chirurgicale doit être tentée, il y a intérêt à la pratiquer avant que les symptômes d'intoxication soient au complet ; or, ces signes de la période intermédiaire annoncent déjà l'intoxication ; il ne faut donc pas attendre plus longtemps.

4° L'***intoxication*** ne tarde pas, en effet, à être manifeste : il s'agit évidemment là d'urémie, si l'on prend ce terme dans son acception classique d'empoisonnement par les substances toxiques qui devraient être éliminées par l'urine, mais cette urémie présente un aspect bien spécial.

Il est classique de noter l'absence de l'œdème que M. Merklen a rencontré cependant sept fois dans les observations qu'il a relevées.

En revanche, deux symptômes ont été signalés comme constants par Roberts : le rétrécissement pupillaire et surtout les tressaillements musculaires qui sont, pour lui, l'indice que l'urémie est confirmée.

L'aspect du malade est alors typique : il est dans une sorte de demi-sommeil ; son facies est anxieux, sa physionomie spéciale par le fait du rétrécissement exagéré de ses pupilles. Les extrémités sont agitées de soubresauts continuels ou de petits mouvements convulsifs qui annoncent l'atteinte grave portée au système nerveux.

La soif est vive, mais le malade ne peut pas la satisfaire, car il a des vomissements très faciles et très fréquemment répétés. Le ventre est ballonné et le malade émet sous lui des matières liquides, jaunâtres, très fétides, à moins qu'il n'ait au contraire une constipation tenace.

Le pouls devient faible et irrégulier, la température centrale s'abaisse à 36° et au-dessous.

La respiration est lente, suspirieuse et irrégulière.

Les malades tombent ainsi peu à peu dans le coma et meurent sans avoir présenté les grands accidents que l'on observe, en général, dans l'urémie aiguë.

La mort subite a été signalée, cependant, dans six cas, par Donnadieu : elle survient brusquement à la période intermédiaire ou même dans la phase de tolérance, sans cause apparente ou à l'occasion d'un mouvement quelconque.

La guérison spontanée est possible, surtout dans les huit ou neuf premiers jours ; elle est survenue une fois le vingtième jour. Elle est exceptionnelle après la période intermédiaire. Elle est annoncée par de la polyurie, accompagnée quelquefois de sueurs et de diarrhée. Il ne faut pas, cependant, se hâter de porter un pronostic très favorable quand le cours des urines a reparu, car il peut se suspendre de nouveau, et cette fois d'une façon définitive.

La guérison n'est malheureusement pas la règle; on devra mettre en œuvre la thérapeutique médicale pour l'obtenir, mais il ne faudra pas l'attendre trop longtemps, afin de ne pas se priver de l'intervention chirurgicale qui, pratiquée à temps, a pu donner de très bons résultats.

DIAGNOSTIC

RECONNAITRE L'ANURIE est très facile, car il suffit de constater par les procédés habituels que la vessie est vide. On élimine ainsi la rétention d'urine qui est la seule cause d'erreur possible.

La question importante et délicate est, en réalité, celle de la valeur séméiologique de l'anurie qu'il nous faut, maintenant, étudier en détails.

DIAGNOSTIC ÉTIOLOGIQUE. — Pour bien apprécier la valeur séméiologique de l'anurie, il faut envisager les différentes formes cliniques sous lesquelles elle peut se présenter et les états morbides au cours desquels elle peut apparaître ; à ce point de vue, les divisions suivantes nous semblent essentielles : tout d'abord, il faut distinguer les formes transitoires et les formes durables, et, parmi ces dernières, on verra que la difficulté du diagnostic est variable, selon que l'anurie sera survenue au cours d'une maladie aiguë, d'une maladie chronique, ou chez un sujet donnant toute l'apparence d'une bonne santé.

I. Les ***anuries transitoires*** ont une durée de douze heures ou vingt-quatre heures, puis font souvent place à une polyurie critique.

Leur valeur pronostique n'est donc, en aucun point, comparable à celle des anuries durables, et c'est pour cela qu'elles méritent d'être étudiées à part.

Le type en est **l'anurie de la colique néphrétique** : à la suite de violentes crises douloureuses produites par la lithiase rénale, le malade reste quelques heures sans uriner, puis il élimine une urine abondante et claire, qui contient quelquefois un petit calcul ou des graviers : tout, ensuite, rentre dans l'ordre.

Les **traumatismes lombaires** peuvent entraîner une anurie transitoire dont il faut connaître l'existence, pour ne pas se hâter de mettre ce symptôme sur le compte de causes entraînant un pronostic plus grave.

Les **opérations sur l'abdomen et surtout sur les reins**, les simples instillations de nitrate d'argent dans la vessie, peuvent provoquer de l'anurie transitoire. Il faut savoir cependant que, chez des sujets prédisposés, la moindre intervention sur les voies urinaires peut provoquer une anurie qui, en raison du terrain sur lequel elle se développe, peut être durable. C'est ainsi que M. Guyon a vu survenir deux fois de l'anurie chez un même malade : la première fois la durée fut de neuf jours, à la suite d'un lavage de vessie au nitrate d'argent; la seconde fois l'anurie persista dix jours, à la suite d'une instillation intravésicale de nitrate d'argent.

Nous croyons que, dans ces cas, il faut invoquer une prédisposition morbide du système nerveux, et cela nous montre qu'il y a des transitions entre les formes passagères et durables, la même cause pouvant déterminer l'une ou l'autre de ces formes, selon l'état morbide antérieur du sujet.

II. Les **anuries durables** seront spécifiées, en grande partie, par les accidents morbides qui en ont précédé l'apparition et dont il faudra tenir grand compte pour l'appréciation du diagnostic étiologique.

Nous allons donc envisager successivement les trois circonstances suivantes que l'on aura souvent l'occasion d'observer en clinique : le malade devient anurique à l'occasion d'une maladie aiguë, — à l'occasion d'une maladie chronique, — au cours d'une santé parfaite en apparence.

1° **Si le sujet atteint d'anurie présentait les jours précédents les symptômes d'une maladie aiguë**, on peut, presque à coup sûr, affirmer qu'il s'agit d'une anurie par néphrite aiguë ; beaucoup plus rarement en effet il s'agit d'une cause nerveuse ou cardiaque, ou d'une action médicamenteuse qui a dépassé son but (morphine, opium).

Le pronostic en sera différent, selon la maladie causale à laquelle on a affaire : s'il s'agit de la *scarlatine*, l'anurie du début est, d'après M. Roger, d'un pronostic relativement bénin, et en grande partie sous la dépendance du système nerveux, tandis que l'anurie tardive est toujours grave et doit faire redouter l'urémie et la mort.

Dans les *intoxications suraiguës* (sublimé, par exemple), l'anurie se termine en général par la mort : mais nous avons cité des cas de guérison qui montrent que le pronostic ne doit pas être considéré comme absolument fatal, même après sept ou huit jours d'anurie.

Dans les *gastro-entérites* et le *choléra*, le pronostic de l'anurie aiguë est commandé par l'intensité de l'infection : à coup sûr la débâcle urinaire est un des premiers symptômes qui permettent d'annoncer la convalescence.

Ce qu'il faut retenir, au sujet de ces anuries aiguës, c'est qu'elles constituent toujours des accidents graves, car elles indiquent que la néphrite à laquelle elles sont dues a une intensité tout à fait particulière. Mais on sait que les néphrites aiguës sont curables : quand la cause toxique est supprimée, les lésions peuvent se réparer et devenir compatibles avec l'existence.

Il faut donc, par un traitement approprié, mettre le malade en état de lutter le plus longtemps possible contre l'anurie, en faisant appel à ses émonctoires vicariants et en introduisant dans l'organisme le moins possible de substances toxiques.

Les moyens héroïques peuvent être employés dans ces cas pour désintoxiquer l'organisme, car il s'agit de gagner quelques jours, afin de donner aux lésions rénales le temps de se réparer, ce qui permet alors la guérison définitive.

2° **Si le sujet devient anurique au cours d'une maladie chronique déjà diagnostiquée**, il s'agit habituellement, soit d'une néphrite, soit d'une cardiopathie, soit d'une tumeur du petit bassin.

L'anurie des *néphrites chroniques* est toujours un symptôme très grave. Il n'indique pas cependant toujours la terminaison fatale, sauf chez les goutteux où son pronostic est des plus sombre, car il annonce l'atrophie progressive.

Mais, le plus souvent, l'anurie est liée à une poussée aiguë de congestion et il suffira quelquefois d'une saignée locale par ventouses scarifiées, au niveau du triangle de J.-L. Petit, pour que le cours des urines reprenne.

Toutefois, l'apparition de l'anurie au cours des néphrites chroniques sera toujours l'indice d'un état grave et devra faire redouter, à plus ou moins bref délai, les accidents urémiques.

L'anurie des *cardiopathies chroniques* annonce que l'hypotension est arrivée à un degré extrême. Sans doute, la digitale pourra encore, pendant quelque temps, enrayer les accidents; mais ces malades, qui combinent les symptômes de la cachexie cardiaque et de l'urémie, sont voués à une mort rapide.

La compression des uretères est la règle dans le *cancer de l'utérus*, et il est classique d'enseigner, depuis les travaux de Charcot, que la moitié au moins des malades atteintes de néoplasme utérin meurent d'urémie.

L'anurie passe souvent inaperçue, parce que les malades, ayant souvent des fistules vésico-vaginales, présentent des écoulements abondants, que l'on croit mélangés d'urine.

Mais les accidents urémiques indiquent bientôt l'existence d'un trouble de la sécrétion urinaire : les malades, qui avaient des douleurs extrêmement violentes, ne se plaignent plus; elles sont dans un état d'apathie progressive ; l'haleine est fétide, l'anorexie est absolue et les malades vomissent après la moindre ingestion de liquide et même spontanément. La température descend notablement au-dessous de la normale, la respiration s'embarrasse et les malades s'éteignent progressivement, sans souffrances.

3° **Quand l'anurie débute au cours d'une bonne santé apparente** et qu'on peut éliminer toute possibilité d'une intoxication suraiguë, il faut penser surtout, et avant tout, à l'*anurie calculeuse* qui, comme nous l'avons dit au sujet de sa description, peut être le premier symptôme évident d'une lithiase rénale. Il faudra donc, dans ces conditions, fouiller avec soin les antécédents du malade et pratiquer sur lui tous les examens qu'on met en œuvre en pareil cas, sans oublier l'examen radiographique qui n'est pas toujours positif quand il y a des calculs, mais qui, dans les quelques cas où il donne des renseignements, permet d'affirmer non seulement l'existence de la lithiase, mais encore le côté atteint, ce qui peut avoir une très grande importance au point de vue du traitement chirurgical.

Mais avant d'affirmer qu'il s'agit d'une anurie calculeuse, il faut encore avoir éliminé deux autres causes qui peuvent donner lieu à l'anurie au cours d'une bonne santé apparente.

C'est d'abord le *cancer de l'utérus au début*, dont le premier signe peut être l'anurie, comme l'ont montré MM. Debove et Dreyfous. Ce sont là, il est vrai, des cas exceptionnels, mais on doit toutefois soupçonner leur possibilité et faire, en conséquence, un examen aussi complet que possible du petit bassin, en cas d'anurie survenant chez la femme.

Mais c'est surtout l'*anurie hystérique* à laquelle on doit penser en l'absence de tout antécédent morbide. En général on trouve, d'ailleurs, des stigmates d'hystérie et même la malade a présenté, le plus souvent, d'autres accidents dus à la névrose.

En dehors de ces signes indirects, certains caractères de l'anurie devront faire songer à l'hystérie. C'est ainsi, par exemple, que dans l'observation classique de Charcot il est noté un balancement régulier entre l'anurie et les vomissements que présentait la malade d'une façon alternative. C'est ainsi que dans les périodes où elle urinait 3 grammes d'urine elle avait 1 litre de vomissements; quelque temps après ses urines atteignaient 206 grammes en vingt-quatre heures et ses vomissements étaient réduits à 362 grammes.

Mais ces vomissements supplémentaires ne doivent pas être regardés comme un signe constant, d'après Gilles de la Tourette et Gasne : on les constate seulement dans les cas où l'on aurait noté des signes d'urémie (Rainaldi) qui doivent être considérés comme tout à fait exceptionnels au cours de l'anurie hystérique.

Ce qu'il y a de spécial, en revanche, c'est que ces malades peuvent rester anuriques pendant plusieurs semaines sans présenter d'accidents d'aucune sorte, et c'est là un des caractères qui permettront le mieux de spécifier l'anurie hystérique.

Ce n'est qu'après avoir éliminé ces causes qu'on sera en droit — surtout s'il y a des signes positifs — d'affirmer que cette anurie, survenue en pleine santé apparente, est liée à la *lithiase rénale*.

Mais alors le diagnostic ne sera pas suffisant, car il faudra de toute nécessité savoir ***quel est l'uretère obstrué***. Dans ce but, on recherchera la douleur à la pression provoquée au niveau du rein ou le long de l'uretère; si ce symptôme manque, on pourra, dans certains cas, constater une défense des muscles de la paroi, plus prononcée du côté malade. Enfin, si les renseignements positifs sont nuls, on serait autorisé, d'après M. Albarran, à avoir recours au cathétérisme uretéral.

Cette localisation morbide a, en effet, une importance capitale dans le cas où, le traitement médical étant insuffisant, on est obligé d'intervenir chirurgicalement, ce qu'on devra faire d'ailleurs dès que l'on aura constaté les symptômes de la période intermédiaire : l'ablation du calcul, pratiquée à temps, a donné en effet de très bons résultats.

Nous n'en dirons pas autant du traitement chirurgical des anuries cancéreuses dont les résultats ne sont pas encourageants et qui n'est pas à conseiller, sauf pour le cas où le néoplasme serait tout à fait à son début, ce qui est rare.

Reste enfin la question du traitement chirurgical des anuries des néphrites aiguës que nous envisagerons ultérieurement dans un chapitre d'ensemble.

En dehors de ces cas, le traitement est médical, et c'est surtout le traitement de la cause qui a donné naissance à l'anurie. Nous nous en occuperons à propos de la thérapeutique des néphrites en général; mais il faut bien savoir que ce qui domine les indications de ce traitement médical, c'est la connaissance de la cause déterminante, d'où l'importance du diagnostic étiologique que nous avons essayé de préciser; d'autant plus que, l'anurie une fois enrayée, le sujet reste encore un malade que l'on doit soigner, afin de s'opposer à un retour offensif de l'anurie.

J. Castaigne.

URÉMIE

HISTORIQUE

On a cherché à faire remonter la conception de l'urémie aux travaux de Morgagni, de Van Helmont, de Baillou, d'Arétée, et même d'Hippocrate, mais il faut bien reconnaître que l'histoire de l'urémie ne commence réellement qu'avec les travaux de Bright qui, dès ses premiers travaux, décrivit les accidents cardiaques et respiratoires, puis les complications nerveuses accompagnant les maladies des reins.

A partir de ce moment, ce sont surtout les accidents nerveux qui attirent l'attention, grâce à la description très consciencieuse qu'Addison en donna (1839). C'est à cette époque également qu'on publia en France les premiers cas d'urémie nerveuse qui furent observés par Becquerel, puis par Rayer (1840), et dont Lasègue, quelques années plus tard, donna une description complète (1852), adoptant la division que Frerichs avait proposée (1851) dans son célèbre mémoire *sur le mal de Bright et son traitement*; c'est d'ailleurs depuis ce temps qu'on a adopté la division de l'urémie en formes aiguës et chroniques. Dans le groupe de ces dernières, ne devaient pas tarder à venir se ranger les accidents gastro-intestinaux mis en relief par Treitz (1859).

Dès ce moment, les descriptions cliniques n'étaient pas seules à préoccuper les médecins, et on avait cherché à établir des théories pathogéniques pour expliquer les symptômes; déjà Wilson (1833) avait soutenu que les accidents sont dus à l'intoxication par l'urée, et c'est en se basant sur cette théorie que Piorry créa le terme d'*urémie* qui est resté classique. Mais les travaux de Frerichs (1851) vinrent ébranler cette conception pathogénique et ses partisans eurent tendance à incriminer alors le carbonate d'ammoniaque, tandis que Traube (1861), dédaignant l'origine toxique de l'urémie, accusait l'œdème cérébral de causer les accidents.

On comprend combien, en présence de ces divergences, il était nécessaire de préciser cette description de l'urémie, au double point de vue clinique et pathogénique.

Le professeur Fournier, dans sa thèse d'agrégation (1863), tenta ce travail et ses divisions cliniques sont restées classiques.

Quant à la pathogénie, elle fut soumise par le professeur Bouchard (1884) à une sévère critique expérimentale, en ce qui concernait les recherches anciennes de Wilson, Frerichs, Treitz, et celles plus récentes de Feltz et Ritter, qui, dans un très important travail sur l'urémie expérimentale (1881), avaient montré le rôle joué par les sels toxiques de potasse. Les travaux de M. Bouchard eurent le mérite de montrer le mécanisme pathogénique des accidents urémiques qui sont causés « par un empoisonnement complexe auquel contribuent, dans des proportions inégales, tous les poisons introduits dans l'organisme ou fabriqués par lui ».

Depuis cette époque, toute une série de faits cliniques intéressants ont été publiés et nous les analyserons au cours de notre description ; d'ailleurs, dans les articles des traités classiques (Labadie-Lagrave, Lécorché et Talamon, Merklen, Brault, Courtois-Suffit, Chauffard), on s'est efforcé de grouper la série de faits décrits sous le nom d'*urémie* et d'en expliquer la pathogénie, en se basant sur les travaux du professeur Bouchard, qui, à ce point de vue, ont conservé jusqu'à maintenant une importance incontestée.

Toutefois, sous l'influence des recherches entreprises sur la perméabilité rénale depuis que nous avons, avec M. Achard, préconisé l'épreuve du bleu de méthylène, on en est venu à discuter les rapports que l'on croyait directs de la perméabilité rénale et de l'urémie (Léon Bernard, Widal, Vaquez) et même à conseiller le démembrement de l'urémie que l'on a proposé de remplacer par deux autres syndromes : insuffisance des fonctions externes et des fonctions internes du rein (Léon Bernard). Nous aurons à discuter plus loin cette opinion que nous rejetons, car *nous pensons que, même en dehors de toute conception pathogénique, l'urémie mérite de conserver, au point de vue clinique, dans la pathologie rénale, la place importante que lui ont acquise les travaux que nous venons d'énumérer rapidement.*

Ce sont donc les faits cliniques qui, dans l'étude de l'urémie, restent en dehors de toute discussion : aussi, est-ce par eux que nous commencerons notre description ; nous verrons ensuite les lésions constatées à l'autopsie, ce qui nous fera étudier, du même coup, les causes et les effets de l'urémie ; nous aurons alors envisagé tous les éléments capables de nous guider dans l'étude critique de la pathogénie.

ÉTUDE CLINIQUE DE L'URÉMIE

Les symptômes que l'on observe au cours de l'urémie sont très variés, aussi n'est-il pas possible de donner une description univoque de l'urémie, car tel malade ne présentera que des symptômes nerveux, tandis que tel autre n'aura que des troubles digestifs ou respiratoires.

Aussi, pour que notre description, d'une part soit complète, mais d'autre part réponde à la réalité, envisagerons-nous d'abord l'ensemble des symptômes que peuvent présenter les urémiques, et cela nous forcera à étudier une série de formes en quelque sorte séméiologiques.

Ensuite nous examinerons les formes cliniques que revêt l'urémie selon qu'elle a une évolution suraiguë, aiguë ou lente, enfin les formes qui dépendent de la cause provocatrice de l'urémie. Muni de ces notions, nous pourrons alors envisager les symptômes communs à toutes les formes d'urémie et qui doivent aider à porter le diagnostic.

De telle sorte que nous pouvons schématiser, de la façon suivante, notre description clinique de l'urémie.

I. — ÉTUDE DES SYMPTOMES ET FORMES SÉMÉIOLOGIQUES.

A. ***Urémie atténuée.***

B. ***Urémie confirmée***.. { Nerveuse. / Cardio-pulmonaire. / Gastro-intestinale.

II. — FORMES ÉVOLUTIVES.

A. ***Urémie suraiguë***... | Coma.

B. ***Urémie aiguë***....... { Éclampsie. / Délire aigu. / Paralysie.

C. ***Urémie lente***....... { Dyspnée. / Délire chronique. / Troubles gastro-intestinaux.

III. — FORMES ÉTIOLOGIQUES.

A. ***Formes d'après l'âge***. { Enfants : convulsions. / Adultes : délire. / Vieillards : coma.

B. ***Formes d'après la maladie causale.***

α. **Néphrites aiguës**. { Convulsions. / Délire aigu.

β. **Néphrites chroniques**........... } Urémie lente.

γ. **Pyélo-néphrite, compression de l'uretère**......... } Urémie gastro-intestinale.

δ. **Lithiase rénale**... | Anurie calculeuse.

IV. — SYMPTOMES COMMUNS A TOUTES LES FORMES D'URÉMIE.

Examen des urines.

Examen du cœur et de la circulation.

Étude de la température.

Myosis.

I. ÉTUDE DES SYMPTOMES ET FORMES SÉMÉIOLOGIQUES. — L'intensité plus ou moins grande des symptômes a permis à Lécorché et Talamon de décrire une urémie atténuée et une grande urémie ; nous adoptons cette division qui est très clinique puisqu'elle est basée sur la gravité même des symptômes.

A. **URÉMIE ATTÉNUÉE**. — Elle se traduit surtout par des troubles nerveux, affectant principalement le domaine de la sensibilité générale ou spéciale.

1° ***Troubles de la sensibilité générale***. — La **céphalée** est un des symptômes les plus constants. Elle varie en intensité, depuis la simple pesanteur jusqu'à la douleur gravative dont l'acuité est parfois extrême, mais peut être calmée cependant par une simple ponction lombaire.

La céphalée persiste longtemps comme symptôme isolé et peut être ainsi considérée comme prémonitoire ; elle peut, cependant, tout en restant prédominante, s'accompagner d'apathie intellectuelle, de torpeur, et l'on a essayé d'isoler ce complexus symptomatique sous le nom de *forme céphalalgique*.

Des **névralgies** diverses ont été maintes fois relevées : faciales, brachiales, etc. Seguin a particulièrement insisté sur la fréquence des névralgies occipitales.

L'**angine de poitrine** peut être rapprochée de ces névralgies périphériques. MM. Gilbert et Garnier ont montré en effet que, chez les artérioscléreux, l'angor pectoris est le plus souvent sous la dépendance d'une névrite du plexus cardiaque, liée elle-même à l'intoxication urémique.

La conclusion pratique très importante qui découle de ces faits, c'est que le régime lacté suffit bien souvent, joint au repos, à guérir ces crises.

Les **douleurs musculaires et articulaires** sont, elles aussi, très fréquentes ; les malades se plaignent souvent de crampes très pénibles, et la palpation des muscles est douloureuse.

Les arthralgies sont plus rares, mais elles peuvent constituer à elles seules une forme de l'urémie atténuée : c'est un véritable rhumatisme urémique, à rapprocher des autres rhumatismes d'origine toxique ; c'est l'*urémie articulaire de Jaccoud*.

Divers troubles de la sensibilité cutanée doivent aussi être notés : les sensations de cuisson, de démangeaisons sont très fréquentes ; M. Dieulafoy insiste aussi sur la sensibilité des malades au froid et sur l'existence fréquente chez eux du symptôme du *doigt mort*, qui s'accompagne alors d'une sensation très douloureuse de fourmillements.

2° ***Troubles de la sensibilité spéciale***. — Les **troubles visuels** sont très importants et peuvent exister en dehors de tout autre signe d'urémie confirmée.

L'examen des pupilles peut, tout d'abord, avoir une grande valeur, comme nous le verrons en montrant l'existence du myosis.

Mais les accidents visuels qui attirent d'eux-mêmes l'attention sont la diplopie, l'hémiopie, l'héméralopie et surtout l'amblyopie et l'amaurose.

Ce qui caractérise ces derniers troubles, c'est la soudaineté des accidents, leur mobilité et l'absence de symptômes à l'examen ophtalmoscopique. De telle sorte qu'il faut différencier cette amaurose de celle qui survient au cours de l'évolution progressive d'une néphrite chronique; dans ce dernier cas, l'amblyopie est en effet progressive et l'examen du fond de l'œil montre des hémorragies rétiniennes qui rendent cette lésion incurable.

Au contraire, la cécité urémique qui s'est installée d'une façon brusque peut persister complète pendant plusieurs heures ou plusieurs jours, mais elle a tendance à disparaître d'une façon souvent définitive.

Cette amaurose, qui est parfois le seul signe apparent de l'urémie, est dans d'autres cas l'annonce d'accidents d'urémie confirmée, ou encore le reliquat de crises éclamptiques ou comateuses.

Les **troubles de l'ouïe** avaient été signalés déjà par Bright, Addison, Lasègue, et s'ils attirent moins l'attention que les accidents oculaires, c'est sans doute parce qu'une surdité passagère est toujours moins dramatique que la cécité survenant dans les mêmes conditions.

L'allure des troubles de l'ouïe est en effet calquée sur ceux de la vue : il s'agit d'une surdité survenant d'une façon brusque, non attribuable à une lésion anatomique de l'oreille moyenne ou interne et disparaissant comme elle est venue.

Cette surdité brusque et transitoire a seule une valeur séméiologique et ce n'est que pour mémoire que nous citerons l'hyperesthésie auditive, les bourdonnements et les sifflements d'oreille.

3° La ***dyspnée « sine materia »*** mérite d'être placée aussi dans le cadre de l'urémie atténuée de Lécorché et Talamon, quoique ces auteurs ne l'y aient pas fait entrer.

Cette dyspnée, comme les troubles précédents, peut apparaître brusquement à la suite d'un effort, d'une cause toxique surajoutée ; elle disparaît aussi brusquement si l'on supprime la cause qui l'a produite ; elle ne s'accompagne d'aucune lésion pulmonaire ; enfin, elle annonce fréquemment les accidents de la grande urémie.

Pour toutes ces raisons, la dyspnée urémique *sine materia* mériterait d'entrer dans le groupe des accidents atténués, mais l'usage a prévalu de l'étudier avec l'urémie respiratoire, et c'est dans ce chapitre que nous envisagerons les différents types cliniques de cette dyspnée.

B. **GRANDE URÉMIE.** — Les symptômes de l'urémie confirmée sont classiquement étudiés en trois groupes, selon qu'ils affectent le système nerveux, l'appareil respiratoire ou le tube digestif.

1° ACCIDENTS NERVEUX. — Les symptômes nerveux que produit l'intoxication urémique peuvent être surtout de deux ordres, selon qu'il y a excitation (convulsions, délires) ou dépression cérébrale (coma, paralysies).

Les **SYMPTOMES D'EXCITATION** sont — nous le verrons — commandés par certaines conditions étiologiques tenant à la maladie causale, à l'âge et au sexe du sujet, conditions qui font varier aussi la forme de l'excitation. De là deux types principaux : convulsions ou délire.

L'***urémie convulsive*** se manifeste par des crises qui peuvent, selon leur allure clinique, ressembler à celles de l'éclampsie, de l'épilepsie bravais-jacksonienne ou du tétanos.

A. Dans la **forme éclamptique** on assiste en général au tableau clinique de l'épilepsie vraie. Dans l'un et l'autre cas, il y a chute avec perte de connaissance, puis immédiatement convulsions toniques généralisées : le malade, dont la tête est renversée en arrière, a la face congestionnée et semble en imminence de suffocation.

Surviennent alors des mouvements cloniques, en général symétriques et généralisés, qui durent une ou plusieurs minutes, pour aboutir ensuite à la somnolence avec respiration stertoreuse.

Sans doute on a cherché, pour différencier cette crise de celle du mal comitial, à établir une série de différences cliniques.

On a fait remarquer que dans l'urémie il n'y a pas d'aura, pas de cri initial, que pendant la crise on ne constate pas la flexion du pouce dans la paume de la main; que la langue est rarement mordue, — mais ce sont là des éléments séméiologiques qui peuvent également manquer dans l'éclampsie urémique et dans l'épilepsie vraie.

B. La **forme qui simule l'épilepsie bravais-jacksonienne**, signalée par MM. Chantemesse et Tennesson, bien étudiée par M. Chauffard, peut, selon les cas, affecter un type hémiplégique ou monoplégique, et ne se différencie guère, au point de vue purement séméiologique, des convulsions localisées dues à des lésions cérébrales.

C. La **forme tétanique**, beaucoup plus rare encore, est caractérisée par l'existence d'une contracture tonique permanente avec ou sans crises cloniques.

Dans ces cas, la contracture peut être limitée, soit à la mâchoire, soit à la nuque; elle peut aussi, par sa localisation, simuler la tétanie; enfin, M. Jaccoud a signalé des cas où les contractures étaient généralisées comme dans les formes complètes du tétanos.

On conçoit combien ces trois principaux types de l'urémie convulsive peuvent être difficiles à différencier des convulsions analogues, puisqu'aucun caractère, au point de vue de la séméiologie de la convulsion en elle-même, ne permet cette différenciation.

Et c'est ainsi que la forme éclamptique pourrait être confondue avec le *grand mal comitial* ou avec les autres épilepsies symptomatiques à forme généralisée, avec l'éclampsie puerpérale, avec l'hystérie, etc. De même, lorsqu'on a affaire à des convulsions localisées, on peut soupçonner toutes les causes de l'épilepsie bravais-jacksonienne. Enfin la forme tétanique peut simuler le tétanos ou la tétanie.

Si l'urémie convulsive se produit chez l'enfant, les difficultés de diagnostic augmentent encore, étant donnée la grande facilité avec laquelle les enfants présentent des accès convulsifs, à l'occasion d'une maladie infectieuse caractérisée ou d'accidents toxiques, même bénins en apparence (hélminthiase, dentition, etc.).

Puisque les caractères cliniques de ces convulsions ne permettent pas, en général, d'affirmer leur origine urémique, on conçoit toute l'importance qu'il peut y avoir à bien examiner les circonstances étiologiques dans lesquelles ces accidents se sont produits, et à rechercher les symptômes communs à toutes les formes d'urémie que nous envisagerons, en raison de leur importance, dans un chapitre spécial.

Une fois reconnue la nature urémique des convulsions, il faudra, pour en obtenir la guérison, instituer une thérapeutique rapide et très active, car sans cela les crises ont tendance à se rapprocher, à devenir subintrantes ; la somnolence qui leur succède fait place au coma qui précède de peu la mort.

L'***urémie délirante*** peut affecter des formes variables que, d'après M. Toulouse, on doit classer en deux types principaux qui varient selon que le délire est diffus ou systématisé.

A. Les **délires diffus** sont caractérisés par une confusion mentale hallucinatoire aiguë.

Le malade a complètement perdu la notion des choses : il débite des phrases qui ne sont liées entre elles que par des associations grossières de son, ou qui répondent à ses propres sensations, mais le tout sans ordre, sans orientation logique, sans systématisation d'aucune sorte.

Par suite de cet état mental, et aussi, sans doute, par suite de l'irritation des nerfs sensoriels ou de leurs centres, des illusions ou des hallucinations viennent compliquer cet état morbide, et ce sont elles qui dirigent, en général, le délire du malade. Et ainsi ce qui domine dans cette forme c'est que, à chaque instant, les idées, les hallucinations varient, que tantôt le malade cherche à se lever, menace ses voisins, et que tantôt, au contraire, il reste déprimé et abattu, repoussant tous ceux qui l'entourent ; en somme, il s'agit de confusion mentale aiguë.

B. Les **délires systématisés**, au contraire, paraissent exiger, pour leur production, une certaine lucidité d'esprit, un certain travail cérébral, car les malades ont une idée fixe unique qui dirige et commande leur délire. C'est ainsi que, selon les sujets, on constate le délire *érotique*, la folie *du doute*, le délire *religieux*, ces trois formes toutefois étant très rares, d'après M. Toulouse.

Moins rare est le délire de *persécution* signalé dans l'urémie par le professeur Dieulafoy : « Certains urémiques, dit-il, sont de véritables persécutés ; ils refusent les aliments par crainte du poison ; ils croient que l'on veut attenter à leurs jours ; ils entendent des personnes qui veulent les tuer ; ils se croient, même, coupables des plus grands crimes. » C'est sur ce dernier point qu'insiste M. Toulouse, pour lequel il n'y a pas de véritable délire de la persécution dans l'urémie : car les malades, sans doute, se trouvent très malheureux que l'on soit ligué contre eux, mais ils reconnaissent que c'est à juste titre et qu'ils ont commis les crimes qu'on leur reproche.

Enfin, le plus souvent, le délire systématisé affecte la forme *mélancolique* : les malades ne font pas attention aux choses qui les entourent, ils se renferment dans un mutisme absolu, mais témoignent de leur inquiétude par leur attitude, et sont même poussés quelquefois à des tentatives de suicide.

On conçoit, cependant, qu'il ne faut guère compter sur l'allure clinique des accidents pour porter le diagnostic d'urémie délirante et que l'on a pu croire, dans des cas semblables, à la paralysie générale, aux diverses formes de l'aliénation mentale, à l'hystérie, à la mélancolie anxieuse, etc. Comme le dit M. Chauffard : « ce n'est pas à la forme du délire qu'il faut demander de préciser le diagnostic, mais bien aux conditions dans lesquelles celui-ci évolue », et là encore ce sont les circonstances étiologiques et les signes constants de l'urémie qui permettront de porter un diagnostic, dont l'importance n'est pas douteuse au point de vue du pronostic et du traitement.

Le pronostic, en effet, est grave d'une façon générale, non seulement *quoad vitam* (dans la statistique de Florant, sur 62 cas la mort est survenue 18 fois en plein délire), mais encore *quoad fonctionnem*, car les troubles intellectuels persistent parfois fort longtemps.

Mais on ne peut pas établir le pronostic d'après une formule générale, et il faut se baser plutôt sur l'allure des accidents. On peut ainsi affirmer que ce sont les délires diffus qui ont le plus tendance à disparaître d'une façon complète, tandis que les délires systématisés persistent souvent et semblent ensuite évoluer pour eux-mêmes, sans aucun rapport avec l'évolution des lésions rénales, quoique cependant les désordres psychiques s'améliorent, ordinairement, en même temps que l'état du rein.

La thérapeutique générale de l'urémie, employée d'une façon active et rapide, amène souvent des modifications très heureuses dans l'état des malades, même si le délire est systématisé ; et l'on conçoit, dans ces conditions, l'importance qu'il y a à ne pas prendre ces troubles pour de la vésanie, et la nécessité qui s'impose de soigner le rein, cause de tous les accidents.

Les **SYMPTOMES DE DÉPRESSION** sont surtout de deux ordres : le coma et les paralysies.

Le **coma** est, selon l'expression de Lécorché et Talamon, « l'aboutissant commun de tous les phénomènes urémiques ».

Il peut survenir d'une façon brusque, sans que l'on ait relevé antérieurement de symptômes rénaux — qui certainement existaient : — c'est la forme foudroyante de Fournier, la forme apoplectique de Raymond, l'apoplexie séreuse des anciens auteurs.

Dans d'autres cas, beaucoup plus fréquents, le coma succède tantôt aux accidents nerveux que nous venons de décrire, tantôt aux accidents dyspnéiques ou gastro-intestinaux que nous envisagerons plus loin.

L'aspect typique du coma urémique se rencontre surtout dans l'urémie progressive à évolution lente. Dans ces cas, l'anurie est à peu près complète ; il y a toujours abaissement de la température centrale qui, prise dans le rectum, tombe à 36° et au-dessous ; le pouls est, en général, ralenti ; la respiration calme et lente, entrecoupée souvent de pauses avec rythme de Cheyne-Stokes, mais jamais stertoreuse, comme l'avaient déjà fait remarquer Addison et Wilks. Le malade est dans la résolution musculaire la plus complète, ayant perdu complètement toute sensibilité et toute intelligence ; sa face pâle, ses pupilles contractées achèvent de donner un aspect spécial à cette forme particulière de coma urémique, que l'on peut ainsi différencier des autres comas dus, soit à une intoxication (diabète, alcool, opium, belladone, etc.), soit à une lésion cérébrale (hémorragie, ramollissement cérébral, etc.).

En revanche, il sera souvent beaucoup plus difficile de différencier les états morbides connus sous le nom d'*encéphalopathie saturnine ou goutteuse*, et dans lesquels les lésions rénales jouent, peut-être, un rôle important.

Et ce diagnostic est rendu, dans certains cas, d'autant plus délicat que le tableau clinique du coma urémique n'affecte pas toujours la forme que nous avons décrite, et qu'à côté du coma complet hypothermique on a signalé des comas hyperthermiques qui succèdent en général à l'urémie convulsive ; des comas incomplets, dans lesquels le malade peut encore sortir momentanément de sa torpeur, à la suite d'excitations plus ou moins vives. Enfin, le diagnostic sera encore rendu difficile par ce fait que, d'une part, l'hémorragie cérébrale survient assez fréquemment chez les malades atteints de néphrites chroniques, et que, d'autre part, le coma urémique peut — comme nous allons le voir — être suivi de paralysies, tout comme l'hémorragie cérébrale.

Paralysies. — Il fut, pendant longtemps, classique d'admettre que l'urémie ne provoque pas de paralysies : « Toutes les fois qu'une paralysie est signalée au cours du mal de Bright, disait Lasègue, on peut affirmer qu'elle résulte d'une cause locale et qu'elle n'est pas sous la dépendance du mal de Bright. »

Des observations de paralysies urémiques furent publiées quelques années plus tard par Carpentier, puis par Leyden ; mais ce sont les importants mémoires de M. Raymond (septembre 1885) et de MM. Chantemesse et Tennesson (novembre 1885) qui mirent en lumière l'existence des paralysies dues à l'urémie. Les travaux de M. Lancereaux, de M. Chauffard, la thèse récente de M. Baillet ont classé nos connaissances à ce sujet.

Toutes les lésions du rein capables de déterminer l'urémie peuvent produire ces paralysies, mais il est juste, toutefois, de faire remarquer, avec le professeur Raymond, qu'on les constate surtout au cours de l'évolution du petit rein rouge granuleux.

Les prodromes éloignés sont ceux de la néphrite chronique, mais il est rare que les paralysies apparaissent sans être précédées d'accidents comateux ou convulsifs.

La paralysie, une fois constituée, se caractérise par une série d'éléments cliniques assez importants.

Tout d'abord son **siège** : c'est surtout l'hémiplégie (60 p. 100 des cas) qui peut être complète ou incomplète, affectant, en général, dans ce dernier cas, le type monoplégique brachial. Quant à la paralysie faciale, elle est fréquemment associée à la paralysie des membres, mais bien rarement isolée.

On a signalé d'autres types de paralysie dont quelques-uns mériteront une étude spéciale, notamment l'aphasie, qui semble assez fréquente ; en revanche, l'hémiplégie alterne, les paralysies oculaires (strabisme, ptosis), les diplégies ou quadriplégies, les paralysies des cordes vocales doivent être signalées comme des raretés.

On a insisté sur le **peu d'intensité** de ces phénomènes paralytiques, ou plus exactement parétiques. M. Baillet considère que cette opinion mérite d'être précisée : pour lui, les paralysies sont incomplètes dans le cours de l'évolution de la néphrite chronique urémigène ; si, au contraire, il s'agit d'une néphrite aiguë ou subaiguë, les paralysies sont ordinairement complètes ; « mais il est juste de faire remarquer, cependant, que ces paralysies ne sont complètes que peu de temps, soit qu'elles trouvent un terme rapide dans le coma et la mort, soit que, par leur durée, elles mettent en évidence un autre de leurs caractères : la variabilité ».

Complètes ou non, ces paralysies sont **flasques** et le restent pendant toute leur évolution. Toutefois, on a signalé, dans certains cas, des contractures précoces qui sont analogues à celles que produisent les inondations ventriculaires. Ce qu'on n'a pas constaté, c'est une paralysie flasque d'abord, et devenant spasmodique ultérieurement.

La **variabilité** des paralysies est encore un caractère très spécial. On a signalé de nombreux cas dans lesquels on voit la paralysie s'atténuer, disparaître presque subitement, puis reparaître. Cette variabilité peut affecter non seulement l'intensité des accidents, mais encore leur localisation, et l'on a vu une paralysie passer successivement d'un côté à un autre.

La **durée** est, en général, courte, en dehors même des cas où la mort est venue enlever le malade ; les malades guérissent complètement de leurs paralysies, si les phénomènes urémiques s'amendent, mais ils peuvent présenter ultérieurement des accidents du même genre, à l'occasion d'une nouvelle crise urémique.

D'autres symptômes nerveux s'ajoutent souvent à ces signes purement moteurs.

L'**hémi-anesthésie** est signalée dans un certain nombre d'observations d'hémiplégie, mais les troubles de la sensibilité sont toujours moindres que ceux du mouvement.

Les **réflexes** sont, en général, diminués du côté paralysé ; mais ils sont souvent normaux.

Les **troubles de l'intelligence** sont variables ; ils peuvent affecter tous les modes décrits dans l'urémie délirante ; souvent ils font défaut. On y rattache habituellement l'**aphasie urémique**, qui peut être isolée ou associée à l'hémiplégie droite. Cet accident avait été signalé seulement dans quelques observations éparses de MM. Lancereaux, Raymond, L. Monod, etc., jusqu'au jour où M. E. Dupré publia un mémoire d'ensemble à ce sujet ; depuis lors, les observations de M. Ballet, de M. Grenet, de Rendu ont complété nos connaissances.

L'aphasie ne présente, d'ailleurs, aucun symptôme spécial, dû à l'origine urémique : c'est, en général, la forme motrice que l'on observe, mais, dans d'autres observations, il s'agit très probablement de la forme sensorielle : c'est ainsi que Jocqs rapporte un cas de cécité verbale avec agraphie ; Monod cite une observation de surdité verbale, et, plus récemment, M. Gilbert Ballet vient de publier un cas très complètement étudié d'aphasie sensorielle urémique.

Ce qu'il y a de spécial dans ces aphasies, comme d'ailleurs dans les autres formes de paralysies urémiques, c'est qu'elles sont souvent incomplètes, variables d'un moment à l'autre et surtout transitoires. Ce dernier caractère est capital : les malades de Monod guérirent complètement, l'un en trente-six heures, l'autre en trois jours ; de même, un jeune malade de E. Dupré, ayant une aphasie motrice complète avec agraphie et paralysie du bras droit, commença à parler douze heures après le début des accidents et fut complètement guéri en trois jours. Il s'en faut, cependant, que cette terminaison rapide par la guérison soit constante, car, dans les néphrites chroniques, l'apparition de l'aphasie, comme celle des autres symptômes paralytiques, est l'annonce d'une aggravation des accidents toxiques, et le malade est souvent trop intoxiqué pour que la guérison soit complète, si bien que la mort survient fréquemment avant que l'aphasie soit guérie.

L'*absence de symptômes spéciaux au cours de ces paralysies urémiques* en rend le diagnostic bien difficile et l'on conçoit que, dans bien des cas, on puisse croire à l'hémorragie cérébrale, si fréquente au cours de l'évolution des néphrites chroniques ; quelquefois, on peut soupçonner une hémorragie méningée, une thrombose ou même une embolie cérébrale. On conçoit aussi qu'il faudra bien prendre garde de ne pas croire à une syphilis cérébrale, quand la paralysie survient chez un sujet atteint de syphilis et présentant, de ce fait, des lésions du rein. Cette erreur de diagnostic a été commise et a même pu conduire à une opération chirurgicale, tout au moins inutile, dans des cas où les accidents urémiques avaient pris le type d'épilepsie bravais-jacksonienne avec paralysie consécutive : des cas de ce genre ont été signalés et analysés dans le *Traité de chirurgie cérébrale* de MM. Broca et Maubrac.

C'est donc, là encore, sur les caractères constants de l'urémie que l'on pourra se baser pour affirmer le diagnostic, et aussi sur les caractères évolutifs des paralysies. L'évolution ordinairement rapide, la marche irrégulière, l'absence de signes annonçant une dégénération du faisceau pyramidal, peuvent confirmer l'absence de lésions organiques et donner leur appui à l'hypothèse d'un désordre moteur d'origine rénale ; mais ce n'est, en réalité, que par la constatation des stigmates permanents de l'urémie que l'on pourra éliminer les autres paralysies toxiques, dont l'évolution est tout à fait analogue.

Le *pronostic* devra toujours être réservé, malgré ce que nous avons dit de la possibilité de guérisons rapides et complètes : la mort survient, en effet, dans les trois cinquièmes des cas environ, dans un délai de quelques heures à quelques jours.

Particulièrement fréquente dans la forme hémiplégique qui succède à un ictus apoplectique, elle ne suit que plus rarement les monoplégies. Au point de vue étiologique, les paralysies des néphrites chroniques semblent fournir une plus grande mortalité que les paralysies des néphrites subaiguës.

En réalité, ce qui domine le pronostic des accidents paralytiques comme celui des autres complications urémiques aiguës, c'est que les lésions rénales peuvent se réparer : d'où la possibilité de guérison des urémies aiguës opposée à la gravité de celles qui se sont installées d'une façon lente par destruction progressive du rein.

2° ACCIDENTS CARDIO-PULMONAIRES. — Les troubles dyspnéiques que produit l'urémie peuvent être de deux ordres, selon qu'il existe ou non des lésions matérielles du poumon, d'où la constitution des deux groupes suivants qui sont forcément un peu schématiques : la dyspnée *sine materia* et les bronchites albuminuriques auxquelles s'ajoutent bien fréquemment des accidents cardiaques.

A. Les ***dyspnées « sine materia »*** sont des accidents d'ordre purement toxique, qui peuvent, selon les cas, affecter des types cliniques variables.

La **dyspnée toxi-alimentaire** en constitue la forme la plus bénigne : c'est une dyspnée qui survient à l'occasion du moindre effort, et l'on pense souvent pouvoir l'attribuer à une congestion passive des deux bases du poumon ou à une défaillance du myocarde.

Mais ce qui caractérise essentiellement cet état morbide, c'est que, si l'on soumet le malade au régime lacté exclusif, on voit disparaître en quelques jours, d'une façon certaine, tous les accidents dyspnéiques. En revanche, si, au bout de quelques semaines, on fait manger de la viande au malade, on ne tarde pas à voir survenir les mêmes accidents dyspnéiques : c'est ainsi qu'on peut créer une véritable dyspnée expérimentale, ce qui prouve bien son origine toxi-alimentaire.

On peut donc dire, avec M. Huchard, à qui nous devons cette description, « qu'il s'agit là d'une urémie particulière, causée non pas par un empoisonnement multiple, complexe et endogène, mais par un poison unique, simple, d'origine exogène et alimentaire ; empoisonnement que l'on peut supprimer ou faire reparaître à volonté ».

C'est à cette forme qu'il faut rapporter non seulement la **dyspnée d'effort**, mais encore les accès d'**asthme urémique**, dont Lasègue donnait déjà une description très précise, en ces termes : la dyspnée rend intolérable le séjour au lit et la position horizontale ; le malade est anxieux, agité, angoissé, sans signes d'asphyxie ; il se plaint d'une sorte de compression thoracique, impossible à décrire. La crise dure deux heures avec rémissions, laissant à sa suite une respiration à peu près libre. Enfin, vers le matin, le malade s'endort et se réveille calme, sauf la préoccupation de la nuit à venir. Pendant la crise, on peut entendre des râles sibilants et ronflants, disséminés dans tout le thorax, mais, entre les crises, les symptômes physiques sont nuls : le tableau clinique est donc tout à fait analogue à celui de l'asthme vrai.

Les **crises de dyspnée suffocante** sont plus rares ; elles peuvent affecter deux formes principales.

Dans un premier type, mis en relief par le professeur Fournier, le malade est pris subitement d'un grand accès d'orthopnée avec angoisse et suffocation, parfois si complète que le malade peut mourir dès son premier accès.

Dans une autre forme, la dyspnée prend un caractère laryngé, s'accompagne de raucité de la voix, d'inspiration sifflante et prolongée, de tirage sus et sous-sternal; le spasme de la glotte ainsi produit est quelquefois même si menaçant que, d'après Richardson, il a pu nécessiter la trachéotomie.

Ces deux formes sont susceptibles de guérir, mais cependant elles sont toujours très graves, en raison des accidents brusques qu'elles peuvent entraîner : dans ces cas, un traitement rapide et très énergique est absolument nécessaire.

La **dyspnée de Cheyne-Stokes** est une forme tout à fait spéciale en raison de son rythme particulier, et aussi par suite de ce fait que les malades n'ont pas conscience de leur dyspnée ; c'est un symptôme purement objectif.

Le rythme spécial avait été signalé par Cheyne, mais la description de Stokes est restée classique et reproduite avec raison par tous les auteurs : « On observe, dit-il, une série d'inspirations de plus en plus fortes, jusqu'à un maximum d'intensité, après lequel elles diminuent progressivement d'étendue et de force, et finissent par une suspension, en apparence complète, de la respiration. Le malade peut rester dans cet état pendant assez longtemps pour que les personnes qui l'entourent croient à sa mort; puis une première inspiration faible, suivie d'une deuxième inspiration mieux marquée, commence une nouvelle série de mouvements respiratoires analogue à celle que nous venons de décrire. »

« Il est, ajoute Stokes, peu de phénomènes plus remarquables et mieux caractérisés, soit que l'on considère la suspension prolongée de la respiration qui se produit sans douleur pour le malade, soit qu'on étudie les inspirations au moment de leur grande violence, alors que le malade ramène la tête en arrière, relève les épaules et contracte chacun de ses muscles inspiratoires par un effort suprême, sans qu'il y ait le moindre râle, ni aucun signe d'un obstacle mécanique à l'entrée de l'air dans la poitrine. »

En somme, ce qui caractérise essentiellement ce rythme, c'est qu'il comprend une pause respiratoire très nette, suivie d'une phase ascendante, puis d'une phase descendante qui aboutit encore à la pause, et tout cela se produit sans que le malade s'en plaigne.

Toutefois, pendant la période d'apnée, on peut noter des symptômes surajoutés : somnolence demi-comateuse qui disparaît peu à peu au début ou au cours de la reprise respiratoire ; du myosis (Leube); de petits tressaillements convulsifs des muscles de la face ou des doigts (Traube), etc.

En dehors de ces symptômes qui accompagnent le rythme de Cheyne-Stokes, Stern et Pic ont signalé un ensemble de symptômes qui révèlent l'existence de troubles dans les différentes sphères de l'activité nerveuse (psychisme, motricité, sensibilité, etc.). Ces divers systèmes subissent de véritables éclipses rythmiques de leur excitabilité, et presque toujours les périodes d'activité et de repos se succèdent d'une façon exactement synchrone aux stades de polypnée et de pause respiratoire.

Ces constatations ont permis de préciser la pathogénie du rythme de Cheyne-Stokes, qui depuis Traube était attribué à un trouble bulbaire. La pathogénie admise pendant longtemps fut la suivante : la circulation du bulbe est entravée, et de ce fait, l'excitabilité fonctionnelle des centres respiratoires étant émoussée, l'apnée se produit ; mais, sous l'influence de cette apnée, le sang se charge d'acide carbonique, et excite par ce fait les noyaux bulbaires. De plus, les nerfs périphériques (pneumogastriques et nerfs de la sensibilité générale), dont les extrémités baignent dans ce sang adultéré, transmettent au bulbe leur souffrance, sous forme d'une excitation, et ainsi se produisent les mouvements respiratoires dont le rythme augmente progressivement de profondeur et de rapidité sous cette double impulsion.

Mais, grâce à cette ventilation pulmonaire exagérée, le sang se charge d'oxygène, perd ses propriétés excitantes sur le système nerveux, et l'apnée recommence avec toutes les conséquences que nous venons d'étudier.

Cette théorie de Traube fut adoptée avec quelques variantes par tous les auteurs classiques et, notamment, les travaux de Filehne, de Cuffer, de Grasset, semblèrent bien prouver l'origine bulbaire des accidents.

Toutefois, dès 1878, François Frank insistait sur l'état d'obnubilation psychique des malades qui présentent ce rythme respiratoire, et Saloy faisait remarquer, en 1881, l'impuissance de la théorie bulbaire pour expliquer la concomitance des symptômes psychiques. D'ailleurs, les recherches expérimentales de Frank, Unverricht, Markwaldt et surtout celles plus récentes de M. Pachon semblent prouver que la fréquence et le rythme de la respiration ne sont pas influencés seulement par les centres bulbaires; le cerveau exercerait à l'état normal une influence régulatrice sur ces centres automatiques et la diminution de cette influence se manifesterait par une respiration irrégulière, parfois intermittente et même — comme Pachon l'a démontré expérimentalement — par la respiration de Cheyne-Stokes.

Ainsi a été établie la « théorie cérébrale de la respiration de

Cheyne-Stokes », fort bien exposée par M. Rabé auquel nous avons emprunté de nombreux arguments, et qui concorde bien, d'une part, avec les faits cliniques signalés par M. Merklen, d'autre part avec les expériences de M. Pachon.

Cette théorie nous permet de comprendre aussi pourquoi la respiration de Cheyne-Stokes ne survient pas exclusivement au cours de l'urémie, et comment il se fait que des symptômes d'ordre cérébral soient constatés en même temps que le type respiratoire spécial.

Tel est l'ensemble des symptômes de l'urémie respiratoire *sine materia*; leurs manifestations cliniques ne présentent pas une allure suffisamment spéciale pour qu'ils puissent faire reconnaître l'urémie.

La dyspnée simple ressemble aux dyspnées toxique ou névropathique ; la forme asthmatique se différencie mal de l'asthme vrai ; on a cru assez longtemps que l'adjonction du type respiratoire de Cheyne-Stokes avait une réelle valeur séméiologique : il n'en est rien, car c'est un symptôme que l'on peut rencontrer dans une série d'affections que M. Rabé énumère de la façon suivante : lésions méningo-encéphaliques (tumeurs, hémorragies, paralysie générale, méningites aiguës) ; grandes infections (fièvre typhoïde, variole, pneumonie) ; intoxications, soit endogènes (urémie), soit exogènes (chloral, morphine, oxyde de carbone) ; affections du cœur (asystolie des artérioscléreux qui agit en provoquant des troubles circulatoires du cerveau).

On conçoit que le type qu'affecte la respiration ne peut pas servir à poser le diagnostic d'urémie : là encore, ce sont les symptômes permanents de l'urémie qui doivent éclairer le diagnostic, et aussi le fait très important que les accidents dyspnéiques sont très souvent calmés par le régime lacté et aggravés dès qu'on permet au malade de reprendre la nourriture habituelle.

B. Les **bronchites albuminuriques** ont été décrites par Lasègue, et sous ce nom générique on doit comprendre tous les accidents respiratoires dus à une lésion des poumons ou des plèvres.

Les **bronchites proprement dites** se présentent, d'après Lasègue, sous deux formes principales.

Dans un premier type, le malade est pris, soit à la suite d'un refroidissement, soit sans cause appréciable, d'une toux quinteuse et fatigante survenant par accès ; bientôt, cette toux d'abord sèche s'accompagne d'une expectoration d'abondance variable, souvent colorée par le sang.

A l'auscultation, on entend des râles ronflants et sibilants disséminés, avec, par places, des râles sous-crépitants fins, qui se déplacent du jour au lendemain. Ces signes de bronchite et de congestion pulmonaire persistent souvent fort longtemps, et peuvent, dans certains cas, par leur allure traînante, simuler la tuberculose pulmonaire.

Dans un deuxième type, la complication pulmonaire débute comme une bronchite aiguë généralisée avec fièvre, toux fréquente et pénible, accompagnée d'une dyspnée intense.

Il semble bien probable que ces bronchites sont dues à une infection surajoutée des bronches; mais il n'est pas douteux non plus qu'elles doivent leur évolution traînante et leur allure au terrain sur lequel elles se développent; à ce point de vue, le terme d'*urémique* peut leur être conservé, d'autant plus que certains auteurs ont cru pouvoir les attribuer à l'élimination du carbonate d'ammoniaque par les bronches. Il n'est pas douteux, en effet, que l'*expiration ammoniacale* est un symptôme fréquent de ces bronchites, et Frerichs, Charcot, Jaccoud ont pu trouver le carbonate d'ammoniaque dans l'air expiré par ces malades. Mais ce n'est pas là un symptôme appartenant aux seuls urémiques, puisque, dans la phtisie pulmonaire notamment, on a pu le constater.

D'autres manifestations pulmonaires surviennent chez les urémiques, mais sont certainement dues à une cause qui est venue se surajouter à l'intoxication urémique.

Elles peuvent, en effet, être d'ordre infectieux : les pneumonies et broncho-pneumonies constituent un mode de terminaison mortelle assez fréquent au cours de l'urémie.

Il arrive fréquemment aussi, dans le cas où le cœur des urémiques est dilaté, qu'il se produise des embolies pulmonaires donnant lieu à des infarctus hémoptoïques.

Une place doit être faite également dans ce groupe aux **épanchements pleuraux** des urémiques ; ils peuvent être de plusieurs ordres : tout d'abord les malades peuvent présenter de l'hydrothorax qui accompagne, habituellement, les formes hydropigènes des néphrites.

On peut aussi constater des pleurésies pneumogènes, c'est-à-dire dues à l'irritation de la plèvre par un foyer pulmonaire sous-jacent : c'est le cas des pleurésies qui accompagnent les pneumonies ou broncho-pneumonies des urémiques, et de celles, plus fréquentes encore, qui sont liées aux infarctus pulmonaires.

Reste, enfin, toute une catégorie d'inflammations qui paraissent être primitivement pleurales. Elles peuvent être séro-fibrineuses, souvent elles sont hémorragiques : dans l'un comme dans l'autre cas, la tuberculose est fréquemment en cause.

Toutes ces inflammations pleuro-pulmonaires sont donc le plus souvent associées à l'urémie et non pas déterminées par elle.

Il n'en est pas de même pour un accident pulmonaire qu'il nous reste à signaler et qui semble bien être produit par l'intoxication générale de l'organisme. C'est **l'œdème aigu du poumon** qui peut entraîner la mort rapide ou subite, au milieu de tous les symptômes classiques de ce syndrome clinique. Dans certains cas, si l'on fait à temps une saignée très abondante, le malade peut guérir, mais, comme l'a montré M. Dieulafoy, il reste sujet à de fréquentes rechutes, si l'on n'a pas pris le soin de soigner activement la cause de l'urémie.

C. Les ***accidents cardiaques*** que l'on voit survenir au cours de l'urémie ne sont pas à proprement parler liés à l'urémie elle-même : ou bien ils sont provoqués par la néphrite, et comme tels ils ont été étudiés avec les néphrites chroniques urémigènes (hypertrophie du cœur, hypertension artérielle, bruit de galop, péricardites brightiques, etc.), ou bien ils sont dus à une gêne circulatoire d'origine rénale ou pulmonaire, qui entraîne une dilatation secondaire du cœur, et c'est à ce moment que les malades ressemblent tout autant à des cardiaques qu'à des urémiques. Nous avons vu, en décrivant les néphrites, combien il pouvait être difficile, dans des cas semblables, de porter le diagnostic d'urémie : ce sont les moyens d'exploration de la perméabilité rénale qui, à ce point de vue particulier, fournissent les meilleurs résultats.

3° ACCIDENTS GASTRO-INTESTINAUX. — Le tube digestif peut être atteint dans toute son étendue, comme l'ont montré les recherches cliniques de Treitz.

Sous ce nom, nous ne citerons que pour mémoire les vomissements qui accompagnent presque constamment toute néphrite aiguë, et qui tiennent beaucoup plus à l'intoxication qui a causé la néphrite qu'à l'urémie elle-même.

Les véritables troubles gastro-intestinaux d'origine urémique sont ceux que l'on peut observer dans les néphrites chroniques ou dans les compressions lentes des uretères. L'évolution chronique des accidents urémiques est donc une cause prédisposante de grande valeur, ce qui tient à ce que, dans ces cas, comme on le sait depuis les recherches de Claude Bernard et de Bareswill, les poisons que ne peut plus éliminer le rein insuffisant transsudent au niveau de la muqueuse des voies digestives, qui sert ainsi d'organe vicariant du rein.

La ***bouche*** et le ***pharynx*** sont très fréquemment atteints. C'est souvent une sécheresse insupportable non seulement de la langue, mais aussi de toute la muqueuse bucco-pharyngée. La langue peut être fendillée et rôtie, et le malade présente une dysphagie spéciale due à cette sécheresse des muqueuses : c'est la **dysphagie buccale** de Guyon.

D'autres fois, on constate de véritables stomatites signalées par M. Lancereaux, décrites par M. Barrié et étudiées récemment par M. Hirtz.

La **stomatite érythémato-pultacée** est caractérisée par une coloration rouge vif de la muqueuse buccale, que recouvre un enduit grisâtre épais, pâteux et gluant, d'odeur fade et semblable à de la colle. Si l'on enlève cet enduit, on trouve au-dessous une muqueuse rouge vernissée.

La **forme ulcéreuse** s'annonce, en général, par des symptômes tout à fait différents : la salive, au lieu d'être peu abondante et épaisse comme dans les cas précédents, est souvent très abondante et s'écoule abondamment au dehors. L'haleine du malade est très fétide et, si l'on examine sa bouche, on trouve, par places, des dépôts pultacés que l'on peut facilement enlever. On constate alors qu'ils recouvrent des ulcérations pouvant siéger au niveau des gencives, de la face interne des joues et des bords de la langue : il nous semble bien probable que la pathogénie de ces cas soit la même que celle des stomatites ulcéro-membraneuses, avec cette seule différence que, dans le cas d'urémie, la muqueuse buccale est préparée à l'infection, du fait de l'élimination de produits toxiques dans toute l'étendue du tube digestif.

La **sialorrhée** peut exister seule, indépendamment de toute stomatite. M. Rénon a pu en étudier des cas très intéressants prouvant bien que les glandes salivaires peuvent être vicariantes du rein. Elles peuvent d'ailleurs à leur tour être soumises à l'inflammation, et les parotidites sont assez fréquentes au cours de l'urémie gastro-intestinale.

L'***urémie gastrique*** est annoncée en général par de l'inappétence pour tous les aliments, et souvent par un dégoût invincible pour le lait. Si l'on veut forcer cependant les malades à s'alimenter, ils ne tardent pas à présenter des vomissements, d'abord alimentaires et ressemblant à ceux de l'indigestion.

Puis bientôt le malade vomit en dehors des périodes digestives et, du fait de la quantité de liquide qu'il rejette, on peut croire à une véritable gastro-succorrhée : mais la réaction de ces vomissements est alcaline, et ils contiennent du carbonate d'ammoniaque. L'urée y a été retrouvée dans un assez grand nombre de faits. M. Dieulafoy, en particulier, a observé un cas dans lequel on a recueilli jusqu'à 3 litres de matières vomies contenant près de 8 grammes d'urée.

Les ***troubles intestinaux*** consistent habituellement en une diarrhée dont Treitz avait déjà, en 1859, précisé les caractères, et dont il avait reconnu deux formes. Le plus souvent, il s'agit de **diarrhée séreuse** dans laquelle les évacuations sont extrêmement fréquentes, liquides et fétides, mais sans qu'il y ait aucun symptôme d'ulcération.

Mais ce premier type morbide peut évoluer vers la seconde forme, c'est-à-dire vers la **diarrhée ulcéreuse** dans laquelle les symptômes peuvent ressembler à ceux de la dysenterie, du fait des douleurs qu'accuse le malade et surtout en raison de l'existence de selles mucosanguinolentes. Il y a, dans ces cas, des ulcérations dont on peut redouter toutes les fâcheuses conséquences; on a signalé assez fréquemment des péritonites par perforation, et personnellement nous avons observé des infections partant de l'intestin ulcéré des urémiques et produisant dans un cas une pyléphlébite, dans un autre un abcès du foie.

On conçoit que, même en dehors de toute complication, ces symptômes diarrhéiques, joints aux troubles gastriques, contribuent beaucoup à affaiblir le malade, qui devient rapidement cachectique.

C'est dans des cas semblables que l'urémie a pu en imposer pour une affection gastro-intestinale et notamment pour un cancer. La recherche des signes révélateurs peut seule permettre d'éviter cette erreur, qui serait préjudiciable au malade, car le traitement du cancer et celui de l'urémie sont loin d'être identiques.

Au cours de l'évolution de ces symptômes, on peut voir apparaître des manifestations au niveau de la peau, qui, si l'on ne redoutait pas de multiplier le nombre des formes symptomatiques, mériteraient le nom d'***urémie cutanée.***

Le **prurit** est extrêmement fréquent, et nous avons signalé son existence à propos des symptômes de petite urémie nerveuse.

Mais, à côté de ce symptôme *sine materia* on peut constater des **lésions**, et l'on a même décrit un « érythème papuleux urémique » bien étudié par M. Thibierge.

Mais plus souvent encore on constate des érythèmes rubéoliques, de l'urticaire, du purpura, et on a signalé comme tout à fait particulier à l'urémie les **sueurs d'urée**. On voit apparaître au niveau du front, à la racine des poils, au cou, à la poitrine, une poussière blanche qui, selon l'expression de Bartels, « présente, au niveau de la barbe, tout à fait l'aspect du givre ». En général, ces sueurs sont d'un très mauvais pronostic et ne précèdent que de très peu la mort.

II. FORMES ÉVOLUTIVES. — Si l'on envisage les formes de l'urémie non plus au point de vue de leurs symptômes, mais de leur évolution, on peut décrire trois types principaux selon que la marche est suraiguë, aiguë ou lente.

1° La ***forme suraiguë*** est représentée par une série de faits assez communs, dans lesquels le « coma » semble résumer à lui seul toute la symptomatologie de l'urémie.

Il s'agit, en effet, de sujets qui, au milieu de leurs occupations, souvent même pendant leur repas ou immédiatement après, tombent brusquement foudroyés et meurent après une période comateuse plus ou moins courte. Ces cas sont fréquemment observés dans les hospices de vieillards, et nous avons eu fréquemment l'occasion de faire des autopsies de semblables malades à l'hospice d'Ivry. Dans ces cas on constate toujours que les reins sont atteints de néphrite atrophique lente, et il est bien probable que, si les malades avaient été suivis cliniquement, leur urémie n'aurait pas donné l'impression d'avoir une allure aussi foudroyante, car on aurait toujours constaté, par un examen attentif, des signes révélateurs d'une néphrite chronique, pouvant faire redouter l'urémie et permettant ainsi — par l'institution d'un régime approprié — d'en éloigner l'échéance.

2° La ***forme aiguë*** est caractérisée uniquement par l'invasion brusque des accidents et par leur évolution rapide.

Dans ces cas, l'attention est cependant toujours attirée par une série de phénomènes morbides qui précèdent les accidents graves.

Il s'agit le plus souvent de malades atteints de néphrites aiguës, dont les symptômes propres ont déjà forcé l'attention. Mais, de plus, la diminution rapide des urines ; l'apparition d'une céphalée tenace, de vomissements, de troubles de la vue ou de l'ouïe ; l'excitation délirante légère, ou la simple incohérence de parole, doivent faire redouter des accidents plus graves.

Très rapidement, en effet, ces symptômes alternés ou associés font place à l'urémie confirmée qui affecte alors, presque toujours, la forme cérébrale (éclampsie, convulsions partielles ou généralisées, secousses tétaniformes, délire aigu, coma, paralysies); quelquefois c'est une crise aiguë de dyspnée que l'on constate, sous forme de crise d'asthme ou de respiration de Cheyne-Stokes, ou encore des troubles gastro-intestinaux sous forme de vomissements incoercibles ou de diarrhée rebelle.

Chaque symptôme peut survenir isolément, évoluer pour son propre compte, ou s'associer à un phénomène différent, pour constituer un groupement clinique variable.

Le pronostic de l'urémie aiguë est loin d'être fatal; il dépend de plusieurs facteurs : de la cause de l'urémie tout d'abord, car les accidents sont moins graves s'il s'agit d'une néphrite aiguë primitive que si l'on est en présence d'une poussée aiguë au cours d'une néphrite chronique.

La forme clinique des accidents peut également permettre de porter un pronostic différent selon les cas ; on peut, à cet égard, comme le dit M. Courtois-Suffit, « établir une échelle de gravité descendante dont le sommet est occupé par le coma urémique apoplectiforme avec son pronostic à peu près sûrement mortel. Ensuite viennent les accès convulsifs subintrants ; au bas de l'échelle il convient de placer l'accès éclamptique qui, plus dramatique en apparence, est moins grave en réalité ».

Enfin la rapidité avec laquelle le traitement a été appliqué doit intervenir dans l'appréciation du pronostic : il s'agit là, en effet, de cas que l'on peut améliorer et même guérir, si l'on a soin d'instituer une thérapeutique très active et rapidement appliquée.

De telle sorte que si le pronostic de l'urémie aiguë est immédiatement grave, en raison de la rapidité d'évolution des accidents, en revanche la guérison complète peut être obtenue : nous allons voir qu'il est loin d'en être de même dans les formes chroniques.

3° L'***urémie lente*** a été individualisée grâce aux recherches d'Addison en 1839, de Lasègue, de Frerichs et surtout de M. Fournier, qui, dans sa thèse d'agrégation, en a donné un tableau clinique resté classique depuis lors.

Ce qui caractérise particulièrement cette forme d'urémie, c'est la lenteur et l'irrégularité de son évolution et la possibilité qu'ont les malades de mener une vie normale en apparence, alors qu'ils ont déjà des accidents très caractéristiques d'urémie.

Ce sont ces sujets qui viennent consulter pour des céphalées, pour des névralgies rebelles à tout traitement, ou encore pour des crises de dyspnée survenant à la suite d'efforts, ou la nuit sous la forme d'accès d'asthme ; d'autres fois ce sont des troubles oculaires ou auditifs, sur lesquels le malade appelle l'attention du médecin.

Et tous ces symptômes peuvent disparaître sous l'influence d'un traitement approprié ; pendant des mois et même des années, le malade est capable de compenser ses lésions, mais il reste dans un état d'équilibre instable caractéristique de cette forme de l'urémie, et le moindre écart de régime, la moindre fatigue, font reparaître les accidents que le traitement avait amendés. Aussi peut-on dire, avec M. Courtois-Suffit, que « ce qui caractérise cette modalité clinique si fréquente, c'est sa marche, son allure irrégulière ; elle va par secousses et saccades ; elle procède par séries irrégulièrement alternantes de mieux et d'aggravation ; elle est entrecoupée de rémissions parfois longues et les symptômes semblent s'éteindre pour revenir d'ailleurs plus intenses à une échéance indéterminée ».

Alors apparaissent les accidents graves qui marquent la fin de la période de compensation : c'est en général l'urémie gastro-intestinale avec les différents symptômes que nous avons décrits, et, sous l'influence de ces troubles, l'émaciation et l'asthénie sont très marquées. Le malade reste alors couché continuellement, incapable du moindre effort ; sa respiration est entrecoupée de pauses plus ou moins longues ; il semble à demi endormi et il répond avec peine aux questions qu'on lui pose. Il présente cet aspect classique qui a frappé tous les observateurs, que Lasègue décrivait déjà ainsi : « Le malade est couché immobile, les bras pendants, comme paralysés, bien qu'ils aient conservé la faculté de se mouvoir sous l'influence d'excitations énergiques. »

La mort arrive ainsi très doucement, dans le coma hypothermique, à moins que, comme phénomènes ultimes, surviennent des convulsions ou du délire, véritables crises d'urémie aiguë venant terminer ce processus chronique.

On le voit donc, l'évolution de cette urémie a surtout comme caractéristique d'être lente mais toujours fatale, ce qui explique l'opposition que M. Fournier avait établie entre le pronostic des formes aiguës et des formes lentes.

L'urémie aiguë est d'emblée grave et ses accidents sont toujours menaçants, mais elle peut — sous l'influence d'un traitement rationnel et rapidement institué — guérir d'une façon définitive.

Les symptômes de l'urémie lente, au contraire, semblent au début sans aucune gravité et cependant ils indiquent un état morbide que rien ne pourra guérir. Il y aura des alternatives de mieux et de pire, il y aura même des rémissions que le malade confiant pourra prendre pour une guérison définitive; en réalité le pronostic est fatal, mais cependant le médecin peut, par un régime et une hygiène strictement appliqués, maintenir longtemps son malade dans un état de compensation suffisante, pour que les accidents ne deviennent pas trop rapidement menaçants.

III. FORMES ÉTIOLOGIQUES. — Le tableau clinique de l'urémie peut affecter des aspects différents, selon la cause qui a produit la lésion rénale et selon le sujet qui a été frappé : c'est cette notion que nous avons voulu établir en décrivant un chapitre spécial de formes étiologiques. Il nous sera d'ailleurs facile d'être très bref à ce sujet, car nous n'aurons qu'à indiquer les principales formes cliniques que l'on peut rencontrer dans ces différentes circonstances, renvoyant pour leur description à ce que nous avons dit plus haut. Une forme morbide toutefois méritera de nous retenir un peu plus longtemps : c'est l'urémie par anurie calculeuse, qui a vraiment une allure très particulière.

L'***influence de l'âge et du sexe*** se fait sentir dans l'allure morbide que prennent les accidents : c'est ainsi que les enfants et les jeunes femmes atteints d'urémie réagissent surtout sous la forme de convulsions et d'accidents éclamptiques.

Chez l'adulte, l'urémie se manifeste plus particulièrement sous la forme de délire aigu.

Le vieillard urémique présente un état de dépression très marqué et s'achemine plus ou moins rapidement vers le coma.

La ***maladie causale*** a aussi une influence sur l'allure des accidents et nous ne ferons que rappeler que si les néphrites aiguës provoquent des accidents urémiques, ce sont surtout des convulsions, du délire d'action et des accidents gastro-intestinaux aigus que l'on observe.

En revanche, les néphrites atrophiques lentes donnent lieu à la forme que nous avons décrite sous le nom d'*urémie lente*. Enfin, la compression de l'uretère par un cancer de l'utérus, les pyélo-néphrites des vieux urinaires, etc., donnent surtout lieu aux accidents gastro-intestinaux chroniques de l'urémie.

L'**anurie calculeuse** mérite, comme cause d'urémie, une description spéciale. Les travaux de Tennesson, la thèse de Merklen et, dans ces vingt dernières années, les nombreuses observations chirurgicales, permettent de donner une description complète de cette forme d'urémie.

Il est à remarquer que les accidents n'éclatent pas aussitôt après la suppression du cours des urines. Il y a une première période qui est caractérisée exclusivement par la suppression des urines : on lui a donné le nom de *période de tolérance*, parce que, pendant tout le temps de sa durée, les malades ne semblent en rien incommodés par la cessation des fonctions externes du rein. C'est ainsi que ces sujets restent plusieurs jours sans uriner, tout en ne présentant aucun autre symptôme morbide : cet état peut persister sept ou huit jours, quelquefois même plus, s'il se fait de temps en temps une petite décharge urinaire, et l'on voit signaler les chiffres de vingt jours par Russel, vingt-deux par Paget, vingt-cinq par Rayer, trente-sept par Weber.

Si toutefois on examine avec soin les malades pendant cette phase de tolérance, il est habituel de constater que, dès le quatrième ou cinquième jour, apparaissent quelques signes prémonitoires de l'urémie. C'est la *période intermédiaire* dont Donnadieu a montré toute l'importance au point de vue de l'intervention chirurgicale, car, si l'on veut opérer avec succès un malade atteint d'anurie calculeuse, il ne faut pas attendre que l'urémie soit confirmée; les signes prémonitoires sont suffisants pour armer la main du chirurgien.

Ces symptômes peuvent, dès les premiers jours, s'annoncer par une lassitude générale et une insomnie plus ou moins complète, mais ils deviennent plus caractéristiques quand apparaissent des troubles gastro-intestinaux : les malades se plaignent alors d'éructations; ils ont un dégoût marqué pour les aliments, souvent même ils présentent des nausées et l'on peut, par examen de leur abdomen, constater du météorisme qui s'accompagne alors de constipation.

Dans ces conditions, on peut annoncer que la *période urémique* est proche.

D'après Roberts, deux signes sont constants dans cette forme : le rétrécissement des pupilles et les tressaillements dans les muscles. L'apparition de ces symptômes peut permettre d'affirmer que l'urémie est confirmée.

Il ne faudra pas attendre, en revanche, l'apparition de l'œdème : sans doute M. Merklen l'a noté sept fois dans l'ensemble des observations qu'il a relevées, ce qui ne fait pas d'ailleurs un pourcentage très élevé, étant donné surtout que, dans plusieurs de ces faits, l'œdème était très peu accentué. De son côté, M. Tennesson ne signale ce symptôme que comme une rareté pathologique, et Roberts « insiste sur l'absence de l'œdème dans l'anurie calculeuse ».

L'accentuation des phénomènes gastro-intestinaux est, au contraire, manifeste dans la plupart des cas : le météorisme et la constipation opiniâtre augmentent en même temps que, d'une façon parallèle, l'estomac devient intolérant et rejette tous les aliments solides ou liquides qu'on essaye d'introduire dans sa cavité. La soif devient alors un des symptômes les plus pénibles, car elle ne peut être calmée, la moindre boisson produisant des éructations et des vomissements ; la langue sèche et noire provoque aussi une sensation de corps étranger très pénible pour les malades qui, de plus, sont secoués à chaque instant par un hoquet convulsif. La mort survient alors rapidement, mais n'est en général précédée ni de convulsions ni de troubles intellectuels.

IV. SYMPTOMES COMMUNS A TOUTES LES FORMES D'URÉMIE : SIGNES RÉVÉLATEURS DE L'URÉMIE. — Nous avons vu, dans le cours de cette étude clinique, combien le diagnostic d'urémie était difficile à porter dans bien des cas, et nous avons insisté sur la nécessité de rechercher les *signes révélateurs de l'urémie*.

Sous ce nom, nous comprenons une série de symptômes qui n'appartiennent pas en propre à une forme clinique, mais qu'on peut rencontrer dans tous les cas d'urémie. Sans doute, aucun de ces signes n'est pathognomonique, mais par leur ensemble ils forment une présomption en faveur de l'urémie ; il est possible de les classer en quatre groupes principaux, selon que les symptômes sont d'ordre urinaire, thermique, cardio-artériel ou nerveux.

1° Le ***syndrome urinaire*** qui doit faire songer à l'urémie est des plus important à connaître.

Le **taux des urines** est diminué d'une manière générale, mais cette diminution est variable selon les formes de l'urémie.

L'oligurie est très manifeste et même absolue dans les cas d'urémie consécutive à une néphrite suraiguë ou aiguë ; c'est d'autre part, nous le savons, le premier signe en date de l'urémie d'origine calculeuse.

Au contraire, dans l'urémie consécutive aux néphrites atrophiques lentes, l'oligurie n'est que relative : c'est la qualité des urines plutôt que leur quantité qu'il faut alors envisager.

La **qualité des urines** est toujours modifiée, notamment en ce qui concerne la diminution de l'urée, qui peut descendre à 2 ou 3 grammes par vingt-quatre heures; de même l'existence de l'albuminurie peut être considérée comme constante; les substances contenues dans l'urine varient non seulement en raison de l'état fonctionnel du rein, mais encore et surtout par suite des fonctions de l'organisme tout entier; aussi pourra-t-on voir des cas d'urémie avec élimination normale et même surabondante d'urée ou de substances toxiques, et ce qui importe c'est le rapport entre les substances nuisibles que l'organisme reçoit ou fabrique et celles qui sont contenues dans l'urine.

L'**étude de la perméabilité rénale** est à ce point de vue d'un grand secours, car elle permet de constater dans toute urémie une diminution notable des fonctions d'excrétion du rein que l'on peut apprécier surtout par les méthodes de l'élimination provoquée.

2° Le ***syndrome cardio-artériel*** peut aussi mettre bien souvent sur la voie du diagnostic d'urémie. Les signes caractéristiques à ce point de vue sont le **bruit de galop avec hypertrophie du cœur gauche**, dont nous avons déjà vu toute la valeur, et l'hypertension artérielle avec ou sans ralentissement du pouls.

La **bradycardie** est, en effet, intéressante à connaître comme symptôme révélateur de l'urémie; on peut même admettre, avec M. Debove, que chez certains malades « le ralentissement du pouls peut être considéré comme une forme larvée de l'urémie ». Mais il s'agit là de faits qui sont loin d'être constants.

L'**hypertension artérielle**, au contraire, semble avoir une bien plus grande valeur. Von Ziemsen avait déjà soutenu que l'hypertension commence avec les prodromes urémiques, se maintient pendant la crise et redescend si la guérison se produit. M. Vaquez a montré, par une série d'études sur l'hypertension artérielle, l'importance de cette notion, et si l'on ne peut pas considérer encore comme prouvé que tous les accidents urémiques sont facteurs de l'hypertension, au moins est-il très juste de dire avec lui que l'étude de la tension artérielle permet de prévoir ou de diagnostiquer une crise d'urémie.

3° ***Certains symptômes objectifs d'origine toxique*** pourront aussi servir de signes révélateurs; il en est ainsi des convulsions urémiques, des tressaillements musculaires et surtout du myosis sur lequel le professeur Bouchard a justement attiré l'attention.

4° ***L'étude de la température*** peut avoir, elle aussi, une grande importance, à condition que l'on sache que la formule thermique n'a rien d'absolu. Il y a en effet des urémies fébriles. C'est le cas, par exemple, de celles qui surviennent à la suite de néphrites aiguës ou de maladies infectieuses; c'est le cas aussi de toute urémie convulsive. Mais, d'une façon générale, *l'hypothermie est la règle*, comme l'ont bien établi les travaux de Bourneville, de Vulpian, de Béhier, de Debove et Dreyfous, etc. La température centrale s'abaisse en général aux environs de 35°, quelquefois même au-dessous, et cette notion peut prendre une grande importance, notamment dans le diagnostic différentiel des comas.

Mais il faut bien savoir qu'aucun des signes révélateurs n'a en lui-même de valeur absolue; ils se contrôlent mutuellement et, selon l'expression de M. Chauffard, « ce n'est qu'au prix d'une enquête méthodique et approfondie que le diagnostic pourra être porté et un traitement efficace institué ».

ANATOMIE PATHOLOGIQUE DE L'URÉMIE

L'étude des lésions que l'on trouve à l'autopsie des urémiques peut être divisée en trois groupes, d'importance bien différente : les altérations qui ont causé l'urémie; les lésions produites par les poisons urémiques; enfin, toute une série de lésions qui sont indépendantes de l'urémie.

I. Les LÉSIONS RÉNALES QUI ONT DÉTERMINÉ L'URÉMIE sont intéressantes surtout au point de vue étiologique et pathogénique.

Qu'il nous suffise de dire, à ce point de vue, que l'on trouve en général, à l'autopsie de semblables malades, une néphrite aiguë, une néphrite chronique urémigène, une pyélo-néphrite ou une uro-néphrose par compression des uretères. Nous n'insistons pas à ce sujet, car nous avons étudié ces altérations au point de vue anatomo-pathologique et nous verrons, à propos de l'étiologie et de la pathogénie, comment elles peuvent déterminer l'urémie.

II. Les LÉSIONS PRODUITES PAR LES POISONS URÉMIQUES sont multiples et l'on peut dire qu'il n'y a pas d'organe qui ne soit exposé à être lésé par l'intoxication urémique.

Ces lésions peuvent être mécaniques (du fait de l'œdème) ou toxiques (en raison de la rétention organique des poisons); à ces deux altérations, qui sont fréquemment réunies sur le même organe, s'ajoutent quelquefois des lésions infectieuses, si l'organe lésé constitue un milieu septique, comme l'intestin, par exemple, ou si, comme dans le cas de péricardite urémique, les lésions toxiques ont servi de point d'appel pour l'élément microbien.

Nous n'étudierons ici que les lésions principales, c'est-à-dire celles qui portent sur le système nerveux, le poumon, le tube digestif et les reins eux-mêmes.

1° Les ***altérations nerveuses*** sont les plus fréquentes et, parmi elles, c'est surtout l'œdème que l'on rencontre. Owen Rees, puis Traube l'avaient signalé; M. Raymond déclare l'avoir trouvé dans presque toutes les autopsies d'urémiques, et c'est en tout cas, pour cet auteur, la seule lésion qui ait quelque valeur.

Il s'agit, le plus souvent, d'un œdème généralisé, associé à un peu d'hydropisie ventriculaire et constituant l'apoplexie séreuse des anciens; parfois, cependant, on a décrit (Leichstenstern, Chantemesse et Tennesson) des œdèmes circonscrits ou tout au moins prédominants dans certaines régions de l'encéphale.

En dehors de ces lésions, on a signalé de la congestion des méninges et du cerveau (Frerichs, L. Monod) et des ecchymoses sous-arachnoïdiennes qui semblent être plutôt l'effet que la cause des accidents urémiques.

Enfin, il semble bien probable qu'il existe des altérations toxiques des cellules de la substance grise. Les expériences de Landois et de Leubuscher ont montré que certaines substances contenues dans l'urine normale produisent des effets irritants quand on les applique sous forme pulvérulente à la surface du cerveau, du bulbe ou de la moelle; en ce faisant on provoque une hyperexcitabilité des zones motrices, se traduisant pendant plusieurs jours par des crises d'épilepsie, séparées par des intervalles de repos absolu.

Mais ces expériences ne prouvaient pas d'une façon absolue qu'il existe des lésions cérébrales au cours de l'urémie. A cet égard, les recherches de Marinesco, de Sacerdoti ont complété nos connaissances. Ces auteurs ont montré, en effet, qu'au cours de l'urémie expérimentale aiguë on trouve, par la méthode de Nissl, une chromatolyse périphérique des cellules nerveuses avec atrophie variqueuse des dendrites, mais sans altération du prolongement de Deiters.

2° Les ***lésions pulmonaires*** sont aussi principalement constituées par de l'œdème le plus souvent généralisé et ayant donné naissance aux symptômes cliniques de l'œdème aigu du poumon.

Mais, à côté de ces altérations purement mécaniques, il existe des inflammations bronchiques, d'intensité plus ou moins grande, attribuables sans doute à l'élimination de produits toxiques par les bronches. L'infection microbienne se trouve ainsi facilitée, de telle sorte qu'à l'autopsie des urémiques on trouve fréquemment des lésions multiples et variables qui ont fait dire à MM. Lécorché et Talamon que « il y a de tout dans la bronchite albuminurique de Lasègue : de l'œdème, de la congestion, de l'apoplexie, de la broncho-pneumonie aiguë ou subaiguë, de la pleurésie séro-fibrineuse » ; c'est que, d'ailleurs, en plus des lésions dues à l'urémie, il existe bien souvent des altérations produites par l'insuffisance cardiaque, de telle sorte que, en dehors de l'œdème aigu du poumon, il est bien difficile de décrire des lésions qui soient dues à la seule urémie.

3° Les ***lésions du tube digestif*** sont connues depuis le mémoire publié par Treitz en 1859. Elles peuvent exister dans toute l'étendue du tube digestif, depuis la bouche, où elles constituent la stomatite urémique que nous avons décrite en clinique, jusqu'au gros intestin, où elles peuvent produire des lésions dysentériformes.

Les **altérations gastriques** n'ont rien de bien spécial et Pilliet a montré qu'il s'agissait d'une gastrite interstitielle sans aucun caractère spécifique.

Les **lésions intestinales**, qui sont plus fréquentes, peuvent aussi présenter un caractère plus grave selon la forme qu'elles affectent, car depuis Treitz on distingue trois cas principaux : la blennorrhée chronique dans laquelle la muqueuse épaissie, décolorée dans son ensemble, est piquetée de noir au niveau des villosités et est recouverte de mucosités visqueuses et adhérentes. Dans le catarrhe chronique avec congestion, il existe une hyperémie plus ou moins marquée. Enfin, dans l'hydrorrhée, la muqueuse est comme lavée, en même temps qu'elle semble boursouflée et épaissie.

Dans tous les cas, on trouve dans la cavité intestinale un liquide jaune verdâtre, à réaction alcaline, ayant une forte odeur d'ammoniaque. C'est à ce liquide que Treitz attribue la production des ulcérations que l'on rencontre de préférence dans la dernière portion du gros intestin et plus rarement au niveau du duodénum ou de la terminaison de l'iléon : elles succèdent à des escarres comparables à celles que l'on produit par une cautérisation énergique. Quant à leurs conséquences anatomiques, ce peut être la cicatrisation, mais bien rarement on constate à cette occasion les rétrécissements de l'intestin que signale Bartels.

La gangrène est aussi une complication rare qui, quand elle existe, entraîne rapidement la mort, et, à l'autopsie, on constate des lésions analogues à la dysenterie. Enfin, on a signalé des cas de perforation et, dans deux observations, nous avons noté une phlébite mésaraïque et portale, consécutive sans doute à une infection microbienne qui se produit au niveau des ulcérations.

Les **glandes annexes** de l'intestin présentent également des altérations manifestes qu'on a décrites au niveau des glandes salivaires, du pancréas, mais surtout importantes quand elles intéressent le foie qui, comme les autres organes, peut présenter des lésions œdémateuses et toxiques.

4° ***Lésions rénales***. — En dehors des altérations du rein qui ont déterminé la crise d'urémie, il peut se faire que l'on constate des lésions rénales attribuables à l'urémie elle-même, et qui ont des caractères identiques à celles que l'on relève au niveau de tous les organes. Ce sont, en effet, d'une part, des lésions épithéliales d'origine toxique (et l'on voit alors, par exemple, que dans un rein atteint de néphrite atrophique les zones qui ne sont pas altérées par la sclérose présentent une dégénérescence épithéliale plus ou moins marquée) ; ce sont, d'autre part et surtout, des infiltrations œdémateuses du tissu interstitiel, aplatissant les capillaires et les canaux urinifères, de telle sorte que l'oligurie et même l'anurie peuvent en être la conséquence, et c'est ainsi que le rein, après avoir été le point de départ des accidents, est à son tour lésé par l'intoxication urémique qui va se trouver augmentée de ce fait.

III. Sous le nom de LÉSIONS INDÉPENDANTES DE L'URÉMIE on pourrait décrire toute une série d'altérations que l'on peut trouver à l'autopsie des urémiques, sans qu'il existe de rapport apparent entre elles et l'urémie. Et cependant ces lésions ont eu bien souvent leur importance dans la déchéance plus ou moins rapide de l'organisme.

C'est ainsi que chez un sujet mort d'urémie aiguë on trouve souvent des lésions infectieuses de toute une série d'organes et en particulier du poumon sous forme de pneumonie ou de broncho-pneumonie.

De même, au cours des urémies lentes, les altérations cardiaques (lésions orificielles, mitrales ou aortiques, myocardite scléreuse, dilatation du cœur, etc.), les altérations nerveuses (hémorragie cérébrale, ramollissement, lacune de désintégration, etc.) et beaucoup d'autres lésions organiques sont fréquentes ; nous verrons, d'ailleurs, que leur rôle n'est pas négligeable au point de vue pathogénique.

ÉTIOLOGIE DE L'URÉMIE

Si l'on veut étudier les causes de l'urémie en dehors de toute préoccupation pathogénique, on peut les classer en deux catégories : la maladie du rein qui commande l'urémie; la cause adjuvante, qui souvent entraîne l'apparition des accidents.

I. CAUSES DÉTERMINANTES : MALADIES DES REINS. — Nous n'insisterons pas sur les maladies des reins qui peuvent produire l'urémie, car nous les étudions dans les différents chapitres de ce traité; disons simplement qu'il peut s'agir de néphrites aiguës toxiques ou infectieuses, de néphrites chroniques urémigènes, de compression ou d'oblitération de l'uretère (cancer de l'utérus, lithiase rénale). En dehors de ces maladies qui constituent les causes de premier ordre, il faut signaler comme beaucoup plus rares : les pyélo-néphrites chirurgicales, les infarctus multiples du rein, le cancer, la tuberculose, les kystes des reins, etc.

II. CAUSES ADJUVANTES. — Lorsque l'urémie se déclare à l'occasion d'une néphrite aiguë ayant entraîné la désorganisation complète du parenchyme rénal, ou bien encore quand les accidents éclatent à la suite de compression ou d'obstruction des uretères entraînant l'anurie complète, on conçoit que le trouble des fonctions rénales soit capable de produire — à lui seul — l'urémie.

Mais, bien souvent, cette complication survient au cours d'une maladie chronique des reins, sans qu'il se soit produit une nouvelle poussée rénale. Dans ces conditions, il existe souvent une cause adjuvante extrarénale qui réside dans une intoxication surajoutée. Les reins, qui suffisaient à peine à éliminer les poisons de l'organisme lorsque le sujet n'avait pas d'intoxication surajoutée, deviennent alors tout à fait insuffisants et les accidents urémiques apparaissent.

Ces intoxications surajoutées peuvent être d'ordre très différent.

1° Les *maladies intercurrentes* peuvent, en s'ajoutant à une néphrite interstitielle, produire l'urémie.

Les maladies infectieuses aiguës graves, ou même atténuées, jouent fréquemment ce rôle, et à ce point de vue, depuis la grande épidémie grippale de 1889, il est fréquent d'observer, chez des vieillards, une crise d'urémie à l'occasion d'une grippe en apparence bénigne.

Ces faits étaient déjà connus, d'ailleurs, car Guéneau de Mussy, dans ses Cliniques sur l'albuminurie latente, insistait sur les phénomènes urémiques observés « au déclin d'une affection accidentelle qu'ils terminent d'une manière foudroyante et inattendue ».

Si les organes qui sont chargés, comme le rein, d'éliminer les poisons, sont entravés dans leurs fonctions par une maladie intercurrente aiguë ou chronique, les accidents urémiques apparaissent rapidement et c'est en ce sens que le professeur Debove a pu insister sur le rôle des maladies du foie et décrire l'urémie hépatique.

2° L'*intoxication des malades* peut être produite par des causes en apparence beaucoup plus insignifiantes.

Le **refroidissement**, la **fatigue** ont été incriminés à juste titre dans certains cas, ce qui tient selon nous à ce que, comme nous l'avons dit au sujet des néphrites aiguës, des auto-intoxications ou même des auto-infections sont produites par ce double mécanisme.

Les **excès de table** peuvent être rangés dans le même groupe, puisque l'absorption d'aliments toxiques cause aux reins une augmentation de son travail.

3° Une *thérapeutique intempestive* peut aussi être la cause adjuvante des accidents urémiques.

C'est tout d'abord l'**emploi de certains médicaments** qui pourra être nocif : à ce point de vue il faut citer les mercuriaux et l'opium, tout en ajoutant qu'il faut savoir, en thérapeutique rénale, faire usage des injections de morphine, quand leur emploi est formellement indiqué.

De même sont nuisibles les médications qui suppriment une voie vicariante d'élimination des substances toxiques.

La **suppression brusque d'un eczéma** paraît avoir, dans quelques cas, déterminé des accidents urémiques (Merklen, Josias, Thibierge).

Il semble que la suppression des sueurs (Richardson), de la sécrétion bronchique exagérée (Wilks et Richardson) aient pu agir dans le même sens.

Enfin on a insisté beaucoup sur le **danger qu'il peut y avoir à supprimer les vomissements ou la diarrhée** des malades atteints de néphrites chroniques, et les expériences de Claude Bernard et Barreswill ont donné l'explication de ces faits, en mettant hors de doute la fonction supplémentaire de la muqueuse du tube digestif, en ce qui concerne l'élimination de l'urée, et cela concorde bien avec le fait que nous avons signalé plus haut, à savoir que les vomissements et les fèces de ces malades sont riches en urée et en carbonate d'ammoniaque.

PATHOGÉNIE DE L'URÉMIE

Les opinions qui ont été soutenues, en ce qui concerne la physiologie pathologique de l'urémie, sont très nombreuses et très diverses : nous devons tout d'abord les considérer, pour ainsi dire, au point de vue historique; nous chercherons ensuite à montrer comment on peut, à l'heure actuelle, grâce à ces nombreux travaux, comprendre la pathogénie de l'urémie.

I. — CRITIQUE DES THÉORIES PATHOGÉNIQUES

Ces théories peuvent être groupées en trois chapitres principaux : tout d'abord certains auteurs ont montré que les accidents urémiques peuvent être d'ordre mécanique ; d'autres ont soutenu l'origine toxique de l'urémie ; enfin, dans ces dernières années, on a cherché à démembrer l'urémie au nom même de la physiologie pathologique, en se basant sur ce que les accidents cliniques observés étaient dus à des causes très diverses.

1° La PATHOGÉNIE MÉCANIQUE de l'urémie a été invoquée par Owen Rees et surtout par Traube. Pour ces auteurs, l'œdème qui se produit au cours des néphrites devient la cause de l'urémie quand il envahit le cerveau ; et, selon qu'il occupe les circonvolutions ou la protubérance, il détermine des convulsions ou du coma : ces accidents seraient dus, d'après ces auteurs, à ce que, sous l'influence de l'épanchement séreux, il se produit une compression des vaisseaux de l'encéphale qui détermine l'anémie des régions irriguées par ces vaisseaux.

Cette théorie a été combattue par les anatomo-pathologistes qui ont montré que dans tous les cas d'urémie — même nerveuse — il n'y a pas toujours d'œdème cérébral ; par les expérimentateurs tels que Rommelaere, Feltz et Ritter qui ont réfuté scientifiquement des expériences de Munk, favorables, en apparence, à la théorie mécanique de l'urémie. Enfin il est évident pour tous que la théorie de l'œdème cérébral ne peut pas expliquer l'ensemble des accidents urémiques.

Il n'en est pas moins vrai que l'œdème cérébral existe à l'autopsie de certains malades morts d'urémie nerveuse, et qu'il faut en tenir compte dans la pathogénie des accidents. Son rôle mécanique n'est pas douteux, puisque l'on a pu calmer les accidents par la ponction lombaire (Dupré, Castaigne, etc.).

Mais à ce rôle mécanique s'ajoute aussi un pouvoir toxique, qui peut s'exercer sur les circonvolutions cérébrales. Nous avons pu prouver, en effet, que le liquide céphalo-rachidien de certains urémiques était hypertoxique, et les recherches ultérieures ont montré qu'on y rencontrait toute une série de substances qui, à l'état normal, sont éliminées par le rein (Widal et Froin).

2° Les THÉORIES TOXIQUES sont nées de cette constatation, que l'urine des malades atteints d'urémie contient beaucoup moins de déchets organiques que l'urine normale ; aussi a-t-on incriminé successivement la rétention de ces différents déchets, pour expliquer la production des accidents urémiques.

A. La ***rétention de l'urée*** avait été constatée par Bostock et Christison chez des malades atteints de néphrite chronique ; Prevost et Dumas avaient pu la reproduire expérimentalement, en enlevant les reins des animaux. Aussi Wilson crut-il pouvoir faire de cette rétention d'urée la cause des accidents.

Le professeur Bouchard a montré que l'urée n'est pas toxique à la dose où elle se trouve dans le sang des urémiques, et il en conclut que la rétention de l'urée ne peut pas être considérée comme la cause des accidents morbides ; d'après lui, pour tuer des animaux il faut leur injecter dix fois plus d'urée qu'on n'en trouve chez les sujets les plus intoxiqués ; quant aux doses moyennes, elles constituent, au contraire, un excellent diurétique. Les recherches entreprises au cours de ces dernières années ont montré qu'il ne fallait pas rejeter complètement le rôle toxique de l'urée : les travaux de MM. Achard, Paisseau, et de MM. Widal, Frein et Javal ont en effet montré les accidents causés par l'urée et nous y reviendrons ; mais il est hors de doute que la rétention de l'urée ne constitue pas le seul facteur de tous les accidents urémiques.

B. Le ***carbonate d'ammoniaque*** a été trouvé dans les vomissements des malades atteints d'urémie intestinale ; leur haleine présente fréquemment une odeur ammoniacale particulière, et dans leur sang on a pu constater la présence du carbonate d'ammoniaque, qui, d'ailleurs, d'après Claude Bernard et Picard, existe même dans le sang normal.

Frerichs avait soutenu que la formation de ce sel avait lieu dans le sang des urémiques, par suite de la transformation de l'urée due au *Micrococcus ureæ*.

Il semble plus probable d'admettre avec Treitz que le carbonate d'ammoniaque se forme dans l'estomac et l'intestin aux dépens de l'urée qui, n'étant pas éliminée suffisamment par les reins, trouve dans les glandes du tube gastro-intestinal une voie d'excrétion vicariante. Le sel ammoniacal ainsi formé peut ensuite être résorbé par les vaisseaux et pénètre ainsi dans le sang et dans l'organisme.

C'est de cette façon qu'il produirait, d'après Treitz, les accidents urémiques.

Sans doute, dans ces dernières années, on a nié ce rôle du carbonate d'ammoniaque, en disant avec Feltz et Ritter que la quantité contenue dans le sang est trop peu abondante pour être toxique. Mais il faut tenir compte des décharges qui se font dans les tissus, et de plus on ne peut s'empêcher d'opposer les faits de Landois et les résultats obtenus par la fistule d'Eck, aux expérimentateurs, qui ont montré depuis Claude Bernard le faible pouvoir toxique de ce sel.

Landois a obtenu expérimentalement des accidents nerveux très graves, en portant directement du carbonate d'ammoniaque au niveau des centres nerveux.

Les expériences de Pawlow et de ses collaborateurs sur la fistule d'Eck ont montré que les accidents nerveux obtenus étaient dus à l'intoxication par les sels ammoniacaux.

Si bien que, sans prétendre que la théorie de Treitz soit capable d'expliquer la production de tous les accidents, nous croyons qu'il n'y a pas lieu de la rejeter d'une façon absolue, et qu'il faut admettre que le carbonate d'ammoniaque peut jouer un rôle dans la production de l'urémie.

C. Les ***matières extractives de l'urine*** (créatine, créatinine, acides urique et hippurique, leucine, tyrosine, etc.) ont une toxicité faible, comme l'a montré M. Bouchard ; aussi la créatinémie, telle que la concevait et la décrivait M. Jaccoud, ne peut-elle pas expliquer les troubles urémiques.

Toutefois, cette théorie soutenue par Schottin, Voit, Chalvet, doit-elle être retenue, car ces auteurs ont montré qu'à côté des rétentions dues à l'imperméabilité rénale, pour expliquer la production des accidents toxiques, il faut tenir compte des modifications nutritives profondes qui sont produites par des combustions organiques insuffisantes, si bien que les accidents nerveux, par exemple, ne sont pas seulement produits par la rétention de substances toxiques, mais par suite d'une altération de la substance nerveuse, due à la perturbation des actes nutritifs.

D. L'***intoxication par les matières colorantes de l'urine***, soutenue par Thudicum, joue certainement un rôle important dans la production de l'urémie : M. Bouchard a montré, en effet, que les urines normales perdent la moitié de leur toxicité si on les décolore. Mais il n'est pas sûr que le noir animal ne retienne que les matières colorantes, et de plus il est certain que, considérée exclusivement, cette cause d'intoxication ne peut pas expliquer toute l'urémie.

E. Les **sels de potasse** sont toxiques à faible dose, comme l'ont montré Feltz et Ritter : si l'on injecte ces sels dans la proportion de $0^{gr},20$ par kilogramme d'animal, en les dissolvant dans l'eau distillée de façon qu'ils soient au même titre que dans l'urine, on obtient des accidents mortels.

La constatation de ces mêmes sels dans le sang des urémiques et dans celui des animaux auxquels on a lié les deux uretères permet d'affirmer que l'intoxication par les sels de potasse joue un rôle dans la production des accidents urémiques, mais ce rôle est loin d'être exclusif, comme nous allons le montrer maintenant.

F. La ***théorie des poisons multiples***, émise par le professeur Bouchard, peut être schématisée ainsi : « c'est un empoisonnement mixte, non pas par l'urine — comme on le dit par abus de langage — mais par ce qui devait devenir de l'urine ». Or, ces poisons que l'urine doit éliminer et qui peuvent être retenus sont, d'une part, les substances toxiques de l'urine normale, d'autre part les poisons venus du dehors ou formés anormalement dans l'organisme.

Les *substances toxiques de l'urine normale* sont multiples, et la potasse « explique au plus 47 p. 100 de cette toxicité ».

Quant aux autres poisons qui proviennent de l'urine, M. Bouchard a constaté leurs effets physio-pathologiques, sans pouvoir déterminer leur nature chimique. Il a pu isoler ainsi cinq substances toxiques différentes ayant chacune une des propriétés suivantes : narcotique, sialogène, convulsivante, rétrécissant la pupille, abaissant la température.

D'autre part, il a montré que, quand on évapore à siccité une quantité donnée d'urine et qu'on soumet le résidu sec à l'action de l'alcool absolu, puis à l'action de l'eau, on obtient ainsi deux solutions, l'une alcoolique qui contient les matières provoquant la somnolence, le coma, la salivation, l'autre aqueuse commandant le myosis, les convulsions et l'abaissement de la température.

Toutes ces recherches doivent être retenues, surtout en ce qu'elles montrent qu'on ne doit pas incriminer la rétention d'un seul des composés urinaires, comme capable de produire tous les accidents urémiques.

D'ailleurs, les poisons de l'urine normale ne doivent pas être seuls invoqués.

Tantôt ce sont des **substances toxiques venues du dehors** et introduites surtout par l'alimentation; tantôt c'est un **état infectieux associé** qui apporte son contingent de toxines. Enfin le **fonctionnement insuffisant des tissus et des organes** est cause de la production d'une série de poisons qui viendront s'ajouter aux autres substances toxiques productrices de l'urémie; ainsi agissent les auto-intoxications d'origine gastro-intestinale et aussi les maladies du foie donnant lieu à ces formes qualifiées par le professeur Debove d'**urémie hépatique**; dans ces cas, en effet, les poisons d'origine hépatique, les substances toxiques produites dans l'intestin et non arrêtées par le foie malade, les poisons urinaires, combinent leurs effets pour aboutir aux accidents urémiques.

C'est par toute cette série de très importants travaux que l'on est arrivé à la conception de l'urémie, restée classique, tout au moins jusque dans ces dernières années, et que l'on peut résumer, avec le professeur Bouchard, de la façon suivante : « L'urémie est l'intoxication par tous les poisons qui, introduits ou formés dans l'organisme, auraient dû normalement s'éliminer par la voie rénale et en sont empêchés par l'imperméabilité des reins. »

3° DISCUSSIONS RÉCENTES SUR LA PATHOGÉNIE DE L'URÉMIE. — C'est en 1885 que le professeur Bouchard avait exposé sa conception pathogénique de l'urémie; depuis lors ses idées ont été acceptées sans conteste, et on les trouve, à l'heure actuelle encore, enseignées dans tous les traités classiques.

Cependant, au cours de ces dernières années, des critiques se sont élevées contre cette façon de comprendre la physiologie pathologique de l'urémie, et de nombreux travaux ont été faits dans le but de préciser davantage la pathogénie des accidents urémiques.

La méthode d'étude de la perméabilité rénale par l'élimination provoquée du bleu de méthylène, que M. Achard et moi avons proposée en 1896, donna en effet l'occasion d'étudier cette perméabilité au cours des différents états urémiques, et les résultats obtenus vinrent ébranler la notion du parallélisme que l'on admettait — à tort — entre la perméabilité rénale et l'urémie.

L'étude de la rétention des chlorures, dont les données scientifiques ont été établies par M. Achard, et dont M. Widal a montré de si nombreuses applications pratiques, devait aussi apporter un élément de premier ordre dans la pathogénie de l'urémie, et il nous faut envisager ce que sont devenues, sous l'influence de ces découvertes nouvelles, les théories concernant la physiologie pathologique de l'urémie.

Tout d'abord, les résultats obtenus par l'étude de la perméabilité eurent comme résultat inattendu de faire mettre en doute les notions classiques qui liaient l'urémie à l'existence d'une intoxication complexe.

On trouvera ces discussions longuement exposées dans les communications et observations de MM. Widal, Vaquez, Achard, Renon, Léon Bernard, à la Société des hôpitaux en janvier et février 1900, dans les thèses de MM. Léon Bernard et J. Castaigne.

La conclusion qui ressortait de la plupart de ces travaux, et qui fut formulée dans toute sa rigueur par M. Léon Bernard, était que l'urémie peut exister en dehors de l'imperméabilité rénale, en dehors de la rétention dans les tissus des substances que le rein doit normalement excréter, et qu'en somme « le terme *urémie* est mauvais, car il comporte un sens clinique et un sens pathogénique que l'on ne peut plus exactement adapter l'un à l'autre ; au sens clinique, il comprend des manifestations qui, en réalité, ne sont pas seulement engendrées par l'imperméabilité rénale à laquelle seule se rapporte sa signification pathogénique ; nous avons dit qu'elles relèvent encore de l'insuffisance rénale interne et de l'insuffisance fonctionnelle d'autres organes que le rein ».

Ainsi donc, pour M. Léon Bernard, la pathogénie de l'urémie, telle qu'on la conçoit en clinique, peut être due à l'insuffisance des fonctions internes du rein, ou à l'insuffisance du cœur, du foie, etc., à l'exclusion de l'imperméabilité rénale qui n'est pas un facteur nécessaire.

De même M. Vaquez pense que certaines formes d'urémies sont liées exclusivement à l'hypertension artérielle, sans qu'il existe dans ces cas d'insuffisance rénale.

Nous avons, dans notre thèse, en restant sur le terrain clinique, combattu l'opinion qui consiste à admettre que les accidents urémiques peuvent exister sans qu'il y ait rétention dans l'organisme des substances que le rein doit normalement éliminer, et nous conservons intacte cette opinion.

D'ailleurs, sur quels arguments se basent les auteurs qui croient que l'urémie peut exister sans rétention toxique? Ils s'appuient sur des cas dans lesquels il y avait urémie, alors que les reins, à en juger par la composition des urines et du sérum, avaient conservé normales leurs fonctions éliminatrices.

Or, il n'est pas douteux que, comme nous l'avons montré avec M. Achard, il y a — pour expliquer la rétention des substances dans l'organisme — non seulement un facteur rénal, mais encore un facteur circulatoire et un facteur interstitiel, si bien que rétention toxique et perméabilité rénale sont loin d'être toujours synonymes.

Il est certain, d'autre part, que la rétention toxique organique ne peut pas être jugée par l'examen du sang, pas plus par la recherche de sa toxicité que par son point cryoscopique ou sa composition chimique; cela tient, comme l'a montré M. Achard, à ce que, du fait du mécanisme régulateur de la composition du sang, les substances étrangères du sang ou qui y sont contenues en excès se déposent dans le tissu interstitiel des différents organes.

Théoriquement, en effet, dès que la dépuration urinaire est insuffisante, la concentration du sang devrait s'élever ; or, la clinique et l'expérimentation montrent qu'il n'en est pas toujours ainsi : dans une série d'expériences, MM. Achard et Lœper ont constaté qu'en faisant une ligature des deux pédicules rénaux la concentration moléculaire s'élève d'abord, puis revient à la normale, et, si l'on a injecté du ferrocyanure dans le torrent circulatoire de ces animaux, on ne retrouve plus ce sel dans le sang, mais dans le tissu interstitiel.

Chez l'homme atteint de néphrite urémigène, le mécanisme régulateur est encore plus net et M. Achard cite des cas dans lesquels la concentration du sang est restée normale ou même est descendue au-dessous du degré physiologique ; il en est de même de la toxicité du sérum qui peut être inférieure à la normale ; cela tient à ce que le mécanisme régulateur a débarrassé le sang des substances en excès, mais cela ne permet nullement d'affirmer qu'il n'y a pas rétention toxique.

Nous croyons donc que toutes ces données nouvelles, basées sur la physiologie pathologique, permettent d'affirmer ce que nous soutenions, dès 1900, au nom de la clinique, à savoir que, à notre avis, tout accident urémique était commandé par un certain degré de rétention toxique.

De cette longue description des travaux qui ont été faits sur la pathogénie de l'urémie, nous ne retiendrons que ceux qui ont, selon nous, une portée capitale : ceux de Traube, concernant l'œdème cérébral ; ceux de Bouchard sur l'intoxication urémique par poisons multiples ; ceux de Achard sur le mécanisme régulateur de la composition du sang et ses conséquences.

De ces travaux fondamentaux découle la physiologie pathologique de l'urémie telle que l'on doit la comprendre à l'heure actuelle.

II. — COMMENT ON DOIT COMPRENDRE, SELON NOUS, LA PHYSIOLOGIE PATHOLOGIQUE DE L'URÉMIE

Après avoir fait la critique des différents travaux qui ont été publiés sur la pathogénie de l'urémie, nous pouvons exposer maintenant comment, à la lumière de tous ces travaux, on peut en comprendre, à l'heure actuelle, la physiologie pathologique.

LA RÉTENTION TOXIQUE CONSTITUE, SELON NOUS, LE FACTEUR ESSENTIEL, SANS LEQUEL IL N'Y A PAS D'URÉMIE. — Si l'on a pu méconnaître la rétention dans certains cas, c'est peut-être parce qu'elle ne porte pas toujours sur tous les éléments de l'urine, et à ce point de vue on peut reconnaître plusieurs types.

A. La ***rétention isolée des chlorures***, qui n'est pas forcément une chlorurémie comme l'appelle M. Widal, puisque nous avons vu que les chlorures en excès peuvent disparaître du sérum, sans que pour cela la rétention chlorurée cesse.

Les accidents urémiques ainsi produits ont été mis en relief par les travaux de MM. Widal et Javal : c'est tout d'abord une hydratation rapide de l'organisme que l'on peut déceler par l'augmentation de poids (Chauffard), puis par la constatation d'œdèmes périphériques apparaissant en même temps que les urines deviennent rares, hypochloruriques et plus albumineuses.

Chez de tels malades, M. Widal a fait ingérer du chlorure de sodium et a pu montrer quels accidents urémiques étaient produits par la rétention de ce sel ; ce sont d'abord des signes d'œdème pulmonaire, puis d'œdème cérébral, et l'on peut dire en somme que la non-élimination urinaire des chlorures commande l'apparition des œdèmes dont le rôle dans la pathogénie de l'urémie nerveuse est indéniable, depuis les constatations anciennes de Traube ; mais le rôle de l'œdème est encore plus considérable, car les recherches de MM. Achard et Lœper ont permis, en cas de rétention chlorurée, d'en constater dans le tissu interstitiel de tous les viscères qui, ayant leur fonctionnement ainsi entravé, peuvent devenir à leur tour un foyer de production de substances toxiques.

B. Les ***rétentions de substances toxiques sans rétention chlorurée*** existent assez fréquemment, mais elles sont toujours peu abondantes, car les constatations cliniques et expérimentales de M. Achard et de ses élèves MM. Gaillard et Paisseau ont montré qu'en raison des phénomènes de régulation humorale, dans lesquels les chlorures jouent le premier rôle, la rétention primitive des diverses substances toxiques entraîne, si elle est abondante, une rétention secondaire de chlorures.

Il s'agit donc là, en général, de rétentions modérées, telles qu'on les observe dans la période de compensation de la néphrite urémigène, et c'est ainsi que l'on peut expliquer la production des accidents de la petite urémie.

Nous devons ajouter toutefois que, récemment, MM. Widal et Javal ont montré la possibilité d'une rétention uréique assez considérable, sans qu'il y ait rétention chlorurée. Ils ont pu ainsi isoler une série de symptômes qui, d'après eux, appartiennent à la seule azotémie, et ils aboutissent aux conclusions suivantes : chez l'urémique infiltré, les œdèmes superficiels ou profonds sont le résultat de la rétention des chlorures ; la rétention azotée, quand elle est isolée, n'aboutit qu'à l'urémie sèche. Sans doute, les deux rétentions peuvent bien présenter quelques symptômes communs, tels par exemple que la respiration de

Cheyne-Stokes et les crises épileptiformes, accidents d'ailleurs qui ne sont pas spéciaux à l'urémie. Mais les signes qui — selon ces auteurs — caractérisent avant tout l'azotémie, sont l'inappétence et la torpeur. Cette inappétence progressive va jusqu'au dégoût alimentaire et finit par être presque invincible lorsque l'accumulation d'urée dans le sang arrive à sa limite extrême. Quant à la torpeur des azotémiques, c'est une véritable narcose, qui varie de la somnolence jusqu'au coma complet.

Ces symptômes de l'azotémie, pour être vus dans toute leur pureté, doivent être observés chez des brightiques déchlorurés, mais on sait que les sujets atteints de néphrite urémigène sont presque toujours, malgré tout, en état de rétention chlorurée ; aussi conçoit-on qu'on ait affaire le plus souvent à des intoxications complexes.

C. Les **rétentions toxiques et chlorurées** constituent la cause déterminante la plus fréquente de l'urémie vraie, et il est bien entendu que, en employant le terme de *rétentions toxiques*, nous envisageons, à la suite du professeur Bouchard, les poisons multiples : poisons urinaires, poisons exogènes, poisons d'origine hépatique (Debove), gastro-intestinale, etc.

C'est la rétention dans l'organisme de ces différentes substances qui commande l'apparition des accidents les plus habituels, où les troubles nerveux dus à l'œdème cérébral peuvent se trouver en même temps que des accidents dyspnéiques *sine materia* et d'autres symptômes qui sont dus aux rétentions toxiques.

Et ainsi, selon nous, peuvent être expliqués tous les accidents urémiques, sans qu'on ait besoin de rechercher d'autre cause que la rétention des substances que le rein aurait dû éliminer.

La notion des troubles du fonctionnement du rein en tant que glande à sécrétion interne, que M. Léon Bernard a voulu introduire dans la pathogénie comme constituant une donnée d'une rigueur scientifique supérieure à celles que l'on possédait jusqu'alors, n'ajoute en réalité rien de précis, étant donné que nous n'avons, au sujet de ces fonctions elles-mêmes, que des connaissances vagues ; à plus forte raison nous ignorons tout des troubles de cette sécrétion interne : M. Léon Bernard pensait « qu'on y pouvait ranger déjà l'œdème et l'albuminurie » ; cette opinion nous semble bien peu soutenable à l'heure actuelle.

Beaucoup plus importantes à retenir sont les conceptions de M. Vaquez sur le rôle de l'hypertension artérielle dans la production de certains accidents urémiques, mais cette hypertension elle-même paraît être secondaire à la rétention toxique, comme l'ont montré MM. Ambard et Beaujard, si bien qu'en somme la rétention des substances que le rein devrait éliminer nous paraît être le fonds pathogénique commun à toute urémie.

MAIS LA RÉTENTION TOXIQUE N'EST PAS FORCÉMENT PARALLÈLE A LA PERMÉABILITÉ RÉNALE, puisqu'il existe un facteur circulatoire et un facteur interstitiel, indépendamment de l'élément rénal, et cela nous explique les anomalies signalées par M. Widal et par M. Léon Bernard, et qui avaient amené ce dernier auteur à démembrer l'urémie.

En réalité, ce qu'il faut conclure des faits de ce genre, c'est que la rétention toxique qui commande l'urémie n'est pas forcément parallèle à l'imperméabilité rénale, et l'on s'explique ainsi la production des trois ordres de faits que nous avons pu classer de la façon suivante : il y a des cas très nombreux où les sujets présentent une imperméabilité rénale très marquée avec des accidents légers d'urémie; — dans une seconde série de cas, nous avons vu des accidents urémiques apparaître sans que l'imperméabilité rénale ait augmenté ; — enfin, il y a des cas où la perméabilité rénale se rapproche de la normale, et où cependant l'urémie est très marquée.

Tous ces cas cliniques ne doivent pas, selon nous, entraîner le démembrement de l'urémie; ils prouvent simplement le défaut de parallélisme qu'il y a entre la rétention toxique et l'imperméabilité rénale; nous comprendrons encore mieux ces faits en envisageant la pathogénie spéciale des formes aiguës et lentes.

PATHOGÉNIE DES DIVERSES FORMES DE L'URÉMIE. — Deux questions se posent à ce sujet : d'une part, pourquoi l'urémie frappe tel ou tel organe; d'autre part, pourquoi elle évolue tantôt selon une forme aiguë, tantôt selon une forme lente.

A. La **PATHOGÉNIE DES LOCALISATIONS ORGANIQUES** n'est pas complètement élucidée; toutefois nous possédons déjà, sur cette matière, des notions qui ne sont plus des hypothèses.

Trois théories ont été soutenues à ce sujet, faisant dépendre les différentes localisations : de la forme de la lésion rénale (Lépine et son élève Gaudens), de la nature des agents toxiques retenus (Landois), de l'état préalable de l'organisme (Jaccoud).

Il est facile de se rendre compte, par l'analyse des faits, que chacune de ces théories contient une part de vérité.

Nous avons vu déjà comment la **rétention isolée des chlorures** commandait surtout l'œdème et les accidents consécutifs, tandis que les diverses substances toxiques commandaient d'autres symptômes que nous avons analysés.

De même on connaît des faits précis concernant l'**influence de la cause de l'urémie sur la forme clinique des accidents** : les néphrites aiguës provoquent surtout la forme éclamptique ; les néphrites atrophiques lentes s'accompagnent des accidents de la petite urémie et ultérieurement d'accidents dyspnéiques et de coma; l'urémie gastro-intestinale se rencontre au cours des pyélo-néphrites et des compressions urétérales, dues au cancer de l'utérus par exemple.

L'**état préalable de l'organisme** nous fournit enfin des faits du plus haut intérêt.

Il est certain que l'âge du malade et, jusqu'à un certain point, son sexe influent sur la forme clinique de l'urémie; l'enfant et la femme jeune ont plus souvent des accidents éclamptiques; l'adulte présente du délire; le vieillard, du coma.

Les **lésions antérieures**, particulièrement celles du cerveau, commandent souvent l'allure que prennent les accidents, et des faits de ce genre avaient été signalés, et très bien étudiés, par MM. Raymond, Pierret, A. Dufour, etc. Nous avons pu faire, personnellement, une vingtaine d'autopsies de sujets atteints de paralysies urémiques et nous avons été frappé par ce fait que, dans tous les cas, il existait des lésions cérébrales d'ancienne date (ramollissements, hémorragie, tubercule crétacé, et surtout lacunes cérébrales de désintégration).

Dans un travail, que nous avons publié avec M. Jean Ferrand, nous avons insisté sur ce fait que les lacunes de désintégration sont notées très fréquemment à l'autopsie des malades qui sont morts d'urémie cérébrale. Il nous a été très facile d'établir que ces lacunes ne sont pas dues à l'action des poisons urémiques, et nous avons cru pouvoir affirmer qu'elles existaient avant le début des accidents liés au vice de dépuration rénale, et qu'elles ont servi, pour ainsi dire, de point d'appel pour localiser l'action des substances toxiques.

Nous pensons, d'ailleurs, qu'il n'y a là qu'une application d'une loi beaucoup plus générale. Le professeur Tripier avait déjà montré, en effet, que des paralysies, liées à des lésions cérébrales, ne guérissent complètement qu'en apparence : il prouva même, par des expérimentations, qu'en faisant ingérer de la morphine à des chiens porteurs de lésions cérébrales latentes, on réveillait le résidu parétique, à tel point qu'une paralysie guérie redevenait apparente.

Ce que M. Tripier avait réalisé avec de la morphine, nous avons pu le produire avec des poisons urémiques, de telle sorte que nous avons démontré ainsi expérimentalement, non seulement que toute lésion ancienne du cerveau peut servir de point d'appel pour les localisations cérébrales de l'urémie, mais encore nous avons pu formuler de la façon suivante la loi générale de pathologie nerveuse à laquelle nous faisions allusion tout à l'heure : quand il existe une lésion silencieuse des zones excitables du cerveau, toute intoxication générale de l'organisme peut réveiller la lésion, ou tout au moins la rendre appréciable en clinique.

B. **Pathogénie comparée des formes aiguës et lentes de l'urémie.** — Les conditions pathogéniques qui interviennent pour produire ces formes si dissemblables en clinique expliquent très bien, selon nous, les différences symptomatologiques qu'on observe.

α. L'*urémie aiguë* est commandée surtout par l'**imperméabilité rénale**, et cela se conçoit si l'on veut bien se reporter aux lésions des néphrites aiguës : les glomérules ont leurs parois hypertrophiées par l'inflammation, de telle sorte qu'il y a bien souvent suppression de la cavité de la capsule de Bowmann dans laquelle devrait se faire l'excrétion de l'eau et des chlorures ; les épithéliums des tubes contournés sont dégénérés et ne peuvent plus accomplir leurs fonctions de sécrétion ; de plus, beaucoup d'entre eux sont desquamés, remplissant la lumière des tubes et faisant obstacle à l'excrétion de l'urine s'il peut, malgré tout, s'en produire encore. Il y a donc, ainsi réunies, toutes les causes de l'imperméabilité rénale qui constitue, dans ces cas, le facteur essentiel de l'urémie.

Mais, pour expliquer la production de ces accidents urémiques, il faut tenir compte aussi de l'**infection ou de l'intoxication qui ont causé les lésions rénales** : quand l'urémie survient à la suite d'une maladie générale aiguë à détermination rénale, on conçoit facilement que les toxines ou les poisons, causes de la maladie, interviennent dans la production de l'urémie autant, et même plus, que les poisons urinaires eux-mêmes. Telle est l'opinion que nous avons soutenue dans notre thèse et que nous trouvons admirablement résumée dans la phrase suivante d'une communication faite, depuis lors, par M. Pierre Merklen : « Qu'une néphrite aiguë massive survenue au cours d'une pneumonie, d'une grippe, d'une scarlatine, d'une fièvre typhoïde, détermine des accidents autres qu'une simple occlusion des uretères, rien de plus compréhensible : il n'y a pas seulement rétention des poisons organiques de l'urine, mais aussi des toxines microbiennes, dont certaines sont particulièrement nocives pour le système nerveux, sans parler des altérations simultanées du sang, du foie et des autres organes ; c'est de l'urémie avec infection, et cela explique la gravité, le fracas des accidents. »

En somme, dans l'urémie aiguë, deux facteurs principaux interviennent avec toutes leurs conséquences organiques : l'imperméabilité rénale et la toxi-infection. On comprend facilement que chacun des deux facteurs puisse être prédominant, selon les cas, et qu'il soit ainsi possible de constater des faits d'urémie aiguë avec imperméabilité légère et infection très marquée, comme l'ont fait remarquer, par exemple, MM. Charrin et Mavrojanis, tandis que dans d'autres cas une infection atténuée, avec imperméabilité brusque très marquée, détermine l'urémie aiguë : c'est, d'ailleurs, ce qu'a appris l'épreuve du bleu en montrant que certains de ces malades ont une élimination presque normale, tandis que d'autres présentent l'élimination que l'on constate habituellement dans les cas d'imperméabilité rénale.

Telles sont les causes principales qui commandent l'apparition de ces formes cliniques de l'urémie, et cela nous permet de comprendre pourquoi les accidents urémiques sont aigus : c'est que l'organisme est comme sidéré par la brusquerie des phénomènes toxiques : « les tissus soumis à cet empoisonnement intensif ne peuvent s'adapter à ces conditions nouvelles », et le jeu normal des organes étant ainsi interrompu, les glandes, qui dans certaines conditions peuvent être vicariantes du rein, ne peuvent pas remplir ces fonctions; aussi l'organisme est-il incapable, dans ces conditions, de se désintoxiquer, et les accidents éclatent, pour cette raison, avec d'autant plus de rapidité et de gravité.

β. L'*urémie lente* a une pathogénie beaucoup plus complexe qui est dominée, cependant, par deux facteurs principaux.

Le premier, c'est qu'**il existe toujours, au cours des altérations chroniques du rein, des organes vicariants qui viennent au secours du rein insuffisant.** Cela tient à ce que, les lésions qui causent l'imperméabilité rénale s'étant établies d'une façon lente et progressive, les substances toxiques qui ont été retenues dans le sang et les tissus ne l'ont pas été d'emblée en quantité suffisante pour causer des accidents irrémédiables; aussi l'organisme peut-il mettre en œuvre ses procédés de défense humorale, et faire appel aux organes vicariants du rein qui suppléent à l'élimination urinaire insuffisante.

La seconde notion qui, à notre sens, permet de comprendre la physiologie pathologique des urémies lentes, c'est que, **à l'autopsie des malades qui en meurent, on trouve généralement, à l'examen des reins, une quantité de parenchyme normal plus que suffisante pour assurer une dépuration urinaire compatible avec l'existence**, et cela seul permettrait déjà de supposer qu'il a dû exister, pour produire l'urémie, une cause surajoutée à la lésion chronique des reins.

Le type idéal d'urémie lente d'origine exclusivement rénale serait, en effet, celle qui serait produite par une atrophie des reins, progressant d'une façon insensible jusqu'au jour où la quantité de substance rénale non détruite ne soit plus suffisante pour le fonctionnement normal de l'organisme. Cette urémie lente idéale survenant par simple atrophie ou destruction des éléments nobles du rein est bien rare, si même elle existe. Les différents observateurs, tant physiologistes que cliniciens, sont tous d'accord pour enseigner qu'un très petit segment de rein peut suffire à l'organisme. M. Tuffier, par des opérations pratiquées dans le but de savoir jusqu'à quelles limites peut être poussée la suppression progressive des reins, a montré que des chiens pouvaient vivre avec un seul moignon de rein pesant 8 à 10 grammes. Reprenant ces expériences avec le concours de M. Dujarier, alors prosecteur des hôpitaux, nous avons vu à deux reprises nos chiens vivre avec des moignons de rein pesant 15 grammes chez un chien de 8 kilogrammes, 12 grammes chez un chien de 9 kilogrammes. Nous ferons remarquer, d'ailleurs, que lorsque les animaux succombent à la suite d'une dernière opération, ce n'est pas d'urémie proprement dite qu'ils meurent, mais du fait même de l'opération que l'état de leur appareil rénal ne leur permet pas de supporter. Nous devons ajouter encore que les 10 ou 15 grammes de rein qui, après ces opérations, constituent la quantité minima nécessaire à l'existence, ne représentent pas 10 à 15 grammes de tissu normal, car l'examen histologique y montre du tissu scléreux assez abondant, dont la formation est due, sans doute, aux opérations successives pratiquées sur le rein. En résumé, on voit donc qu'il suffit expérimentalement d'une quantité très minime de rein pour éviter les accidents graves de l'urémie.

De même chez l'homme : tous ceux qui ont fait de nombreuses autopsies de vieillards ont pu constater, chez des sujets morts d'une affection autre que l'urémie, des reins absolument atrophiés. Nous avons eu, pour notre part, l'occasion d'observer de nombreux faits de ce genre chez des vieillards de l'hospice d'Ivry, alors que nous étions l'interne de M. A. Gombault. Fréquemment, nous avons trouvé des reins très atrophiés et très scléreux à l'autopsie de malades qui n'avaient pendant la vie présenté aucun accident d'urémie. Le cas qui nous a le plus frappé dans cet ordre de faits, nous l'avons observé avec M. le Dr Baron (de Dijon), alors interne du service de M. Talamon. Il s'agissait d'une malade de trente-deux ans, à laquelle on avait enlevé chirurgicalement son rein gauche pendant son enfance, pour une affection dont nous n'avons pu préciser la nature. Depuis cette époque, la malade avait mené une existence absolument normale, sans présenter aucun accident urémique ; elle devint même enceinte. Sa grossesse et son accouchement se passèrent sans aucun incident, et ce ne fut que quelques semaines après ses couches, à l'occasion d'une grippe à forme thoracique d'apparence bénigne, qu'elle fut prise d'accidents convulsifs qui entraînèrent sa mort. L'autopsie montra que le rein unique pesait 35 grammes et que la substance rénale conservée était très notablement altérée et présentait des lésions diffuses de sclérose. La malade avait donc un moignon de rein très scléreux ne pesant que 35 grammes, et cependant elle avait pu continuer à vivre et même supporter les auto-intoxications de sa grossesse et les fatigues de son accouchement, sans présenter aucun accident d'insuffisance rénale.

Les faits cliniques et expérimentaux sont donc d'accord pour montrer que des quantités minimes de rein peuvent suffire aux fonctions rénales. Si donc l'urémie lente était exclusivement d'origine rénale, on devrait, à l'autopsie des malades qui en sont morts, trouver les reins presque détruits et ne présentant plus que des parcelles de tissu noble. Or, ce n'est pas ce qui se passe dans la généralité des faits, et il suffit de faire des autopsies pour se rendre compte que, chez les malades qui ont succombé à l'urémie, le volume de la substance rénale est bien suffisant (surtout si on le compare au moignon de rein dont nous venons de parler) pour assurer l'élimination urinaire. Le professeur Renault arrive aussi à des conclusions analogues en se basant sur des examens histologiques. Dans divers cas de néphrite atrophique lente, il a compté les glomérules malades ; il n'en a, en moyenne, trouvé qu'un sur trois de manifestement hors de service. « Dans ces conditions, dit-il, tout le monde sait que la partie ne devrait pas être perdue pour la dépuration rénale. On peut enlever un rein, c'est-à-dire la moitié des filtres glomérulaires ; s'il en reste deux sur trois, à plus forte raison cette dépuration devrait-elle être assurée. »

Telles sont les deux données positives fondamentales qui dominent la physiologie pathologique des urémies lentes : d'une part, la quantité de substance rénale trouvée aux autopsies aurait dû être plus que suffisante pour empêcher la production des accidents urémiques, et d'autre part il existe de nombreux organes vicariants qui viennent au secours du rein insuffisant. Mais alors, dans ces conditions, puisque le rein est loin d'être complètement insuffisant et puisque d'autres organes assurent avec lui la dépuration de l'organisme, comment expliquer que les urémies chroniques soient si fréquentes ?

Il faut évidemment admettre, pour cela, l'adjonction d'une cause surajoutée à la néphrite chronique. C'est l'opinion du professeur Dieulafoy qui s'exprime ainsi : « Voici, par exemple, un brightique chez lequel la lésion du rein marchait lentement, très lentement ; pourquoi cette lésion qui, la veille encore, permettait une dépuration urinaire suffisante, pourquoi cette lésion va-t-elle en quelques jours modifier la qualité et la quantité de l'urine et donner lieu aux grands accidents de l'urémie ? Et en supposant que cette lésion du rein soit assez avancée pour donner lieu à ces terribles accidents, comment expliquer alors que, ces accidents une fois conjurés, l'individu puisse presque recouvrer la santé et retrouver, pour un temps du moins, une dépuration urinaire suffisante ? Il est évident que la lésion du rein, à elle seule, ne peut pas toujours expliquer l'apparition plus ou moins rapide et la disparition plus ou moins complète des accidents urémiques. J'admets, pour ma part, qu'à cette lésion s'ajoutent à un moment donné d'autres facteurs. »

Ces autres facteurs seraient, pour le professeur Dieulafoy, soit une intoxication des cellules glandulaires du rein par le poison urinaire, soit un spasme du système vasculaire des reins.

C'est également la même opinion qu'enseigne le professeur Renault, qui insiste longuement sur le rôle que joue l'œdème du rein dans la fermeture du filtre émulgent.

Ces opinions soutenues par les professeurs Dieulafoy et Renault nous semblent très exactes, en ce sens qu'elles expliquent comment, dans certains cas, une lésion qui permettait une dépuration rénale suffisante peut devenir, tout d'un coup, assez profonde pour rendre le rein imperméable et donner lieu à des accidents urémiques. Mais, si cette pathogénie nous semble vraie, elle ne nous paraît pas pouvoir s'appliquer à tous les cas d'urémie et particulièrement à ceux dans lesquels la perméabilité rénale ne varie pas, alors qu'apparaissent les accidents d'urémie. **Nous croyons, pour notre part, que l'urémie lente est le produit de deux ordres de facteurs : d'une part, la destruction progressive des éléments nobles du rein**, qui restera pendant longtemps latente ou ne se traduira que par un ensemble de signes cliniques qu'on pourrait appeler *symptômes révélateurs de l'insuffisance rénale*; **d'autre part, une cause surajoutée, qui pourra atteindre soit le rein lui-même, comme l'enseignent les professeurs Dieulafoy et Renault, soit un des nombreux organes qui suppléent le rein.**

Pour bien faire comprendre notre pensée, nous ne pouvons mieux faire que de comparer l'urémie lente à l'asystolie survenant au cours d'une lésion orificielle chronique du cœur. Considérons, par exemple, ce qui se passe chez un malade atteint d'insuffisance mitrale : le cœur continue, pendant assez longtemps, à fonctionner normalement, malgré la lésion mitrale, grâce à l'hypertrophie du ventricule droit. Mais on comprend que, pour que le jeu cardiaque se maintienne régulier, il faut un fonctionnement normal de tous les organes qui sont en relation intime avec la circulation du cœur droit. Il est facile de supposer, en effet, que si, pour une raison même indépendante de l'état du cœur, la tension de l'artère pulmonaire s'élève, le cœur droit ne sera plus suffisant pour combattre la résistance nouvelle qui lui est opposée et il se produira une crise d'asystolie. C'est ce qui surviendra à l'occasion d'une inflammation du parenchyme pulmonaire, d'une simple bronchite même ; c'est ce qui surviendra à l'occasion d'un trouble de la glande hépatique ou du tractus gastro-intestinal retentissant sur le poumon, par un réflexe vaso-constricteur des artérioles pulmonaires, comme l'avait supposé cliniquement le professeur Potain et comme l'ont bien prouvé les expériences de M. François Franck.

Donc, dans le cours d'une lésion organique du cœur, l'asystolie survient non seulement à l'occasion d'un surmenage cardiaque, mais aussi à la suite d'un trouble dans le fonctionnement des organes qui sont chargés de maintenir l'équilibre circulatoire en compensant la lésion cardiaque. De même, dans l'urémie lente, les différents systèmes organiques se liguent pour s'opposer à l'intoxication et c'est grâce à la coalition de tous ces organes que la lésion rénale est compensée. Nous pensons, d'après les faits que nous avons observés, que l'urémie, comme l'asystolie, peut être causée par la défection de l'un quelconque des organes, sans que la lésion rénale ait progressé.

Cette notion de l'urémie, causée par la défection d'un des systèmes qui assurent la défense de l'organisme, nous semble absolument essentielle pour répondre à la question posée par le professeur Dieulafoy au sujet des urémies lentes. Il se demandait « pourquoi une lésion qui, la veille, permettait une dépuration urinaire suffisante, peut donner lieu aux accidents les plus graves de l'urémie ? » A cette question on peut répondre que ces phénomènes graves seront dus tantôt à une lésion du rein brusquement surajoutée, tantôt à une toxi-infection nouvelle de l'organisme, tantôt à une perturbation grave des organes qui, par leur bon fonctionnement, contribuaient à maintenir la compensation des lésions rénales. Nous ne pouvons pas étudier ici, en détail, toutes les altérations organiques qui peuvent provoquer l'urémie sans que, cependant, les lésions rénales aient progressé. Qu'il nous suffise de dire que, dans de nombreuses observations que nous avons recueillies, nous avons vu l'urémie apparaître, sans que la perméabilité rénale ait varié, sous l'influence d'une légère intoxication ou encore de troubles cardiaques, pulmonaires, hépatiques, etc.

On comprend donc que, si l'urémie lente est sous la dépendance d'aussi nombreux facteurs surajoutés à l'imperméabilité rénale, il pourra se faire que l'épreuve du bleu, dans un cas donné d'urémie, montre une perméabilité peu diminuée : c'est qu'alors il se sera surajouté d'autres causes d'intoxication ou de mauvais fonctionnement d'un des organes vicariants. Que si, au contraire, la perméabilité est très diminuée, sans qu'il y ait des signes d'urémie confirmée, c'est qu'il n'y a pas d'intoxication surajoutée et que la compensation des lésions rénales est bien assurée par le jeu régulier de tous les organes.

En raison de la pathogénie variable avec chaque forme d'urémie, est-il nécessaire de rejeter l'emploi de ce terme ? Maintenant que nous avons passé en revue tous les éléments pathogéniques qui, d'après nous, interviennent dans la production de l'urémie et dans la détermination de ses différentes formes, étant donné que nous avons insisté sur la complexité de cette pathogénie, nous devons nous demander s'il ne serait pas logique de délaisser le vieux terme clinique d'*urémie*. C'est l'opinion de M. Léon Bernard, qui rejette l'appellation d'*urémie*, sous prétexte que « les manifestations cliniques qui y rentrent obéissent à plusieurs mécanismes ; elles traduisent l'insuffisance fonctionnelle non seulement du rein, mais encore d'autres organes, et en particulier du foie ».

Nous ne croyons pas, quant à nous, qu'il soit nécessaire d'abandonner le terme d'*urémie* qui, s'il ne correspond pas à une pathogénie simple, classe cependant des faits qui ont tous un fonds commun, à savoir : la rétention toxique des substances que le rein devrait éliminer. Nous sommes persuadé (nous nous sommes d'ailleurs longuement expliqué sur ce point) que l'insuffisance rénale n'est pas tout dans la production de l'urémie et qu'il s'ajoute à l'imperméabilité des reins une série de facteurs qui, dans certains cas, deviennent prépondérants. Mais il ne faut pas oublier que l'urémie n'est qu'un syndrome et non une maladie dont étiologie, pathogénie, lésions et symptômes devraient toujours être identiques. Il suffit, en effet, pour qu'un syndrome mérite réellement son individualité, qu'il groupe des accidents qui, s'ils sont différents par toute une série de points cliniques ou pathogéniques, peuvent être cependant rapprochés, en raison d'une donnée pathogénique prédominante que l'on retrouve dans tous les cas.

Ne prenons pour exemple que l'asystolie dont nous parlions tout à l'heure : elle peut survenir à la suite d'une série de maladies les plus variables, du cœur, des vaisseaux, des reins, du foie, etc. ; les malades qui en sont atteints peuvent se présenter sous les types cliniques les plus divers : un seul point est commun à tous, c'est l'asthénie cardio-vasculaire, et encore, dans certains cas d'asystolies locales (hépatique, rénale, etc.), cette asthénie est-elle difficile à dépister.

Il nous semble qu'il en est de même pour l'urémie : sous ce nom, on réunit des types cliniques bien différents, dont la pathogénie est loin d'être toujours la même, mais il existe toujours un fonds commun, c'est la rétention dans l'organisme de substances que le rein devrait éliminer. Mais, dira-t-on, tous les cas d'imperméabilité rénale ne s'accompagnent pas d'urémie, et quand éclate ce qu'on appelle l'*urémie*, on constate souvent des symptômes d'insuffisance hépatique ou cardiaque qui dominent la scène et laissent au second plan les lésions rénales ! D'accord, mais n'en est-il pas de même pour l'asystolie ? L'asthénie cardio-vasculaire ne s'accompagne pas forcément d'asystolie et, quand ce syndrome est constitué, c'est souvent l'insuffisance rénale ou hépatique qui en constitue les signes dominants.

Et, d'ailleurs, avant de sacrifier le terme d'*urémie*, faudrait-il encore pouvoir le remplacer : or, nous avons montré que les divisions proposées étaient inacceptables dans l'état actuel de la science, si bien qu'en somme le terme d'*urémie* nous semble être plus clair, moins hypothétique que ceux par lesquels on veut le remplacer, aussi jusqu'à nouvel ordre, nous croyons qu'il est nécessaire de le conserver.

J. CASTAIGNE.

TRAITEMENT DES NÉPHRITES ET DE L'URÉMIE

Le traitement idéal des néphrites serait celui qui amènerait la guérison des lésions rénales, tout en parant aux accidents causés par l'insuffisance des fonctions du rein.

Malheureusement, nous ne sommes pas en possession de semblables moyens thérapeutiques, car nous ne connaissons pas encore de médication qui soit capable d'amener la régression des lésions rénales, et nous sommes obligés — dans la plupart des cas — de nous borner à instituer un traitement destiné à empêcher l'intoxication de l'organisme, quand elle devient menaçante en raison des troubles de l'émonctoire rénal.

Il faut bien dire d'ailleurs que, s'il est possible d'espérer la guérison complète d'une néphrite aiguë, on ne peut penser à une pareille éventualité quand il s'agit de néphrites chroniques et particulièrement de néphrites scléreuses : la lésion est indélébile et le but que doit se proposer le médecin, c'est que le malade puisse vivre avec sa lésion rénale, sans qu'il en résulte un grand trouble pour son état général. Or nous sommes suffisamment armés pour cette lutte, dans laquelle il faut surtout éviter l'apport de substances toxiques et faire appel aux émonctoires vicariants du rein.

Ce sont là, pour ainsi dire, les indications thérapeutiques communes à toutes les néphrites, aussi les étudierons-nous tout d'abord; nous envisagerons ensuite le traitement spécial à chaque forme de néphrites ou d'infections rénales et à l'urémie ; enfin, nous discuterons dans les derniers chapitres la valeur de deux traitements qui ont été spécialement étudiés dans ces derniers temps : l'opothérapie rénale et les interventions chirurgicales faites dans le but de guérir les néphrites médicales.

I. — INDICATIONS THÉRAPEUTIQUES GÉNÉRALES.

Dans toutes les néphrites, quelles qu'en soient la cause et la forme clinique, trois indications principales s'imposent au médecin. Tout d'abord, il doit réduire au minimum le taux des substances toxiques de l'organisme, en diminuant leur apport, et en facilitant leur élimination ; ce résultat est obtenu surtout par le régime alimentaire et les prescriptions hygiéniques.

La seconde indication consistera à agir autant que possible sur les lésions rénales, afin d'en obtenir la disparition : nous avons dit déjà que malheureusement, à ce point de vue, nous ne possédons pas de médication spécifique ; nous passerons cependant en revue les différentes thérapeutiques qui ont été préconisées.

Enfin, il faudra combattre successivement chacun des symptômes morbides que l'on pourra observer, en faisant de la thérapeutique symptomatique des divers accidents qui surviennent au cours des néphrites.

1° Le RÉGIME ALIMENTAIRE doit se proposer pour but de réduire au minimum l'apport des substances toxiques. La diète lactée exclusive ou mitigée fut longtemps considérée comme l'idéal à ce point de vue ; dans ces dernières années, la cure de déchloruration a été préconisée comme plus rationnelle : il nous faut envisager la valeur de chacun de ces régimes.

A. Le *lait* a été préconisé dans les néphrites, parce qu'il constitue une alimentation réparatrice, peu toxique et diurétique.

A ce triple point de vue, on peut dire que le lait constitue l'aliment idéal pour les malades atteints de néphrites aiguës ou graves, avec insuffisance marquée des fonctions rénales.

Il faut, néanmoins, se garder de mettre systématiquement au régime lacté absolu tous les malades atteints de néphrite. Cette cure convient parfaitement, et est même nécessaire dans le cas de néphrites aiguës entraînant la nécessité du repos au lit et dans le cas de néphrites chroniques urémigènes non compensées, lorsque les grands accidents urémiques sont menaçants.

Il est, au contraire, tout à fait irrationnel d'imposer le régime lacté absolu aux sujets atteints de néphrites albumineuses simples ou de néphrite hydropigène, de dégénérescence amyloïde, ou même de néphrite urémigène bien compensée. Dans les trois premiers cas, il s'agit de sujets qui perdent constamment une grande quantité d'albumine et dont l'organisme est très débilité : l'apport nutritif fourni, dans ces conditions, par le lait est insuffisant, et, sous l'influence d'une nourriture exclusivement lactée, la résistance des malades diminue rapidement : on constate de l'anémie et de l'amaigrissement progressif.

Chez les malades atteints de néphrite chronique urémigène bien compensée, le régime lacté absolu doit être également repoussé, car, si ces sujets continuent à mener leur vie ordinaire, l'apathie musculaire, l'alanguissement des fonctions organiques, sont souvent la conséquence d'une alimentation lactée trop longtemps prolongée. De plus, au bout d'un certain temps, même chez les sujets qui prenaient volontiers du lait au début, il survient un certain degré d'intolérance gastrique, si bien qu'il serait à craindre que l'on arrivât au dégoût, alors que le malade est en instance d'urémie, et l'on serait ainsi privé d'un précieux auxiliaire thérapeutique, juste au moment où le malade en aurait surtout besoin.

C'est donc, dans la plupart des cas, un régime lacté mitigé qu'il faudra conseiller, et nous verrons, à propos de la thérapeutique de chaque forme de néphrites, quels aliments on peut ajouter au lait.

B. Le ***régime déchloruré*** est entré dans la pratique à la suite des travaux qui ont montré le rôle du chlorure de sodium dans la pathogénie des œdèmes. En interprétant les travaux de MM. Achard, Lœper et Laubry et en les appliquant à la clinique humaine, MM. Widal, Lemierre et Javal ont montré qu'on pouvait, chez certains malades atteints de néphrite chronique hydropigène, faire disparaître les œdèmes par un régime strictement déchloruré, et les faire reparaître en ajoutant du chlorure de sodium à l'alimentation.

La conclusion pratique de ces intéressants travaux fut de conseiller le régime déchloruré aux malades atteints de néphrite.

Composition du régime déchloruré. — L'application de ce régime permet le choix d'un grand nombre d'aliments, qui seront conseillés en raison de leur faible teneur en chlorure de sodium.

La viande crue renferme peu de chlorures (environ 1 gramme par kilogramme), qu'elle perd complètement quand elle est bouillie : on pourra donc ordonner la viande crue, grillée ou rôtie et surtout bouillie.

Un œuf de poids moyen ne contient guère que $0^{gr},20$ à $0^{gr},25$ de chlorures.

Les légumes secs, la pomme de terre, les farines (sauf la lentille) ne renferment pas 1 gramme de chlorure de sodium par kilogramme, et le riz, la farine de froment n'en contiennent pas $0^{gr},1$.

Parmi les légumes verts, on ne conseillera guère que les petits pois au sucre, les carottes bouillies, les haricots, les poireaux, la laitue. Il faut savoir que les épinards et les choux-fleurs sont assez riches en sels, et cette teneur s'élève dans les végétaux croissant au bord de la mer, qui sont tous trop salés.

Le pain ordinaire contient toujours une grande quantité de sel ; les malades devront donc s'en abstenir et le remplacer par des pommes de terre ou du pain spécial déchloruré.

Les fruits, les sucres, les crèmes, le fromage pourront être donnés à volonté. Il faut savoir, cependant, que le lait contient près de 2 grammes de chlorures par kilogramme, ce qui ne constitue pas un chiffre élevé, sauf le cas cependant où le malade, étant mis au régime lacté exclusif, prend 3 ou 4 litres de lait.

Comme boisson, l'eau potable naturelle, les eaux minérales d'Evian, de Vittel, de Contrexéville ne contiennent que des traces de chlorure. La bière en contient très peu, le vin beaucoup plus, puisque la tolérance légale est de 2 grammes par litre. Le thé, le café, le chocolat seront aussi autorisés à ce point de vue, car ils sont très peu riches en chlorures.

On conçoit que, dans ces conditions, si le régime déchloruré est indiqué, il est possible, grâce à la grande variété d'aliments permis, d'établir des rations conformes aux principes généraux qui règlent l'alimentation physiologique, puisqu'il suffit pour cela de connaître la teneur des aliments en principes constituants, leur valeur en calories et le nombre de calories nécessaires au malade que l'on traite (1), et l'on conçoit qu'avec un tel régime on puisse fournir au sujet la ration alimentaire qui lui est nécessaire, beaucoup plus facilement qu'avec la cure lactée.

Reste à savoir si ce régime déchloruré a de réels avantages, et s'il est applicable à tous les cas de néphrites.

Effets du régime déchloruré. — Dans les affections rénales, les effets favorables de l'alimentation dépourvue de sel sont basés, à l'heure actuelle, sur toute une série de constatations.

Sous l'influence du régime, on voit disparaître non seulement les

(1) Le nombre de calories nécessaires à l'état physiologique est, en moyenne :

Au repos	30 cal. par kilogr.	de poids du corps.	
Au travail modéré	40 —	—	—
Au travail intense	50 —	—	—

Voici, d'autre part, quelques exemples de rations alimentaires applicables aux malades atteints de néphrites et empruntés au livre de M. Achard sur le rôle du sel en thérapeutique, auquel nous avons fait de nombreux emprunts.

A. Lait 1000 gr.
Pommes de terre 300 —
Deux œufs
Viande 300 —
Farine 200 —
Sucre 50 —
Beurre 40 —
(Toulouse et Laufer.)

B. Pommes de terre 1 000 gr.
Viande crue dégraissée 400 —
Beurre 80 —
Sucre 100 —
(Widal et Javal.)

C. Pommes de terre 1000 gr.
Viande 300 —
Beurre 50 —
Riz 125 —
(Achard et Paisseau.)

D. Pain déchloruré 500 gr.
Viande crue 400 —
Beurre 80 gr.
Sucre 100 —
(Widal et Javal.)

E. Pain déchloruré 200 gr.
Pommes de terre 700 —
Beurre 50 —
Fromage blanc (1 litre de lait).
(Achard et Paisseau.)

F. Pain déchloruré 200 gr.
Pommes de terre 300 —
Riz 100 —
Sucre 100 —
Beurre 25 —
(Achard.)

G. La ration moyenne pour les malades atteints de néphrite peut être ainsi formulée :
Pain déchloruré 200 gr.
Viande 200 —
Légumes 250 —
Beurre 50 —
Sucre 40 —

œdèmes périphériques, mais aussi les accidents liés à l'œdème des viscères (poumon, cerveau, reins, etc.). Cet heureux effet peut être apprécié par le dosage des urines du malade et par sa pesée quotidienne ; tant que le malade élimine son excès de chlorures, le chlore éliminé par l'urine dépasse celui qui est ingéré et parallèlement il se produit une diminution de poids qui atteint en moyenne de 400 à 500 grammes par jour.

Dans les cas les plus heureux, le régime déchloruré suffit, à lui seul, à débarrasser promptement l'organisme de son excès de chlorures et permet au malade de lutter plus efficacement contre la cause de la rétention, si bien que le moment vient où cette cause n'existe plus : le sujet peut alors supporter une dose assez élevée de sel. C'est ce qui a lieu notamment dans les néphrites chroniques hydropigènes où ce retour à la tolérance du sel après le régime déchloruré a été mis en évidence par MM. Widal, Lemierre et Javal.

Dans une deuxième catégorie de faits, le malade se déchlorure sous l'influence de son régime, mais, dès qu'on redonne du sel en quantité, même inférieure à la normale, les symptômes de rétention chlorurée reparaissent ; c'est le cas de beaucoup de néphrites chroniques urémigènes où, comme l'ont fait remarquer MM. Ambard et Beaujard, la rétention des chlorures est fréquemment sèche.

Dans les cas les moins heureux, le régime dépourvu de sel ne fait pas disparaître l'œdème et n'empêche pas l'urémie d'éclater et d'emporter le malade. M. Achard en a publié des exemples ; M. Widal a montré aussi que le régime est parfois insuffisant à produire la déchloruration de l'organisme, en sorte qu'il est nécessaire de recourir aux moyens adjuvants.

On peut conclure déjà, de ces exemples, que tous les cas de néphrites ne réagissent pas de la même façon sous l'influence du régime déchloruré.

Nous devons ajouter qu'il y a bien des cas de néphrites dans lesquels il n'est pas nécessaire de prescrire l'alimentation sans sel. Peut-être même pourrait-on dire que, dans certains cas, la privation de sel, si elle n'est pas indiquée, peut entraîner quelques accidents : on a cité des cas dans lesquels le régime déchloruré fit apparaître de l'albuminurie (Wundt, Klein et Verson, Castaigne et Rathery) ; d'autre part, les expériences de Charrin, Guillemonat et Levaditi, celles de Richet et Héricourt ont montré que la résistance aux infections est plus grande chez les sujets qui ingèrent du chlorure de sodium. Enfin et surtout, le régime déchloruré, malgré la variété d'aliments qu'il comporte, provoque souvent le dégoût à la longue et, si l'on veut persister dans ce régime, on a recours, pour remplacer le sel, à d'autres condiments (vinaigre, épices, moutarde) qui, selon MM. Huchard et Fiessinger, « ne sont pas sans inconvénients et peuvent, même en proportion modérée, déterminer chez les malades des troubles gastriques, ou aggraver les désordres rénaux ».

Pour toutes ces raisons, il importe de ne pas soumettre systématiquement au régime déchloruré tous les malades atteints de néphrites ; on doit réserver cette cure à ceux pour lesquels elle est absolument indiquée, et même chez ces derniers il faut avoir soin de ne pas en prolonger l'usage au delà du temps nécessaire. De là découle la nécessité d'avoir des indications précises pour l'emploi de cette cure.

Indications du régime déchloruré. — La forme clinique de la néphrite peut déjà donner une indication sur la nécessité de l'alimentation sans sel, et l'on peut dire, avant tout autre examen, qu'elle est indiquée dans les cas de néphrites hydropigènes aiguës ou chroniques.

Une seconde indication peut être très facilement fournie de la façon suivante : lorsqu'on commence à soigner un malade atteint de néphrite, avant de lui imposer quelque régime que ce soit, qu'on le nourrisse pendant plusieurs jours exclusivement avec 3 litres de lait, auxquels on ajoute 10 grammes de chlorure de sodium, et qu'on le pèse régulièrement : si sa courbe de poids s'élève, on pourra dire que, malgré que la dose de sel qu'il absorbe soit normale, il en retient dans son organisme et que, pour cette raison, il hydrate ses tissus ; la conclusion pratique qui s'imposera sera alors le régime sans sel.

Ces seules constatations ne sont pas suffisantes, car il y a certains malades qui, comme l'ont montré MM. Ambard et Beaujard, font de la rétention chlorurée sèche : ils ont besoin de l'alimentation déchlorurée et, cependant, leur œdème est nul ; de même que l'on ne constate pas d'augmentation de poids, si on les soumet à l'épreuve précédente.

Aussi, la méthode la plus scientifique pour savoir si un sujet est en état de rétention chlorurée est-il de soumettre le malade pendant plusieurs jours au régime déchloruré, en ayant soin de le tenir au repos absolu ; il peut alors se présenter trois éventualités principales : dans un premier cas, le malade, qui ne reçoit que 2 à 3 grammes de NaCl, en élimine une dizaine les premiers jours, puis se met en équilibre chloruré et élimine la quantité de sel qu'il ingère. Chez de semblables malades, qu'il y ait ou non des lésions rénales, le régime déchloruré est inutile.

Dans un deuxième cas, sous l'influence du régime déchloruré, le malade élimine des quantités considérables de sel ; cela prouve la nécessité du régime qu'il faut continuer en le surveillant.

Dans un troisième cas, à la suite de l'épreuve thérapeutique, le malade n'élimine que des quantités peu notables de NaCl, mais il n'arrive pas, au bout de quelques jours, à se mettre en équilibre chloruré ;

il continue à éliminer plus de sel qu'il n'en reçoit, avec des variations journalières inexplicables par la seule alimentation. C'est ce qu'on observe habituellement lorsqu'il y a rétention chlorurée sèche, et c'est alors que le régime a souvent besoin d'être très longtemps continué.

L'application du régime déchloruré doit être surveillée pour que l'on ne soit pas exposé à en prolonger trop longtemps l'emploi. L'examen des œdèmes, la pesée du malade et, si cela est possible, le dosage des chlorures qui permet de comparer les chlorures éliminés à ceux qui ont été absorbés, donneront des indications précises à ce sujet. Dans ces conditions, lorsque depuis plusieurs jours la déchloruration semble complète, c'est-à-dire lorsque les œdèmes ont disparu, lorsque le poids reste stationnaire et que l'élimination chlorurique est devenue fixe, on peut essayer d'ajouter une petite dose de sel au régime du malade. Si l'on ne constate pas alors une nouvelle rétention chlorurée, on élèvera la dose peu à peu, avec prudence, de manière à tâter en quelque sorte la tolérance de l'organisme, en diminuant la dose au moindre indice de rétention, et, de cette façon, on passera ainsi par des transitions successives du régime déchloruré à l'alimentation normale.

On peut se rendre compte ainsi que le régime doit être prolongé d'une façon très variable, selon les cas. M. Widal a montré, en effet, que chez certains malades la rétention chlorurée n'est que passagère et procède par poussées aiguës, de telle sorte qu'après une semaine ou deux le régime déchloruré devient inutile, tout au moins pour un temps.

Chez d'autres malades, au contraire, la rétention chlorurée persiste pendant des semaines et même des mois : en ce cas, le régime de déchloruration doit être prolongé tant que dure la rétention.

Il y a même une autre catégorie de cas cliniques dans lesquels la rétention chlorurée ne serait pas soupçonnée si le dosage des chlorures n'était pas pratiqué en même temps qu'est institué le régime sans sel : c'est ce qui se présente pour les sujets atteints de néphrite urémigène qui font de la rétention sèche. Chez eux, MM. Ambard et Beaujard ont constaté que l'aptitude à retenir les chlorures, une fois acquise, demeure permanente, si bien que le traitement déchloruré doit être continué indéfiniment.

C. ***Avantages comparés des régimes lacté et déchloruré.*** — Depuis que l'on a entrepris les recherches sur les rétentions chlorurées, on a battu en brèche l'action thérapeutique du lait dans le traitement des néphrites.

On s'est efforcé de montrer que si le lait a pu rendre des services, c'est qu'il était un aliment très peu riche en sel, et encore fait-on observer que, le litre de lait contenant $1^{gr},30$ à $1^{gr},80$ de chlorure de sodium, les malades qui en prennent 3 litres absorbent 4 à 5 grammes de sel, de telle sorte que le régime strictement déchloruré est préférable au régime lacté. Une observation de M. Widal semble apporter un argument capital en faveur de cette opinion : « Voici, dit-il, un malade qui depuis le début de sa néphrite ne pouvait supporter une alimentation solide sans voir immédiatement les œdèmes apparaître et l'albuminurie s'élever; il lui suffisait de quelques jours de régime lacté pour voir les œdèmes s'effondrer et l'albuminurie diminuer.

« Or, chez cet homme, nous avons pu, avec le régime lacté, faire éclater les crises d'œdème et d'albuminurie ; avec un régime composé de 400 grammes de viande noire, de 500 grammes de pain ou de 1000 grammes de pommes de terre, nous avons pu, à volonté, faire disparaître l'œdème et diminuer l'albuminurie.

« Qu'a-t-il fallu pour produire des effets si contraires? Simplement intervertir la chloruration ordinaire des régimes : 10 grammes de chlorure de sodium pris quotidiennement avec le lait ont suffi pour en faire le plus malfaisant des aliments. La suppression du chlorure dans le régime carné l'a rendu si favorable que le temps où le malade l'a suivi a été celui où la courbe d'albuminurie est descendue le plus bas. On ne peut exiger, conclut M. Widal, une démonstration plus rigoureuse ».

Nous pensons, pour notre part, que des faits semblables démontrent, en effet, que le régime déchloruré est le meilleur traitement de l'œdème au cours des néphrites, mais ne prouvent nullement que la cure de déchloruration doive remplacer le régime lacté et lui soit préférable : l'un et l'autre de ces régimes ont leurs indications spéciales, et nous pourrions citer des cas cliniques qui sont la contre-partie de celui qu'a rapporté M. Widal : on voit des malades atteints de néphrite urémigène qui, sous l'influence d'un régime lacté ou lacto-végétarien, ne présentent aucun accident ; il suffit de les mettre au régime carné, même strictement déchloruré, pour voir survenir des accidents urémiques.

Nous verrons, à propos de chaque forme de néphrite, celles qui doivent être traitées par le régime carné déchloruré et celles qui nécessitent l'emploi du lait seul ou associé aux légumes ; mais, dès maintenant, nous pouvons dire que, d'une façon générale, le régime carné déchloruré est tout indiqué dans les néphrites hydropigènes sans insuffisance rénale et que le régime lacté est le traitement de choix des néphrites urémigènes aiguës ou chroniques, dans lesquelles il agit non pas seulement parce qu'il constitue un bon aliment hypochloruré, mais surtout parce qu'il contient le minimum de substances toxiques.

Il faut ajouter d'ailleurs que, malheureusement, ce régime lacté ne sera pas toujours capable de s'opposer à la production de l'urémie ; de même, on verra parfois les œdèmes et les hydropisies continuer, malgré l'emploi du régime déchloruré ; mais, alors même que la déchloruration ne peut pas à elle seule faire disparaître les œdèmes, elle constitue un adjuvant toujours très utile pour les autres médications que nous allons maintenant étudier.

2° MÉDICATIONS MODIFICATRICES DES LÉSIONS RÉNALES. — Nombreux sont les médicaments qui ont été proposés comme devant agir sur les lésions rénales. Malheureusement, la preuve de cette action utile n'est pas faite, car on s'est basé, pour l'apprécier, sur les seules variations que subit l'albuminurie après leur emploi, ce qui constitue évidemment une mauvaise base d'appréciation, étant donné que les variations de l'albuminurie renseignent mal sur l'état anatomique ou fonctionnel des reins.

Nous serons donc très bref en ce qui concerne ces différentes médications et nous signalerons simplement la *teinture de cantharides* que Lancereaux a conseillée comme agent modificateur des lésions épithéliales et qu'il prescrit à la dose de 4 à 5 gouttes par jour ; les acides sulfurique et nitrique qui ont été employés dans le même but ; l'acide gallique et le tanin qui constitue, à l'heure actuelle, une des préparations le plus souvent prescrites au cours des néphrites chroniques albumineuses ou hydropigènes, quand elles affectent une marche traînante avec anémie marquée et tendance à la cachexie.

Ajoutons que, dans ces dernières années, on a insisté sur l'action spécifique qu'exerce l'opothérapie rénale sur les lésions des néphrites ; nous nous réservons de revenir sur cette médication, dans le cours même de ce chapitre.

3° TRAITEMENT SYMPTOMATIQUE DES DIFFÉRENTS ACCIDENTS DES NÉPHRITES. — A. L'*oligurie* est un des symptômes contre lesquels il sera souvent nécessaire de lutter. Le médicament de choix est la théobromine ou la diurétine, mais il faudra savoir varier, de temps en temps, le médicament employé pour ne pas en épuiser l'effet et avoir recours à la scille, à la lactose et, si l'insuffisance cardiaque est en jeu, à la digitale, à la caféine, à la spartéine, au strophantus, etc.

B. L'*anasarque* va souvent de pair avec la diminution des urines. A ce titre, nous avons montré que le meilleur traitement était, en général, le régime déchloruré, mais nous avons dit que, dans certains cas, cette cure à elle seule était insuffisante pour faire disparaître les œdèmes. Il faut alors accélérer la sortie des chlorures ; on y parvient soit en agissant sur les causes qui les retiennent, c'est-à-dire en activant les fonctions rénales par la théobromine ou les autres diurétiques, soit encore en provoquant une évacuation supplémentaire des urines par une autre voie que les reins.

Les purgatifs, les diaphorétiques, voire même les vomitifs, établissent, par les voies naturelles, une élimination complémentaire, qui explique et justifie l'emploi de ces remèdes consacrés par la tradition. Enfin, l'évacuation des épanchements hydropiques par ponctions des séreuses, par mouchetures ou drainages de l'œdème sous-cutané, ouvre des voies artificielles par où s'échappe une partie plus ou moins importante des chlorures en excès, et cette issue est parfois suivie d'une amélioration de l'état des malades, si l'on pratique en même temps la cure de déchloruration, et c'est dans ce sens que M. Achard, auquel nous empruntons ces idées, a pu dire que, alors même que le régime déchloruré est impuissant à faire disparaître les œdèmes sans le concours d'autres moyens, il n'en reste pas moins un utile adjuvant.

C. L'***albuminurie*** sera, en général, améliorée par les médications qui combattent l'oligurie et les œdèmes, en s'opposant à la rétention des chlorures. En revanche, il ne faut pas compter sur l'emploi des médications préconisées dans le but de combattre l'albuminurie, qui ne constitue pas d'ailleurs par elle-même un indice de gravité.

D. Le ***traitement des accidents urémiques*** sera envisagé à part, mais nous devons dire ici que, dans toute néphrite urémigène, on devra mettre en œuvre un traitement préventif.

C'est dans ce but que l'on pourra instituer des petites cures de lait qui réduisent l'apport toxique et faire appel de temps en temps aux sécrétions vicariantes du rein, et pour cela activer les fonctions des glandes sudoripares en prescrivant au malade des frictions quotidiennes sur tout le corps, administrer assez fréquemment des purgatifs salins, faire pratiquer des inhalations d'oxygène ; en somme, tâcher de détruire ou de faire éliminer le plus possible des substances toxiques de l'organisme, afin d'éviter l'apparition des accidents urémiques.

II. — TRAITEMENT SPÉCIAL A CHAQUE FORME MORBIDE

1° Les NÉPHRITES AIGUËS ET LES CONGESTIONS AIGUËS nécessitent une thérapeutique bien facile à mettre en œuvre. Elle doit répondre aux quatre principales indications suivantes :

Neutraliser ou éliminer les poisons qui ont causé la néphrite ; — diminuer l'apport des substances toxiques ; — prévenir les accidents urémiques qui représentent le danger immédiat ; — surveiller avec soin la convalescence.

Dans ces conditions, les grandes lignes du traitement seront les suivantes : on doit mettre le malade au repos complet au lit ; lui imposer le régime lacté exclusif ; stimuler ses reins par l'application de ventouses scarifiées sur les régions lombaires, et par l'emploi des diurétiques rénaux non toxiques et non irritants ; faire appel enfin aux émonctoires vicariants du rein, principalement la peau que l'on stimule par des frictions, par des bains d'air chaud, et l'intestin que l'on excite par des purgatifs légers. A la convalescence, ne remplacer que progressivement le régime lacté par un régime déchloruré et ne revenir à la vie ordinaire que quand l'examen répété des fonctions cardio-rénales aura prouvé leur intégrité.

2° Les NÉPHRITES CHRONIQUES ALBUMINEUSES SIMPLES sont compatibles avec une existence active ; aussi faut-il rejeter absolument le régime lacté absolu, que l'on a trop souvent prescrit à ces malades. De même le régime déchloruré n'est, en général, pas nécessaire, et ne sera indiqué que dans les cas où la rétention sera indiquée par l'augmentation de poids des malades et la diminution des chlorures dans les urines.

En dehors de ces cas de rétention chlorurée qui constituent une complication, il faut donner à ces malades une alimentation riche en albuminoïdes, pauvre en substances toxiques, exciter leur nutrition par des frictions sèches et la vie en plein air si c'est possible. C'est dans cette forme de néphrite que l'on peut être tenté d'employer les médicaments qui ont été préconisés comme modificateurs des épithéliums rénaux, mais nous avons dit déjà combien il faut être prudent à cet égard, et nous verrons plus loin les indications spéciales du traitement opothérapique.

3° Les NÉPHRITES HYDROPIGÈNES et la DÉGÉNÉRESCENCE AMYLOÏDE nécessitent une thérapeutique sensiblement identique.

C'est dans ces cas que le régime déchloruré est indiqué avec les précautions que nous avons indiquées.

Grâce à lui, on pourra donner aux malades un régime riche en viande dont ils ont souvent besoin, et nous avons obtenu d'excellents résultats dans une série de cas, en donnant à ces malades de la viande crue pulpée.

C'est dans ces cas aussi que les excitants rénaux (théobromine) ou même cardiaques (digitale) seront de mise et aideront à provoquer l'élimination nécessaire d'eau, de chlorures et de principes toxiques, toutes substances auxquelles on sera quelquefois contraint d'ouvrir un autre cours par les ponctions des séreuses, le drainage de l'œdème ou la diarrhée provoquée par purgation.

4° La NÉPHRITE CHRONIQUE URÉMIGÈNE sera compatible avec une survie d'autant plus longue que le malade aura bien voulu se soumettre — dès que sa maladie aura été reconnue — à une hygiène rigoureuse.

Tout d'abord, si la cause des lésions rénales est connue, et si l'on peut la supprimer (intoxication par le plomb, l'alcool, etc.), ce sera le premier temps du traitement.

L'alimentation sera surveillée avec grand soin ; on réservera le régime lacté absolu pour les périodes où il deviendra indispensable et l'on se trouvera bien de l'emploi d'un régime lacto-végétarien, combiné de façon à fournir au malade le nombre de calories nécessaires.

La déchloruration des aliments sera quelquefois indiquée, comme on pourra s'en rendre compte surtout par le dosage des urines, ou par l'étude journalière de la tension artérielle, mais non par les pesées, car ces malades font surtout des rétentions sèches. On instituera alors un régime déchloruré, mais en ayant soin de défendre les condiments destinés à remplacer le sel et de proscrire la viande à ces malades qui, le plus habituellement, les supportent très mal ; d'ailleurs les recherches de MM. Achard et Paisseau ont montré que la cure de déchloruration produit ses plus heureux effets quand on la combine à l'alimentation végétarienne.

A ce régime, il sera nécessaire d'ajouter une série de prescriptions hygiéniques : défendre au malade toute fatigue physique ou intellectuelle, le faire vivre autant que possible au grand air, ou lui faire pratiquer des inhalations d'oxygène, lui prescrire des frictions cutanées quotidiennes, etc., et par cette hygiène bien comprise le malade pourra ainsi éviter pendant longtemps les accidents urémiques qui le menacent et dont nous allons voir plus loin le traitement.

5° PYÉLO-NÉPHRITES, SUPPURATIONS RÉNALES ET PÉRI-RÉNALES. — Il y a toute une série de formes de pyélo-néphrites qui sont du ressort du traitement médical et l'on peut dire que, tant qu'il n'y a pas de poche purulente formée, on peut espérer guérir le malade sans opération.

A. La ***pyélo-néphrite aiguë***, quand elle est non suppurée, est traitée comme une congestion rénale aiguë et guérit aussi facilement.

Dans la forme suppurée, tant qu'il n'y a pas pyonéphrose, on peut espérer la guérison sans opération.

Le repos au lit et le régime lacté sont de rigueur ; la révulsion lombaire, les purgatifs répétés (calomel, scille); l'emploi du benzoate de soude, de l'urotropine par voie digestive, amèneront souvent une résolution à plus ou moins longue échéance.

B. La ***pyélo-néphrite chronique*** doit souvent ne pas être opérée, en raison de sa bilatéralité, du mauvais état de l'organisme, etc. Le malade sera alors soigné comme s'il était atteint d'une néprite chronique, mais, de plus, on aura à parer aux accidents d'ordre infectieux et aux troubles gastriques qui sont si fréquents.

C. ***L'intervention chirurgicale est indiquée*** quand il y a abcès périnéphrétique, qu'on incise et que l'on draine; quand il y a pyonéphrose unilatérale avec intégrité de l'autre rein. Dans ce cas, l'opération de choix est la néphrectomie, car nous avons montré, avec Rathery, par toute une série de preuves basées sur la clinique et l'expérimentation, que le moignon de rein qu'on laisse après la néphrotomie constitue un danger permanent pour l'autre rein.

Malgré tout, en cas de fonctionnement insuffisant des reins, on sera obligé de se contenter d'une opération palliative, telle que néphrotomie ou même simple cathétérisme de l'uretère.

6° TRAITEMENT DE L'URÉMIE. — La thérapeutique rationnelle de l'urémie doit être basée sur les considérations pathogéniques que nous avons longuement exposées et d'où découlent logiquement des conclusions pratiques applicables à l'urémie en général, que nous allons d'abord étudier ; nous verrons ensuite les indications propres à chacune des principales formes.

Indications générales. — Elles consistent à désintoxiquer l'organisme par tous les moyens possibles.

A. *Réduire au minimum l'apport des substances toxiques* en mettant le malade au régime du lait écrémé. Encore, dans certains cas où les accidents gastro-intestinaux sont menaçants, est-il nécessaire d'imposer au malade la diète hydrique pendant plusieurs jours.

B. *Activer la dépuration urinaire*, non pas en faisant appel aux diurétiques rénaux, dont l'emploi est contre-indiqué le plus souvent au début de la crise, mais en faisant de la révulsion sur la région lombaire (sinapismes, ventouses et surtout ventouses scarifiées). On pourra, dans la suite, avoir recours soit à la théobromine, soit à la digitaline.

C. *Faire appel aux émonctoires vicariants*, en prescrivant des purgatifs, des vomitifs quelquefois, des diaphorétiques, etc.

La saignée présente des indications variables selon les cas, comme nous allons le voir à propos de chaque forme clinique.

Quant aux injections de sérum dont on a naguère abusé, les recherches récentes sur le rôle du chlorure de sodium ont montré qu'elles pouvaient être nocives.

Nous avions, dans une publication antérieure (*Manuel de thérapeutique*), avant que tous ces intéressants travaux fussent connus, montré que les injections de sérum pouvaient, chez les urémiques, être la cause de crises d'œdème aigu ou d'angine de poitrine ; les recherches récentes n'ont fait que confirmer notre opinion et nous répétons « qu'on ne saurait être trop réservé dans l'emploi des injections d'eau salée au cours de l'urémie ».

Indications spéciales. — A. **Traitement de l'urémie aiguë.** — Quand, au cours d'une néphrite, surviennent brusquement des accidents graves sous forme éclamptique, comateuse ou dyspnéique, il n'y a pas à hésiter, *la saignée s'impose immédiate et abondante* (400 grammes à 500 grammes).

Il n'y a pas d'exception à cette règle thérapeutique : on pourra se repentir de ne pas avoir eu recours à la saignée, mais jamais, à notre avis, on ne regrettera son emploi, pour des cas semblables.

La dérivation intestinale ou cutanée peut compléter utilement l'emploi de la saignée, si la tension artérielle est normale ou augmentée.

Mais, si le cœur est dilaté, ces dernières prescriptions sont à rejeter : la saignée reste toujours l'indication primordiale, et le traitement digitalique institué immédiatement après suffit souvent à rétablir la diurèse et à faire cesser les accidents graves.

En dehors de ces médications, on devra appliquer une thérapeutique spéciale destinée à combattre les accidents prédominants.

Le *coma* a pu, dans quelques cas, être enrayé par une abondante saignée, suivie d'injections hypodermiques d'éther ou de caféine, et d'énergiques révulsions cutanées.

Les *convulsions* ont été combattues par la compression des carotides (Trousseau). On peut les faire cesser par des inhalations de chloroforme qui, à notre avis, sont à rejeter de la thérapeutique en raison de l'action nocive de ce médicament sur le rein. Nous préférons de beaucoup l'emploi de lavements de chloral associé ou non aux bromures.

La *dyspnée* sera calmée surtout par la saignée, à laquelle on adjoindra les inhalations de nitrite d'amyle, les injections d'éther fréquemment répétées que conseille M. Lemoine (de Lille), et, dans les cas où la dyspnée persiste néanmoins, on retirera d'excellents effets de l'emploi d'injections d'éther-morphine à parties égales, qui nous ont donné fréquemment de très bons résultats, sans que nous ayons jamais constaté d'accidents.

En somme — et ce sera notre conclusion en ce qui concerne les urémies aiguës — il faut, dans ces cas, surtout quand il s'agit de néphrites aiguës, employer des moyens énergiques, violents même, pour désintoxiquer l'organisme. C'est grâce à la rapidité dans l'exécution du traitement et à son énergie que l'on obtiendra des guérisons quelquefois définitives. Il faut savoir, en effet, que quand l'urémie est produite par une néphrite aiguë, une médication bien conduite peut guérir le malade de ses accidents urémiques, lui permettre de régénérer ses épithéliums altérés et lui assurer une guérison sinon définitive, du moins très longtemps durable.

Ces excellents résultats, que peut produire une médication réellement active, sont faits pour encourager le médecin et lui rappeler que, s'il veut obtenir des succès thérapeutiques dans l'urémie aiguë, « il doit frapper fort et agir vite ».

B. **Traitement des urémies lentes.** — La conduite à tenir dans les urémies lentes est tout autre que dans les cas précédents : pour être réellement utile aux malades, il est surtout nécessaire d'agir avant que l'urémie soit confirmée. Dans cette lutte de longue haleine que l'on est obligé d'entreprendre, *les moyens énergiques ne sont pas de mise*, parce qu'ils ne pourraient pas être prolongés, tandis que, au contraire, la thérapeutique des urémies lentes demande à être appliquée longtemps. C'est dire que, en somme, le véritable traitement des urémies lentes, c'est le traitement des néphrites urémigènes tel que nous l'avons indiqué dans ses grandes lignes. On rend bien plus de services aux malades en leur faisant suivre une hygiène appropriée, en réduisant l'apport des poisons dans l'organisme et en excitant l'action des émonctoires vicariants, en un mot en s'opposant à l'apparition des accidents urémiques, qu'on ne pourra leur en rendre quand ces complications auront fait leur apparition. Le traitement devient alors exclusivement symptomatique comme pour les néphrites aiguës, mais avec cette différence capitale et sur laquelle nous ne saurions trop insister que, comme l'organisme est trop faible et qu'il y a tendance à la cachexie, les procédés héroïques ne sauraient être de mise.

La saignée notamment ne sera pratiquée que dans les cas où les accidents sont graves et menacent immédiatement l'organisme. En dehors de ces cas, on n'y aura pas recours et on la remplacera avantageusement par des ventouses scarifiées mises sur la région lombaire, ou quelquefois même en avant du foie ou du cœur, à la base des poumons, etc., pour enrayer la congestion passive de ces différents organes, tout en produisant une légère déplétion sanguine.

En dehors des indications spéciales propres aux accidents nerveux ou respiratoires et que nous avons déjà envisagées, on aura souvent à lutter contre les *accidents gastro-intestinaux*. Tant qu'ils ne se traduisent que par une légère diarrhée ou des pituites matutinales capables d'éliminer une certaine quantité de produits toxiques, ils doivent être respectés. Mais, si les accidents deviennent menaçants par eux-mêmes, il sera nécessaire de les enrayer. L'indication principale sera d'empêcher la stase gastrique et les fermentations, et l'on pourra conseiller alors des lavages d'estomac avec de l'eau bouillie rendue légèrement antiseptique par l'adjonction d'un millième d'acide salicylique. M. Huchard attache une grande importance à cette médication qu'il combine avec les lavages d'intestin et les petites injections d'eau salée : c'est à ce mode de traitement qu'il donne le nom de *méthode des trois lavages*.

Si, malgré l'emploi de ces médications et des différentes prescriptions faites en cas de vomissements et de diarrhée, on n'obtient pas la cessation des accidents, il sera indiqué d'avoir recours pendant deux à trois jours à la diète hydrique conseillée par M. Rénon. On ne fait absorber aux malades que de l'eau bouillie à la dose de 1 000 grammes ou 1 500 grammes par jour, mélangée ou non à de la lactose. Au bout de deux à trois jours au plus, les vomissements et la diarrhée cessent, le malade peut alors reprendre le lait ou le régime déchloruré, selon les indications que nous avons formulées plus haut.

On ne doit pas se dissimuler, d'ailleurs, que les améliorations obtenues au cours des urémies lentes sont passagères et que, bientôt, de nouveaux accidents éclateront, ce qui justifie la dualité qui existe entre les deux grandes formes d'urémie, tant au point de vue clinique et pronostique qu'au point de vue du traitement.

III. — OPOTHÉRAPIE RÉNALE

Depuis que Brown-Séquard, en se basant sur des expérimentations, avait émis l'idée que l'extrait rénal pourrait rendre des services dans le traitement des néphrites et de l'urémie, diverses tentatives ont été faites dans ce sens, tout d'abord par M. Dieulafoy, qui conseilla d'employer les extraits glycérinés de rein auxquels il donne le nom de *néphrine*, puis par M. Teissier (de Lyon), qui, après avoir employé la néphrine, considère à l'heure actuelle comme beaucoup plus actif le sérum sanguin extrait de la veine rénale, déjà préconisé par Witzou et Turbure (de Bucarest); enfin plus récemment M. Dubois, puis M. Renault (de Lyon), ont conseillé la pulpe de rein cru qu'ils administrent par voie gastrique.

Ce rapide historique nous montre que l'opothérapie rénale a été employée de trois façons différentes, dont il nous faut étudier d'abord le mode d'emploi, afin de chercher ensuite à préciser les résultats thérapeutiques obtenus.

1° ***Modes d'emploi.*** — A. La **néphrine** ou extrait glycériné de rein est préparée différemment selon les auteurs. La formule donnée par le professeur Teissier est telle que 1 centimètre cube de la préparation contient tous les principes solubles renfermés dans $0^{gr},25$ de substance rénale. On peut en injecter matin et soir 2 centimètres cubes sous la peau des malades.

B. Le **sérum sanguin extrait de la veine rénale** est recueilli avec toutes les conditions d'asepsie désirables, par saignée de la veine rénale de chèvre. On en injecte d'emblée 20 centimètres cubes sous la peau de l'abdomen, sans avoir à craindre aucun accident immédiat dû à cette injection, sinon une réaction thermique quelquefois assez intense.

C. La **pulpe de rein cru** a été conseillée d'abord par Chiperowitch, puis par M. Dubois, mais c'est surtout depuis la communication du professeur Renault que ce procédé thérapeutique a été très employé. Voici comment il conseille de procéder : deux ou trois reins de porc sont décapsulés, bien lavés, puis hachés menu et triturés dans un mortier. On ajoute à la pulpe ainsi préparée 450 grammes d'eau salée à 7 p. 1000, on laisse macérer quatre heures, puis on décante minutieusement. Le liquide ainsi recueilli, et qui représente le volume de trois à quatre tasses à thé, contient la grande majorité des éléments glandulaires vraiment utiles, et il suffit de l'administrer dans un peu de lait ou de bouillon en trois ou quatre fois. On répète chaque jour cette médication, mais son emploi ne doit jamais dépasser dix jours consécutifs, après lesquels on fait un repos variable de quatre ou cinq jours, pour recommencer si les symptômes l'exigent.

2° ***Résultats obtenus.*** — Il nous faut, à ce sujet, envisager séparément chacun des modes d'emploi qui semblent avoir donné des résultats différents.

A. Le **sérum de la veine rénale** a été peu utilisé jusqu'à présent, en raison de la difficulté qu'il y a à s'en procurer. Nous n'avons pas d'expérience personnelle à ce sujet, et nous nous en tenons aux résultats indiqués par le professeur Teissier, et d'après lesquels cette méthode thérapeutique paraît excellente, si l'on s'en rapporte aux trois observations suivantes dont nous empruntons *in extenso* l'exposé.

« Nous eûmes la satisfaction d'assister à une sorte de résurrection soudaine chez un jeune sujet de quinze ans atteint d'anurie scarlatineuse, céphalées intolérables, vomissements rebelles et dont la mort paraissait imminente. On lui fit une injection de 20 centimètres cubes de sérum rénal dans le tissu cellulaire sous-cutané. Dès le soir de l'injection, l'amélioration était telle que la partie pouvait être considérée comme gagnée et que moins de cinq jours après le malade paraissait en pleine convalescence.

« Dans un second cas, dyspnée urémique avec œdème aigu du poumon et péricardite urémique, le soulagement fut tel, au bout de quatre injections, qu'en moins de trois semaines la malade, complètement libérée de ses troubles, demandait à quitter le service.

« Dans la troisième observation, il s'agit d'une néphrite chronique avec gros cœur, bruit de galop, imperméabilité notable au bleu de méthylène, forte proportion d'albumine et troubles nerveux (troubles de la parole, hémiparésie droite, etc.). Dès le surlendemain de la première injection l'amélioration est frappante, l'albuminurie se réduit au minimum, les troubles nerveux s'amendent, la malade parle correctement et peut faire usage de sa main droite. »

On le voit par ces observations, l'effet obtenu est considérable et M. Teissier l'explique tout d'abord par une active modification de la fonction éliminatrice du rein qui se traduit, en clinique, par une forte élimination d'urée et de chlorures.

Il suppose, de plus, que les fonctions des épithéliums, et conséquemment leur valeur antitoxique interne, sont augmentées et que d'ailleurs le sérum agit encore en neutralisant dans la circulation même les poisons urémiques et en provoquant dans l'organisme des phénomènes défensifs.

Quoi qu'il en soit, d'ailleurs, de la valeur de ces hypothèses, le fait intéressant c'est le résultat obtenu qui, dans les faits rapportés, est tout à fait encourageant.

Malheureusement, les observations ne sont pas assez nombreuses pour que l'on puisse juger de la vraie valeur du procédé thérapeutique, et, de plus, jusqu'à présent, c'est une médication qui est à la portée seulement de quelques observateurs privilégiés et qui difficilement entrera dans la pratique courante, par suite de la difficulté à se procurer ce sérum rénal.

B. La **néphrine** est loin de donner des résultats aussi merveilleux et beaucoup d'observateurs nient toute valeur à ce procédé thérapeutique. M. Teissier, qui en a fait récemment l'étude, croit que ces cas négatifs tiennent à ce que, le plus souvent, on s'est adressé à la néphrine, seulement en désespoir de cause et alors que la néphrite était arrivée à la dernière phase de son évolution.

Il dit que cette médication doit être réservée « aux cas d'urémie relevant d'une imperméabilité réalisée par la suppression fonctionnelle momentanée ou contingente de territoires restés relativement sains, à côté de zones glandulaires détruites et susceptibles de récupérer, momentanément au moins, leur fonctionnement ».

Cet auteur ajoute que la néphrine n'a aucune action sur le rein lui-même, et il a pu s'en assurer par les analyses très complètes d'urine faites journellement chez les malades soumis à ce traitement. Le seul mérite de cette méthode est, selon lui, de neutraliser directement ou indirectement les poisons urémiques et d'éloigner ainsi l'échéance des accidents menaçants, ce qui donne le temps de mettre en œuvre les médicaments qui ont une action directe sur le rein.

Cette opinion du professeur Teissier concorde absolument avec ce que nous avons observé : nous avions déjà écrit dans le *Manuel de thérapeutique*, en 1900, que l'action de la néphrine n'avait rien de spécifique et que l'on pouvait obtenir des effets identiques chez les malades atteints de néphrite, en employant d'autres liquides organiques; cette opinion est également soutenue par M. Teissier qui, sous l'influence du liquide orchitique, a vu des modifications très heureuses se produire chez des malades atteints de néphrite. Ce qui nous permet de conclure en somme que l'extrait glycériné de rein peut donc rendre quelques services en thérapeutique, mais qu'il ne modifie pas les fonctions mêmes du rein, et son action n'est pas spécifique, puisque l'on peut obtenir les mêmes effets avec un autre extrait organique.

C. La **pulpe fraîche de rein de porc** a été beaucoup employée dans ces deux dernières années et l'on peut se faire une idée très nette de sa valeur en compulsant les résultats obtenus : les uns sont très heureux, d'autres peuvent être considérés comme des insuccès ou même comme des désastres. De cet ensemble de résultats que nous allons brièvement résumer nous pourrons tirer une conclusion sur la valeur thérapeutique de la méthode.

Les ***résultats favorables*** ont été publiés par le professeur Renault, par M. Choupin, MM. Page et Dardelin, etc., et les conclusions de M. Renault ne contiennent aucune restriction, aucune contre-indication. Cette médication, d'après ses dires, conviendrait à toutes les néphrites.

La macération de rein, dit-il, appliquée aux malades atteints d'insuffisance urinaire, constitue l'une des médications les plus actives et les plus efficaces qu'on ait proposées jusqu'alors. Mieux que n'importe quel moyen connu, elle ouvre le rein annulé par l'œdème anémique. Elle le fait rapidement et sûrement, même alors que son emploi n'a pas été précédé de la déplétion rénale obtenue par une application de sangsues au triangle de J.-L. Petit. Elle exerce avec rapidité des effets diurétiques intenses. Quand elle est prolongée suffisamment, elle ramène l'émission urinaire a la normale et elle l'y maintient. Cette méthode a, sur la plupart des autres, cet avantage qu'elle réduit sûrement l'albumine émise par le rein insuffisant, tout en remettant celui-ci en pleine activité ; elle peut même faire disparaître l'albumine pendant de longues périodes et pourrait, en conséquence, avoir des chances de favoriser, par le repos fonctionnel prolongé, la restauration des épithéliums rénaux d'ordre glandulaire, dans les cas assez nombreux où une telle restauration est possible.

Cette médication, ajoute le professeur Renault, peut bien, soit dès son introduction, soit par son accumulation dans l'organisme, provoquer des petits accidents subtoxiques (prurit, urticaire, miliaires, crises sudorales, et au bout de quelques jours un peu d'embarras gastrique), mais, à part cela, elle n'a jamais déterminé d'accidents réels. Elle a, au contraire, exercé son action de désintoxication de façon progressive et régulière à peu près sans incident. L'hypertension artérielle, le bruit de galop, la tendance du cœur à la dilatation passive ont toujours rétrogradé sous son influence, pourvu que cette dernière ait été maintenue suffisamment prolongée.

Aussi le professeur Renault se croit-il en droit de conclure que la macération de rein constitue une méthode thérapeutique qu'il faut introduire dans l'usage courant et même mettre en jeu, dès le début, dans toutes les néphrites.

Certains résultats défavorables ont été constatés, cependant, dont nous pouvons tirer quelques contre-indications à l'emploi de cette méthode qui, si elle donnait constamment tous les résultats signalés par le professeur Renault, devrait être employée dans tous les cas.

Il faut dire, tout d'abord, que les malades ont une répugnance souvent invincible à prendre cette médication et qu'ils ont des vomissements presque immédiats. D'autres, qui ont pu absorber la macération, présentent assez vite des phénomènes d'intoxication générale qui obligent à en cesser l'emploi. Enfin et surtout, nous avons constaté des malades dont l'albuminurie a été augmentée, d'autres dont la quantité d'urine a été singulièrement restreinte ; enfin nous avons observé, avec le professeur Gilbert, trois cas dans lesquels des accidents urémiques mortels ont apparu après l'emploi de la macération de reins de porc et semblent avoir été déterminés par cette médication.

Les premières conclusions que nous avions tirées de nos observations c'est que la pulpe rénale fraîche doit être réservée pour certains faits spéciaux, ceux dans lesquels il n'y a pas de troubles de la perméabilité rénale, c'est-à-dire certaines néphrites aiguës à prédominance épithéliale, les néphrites chroniques albumineuses simples, les néphrites hydropigènes.

C'est au cours des néphrites chroniques urémigènes que les accidents graves relatés s'étaient produits ; aussi déconseillons-nous, dans de pareils cas, l'emploi de la méthode thérapeutique du professeur Renault.

D'ailleurs, les résultats défavorables, constatés dans certains cas, sont bien faciles à expliquer d'après certaines constatations expérimentales que nous avons faites avec Rathery. Nous avons montré, en effet, que l'émulsion rénale est très fortement toxique et que l'on peut obtenir très facilement la mort des animaux auxquels on administre cette préparation à dose suffisante. Rien donc de surprenant à ce que, dans les cas où il existe de l'imperméabilité rénale, les accidents toxiques graves se produisent avec une dose habituellement thérapeutique.

Des constatations ultérieures que nous avons faites avec le Professeur Gilbert, nous ont amené à pouvoir affirmer — en nous basant sur une série d'expérimentations — que la macération de rein contient des substances toxiques et surtout néphrotoxiques mélangées à d'autres substances qui sont, au contraire, excito-rénales. Il est facile, dans ces conditions, de se rendre compte des résultats si différents qu'on a pu constater : certains malades sont capables de neutraliser ou d'éliminer les substances toxiques et présentent d'heureux effets produits par les substances excito-sécrétoires, tandis que ceux dont les reins sont imperméables et dont l'organisme est déjà très intoxiqué présentent rapidement des accidents graves.

Une fois ces constatations faites, nous avons cherché à neutraliser dans la macération de reins les produits toxiques, afin de ne faire ingérer que les substances utiles. Nous y sommes arrivés méthodiquement de la façon suivante : après une série d'essais dans divers sens, nous avons vu que, si nous faisions agir sur la macération de rein du suc gastrique artificiel, nous détruisions les substances toxiques, ce dont il est facile de se rendre compte par l'expérimentation, puisque la dose qui, avant toute digestion, est mortelle pour un animal, peut être doublée ou triplée sans provoquer aucun accident après digestion chez un animal de même poids et de même espèce ; il est même facile de s'assurer, par des expériences qu'il serait trop long de rapporter, que cette macération rénale ainsi modifiée, et qui n'est plus toxique, neutalise très bien, en revanche, les poisons d'origine rénale.

Nous avons donc pu obtenir ainsi une pulpe rénale active et dont l'administration est sans danger. Aussi n'hésitons-nous pas maintenant à en administrer à nos différents malades atteints de néphrite, quelle qu'en soit la nature.

Les résultats que nous avons obtenus sont encourageants, car, d'une part, nous avons, à plusieurs reprises, atténué les accidents de l'urémie menaçante, et, d'autre part, dans certains cas de néphrite hydropigène, nous avons obtenu de réelles améliorations.

Il est inutile, d'ailleurs, de faire ingérer la valeur de plusieurs reins dans les vingt-quatre heures ; il suffit d'en prendre un, et même on peut n'employer que la substance corticale, qui seule est active.

Ainsi comprise, l'opothérapie rénale est appelée, croyons-nous, à rendre de grands services ; sans doute, nous ne voulons pas dire que l'on pourra attendre d'elle des guérisons inespérées, de véritables résurrections, comme certains auteurs en ont publié des cas, mais il suffit que ce soit une médication vraiment active, surtout quand elle est employée avant que les accidents urémiques soient définitivement installés, pour que tout médecin apprenne à l'utiliser.

IV. — TRAITEMENT CHIRURGICAL DES NÉPHRITES MÉDICALES

L'idée de traiter les néphrites par une intervention chirurgicale est due à ce que certains chirurgiens opérèrent des néphrites par suite d'erreurs de diagnostic et qu'ils constatèrent une notable amélioration ; telles sont les observations déjà anciennes de Péan, Sabatier, Broca, Albarran, Potherat, etc.

Ce fut Harrisson qui le premier, en 1886, proposa d'inciser ou de ponctionner les reins des malades atteints de néphrites aiguës ou subaiguës, et cette méthode a trouvé en France des imitateurs parmi lesquels il faut citer en première ligne M. Pousson, qui a fourni sur ce sujet les travaux les plus documentés. Mais c'est Edebohls qui a émis sur la question les idées les plus hardies en créant une nouvelle intervention — la décortication des reins — et surtout en étendant ce mode de traitement à toutes les néphrites.

Nous bornerons là notre étude historique sommaire des travaux sur cette importante question ; nous en avons dit assez pour montrer que l'on a proposé plusieurs opérations, qu'il nous faut signaler avant d'étudier quels résultats elles ont donnés dans chaque forme de néphrite.

1° Les OPÉRATIONS qui ont été proposées contre les néphrites médicales sont à l'heure actuelle assez nombreuses et nous nous contenterons, pour l'instant, de les citer, nous réservant de discuter la valeur de chacune d'elles à l'occasion de l'étude des affections rénales pour lesquelles on les a conseillées.

La ***néphrectomie*** est une opération d'exception qui trouve très rarement son indication au cours des néphrites médicales, sauf cependant en ce qui concerne les hématuries venant d'un seul rein, quand elles sont très abondantes et qu'elles peuvent, par elles seules, entraîner une issue fatale.

La ***néphrotomie*** complète ou partielle, sous forme d'incision ou de ponction, semble être, pour la plupart des cas, l'opération de choix. Elle sera suivie de lavages soigneux des calices, du bassinet et de la tranche rénale à l'aide de solutions antiseptiques faibles et non agressives pour les éléments histologiques. M. Pousson, qui donne ces conseils, ajoute que le complément indispensable de cette opération est le drainage prolongé du bassinet qui permet l'écoulement des liquides altérés sécrétés par le rein malade et rend possibles les lavages antiseptiques; ainsi, conclut-il, on répond « aux trois indications fondamentales réclamées par la thérapeutique des inflammations de tous les tissus : décongestion, antisepsie et drainage ».

La ***décapsulation du rein*** a été proposée par Edebohls dans le but de guérir les néphrites chroniques. Elle a souvent, comme complément nécessaire, la néphrolyse ou destruction des adhérences avec les tissus voisins et la néphropexie si le rein est déplacé.

En elle-même, la décapsulation est des plus simple, puisqu'elle consiste à inciser la capsule propre en suivant le bord convexe du rein, à la séparer du rein et à la réséquer.

Cette opération, qui se propose pour but de guérir les néphrites chroniques, pourrait agir de plusieurs façons, si l'on s'en rapporte aux différentes hypothèses qui ont été soutenues.

Les idées émises par Harrisson tendent à faire jouer un grand rôle à la tension intrarénale dans la genèse de l'albuminurie et des autres troubles de la sécrétion urinaire au cours des néphrites aiguës : l'incision de la capsule agirait alors à la façon de l'iridectomie dans les accidents du glaucome. M. Pousson a cru pouvoir poursuivre cette comparaison avec le glaucome, même en ce qui concerne les néphrites chroniques, dans lesquelles existe toujours « une hypertension de la substance rénale, retentissant sur les épithéliums pour en troubler le fonctionnement, en diminuer la vitalité et finalement en entraîner la mort ».

Si l'on s'en rapporte aux travaux d'Edebohls, de Lépine, de Jaboulay, on admettra que la décapsulation peut encore répondre à d'autres indications : la capsule n'a pas qu'un rôle d'emprisonnement pour le rein, elle agit surtout en isolant la circulation rénale d'avec les circulations voisines, en particulier d'avec celle de sa capsule adipeuse, de telle sorte qu'un rein scléreux peut « se mourir d'anémie sans pouvoir demander aux circulations voisines le sang dont il a besoin ».

Au contraire, quand on enlève la capsule, le rein contracte avec le voisinage des adhérences vasculaires qui viennent en aide à sa circulation défectueuse.

A ces deux modes d'action de la décapsulation, M. Jaboulay croit qu'on peut en adjoindre un troisième qui est commun à toutes les opérations sur le rein : il pense que ces interventions agissent toutes en produisant une modification dans la circulation rénale, par l'intermédiaire des fibres sympathiques contenues dans le pédicule.

Il s'agit là, somme toute, d'hypothèses qui ne semblent avoir ni confirmé ni infirmé les expérimentations qui ont donné des résultats différents, car, tandis que MM. Claude et Balthazard, MM. Gayet et Bassam montraient que la décapsulation produisait des adhérences vasculaires avec les organes voisins, MM. Albarran et Léon Bernard soutenaient, en se basant sur une série d'expérimentations, que la capsule se reformait rapidement et isolait de nouveau le rein ; d'autre part, M. Tuffier, M. Gervais de Rouville montraient combien il est difficile de faire contracter au rein des adhérences vasculaires de néo-formation.

Tous ces faits expérimentaux, quelque intéressants qu'ils soient, ne peuvent pas suffire à faire rejeter la décapsulation, et c'est sur les résultats thérapeutiques seuls que nous nous baserons pour essayer d'apprécier sa valeur.

2° RÉSULTATS OBTENUS. — A l'heure actuelle, les chirurgiens sont intervenus contre presque toutes les formes de néphrite ; nous allons résumer rapidement les résultats obtenus dans les différents cas ; nous verrons ensuite s'il est possible de formuler quelles peuvent être les indications de l'intervention chirurgicale.

A. ***Interventions pour néphrites aiguës.*** — Le nombre de cas dans lesquels on a traité chirurgicalement des néphrites aiguës est, à l'heure actuelle, assez considérable. Si l'on s'en tient à la statistique de M. Pousson, publiée il y a déjà plus d'un an, on voit que, sur 37 observations, il y a eu 6 décès et 31 cas de survie. Ce résultat global est intéressant, mais, cependant, il est difficile de se rendre compte des services réels rendus par l'opération, car la plupart des observations publiées sont trop peu détaillées.

Ce qui ressort, toutefois, assez nettement de l'ensemble de ces observations, c'est que le premier effet de ces opérations — en particulier de la néphrectomie — est d'augmenter la diurèse dans des proportions assez notables.

B. ***Intervention pour néphrites chroniques.*** — Les chirurgiens ont d'abord opéré les malades atteints de néphrites chroniques, dans le but d'enrayer certaines complications : hématuries, néphralgies, intoxication urémique ; plus récemment, à la suite d'Edebohls, ils se sont proposé de guérir la néphrite elle-même.

Les opérations dirigées contre l'hématurie ont été le plus souvent suivies de succès immédiats, mais, dans les cas où les chirurgiens avaient enlevé un rein pour arrêter l'hémorragie (Poirier, Potherat, etc.), la mort survint rapidement du fait de l'urémie. La néphrotomie (Pousson) semble donner de bons résultats immédiats et ne pas exposer aux accidents tardifs.

La néphralgie que l'on peut constater au cours de certaines néphrites a donné lieu à des interventions chirurgicales. M. Legueu, dès 1891, dans sa thèse, avait déjà attiré l'attention sur ce point et signalé les bons résultats de l'incision exploratrice.

Depuis lors, on a publié des observations aussi concluantes, d'après lesquelles la cessation de douleurs très violentes fut produite par néphrotomie, par néphrolyse ou décapsulation.

Les accidents urémiques ont été enrayés dans un assez grand nombre de cas par les interventions chirurgicales. Les observations de M. Pousson, de MM. Claude et Duval sont assez typiques à cet égard, car ces cas concernent des malades qui ont été complètement examinés au point de vue clinique, de telle sorte qu'on peut juger de l'influence heureuse qu'a pu avoir l'opération qui, dans tous les cas opérés pour urémie, semble avoir été souvent palliative, mais n'avoir jamais amené la rétrocession complète des accidents.

C'est Edebohls qui a émis l'opinion que la décapsulation pouvait guérir les néphrites chroniques : les statistiques qu'il a publiées jusqu'à présent tendent à montrer que 9 malades sur 52 seraient définitivement guéris. Il ne faut accepter ces résultats qu'avec réserves, car on doit demander à de telles observations, pour être probantes, d'avoir été recueillies avec toute la rigueur scientifique possible, en tenant compte de tous les nouveaux moyens d'exploration rénale et cardio-artérielle ; or il ne semble pas que l'on trouve ces renseignements indispensables, dans le relevé de toutes les observations de guérison qui ont été publiées jusqu'alors.

3° INDICATIONS DE L'INTERVENTION CHIRURGICALE. — Peut-on tirer de ces documents chirurgicaux des règles de conduite concernant les indications de l'intervention opératoire ? Nous pensons qu'à l'heure actuelle il serait prématuré d'indiquer une règle absolue de conduite, mais nous croyons cependant que déjà se dégagent une série d'indications.

Tout d'abord, en ce qui concerne les **néphrites aiguës** médicales, on doit réserver les opérations pour des cas très spéciaux et, somme toute, peu nombreux. M. Dufour, qui a cherché à préciser les indications de cette intervention, pense qu'il est une variété de néphrite aiguë dans laquelle la possibilité d'un traitement chirurgical doit être envisagée : c'est la variété nommée *diapédétique* par MM. Cornil et Brault. Cette forme de néphrite est facile à reconnaître, parce que l'examen du dépôt urinaire montre toujours des leucocytes plus ou moins nombreux. Mais il ne faut opérer que les cas dans lesquels la diapédèse dépasse le but et a tendance à évoluer vers la formation d'abcès miliaires : il faut, pour s'en rendre compte, évaluer, par un examen quotidien, la quantité approximative de la leucocytose rénale et ne pas hésiter à recourir à l'intervention chirurgicale, conclut M. Dufour, si, en même temps que la leucocytose augmente, les phénomènes généraux dépendant de l'urémie ou de l'infection ne régressent pas.

Une autre indication d'intervenir, au cours des néphrites aiguës, nous semble fournie par l'anurie quand elle résiste aux traitements médicaux. Sans doute, il y a des cas d'anurie par néphrite qui ne s'accompagnent d'aucun symptôme urémique ; il ne faut pas alors intervenir : on surveille simplement les malades en leur mettant en œuvre la médication diurétique, mais si, malgré tout, l'anurie persiste et se complique de petits symptômes urémiques, il ne faut pas attendre plus longtemps et pratiquer la néphrotomie qui, dans ces cas, semble l'opération de choix.

Au cours des néphrites chroniques, nous repoussons l'intervention faite au début de la néphrite et destinée à guérir les lésions rénales. Les observations publiées à ce sujet ne sont pas assez probantes pour entraîner notre conviction et, de plus, la néphrite n'est pas une maladie d'emblée du rein ; c'est la conséquence d'une intoxication ou d'une infection de tout l'organisme évoluant d'une façon lente et chronique. Enlever la capsule du rein ne pourra pas empêcher que la toxi-infection continue et produise les mêmes effets morbides sur le rein. D'ailleurs, les autopsies des malades qui avaient été améliorés par la décortication rénale montrent que la néphrite chronique avait continué à évoluer. Nous devons donc envisager les interventions chirurgicales, non pas comme destinées à guérir la néphrite, mais comme ayant pour but de combattre certains accidents.

L'**hématurie** en particulier, quand elle est rebelle à tout traitement et quand, par son abondance, elle occasionne l'affaiblissement du malade, nécessite une intervention chirurgicale. Après avoir reconnu cliniquement quel est le rein qui saigne, on l'abordera chirurgicalement et on ne fera pas — d'emblée tout au moins — la néphrectomie ; on tentera une simple néphrotomie qui, le plus souvent, comme l'a montré M. Pousson, arrête l'hémorragie.

La **néphralgie**, quand elle donne lieu à des crises très douloureuses, entraînant une dépression générale de l'organisme, méritera d'être traitée chirurgicalement. Le plus souvent, la néphrolyse sera suffisante; si le rein est déplacé, on lui fera subir la décortication et on pratiquera la néphropexie.

Les **accidents de la néphrite hydropigène** nous paraissent beaucoup moins du ressort de la chirurgie. Nous avons été frappé, en étudiant les différentes statistiques, de constater que les cas malheureux concernaient surtout les malades présentant de l'anasarque et de l'hydropisie des séreuses, et nous croyons que, dans des cas semblables, il faut s'abstenir de toute intervention.

Les **accidents urémiques des néphrites chroniques** peuvent, au contraire, être traités chirurgicalement, tout au moins dans certains cas. Mais à quel moment doit-on intervenir? Tel est le point délicat. Nous croyons, pour notre part, que l'indication d'opérer est fournie surtout par les poussées d'œdème ou de congestion rénale au cours de la néphrite chronique urémigène.

Dans ces cas, on voit les urines devenir très rares, très riches en albumine, en cylindres, en hématies et en cellules de toutes sortes. Quelquefois, sous l'influence d'une saignée locale ou générale, sous l'influence des diurétiques rénaux ou cardiaques, le cours normal des urines recommence et les accidents urémiques cessent. Mais il arrive toujours un moment où ces médicaments sont impuissants, ou tout au moins n'ont d'action que juste au moment où ils sont appliqués : les accidents urémiques guettent alors le malade. C'est à ce moment que la décortication rénale simple ou bilatérale peut — pour un temps tout au moins — rétablir le cours des urines et éloigner l'échéance des accidents urémiques.

En somme, il faut se garder d'opérer toutes les néphrites, comme certains chirurgiens auraient tendance à le faire; mais l'intervention chirurgicale réservée à quelques cas bien spéciaux, est capable de rendre des services et le médecin doit savoir la prescrire à temps.

J. Castaigne.

CHAPITRE DEUXIÈME

INFLAMMATIONS SPÉCIFIQUES DES REINS

INTRODUCTION. — Dans ce chapitre nous décrirons surtout les trois affections spécifiques principales : tuberculose, syphilis et cancer. Elles donnent lieu, en se localisant au rein, à un ensemble de symptômes spéciaux que nous aurons à envisager, mais on retrouve dans les lésions qu'elles engendrent les caractères qui leur sont propres et que l'on constate toujours, quel que soit l'organe atteint. Voilà pourquoi j'ai estimé nécessaire de séparer des affections précédentes ces trois maladies rénales qui ont chacune une caractéristique anatomique spéciale qui doit toujours la faire reconnaître.

Je leur ai conservé le nom d'*inflammation* et je les ai rapprochées de la description des néphrites et des inflammations non spécifiques, parce que, à côté des lésions que nous décrirons comme histologiquement spécifiques, nous en trouverons d'autres qui ressemblent, à s'y méprendre, aux lésions que nous avons étudiées avec les néphrites, congestions ou dégénérescences rénales.

Ces constatations sont de notion courante pour la tuberculose et pour la syphilis qui, comme nous le décrirons plus loin, provoquent de véritables néphrites ou dégénérescences amyloïdes, bien souvent difficiles à rapporter à leur véritable cause, tellement elles ressemblent aux précédentes, au double point de vue anatomique et clinique.

Les recherches récentes, que nous avons faites à la suite de M. Albarran, nous ont montré que, autour d'un noyau cancéreux du rein, il pouvait aussi se développer des lésions inflammatoires banales, qu'on retrouve souvent de même, dans le rein qui n'est pas cancéreux, lorsque la tumeur est unilatérale.

Le processus anatomique est donc identique dans les trois cas : tuberculose, syphilis et cancer ; chacune de ces affections produit des lésions spécifiques, mais toutes les trois peuvent provoquer, autour de ces altérations propres, ou même loin d'elles, des lésions inflammatoires banales ; c'est pour cela que, dans notre description, nous avons groupé ces trois processus morbides et que nous leur avons donné cette appellation d'*inflammations spécifiques* qui rappelle bien les caractères primordiaux que nous venons d'indiquer.

J. CASTAIGNE.

TUBERCULOSE RÉNALE

Sous le nom générique de *tuberculose rénale* nous n'étudierons pas seulement les tubercules du rein, mais l'ensemble des lésions que le bacille de Koch peut déterminer dans les reins, que ces lésions soient ou non histologiquement spécifiques. C'est à une telle conception large de la tuberculose rénale que nous portent en effet nos observations personnelles et l'ensemble des intéressants travaux qui ont été publiés à ce sujet dans ces dernières années.

HISTORIQUE

Sans remonter aux anciennes observations de Morgagni et de Baillie, non plus qu'à celles de Bayle qui se rapportent cependant à des cas très nets de tuberculose rénale, on peut dire que c'est Rayer qui décrivit le premier, d'une façon complète, les divers aspects que peuvent affecter les tubercules, quand ils se localisent sur les reins; il mit en relief les formes miliaire et caséeuse et sépara les cas dans lesquels la tuberculose est exclusivement rénale, de ceux dans lesquels elle envahit tout l'appareil uro-génital.

Les études ultérieures ne firent que confirmer, en les complétant, ces premières descriptions. Toutefois, il faut citer Rilliet et Barthez, qui étudièrent la tuberculose miliaire chez l'enfant et en tracèrent un tableau anatomo-clinique resté classique depuis lors; puis M. Lancereaux opposa la forme miliaire, qui, selon lui, était d'origine sanguine, à la forme caséeuse d'origine ascendante.

Depuis lors, les discussions étiologiques et pathogéniques ont été vives concernant la fréquence et même l'existence de l'une et l'autre forme, et tandis que les médecins, avec Brissaud, Cornil, Brault, Cohnheim, Lécorché, Cayla, Durand-Fardel, cherchaient à établir, en se basant sur la clinique et l'expérimentation, l'existence des infections tuberculeuses d'origine sanguine; de leur côté les chirurgiens, avec Verneuil, Le Dentu, Israël et surtout Guyon, soutenaient que l'invasion du rein se fait surtout par voie ascendante.

Les chirurgiens ne cantonnaient pas, d'ailleurs, leur activité à ces discussions sur la pathogénie des lésions rénales; les travaux de Guyon et de son élève Vigneron, les observations de Küster, Israël, Tuffier, Bazy, Albarran montraient les résultats que l'on peut espérer d'opérations pratiquées dans de bonnes conditions; par contre-coup, ces opérations nous renseignaient sur l'anatomie pathologique de la tuberculose rénale au début, et comme, en même temps, les chirurgiens, pour préciser autant que possible les indications opératoires, s'efforçaient d'appliquer les nouvelles méthodes d'exploration, afin de diagnostiquer l'état fonctionnel de chacun des reins, il n'est pas étonnant que la tuberculose rénale se trouve être une des maladies qui ont été le plus étudiées dans ces dernières années, au triple point de vue anatomique, clinique et thérapeutique.

Mais, en même temps que l'on acquérait toutes ces connaissances sur les tubercules du rein, on constatait qu'à l'autopsie des tuberculeux les reins présentent souvent des lésions qui ne sont pas histologiquement tuberculeuses, quoiqu'elles se soient produites sous l'influence de l'infection bacillaire (dégénérescence amyloïde, néphrite à prédominance épithéliale, néphrite scléreuse, etc.); aussi prit-on l'habitude d'opposer, dans les descriptions anatomo-cliniques, la « tuberculose rénale » ne comprenant que les lésions histologiquement tuberculeuses et le « rein des tuberculeux », rubrique sous laquelle on décrivait toutes les altérations rénales constatées au cours de la tuberculose et dans lesquelles M. Chauffard proposait naguère de distinguer deux formes principales : les *néphrites bacillaires* correspondant à ce que nous venons d'appeler *tuberculose rénale*, et les *néphrites par tuberculine*, comprenant toutes les lésions qui ne sont pas histologiquement tuberculeuses.

Cette division avait le mérite de séparer des affections distinctes anatomiquement et cliniquement, mais les recherches récentes ont prouvé que la théorie pathogénique consacrée par ces appellations n'est pas fondée. Les travaux de M. André Jousset, confirmés par ceux de MM. Léon Bernard et Salomon, ont montré que le bacille était toujours lui-même en cause pour produire la plupart des lésions et qu'il ne fallait pas conserver l'expression de *néphrite par tuberculine*, pas plus qu'on n'est en droit d'opposer l'expression de *rein des tuberculeux* à celle de *tuberculose rénale*, car la première expression, employée en opposition avec la seconde, laisserait supposer que le bacille de Koch n'est pas, dans tous les cas, l'agent directement pathogène.

Nos recherches personnelles concordent absolument avec les travaux de ces auteurs, et c'est pour cela que nous étudions sous le nom de *tuberculose rénale l'ensemble des lésions que peut produire le bacille de Koch dans le rein, que ces lésions portent ou non avec elles une signature histo-bactériologique.*

ÉTIOLOGIE

Il est classique d'enseigner que la tuberculose rénale est une localisation rare, et l'on cite la statistique des hôpitaux de Prague, montrant que sur 1317 adultes tuberculeux dont on a fait l'autopsie il n'y avait que 75 cas de lésions bacillaires du rein. Mais on n'envisage, dans cette statistique, que les tubercules du rein ; si au contraire on tenait compte de toutes les lésions que la tuberculose peut engendrer au niveau des reins, on arriverait à cette conclusion que la « tuberculose rénale », comprise dans le sens large que nous avons donné comme définition, est extrêmement fréquente. M. Jousset admet que sur 4 phtisiques il y en a au moins 3 qui ont des lésions rénales, et cela tient, selon lui, à ce que « le rein est un appareil voué spécialement à l'infection, parce qu'il est un organe dépurateur par excellence du sang et parce qu'il se trouve ainsi sur le passage des bacilles éliminés ».

La tuberculose rénale est donc secondaire. On la trouve consécutive, non seulement à la phtisie pulmonaire, mais encore aux tuberculoses osseuses, articulaires, etc. On la trouve fréquemment concomitante avec la tuberculose de la vessie et des organes génitaux : nous aurons à nous demander ultérieurement si cela signifie que, dans des cas semblables, la tuberculose rénale s'est produite par voie ascendante.

Le terme de ***tuberculose rénale primitive*** semble inexact au point de vue étiologique pur, car toute lésion tuberculeuse au niveau du rein est consécutive à l'introduction du bacille de Koch en un autre point de l'organisme. Mais, de même que l'adénopathie trachéo-bronchique tuberculeuse, quoique étant toujours secondaire, peut évoluer pour son propre compte indépendamment des lésions pulmonaires ou intestinales qui ont pu se cicatriser, de même les lésions tuberculeuses du rein, quoique secondaires, peuvent survivre à la lésion tuberculeuse parfois minime qui leur a donné naissance ; aussi doit-on conserver, en se plaçant au point de vue clinique et thérapeutique, le terme de *tuberculose primitive du rein* consacré par l'autorité de MM. Tuffier, Albarran, Pousson et l'excellente thèse de M. Laroche.

Ainsi donc, l'étiologie se borne à très peu de notions précises et pourrait être résumée en quelques mots de la façon suivante : toute lésion tuberculeuse d'un tissu quelconque de l'organisme peut provoquer une tuberculose secondaire du rein.

Mais ces lésions rénales sont très différentes selon les cas ; il nous faut donc envisager, sans aucune théorie doctrinale, comment se présentent ces altérations quand on les examine anatomiquement ; cela nous permettra d'en comprendre la pathogénie et d'établir une division clinique qui soit rationnelle.

ANATOMIE PATHOLOGIQUE ET PATHOGÉNIE

Si l'on envisage les différentes formes de lésions rénales que peut provoquer la tuberculose, sans se laisser conduire par une hypothèse pathogénique, on voit que ces altérations sont de deux ordres : les unes sont histologiquement tuberculeuses, les autres sont des lésions qui, dans leur ensemble, n'ont rien de spécifique, ce qui explique que l'on ait aussi longtemps discuté au sujet de leur nature.

I. — ANATOMIE PATHOLOGIQUE ET PATHOGÉNIE DES LÉSIONS HISTOLOGIQUEMENT TUBERCULEUSES

On peut constater, dans les reins, le tubercule aux différents stades de son évolution et nous croyons qu'il est judicieux de distinguer deux formes principales correspondant à la tuberculose miliaire et à la tuberculose infiltrée ulcéro-caséeuse.

1° La TUBERCULOSE MILIAIRE peut être observée — et c'est le cas le plus fréquent — à l'autopsie de malades morts de granulie généralisée ; mais, dans un certain nombre de faits, on a pu constater qu'elle était strictement localisée aux reins et même à un seul rein.

A. ***Au cours de la granulie*** on constate la tuberculose miliaire des reins telle qu'elle a été décrite par Rilliet et Barthez. Les deux reins sont seuls atteints parmi tous les organes qui constituent l'appareil uro-génital ; ils sont augmentés de volume et de poids et, quand on les sectionne par la coupe classique, on constate l'existence de granulations disséminées dans toute la substance rénale, aussi bien dans les pyramides qu'au niveau du cortex, mais avec une certaine prédominance cependant pour la substance corticale. Ces granulations sont tantôt grises, très fines et transparentes, tantôt plus grosses, blanches et même jaunes.

Histologiquement, on note que les tubercules miliaires sont disséminés le long des vaisseaux, sans aucun ordre « comme si l'organe avait été criblé de grains de plomb » ; ils siègent dans le tissu conjonctif péri-vasculaire, sur un segment de glomérule, ou dans un espace intertubulaire.

Leur structure est théoriquement celle de tout follicule tuberculeux avec sa cellule géante entourée d'une couronne de cellules épithélioïdes et de cellules lymphoïdes ; les bacilles de Koch peuvent assez facilement être décelés. *En réalité, il arrive très fréquemment que les granulations sont beaucoup moins typiques et qu'on ait des doutes sur leur diagnostic histologique, comme nous le dirons plus loin.*

Les tubes voisins des granulations présentent toujours des altérations plus ou moins marquées qui sont admises par tous les auteurs, et que M. Brault décrit de la façon suivante : « Quand un tube urinifère est envahi par les bacilles, les cellules, après une phase d'irritation très courte, se gonflent, deviennent vitreuses, puis caséeuses et forment ultérieurement une masse protoplasmique sans séparations distinctes, au centre de laquelle on trouve quelquefois des bacilles tuberculeux plus ou moins altérés. » Nous verrons ultérieurement le rôle que peuvent jouer ces altérations dans l'histogenèse du tubercule et dans la pathogénie d'ensemble de la tuberculose rénale.

B. A côté de cette forme de tuberculose miliaire des reins accompagnant la granulie, il faut signaler une ***forme localisée aux reins*** qui peut être bilatérale, comme avec M. Chauffard nous en avons publié un exemple chez un malade qui semblait atteint de néphrite subaiguë et à l'autopsie duquel nous avons trouvé une granulie rénale typique mais exclusivement limitée aux reins.

C. La ***tuberculose miliaire discrète unilatérale*** est beaucoup plus intéressante, car il s'agit là de formes que les chirurgiens opèrent avec succès à ce stade et qui, si on leur permettait d'évoluer, aboutiraient à la tuberculose ulcéro-caséeuse que nous décrirons plus bas.

Le rein ainsi lésé, placé sur la table d'amphithéâtre, ressemble, dans ces cas, aux reins précédemment décrits, mais M. Albarran fait remarquer que, sur le vivant, au moment de l'opération, les granulations sont très difficiles à voir à travers la capsule ; il faut — pour se mettre dans de bonnes conditions — comprimer le pédicule du rein et « fendre l'organe par son bord convexe ; on regarde attentivement pendant qu'avec le dos du bistouri on gratte légèrement la surface de coupe ; dans la surface rouge sombre du rein on peut alors distinguer quelques points plus pâles qui sont les tubercules ».

2° La TUBERCULOSE INFILTRÉE ULCÉRO-CASÉEUSE peut également se présenter sous différentes formes :

A. L'***infiltration nodulaire***, dans laquelle le rein, augmenté de volume, est souvent bosselé et laisse apercevoir, sur la surface de section, des masses gris jaunâtre arrondies, ramollies quelquefois sous forme d'abcès froid rénal et qui présentent histologiquement la structure des nodules caséeux.

B. ***Dans la forme caverneuse***, le rein, en partie détruit, se montre, à la coupe, creusé d'excavations multiples et anfractueuses, séparées les unes des autres par des travées de tissu rénal plus ou moins altéré. Dans chaque excavation ainsi formée, on trouve du pus d'abcès froid qui se vide par l'uretère.

Histologiquement, les parois des cavernes se composent, en général, de trois couches : l'une interne, formée de substance caséeuse ; une seconde, moyenne, constituée par des follicules tuberculeux typiques étouffés par du tissu fibreux ; une troisième, externe, où l'on trouve des tubes urinifères altérés, infiltrés de cellules embryonnaires et séparés par un tissu conjonctif hyperplasié et sclérosé par places.

Le bassinet et l'uretère sont presque constamment altérés dans cette forme : il s'agit quelquefois d'uretéro-pyélite simple sans modification de la forme ni du calibre de ces canaux ; d'autres fois, il y a dilatation du bassinet; parfois, au contraire, sténose de l'uretère qui peut commander une des formes qui nous restent à étudier.

C. L'***hydronéphrose tuberculeuse*** décrite par M. Tuffier ne diffère en rien des dilatations mécaniques du rein ; une coque fibreuse à cloisons incomplètes forme la paroi ; le contenu est un liquide légèrement citrin, absolument transparent, analogue en tous points à celui de l'hydronéphrose simple, mais contenant des bacilles de Koch que l'on peut déceler surtout par inoculation.

Les reins polykystiques tuberculeux, dont M. Klippel a donné la description, ne sont en somme que des hydronéphroses ayant plusieurs loges au lieu d'une seule comme dans le cas précédent.

D. La ***pyonéphrose tuberculeuse*** se trouve constituée quand il existe du pus dans les cavités précédemment décrites. Les recherches de M. Albarran ont montré que, le plus souvent, la formation de ce pus était liée à une infection secondaire.

E. La ***tuberculose massive*** décrite par M. Noël Hallé est caractérisée par ce fait que le rein n'est plus représenté que par une membrane mince et transparente, qui renferme une masse compacte assez comparable à du mastic de vitrier. Cette forme, assez rare, peut être due à une conglomération particulière des foyers caséeux, mais le plus souvent c'est la sténose de l'uretère qui a commandé ces modifications anatomiques.

Les lésions portent-elles sur les deux reins? — Dans la tuberculose miliaire les deux reins sont atteints, sauf en ce qui concerne la forme particulière que nous avons signalée.

Dans la tuberculose infiltrée, les lésions spécifiques sont souvent unilatérales, puisque, d'après une statistique de M. Albarran portant sur un très grand nombre de faits, la tuberculose n'affecterait les deux reins que dans 15 à 20 p. 100 des cas.

Mais dans les cas où les tubercules sont localisés à un seul rein, l'autre rein peut présenter des lésions qui, pour ne pas être spécifiques ou neuroscopiquement visibles, n'en mettent pas moins l'organe en mauvais état de fonctionnement.

En revanche, dans certains cas, quand un rein contient des tubercules, l'autre peut présenter le processus d'hypertrophie compensatrice qu'ont décrit M. Chauffard et M. Albarran.

On conçoit, dans ces conditions, combien en clinique il sera utile d'être renseigné sur l'état anatomique et fonctionnel de ces reins, avant de tenter une intervention chirurgicale.

Lésions de l'appareil uro-génital. — La *périnéphrite* est de règle dans la tuberculose rénale, sauf quand il s'agit de la forme miliaire. C'est, en général, une périnéphrite scléreuse ou lipomateuse ; quelquefois, cependant, il s'agit de véritables abcès froids pouvant fuser dans tous les sens, comme les autres phlegmons périnéphrétiques.

Les *ganglions* du hile et ceux de la chaîne lombaire sont très souvent transformés en masse caséeuse..

L'*uretère* se présente fréquemment sous la forme d'un cordon dur, irrégulier, à parois épaissies, ayant toutes les réactions histologiques des tissus tuberculeux.

La *vessie* et les *organes génitaux* sont souvent atteints, et c'est en raison de cette concomitance de lésions que certains auteurs ont soutenu l'origine ascendante de la tuberculose rénale. Mais, en restant exclusivement sur le terrain anatomo-pathologique, nous pouvons faire remarquer que les autopsies et surtout les interventions chirurgicales ont montré que, dans bien des cas, la vessie et les organes génitaux sont indemnes; il est donc nécessaire d'invoquer alors une autre pathogénie que l'infection ascendante, et nous allons voir d'ailleurs, tout à l'heure, que l'infection sanguine explique le plus grand nombre des cas observés.

La PATHOGÉNIE de ces lésions tuberculeuses histologiquement spécifiques ne donne plus lieu aux discussions qu'elle a soulevées naguère, quand les partisans de l'origine sanguine et de l'origine ascendante voulaient les uns et les autres soutenir leur théorie comme exclusive. A l'heure actuelle, tout en reconnaissant l'origine hématogène comme de beaucoup la plus fréquente, il ne faut pas nier, de parti pris, la possibilité d'autres voies d'infection.

A. L'***origine lymphatique*** de la tuberculose rénale peut être admise dans quelques cas très rares. Il en est, en effet, des observations très probantes, en particulier celles qui ont été publiées par Rayer, par M. Patoir et dans lesquelles il s'agissait de tuberculose rénale et péri-rénale consécutive à un mal de Pott de voisinage.

B. L'***origine ascendante*** n'est certainement pas aussi fréquente que l'ont soutenu certains auteurs ; toutefois sa possibilité est démontrée par des expériences et par des faits anatomo-cliniques.

M. Albarran a montré qu'il suffit de lier un uretère, et de pratiquer une injection de cultures tuberculeuses dans la partie du canal susjacente à la ligature, pour provoquer expérimentalement la tuberculose rénale. MM. Léon Bernard et Salomon viennent également de signaler qu'en associant la ligature uretérale à l'injection de bacilles de Koch dans le bassinet, on peut obtenir deux types de lésions : soit une pyélite tuberculeuse avec distension du bassinet, infiltration tuberculeuse et ulcération de ses parois, sans que pour cela le rein soit lésé ; soit une véritable pyonéphrose tuberculeuse.

Il existe une série de faits anatomo-cliniques qui montrent aussi la possibilité de l'infection tuberculeuse ascendante; nous n'en retiendrons qu'un ici, car il nous a semblé particulièrement probant. Il s'agit d'une pièce macroscopique présentée par M. Cottet à la Société anatomique : le malade avait présenté pendant sa vie des signes de tuberculose vésicale, puis de tuberculose rénale. A l'autopsie, on constata une anomalie des uretères qui étaient au nombre de trois, mais la tuberculose de la vessie n'existait qu'au niveau de deux d'entre eux; or le rein unique d'où partaient ces trois uretères n'était lésé que dans les parties correspondantes aux deux canaux dont l'embouchure était située en pleine lésion tuberculeuse, et ces lésions rénales étaient localisées exclusivement au sommet des pyramides.

Pour ces raisons, basées sur l'anatomie pathologique et l'expérimentation, nous pensons qu'on doit admettre la possibilité d'une infection tuberculeuse ascendante; mais nous ne la croyons pas fréquente, car il faut, pour la provoquer, des conditions anatomiques qui ne sont pas fréquemment réalisées.

C. L'***infection du rein par voie sanguine*** est donc, en quelque sorte, la règle, et, à l'époque encore récente où l'on mettait en doute cette pathogénie aujourd'hui évidente, on avait — pour la prouver — accumulé les preuves de tous ordres.

On faisait remarquer tout d'abord que, cliniquement, on constate fréquemment des cas de tuberculose rénale indépendante de toute tuberculose uro-génitale; la guérison du malade par néphrectomie, dans des cas semblables, suffirait seule à prouver que le danger était réellement au niveau du rein.

La constatation de tuberculose rénale survenant à la suite de lésions bacillaires siégeant dans des organes éloignés des reins (poumons, os, articulations, etc.) est encore une preuve de l'origine hématogène; la circulation sanguine peut, en effet, être seule invoquée, dans de tels cas, comme voie d'apport.

Anatomiquement, d'ailleurs, quand on examine des lésions au début, on peut voir, comme nous l'avons indiqué, que les granulations miliaires sont disséminées le long des artérioles.

Expérimentalement, sans doute, Vigneron avait eu des résultats négatifs; depuis lors MM. Borrel, Albarran, Laroche, etc., ont obtenu une série de constatations positives non discutables; mais il est juste de faire remarquer, avec M. Durand-Fardel, que bien souvent des cultures de bacilles de Koch injectées dans les veines s'éliminent par les glomérules sans provoquer de lésions. Cela nous explique les cas de bacillurie sans lésions dont nous parlerons en étudiant les faits cliniques, cela montre également que, si l'on veut obtenir des résultats positifs par l'expérimentation, il est bon de mettre le rein en moindre état de résistance par ligature de l'uretère (Albarran) ou par injection d'oxamide (Laroche).

L'*histogenèse du tubercule rénal* a été éclairée par ces expérimentations. Baumgarten, faisant des examens histologiques de reins d'animaux qu'il avait infectés par voie sanguine, était arrivé à cette conclusion que les cellules des tubes contournés jouent le plus grand rôle dans la production des tubercules miliaires.

Kostenich et Volkow tirent les mêmes conclusions d'examens faits après injections directes de la culture tuberculeuse dans le rein. Pour ces auteurs, les épithéliums des tubes contournés présentent d'abord des figures de karyokinèse, puis subissent ensuite la dégénérescence épithélioïde, et se modifient ultérieurement en certains points, pour former le follicule tuberculeux avec toutes ses parties constituantes.

M. Borrel reprit ces expériences : il injecta les cultures dans l'aorte et constata que l'invasion du rein se fait en deux étapes. Tout d'abord, c'est la *tuberculose rénale primitive* constituée de la façon suivante : les bacilles s'arrêtent au niveau des capillaires des glomérules, et alors il se produit un afflux considérable d'abord des leucocytes polynucléaires et ensuite des mononucléaires, qui englobent les bacilles et dégénèrent sur place pour former le follicule avec ses trois zones. Ces tubercules primitifs, dans lesquels il est toujours facile de constater des bacilles de Koch, siègent exclusivement dans la substance corticale.

Au bout de quelques jours, se produit la véritable *tuberculose granulique du rein*, dont M. Borrel a décrit les étapes de la façon suivante : les cellules lymphatiques, dont le nombre est très augmenté, s'accumulent dans les espaces lymphatiques des pyramides et se transforment sur place en cellules épithélioïdes. Ainsi se trouvent formés de nouveaux tubercules, mais qui diffèrent des premiers en raison de leur siège dans la substance médullaire et aussi parce qu'il est difficile d'y déceler des bacilles de Koch.

Dans cette description de M. Borrel, on voit que le rôle joué par les cellules épithéliales du rein, dans la formation des tubercules, est considéré comme nul. Il est juste de faire remarquer cependant que, si les lésions épithéliales n'interviennent pas dans la production du tubercule primitif, elles n'en sont pas moins toujours marquées. Dès le début les épithéliums qui entourent le tubercule sont altérés, nécrosés, pour la plupart, et peuvent être englobés ensuite dans le processus de caséification.

Ces lésions épithéliales ne manquent jamais dans tout rein tuberculeux : nous reviendrons un peu plus loin sur leur existence et sur leur nature, ce qui nous permettra d'arriver à une pathogénie rationnelle des autres formes de reins tuberculeux, que nous allons étudier maintenant.

II. — ANATOMIE PATHOLOGIQUE ET PATHOGÉNIE DES LÉSIONS QUI NE SONT PAS HISTOLOGIQUEMENT SPÉCIFIQUES

Si l'on étudie avec soin l'anatomie pathologique des reins de tous les tuberculeux dont on fait l'autopsie, alors même qu'on ne constate pas de lésions histologiquement tuberculeuses, on note toujours une série d'altérations qui peuvent affecter les différents types que nous avons décrits dans la première partie de ce manuel, sous le nom d'*inflammations non spécifiques*.

Dans les cas où les lésions sont le plus atténuées, on constate de la ***congestion simple***, avec ou sans extravasation sanguine (ancienne forme ecchymotique de Rayer). Ces faits anatomiques correspondent, sans doute, aux polyuries, si fréquemment observées chez les tuberculeux ayant ou non de l'albuminurie.

La ***diapédèse leucocytaire*** présente, selon M. Jousset, un plus grand intérêt, parce qu'elle se rapproche, dans bien des cas, de la structure du tubercule typique. Si dans certains cas, en effet, l'infiltration embryonnaire s'étale en nappes diffuses, dans d'autres elle s'ordonne en foyers confluents analogues aux nodules infectieux. Il est très difficile alors de savoir s'il s'agit d'îlots scléreux au début, ou d'une variété de tubercule. La réponse est d'autant plus difficile à donner, dit M. Jousset, que les tubercules les plus authentiques peuvent, spécialement dans le rein, restreindre leur structure à la couronne dite *lymphoïde* et aux bacilles, puisque, selon l'expression de M. Albarran, « la granulation tuberculeuse n'apparaît le plus souvent que comme un petit amas d'infiltrations embryonnaires; les bacilles eux-mêmes sont rares ». Cette difficulté que peut présenter l'interprétation histologique était intéressante à noter, car elle prouve, elle aussi, combien il était arbitraire de rejeter ces faits de la description d'ensemble de la tuberculose rénale.

Les ***lésions épithéliales*** sont très fréquemment observées ; mais, dans certains cas, leur dissémination et leur intensité sont telles que l'on peut dire, avec MM. Landouzy et Léon Bernard, qu'il s'agit d'une véritable néphrite parenchymateuse. Quand les lésions ont atteint le plus haut degré qu'ils ont décrit, on constate que le rein est très augmenté de volume ; sa surface de coupe est entièrement décolorée, sa consistance est molle ou grenue. Au microscope, on constate que pas un tube n'a pris les réactifs colorants, toutes les cellules sont dégénérées, sans contour, tombées en détritus à l'intérieur des tubes, qui sont remplis de cylindres granuleux.

Ces altérations cellulaires ne sont pas toujours aussi intenses ni aussi diffuses ; elles sont, en revanche, fréquemment associées à des altérations du tissu vasculo-conjonctif et surtout à la ***dégénérescence amyloïde*** qui manque rarement, quelle que soit la forme de néphrite constatée chez les tuberculeux.

Si l'amylose est généralisée, on se trouve en présence de la forme typique que nous avons décrite dans la première partie de l'ouvrage; mais nous nous sommes suffisamment expliqué à ce sujet, pour ne pas avoir besoin de redire que l'opposition qu'on a voulu admettre entre les lésions de dégénérescence amyloïde et celles de la néphrite épithéliale n'a plus de raison d'être, puisque le plus souvent l'amylose se surajoute à la néphrite et lui emprunte ses symptômes.

Il n'est pas douteux, cependant, que pour faire un examen anatomique complet, quand on étudie histologiquement le rein d'un tuberculeux, on devra toujours rechercher la réaction amyloïde par les procédés histologiques, et il est de règle que les résultats soient positifs, le plus souvent d'une façon discrète, il est vrai, mais quelquefois selon le mode diffus et généralisé.

Les **lésions scléreuses** des reins sont souvent notées aussi à l'autopsie des tuberculeux ; pour M. Gaucher, ce sont les plus fréquentes ; Bennett les considère comme étant un accident à prévoir chez les tuberculeux guéris, et M. Bernard pense que la tuberculose peut créer, comme d'autres maladies infectieuses, et à plus ou moins longue échéance, l'atrophie rénale totale ou partielle. M. Jousset résume de la façon suivante les descriptions qui en ont été données : « Les diverses descriptions histologiques nous montrent une cirrhose intertubulaire pure, affectant des sièges et des degrés divers, tantôt diffuse et légère, tantôt profonde, étreignant tubes et glomérules qui sont totalement détruits (glomérulo-tuberculose de Cornil et Brault), quelquefois enfin limitée, constituant les formes scléro-cicatricielles signalées par Dieulafoy, Bard, Le Dentu, Macaigne et Vauverts, etc. Enfin, elle peut être associée aux divers processus diapédétiques, comme l'a signalé Lacroix et comme nous l'avons maintes fois observé nous-même ».

ASSOCIATION DES DEUX ORDRES DE LÉSIONS. — La description anatomique que nous venons de donner des reins ayant les uns des lésions histologiquement tuberculeuses, les autres des altérations non histologiquement spécifiques et ressemblant aux congestions ou néphrites banales, n'épuise pas toute la série des faits constatés.

Il y a des cas, en effet, où le même rein présente, réunis, les deux types d'altérations.

Les exemples tout à fait nets de ce genre ont été décrits par M. Léon Bernard, sous le nom de **néphrite tuberculeuse folliculaire**. Dans ces cas, dit M. Bernard, les deux reins sont altérés assez également : ils sont un peu augmentés de volume et leur surface est plus ou moins jaunâtre ou violacée. A la coupe, le parenchyme apparaît bigarré ; les pyramides ont une teinte lilas ou vineuse, le cortex est plutôt décoloré, jaunâtre, opalin. Dans l'une comme dans l'autre substance, on voit quelques tubercules du volume d'un grain de mil à celui d'un pois, blanchâtres, incrustés dans le parenchyme. Histologiquement, on trouve d'une part des lésions épithéliales très prononcées, des altérations glomérulaires et, par places, une hyperplasie du tissu conjonctif;

d'autre part, on constate des follicules tuberculeux typiques, dans lesquels les cellules épithélioïdes sont prépondérantes et les cellules géantes très rares.

Si, partant de ces cas typiques, on examine de plus près les lésions rénales qui, au premier abord, ne semblaient pas histologiquement tuberculeuses, on constate qu'il est très fréquent de trouver, au milieu ou au pourtour des zones atteintes de néphrites épithéliales, des follicules tuberculeux plus ou moins typiques, dans lesquels on reconnaît des bacilles. D'autre part, si l'on examine histologiquement les reins qui présentent des follicules tuberculeux typiques, on constate que, autour des lésions histologiquement tuberculeuses, il y a des zones plus ou moins étendues de lésions épithéliales tout à fait comparables à celles que nous avons décrites dans les reins dont les lésions ne sont pas histologiquement spécifiques.

C'est le grand mérite de M. Jousset d'avoir montré l'existence de ces différentes lésions sur le même rein, et l'étude histologique qu'il a faite de ces cas est des plus probante.

De telle sorte que, en somme, si la division primordiale que nous avons établie reste vraie grossièrement, il est certain, en revanche, qu'en étudiant les détails histologiques on trouve presque toujours dans tout rein tuberculeux les deux sortes de lésions dont l'une peut être prédominante, mais n'est jamais exclusive ; cette notion va nous faciliter l'étude de la pathogénie, et c'est elle qui nous permet d'affirmer l'unité de tous ces cas — si disparates au premier abord — et de les classer tous sous le nom générique de *tuberculose rénale.*

La PATHOGÉNIE DES LÉSIONS NON SPÉCIFIQUES s'est bien éclaircie dans ces dernières années ; naguère, en effet, la production des lésions non spécifiques des reins n'était pas attribuée au bacille de Koch.

Pour Lécorché, de même que pour M. Le Noir, ces lésions devaient être attribuées à la fièvre, à des infections gastro-intestinales, à des auto-intoxications. On a également fait jouer un rôle aux infections secondaires à point de départ cavitaire, mais c'est surtout les **toxines tuberculeuses** que l'on a incriminées comme causes de ces néphrites, et M. Chauffard avait réuni une série de preuves paraissant très convaincantes pour montrer qu'il s'agit bien là de « néphrites par tuberculine ». Cette théorie était d'autant plus séduisante qu'elle semblait basée sur l'expérimentation et sur la clinique : MM. Grancher, Hippolyte Martin et Ledoux-Lebard, cherchant à pratiquer, sur des lapins, des vaccinations antituberculeuses avec des cultures atténuées de tuberculose, avaient produit des lésions rénales « allant depuis la congestion intense et diffuse du début jusqu'à l'atrophie mamelonnée et dure de la période ultime de la maladie ». Les résultats obtenus par MM. Arloing, Rodet et Courmont, MM. Dujardin-Beaumetz et Dubief, M. Carrière, M. Maffucci, furent analogues, puisque ces observateurs ont provoqué toutes les variétés de néphrites en injectant à des animaux les diverses tuberculines. Enfin, MM. Ramond et Hulot cherchèrent à éviter la cause d'erreur provenant de la glycérine qui, contenue dans la tuberculine, peut, à elle seule, léser le rein : ils introduisirent dans le péritoine de cobayes, des bacilles incarcérés dans des sacs de collodion, et ils obtinrent ainsi des lésions de l'épithélium des tubuli contorti.

De ces preuves expérimentales, M. Chauffard rapprochait des faits anatomo-cliniques « d'une précision très comparable à celle des recherches de laboratoire », et il rapportait un cas personnel très complètement étudié de néphrite provoquée chez un malade par une injection thérapeutique de tuberculine.

Malgré toutes ces preuves accumulées en faveur du rôle de la tuberculine comme cause de néphrite, les recherches plus récentes semblent avoir montré que c'est le bacille de Koch qu'il faut incriminer et non pas ses toxines solubles.

Tout d'abord, M. Jousset a fait remarquer, à juste titre, que la présence de la tuberculine dans les humeurs est loin d'être prouvée, et le simple fait que les tuberculeux réagissent si fortement à la tuberculine injectée à dose minime prouve l'inaccoutumance de ces sujets à ce poison.

D'autre part, MM. Arloing et Bancel ont acquis la certitude que, si l'organisme des tuberculeux renferme des substances toxiques, ces poisons n'ont qu'un rapport lointain avec les tuberculines dont on s'est servi dans les expérimentations.

Et d'ailleurs, même en admettant que la tuberculine existe en circulation dans l'organisme des tuberculeux, on ne peut pas soutenir, en se basant sur les expérimentations, que cette tuberculine soit capable de produire les lésions de néphrites constatées chez l'homme.

M. Léon Bernard a fait la critique des expérimentations déjà publiées, il en a fait de nouvelles avec M. Salomon et il arrive à cette conclusion qu'on n'observe, « tant avec la tuberculine de Koch qu'avec les sacs de collodion, que des altérations rénales extrêmement discrètes et qui ne peuvent être comparées aux profondes lésions de néphrite rencontrées chez les tuberculeux ».

Le ***rôle du bacille de Koch lui-même*** dans la production de ces néphrites ressort, en revanche, de toute une série de travaux récents, en particulier des constatations faites par M. Jousset sur des reins de tuberculeux et des expérimentations de MM. Léon Bernard et Salomon.

Nous avons déjà dit, à propos de l'anatomie pathologique, que l'on trouve dans tout rein tuberculeux les deux sortes de lésions (spécifique et non spécifique), et que c'est la connaissance de cette notion qui permet d'établir une pathogénie exacte.

Il nous faut voir maintenant comment on est arrivé à cette notion, et dans quel sens elle éclaire la pathogénie.

C'est M. Coffin qui, dès 1890, insista sur ce fait que si l'on porte ses regards en dehors de la granulation, on voit que le tissu cellulaire, ordinairement peu abondant dans la substance corticale, est hyperplasié et comprime plus ou moins fortement les tubes urinifères qui sont eux-mêmes atteints de dégénérescence granulo-graisseuse.

M. Albarran, appliquant à la tuberculose nodulaire ce que M. Coffin avait dit de la tuberculose granulique, insiste sur ce fait que « la néphrite toxique peut coexister avec la tuberculose rénale ».

M. Jousset constate, à son tour, que des lésions épithéliales identiques à celles de la néphrite parenchymateuse existent dans les reins granuliques et paraissent même spécialement s'ordonner autour des nodules spécifiques, et sa conclusion est la suivante : « En somme, coïncidence presque constante des lésions de néphrite et des tubercules ; ordonnancement méthodique de ces lésions autour des foyers tuberculeux : voici de fortes présomptions en faveur de la théorie bacillaire de ces néphrites. »

Mais, pour que la preuve soit complète, il fallait constater les faits inverses, à savoir la présence de lésions spécifiques dans ces reins atteints de lésions en apparence non spécifiques. C'est à ce second ordre de preuves tout à fait convaincantes que M. Jousset a apporté tous ses soins et il a envisagé successivement les néphrites épithéliale et interstitielle.

En ce qui concerne les néphrites épithéliales, il a constaté bien souvent, de place en place, des follicules tuberculeux plus ou moins typiques, mais qui auraient passé inaperçus si l'on n'avait pas fait des examens systématiques portant sur de très nombreuses coupes. Il est cependant un assez grand nombre de cas dans lesquels l'examen macroscopique et microscopique le plus soigneux ne parvient pas à déceler le moindre foyer infectieux. On trouve peut-être, de loin en loin, quelques amas leucocytaires, mal groupés, rappelant vaguement les formations nodulaires, et ne renfermant ni bacilles de Koch, ni cellules géantes, ni zone centrale en nécrobiose. Mais dans ces cas où l'examen histologique ne donnait que des résultats douteux ou franchement négatifs, M. Jousset a pu démontrer la présence du bacille de Koch, par des inoculations faites en prenant toutes les précautions scientifiques nécessaires.

Dans les cas où les tuberculeux présentent des reins atteints de néphrite scléreuse, la preuve de l'origine bacillaire est plus difficile à faire, et cependant Heyn, qui a examiné trente-sept reins granuleux trouvés à l'autopsie de tuberculeux, a trouvé « dans une proportion de 70 p. 100 des lésions tuberculeuses en activité ou à l'état de cicatrice ».

M. Jousset est arrivé à des résultats analogues et en tire la conclusion suivante : « Ainsi donc, néphrites parcellaires scléreuses et diapédétiques, néphrites scléro-cicatricielles, néphrites diffuses mixtes, néphrites atrophiques pures ont été, tout comme les néphrites épithéliales, tant par l'examen direct que par l'inoculation, reconnues appartenir à la tuberculose. Ce sont des bacilloses méconnues, atypiques du rein. »

Les expériences de MM. Léon Bernard et Salomon arrivent aux mêmes conclusions : en injectant le bacille de Koch dans les veines ou dans les artères, ils ont provoqué des lésions rénales complexes, « les unes ressortissant au follicule tuberculeux typique ou atypique, les autres se présentant comme des lésions de néphrite », et ils ont montré que les altérations qui ne sont pas histologiquement spécifiques sont causées, non par les toxines solubles, mais, comme le tubercule lui-même, par les poisons adhérents.

Expérimentalement, en effet, ils ont pu, avec ces poisons à action locale, reproduire toutes les lésions que nous avons décrites, aussi bien le tubercule avec ses diverses évolutions, que les lésions épithéliales et interstitielles.

L'expérimentation de MM. Léon Bernard et Salomon confirme donc d'une façon absolue les conceptions que M. Jousset avait basées sur l'étude anatomique et bactériologique, et nous pouvons en conclure que, même en se basant sur la pathogénie, il est impossible de séparer en deux groupes, comme on avait cherché à le faire, des lésions toxiques et des lésions bacillaires et qu'il faut nécessairement réunir toutes ces altérations sous le nom générique de *tuberculose rénale*.

ÉTUDE CLINIQUE

De même que le bacille de Koch peut produire des lésions rénales très différentes, de même en clinique les symptômes, très variables selon les cas, seront en rapport avec la qualité des lésions. Aussi faut-il nécessairement établir une division primordiale dans cette étude, et il nous semble judicieux d'étudier successivement : les modifications urinaires survenant chez les tuberculeux, mais ne répondant qu'à des lésions peu accentuées du rein ; les néphrites des tuberculeux, les différentes formes cliniques auxquelles donne lieu le développement des tubercules proprement dits dans le rein.

I. — MODIFICATIONS URINAIRES SANS LÉSIONS RÉNALES ACCENTUÉES

Nous réunissons dans ce chapitre les cas dans lesquels l'atteinte des reins ne se traduit que par un symptôme qui, à lui seul, ne suffit pas à faire affirmer ni une néphrite, ni l'existence d'un tubercule du rein. Si ces symptômes ne permettent pas de spécifier une lésion rénale, ils présentent cependant un grand intérêt, car ils peuvent, dans certaines conditions, permettre de dépister une tuberculose au début.

Nous étudierons successivement : la polyurie, la phosphaturie, l'albuminurie et la bacillurie simple sans lésions.

1° ***Polyurie***. — Nous n'envisagerons pas les cas où la polyurie constitue un symptôme de néphrite, n'ayant en vue ici que la polyurie simple des tuberculeux, telle qu'elle a été décrite par M. Albert Robin et par le professeur Teissier. Le début en est brusque et parfois fébrile, la fièvre annonçant alors l'éclosion de la tuberculose ; on constate souvent une polyurie abondante se maintenant habituellement à 2 ou 3 litres, mais pouvant atteindre 10 litres et même plus par vingt-quatre heures. L'examen clinique fait constater quelquefois de l'albumine et même un peu de sang, ou bien encore une grande quantité de phosphates, et toujours le coefficient de déminéralisation est très élevé. Toutefois, cette polyurie n'indique pas un pronostic grave, et M. Robin conseille de respecter cette voie d'élimination, lorsque les déperditions aqueuses n'épuisent pas le malade.

La pathogénie de cette polyurie est d'ailleurs assez complexe. Il est bien prouvé, en effet, qu'elle est liée à une congestion rénale provoquée par la tuberculose ; les faits de clinique humaine déposent en ce sens, et, de plus, MM. Robin et Benjamin, en étudiant la tuberculose du cheval, ont pu constater de la polyurie due à cette même cause. Mais il faut tenir compte en outre, chez l'homme, du terrain sur lequel évolue la tuberculose, car M. David a pu montrer des cas de polyuries pré-tuberculeuses qui étaient nettement liées à la névropathie, puisqu'on pouvait les modifier par la suggestion.

2° La ***phosphaturie*** peut s'observer en même temps que l'albuminurie chez les tuberculeux, et un grand nombre d'albuminuries phosphaturiques, décrites par M. Albert Robin, dépendent de la tuberculose.

Elle peut être quelquefois le seul symptôme anormal constaté par l'examen des urines : c'est alors un phénomène exclusivement du début de la tuberculose, comme le montrent les observations de M. Xavier Gouraud. Enfin, la phosphaturie peut s'accompagner de polyurie, de polydypsie, d'amaigrissement, de douleurs rhumatoïdes constituant le syndrome du diabète phosphaturique décrit par le professeur Teissier, et que l'on observe surtout comme symptôme prétuberculeux, mais parfois aussi à la période d'état dans les formes à marche rapide.

3° ***Albuminuries simples des tuberculeux***. — Sous ce nom, nous comprenons les cas dans lesquels le seul symptôme constaté par l'examen des urines est l'albuminurie, sans qu'on note en même temps d'autre signe de néphrite.

Il ne s'agit donc pas ici de l'albuminurie constatée dans les néphrites chroniques hydropigènes, dans la dégénérescence amyloïde ou dans la pyélo-néphrite des tuberculeux. Mais, ces cas éliminés, il reste encore toute une catégorie de faits d'albuminurie dont nous devons chercher à prouver la valeur pronostique.

Il nous faut distinguer, à ce point de vue, les faits d'albuminurie permanente et ceux dans lesquels l'albuminurie ne survient que comme un symptôme passager.

A. Les **faits d'albuminurie permanente** sont les plus rares. Nous en avons, pour notre compte, observé une série qui sont calqués, pour ainsi dire, sur le cas suivant publié antérieurement par M. Léon Bernard. Il s'agit d'une femme âgée de quarante-cinq ans, robuste, au visage coloré, qui ne se plaint que de dyspnée d'effort. En l'examinant, on lui découvre de l'infiltration des deux sommets avec commencement de ramollissement, et l'on apprend qu'ayant toujours toussé depuis l'enfance elle est sujette, depuis quatre ans, à des bronchites tous les hivers; malgré les signes évidents d'une tuberculose pulmonaire avancée, cette malade ne présente ni fièvre, ni sueurs, et elle a conservé son embonpoint, mais elle présente 1 gramme à $1^{gr},50$ d'albumine par jour. Jamais le phénomène n'a manqué depuis quatre ans, mais jamais il n'a coexisté aucun autre signe de néphrite, ni de troubles de la perméabilité rénale.

Ainsi donc, albuminurie dépassant 1 gramme, tel est le seul signe constaté chez la malade de M. Léon Bernard.

Les cas analogues que nous avons observés nous permettent de dire qu'il s'agit de la forme de *néphrite chronique* que nous avons dénommée *albumineuse simple*, plus grave, d'ailleurs, quand elle est d'origine tuberculeuse, car elle peut se compliquer d'hématuries ou évoluer vers l'une des autres formes de la tuberculose rénale.

B. Les **albuminuries passagères** peuvent survenir au cours des poussées aiguës de tuberculose, ce qui est la règle, ou dans le décours d'une tuberculose chronique. Les intéressantes recherches de M. Jousset ont montré que ces albuminuries sont causées par l'élimination des bacilles de Koch au niveau du rein : l'albuminurie est ainsi avec la bacillurie, dont nous allons parler, le meilleur signe de la bacillémie.

Dans certains cas, cette albuminurie, liée à la bacillurie, présente un type particulier décrit par le professeur Teissier sous le nom d'*albuminurie prétuberculeuse*. Il s'agit, en général, de jeunes gens issus de tuberculeux qui présentent une albuminurie intermittente à type matinal, s'accompagnant d'urines abondantes hypertoxiques et denses. En même temps que cette albuminurie apparaît, les malades pâlissent, s'affaiblissent et maigrissent, quoique ils n'aient encore aucun signe formel de tuberculose ; mais, à un moment donné, l'albuminurie cesse et alors se déclarent des signes de tuberculose pulmonaire qui évoluent sans répit et sans retour de l'albuminurie.

Il s'agit là d'un type clinique intéressant, mais il semble bien que l'élimination des bacilles soit la cause de l'albuminurie et qu'il n'y ait pas lieu de séparer ces cas des autres cas d'albuminuries dues à la bacillurie que nous allons étudier maintenant.

4° ***Bacillurie sans lésions rénales.*** — La bacillurie simple des tuberculeux, c'est-à-dire la bacillurie des malades exempts de complications rénales, a été étudiée par MM. Louis Fournier et Beaufumé qui recherchèrent les bacilles de Koch dans les urines par centrifugation suivie d'examen microscopique du culot coloré au Ziehl ; par MM. Foulerton et Hilier qui, ayant inoculé à des cobayes les urines de tuberculeux chroniques n'ayant pas de lésions tuberculeuses du rein, — comme l'autopsie le montra plus tard, — obtinrent six fois sur huit un résultat positif. Plus récemment M. Jousset a repris ces expériences en se servant d'une technique irréprochable ; il a vu que la bacillurie simple est fréquente au cours des phtisies pulmonaires aiguës, subaiguës ou chroniques. Il en a déduit cette loi clinique très intéressante, à savoir que « toute bacillurie suppose, quel que soit l'état anatomique du rein, l'existence, à un moment donné, d'une poussée bacillémique ». Sans doute, des recherches sont à poursuivre qui montreront si la solidarité entre la bacillémie et la bacillurie est réciproque et inverse, c'est-à-dire si les bacilles tuberculeux charriés par le sang sont forcément voués à une élimination rénale ; mais ce que les travaux de M. Jousset permettent dès maintenant d'affirmer, c'est que les bacilles de Koch sont fréquemment trouvés dans les urines, au cours de la tuberculose — même en dehors de toute lésion rénale évidente — et que leur constatation permet d'affirmer l'existence d'une bacillémie.

II. — LES NÉPHRITES TUBERCULEUSES.

En etudiant les néphrites en général, nous avons distingué, au point de vue clinique, les néphrites aiguës et les néphrites chroniques que nous avons divisées en trois groupes principaux, selon qu'elles sont albumineuses simples, hydropigènes ou urémigènes ; enfin, nous avons montré la parenté anatomique et clinique qu'il y avait entre la dégénérescence amyloïde et la néphrite chronique hydropigène.

Il nous serait possible de reprendre ici une à une la description de chacune de ces néphrites, car elles peuvent, les unes et les autres, être produites par la tuberculose ; nous nous contenterons de signaler les caractères spéciaux que présentent ces néphrites quand elles ont le bacille de Koch pour origine.

1° Les ***néphrites aiguës tuberculeuses*** sont plus fréquentes qu'on ne l'a signalé jusqu'alors, et nous avons pu, dans le cours de ces derniers mois, en constater et en suivre plusieurs cas. Il s'agit de sujets jeunes, en général, qui, brusquement, sont pris de douleurs lombaires accompagnées de bouffissure de la face, d'œdème des membres inférieurs et, si l'on examine leurs urines, on constate de l'albumine en quantité assez notable.

On porte alors, en présence de ces symptômes, le diagnostic de néphrite aiguë et, comme il est facile de prouver que le malade s'est exposé au froid, ou qu'il a eu une petite angine, ou qu'il a eu un état catarrhal pouvant être catalogué grippe, on établit assez facilement l'étiologie probable de la néphrite, et l'on néglige de penser à la tuberculose qui est en cause.

Certains caractères cliniques peuvent cependant faire songer à l'origine tuberculeuse ; c'est, d'une part, l'hématurie ; c'est, d'autre part, a polyurie qui est habituelle dans cette forme et qui manque dans la néphrite aiguë en général. Éclairé par ces symptômes grossiers, si l'on recherche l'existence d'une tuberculose viscérale, il est bien rare qu'on n'en décèle pas et, si l'on recherche les bacilles dans les urines, on les met facilement en relief par l'examen microscopique et l'inoculation.

Ces néphrites aiguës, d'origine tuberculeuse, ont un pronostic beaucoup plus grave que les néphrites aiguës en général ; aucun des six malades que nous avons observés n'a guéri complètement : deux sont morts de tuberculose généralisée ; un de tuberculose rénale bilatérale ; les trois qui vivent encore présentent de l'albuminurie permanente et l'un d'entre eux a tous les signes d'une néphrite hydropigène.

2° Les ***néphrites chroniques tuberculeuses*** peuvent être **albumineuses simples** ; ce sont les cas que nous avons étudiés en parlant de l'albuminurie des tuberculeux ; nous n'y reviendrons pas ici. Nous n'envisagerons donc que les néphrites chroniques hydropigènes en les rapprochant de la dégénérescence amyloïde, et les néphrites urémigènes.

Les **néphrites hydropigènes tuberculeuses** ont été bien mises en lumière par la description de MM. Landouzy et Léon Bernard. Il s'agit de malades chez lesquels on voit se développer, d'une façon subaiguë, tous les symptômes d'une néphrite chronique hydropigène telle que nous l'avons décrite plus haut, avec ses œdèmes multiples, son oligurie, sa grosse albuminurie, sa perméabilité rénale conservée ou même augmentée, etc.

Dans certains cas l'origine tuberculeuse de ces néphrites hydropigènes est facile à affirmer, quand il s'agit de sujets présentant une tuberculose avérée ; mais parfois, comme dans une observation que nous avons publiée avec M. Marcel Labbé, la tuberculose était larvée et il faut un examen clinique et bactériologique très complet pour la dépister.

Les faits semblables à celui-ci sont fréquents : ils prouvent que la néphrite hydropigène peut être le premier symptôme apparent d'une tuberculose larvée. Il faudra donc, dans tous les cas où une néphrite hydropigène n'a pas d'étiologie précise, suspecter la tuberculose et la rechercher par tous les moyens cliniques et bactériologiques.

Le diagnostic étiologique entraîne d'ailleurs avec lui un pronostic particulier, car nous sommes d'accord avec M. Léon Bernard pour admettre que la néphrite chronique hydropigène est plus grave quand elle est causée par la tuberculose : elle évolue en quelques mois vers la mort sans donner lieu à la phase dite *de sclérose secondaire* qui se constate dans les autres formes étiologiques, et peut prolonger de beaucoup la vie des malades.

La **dégénérescence amyloïde des tuberculeux** doit être rapprochée de cette forme de néphrite dont elle a les mêmes symptômes, la même évolution et le même pronostic. Notre avis est que, dans les deux cas, il y a néphrite hydropigène, mais que dans le second cas il se surajoute aux lésions de néphrite des altérations de dégénérescence amyloïde que l'on peut diagnostiquer surtout dans les faits où d'autres organes (intestin, foie, rate) sont aussi envahis. On constate alors le tableau que M. Brault a tracé de main de maître, et l'on peut dire avec lui que « lorsqu'un malade présente à la fois des œdèmes multiples, une albuminurie forte, une diarrhée séreuse incoercible, au cours d'une tuberculose pulmonaire chronique, cela équivaut à dire qu'il est atteint de dégénérescence amyloïde du rein ». Dans ces cas le pronostic sera encore plus grave et l'évolution se fera rapidement vers la cachexie et la mort.

La **néphrite chronique urémigène** à évolution lente peut, elle aussi, être observée chez les tuberculeux, quoique, dans bien des cas, son origine tuberculeuse soit plus difficile à affirmer.

Quoi qu'il en soit, il n'est pas douteux que l'on voit apparaître chez certains tuberculeux tous les signes d'une néphrite chronique à évolution lente, d'abord la série des petits signes, puis le syndrome urinaire et le syndrome cardio-artériel, enfin l'urémie confirmée.

C'est le tableau classique de la forme que nous avons appelée *néphrite chronique urémigène.*

Mais quand le processus est d'origine tuberculeuse il semble, comme pour les autres formes, qu'il donne lieu à quelques particularités cliniques.

C'est tout d'abord la tendance aux hématuries : c'est, d'ailleurs, un point commun à toute l'histoire clinique de la tuberculose rénale que cette tendance aux hémorragies. Et l'on peut se demander si ces néphrites chroniques hémorragiques, qui ont nécessité des opérations chirurgicales dirigées contre l'abondance de l'hématurie, ne sont pas bien souvent des néphrites chroniques tuberculeuses, comme certains cas étudiés par M. Georges Michaux sembleraient le prouver.

Une autre particularité clinique importante à considérer, dans l'étude clinique de ces néphrites urémigènes des tuberculeux, c'est la forme d'urémie qu'elles déterminent. MM. Pierre Teissier et Albert Cahen arrivent à cette conclusion, basée sur l'étude d'un grand nombre de cas, que l'urémie est rare chez les tuberculeux, parce que la tuberculose emporte le plus souvent les malades avant que les symptômes graves d'insuffisance rénale aient eu le temps de se produire.

Dans les cas où la lésion rénale évolue assez longtemps, les manifestations urémiques apparaissent sous la forme dyspnéique ou gastro-intestinale. D'ailleurs, il est à noter qu'une fois constituée, l'urémie des tuberculeux affecte le même type du commencement à la fin. Rarement il s'agit de troubles nerveux, et quand ils existent c'est, en général, le délire ou le coma, très exceptionnellement des convulsions, ce qui tient à ce que les tuberculeux présentent de l'hypotension artérielle et aussi à la diminution chez ces malades des sels de potassium qui sont des sels convulsivants.

III. — LES TUBERCULES DU REIN

Quand la lésion prédominante des reins est constituée par la présence de tubercules, les symptômes sont encore variables selon le volume des tubercules et leur évolution, d'où la nécessité de décrire séparément la *granulie rénale* à marche rapide, peu importante en clinique, et la tuberculose rénale chronique débutant par des follicules tuberculeux et pouvant aboutir au gros tubercule caséeux et à la caverne. C'est la forme que nous appellerons *tuberculose chronique*; elle comprend les cas les plus intéressants à connaître, car, en sachant les dépister dès le début, on peut guérir complètement les malades.

1° La GRANULIE RÉNALE peut donner lieu à des symptômes très atténués, à en juger, tout au moins, par les cas que nous avons personnellement observés.

Il arrivera fréquemment qu'à l'autopsie de malades morts de tuberculose granulique on trouve les deux reins farcis de granulations tuberculeuses et, cependant, pendant la vie, un seul symptôme aura été observé, l'albuminurie, sans qu'on ait noté d'autres modifications des urines ou de la perméabilité rénale.

Quelquefois, cependant, un certain degré d'hématurie viendra donner l'éveil. D'ailleurs, le plus souvent, il s'agit de malades ayant tous les symptômes d'infection généralisée qui caractérisent la maladie qu'Empis a isolée sous le nom de *granulie*; la localisation rénale ne commande ni n'aggrave le pronostic; toutefois, au point de vue clinique, les symptômes rénaux sont prédominants dans certains cas.

Plus caractéristiques sont les faits dans lesquels la localisation granulique est exclusivement rénale. Nous avons montré, avec

M. Chauffard, que, dans ces cas, l'évolution pouvait être celle d'une néphrite aiguë ou subaiguë, quoique la lésion prédominante fût la granulation. En pareil cas, la lésion du rein commande le pronostic, et seule la constatation du bacille de Koch dans les urines pendant la vie peut faire songer au diagnostic exact.

2° La TUBERCULOSE ULCÉRO-CASÉEUSE DU REIN présente une symptomatologie et une évolution que les chirurgiens nous ont bien fait connaître. Mais il s'en faut que le tableau morbide soit toujours le même; aussi peut-on dire, avec M. Tuffier, « qu'aucune affection rénale ne donne lieu à des accidents plus variés et n'est plus fertile en erreurs de diagnostic ».

En réalité, il nous faut distinguer deux périodes, l'une initiale, où les symptômes n'ont pas une valeur diagnostique, l'autre plus tardive, où il existe des signes permettant — presque à coup sûr — d'affirmer l'existence d'une tuberculose rénale.

Période de début. — Trois signes surtout peuvent exister à cette période initiale : douleurs, — hématuries, — pollakiurie.

1° L'**hématurie** est souvent le premier symptôme apparent ; c'est une hématurie survenant sans cause, et qui n'est modifiée ni par le repos, ni par aucun autre mode de traitement. Le plus souvent, elle disparait spontanément sans avoir entraîné de troubles graves de l'état général ; dans d'autres cas, au contraire, sa persistance, l'absence de tout autre symptôme ont fait songer à l'existence d'une hématurie essentielle, et, en raison de la persistance de l'hémorragie, on s'est cru autorisé à faire une néphrectomie qui, dans les cas publiés par MM. Routier, Pousson, Tuffier, etc., a montré que des granulations tuberculeuses étaient le point de départ de ces hématuries. M. Laroche a poursuivi de très intéressantes expérimentations à ce sujet ; il a montré que le premier effet de la présence du bacille tuberculeux dans les vaisseaux du rein est une congestion énorme du glomérule, congestion qui sera suivie promptement de ruptures vasculaires, d'abord peu abondantes, puis de plus en plus nombreuses à mesure que le bacille se répand dans le tissu rénal. D'après ses expériences, l'hématurie se produit toujours au cours de la tuberculisation du rein et, en clinique, « elle serait considérée comme constante, si elle était toujours recherchée avec soin ».

2° La **douleur** est également très fréquente ; sa valeur séméiologique a été bien mise en lumière par M. Tuffier. Elle consiste, généralement, en un simple endolorissement, une pesanteur lombaire unilatérale ou tout au moins prédominante d'un côté, irradiant vers le pli de l'aine, la vessie, la cuisse. Exagérée par la marche, calmée par le repos, elle éclate quelquefois sous forme de crises pouvant simuler la colique calculeuse et pouvant donner lieu alors à des erreurs de diagnostic.

3° La **pollakiurie** et la **cystalgie** sont quelquefois les premiers symptômes apparents, mais, comme il ne s'agit là que de phénomènes réflexes dont le point de départ est rénal, il est bien rare qu'il n'existe pas, d'une façon concomitante, des phénomènes douloureux au niveau des reins, apparaissant d'une façon spontanée, ou tout au moins très faciles à provoquer.

Quand ces symptômes de début existent, comme l'examen physique du rein ne donne aucun résultat positif, comme l'examen des urines n'apporte aucun renseignement, on conçoit combien le diagnostic peut être difficile.

Quand la pyélo-néphrite tuberculeuse est constituée, le tableau clinique est, en général, bien plus facile à interpréter.

1° Les **caractères des urines** acquièrent alors une importance considérable. Elles sont augmentées de quantité (2 litres à 3 litres en vingt-quatre heures). L'albumine est constante ; elle est particulièrement abondante quand un processus de néphrite s'ajoute aux tubercules proprement dits. La pyurie est presque constante. Les urines sont uniformément troubles à l'émission ; quand elles ont séjourné dans le bocal, elles laissent déposer un pus grumeleux, parsemé de stries sanguinolentes.

Le professeur Guyon insiste sur ce fait que *la pyurie est spontanée, durable et constante*. Ce dernier caractère peut manquer, car il peut se produire de la pyonéphrose intermittente dans la tuberculose, comme dans les autres formes de pyélo-néphrite que nous avons déjà étudiées.

L'examen complet du pus sera toujours très utile au point de vue du diagnostic : il est en général peu odorant, acide au moment de l'émission ; histologiquement on y trouve des globules de pus, des hématies, des cylindres ; l'examen bactériologique simple ne fait souvent trouver aucun microbe, ce qui déjà est en faveur de la nature tuberculeuse du pus qui sera encore mieux caractérisée par la constatation du bacille de Koch coloré au Ziehl ou par les résultats positifs de l'inoculation au cobaye.

2° L'**exploration rénale** donne, en général, des résultats positifs, mais peu caractéristiques ; la tumeur est, le plus souvent, régulière, lisse, tendue, indolente, mais tous ces caractères peuvent être en défaut. Le siège de la tumeur est également très variable ; le plus souvent elle reste lombaire, étant retenue par des adhérences de périnéphrite ; mais, dans certains cas, elle peut devenir abdominale et donner lieu alors, d'une façon typique, au ballottement rénal.

3° Les **symptômes vésicaux** mis en relief par le professeur Guyon sont beaucoup moins constants que les autres signes. Ils consistent en mictions douloureuses et fréquentes survenant en dehors de tout processus de cystite tuberculeuse. Plus importants sont les symptômes liés à l'uretéro-pyélite, donnant lieu aux points douloureux décrits par M. Bazy et dont nous avons montré toute l'importance en étudiant les pyélo-néphrites en général.

4° Les **symptômes généraux** peuvent faire défaut pendant une période assez longue, mais il est rare qu'ils n'apparaissent pas en même temps que la pyurie, donnant lieu à de la fièvre avec grandes oscillations, à un amaigrissement considérable, à une asthénie marquée, en somme à tous les symptômes de la tuberculose cavitaire.

L'**évolution** est très variable. D'une façon générale, cependant, on peut dire qu'elle est assez lente et que, selon l'expression de M. Tuffier, « la maladie rentre dans les tuberculoses chirurgicales à marche lente se rapprochant de la marche des arthrites tuberculeuses ».

La *guérison* est possible par transformation fibreuse du tubercule, comme l'ont montré de nombreuses observations et en particulier celles du professeur Dieulafoy et du professeur Le Dentu.

La guérison spontanée est cependant rare; mais heureusement, à l'heure actuelle, un diagnostic précoce permet une intervention faite à temps, qui donne alors une guérison définitive.

En dehors de ces cas heureux, l'évolution devient grave en général du fait des complications locales.

La *propagation de la tuberculose* se fait vers l'atmosphère périrénale et peut alors gagner la plèvre, plus rarement la colonne vertébrale, le psoas ou l'intestin. D'autre part, la vessie, les organes génitaux sont souvent envahis secondairement.

L'accroissement des lésions tuberculeuses provoque l'augmentation des symptômes généraux : l'apparition de la fièvre et des troubles digestifs constitue, à ce point de vue, un indice fâcheux qui annonce une évolution rapidement fatale.

Enfin, dans certains cas, *la tuberculose est généralisée* à tout l'organisme et les malades meurent de phtisie pulmonaire ou de granulie.

DIAGNOSTIC

Il peut être très difficile, dans un grand nombre de cas, d'affirmer l'existence de tubercules du rein, mais les difficultés varient selon qu'on a affaire à un tuberculeux avéré ou à une forme primitive (tout au moins en apparence) de tuberculose rénale.

A. ***S'il s'agit d'un tuberculeux avéré***, l'apparition de symptômes urinaires sera surveillée avec soin et permettra d'affirmer qu'il y a des lésions rénales.

Mais nous avons vu que la tuberculose rénale, envisagée dans son sens le plus large, comprenait des lésions très diverses. Aussi y aurat-il lieu, quand on constatera des troubles urinaires chez un tuberculeux, de différencier la néphrite simple ou la dégénérescence amyloïde, d'avec la tuberculose ulcéro-caséeuse du rein. On sera en droit d'affirmer cette dernière, quand le rein sera perceptible à la palpation et quand on constatera dans les urines du pus venant du rein et contenant des bacilles de Koch.

B. Les CAS DE TUBERCULOSE PRIMITIVE du rein sont beaucoup plus difficiles à dépister, en raison des formes cliniques variables que l'on peut constater, et à ce point de vue on peut discuter le diagnostic selon les cas où le symptôme dominant est l'hématurie, la douleur, la pyurie ou la tumeur rénale. La tuberculose reconnue, il faudra encore savoir si un seul rein est pris et, dans ce cas, préciser l'état fonctionnel de l'autre rein.

1° *S'agit-il d'une tuberculose rénale?* — La **forme hématurique** doit toujours faire penser à la tuberculose, étant donné que nous avons signalé la fréquence, sinon la constance de l'hématurie au début de la tuberculose rénale.

Mais encore faudra-t-il, avant toute affirmation savoir si l'hématurie est d'origine vésicale ou rénale et, cette dernière origine étant admise, éliminer le calcul, le néoplasme, la néphrite simple hématurique, en faisant la preuve de l'origine tuberculeuse par la recherche des bacilles de Koch (centrifugation, coloration au Ziehl, inoculation). Si ces examens étaient faits d'une façon systématique, on verrait que beaucoup d'hématuries cataloguées *essentielles* sont, en réalité, dues à l'éclosion de granulations tuberculeuses.

La **forme douloureuse** a pu faire croire à la lithiase rénale, et M. Tuffier, qui a insisté sur cette cause d'erreur, montre la difficulté du diagnostic. L'absence de lithiase urique antécédente, l'absence d'émission de gravier rouge après la crise, la présence de grumeaux épais sanguinolents, sont en faveur de la nature tuberculeuse ; mais seule une constatation bactériologique positive permettra un diagnostic précis.

La **forme pyurique** permet très rapidement e diagnostic de pyélonéphrite ; mais si le début des accidents a été douloureux, on conçoit qu'il est difficile, dans certains cas, d'éliminer la pyélo-néphrite calculeuse. Nous avons déjà indiqué cette difficulté de diagnostic et nous avons insisté sur la nécessité de rechercher la présence du bacille de Koch qui peut seul, dans certains cas, lever tous les doutes.

La **forme néoplasique** est constituée par les cas dans lesquels domine la constatation d'un rein volumineux ayant produit des hématuries et donnant lieu à un affaiblissement considérable de l'état général. On conçoit la difficulté qu'il y a à rejeter l'hypothèse d'un cancer, et c'est en se basant sur les caractères propres à la tumeur et à l'hématurie dans chacune de ces maladies, en tenant compte de l'existence de la pyurie, plus fréquente dans la tuberculose, ou d'un varicocèle, plus fréquent dans le cancer, en faisant des examens complets d'urine, qu'on pourra arriver à porter un diagnostic précis.

2° ***La tuberculose est-elle unilatérale et quel est le rein atteint?***— Cette partie du diagnostic, très délicate naguère encore, est, à l'heure actuelle, bien facilitée.

Il ne faudra pas, en effet, se borner aux constatations fournies par la douleur spontanée qui, en raison du réflexe réno-rénal, pourra siéger du côté opposé à la lésion rénale ; il ne faudra même pas accorder une valeur absolue aux sensations physiques quand le rein n'est pas très gros, car, comme l'ont montré MM. Chauffard et Albarran, quand un rein est atteint de tuberculose rénale, l'autre rein peut présenter de l'hypertrophie compensatrice et être, de ce fait, accessible à la palpation.

Beaucoup plus importante sera la recherche des points douloureux signalés par M. Bazy : nous les avons étudiés complètement lorsque nous avons envisagé les pyélo-néphrites en général, et nous avons montré leur grande valeur au point de vue du diagnostic de la localisation.

Certains chirurgiens préfèrent, comme moyens plus sûrs, la division intravésicale des urines ou le cathétérisme de l'uretère. Ce sont des moyens évidemment très précieux, mais qu'il faut savoir réserver aux cas où tous les autres moyens sont restés en défaut.

3° L'***étude des fonctions rénales*** sera très utile à faire, avant de songer à une intervention chirurgicale. M. Bazy, en se basant sur de nombreux cas, arrive à cette conclusion que les épreuves combinées du bleu de méthylène et de la phloridzine suffisent à donner tous les renseignements nécessaires au point de vue des indications opératoires. M. Albarran juge nécessaire le cathétérisme de l'uretère permettant de recueillir séparément l'urine de chacun des reins dont il étudie les fonctions par l'étude de la polyurie expérimentale. Selon lui, « l'examen fonctionnel des deux reins, s'ajoutant à toutes les autres ressources de la clinique courante, donne au diagnostic une précision plus grande et permet mieux de déterminer les indications opératoires », et il conclut que, grâce à ces précautions, « un opéré de néphrectomie ne doit plus mourir par insuffisance rénale ».

TRAITEMENT

Il y a des cas où l'intervention chirurgicale s'impose au cours de la tuberculose rénale : c'est toutes les fois qu'une hématurie abondante met les jours du malade en danger d'une façon immédiate, ou qu'une rétention purulente dans son rein provoque des accidents septiques menaçants.

En dehors de ces cas où l'intervention est urgente, elle est loin de s'imposer dans tous les cas. Il faut savoir cependant que, si l'on a pu diagnostiquer la tuberculose rénale ulcéro-caséeuse tout à fait au début, si les différentes explorations ont permis d'affirmer que cette tuberculose rénale est unilatérale et qu'elle est localisée au rein d'une façon exclusive, ou tout au moins prédominante, alors on est autorisé à pratiquer une néphrectomie si le rein non tuberculeux a un fonctionnement normal. On a obtenu, de cette façon, de très nombreuses guérisons qui se maintiennent à l'heure actuelle depuis de longues années.

Mais le plus souvent l'intervention chirurgicale est contre-indiquée parce que la tuberculose atteint les deux reins — ou que le poumon est en même temps très lésé — ou que les organes génito-urinaires sont atteints dans leur ensemble. Dans ces cas, il faut savoir se borner aux moyens médicaux qui permettent, d'une part, de combattre la douleur et l'hématurie par les moyens que nous avons envisagés à propos de la thérapeutique générale des néphrites ; d'autre part, d'enrayer la marche de la tuberculose, en faisant appel aux divers traitements généraux employés contre cette infection.

J. Castaigne.

SYPHILIS RÉNALE

Les manifestations de la syphilis sur le rein, bien qu'entourées encore aujourd'hui d'une certaine obscurité, ont donné naissance à une multitude de travaux de la part des anatomo-pathologistes et des cliniciens.

On ne connut d'abord et pendant longtemps que les seules néphropathies de la syphilis tertiaire. C'est à Rayer que revient le mérite de les avoir découvertes en 1840. Blackall, Wells et Gregory avaient bien avant lui noté les altérations des reins dans le cours de la syphilis, mais ils ne voyaient en elles que les effets dus à l'action du mercure employé pour le traitement de la maladie. Rayer n'hésita pas « à attribuer au moins en grande partie le développement de la maladie des reins à la cachexie vénérienne ». Mais les preuves manquaient. Rayer n'envisageait que « la possibilité d'une pareille action pathologique », et Guntz reprit bientôt la théorie de l'origine médicamenteuse des lésions ; Frerichs, sans nier complètement l'influence de la syphilis, pensait que la maladie de Bright n'était qu'une conséquence médiate et éloignée de cette affection, qui ne contribuerait à son développement que comme cachexie. Furbringer admet la possibilité d'une albuminurie légère par le traitement mercuriel, mais elle est moins fréquente et moins grave que celle des syphilis non traitées. Les travaux de Virchow, Cornil, Lancereaux fixent dans leurs grandes lignes les types anatomiques de la syphilis rénale ; les observations cliniques de Jaksch et Finger, Tungel, Barde, le mémoire de Mauriac, les statistiques de Bamberger et Wagner déterminent la physionomie clinique des altérations rénales de la syphilis ancienne.

La connaissance des néphrites secondaires est plus récente. C'est en 1867 que Perroud publie deux faits d'albuminurie *syphilitique précoce*, niée la même année par Béhier et Guiol. Celle-ci est étudiée ensuite avec grand soin par Jaccoud et Mauriac (1869), Descouts (1878), Drysdale (1879), Wagner (1880), Barthélemy (1881). Lécorché et Talamon l'admettent et la décrivent dans leur *Traité de l'albuminurie.* Negel et Cohadon en 1882 donnent des travaux d'ensemble sur la question, reprise dans un travail de Perroud et les thèses de Boukkeieff, Regnier, Theille et Rutten.

Le cadre de la syphilis rénale s'agrandit encore avec les recherches sur l'*hérédo-syphilis*. En 1870, Klebs, puis Bradley, Lancereaux, Parrot indiquent les manifestations rénales de la syphilis héréditaire précoce. Coupland, Lécorché et Talamon, Hutchinson démontrent la réalité de la syphilis rénale héréditaire tardive.

Nous citerons enfin les études très documentées de Dieulafoy, Chauffard, Brault, Darier, la revue générale de Delamarre, comme les travaux les plus récents et les plus complets sur la question.

Nous distinguerons, avec la plupart des auteurs, l'étude de la syphilis rénale en trois parties : la *syphilis rénale précoce ou secondaire*; la *syphilis rénale tertiaire ou tardive*; *l'hérédo-syphilis rénale*.

I. — SYPHILIS RÉNALE SECONDAIRE

ÉTIOLOGIE

La néphrite syphilitique secondaire est de beaucoup la manifestation la plus intéressante de la syphilis rénale. Elle n'en est pas du reste une détermination fréquente; Mauriac et Fournier la considèrent comme tout à fait rare.

Le fait dominant, c'est l'apparition de la maladie ***dès les premiers mois de l'infection syphilitique***, habituellement au bout de deux mois et demi à trois mois et demi, en pleine efflorescence des accidents secondaires. Mauriac signale un cas quatre semaines seulement après le chancre; sur 23 cas qu'il cite, la durée moyenne de l'incubation a été de six mois et demi. Ces manifestations rénales s'observent encore durant tout le cours de la période secondaire, soit les trois premières années de l'infection spécifique. Passé ce temps, il s'agirait plutôt de tertiarisme rénal.

On ne peut, de la nature ou de l'intensité des premiers accidents spécifiques, tirer aucune donnée étiologique sur le plus ou moins de probabilité de l'atteinte rénale. Les syphilis graves ou bénignes, traitées ou non soignées, peuvent également retentir sur cet organe.

Theille signale la plus grande rareté de la néphrite syphilitique chez la femme. L'influence de certaines causes prédisposantes, l'alcoolisme et surtout le froid, sont plus intéressantes à noter. Chauffard différencie la néphrite syphilitique provoquée par le froid de la néphrite *a frigore* chez un syphilitique secondaire.

Dieulafoy, sans nier absolument la néphrite *a frigore*, pense que bien des néphrites ainsi cataloguées ne sont que des manifestations d'une syphilis précoce. Mauriac signale comme caractère important de la nature syphilitique de l'affection l'absence, dans les antécédents du malade, de toute cause étiologique autre que la syphilis.

Certains auteurs décrivent des ***néphrites parasyphilitiques*** au cours de la période secondaire. La syphilis n'agirait qu'indirectement, par l'intermédiaire des lésions cutanées qu'elle provoque. Celles-ci pourraient, par leur étendue, entraîner une perturbation des fonctions éliminatrices de la surface externe ou, par leur perte de substance, constituer autant de voies ouvertes aux infections secondaires banales (Delamarre).

ANATOMIE PATHOLOGIQUE

Dans toutes les observations de néphrite syphilitique secondaire, les ***lésions macroscopiques*** sont à peu près identiques. L'affection, comme Dieulafoy le fait remarquer, est presque constamment *bilatérale.* Les reins sont volumineux, leur poids varie entre 200 à 300 grammes; ils sont donc notablement hypertrophiés et leur aspect est celui du gros rein blanc ; leur coloration peut être gris blanchâtre, et même gris rouge sombre, plus ou moins tachetée. Sur cette coloration se détachent souvent des réseaux vasculaires très congestionnés, formant à la surface des reins des étoiles de Verheyen fort accentuées. La décortication se fait ordinairement facilement. L'organe semble plus dur, plus consistant sous le doigt qui le presse.

A la coupe, on constate que la substance corticale est fortement épaissie ; tout le tissu rénal a un aspect homogène gris pâle ; souvent même, on distingue mal l'une de l'autre les deux substances corticale et médullaire (Chauffard et Gouraud).

Les ***lésions histologiques*** sont plus complexes. Les observations où elles sont relatées avec soin ne sont pas très nombreuses. Nous ne retiendrons que les descriptions de Brault, Darier et Hudelot, Étienne, Dœderlin, Dieulafoy, Chauffard et Gouraud. On peut, d'une façon générale, admettre qu'il s'agit de *néphrites diffuses*, mais les lésions peuvent prédominer au niveau de l'épithélium, ou bien, au contraire, se localiser de préférence sur les vaisseaux et le glomérule et s'étendre même au tissu conjonctif; dans ce dernier cas, la marche de l'affection a été plus lente ; le virus, doué d'une toxicité probablement moindre, graduant ses effets, n'a pas altéré le parenchyme glandulaire de façon aussi brusque et massive ; il ne s'agirait donc là simplement que d'une question de quantité et de qualité de l'agent nocif. Nous décrirons cependant, pour plus de clarté, ces deux types séparément : néphrites à lésions épithéliales prédominantes, glomérulites avec altérations vasculaires et interstitielles.

1° NÉPHRITES A LÉSIONS ÉPITHÉLIALES PRÉDOMINANTES. — On peut dans ce cas reconnaître deux variétés :

a. ***Néphrite hypertoxique à lésions massives.*** — Le type de ces néphrites est celui rapporté par A. Chauffard et F.-X. Gouraud.

Nous avons pu dans ce cas, grâce à ces auteurs, pratiquer des coupes histologiques du rein, dans des circonstances particulièrement favorables, en usant de notre technique spéciale, ce qui nous a permis d'étudier les lésions fines de l'épithélium, en faisant abstraction de toute altération tant cadavérique que de fixation.

Ce qui frappe au premier abord, c'est que tous les **tubes contournés** des reins sont lésés, et il est impossible de retrouver sur la coupe aucun point où l'épithélium est normal, ce qui est très rare dans les lésions du parenchyme rénal où les altérations sont le plus souvent parcellaires. Tous les tubes contournés et beaucoup de tubes droits ont leur lumière fortement élargie et presque remplie d'un coagulum protéique, homogène, coloré en rose par l'éosine, ne contenant pas de graisse, et qui paraît être « dû à l'accumulation de l'urine pendant les derniers jours d'anurie, urine dont l'albumine s'est coagulée » (A. Chauffard et F.-X. Gouraud). Dans aucun tube on ne retrouve de bordure en brosse complète ; au niveau de quelques cellules on relève des traces nettes de la brosse, mais celle-ci est toujours incomplète et fortement dilacérée. Quant aux lésions de l'épithélium, elles correspondent assez bien au troisième degré de la cytolyse protoplasmique que nous avons décrite avec Castaigne ; les cellules sont réduites dans beaucoup de tubes à l'état d'une bande granuleuse plus ou moins déchiquetée, vacuolisée, adhérente à la membrane basale. A un faible grossissement, l'épithélium semble aminci, formé de cellules plates ayant à peine l'épaisseur du noyau ; mais à un fort grossissement on reconnaît qu'il ne s'agit là que d'abrasion cellulaire.

Les **glomérules** ne sont pas congestionnés, le bouquet vasculaire est refoulé par le même exsudat protéique que celui signalé dans les tubes et remplit la moitié de la capsule de Bowmann.

Les **artères** présentent un léger degré d'endartérite et de périartérite. Enfin, on constate un œdème intertubulaire intense, œdème lâche, parsemé de nombreuses cellules embryonnaires ; celles-ci infiltrent en totalité le rein, mais ne forment nulle part d'îlot infectieux.

b. ***Néphrites parcellaires.*** — Les lésions peuvent ici se localiser exclusivement au niveau des tubes contournés (Dieulafoy) ; ceux-ci sont inégalement atteints, les plus malades étant réunis par groupes de cinq ou six (Darier) : le protoplasma vacuolisé est infiltré de grumeaux graisseux surtout à la base des cellules, et, par places, tout à fait dégénéré ; des débris cellulaires encombrent la lumière de certains tubes qui, dilatés, contiennent des exsudats colloïdes ou granuleux abondants ; quelques tubes droits sont altérés.

Les glomérules, les artérioles sont intacts ; le tissu interstitiel de la substance corticale est aussi sain que celui de la substance pyramidale. La lésion semble donc purement *épithéliale* (Dieulafoy).

D'autres fois, formant pour ainsi dire des cas de transition avec les formes que nous allons décrire plus loin, on constate des lésions de glomérulite, des traînées de cellules rondes, parfois des petits foyers d'hémorragie (Darier et Hudelo).

2° GLOMÉRULITE AVEC LÉSIONS VASCULAIRES ET INTERSTITIELLES.

— Cette forme a été décrite tout au long par Brault. Les lésions les plus importantes portent sur les glomérules et les artérioles. Les anses des vaisseaux glomérulaires présentent un épaississement notable avec abondante prolifération des cellules de leur revêtement externe. Les cellules de la capsule de Bowmann sont disposées sans ordre, nombreuses et pressées les unes contre les autres, renfermant, pour beaucoup d'entre elles, des granulations graisseuses. Un grand nombre d'artérioles présentent des lésions d'endartérite.

Enfin, dans la substance corticale, autour des artères, et de place en place entre les tubes, on trouve des traînées de cellules lymphatiques rejoignant des amas leucocytiques situés au-dessous de la capsule d'enveloppe ; le tissu conjonctif de la pyramide est infiltré de cellules et épaissi. Autour des capsules de Bowmann, séparant les tubes atrophiés, on retrouve des tractus de tissu conjonctif. Dœderlin a, dans un cas, signalé des lésions qu'il considère comme spécifiques, consistant en des amas de cellules embryonnaires disposés dans les mailles du tissu conjonctif et qui ne seraient pour lui que des gommes jeunes en voie de développement.

Les tubes contournés et collecteurs dilatés contiennent des exsudats abondants ; leur épithélium est infiltré de graisse à leur région basale.

Certaines de ces formes de néphrite subaiguë secondaire montrent bien l'évolution des lésions vers la phase de néphrite interstitielle chronique avec atrophie trabéculaire et sclérose interstitielle.

Les autres organes peuvent être également lésés : le foie est souvent pâle, augmenté de volume ; le microscope y montre une légère stéatose périlobulaire ; le cœur peut être mou, son ventricule gauche hypertrophié ; les poumons sont, dans les cas sérieux, fortement splénisés ; l'intestin a été retrouvé fortement congestionné (Chauffard et Gouraud).

Nous pourrions décrire au cours de la syphilis secondaire les lésions de la néphrite chronique ; celle-ci peut, en effet, se rencontrer à la période terminale de la syphilis secondaire ; nous nous réservons d'exposer ces altérations lorsque nous étudierons la néphrite tertiaire ou tardive. Elles peuvent, en effet, être souvent considérées comme l'aboutissant des néphrites subaiguës de la période secondaire.

SYMPTOMES

La néphrite syphilitique secondaire se présente le plus souvent avec le tableau clinique de la néphrite scarlatineuse ; elle rentre donc, comme celle-ci, dans la classe des néphrites aiguës. Elle se différencie cependant par un certain nombre de symptômes cliniques qui permettent ordinairement de la reconnaître assez facilement ; c'est surtout sur ces caractères particuliers que nous insisterons.

Un des faits dominants, c'est l'*apparition de la maladie en pleine efflorescence d'accidents secondaires* : éclosion des plaques muqueuses, de la roséole, d'éruptions papulo-squameuses. Brault et Chauffard ont remarqué, dans certains cas, la coïncidence de lésions cutanées étendues et rebelles, ainsi qu'une recrudescence de l'albuminurie à chaque nouvelle poussée éruptive.

Le ***début*** peut être précédé de *prodromes* : malaise, fatigue, lassitude générale avec légère élévation de la température et douleurs lombaires. Le plus souvent les symptômes apparaissent d'une façon inattendue. C'est brusquement que les malades s'aperçoivent que certaines parties de leur corps sont infiltrées.

L'œdème est en effet très souvent le premier symptôme de l'affection et il possède de suite une grande tendance à se généraliser. Limité aux paupières ou à la face, il gagne rapidement les membres inférieurs, le scrotum, remonte vers les lombes, le thorax, provoque de l'anasarque considérable et de l'infiltration viscérale : œdème pulmonaire, épanchement des séreuses, de la plèvre et du péritoine (Mauriac, Dieulafoy, Gastou, Horteloup et Wickham, Fournier et Hudelo, Wagner, Jaccoud).

Souvent l'œdeme disparaît secondairement au niveau du visage et le facies du malade est caractéristique : c'est celui des grandes infections ou intoxications : teint pâle, les yeux excavés, les traits tirés.

En même temps que cette anasarque on constate des troubles très importants du côté des ***urines***. Les mictions sont très espacées, parfois un peu douloureuses, jamais très abondantes. On voit, en l'espace de dix jours, la quantité totale des urines tomber de 1 500 grammes à 5 ou 600 grammes ; l'anurie peut même être complète. Dans l'observation de Chauffard et Gouraud, elle précéda la mort de quatre jours.

Ces urines rares sont de densité élevée, souvent sanglantes ou brunâtres.

Elles contiennent des **quantités considérables d'albumine**, et ce point n'est pas un des caractères les moins importants de la néphrite syphilitique secondaire. C'est en effet, parmi toutes les néphrites aiguës, celle qui *entraîne les plus grosses doses d'albumine*. Les chiffres de 15 à 30 grammes par litre sont communs (Siredey, Dieulafoy, Horteloup et Wickham). Chantemesse signale 52 grammes par litre, Chauffard et Gouraud 55 grammes, Fournier et Brouardel, Descouts, 110 grammes.

Cette albumine pourrait être exclusivement de la globuline (Delamarre). Dans le cas de Chauffard et Gouraud elle présentait toutes les réactions de la sérine.

L'étude chimique des urines montre une diminution de l'urée ; l'examen histologique permet de retrouver des globules rouges, des cylindres urinaires hématiques, épithéliaux et surtout granuleux, les seuls du reste présentant une importance diagnostique.

L'examen des fonctions rénales montre des troubles importants dans l'élimination urinaire. La cryoscopie (Chauffard et Gouraud) dénote dans un cas une élaboration moléculaire totale très insuffisante, ainsi que le schéma de l'imperméabilité des épithéliums $\frac{\Delta}{\delta}$ très élevé. L'épreuve du bleu de méthylène n'aurait dévoilé aucune modification du rythme normal (Widal et Bernard). Chauffard et Gouraud ont signalé, par contre, un retard très notable dans l'élimination de la matière colorante avec une prolongation de durée de celle-ci, et ils insistent sur ce phénomène de l'imperméabilité rénale, si rare au cours des néphrites aiguës.

En dehors de ces deux grands signes : *œdème généralisé* et *albuminurie considérable*, les autres symptômes peuvent se trouver très réduits.

Assez fréquemment on note des troubles gastro-intestinaux, vomissements répétés, verdâtres, parfois porracés, météorisme abdominal, diarrhée verdâtre et même sanglante. Par contre, les troubles nerveux, céphalalgie, délire, sont plus rares. Les phénomènes oculaires sont exceptionnels, les douleurs lombaires font souvent défaut. Il peut exister de la dyspnée avec angoisse, des sensations de doigt mort, des bourdonnements d'oreille.

Les signes physiques sont habituellement nuls, à part les symptômes d'œdème viscéral et d'épanchement dans les cavités, des râles fins à la base du poumon ; l'absence de bruit de galop, d'hypertrophie ventriculaire et d'hypertension artérielle est de règle.

L'élévation de température est inconstante et, lorsqu'elle existe, ne dépasse guère 38° à 39° ; on peut noter pendant longtemps un état général satisfaisant. Dans les cas graves, cependant, l'asthénie et la courbature sont très marquées en même temps que l'amaigrissement, souvent difficile à constater à cause de l'œdème, fait de rapides progrès.

MARCHE. — TERMINAISON. — COMPLICATIONS. — La néphrite syphilitique a une **évolution continue et rapide**. Lorsque la mort survient, c'est le plus souvent au milieu de symptômes d'urémie gastro-intestinale. Le malade succombe infiltré de partout, dyspnéique avec de l'anurie, des vomissements porracés, de la diarrhée profuse. D'autres fois, mais beaucoup plus rarement, l'urémie nerveuse (Dieulafoy) termine la scène et le patient succombe dans le coma en deux ou trois semaines.

Mauriac insiste sur la possibilité d'une syphilose cérébrale ; celle-ci, cependant, occasionne rarement la forme comateuse qui paraît être sous la dépendance de l'intoxication rénale. Dans plusieurs cas la mort fut occasionnée par un érysipèle (Perroud, Dieulafoy, Chantemesse) ou une lymphangite. Darier signale l'asystolie, l'œdème glottique.

Mais la mort est loin d'être la seule terminaison de la néphrite syphilitique secondaire, les cas de ***guérison*** sont fréquents lorsque la médication spécifique est prescrite à temps. Les résultats de celle-ci sont des plus manifestes; on voit très rapidement l'œdème diminuer ainsi que l'albuminurie et l'on se trouve en présence de guérison complète de néphrite aiguë grave en l'espace de quinze jours (Dieulafoy), cinq semaines (Horteloup, Hegel, Lécorché et Talamon), deux mois (Chauffard), quatre mois. L'administration du mercure donne, comme le signale Mauriac, fréquemment lieu, dans les néphropathies, à une salivation interminable.

La guérison, au lieu d'être **complète**, peut n'être que **relative**.

L'albumine peut persister dans l'urine pendant très longtemps, en l'absence de tout autre symptôme. D'autres fois on note une série d'améliorations et de rechutes, l'anasarque finissant par disparaître tandis que l'albuminurie subsiste. Dans quelques cas, enfin, l'anasarque peut exister encore, ainsi que l'albuminurie, au neuvième mois de la localisation rénale. Ces formes de néphrite à évolution prolongée sont d'un pronostic toujours grave ; elles servent de type de transition entre les néphrites aiguës de la période secondaire et les néphrites chroniques des vieux syphilitiques.

FORMES CLINIQUES. — La néphrite syphilitique, telle que nous l'avons décrite plus haut, est la forme la plus typique sinon la plus fréquente. Il en existe d'autres variétés d'après l'intensité des symptômes.

Forme bénigne précoce. — Fournier met en doute l'existence de cette forme latente. Il s'agit d'une néphrite tellement légère qu'elle passe pour ainsi dire inaperçue; elle apparaît dans les premiers mois de l'infection, mais sans bruit, sans accident. L'albuminurie et les cylindres urinaires sont presque les seules manifestations de la lésion. On constate 10 à 30 centigrammes d'albumine par jour. Il existe une légère bouffissure de la face ou des paupières le matin au réveil, parfois un peu d'œdème malléolaire, mais cette infiltration n'est jamais généralisée. Cette néphrite atténuée peut s'améliorer sans traitement spécifique, mais souvent, grâce à lui, son évolution est abrégée. Elle doit être combattue avec prudence par le traitement antisyphilitique et surveillée de près, car elle guérit souvent du premier coup; elle récidive parfois sous une forme grave; elle est donc importante à connaître.

Forme grave suraiguë. — Il existe une forme de néphrite syphilitique secondaire dans laquelle le traitement syphilitique est impuissant, bien que prescrit précocement. Chauffard et Gouraud comparent cette forme à celle de l'ictère grave syphilitique où les phénomènes ne subissent aucune amélioration malgré une médication mercurielle intensive. Il s'agirait là de lésions nécrotiques d'emblée qui, par leur généralisation et leur nocivité immédiates, ne laissent pas à la régénération cellulaire le temps de se produire.

La mort survient en trois semaines, au milieu de phénomènes anuriques et d'urémie gastro-intestinale.

On peut rapprocher de cette forme grave, où le traitement est sans action, celle où il est mal toléré et où l'albumine persiste indéfiniment.

Forme subaiguë. — Certains auteurs (Theille) décrivent cette forme comme autonome. Il s'agit de malades pâles, anémiques, présentant, en dehors de l'œdème, qui est peu marqué, tous les symptômes précédents, mais dont l'affection évolue plus lentement et peut se terminer par la mort à plus ou moins longue échéance. Ce sont le plus souvent des néphrites aiguës à marche traînante et prolongée.

Forme hémoglobinurique. — Cette forme, signalée par Murri, est plus intéressante ; bien que, le plus habituellement, il s'agisse de vieux syphilitiques, l'auteur italien a pu retrouver des cas d'hémoglobinurie paroxystique existant concurremment avec des manifestations secondaires.

PRONOSTIC. — Le pronostic doit toujours être réservé. La néphrite syphilitique secondaire peut guérir complètement, même sans traitement (Mauriac) ; cependant, celui-ci devra toujours être institué pour parer à l'éventualité de complications fréquentes, même dans les cas bénins. On se souviendra que le traitement mercuriel peut être sans effet, ou bien mal supporté. La prolongation de l'albuminurie doit faire craindre de voir succéder à une néphrite secondaire une des variétés de la syphilis tertiaire rénale.

DIAGNOSTIC

On portera avec certitude le diagnostic de néphrite syphilitique secondaire, lorsque l'affection surviendra chez un individu jeune, ne possédant aucune tare étiologique rénale, et présentant une éruption de syphilides secondaires ; ce diagnostic sera confirmé, du reste, par l'action du traitement spécifique.

Malheureusement, l'usage de ce dernier n'est pas inoffensif au cours d'une néphrite aiguë quelconque, et on comprendra combien le médecin devra hésiter avant de prescrire l'usage du mercure dont l'effet serait déplorable dans une affection rénale de toute autre cause.

Il faudra cependant faire un diagnostic précoce, car l'indication thérapeutique est formelle.

On pourrait, dans certains cas, douter de l'influence directe de la syphilis lorsqu'il existe dans les antécédents du patient des maladies infectieuses, aiguës ou chroniques ; cependant, en présence d'une néphrite survenant en pleine roséole, on devra toujours songer à une lésion spécifique du rein. Frerichs, Delamarre décrivent des néphrites parasyphilitiques chez des syphilitiques ; seule l'influence du traitement permettra de les différencier des néphrites exclusivement spécifiques.

En l'absence de toute notion étiologique de syphilis, l'abondance considérable de l'albumine, l'intensité des œdèmes et la non-existence de maladie infectieuse dans les antécédents, l'âge peu avancé du malade, la prolongation de l'albuminurie malgré un traitement sérieux, doivent éveiller l'attention du médecin et l'autoriser à tenter le traitement mercuriel.

II. — SYPHILIS TERTIAIRE DU REIN

ÉTIOLOGIE

La localisation rénale débute à un âge très variable de la syphilis, survenant plusieurs années, dix, vingt, trente ans après le chancre.

Mauriac considère les néphropathies tardives comme moins rares que les néphropathies précoces. Quant à leur fréquence absolue, elle paraît n'être pas très grande. Mauriac leur assigne le cinquième ou le sixième rang parmi les lésions tertiaires ; elles viennent bien loin après les affections cutanées et osseuses, les affections génitales, les encéphalo-myélopathies et même les affections hépatiques. Engel admet que, sur 16 cas de mal de Bright, il y en aurait 6 qui dépendraient d'une syphilis invétérée. Cette proportion est certainement trop forte. Bamberger, sur 2430 autopsies de mal de Bright, attribue 49 cas à la syphilis.

Il est souvent bien difficile de faire la part exacte de la syphilis dans l'éclosion de ces lésions rénales. Un ancien syphilitique atteint de mal de Bright possède très souvent un bagage étiologique plus ou moins chargé (scarlatine, grippe, fièvre typhoïde, saturnisme, goutte, lithiase rénale), et il est bien peu commode de démêler ce qui revient en propre à la syphilis. Il existe des cas, cependant, où l'influence de cette dernière paraît hors de doute : c'est lorsque le malade n'a dans son passé aucune affection à localisation rénale habituelle, ou qu'il présente concurremment d'autres lésions syphilitiques tertiaires ; l'influence immédiate du traitement spécifique sur l'évolution des accidents vient du reste apporter la preuve certaine de l'origine syphilitique de certaines affections rénales. Chauffard admet cependant qu'il s'agit le plus souvent d'accidents parasyphilitiques.

ANATOMIE PATHOLOGIQUE

Les lésions sont très diverses ; nous les classerons en :

1° Lésions spécifiques ;

2° Lésions non spécifiques : néphrite chronique et dégénérescence amyloïde ;

3° Lésions mixtes, de beaucoup les plus fréquentes.

1° ***Lésions spécifiques.*** — Les gommes du rein sont très rares. Elles ont été signalées par Tungel, Cornil, Key, Cuffer, Pungel, Lancereaux, Laillier. Elles siègent, soit dans la substance corticale, soit dans les pyramides, plus rarement dans ces deux régions à la fois. Cornil en a compté une vingtaine du volume d'un pois exclusivement dans la région corticale ; Key une soixantaine. En réalité, elles sont le plus souvent peu nombreuses. Cuffer a signalé un cas de gommes volumineuses, grises et homogènes. Nettement limitées, elles sont entourées d'une zone d'un blanc grisâtre, parfois hyperémiée ; leur centre est très résistant, mais elles peuvent suppurer (Virchow, Beer, Barde, Wagner, Cornil). Il existe fréquemment et concurremment des gommes hépatiques et spléniques (Mauriac) ; nous verrons plus loin l'importance de cette trilogie.

2° ***Lésions non spécifiques.*** — Nous décrirons tout d'abord les néphrites de la période tertiaire ; nous étudierons ensuite les lésions amyloïdes.

a. **Néphrites.** — On peut constater des lésions de néphrite aiguë, de néphrite parenchymateuse subaiguë (gros rein blanc), mais la forme la plus habituelle est le petit rein atrophique, l'ancienne néphrite interstitielle.

Wagner, sur 63 cas de néphrites tertiaires, en trouve 8 aigus et 18 chroniques.

Les lésions du petit rein atrophique ne sont pas spéciales au rein syphilitique ; on note une diminution de volume du viscère, la présence de kystes et la glomérulite fibreuse : les tubes urinifères sont peu à peu enserrés par le tissu scléreux qui finit par les étouffer par places ; la bordure en brosse subsisterait pendant très longtemps ; d'autres fois le tube se dilate, l'épithélium s'abaisse, perd peu à peu sa brosse, et sa lumière se trouve remplie par une matière plus ou moins amorphe (cylindres).

Nous relèverons cependant deux particularités, importantes à retenir : d'une part, la fréquence et l'intensité de l'endartérite oblitérante (Heubner) sur les artérioles rénales ; d'autre part, la possibilité de l'unilatéralité des lésions. Meyert a rapporté deux cas d'atrophie unilatérale du rein, Wagner six ; Mauriac a montré que la sclérose peut même se localiser à une partie du rein (partie inférieure, A. Key).

b. **Dégénérescence amyloïde.** — L'amylose est une des manifestations les plus communes de la syphilis sur le rein. Wagner la trouve 43 fois sur 63 cas de syphilis rénale, Rosenstein 34 fois sur 126. Lécorché et Talamon admettent la proportion de 73 p. 100 d'amylose en cas de néphrite chronique syphilitique. Elle peut survenir en dehors de toute cachexie ou de toute suppuration ostéo-périostique prolongée. Elle est rarement localisée au rein, s'étend au foie, à la rate, à l'intestin. Dans le parenchyme rénal on la retrouve au niveau des glomérules et des artérioles, parfois sur la paroi des tubes. Elle est reconnaissable sur les coupes par les réactifs habituels (teinture d'iode, violet de Paris). Elle coïncide le plus souvent avec un gros rein blanc, mais dans quelques cas on constate concurremment de l'atrophie rénale. Cette variété rentre dans les formes mixtes que nous allons décrire.

3° *Lésions mixtes.* — Elles constituent de beaucoup la forme anatomique la plus fréquente que l'on retrouve à l'autopsie des malades morts de syphilis rénale. On note une dégénérescence scléro-gommeuse de l'organe avec association de lésions amyloïdes. Le rein est d'aspect inégal, sillonné de dépressions cicatricielles avec adhérences de la capsule ; atrophie partielle et irrégulière de la glande, dont le volume est différent des deux côtés ; gommes miliaires ou piriformes, en nombre variable, sèches et enkystées dans le tissu fibreux : c'est un véritable *rein ficelé.*

Le foie est presque constamment touché et présente l'aspect classique du foie ficelé scléro-gommeux. Il en serait le plus souvent de même de la rate.

Le ventricule gauche est ordinairement atteint d'hypertrophie.

ÉTUDE CLINIQUE

Il n'est pas possible de donner un tableau clinique unique des manifestations rénales de la syphilis tertiaire ; elles sont en effet essentiellement polymorphes. Nous décrirons cependant, comme la plus commune, celle qui se révèle par tous les symptômes du mal de Bright vulgaire.

Pendant longtemps la syphilose rénale est atténuée et ne se traduit que par les petits accidents du brightisme : céphalée, cryesthésie, doigt mort, crampes, fourmillements, épistaxis. Il existe de l'hypertension artérielle, du bruit de galop ; les urines sont pâles, claires, abondantes et ne contiennent que de petites quantités d'albumine ; l'œdème est peu marqué, limité aux malléoles ou même totalement absent. Cette phase, dénommée par Dieulafoy *syphilo-brightisme*, peut constituer toute la maladie, et les symptômes cliniques en rester là. Elle peut être absolument latente, et c'est souvent accidentellement qu'un examen d'urine, fait par hasard, révèle la présence de l'albumine.

Parmi les circonstances capables de révéler l'existence d'une néphrosyphilose latente, Mauriac note l'apparition d'une stomatite mercurielle que rien ne faisait prévoir. Toutes les fois qu'un traitement hydrargyrique, très bien toléré jusque-là, enflammera inopinément la muqueuse buccale, sans que les doses aient été augmentées, on devra s'enquérir du fonctionnement des reins.

Dans une **deuxième phase** éclatent, plus ou moins rapidement, la dyspnée *sine materia* avec ou sans type de Cheyne-Stokes, les hémorragies, la broncho-pneumonie, les troubles visuels, comme la cécité apparaissant brusquement et disparaissant de même, l'amblyopie, les vomissements, les nausées, les alternatives d'excitation ou de dépression cérébrales. La mort finit par survenir à échéance plus ou moins rapide, si un traitement intensif n'a pas été pratiqué à temps, au milieu des grands symptômes urémiques.

FORMES CLINIQUES. — 1° ***Forme aiguë.*** — La néphrite aiguë se montre très exceptionnellement pendant la période tertiaire. On l'a cependant signalée ; elle revêt tous les signes des néphrites syphilitiques précoces que nous avons décrites plus haut. Parfois, sous l'influence d'une poussée aiguë, on voit survenir, au cours du tableau clinique d'un mal de Bright vulgaire, des œdèmes plus ou moins généralisés, l'albumine se fait plus abondante, les urines diminuent de quantité et la mort survient au milieu d'un cortège symptomatique analogue à celui de la néphrite aiguë.

2° ***Forme amyloïde.*** — Il existe de la polyurie avec urine claire jaune d'or, de faible poids spécifique, pauvre en sels et en urée, sans sédiment, sans cylindre, sans débris épithéliaux. Tantôt l'œdème fait presque totalement défaut, ou bien il est peu accusé et circonscrit ; tantôt il existe très intense sous la forme d'anasarque généralisée.

3° ***Forme hépato-rénale.*** — Cette variété se rencontre assez fréquemment. Le foie est hypertrophié, plus rarement atrophié, douloureux ; il existe de l'ascite, de l'ictère. Rayer a parfaitement décrit cette double localisation et il en a montré la gravité : « Je connais peu de maladies qui offrent aussi peu de chance de guérison que ces cas complexes ».

4° ***Forme cachectique.*** — La cachexie syphilitique tertiaire, quel que soit son point de départ, finit presque toujours par s'accompagner d'une syphilose rénale.

Lorsque l'on constate, dit Mauriac, de la syphilis hépatique et splénique, on est presque en droit d'affirmer que les reins sont très menacés et qu'ils ne tarderont pas à compléter la trilogie de ces déterminations abdominales.

PRONOSTIC. — Tant que la syphilis rénale reste isolée, son pronostic est moins redoutable que pour les autres néphrites chroniques ; car le traitement spécifique a sur elle la plus grande efficacité et l'on note alors des guérisons inespérées de mal de Bright typique. Par contre, coexiste-t-elle avec d'autres localisations spécifiques, le mercure et l'iodure resteront le plus souvent sans effet ; de là l'importance d'un diagnostic précoce de la lésion rénale.

DIAGNOSTIC

Il y a encore moins de spécificité dans les symptômes des néphropathies syphilitiques tertiaires que dans leurs lésions. C'est donc en dehors d'eux qu'on cherchera à baser son diagnostic. On ne trouvera pas toujours les antécédents syphilitiques, dit Mauriac, mais il faudra souvent agir comme si on les avait découverts. La coexistence de syphilose hépatique et splénique, la cachexie syphilitique, le phagédénisme cutané, les ostéo-périostites concomitantes, permettront facilement, mais alors trop tardivement, de reconnaître la nature de la néphrite. Un mal de Bright vulgaire se développant sans cause étiologique nette chez un individu qui n'est ni goutteux, ni saturnin, ni alcoolique, devra éveiller l'attention vers une syphilis ignorée. Les encéphalopathies urémiques ressemblent, sous leurs formes aiguës et chroniques, à certains groupes d'accidents cérébraux que produisent les déterminations directes de la syphilis sur le cerveau. Aussi, quand il surviendra chez un syphilitique des phénomènes morbides du côté de cet organe, il faudra songer de suite aux deux grandes causes qui peuvent les produire. L'encéphalopathie urémique donne lieu surtout à des somnolences, du coma, à quelques mouvements convulsifs, à du délire, à des troubles dyspnéiques ; l'encéphalopathie syphilitique évolue plus lentement, sans désordres dyspnéiques, avec des phénomènes paralytiques ou parétiques inconscients ; enfin surtout on constate, dans la première, l'existence d'albuminurie, d'oligurie, parfois même d'anurie.

Les néphropathies tertiaires évoluant à une période avancée de l'infection ne sont pas toujours exclusivement sous son unique dépendance. Il faudra faire la part, dans leur éclosion, de l'alcoolisme, du saturnisme, de la tuberculose, etc.

Il est impossible le plus souvent de diagnostiquer cliniquement la forme anatomique qui se trouve en jeu. La gomme, l'amylose, la néphrite interstitielle peuvent donner lieu à tous les signes de la néphrite chronique vulgaire. Cependant la coexistence des manifestations hépato-spléniques, intestinales, l'apparition d'urines jaune d'or abondantes, avec albuminurie considérable, doivent permettre d'affirmer avec presque certitude la dégénérescence amyloïde.

Les gommes du rein, lorsqu'elles ne sont associées ni à la néphrite interstitielle, ni à la dégénérescence amyloïde, ont une symptomatologie nulle. Welander et Lecler admettent qu'on peut les soupçonner lorsque, chez un individu ne présentant ni fièvre, ni douleurs, survient de l'albuminurie avec urines troubles sanguinolentes contenant des gouttelettes graisseuses.

III. — SYPHILIS HÉRÉDITAIRE

La syphilis héréditaire peut frapper le rein précocement chez le nouveau-né et l'enfant, ou bien, au contraire, ne se révéler que comme une manifestation tardive.

1° ***Syphilis rénale précoce.*** — Klebs pense que la syphilis intra-utérine n'est pas aussi rare qu'on le suppose. Les reins sont pâles, fermes; leur surface est parsemée de nodules blanchâtres, véritables noyaux blancs (Klebs et Parrot) ou gommes ; d'autres fois, il existe des lésions assez analogues à celles de la pneumonie blanche de Virchow. Lancereaux décrit une dégénérescence granulo-graisseuse des tubuli avec prolifération du tissu conjonctif. Negel note la dégénérescence amyloïde; Lécorché et Talamon ont trouvé dans trois cas des petits reins atrophiés, granuleux.

Ces altérations sont le plus souvent latentes. Negel admet que les enfants peuvent mourir d'intoxication urémique ; Bradley cite l'observation d'un enfant de quatre mois ayant présenté, avec des manifestations syphilitiques cutanées, de l'anasarque avec albuminurie, et dont la guérison put être obtenue grâce au traitement spécifique.

Ces localisations rénales de la syphilis héréditaire, très souvent latentes, sont importantes à relever, depuis que l'on connaît le rôle en pathologie de la débilité rénale (Castaigne et Rathery).

2° ***Syphilis rénale tardive.*** — Elle doit être admise aujourd'hui depuis les travaux de Fournier. Les observations de Lécorché et Talamon, Hutchinson, Bartels, Brault, sont à peu près identiques. Il existe des déformations du tibia, de la cloison du nez, de l'ascite, de l'albuminurie disparaissant provisoirement ou définitivement par la médication iodurée.

TRAITEMENT

En tant que néphrite, la syphilis rénale exige une série de mesures thérapeutiques (régime lacté ou achloruré, révulsifs, etc.), qui ont été indiquées ailleurs. Nous ne nous occuperons ici que des indications du traitement spécifique. Nous avons vu que malheureusement, dans certains cas de lésions manifestement syphilitiques, secondaires ou tertiaires, il est impuissant. Mais, habituellement, ses effets sont indiscutables. Ses indications diffèrent suivant qu'il s'agit d'une manifestation secondaire ou d'une détermination tertiaire.

Pour les néphrites précoces de la période secondaire, le mercure est le médicament de choix. Dans les formes légères, les préparations de protoiodure ou de sublimé suffisent. Chauffard pense même que le régime lacté seul peut amener la sédation des accidents. Dans les cas plus graves on peut avoir recours aux frictions ou bien aux injections de biiodure ou de cyanure. Chauffard rejette les injections de calomel ou d'huile grise.

Quelle que soit la préparation mercurielle choisie, il faudra l'administrer d'abord à faible dose, tâter la susceptibilité du sujet, le surveiller avec grand soin; éviter la production de stomatite qui est fréquente, et, pour cela, prendre des soins prophylactiques minutieux de la bouche. On pratiquera une série de six à quinze injections, quitte à reprendre la médication après une période de repos. Il faudra cependant, dans les cas graves, savoir administrer le traitement dans toute sa rigueur, car le salut du malade est en jeu.

Pour les cas d'hérédo-syphilis rénale infantile, l'emploi du mercure pourra donner des effets rapides; s'il s'agit de manifestation tardive, Mauriac en proscrit l'emploi et se contente de l'iodure.

Le ***traitement des manifestations tertiaires rénales*** est basé sur l'administration combinée du mercure et de l'iodure de potassium; il faudra en surveiller l'élimination, car les lésions rénales peuvent en favoriser l'accumulation dans l'économie. L'iodure de potassium sera donné à dose croissante de 4, 6 et 8 grammes ; on pourra le remplacer par la teinture d'iode (10 à 30 gouttes par jour).

La néphro-syphilose tertiaire est à surveiller de près, même après guérison apparente ; il est rare qu'elle disparaisse du premier coup; aussi le traitement doit-il être alternativement délaissé et repris jusqu'à guérison définitive. On ne doit renoncer au bénéfice de l'iodure que si les troubles intestinaux s'y opposent. En cas d'urémie, l'usage doit en être suspendu ; l'attaque passée, on y aura recours après s'être assuré que le rein fonctionne normalement.

F. Rathery.

KYSTES DU REIN

Les cavités kystiques que l'on peut trouver dans les reins sont d'ordres très divers. Nous ne nous occuperons ici ni des kystes hydatiques qui seront étudiés dans un autre chapitre, ni des kystes dermoïdes dont on ne connaît que de très rares observations.

Il peut s'agir de kystes en nombre toujours restreint, peu volumineux, qui parsèment la surface des reins atteints de *néphrite interstitielle.*

D'autres fois ce sont des tumeurs très volumineuses, souvent même il n'existe qu'une seule poche ; on les décrit sous le nom de *kyste séreux.*

Il existe enfin une affection toute particulière des reins, siégeant au niveau des deux organes, et qui se manifeste par un nombre tellement excessif de cavités kystiques que les reins en sont comme farcis ; c'est la maladie kystique des reins ou *rein polykystique.*

Nous allons décrire successivement ces trois variétés de kystes du rein.

I. **LES KYSTES DANS LES NÉPHRITES.** — Les kystes ne présentent qu'exceptionnellement un véritable intérêt clinique. Le plus habituellement de la grosseur d'une lentille, ils sont disséminés à la surface d'un rein atteint de néphrite interstitielle.

Dans certains cas les kystes sont volumineux (Morris) et se rapprochent tout à fait, comme aspect, des grands kystes séreux.

D'autres fois les kystes deviennent tellement nombreux que l'aspect du rein est celui de la maladie polykystique (Albarran, Lannelongue, Depage), la lésion est unilatérale et ces formes semblent servir de transition entre les kystes ordinaires des néphrites chroniques et la maladie polykystique.

Ces kystes sont sous la dépendance de deux causes : 1° ou bien ce n'est qu'une rétrodilatation du tube par accumulation du produit sécrété, la sclérose interstitielle ayant comprimé certains canalicules urinifères ; 2° ou bien il s'agit de véritables productions adénomateuses.

Il ne faudra pas les confondre avec les pseudo-kystes dus à la fonte de l'épithélium en un point limité. Les kystes et les pseudo-kystes sont fréquemment hémorragiques.

II. **KYSTES SÉREUX.** — ÉTIOLOGIE. — Ces tumeurs atteignent aussi bien la femme que l'homme ; on les rencontre surtout à l'âge adulte, vers quarante-cinq ans, mais on les a signalés chez l'enfant (Kosinsky) et chez le vieillard.

PATHOGÉNIE. — Albarran et Imbert les croient le plus souvent bilatéraux, contrairement à l'opinion classique. Ils relèvent probablement de la même pathogénie que le rein polykystique ; il existe des faits dans lesquels des kystes peu nombreux ont été constatés sur l'un des reins, tandis que l'autre était affecté de dégénérescence kystique. Ils se forment très probablement aux dépens des cavités préexistantes (canalicules et capsules de Bowmann). Hartmann et Gunsbourg, Brigidi et Severi admettent pour leur production le mécanisme de la rétention.

Quant aux kystes hématiques, en dehors des hématomes enkystés consécutifs à un traumatisme et des poches qui se développent dans une tumeur néoplasique, ils sont primitivement séreux et sont dus à l'irruption du sang des vaisseaux contenus dans les parois.

ANATOMIE PATHOLOGIQUE. — Ces kystes sont toujours en petit nombre (2 à 4) ; souvent on n'en constate qu'un seul. De forme arrondie ou plus ou moins fusiforme, ils acquièrent un volume fréquemment considérable ; ils occupent de préférence le pôle supérieur du rein (Albarran, Imbert). Gunsbourg les retrouve plus souvent au pôle inférieur. La surface du kyste, intimement adhérente au parenchyme rénal dans le point où elle entre en contact avec lui, est gris bleuâtre, régulière, parfois bi ou trilobée. La paroi est fibreuse, amincie ou indurée, infiltrée de sels calcaires. La surface interne est lisse ; on retrouve cependant parfois des débris de cloisons témoignant de la multiplicité originelle des kystes (Lejars); la paroi peut se rompre et le kyste se déverser dans un organe voisin, le bassinet le plus souvent.

Le liquide contenu dans la poche est très analogue à l'urine ; il renferme de l'albumine, des chlorures, de l'urée, de l'acide phosphorique. Parfois il est franchement sanglant, soit qu'il s'agisse de sang plus ou moins liquide avec des caillots provenant d'une hémorragie récente, soit que l'on ne trouve qu'une masse rougeâtre, granuleuse. Dans le cas unique de Lannelongue, se rapportant à un kyste gazeux, il s'agissait très probablement d'un kyste hydatique.

Histologiquement, la paroi est constituée par du tissu fibreux tapissé d'un épithélium cubique plus ou moins aplati difficile à retrouver. Le parenchyme rénal voisin est atteint par la sclérose, mais celle-ci est strictement limitée au pourtour du kyste.

SYMPTOMATOLOGIE. — La constatation d'une tumeur résume presque à elle seule la symptomatologie de l'affection. Elle peut être énorme et en imposer pour un kyste de l'ovaire ; certains kystes très volumineux soulèvent la paroi abdominale, refoulent les côtes, descendent vers le petit bassin en dépassant la ligne médiane (Duplay, Fraenkel, Bœckel, R. Rathery). La tumeur est soit franchement fluctuante, soit élastique et résistante (kyste hématique) ; sa mobilité est souvent très marquée.

Les malades se plaignent quelquefois de douleurs plus ou moins violentes dans la région lombaire (Récamier), de dyspnée, d'œdème des membres inférieurs, d'hématurie, mais tous ces signes sont très inconstants.

La marche de l'affection est très lente et souvent même latente, pendant huit à dix ans et même davantage.

DIAGNOSTIC. — On confond assez facilement l'affection avec un kyste de l'ovaire ; celui-ci se développe de bas en haut et non de haut en bas comme le kyste du rein.

L'origine rénale de la tumeur étant reconnue, il faudra la différencier de l'hydronéphrose. Lors du cathétérisme uretéral, en cas d'hydronéphrose il s'écoule un liquide nettement différent de l'urine normale ; le fait contraire se produit en cas de kyste. Quant au kyste hydatique, seule la présence de crochets dans l'urine ou l'examen du liquide retiré par ponction permettra de le reconnaître. En cas de kyste hématique, le diagnostic avec le cancer du rein peut soulever une certaine difficulté ; la marche de l'affection, sa durée, lèveront tous les doutes.

PRONOSTIC. — Il est bénin, abstraction faite des phénomènes de compression qui peuvent se produire. On a signalé cependant des accidents urémiques, la suppuration de la poche.

TRAITEMENT. — Il est exclusivement chirurgical.

On ne devra recourir qu'exceptionnellement à la néphrectomie totale ; on se contentera soit de la néphrectomie partielle, soit de la résection de la paroi.

III. **MALADIE POLYKYSTIQUE.** — La dégénérescence kystique des reins est connue depuis longtemps. Fabrice de Hilden en rapporta la première observation chez un vieillard de quatre-vingts ans. Mais ce fut Rayer qui lui fit prendre place dans les traités de pathologie sous le nom de *dégénérescence kystique des reins*.

Bristowe, Frerichs, Lancereaux, Rolleston et Kantack, Bar et Renon, Juhel-Renoy, Sabourin signalent la coexistence des kystes du foie. Strubing, Cholinsky, Pawlowsky, Wagner et Ewald complétèrent son étude clinique. Quant à sa pathogénie, malgré les nombreux travaux qu'elle a suscités, elle est encore très discutée.

Le rein polykystique se rencontre à deux périodes très différentes de la vie, chez l'*adulte* de quarante ou cinquante ans et chez e *nouveau-né*. Il se présente dans les deux cas avec une allure clinique différente ; les lésions ne sont pas absolument semblables ; aussi décrirons-nous séparément ces deux formes, nous réservant de montrer les liens étroits qui les unissent au point de vue pathogénique.

A. **REIN POLYKYSTIQUE DE L'ADULTE.** — ANATOMIE PATHOLOGIQUE. — **Étude macroscopique.** — L'*aspect* du rein polykystique est tout à fait caractéristique, l'ensemble de l'organe donne l'apparence grossière d'une volumineuse grappe de raisin (Brault). Les deux reins très hypertrophiés ont le même aspect; souvent, cependant, un des deux organes est beaucoup plus volumineux que l'autre. Cette *bilatéralité des lésions* est, du reste, loin d'être constante (Lejars). Les grains sont représentés par des kystes tassés les uns contre les autres, de *taille* et de *couleur différentes*.

C'est au niveau de la face antérieure et surtout aux *extrémités* que se trouvent les plus gros kystes; ils atteignent la grosseur d'un pois ou d'une noisette, exceptionnellement davantage.

Leur *coloration* est variable; les uns sont *transparents*, remplis d'un liquide clair; chez d'autres celui-ci est *citrin*, souvent jaunâtre, parfois rosé, rouge et même noir.

Les kystes sont séparés les uns des autres à la surface du rein par des bandelettes fibreuses d'épaisseur différente, en sorte que l'organe paraît comme ficelé. Lorsque les kystes sont très nombreux, il arrive que les uns font saillie dans la cavité des autres.

Leur *nombre* est du reste variable. Virchow admettait deux variétés : l'une rare, caractérisée par la présence d'une très grande quantité de kystes; la deuxième, beaucoup plus fréquente, comptant quatre à douze petits kystes, qui peuvent se fusionner pour constituer une seule cavité grosse comme une tête d'enfant.

A la coupe, on peut constater l'existence de cavités dans tout le parenchyme, mais surtout dans la substance corticale. L'organe paraît constitué par une infinité de logettes serrées les unes contre les autres, séparées par de très minces cloisons, véritable tissu caverneux, si bien qu'il semble ne plus rester trace de substance rénale.

Le *contenu* des kystes clairs diffère sensiblement du liquide urinaire normal par la présence habituelle de l'albumine; on y retrouve cependant des chlorures, des phosphates, de l'acide urique, de l'urée (Gallois), témoignant que ce liquide est de l'urine plus ou moins altérée; parfois il existe en suspension dans la sérosité de véritables paillettes constituées par de la cholestérine, des corps en rosette (Beckmann, Hohne).

Suivant les cas, le liquide kystique renferme des hématies, de la créatinine, de la leucine, des globules de pus, une matière gélatiniforme tremblotante présentant la consistance du cristallin.

Rapports anatomiques. — Le rein polykystique refoule devant lui les anses intestinales, et en particulier le gros intestin, à la façon des tumeurs du rein. Parfois il se déplace, descend progressivement dans l'abdomen et devient flottant. Il est exceptionnel de constater, comme chez le nouveau-né, des vices de conformation (absence de l'uretère, rétrécissement de l'urètre).

Quant aux lésions hépatiques, elles sont fréquentes, mais souvent purement histologiques. Parfois, cependant, on retrouve un à plusieurs kystes situés dans la région du foie qui avoisine le rein vers son bord antérieur ou sa face inférieure ou supérieure ; dans quelques cas, on a noté une dégénérescence kystique généralisée à tout l'organe.

Étude histologique. — Nous étudierons le kyste lui-même et l'état du parenchyme rénal interkystique.

La *paroi des kystes* est formée par du tissu conjonctif et un revêtement épithélial sur une seule couche ; c'est une cellule cubique surbaissée qui tend à s'aplatir à mesure que le kyste augmente ; dans les kystes tout à fait au début, la cellule peut être cylindrique, élevée. Leichtenstern a signalé un cas d'épithélium vibratile. Plus le kyste est volumineux, moins l'épithélium est facile à distinguer ; dans les gros kystes même, l'épithélium ne reste pas adhérent aux parois sur les préparations histologiques, et flotte dans la cavité sous la forme de membranes très minces.

Il existe par endroits des phénomènes de prolifération épithéliale se présentant suivant deux types. Dans le premier, l'épithélium cavitaire pousse dans l'intérieur du kyste des bourgeons saillants formant des papilles plus ou moins nombreuses, tapissées de cellules cubiques surbaissées qu'il ne faudra pas confondre avec des débris de parois de kystes fusionnés. Dans le deuxième type, la prolifération épithéliale est extrême, franchit les limites du kyste et forme en plein parenchyme rénal de véritables tractus épithéliaux, ressemblant beaucoup à l'adénome.

Ces cavités kystiques semblent se constituer aux dépens des tubes contournés ; le système glomérulaire n'en est cependant pas complètement exclus, car on retrouve dans certains kystes des traces de glomérule.

L'état du parenchyme rénal est très important à connaître au point de vue pathogénique. Les lésions de sclérose sont indiscutables, tantôt tellement avancées que l'on ne retrouve plus trace des éléments normaux du rein, tantôt enserrant les tubes morcelés et les glomérules atrophiés à la façon de la néphrite interstitielle.

Ce tissu scléreux est d'autant plus prononcé que les kystes sont plus gros (Laveran). Gombault et Hommey montrent même que la sclérose n'existe pas autour des petits kystes, et même des kystes d'un certain volume, pourvu qu'ils soient isolés. Il s'agirait donc ici non pas de lésions préexistant à la formation des kystes, mais d'une véritable cirrhose accidentelle secondaire pouvant même faire complètement défaut, le parenchyme rénal avoisinant le kyste restant alors absolument sain. On peut constater du reste le début de cette cirrhose sous la forme d'amas embryonnaires situés autour des cavités kystiques

Très souvent la **dégénérescence kystique du foie** accompagne celle du rein ; la lésion siège dans les espaces portes, la paroi des kystes est formée de tissu conjonctif et d'un revêtement épithélial d'aspect variable : épithélium à cellules polyédriques ou cylindriques, parfois même caliciforme sur une seule couche (Malassez), épithélium plat dans les grands kystes, cubique dans les petits ; épithélium à cellules ciliées (Hanot et Gilbert), épithélium des conduits biliaires; certains auteurs auraient même constaté une absence complète de revêtement épithélial.

Les canalicules biliaires proche voisins des kystes sont dilatés ; le tissu conjonctif est souvent développé autour des cavités. Ces kystes se forment aux dépens de l'épithélium biliaire (Malassez, Juhel-Renoy, Sabourin, Babinski), le tissu conjonctif entourant les kystes ne paraissant en aucun point primer le bourgeonnement canaliculaire (Brault).

La dégénérescence kystique a encore été rencontrée dans l'utérus (Caresme), le corps thyroïde (Lancereaux), les vésicules séminales (Lancereaux), les ovaires (Sirleo, Stœhr, Demantké, Forbes), les plexus choroïdes (Finger, Haare). Gombault et Hommey ont signalé de petits kystes dans la muqueuse du bassinet et l'entrée de l'uretère au cours de la transformation kystique des reins ; nous verrons leur importance au point de vue pathogénique.

PATHOGÉNIE. — Tous les auteurs sont à peu près d'accord sur le siège des kystes. Ils se forment aux dépens d'un tube contourné ; tous les intermédiaires ont été trouvés entre les canalicules urinifères et les cavités bien constituées (Ruyssenaers, Frerichs, Bard et Lemoine). La capsule de Bowmann peut également prendre sa part de la distension générale (Gildemeester, Brindeau et Macé); les cavités qu'elle forme semblent toutefois de petit volume. Nous verrons plus loin qu'on peut dans certains cas invoquer une autre origine pour la formation kystique.

Si le siège de ces dilatations kystiques est bien connu aujourd'hui, on est loin encore d'être unanime sur leur cause immédiate. Nous ne ferons que citer la théorie parasitaire (Terbugh), la théorie de la débilité congénitale des parois (Bard et Lemoine).

Nous ne retiendrons que quatre hypothèses :

1° **Théorie de la rétention.** — Virchow la formula tout d'abord; les kystes seraient dus à une obstruction des canalicules rénaux par des calculs.

Il est bien évident qu'il ne s'agit pas ici de la dilatation générale de tout le tube urinaire que l'on constate après une obstruction simple, une ligature de l'uretère ; chaque poche dilatée est indépendante de sa voisine. La théorie de la rétrodilatation par rétention doit être absolument écartée.

2° **Théorie de la néphrite scléreuse.** — Elle se rapproche beaucoup de la précédente et a été admise par Thorn, Durlach, Arnold. L'obstacle au libre cours de l'urine ne serait plus un calcul, mais les bandes de tissu scléreux; Virchow a modifié cette théorie de la façon suivante ; le tissu conjonctif, en se développant le long de certains canalicules urinifères, provoquerait la formation de masses gélatiniformes, le tube se dilaterait et prendrait une apparence variqueuse, puis ces dilatations finiraient par s'isoler, la masse solide se liquéfierait et le contenu du kyste deviendrait liquide ; il ne s'agirait donc plus ici d'une rétention d'urine. Virchow n'admet cette théorie que pour la variété de maladie kystique dite *pauciloculaire*, la deuxième variété, dite *multiloculaire*, n'étant pour lui que la persistance d'un état fœtal.

Luzzato a reproduit expérimentalement des kystes intrarénaux en injectant dans le bassinet un liquide caustique (teinture d'iode).

La grosse objection à cette dernière théorie de Virchow a été formulée par Gombault et Hommey qui ont bien prouvé que la sclérose est non pas la cause des kystes, mais leur conséquence.

3° **Théorie congénitale.** — Cette théorie, qui a été surtout invoquée pour le gros rein polykystique du nouveau-né et que nous discuterons longuement lorsque nous étudierons ce dernier, est admise par Albarran et Imbert pour la maladie polykystique de l'adulte. Ces auteurs font donc des deux maladies une seule et même affection à pathogénie uniforme.

En faveur de cette théorie, ils montrent le caractère familial de la maladie, la coexistence d'autres formations kystiques dans différents viscères, formations simultanées mais non successives, comme cela devrait se produire en cas de production néoplasique, la bilatéralité des lésions.

Par contre, il est certain que les malformations d'origine embryonnaire sont tout à fait exceptionnelles, à l'encontre de ce qui se produit chez le nouveau-né.

La plus grosse objection réside dans l'absence du rein polykystique à une certaine époque de la vie, de l'enfance à l'âge adulte ; on peut admettre que l'affection reste latente pendant de longues années à l'état de simples germes inclus, mais le fait n'en reste pas moins quelque peu inexplicable. On a cependant publié une série d'observations de maladie kystique, ordinairement unilatérale, au moins cliniquement, et se manifestant dans l'intervalle compris entre la naissance et la vingtième année. Ces cas de transition permettent à Albarran et Imbert d'admettre cette théorie de la congénitalité. Ces auteurs, ainsi que von Kahlden, du reste, pensent que l'élément épithélial des tubes congénitalement lésés jouerait dans la production des lésions un rôle prépondérant ; ils associent ainsi la théorie *congénitale* à la théorie *adénomateuse* en créant une théorie *mixte*.

4° **Théorie de l'adénome.** — Malassez le premier prétendit que l'évolution kystique du rein et du foie n'était pas uniquement un processus passif, mais que l'épithélium intervenait d'une façon active. Il s'agirait d'une pathogénie analogue à celle donnée par Brissaud pour la maladie kystique de la moelle. Gombault et Hommey, Brault, Lejars en France, Brigidi et Severi, Chotinsky, Nauwerk et Hufschmid, von Kahlden à l'étranger se rangèrent complètement à cette hypothèse.

La prolifération épithéliale n'est pas douteuse ; elle se manifeste sous forme de cordons cellulaires pleins s'enfonçant dans le tissu conjonctif environnant ou de papilles avec un revêtement uni ou pluricellulaire. Si certains kystes renferment de l'urine, d'autres contiennent une substance colloïde sécrétée par l'épithélium. Gombault et Hommey ont montré que les kystes n'existent pas seulement au niveau du rein ; on en rencontre dans la muqueuse du bassinet et l'entrée de l'uretère. Tous les kystes ne se développeraient du reste pas exclusivement aux dépens des canalicules préexistants et on peut admettre que la prolifération épithéliale peut, dans le rein comme dans les autres organes, aboutir à la néoformation kystique.

Ces *épithéliomes mucoïdes* du rein comme du foie (Malassez) n'ont aucune tendance à se généraliser ; ils n'affectent donc jamais l'allure d'un épithélioma kystique envahissant ; c'est « une transformation de l'organe sur place, analogue à celle que l'on peut suivre dans le foie, la mamelle et le testicule » (Brault).

ÉTIOLOGIE. — Le rein polykystique est une affection de l'âge adulte, de quarante à cinquante ans. On admettait autrefois que l'affection n'évoluait jamais chez l'enfant ou l'adolescent. Savory, Talamon, Steiner, Heimann, Bar, etc., en ont signalé 23 cas de trois mois à vingt ans. C'est surtout l'homme qui est atteint. L'hérédité aurait une assez grande importance étiologique. On a signalé plusieurs observations de la maladie dans la même famille à diverses générations. Notons ici l'opinion de Curtis et Carlier pour lesquels il existerait un type rare de tuberculose rénale sous forme de rein polykystique.

SYMPTOMES. — Le rein polykystique est caractérisé à sa période d'état par les symptômes suivants :

1° *Symptômes fonctionnels.* — **Douleur.** — Elle n'est pas constante. Bilatérale, et ce caractère est très important, elle siège à la région lombaire dans un espace limité par la dernière côte en haut, la crête iliaque en avant et la région rénale postérieure en arrière. C'est une douleur *sourde*, continue, provoquée ou exaspérée par la pression et la palpation du rein, entrecoupée par des crises durant trois à huit jours, obligeant le malade à cesser tout travail. Elle s'irradie dans l'abdomen, vers la fosse iliaque, le testicule, les membres inférieurs, quelquefois vers le thorax.

Il ne faut pas confondre cette douleur, due à la seule maladie kystique, avec les phénomènes douloureux relevant de complications, tels que migration d'un caillot sanguin, abcès périnéphrétique, rétentions rénales intermittentes.

Hématurie. — L'hématurie est assez fréquente, mais elle n'est nullement constante; elle peut constituer un signe de début; son intensité est faible. Elle survient habituellement par crises espacées.

Symptômes tenant à la néphrite chronique. — Nous réunissons, sous ce terme, des manifestations multiples se rencontrant communément au cours de la néphrite chronique :

Symptômes nerveux : céphalalgie, crampes, surdité, doigt mort, cryesthésie.

Symptômes digestifs : vomissement, diarrhée.

Symptômes pulmonaires : crises d'asthme, de dyspnée.

Symptômes cardio-vasculaires : hypertrophie du ventricule gauche, hémorragies multiples (épistaxis, hémorragies cérébrales).

Symptômes cutanés : prurit, œdème à début malléolaire pouvant se généraliser, œdème localisé à la face, coloration bronzée de la peau (Laveran, Bond, Gombault et Hommey).

Examen des urines. — La quantité des urines est ordinairement accrue; c'est une *polyurie* d'intensité moyenne et intermittente (Lejars). Elle fait place, vers la fin, à de l'oligurie et même de l'anurie (Lejars, Bouchacourt et Jaccoud, Lipari et Piazza-Martini).

L'*albuminurie* est un symptôme fréquent; la quantité d'albumine est des plus variable, quelquefois considérable, surtout à la fin de la maladie.

Quant aux autres éléments de l'urine, il semble qu'il y ait une diminution des matériaux solides : urée, phosphates; on constate parfois des cylindres granuleux, hyalins et épithéliaux.

Les troubles de la miction sont rarement notés (pollakiurie, mictions douloureuses) et seraient sous la dépendance de phénomènes réflexes uretéro-rénaux.

2° *Signes physiques.* — Ils se résument en l'existence d'un seul signe, il est vrai capital, l'**hypertrophie bilatérale** des reins. On le recherchera par les différents procédés indiqués dans le chapitre des tumeurs du rein. On pourra aussi percevoir de chaque côté dans les hypocondres une tumeur commençant sous les fausses côtes et s'étendant vers la crête iliaque. Le volume de la tumeur est parfois assez considérable pour occasionner une déformation visible à l'œil nu (von Bergmann, Rose).

Lorsque la paroi abdominale est souple et peu épaisse, on pourra reconnaître à la surface du rein des bosselures et des irrégularités, mais il est exceptionnel de percevoir la fluctuation (Rayer, Duguet).

Malheureusement la palpation, soit parce qu'elle est mal pratiquée, soit parce que la paroi du sujet est trop infiltrée de graisse, ne donne pas toujours les renseignements précédents; souvent on ne peut percevoir qu'une seule tumeur, plus souvent encore on n'arrive pas à constater les irrégularités à la surface de l'organe.

La percussion fournit ici les mêmes résultats que pour les tumeurs solides du rein : matité postérieure séparée de la matité hépatique par une zone sonore. En avant, la sonorité du gros intestin vient s'interposer entre la tumeur rénale et la paroi : c'est la matité tympanique de Strübing.

Lorsque la **dégénérescence kystique du foie** coexiste avec celle des reins, on a pu rencontrer dans l'épigastre et l'hypocondre droit une tumeur à surface inégale, bosselée, présentant des nodosités fluctuantes; le foie très hypertrophié déborde les fausses côtes. La douleur est parfois très violente à l'épigastre et dans le flanc droit; on ne trouve jamais d'ictère, l'ascite a été constatée par Courbis.

3° ***Marche***. — Le début de l'affection est extrêmement lent et insidieux; et lorsque les premiers symptômes apparaissent, la lésion anatomique est déjà fortement constituée; souvent même on constate des dégénérescences kystiques des reins restées latentes chez des sujets morts de maladies intercurrentes. Brault a montré que cette affection est une cause assez fréquente de *mort* subite; elle se révèle brusquement par le coma urémique ou des phénomènes convulsifs de courte durée.

Souvent l'affection débute, soit par une douleur lombaire, soit par une hématurie survenant de dix à vingt ans avant l'établissement du tableau clinique complet de la maladie.

Des *complications* peuvent survenir au cours de son évolution et la plus importante est la suppuration du kyste ou le phlegmon périnéphrétique.

L'abcès kystique se manifeste par de la fièvre, des douleurs vives, une tuméfaction plus ou moins prononcée; la poche peut s'ouvrir soit à la région lombaire, soit dans l'intestin (Lejars), soit dans l'estomac (Thiriar). Halbron et Siegel ont signalé l'occlusion intestinale dans la maladie polykystique des reins.

4° ***Formes cliniques***. — 1° **Forme latente**. — Dans 25 p. 100 des cas, le rein polykystique est une découverte d'autopsie (Albarran et Imbert).

2° **Forme urémique**. — Chez un sujet paraissant bien portant, surviennent brusquement des phénomènes urémiques à forme nerveuse, comateuse et convulsive.

L'affection se termine par la mort en une à trois semaines.

3° **Forme brightique.** — Pendant fort longtemps (vingt ans, Kast), le malade présente tous les signes du brightisme, puis brusquement les accidents graves de la forme précédente éclatent.

4° **Forme rénale ou chirurgicale.** — Le sujet se plaint de crises douloureuses analogues aux crises de colique néphrétique, et d'hématurie; on retrouve ordinairement facilement l'existence d'une tumeur.

Cette forme évolue en trois ans en moyenne et se termine par l'urémie.

Luzzato distingue une forme chirurgicale particulière dans laquelle les symptômes sont unilatéraux, mais il s'en faut que l'unilatéralité des symptômes soit en rapport avec l'unilatéralité de la lésion.

DIAGNOSTIC. — Le diagnostic de l'affection est extrêmement délicat ; il sera surtout basé sur l'existence d'une tumeur bilatérale. Lorsque celle-ci peut être constatée, on pourra éliminer facilement les pyonéphroses doubles. Quant aux hydronéphroses et aux tumeurs doubles, elles sont exceptionnelles.

Si la bilatéralité de l'affection ne peut être perçue, on s'appuiera surtout sur les quatre grands symptômes suivants : tumeur rénale, hématurie, douleur lombaire, petits signes du brightisme; nous rejetons absolument l'usage de la ponction rénale. En dehors de la constatation de la tumeur, le diagnostic ne saurait être établi avec la néphrite interstitielle.

La constatation d'une tumeur étant faite, il faudra surtout différencier l'affection du kyste ovarique dans lequel la fluctuation est plus nettement perçue; nous étudierons du reste, à propos des tumeurs du rein, ce diagnostic différentiel, ainsi que celui avec les diverses tumeurs de la cavité abdominale. Nous discuterons donc surtout ici le diagnostic différentiel avec les lésions du rein.

Les tumeurs solides du rein sont résistantes; les hématuries sont plus abondantes, leur durée est moins longue.

Les symptômes de néphrite chronique font défaut dans le cancer du rein.

L'hydronéphrose sera facilement reconnue; la tumeur est lisse, arrondie et non bosselée, intermittente; il existe dans les antécédents du malade des signes de colique néphrétique. Dans le doute, il suffirait de pratiquer le cathétérisme uretéral.

Le kyste hydatique du rein est plus fréquent à gauche, des hydatides peuvent être expulsées par l'urètre; il existe dans le foie des cavités kystiques plus volumineuses que celles qui accompagnent le rein polykystique.

Les kystes séreux du rein se caractérisent par la présence d'une seule poche; la surface de l'organe est donc plus régulière.

En cas de suppuration des kystes, le diagnostic devra être fait avec la pyélonéphrite, la pyonéphrose et les abcès périnéphrétiques, ces derniers ressortissant du reste parfois à la maladie polykystique.

B. REIN POLYKYSTIQUE CONGÉNITAL. — ANATOMIE PATHOLOGIQUE. — *Étude macroscopique.* — Les reins polykystiques congénitaux sont ordinairement bilatéraux. Carbonel, Brindeau, Macé ont signalé des cas de maladie kystique congénitale unilatérale, le rein du côté opposé étant alors atteint d'hypertrophie compensatrice.

Leur volume est plus considérable que celui des reins polykystiques de l'adulte.

Les kystes sont de nombre et de volume variables; comme chez l'adulte, ils sont de couleur différente et l'organe prend dans son ensemble l'aspect du rein ficelé.

Les kystes du foie sont très fréquents. Couvelaire a signalé des formations kystiques dans le pancréas, Hausmann à la base du cerveau, Lever dans les plexus choroïdes.

On constate fréquemment des *vices de développement*. Du côté de l'appareil urinaire, on note des rétrécissements de l'uretère, son absence complète, son oblitération, la malformation du rein dite *en fer à cheval*, etc. Toutes ces modifications peuvent se réduire à une atrophie fibreuse des voies d'excrétion.

Les différentes régions du corps sont parfois atteintes de malformations diverses :

Au niveau du cerveau : hydrocéphalie, encéphalocèle, anencéphalie.

Au niveau de la bouche : bec-de-lièvre, gueule de loup.

Au niveau des extrémités : doigts surnuméraires, etc.

Étude microscopique. — Les kystes congénitaux ressemblent beaucoup par leur structure aux kystes de l'adulte; ils offrent une paroi fibreuse plus ou moins épaisse, et un épithélium de revêtement.

PATHOGÉNIE. — Comme pour la maladie kystique de l'adulte, plusieurs théories sont en présence. Nous laisserons de côté la théorie de Shallock et Bland Sutton qui pensent que les kystes proviennent des restes du corps de Wolff, et celle de Nieberding qui les fait dépendre de troubles circulatoires dus à l'absence du trou de Botal. Nous ne retiendrons que trois hypothèses.

1° *Théorie de la sclérose.* — Virchow constate l'atrésie des papilles, due elle-même à un processus embryonnaire : néphrite ou pyélonéphrite fœtale; l'urine ne pouvant plus s'écouler, il y a rétrodilatation canaliculaire.

La néphrite fœtale n'a jamais pu être constatée dans ces cas. Virchow attribuait cette néphrite à un produit virulent, circulant dans le sang et expliquant ainsi la coexistence de l'hydrocéphalie.

2° ***Théorie de l'adénome.*** — Cette théorie est admise par Brault et par Couvelaire ; nous y avons déjà longuement insisté.

3° ***Théorie du vice de développement.*** — Köster, en 1860, admit que l'affection devait se rattacher aux malformations dont on notait fréquemment l'existence. Ebstein, Rindfleisch, Hanau, Mirabeau, Springer acceptent la même hypothèse. Dans l'observation de Hanau, l'uretère perméable se terminait en cul-de-sac vers le rein ; il n'y avait pas trace de canalicules urinifères normaux ; nulle part on ne trouvait de lésions inflammatoires.

Le vice de développement consisterait pour Hanau dans un véritable arrêt de développement au niveau des papilles, d'où rétrodilatation secondaire des tubes urinaires.

D'autres auteurs pensent avec Kuppfer, Springer et Mirabeau à un défaut d'abouchement des deux ébauches canaliculaires (ébauche venant de l'uretère, ébauche venant du blastème rénal). Brouha aurait sur des coupes constaté que les systèmes excrétoire et sécrétoire étaient séparés.

On peut objecter à cette théorie de la congénitalité que, dans le cas d'atrésie uretérale, il s'agit non pas de rein polykystique, mais d'hydronéphrose congénitale. De plus, la non-coalescence des deux segments urinaires est une pure hypothèse ; elle n'a jamais pu être sérieusement prouvée ; le fait embryologique lui-même est du reste discutable, et la théorie de la double origine du tube urinifère est très contestée.

Albarran et Imbert admettent que, pour la maladie kystique du nouveau-né, comme pour celle de l'adulte, il y aurait malformation congénitale, puis prolifération épithéliale symptomatologique.

ÉTIOLOGIE. — L'affection se rencontre chez des nouveau-nés et même des mort-nés. Elle est plus fréquente chez les enfants des multipares. Mais le point étiologique le plus important est le *caractère familial de l'affection.*

SYMPTOMATOLOGIE. — Pendant la grossesse, l'affection ne se manifeste guère d'une façon fâcheuse ; tout au plus semble-t-il que la durée de la gestation soit diminuée.

C'est au moment de l'accouchement que les accidents surviennent (Witzel, Guéniot, Couvelaire) ; ils sont communs à toutes les dystocies par excès de volume du ventre du fœtus.

Après l'accouchement, la déformation du ventre est caractéristique (Lejars). « L'abdomen énorme était soulevé par deux reliefs arrondis et verticaux qui se dessinaient sous la paroi ; les deux reins, à peu près dégénérés, le remplissaient en entier. »

D'ordinaire les enfants meurent pendant le travail ou quelques instants après la naissance, les tumeurs abdominales gênant l'expansion thoracique. Cependant la survie n'est pas impossible : vingt-quatre heures, trois jours, quinze jours, cinq ans et demi (Talamon), dix ans (Steiner). Dans ces deux derniers cas, il s'agissait de tumeur unilatérale.

DIAGNOSTIC. — Il paraît impossible pendant la grossesse ; au cours de l'accouchement, on songera au rein polykystique quand on constatera une augmentation de volume de l'abdomen.

TRAITEMENT DU REIN POLYKYSTIQUE. — Le traitement chirurgical de la maladie polykystique se résume ainsi : abstention dans la forme brightique, intervention à discuter dans la forme rénale lorsqu'on a des raisons de supposer que le rein opposé n'est pas trop atteint et que la maladie occasionne des troubles sérieux.

F. RATHERY.

PARASITES DU REIN

De nombreux parasites peuvent venir se greffer au niveau du rein et y déterminer un certain nombre de symptômes de nature et de gravité variables. La liste des parasites trouvés dans le rein pourrait être longue. Bruhl signale le *Spiroptera hominis* (Rudolphi), le *Dactylius aculeatus* (Curling), le *Tetrastoma* du rein, le *Pentastoma denticulatum* (Rudolphi). Il faudrait également nommer les ascarides lombricoïdes, les tænias, oxyures qui, venant du tube digestif, ont pu pénétrer dans les voies urinaires. Nous nous contenterons ici de noter simplement ces faits, vu leur rareté et l'absence presque complète des symptômes cliniques qu'ils déterminent.

Nous étudierons par contre un peu plus longuement le *strongle géant*, la *Bilharzia hæmatobia*, surtout la *filariose rénale*, cause de l'hémato-chylurie, enfin le kyste hydatique du rein.

I. **STRONGLE GÉANT** (**EUSTRONGYLUS GIGAS**). — **EUSTRONGYLUS VISCERALIS** (Gmelin). — On ne compte que 9 cas authentiques de parasitose rénale par le strongle (R. Blanchard).

Ce parasite ressemble à l'ascaride : son corps est cylindrique, allongé, aminci aux extrémités, strié longitudinalement et transversalement, de couleur rougeâtre ; la bouche petite est entourée de 6 nodules. Le mâle est long de 14 à 35 centimètres et large de 4 à 6 millimètres ; la femelle peut atteindre jusqu'à 1 mètre de longueur et 10 à 12 millimètres de large.

L'œuf est elliptique, long de 64 à 68 μ sur 42 à 44 de large ; ses pôles sont incolores ; le reste de la surface est de couleur brune, criblé de petits orifices.

On admet que les œufs sont évacués par les urines des animaux carnivores se nourrissant spécialement de poissons, entraînés par les eaux et avalés par des poissons ; ils subiraient, dans les organismes de ces derniers, les premières phases de leur développement.

On ne trouve ordinairement qu'un, beaucoup plus rarement 2 ou 3 de ces animaux dans le bassinet. Celui-ci est profondément altéré, dilaté et rempli de caillots sanguins. Le rein lui-même est le siège d'hémorragies.

Au point de vue clinique, les symptômes sont assez analogues à ceux de la lithiase rénale : coliques à type néphrétique, dyspnée, hématurie à répétition, rétention d'urine. A la longue, on peut voir survenir des accidents de pyélonéphrite ou de périnéphrite.

Le diagnostic de cette affection ne se fera que par la constatation du parasite ou de ses œufs dans l'urine. Il conduit à un traitement chirurgical, néphrotomie ou néphrectomie.

II. BILHARZIA HÆMATOBIA. — La bilharziose est une infection spécifique provoquée chez l'homme par la pullulation d'un helminthe découvert en 1851 par Bilharz.

Ce parasite est unisexué; il mesure de 7 à 9 millimètres de long; sa couleur est blanc opale; la partie antérieure du corps est aplatie, munie de deux ventouses, l'une buccale, l'autre ventrale; la partie postérieure est creusée sur sa face ventrale d'une rainure longitudinale destinée à loger la femelle. Les œufs, ovoïdes, ont la forme d'une semence de courge. L'embryon est mou et recouvert de cils vibratiles dès sa sortie de l'œuf.

Ce parasite pénètre dans l'intestin avec les aliments, puis il gagne le système de la veine porte. Il vit, en effet, dans les cavités vasculaires et en particulier dans les veines du système porte; ses œufs, innombrables, s'accumulent dans les ganglions et les parenchymes. Au niveau du rein ils déterminent de la sorte des obstructions, des hémorragies et des ulcérations. Ainsi s'expliquent les lésions ulcéreuses des uretères avec sténose, les altérations inflammatoires de la vessie, l'existence de pyélite avec présence de calculs dont le centre est formé par le parasite; parfois, la muqueuse du bassinet est recouverte de plaques saillantes gris jaunâtre, sous forme de graviers constitués par des globules sanguins, des cristaux d'acide urique et des œufs de distome.

Il est rare de constater cette affection dans nos pays; c'est, en effet, une maladie régionale (Égypte et delta du Nil, Tunisie, Arabie, Transvaal, île Maurice). Elle peut se présenter cliniquement suivant une forme *génito-urinaire*. Pendant longtemps les symptômes restent latents, tout au plus existe-t-il un certain degré d'anémie accompagnée d'état apathique. Puis surviennent des hématuries accompagnées, vers la fin de la miction, de l'expulsion de flocons muco-purulents dans lesquels on retrouve un grand nombre d'œufs (Blanchard).

Le caractère bilatéral et diffus des lésions rénales ne permet guère d'intervention chirurgicale et le pronostic peut devenir très grave.

III. FILARIOSE RÉNALE. — HÉMATO-CHYLURIE. — L'hémato-chylurie est connue depuis longtemps, mais ce n'est que depuis les recherches de Wucherer en 1866 qu'en fut trouvée la véritable cause : la filaire du sang. Demarquay, trois ans avant, avait découvert ce parasite dans un cas d'hydrocèle chyleuse. Depuis, on le décrivit dans le sang (Lewis).

ÉTIOLOGIE. — L'hémato-chylurie est surtout fréquente chez les enfants et les adultes; les femmes, et plus particulièrement les créoles, sont spécialement atteintes. C'est du reste une affection presque exclusivement tropicale. Toutefois, on l'aurait observée en Europe : à Brest (Guyot) et à Barcelone (Font).

L'agent de la maladie est un parasite de l'ordre des nématodes, la *Filaria sanguinis hominis* de Lewis. En réalité, celle-ci est la plus commune ; mais il en existe de multiples variétés (*F. diurna*, *F. perstans*, *F. volvulus*, *F. Demarquayi*, *F. d'Ozzard*, *F. de Magalhaes*, etc.).

La filaire de Lewis habite les vaisseaux lymphatiques de l'homme.

La filaire adulte mâle a la forme d'un filament blanc opalin, très fin, long de 83 millimètres ; à l'une de ses extrémités se trouve l'orifice buccal, à l'autre l'orifice anal entouré par huit paires de papilles.

La femelle, décrite par Bancroft, est longue de 88 à 155 millimètres et entourée d'une épaisse cuticule. Le corps est presque entièrement occupé par deux ovaires bourrés d'œufs et d'embryons, car elle est à la fois ovipare et vivipare.

Les embryons que l'on constate par piqûre nocturne du doigt sont animés de mouvements très rapides et entourés d'une gaine protectrice. On ne les retrouve jamais que lorsque l'examen a été pratiqué pendant la *nuit*. Cette migration nocturne semble être surtout en rapport avec le sommeil ; à l'état de veille, les parasites se retirent probablement dans les gros vaisseaux viscéraux. Du sang, ces embryons infestent facilement l'urine et les diverses humeurs de l'organisme.

Pour qu'ils parviennent à l'état adulte, il est indispensable qu'ils passent dans le corps d'un moustique. P. Manson a montré que la simple piqûre de moustiques spéciaux (genre *Culex* ou *Anopheles*) suffit à inoculer à l'homme un ou plusieurs embryons parvenus à l'état larvaire. Vers le vingtième jour de leur séjour dans le corps du moustique, les larves quittent la partie antérieure du prothorax pour pénétrer dans la trompe.

ANATOMIE PATHOLOGIQUE. — On connaît mal l'anatomie pathologique de la filariose, car les accidents sont rarement mortels ; il s'agit probablement d'une distension énorme des lymphatiques du rein avec parfois rupture des capillaires ou thrombose lymphatique.

SYMPTOMATOLOGIE. — La filariose peut se révéler par de multiples symptômes suivant la localisation des lésions ; nous ne nous occuperons ici exclusivement que des manifestations rénales. Elles sont, du reste, souvent prépondérantes et donnent à la maladie son cachet clinique spécial. Elles consistent essentiellement dans l'apparition de l'hémato-chylurie. Celle-ci procède par accès survenant d'habitude en pleine santé. Il est parfois précédé de crises douloureuses dans la région lombaire. Puis les urines, d'abord sanguinolentes, deviennent chyleuses. Cette chylurie est souvent exclusivement matinale et reparaît avec une assez grande régularité pendant plusieurs jours ou plusieurs semaines. Ces accès se reproduisent par séries plus ou moins espacées, sans aucune modification de l'état général, au moins pendant longtemps.

L'urine chylurique, de couleur blanc laiteux, se coagule rapidement à l'air ; elle contient des matières grasses, de l'albumine, de la fibrine et de l'acide benzoïque (Bouchardat). La quantité d'urée qu'elle renferme est très petite. Il est possible d'y constater des filaires.

La *marche* de l'affection est très capricieuse ; la guérison définitive se produit parfois après un seul accès ; d'autres fois, la maladie peut durer de 20 à 50 années. La mort survient, dans certains cas, du fait d'une tuberculose pulmonaire.

D'autres manifestations de la filariose peuvent se produire : varices lymphatiques, œdème lymphatique, hydrocèle chyleuse, ascite chyleuse, chylothorax. Le pronostic, qui n'est pas grave en lui-même, sera toujours réservé à cause de la fréquence des infections secondaires.

DIAGNOSTIC. — Il sera posé après l'examen du sang par piqûre au doigt faite la nuit. On ne confondra pas la maladie à la période hématurique, avec les diverses autres causes d'hématuries rénales et avec l'hémoglobinurie.

La lipurie se distinguera en ce que la graisse se présente à l'état de gouttelettes, s'amassant à la surface et donnant l'aspect du bouillon gras. Dans la chylurie, d'autre part, on retrouve les globules blancs de la lymphe.

La chylurie peut reconnaître d'autres causes que la filariose : on l'a signalée dans la bilharziose et même en dehors de toute cause parasitaire ; dans nos climats, par exemple, chez des gens en apparence bien portants.

Le *traitement* de l'hémato-chylurie filarienne consiste dans le repos au lit et la compression abdominale. On a recommandé l'usage du bleu de méthylène.

Pour éviter les rechutes, on recommandera au malade de changer de climat et de vivre dans un pays tempéré.

IV. **KYSTE HYDATIQUE DU REIN.** — Le kyste hydatique du rein fut étudié pour la première fois en France par Chopart en 1821, puis Rayer, Davaine et Béraud en publièrent plusieurs observations. L'avènement de l'antisepsie, en permettant aux chirurgiens de tenter des cures radicales du kyste hydatique, suscita les travaux de Simon et de Bœcke en Allemagne, de Brodeur, Bouilly, Le Dentu et Braillon en France. Nous signalerons spécialement le mémoire de Houzel (1898) et les communications de Tuffier, Delbet, Lejars, Albaran, Legueu, Bazy à la Société de chirurgie (1900-1901). Champenois a fait dans sa thèse inaugurale une monographie assez complète du kyste hydatique du rein (1901).

ÉTIOLOGIE. — L'affection est très rare ; Houzel signale la proportion de 5,44 p. 100 pour les localisations rénales des kystes hydatiques en général.

Herrera Vegas et Daniel J. Cramvell comptent 18 kystes du rein sur 952 cas de kystes hydatiques.

Le kyste hydatique du rein étant dû à l'absorption d'œufs de tænia, il est nécessaire que ceux-ci parcourent un long chemin avant d'arriver au rein (canal thoracique, veines jugulaires, cœur droit, poumon, cœur gauche). Bœckel explique ainsi la grande rareté du kyste rénal.

On le rencontre surtout dans certaines contrées, riches en bestiaux : Islande (Finsen), Australie (Thomas), République Argentine. Ce sont les bergers, les garçons bouchers qui, ordinairement entre dix-huit et quarante ans, sont atteints. Il s'agirait, dans ces cas, de kystes uniloculaires. Les kystes alvéolaires se retrouvent surtout en Bavière, Suisse, Wurtemberg, Mecklembourg (Champenois).

ANATOMIE PATHOLOGIQUE. — Le kyste est ordinairement *unilatéral*; il siège plus souvent à gauche; l'artère afférente du rein gauche étant plus courte, la voie est plus directe (Houzel). On l'a signalé parfois (Marchal) dans l'atmosphère périrénale (Braillon, Devaux et Renon).

Il est le plus souvent situé dans la substance corticale et forme une masse sessile à large base ; uni ou multiloculaire, son volume est très variable, depuis un œuf de poule à une tête d'adulte ; il peut descendre jusqu'au pubis.

La paroi est transparente lorsque le kyste est jeune ; elle devient opaque, épaisse, calcifiée par places dans les vieux kystes.

Le liquide est ordinairement limpide, son volume peut aller de 1 à 10 litres (Harz) ; il renferme des vésicules hydatides, des crochets, rarement des globules de pus et de l'albumine. Il présente cette particularité très spéciale (Chauffard) de contenir par dialyse de l'acide urique, des phosphates, de l'oxalate de chaux. On peut rencontrer parfois de véritables calculs (Desault) ; Vinas a montré qu'il pouvait être aseptique ou bien présenter les microbes ordinaires de la suppuration ; il serait, en effet, un excellent milieu de culture pour le staphylocoque, le streptocoque, etc.

Il est toujours rétro-péritonéal et ne fait souvent pas de saillie notable dans la cavité abdominale. Il acquiert à la longue de solides adhérences, très vasculaires, avec les organes voisins : foie, intestin, gros vaisseaux, rate, intestin grêle. Cette constatation a une grosse importance au point de vue chirurgical.

Il est séparé du parenchyme rénal par une zone fibreuse très épaisse (Albarran) ; ce parenchyme peut être soit sclérosé : néphrite interstitielle, soit atteint d'hydronéphrose. Cependant, malgré l'atrophie manifeste du tissu rénal en cas de kystes volumineux, il subsiste souvent encore microscopiquement du parenchyme sain. L'uretère est ectasié, ainsi que les calices et le bassinet.

SYMPTÔMES. — L'affection peut rester latente pendant très longtemps (trente ans, Houzel) ; les troubles urinaires font défaut, à peine le sujet ressent-il un peu de douleur et de gêne dans le côté, parfois des accès de suffocation. A la période d'état, les symptômes se résument en des *accès douloureux* simulant la *colique néphrétique*, suivis d'expulsion d'hydatides, et dans la constatation d'une tumeur.

Cette *tumeur* est souvent difficile à percevoir à cause de son siège sous-costal (Pistocchi et Turri, Albarran) ; c'est une masse globuleuse rénitente et fluctuante, indolente à la pression, mobile avec les mouvements respiratoires (Debove) ; le frémissement hydatique, très rare, pourrait y être perçu (Brodbury, Peyrot et Lejars). Lorsque la tumeur est vieille, elle devient très dure et sa mobilité est très obscure.

La percussion dénote une bande de sonorité verticale en avant de la tumeur ; la phonendoscopie permet de délimiter nettement les contours du kyste.

L'état général reste ordinairement bon, la marche de l'affection est très lente : seize ans (Madeling), vingt ans (Albarran).

COMPLICATIONS. — Elles sont de trois sortes :

1° ***Accidents de compression*** dus au volume excessif de la tumeur : œdème, anasarque, signes de pseudo-étranglement.

2° ***Rupture.*** — Elle peut se faire dans le bassinet ; elle s'accompagne d'une douleur violente suivie d'un affaissement brusque de la tumeur et souvent de rétention d'urine. On a noté également l'ouverture dans le péritoine ; il s'agit alors, soit de péritonite généralisée ou localisée, si le kyste est suppuré, soit de phénomènes d'intoxication hydatique, soit enfin de néoformations kystiques sur la séreuse. Les ouvertures dans l'intestin, le poumon, et même au niveau de la peau ont été signalées.

La rupture du kyste est toujours un phénomène grave, car elle entraîne souvent l'infection de la poche.

3° ***Infection de la poche.*** — Elle se produit après la ponction ou l'ouverture spontanée. Le pronostic dans ces cas est toujours très réservé.

DIAGNOSTIC. — Il se pose dans deux cas :

1° Il n'existe que des signes de colique néphrétique ; le diagnostic se confond alors avec celui de la lithiase biliaire ; c'est le plus souvent par l'examen des urines qu'il sera tranché.

2° On constate une tumeur volumineuse dans le flanc ; il faudra alors éliminer les tumeurs extrarénales et particulièrement le kyste de l'ovaire, le fibrome pédiculé utérin. Le kyste du mésentère évolue par poussées, il est médian et nettement fluctuant et provoque des symptômes d'occlusion intestinale. On différenciera le kyste hydatique du rein du kyste du pancréas par la méthode de Minkovski ; la tumeur pancréatique garde une situation immuable, tandis que le rein kystique est refoulé dans sa loge.

La localisation rénale étant diagnostiquée, on différenciera le kyste hydatique du rein polykystique par la bilatéralité de ce dernier, de l'hydronéphrose par l'examen du liquide. L'existence concomitante d'un kyste hydatique en un autre point du corps facilitera beaucoup ce diagnostic.

Il faudra enfin, comme dans toute affection rénale, rechercher l'état du filtre rénal au niveau du rein atteint et dans le rein du côté opposé.

TRAITEMENT. — Si le kyste est petit, on pratiquera l'ablation de la poche ; Delbet recommande la suture sans drainage. Albarran la considère comme excellente quand elle est possible. Mais, dans les cas graves, en cas de kystes anciens à poche épaisse, enflammés, on devra recourir à la néphrectomie de préférence à la néphrostomie.

F. Rathery.

CANCER DU REIN

L'étude du cancer du rein est liée intimement à celle des tumeurs de cet organe. La première observation indiscutable de ces dernières est due à Miriel (1810). Carraud et Renauldin insistent sur leur diagnostic différentiel. Gintrac signale l'envahissement de la veine cave inférieure et de la veine azygos par le néoplasme. Rayer (1841) en fit une étude d'ensemble, et son exposé des principales formes cliniques est encore admis aujourd'hui.

Les travaux modernes ont surtout porté, en dehors des mémoires de Guyon et des thèses de Guillet et de Chevalier, sur l'étude pathogénique et anatomo-pathologique de ces tumeurs. Robin, en 1855, avait démontré l'origine épithéliale du cancer du rein.

Gravitz le premier signala l'importance des inclusions surrénales dans le rein ; mais en généralisant sa théorie, ses élèves voulurent faire de celles-ci l'origine de tous les néoplasmes rénaux. Nous ne pouvons citer les travaux très nombreux parus sur la question. Albarran et Imbert ont récemment publié un travail très complet sur les tumeurs du rein que nous avons maintes fois mis à contribution le long de cet article.

Nous décrirons sous le nom de *cancer du rein* les tumeurs malignes du rein, en prenant le mot *cancer* sous sa plus large acception. Nous aurons cependant à dire un mot de certaines tumeurs bénignes du rein, telles que les adénomes ; leur étude est indispensable, en effet, pour bien comprendre la pathogénie très complexe et l'anatomie pathologique des tumeurs malignes du rein ; de plus, il existe, comme l'a montré Krebs, de véritables formes de transition entre ces deux types de tumeur : les adéno-carcinomes.

PATHOGÉNIE

Les néoplasmes du rein sont loin d'avoir une même origine et il n'est plus possible, à l'heure actuelle, d'invoquer la théorie uniciste de Robin faisant dériver le cancer du rein exclusivement de l'épithélium des tubes urinifères. Aussi, pour avoir une idée nette des tumeurs du rein, nous faut-il tout d'abord indiquer brièvement leurs diverses origines. Nous en déduirons une classification raisonnée, qui permettra de comprendre plus facilement les multiples variétés anatomiques et cliniques que nous aurons à décrire.

On a fait intervenir dans la pathogénie des tumeurs rénales les éléments normaux du rein (épithélium, tissu conjonctif, vaisseaux), puis des monstruosités de l'organe, puis enfin des inclusions d'autres organes dans le rein lui-même.

Nous décrirons avec Manasse, Albarran et Imbert trois grandes variétés pathogéniques :

1° TUMEURS ÉPITHÉLIALES. — Il en existe trois formes :

a. ***Les tumeurs prenant leur origine dans l'épithélium des tubes urinifères :*** ce sont de beaucoup les plus nombreuses.

Ce fut Robin qui, en 1855, a montré que l'épithélium des tubes urinifères proliféré constitue les noyaux cancéreux. Waldeyer, Klebs, Lancereaux, Sturm, Sabourin, Brault confirment pleinement la réalité de cette origine. Sturm admet que l'épithélium des tubes contournés est le point de départ de la tumeur. Lissard a vu la néoformation provenir directement d'un tube rectiligne de la substance médullaire.

Waldeyer, Depage, Bellati, Albarran ont montré la continuation directe du tube sain avec le boyau néoplasique.

Nous verrons du reste que, par leurs formes et leurs dimensions (Brault), les cellules néoplasiques se rapprochent beaucoup de celles des tubes contournés ; aussi est-il logique de placer, dans la plupart des cas, à ce niveau l'origine de la tumeur.

b. ***La tumeur prend naissance aux dépens d'éléments rénaux anormaux.*** — Albarran a signalé dans la capsule du rein embryonnaire la présence de fragments aberrants de l'organe ou canalicules aberrants pararénaux. Ils donneraient naissance à une forme spéciale : l'adénome canaliculaire. Luzzatto a publié un cas récemment, confirmant cette théorie pathogénique.

c. ***La tumeur tire son origine de germes capsulaires aberrants inclus dans la substance rénale.*** — C'est en 1883 que Grawitz admit que certaines tumeurs du rein très riches en graisse, qu'il décrivait sous le nom de *pseudo-lipomes*, n'étaient que de petits néoplasmes nés de particules aberrantes du tissu surrénal.

Cette théorie rencontra de nombreux partisans : d'Ajutolo, Lubarsch, Ambrosius, Horn, Beneke, qui la généralisèrent peut-être un peu trop, si bien que certains rattachent aux germes aberrants presque toutes les tumeurs du rein.

Albarran admet, à l'encontre de Sabourin et Brault en France, Sudek, de Paoli, Driessen en Allemagne, qu'elle permet d'expliquer l'origine de trois variétés de néoplasmes rénaux :

a. Les pseudo-lipomes ou hypernéphromes de Grawitz ;

b. Les adénomes alvéolaires à cellules claires ;

c. Les épithéliomas à cellules claires (ces derniers n'étant du reste pas toujours d'origine surrénale et pouvant tirer leur origine du tissu rénal lui-même).

Les arguments militant en faveur de cette théorie pathogénique sont, du reste, d'inégale importance.

La situation de la tumeur dans la profondeur du rein, la structure du protoplasma cellulaire, la présence de cellules géantes (Lubarsch), la disposition de la capsule, l'absence des formes de transition entre les cellules des tubes urinifères et les groupes cellulaires néoplasiques sont de peu de poids. Il en est de même de la présence de la lécithine, de la matière glycogène ; cette dernière, donnée par Lubarsch comme caractéristique des tumeurs d'origine surrénale, est un fait d'ordre général, comme l'a montré Brault. Albarran, par contre, insiste sur les faits suivants :

L'existence de la graisse dans les cellules, disposée en gouttelettes régulières comme dans les cellules de la zone corticale de la surrénale;

L'apparence générale de la tumeur et la disposition de ses cellules reproduisant l'épithélium des surrénales ;

La présence simultanée des tumeurs du rein et de la capsule, l'envahissement du rein par un néoplasme surrénal, l'existence dans la capsule surrénale de tumeurs dont la structure est la même que celle des tumeurs rénales ;

La production expérimentale de greffe surrénale dans le rein donnant lieu à des formations adénomateuses (Marie), graisseuses ou kystiques (Albarran).

Nous pouvons donc résumer de la façon suivante la pathogénie des tumeurs épithéliales :

1° Tumeurs se développant aux dépens du parenchyme rénal :

a. *Tissu rénal normal* :.............	adénomes cavitaires ou papillaires. épithéliomes carcinoïdes.
b. *Canalicules aberrants pararénaux* :	adénomes canaliculaires. épithéliomes carcinoïdes.

2° Tumeurs se développant aux dépens d'inclusions capsulaires intrarénales :

Adénomes alvéolaires.
Épithéliomas à cellules claires (1).
Hypernéphromes de Grawitz.

2° TUMEURS MÉSODERMIQUES. — On fait intervenir dans la pathogénie des tumeurs du rein le tissu conjonctif et le réseau vasculaire.

Le sarcome du rein, bien étudié par Rocher et Langhans, Neumann et Rosenstein, Paul et Windle, prend naissance dans la capsule du rein et les gaines du tissu conjonctif disposées autour des vaisseaux.

(1) Il n'est pas douteux, pour Albarran et Imbert, que certains épithéliomes à cellules claires se développent également aux dépens de l'épithélium rénal.

L'angiosarcome décrit par de Paoli, l'endothéliome de Driessen et Hildebrandt devraient, pour Albarran et Imbert, être rattachés aux carcinomes à cellules claires et, en particulier, à celles de ces tumeurs qui prennent leur origine dans un noyau surrénal aberrant.

Nous ne ferons que citer le lipome vrai, tumeur rare et qui proviendrait pour Grawitz de la capsule graisseuse du rein.

3° TUMEURS MIXTES. — Certaines tumeurs du rein, et en particulier fréquemment celles décrites chez l'enfant sous le nom de *sarcome*, sont généralement des tumeurs mixtes. On a proposé pour les expliquer trois théories pathogéniques principales :

a. Birch-Hirschfeld a émis l'idée d'une *inclusion intrarénale du corps de Wolff*;

b. Wilms pense qu'il s'agit de *noyaux émanés* des feuillets primitifs aux premiers stades du développement et inclus dans le rein. Les fibres musculaires striées que l'on rencontre dans ces tumeurs proviennent du myotome ;

c. Grawitz et Busse admettent, au contraire, que les tumeurs mixtes prennent leur origine dans les éléments normaux de l'organe.

ANATOMIE PATHOLOGIQUE

Les variétés d'origine des cancers du rein donnent lieu à des formes anatomiques différentes, non seulement microscopiquement, mais encore macroscopiquement. Nous les décrirons donc séparément.

De toutes, de beaucoup les plus fréquentes sont l'épithéliome chez l'adulte et le sarcome chez l'enfant. Sur 380 cancers du rein chez l'adulte, Albarran et Imbert ont noté 188 fois l'épithéliome, 82 fois le sarcome. Sur 143 cas chez l'enfant, ils ont trouvé 80 cas de sarcomes, 49 de tumeurs mixtes et 11 d'épithéliomes.

I. **TUMEURS ÉPITHÉLIALES.** — Nous étudierons : 1° l'adénome ; 2° l'épithéliome ou carcinome ; 3° les pseudo-lipomes ou hypernéphromes.

1° ADÉNOME. — ***Aspect macroscopique.*** — Il est tout à fait spécial. Il s'agit ici de tumeurs petites, gris rougeâtre, dont le volume varie d'un grain de chènevis à une cerise, parfois une mandarine. Elles sont habituellement peu nombreuses, une à deux, et il n'est pas exceptionnel d'en rencontrer dans les deux reins. Elles sont d'ordinaire situées dans la substance corticale, et on les retrouve à la surface du rein immédiatement au-dessous de la capsule. A la coupe, elles sont souvent nettement encapsulées et isolées du parenchyme rénal voisin. « Il semble qu'elles se soient formées entre la capsule propre qu'elles soulèvent et le parenchyme rénal qu'elles semblent déprimer pour s'y creuser une loge » (Albarran).

Le tissu qui les constitue est homogène, tantôt assez ferme, tantôt friable et même hémorragique.

Ces tumeurs se rencontrent fréquemment dans les reins cirrhotiques (Sturm, Sabourin, Brault, Toupet, Pilliet).

Étude microscopique. — L'adénome peut se présenter sous trois formes :

1° Forme canaliculaire ;

2° Forme papillaire ou cavitaire ;

3° Forme alvéolaire à cellules claires.

Les adénomes contiennent souvent des cavités kystiques.

La forme la plus fréquente est l'adénome papillaire.

C'est celui que l'on rencontre surtout sur les organes atteints de néphrite interstitielle. Sabourin admet que le type cellulaire de cet adénome est différent, suivant qu'il se développe aux dépens d'une cellule rénale intacte (adénomes cylindriques) ou qu'il a pour point de départ une cellule rénale devenue fonctionnellement indifférente (adénomes cubiques). L'intérêt de ces formations adénomateuses réside en leur transformation en tumeurs malignes signalée pour la première fois par Klebs, étudiée par Schutz et Manasse.

2° ÉPITHÉLIOME ET CARCINOME. — L'épithéliome rénal peut être primitif ou secondaire ; nous ne nous occuperons ici que du premier.

Étude macroscopique. — L'épithélioma du rein est presque toujours *unilatéral* (Monti, Roberts, Dickinson, Guillet), bien que certains cas de cancer double aient été signalés (Terrier, Walshe, Kelynack), mais il s'agirait alors presque constamment de noyaux secondaires de généralisation. Klebs admettait que le côté gauche était plus souvent affecté que le côté droit ; Morris et Guillet sont d'avis contraire ; en réalité, on peut dire, avec Kelynack, Albarran et Imbert, qu'il n'y a pas de prédominance d'un côté ou de l'autre.

L'organe est *rarement pris dans son entier*, au moins au début ; chez l'adulte, le plus souvent, c'est le pôle *supérieur* qui est atteint ; chez l'enfant, au contraire, il occupe fréquemment l'*extrémité inférieure* (Albarran). Dans certains cas, enfin, il siège à la partie moyenne.

L'épithéliome acquiert exceptionnellement le *volume* énorme de certains sarcomes ; ce volume est, du reste, très variable. Dans certains cas d'opération précoce, on a pu constater des tumeurs de la grosseur d'une cerise . parfois cependant, comme l'a signalé Brault, des tumeurs plus petites qu'une noix peuvent se généraliser ; plus souvent, la tumeur est assez grosse pour augmenter du double ou du tiers le volume du rein. Très exceptionnellement, enfin, le rein est diminué de volume et squirreux.

On distingue généralement deux formes macroscopiques :

a. La **forme infiltrée** décrite par Rokitansky, exceptionnelle.

Le rein, simplement augmenté de volume sans bosselures ni nodosités, est atteint d'infiltration cancéreuse diffuse.

b. La **forme nodulaire** très fréquente. Il est exceptionnel que la tumeur ait envahi tout l'organe ; on retrouve le plus souvent des portions plus ou moins considérables de parenchyme paraissant sain.

Fréquemment il existe, dans le même rein, une masse néoplasique principale et d'autres noyaux plus petits qui bossellent la surface de la glande.

La capsule propre du rein s'épaissit et forme pendant *longtemps* une barrière qui limite l'envahissement du néoplasme ; au niveau des noyaux les plus proéminents, elle s'amincit et le doigt obtient alors une sensation de fausse fluctuation. Cette capsule adhère intimement d'une part au néoplasme lui-même, d'autre part aux organes voisins. Les rapports que cette tumeur affecte avec ces derniers sont très intéressants à noter, car ils expliquent la production de certains troubles de compression; ils sont de plus très importants à connaître pour le chirurgien durant l'acte opératoire.

Lorsque la tumeur rénale acquiert un grand volume, elle refoule et comprime les organes voisins : côlon, duodénum, estomac, d'où production d'ectasie gastrique; cholédoque, d'où ictère, etc. Elle détermine dans le foie un véritable mouvement de bascule : son bord antérieur s'abaisse au-devant de la tumeur, si bien que celle-ci paraît plus grosse qu'elle n'est en réalité. Le néoplasme vient se mettre en contact plus ou moins immédiat avec la paroi abdominale antérieure.

Les rapports qu'il affecte avec l'intestin sont intéressants à noter : la tumeur vient s'immiscer entre les deux feuillets du mésocôlon et le déplacement se fait surtout aux dépens du feuillet externe ; en cas de néoplasme droit, le côlon est reporté en bas et en dedans, tandis que, si la tumeur siège à gauche, on trouve le côlon placé plus en dehors, ce qui explique la plus grande fréquence de la sonorité côlique au-devant des tumeurs rénales gauches.

Quant aux *adhérences*, elles peuvent être soit inflammatoires, soit néoplasiques ; nous signalerons surtout celles avec la veine cave, si importantes au point de vue chirurgical, la capsule surrénale (Albarran et Cathelin), l'aorte, le pédicule rénal. Albarran fait remarquer la fréquence de grosses veines énormes qui rampent à la surface du néoplasme.

L'épithélioma rénal peut enfin se développer dans un rein mobile, et des adhérences secondaires peuvent fixer la tumeur beaucoup plus bas qu'à l'ordinaire.

Quant aux rapports du néoplasme avec les voies d'excrétion, on peut constater de véritables prolongements cancéreux faisant pleine saillie dans le bassinet. A la longue, l'uretère finit par être obstrué ou comprimé.

Si l'on pratique une *coupe* de l'organe, les parties néoplasiques se distinguent facilement du parenchyme rénal par leur coloration gris clair, jaunâtre ou rouge brun.

Ces noyaux semblent séparés du tissu rénal par une véritable capsule. De celle-ci partent de larges bandes fibreuses qui partagent la tumeur en une série de lobes formés par un tissu plus mou qui se désagrège facilement; il peut exister de grands foyers hémorragiques, d'autres fois des cavités kystiques contenant du sang ou une substance gélatiniforme. Les tumeurs épithéliales présentent assez fréquemment un reflet jaunâtre plus ou moins opaque qui indique, soit une surcharge graisseuse des cellules encore vivantes, soit une désintégration partielle du néoplasme.

Étude histologique. — Nous décrirons avec Albarran deux types différents.

a. **Épithélioma carcinoïde.** — Il existe une série d'alvéoles irréguliers dont les uns sont pleins de cellules, les autres distendus par le sang. Les cellules qui les constituent sont peu volumineuses, polymorphes, irrégulières, granuleuses, serrées les unes contre les autres et renferment un noyau très gros.

Certains alvéoles sont creusés d'une cavité au centre, revêtus à la périphérie par une seule couche de cellules.

Quant au stroma, il est constitué par du tissu conjonctif plus ou moins fibreux s'insinuant entre les cellules et cloisonnant l'alvéole principal en de multiples alvéoles secondaires; il est en général bien moins développé que le tissu épithélial, sauf dans les cas très rares de squirre.

On peut parfois trouver de véritables cavités résultant soit de la chute et de la dégénérescence des cellules, soit d'hémorragies produites brusquement au centre d'un noyau carcinomateux.

b. **Épithéliomes à cellules claires.** — Ils empruntent leur nom à l'existence de cellules volumineuses à noyau bien visible contenant de la graisse qui se dissout lors du traitement de la coupe par les liquides histologiques. Ces tumeurs présentent la structure alvéolaire, le tissu conjonctif cloisonne par des travées de plus en plus fines les alvéoles principaux. On trouve dans les tumeurs de ce genre, plus fréquemment que dans celles du groupe précédent, des formations cavitaires et même glanduliformes.

3° HYPERNÉPHROMES OU PSEUDO-LIPOMES DE GRAWITZ. — Ce sont des tumeurs dont le volume varie ordinairement de celui d'un pois à celui d'une cerise; il peut cependant atteindre celui d'une noix. Leur forme est arrondie, mais peut devenir fortirrégulière quand ils prennent un grand développement.

Habituellement uniques, ils siègent le plus souvent dans la corticalité ; mais ces deux derniers caractères sont inconstants.

A la coupe, ils sont nettement séparés de la substance rénale par une capsule limitante ordinairement très nette. Leur consistance est molle, leur coloration jaunâtre est loin d'être la règle.

L'étude microscopique de semblables tumeurs montre tout d'abord leur richesse en graisse. Celle-ci ne siège que pour une faible part dans les cellules conjonctives ; elle est presque en entier contenue dans des cellules polygonales ou cubiques, volumineuses. On peut rapprocher ces cellules de celles que nous avons décrites dans les épithéliomes à cellules claires ; ces derniers ne seraient dans un grand nombre de cas, pour Albarran et Imbert, que des hypernéphromes en évolution maligne.

Cette morphologie cellulaire est pour Horn le plus sûr critérium de l'origine de la tumeur aux dépens du tissu surrénal. Quant à son stroma, sa disposition dans les cas typiques (Ambrosius) est assez spéciale : « au centre se trouve un noyau conjonctif renfermant de gros vaisseaux qui sont surtout des veines ; puis viennent des travées connectives limitant des sortes d'alvéoles allongés, analogues aux cordons cellulaires de la capsule surrénale ; plus à la périphérie, les alvéoles deviennent plus fins et s'arrondissent. Enfin le tissu conjonctif se rattache à une capsule qui enveloppe toute la tumeur.

Cet hypernéphrome doit être distingué anatomiquement, d'une part, des lipomes vrais décrits par Virchow ; d'autre part, des pseudo-lipomes d'Ulrich résultant de la dégénérescence graisseuse des tubes contournés.

II. TUMEURS MÉSODERMIQUES. — Nous décrirons : 1° Les sarcomes et angio-sarcomes ; 2° les fibromes et fibro-sarcomes sous-capsulaires ; 3° les lipomes.

SARCOMES. — *Étude macroscopique.* — Le sarcome du rein est assez souvent chez l'enfant bilatéral (Jacob, Paul) ; mais cette bilatéralité n'est pas constante ; il siégerait indifféremment d'un côté ou de l'autre (Albarran) ; il est plus fréquent chez la femme.

Son volume est ordinairement considérable, tout au moins chez l'enfant ; chez l'adulte, il ne dépasse guère celui des deux poings.

Les adhérences de la tumeur aux organes voisins s'observent plus souvent chez l'enfant que chez l'adulte, ce qui est dû au plus rapide développement de la tumeur.

Leur consistance est ordinairement molle.

On peut distinguer trois formes de tumeurs sarcomateuses :

1° Les **tumeurs nées de la capsule propre du rein** refoulant le tissu rénal dont elles sont séparées par une couche de tissu conjonctif;

2° Les **tumeurs nées au niveau du hile du rein dans le tissu conjonctif** qui entoure les vaisseaux et les uretères (Dickinson, Tengett, Vignaud);

3° Les **tumeurs nées en plein parenchyme rénal**. Il faut encore ici distinguer :

La forme infiltrée, exceptionnelle;

La forme nodulaire. Le plus souvent la tumeur envahit une des extrémités de l'organe dont une partie reste reconnaissable.

A la coupe, la tumeur, ordinairement nettement limitée, a l'aspect des tumeurs encéphaloïdes; souvent il existe des portions ramollies, des foyers hémorragiques, des pseudokystes; dans certains cas, enfin, on ne retrouve plus qu'une coque capsulaire, contenant une bouillie noirâtre, de couleur chocolat.

Étude histologique. — On rencontre des sarcomes fuso-cellulaires ou globo-cellulaires et des angio-sarcomes. Cette dernière forme est fréquente : elle comprend les endothéliomes sanguins, les endothéliomes lymphatiques et les sarcomes péri-vasculaires dont la classification histologique est encore très discutée.

Fibro-sarcomes. — Ce sont de petits néoplasmes siégeant dans la corticalité, parfois en pleine substance médullaire. Sabourin pense que l'épithélium des tubes urinifères participe à la formation des cellules fusiformes; ce fibro-sarcome serait chez l'adulte, pour Sabourin, l'équivalent du sarcome de l'enfant chez qui la tendance à la sclérose n'existe pas.

Lipomes. — Ce sont des tumeurs très rares, se présentant sous la forme d'amas graisseux, acquérant ordinairement au plus le volume d'une cerise, mais pouvant atteindre celui d'une tête d'enfant, situées de préférence au voisinage de la capsule; elles sont souvent bilatérales et multiples. Nettement circonscrites, elles se bornent à repousser les éléments du rein qu'elles ne tendent ni à englober ni à détruire; elles ne méritent pas d'être décrites dans les cancers du rein.

III. **TUMEURS MIXTES.** — Ces tumeurs n'ont été nettement isolées que depuis quelques années. Décrites sous le nom d'*adéno-sarcomes* (Birch-Hirschfeld), elles n'ont guère été rencontrées que chez les enfants ou dans l'adolescence; elles ont une marche très rapide. D'abord incluses dans le rein, elles arrivent à la capsule qu'elles détruisent, envahissant rapidement les veines. Ordinairement volumineuses, leur consistance est tantôt molle, tantôt dure. Au microscope, on y trouve des éléments différents, des fibres musculaires striées, lisses, des îlots cartilagineux, des amas graisseux, du tissu élastique, des tissus muqueux, fibreux, embryonnaires. Burse a même signalé des cellules nerveuses. Les formations glandulaires présentent cette particularité qu'à côté de formations et de cellules franchement épithéliales on trouve des cellules rondes, analogues à celles du tissu conjonctif, et qu'il est impossible d'isoler des premières.

TUMEURS DU BASSINET. — Il faut faire une place à part aux tumeurs du bassinet, se propageant parfois secondairement au rein. Les néoplasmes mésodermiques sont très rares, les tumeurs épithéliales doivent être distinguées en papillomes simples, épithéliomes papillaires, épithéliomes non papillaires. Les secondes de ces tumeurs peuvent se généraliser, les troisièmes le font presque toujours. Il s'agit d'épithéliums stratifiés (Hallé, Lœper et Chifohau).

ÉVOLUTION ANATOMIQUE DES TUMEURS RÉNALES. — ***Propagation.*** — Celle-ci se fait par continuité de tissu, par greffe, par les veines, par les ganglions.

1° **Par continuité.** — Elle est fréquente, surtout dans les tumeurs très volumineuses. Elle s'étend au bassinet, à l'uretère, à la capsule surrénale, à l'atmosphère périrénale, à l'intestin, au péritoine, à la paroi abdominale, rarement au foie.

2° **Par greffe.** — Il s'agit de greffe néoplasique sur la paroi du bassinet, de la vessie (Pasteau).

3° **Par les ganglions.** — Cette propagation est moins fréquente dans les cancers du rein que dans ceux des autres viscères. Il est impossible de préjuger, d'après le volume ou l'ancienneté de la tumeur, s'il existe ou non un envahissement ganglionnaire. Les ganglions atteints siègent au niveau du hile, puis s'étendent le long de la veine cave, en haut jusque dans le médiastin, en bas en suivant les vaisseaux iliaques jusque dans le bassin. On a noté parfois de l'adénopathie axillaire et inguinale.

4° **Par les veines.** — L'envahissement des veines par le néoplasme et la production d'embolies cancéreuses sont une curieuse particularité des cancers du rein. Il existe le plus souvent dans la veine rénale un bourgeon néoplasique donnant naissance à des *embolies cancéreuses*.

Généralisation. — Cette généralisation est souvent *tardive* et peut se faire par la voie *veineuse* aussi bien que par la voie *lymphatique*. L'embolus néoplasique s'arrête le plus souvent au niveau des poumons, mais il franchit parfois la circulation pulmonaire et pénètre dans la circulation générale. Après le poumon, c'est le foie qui est le plus fréquemment atteint ; les voies d'infection sont fournies par le système porte. Les colonies nouvelles gardent le type cellulaire de la variété primitive. Brault admet qu'il est facile de retrouver dans ces noyaux secondaires leur origine rénale de par le type spécial de l'élément cellulaire néoplasique.

Propagation et généralisation suivant les variétés anato-

miques. — Les adénomes sont ordinairement bénins, mais ils peuvent se propager aux ganglions et se généraliser (Sabourin et Brault).

Les adéno-carcinomes et les carcinomes sont les tumeurs qui se propagent le plus rapidement par contiguïté et donnent lieu aux adénopathies les plus rapides.

Les hypernéphromes sont ordinairement bénins, mais fréquemment ils acquièrent une grande malignité, causant des adénopathies considérables et envahissant le système veineux.

Les sarcomes de l'adulte se propagent rarement aux ganglions quand ils sont purs; ils empruntent plus souvent la voie veineuse. Dans le sarcome de l'enfant on note assez fréquemment l'envahissement ganglionnaire; il est vrai que ce sont rarement des sarcomes purs.

Lésions secondaires des reins. — Ces lésions sont à étudier :

1° **Dans le rein malade**; il peut s'agir d'accidents mécaniques de rétention rénale, ou de lésions de néphrite toxémique dans les points éloignés de la tumeur, coexistant parfois avec de l'hypertrophie compensatrice (Albarran).

2° **Dans le rein du côté opposé.** Albarran a signalé l'importance de ces lésions : hypertrophie compensatrice et lésions de néphrite à une période avancée de la maladie. On peut expliquer cette néphrite soit de par l'existence d'une sécrétion toxique par les cellules néoplasiques du rein malade (Albarran), soit par la production de néphrotoxines ayant leur source dans le rein atteint de cancer et allant agir sur le rein du côté opposé (Castaigne et Rathery).

Coexistence d'autres maladies rénales. — On peut trouver dans le rein cancéreux des affections concomitantes : on a noté la tuberculose à un pôle, un néoplasme à l'autre (Rayer, Rosenstein, Albarran). La lithiase rénale n'est pas rare dans le cancer du rein, elle est encore plus fréquente dans le cancer du bassinet; on ne l'a pas notée chez l'enfant. Albarran admet que les lésions de néphrite qui sont constantes dans la lithiase jouent un rôle dans le développement du cancer du parenchyme rénal.

ÉTIOLOGIE

Les tumeurs primitives du rein sont relativement peu fréquentes. Reiche, sur 11 930 cas de cancer, ne trouve que 80 néoplasmes du rein, soit 0,7 p. 100. L'épithélioma secondaire serait plus fréquent que l'épithélioma primitif.

Elles sont un peu plus rares chez l'enfant que chez l'adulte. Chez l'enfant on les rencontre surtout dans les *trois premières années de la vie* (Kelynack, Roberts, Starr, Walker, Albarran et Imbert); nombre de fois, même, c'est durant le cours de la première année, dans les premiers mois, que la tumeur se développe.

Chez l'adulte, c'est surtout de *quarante-cinq à cinquante-cinq ans* que l'affection survient (autour de la *cinquantième année* pour Albarran et Imbert). Chez la femme, le cancer se révèle un peu plus tôt que chez l'homme.

L'*homme* est plus souvent atteint que la femme et cette prépondérance du sexe masculin est encore plus marquée chez l'*enfant*.

L'hérédité a été notée 5 fois sur 173 tumeurs chez l'enfant, 5 fois sur 412 tumeurs chez l'adulte (Albarran et Imbert). Quant aux différentes causes prédisposantes invoquées, elles n'ont guère, ici, plus d'importance que pour les autres cancers en général. L'influence du traumatisme, souvent notée chez l'enfant, est loin d'être universellement admise. Plus intéressante serait la coexistence de la lithiase rénale qui pourrait soit être antérieure au néoplasme et favoriser son développement, soit survenir postérieurement ; un rein cancéreux infecté pourrait présenter secondairement des calculs phosphatiques. On a signalé chez l'enfant, dans les encéphalopathies tubéreuses de Bourneville et Brissaud, l'existence dans le rein de petites tumeurs qui ne seraient pour Dupré que des productions métastatiques.

SYMPTOMES

Il est impossible, à l'heure actuelle, de superposer les types cliniques aux espèces anatomiques décrites plus haut. Aussi, ferons-nous un tableau général de la symptomatologie des tumeurs malignes, nous réservant d'indiquer plus loin les caractères différentiels un peu nets qu'on a pu relever en faveur de tel ou tel type anatomique.

SIGNES PHYSIQUES. — Ce sont les plus importants ; ils sont au nombre de deux : l'*hématurie* ; la *tumeur*.

Hématuries. — Elles manquent rarement chez l'adulte. M. Guyon a indiqué leurs caractères : leur réunion constitue un tableau clinique tellement net qu'il suffit, dans bien des cas, pour poser un diagnostic avec de grandes probabilités.

1° Elles sont *spontanées*, survenant sans cause, disparaissant de même, aussi bien le jour que la nuit, pendant la marche comme durant le repos.

2° Elles sont *insidieuses* et *indolores* ; le malade est pris de l'envie d'uriner et constate que l'urine émise est sanglante, bien qu'il n'ait présenté aucun phénomène douloureux.

3° Elles sont *capricieuses*, avec des alternances d'urines claires ; aussi, recommandera-t-on au malade d'uriner à chaque miction dans des vases différents. L'hématurie peut cesser à la période terminale de la maladie, soit par compression ou oblitération de l'uretère, soit par suite de ce que les noyaux cancéreux, siège de l'hémorragie, ne se mettent plus en rapport avec le bassinet.

4° Elles sont *totales* ; chaque miction est constituée par un liquide rouge uniformément coloré du commencement à la fin de la miction. Il suffira, pour retrouver ce caractère, de pratiquer l'expérience des rois verres.

5° Leur *abondance* est variable. Bien qu'étant en général assez fortes, il est exceptionnel de constater des hémorragies mettant en danger la vie du malade ; parfois, l'hématurie n'est visible qu'avec l'aide du microscope.

6° Leur *durée* est ordinairement assez brève ; elles surviennent par *crises*, ne dépassant guère quelques jours.

Certains malades n'urinent du sang qu'une ou deux fois pendant toute l'évolution de leur maladie ; le plus fréquemment l'hématurie se renouvelle à plusieurs reprises et devient plus fréquente à mesure que la maladie évolue ; dans certains cas, elle se prolonge sans interruption pendant plusieurs semaines.

7° L'urine sanglante peut contenir soit de *longs caillots* cylindriques (lorsque leur longueur dépasse 10 centimètres, ils seraient caractéristiques d'une hématurie rénale), soit de *petits caillots rouge jaunâtre*, ressemblant à des filaments blennorragiques (Israël).

On considère ordinairement cette hématurie comme le premier signe du néoplasme rénal ; en réalité, comme l'a montré Guyon, le saignement ne fait qu'attirer le plus souvent l'attention sur le rein, mais déjà, lorsqu'il apparaît, la tumeur évoluait depuis longtemps.

Cette hématurie est due ordinairement à la rupture de quelques capillaires de la tumeur elle-même ; mais elle peut également être sous la dépendance du parenchyme rénal lui-même (Albarran). Rowsing admet même que, dans certains cas, c'est le rein du côté opposé, congestionné, qui donnerait lieu à l'hémorragie. Si le fait est possible, il est exceptionnel (Albarran).

L'examen chimique de l'urine révèle rarement la présence du sucre (Hildebrandt).

L'albumine existe, elle est peu abondante, et relève souvent d'hémorragies microscopiques. Brault pense qu'en dehors de celles-ci « l'albumine ne se rencontre pour ainsi dire jamais ». Quant à l'examen microscopique des urines, il montre des hématies, des globules de pus, des cylindres hématiques et des cristaux de carbonate de chaux (Rowsing). Ces derniers seraient rares, au contraire, dans la lithiase. Quant aux cellules néoplasiques, elles auraient été retrouvées par Lauer, Anderson, Whitehead, Penrose, Brauninger, Busse, Graser, Rowsing. Mais ces cas sont malheureusement exceptionnels (Brault), et Albarran se demande même si ces auteurs n'ont pas pris l'épithélium du bassinet pour des éléments néoplasiques.

Tumeur rénale. — Elle a été constatée 84 fois sur 100 (Albarran et Imbert) ; 97 fois sur 100 (Chevalier).

C'est un symptôme encore plus fréquent que l'hématurie; il faut donc savoir le rechercher avec soin.

A l'*inspection* de la région lombaire, il est exceptionnel, pour Guyon, de constater une déformation. Le Dentu admet qu'en faisant coucher le malade sur le côté on peut parvenir à voir qu'un des méplats lombaires normaux est comblé par une légère saillie.

La *palpation* donne, au contraire, des résultats de premier ordre. On ne se contentera pas de la palpation simple, mais on emploiera toujours la *palpation bimanuelle*; on aura soin de bien placer la main lombaire dans l'angle formé par le bord saillant de la masse sacro-lombaire et la dernière côte; on est sûr alors d'arriver sur la face postérieure du rein et non pas au-dessous de son pôle inférieur. Par le ballottement rénal de Guyon, le procédé d'Israël basé sur les mouvements de descente du rein à la fin de l'inspiration et d'ascension lors de l'expiration, le procédé de Glénard ou palpation néphroleptique, on s'assurera facilement de l'existence d'une tumeur dont le volume ne dépasse pas celui d'un noyau de cerise.

Dans les cas de néoplasme siégeant au pôle supérieur, ou de cancer infiltré, lors de paroi abdominale très épaisse et riche en graisse, ces procédés pourront ne donner aucun résultat. Il faudra enfin se mettre en garde contre des erreurs grossières dans l'appréciation du volume de la tumeur, faisant prendre pour celle-ci le bord antérieur du foie, descendu de plusieurs centimètres au-dessous des fausses côtes, ce qui est fréquent dans le néoplasme du rein.

La palpation nous renseignera non seulement sur l'existence de la tumeur, mais sur ses caractères; ordinairement *indolente*, *ferme* et *rénitente*, elle révèle parfois des inégalités, des bosselures; très rarement on perçoit une véritable fluctuation. On peut constater des *pulsations isochrones* à la systole cardiaque et même un bruit de souffle. Enfin on appréciera le degré de *mobilité* de la tumeur. Tillaux conseille de marquer avec un crayon le point culminant de la tumeur et de constater ses déplacements lors de profondes inspirations; les adhérences fréquentes du néoplasme avec les organes voisins expliquent dans bien des cas l'immobilité de la tumeur.

Par la palpation bimanuelle, le ballottement, on se rendra compte non seulement de la mobilité en masse, mais encore de l'existence de ces adhérences aux organes voisins.

La *percussion* ne donne que des renseignements de second ordre. Elle doit montrer en principe la présence d'une bande verticale de sonorité en avant de la tumeur, due à la présence du côlon. Ce signe est plus facilement constatable à gauche ; il est de plus inconstant, car souvent le côlon est rejeté à côté de la tumeur.

Minkowsky et Naunyn avaient conseillé de dilater l'intestin par des gaz pour le faire apparaître. En réalité, ce procédé ne fait que démontrer l'existence d'une tumeur rétro-péritonéale.

La percussion de la région lombaire ne permet que bien rarement de constater les différences signalées par Morris entre les tumeurs spléniques et rénales.

Le phonendoscope de Bianchi peut, dans certains cas difficiles, permettre de délimiter avec précision les contours respectifs de la tumeur, du foie et du côlon.

La radiographie (Hartmann) n'aurait donné de résultats qu en cas de tumeur considérable, facilement diagnostiquable par d'autres procédés (Albarran).

La recherche de la tumeur rénale permet de différencier ***trois phases dans l'évolution du néoplasme :***

Première phase. — L'augmentation de volume du rein ne peut être constatée que par le ballottement et le procédé d'Israël.

Deuxième phase. — La tumeur dépasse le rebord des fausses côtes et devient facilement appréciable.

Troisième phase. — La tumeur a envahi la plus grande partie de la cavité abdominale et il devient parfois difficile de rattacher cette tumeur au rein.

SYMPTOMES FONCTIONNELS. — Ils sont au nombre de trois : la *douleur*, les *troubles de compression*, les *phénomènes urinaires*.

1° ***Douleur.*** — Elle est loin d'être caractéristique ; de plus, son apparition est souvent tardive, et même elle peut faire toujours défaut. Albarran et Imbert ne l'ont même notée que dans 44 p. 100 des cas. Elle est cependant intéressante à rechercher, car elle peut indiquer le côté atteint bien avant que les signes physiques ne viennent confirmer le diagnostic. Elle se présente suivant deux types : *douleur sourde continue, exacerbations très douloureuses sous forme de crises* ; et, sous ces deux formes, elle conserve toujours son grand caractère : la *spontanéité*.

La *douleur sourde* est continue ; la marche, les mouvements, les secousses, l'exploration et même la pression exercée sur la tumeur ne la provoquent ni ne l'augmentent. Elle survient le jour comme la nuit ; elle est localisée à la région rénale et à l'hypocondre et peut obliger le patient à s'aliter.

Les *crises douloureuses* se produisent sans cause aucune ; elles sont souvent très violentes et s'irradient soit vers le thorax, soit vers l'abdomen ou le testicule, soit vers la vessie, soit dans la fesse et la cuisse du côté droit. En cas de propagation rachidienne, la pression des apophyses épineuses est douloureuse et peut provoquer une crise.

Cette douleur à siège rénal est probablement due à des causes diverses : congestion de l'organe, distension d'un kyste hématique compression d'un organe voisin, généralisation néoplasique. Parfois elle relève de la migration d'un caillot et les phénomènes paroxystiques peuvent ressembler assez à ceux de la colique néphrétique.

Dans quelques cas les phénomènes douloureux sont plus difficiles à expliquer ; telles les crises gastralgiques du début (Kelynack, Delagénière), les névralgies testiculaires (Nitze, Swift), la céphalalgie (Kelynack).

2° ***Troubles de compression.*** — Ils portent avec une inégale fréquence sur les organes environnants.

Varicocèle. — Signalé pour la première fois par Guyon, il est le plus souvent *indolore* et demande à être recherché. Il faut avoir soin de faire marcher le malade pendant quelque temps avant de procéder à l'examen.

Son apparition est *tardive* ; il ne survient habituellement que lorsque la tumeur est déjà perceptible à la palpation bimanuelle, en sorte qu' « il est difficile de dire que, grâce au varicocèle symptomatique, des tumeurs du rein encore latentes pourront être diagnostiquées, ou tout au moins soupçonnées » (Guyon). Il se montre aussi bien à droite qu'à gauche, toujours du côté même de la tumeur ; or, on sait que le varicocèle ordinaire a pour siège exclusif le côté gauche, aussi, c'est surtout en cas de varicocèle droit qu'il aura une importance diagnostique. La venue du symptôme date ici d'une époque relativement récente ; sa marche est progressive et rapide ; enfin, il apparaît souvent à un âge avancé, tandis que le varicocèle ordinaire est généralement constaté beaucoup plus tôt. Guillet admet que les deux groupes veineux antérieurs et postérieurs sont pris simultanément et que les veines sont plus souples, moins bosselées que dans le varicocèle ordinaire.

Le varicocèle relève évidemment d'une compression des veines spermatiques. Legueu pensait qu'elle était toujours due à une adénopathie. Albarran et Heresco ont montré que si, dans des cas non douteux, l'adénopathie était en cause, on pouvait voir survenir le varicocèle sans généralisation ganglionnaire et, inversement, le varicocèle pouvait manquer en cas d'adénopathie volumineuse (Berard et Lautzenberg, Albarran et Pierre Delbet).

Compressions nerveuses. — Elles se présentent sous forme de névralgies rebelles ou de paraplégies par compression médullaire.

Compression de l'uretère. — Cette compression occasionne de l'hydronéphrose ou de l'hématonéphrose. Elle est sous la dépendance soit d'une compression externe par la tumeur, soit d'une véritable occlusion par un prolongement néoplasique intra-uretéral.

Compression intestinale. — Il est exceptionnel que la tumeur détermine des phénomènes d'obstruction.

On peut enfin noter, comme relevant de **compressions plus rares**, les troubles dyspnéiques, la pleurésie, la tachycardie (Wagner), l'hypertrophie du ventricule gauche, l'ictère, l'anasarque, l'œdème des membres inférieurs, l'ascite, les métrorragies.

3° ***Symptômes urinaires.*** — Les troubles de la miction sont exceptionnels dans les tumeurs du rein. La fréquence des besoins d'uriner est ordinairement en rapport avec une hématurie plus ou moins abondante. On a signalé la rétention d'urine en dehors de toute hématurie.

SYMPTOMES GÉNÉRAUX. — Le dépérissement général et la cachexie ne surviennent ordinairement que tardivement, et il n'est pas rare que la santé générale persiste bonne pendant longtemps. On noterait simplement parfois un dégoût prononcé pour les aliments et surtout pour la viande. Il est intéressant de noter la fréquence de l'état fébrile. C'est une fièvre légère, continue, la température ne dépasse guère 38°.

MARCHE. — Chacun des grands signes du cancer du rein peut servir de début à l'affection. Le plus souvent c'est l'hématurie qui attire l'attention; d'autres fois c'est la douleur; enfin, plus rarement, c'est la constatation d'une tumeur. Il est exceptionnel en clinique de diagnostiquer les néoplasmes du rein tout au début de leur évolution et souvent, au premier examen, il est fréquent de reconnaître l'existence d'une tumeur ayant déjà acquis de grandes proportions. Anomalement les premiers symptômes sont soit des vomissements, soit des crises à type de coliques néphrétiques, etc.

La marche du cancer du rein est essentiellement *lente*, et, une fois le premier symptôme apparu, l'affection semble demeurer stationnaire pendant longtemps. Le malade présente de temps à autre des hématuries qui sont rarement assez nombreuses et suffisamment abondantes pour atteindre sérieusement l'état général. Les forces, l'appétit, le sommeil subsistent pendant un long laps de temps.

Mais, malgré cette latence presque absolue des troubles fonctionnels, la palpation fréquente de l'abdomen montre une extension progressive de la tumeur. Les hématuries reviennent avec une périodicité désespérante, après avoir disparu pendant quelque temps. L'apparition du varicocèle indique l'approche des accidents graves; la marche de l'affection s'accélère alors et la mort ne tarde pas à survenir *dans la cachexie.* Il est exceptionnel, en effet, qu'elle soit sous la dépendance d'hématuries foudroyantes, d'occlusion (Jeannel) ou de perforation intestinale (Rayer), d'accidents urémiques, d'embolie de l'artère pulmonaire (Dietrich, Lancereaux, Butte, Colleville, Furbringer). La rareté de ces complications s'explique par l'unilatéralité de la lésion et la suppléance fonctionnelle du rein de l'autre côté.

La durée totale moyenne de l'affection est de trois à cinq ans et demi; elle est sensiblement supérieure à celle des carcinomes des autres viscères (Roberts).

On a signalé des cas où la mort ne survint même qu'après dix ans; il est vrai qu'une sérieuse revision de ces faits serait nécessaire.

En cas de généralisation, ce sont surtout le poumon et le foie qui sont atteints.

FORMES CLINIQUES. — Nous distinguerons le cancer du rein chez l'adulte et chez l'enfant.

Chez l'adulte, on peut essayer de grouper la symptomatologie du cancer du rein, soit en se basant sur la clinique seule, soit en se fondant en même temps sur les contrôles anatomiques et histologiques.

Cliniquement, on peut admettre six formes :

La forme régulière ou complète que nous avons décrite;

La forme hématurique sans tumeur; elle est exceptionnelle;

La forme avec tumeur sans hématurie, plus fréquente;

La forme douloureuse;

La forme toxique (Israël), caractérisée par de la fièvre et des nausées; elle n'a été signalée qu'une fois;

Quant à la forme latente de Rayer, elle comprend des observations où il n'y a ni tumeur ni douleur, et relève le plus ordinairement d'un néoplasme secondaire; parfois les symptômes sont simplement masqués par une autre affection concomitante.

Anatomiquement il faut différencier des cancers du rein proprement dits les tumeurs du bassinet. Elles existent presque exclusivement chez l'adulte, de trente-cinq à soixante-cinq ans; on a fréquemment noté la coexistence de la lithiase rénale. On retrouve, comme dans le cancer du rein, de l'hématurie, une tumeur rénale, des phénomènes douloureux. Tuffier a signalé un cas de cancer hilaire avec hématonéphrite intermittente. Les seuls symptômes plus particuliers sont la constatation dans l'urine de nombreuses cellules néoplasiques (exceptionnelles dans le néoplasme rénal), les renseignements fournis par l'examen cystoscopique et le cathétérisme uretéral, la découverte d'une hydronéphrose ou d'une hématonéphrose.

Histologiquement. — Il est, à l'heure actuelle, bien difficile de donner des symptômes différentiels nets à chacune des variétés *histologiques*. On peut, un peu schématiquement, admettre que l'*épithélioma* est surtout fréquent de quarante à soixante-dix ans, que le plus fréquemment son premier signe est l'hématurie; les autres symptômes, tumeur et douleur, viennent souvent s'y adjoindre.

L'*hypernéphrome* survient de quarante à soixante ans; son évolution est très longue, il provoque souvent de l'hématurie, il atteint un volume relativement considérable sans altérer notablement l'état général (Burckardt). Quant au *sarcome*, il est plus rare chez l'adulte que chez l'enfant. L'hématurie est moins souvent notée, la douleur est plus fréquente que dans les deux formes précédentes.

Formes de l'enfant. — Le symptôme du début est habituellement la TUMEUR et elle résume quelquefois toute la symptomatologie jusqu'à l'apparition de la cachexie. Son développement est très rapide; elle devient souvent énorme et s'accompagne de circulation veineuse collatérale sur l'abdomen; la peau de celui-ci est sèche et tendue, le point culminant de la tumeur se trouve d'habitude dans les environs de l'ombilic. Point n'est besoin d'une palpation minutieuse pour reconnaître ces tumeurs à contours irréguliers, de consistance variable, au point d'être prises pour de l'ascite.

La tuméfaction porte non seulement sur l'abdomen, mais encore sur le thorax qui est repoussé en avant. Le corps des petits malades prend une forme ovoïde caractéristique.

L'hématurie est rare; lorsqu'elle existe, elle présente les mêmes caractères que chez l'adulte.

Les douleurs sont un peu plus fréquentes; sourdes, continues, elles sont entrecoupées de crises liées ordinairement aux hématuries. Les troubles de compression sont très marqués (troubles circulatoires, œdème, névralgie sciatique, ascite, déviation vertébrale).

Nous signalerons la rareté du varicocèle chez l'enfant et la fréquence de la circulation complémentaire; les phénomènes sont inverses chez l'adulte.

Parmi les troubles fonctionnels, nous noterons la toux réflexe, la dyspnée violente, la constipation, la pigmentation cutanée. La fièvre est fréquemment signalée, la température monte à 38°,5, 39°, avec exacerbation vespérale.

La mort survient *moins d'un an* après l'apparition des premiers symptômes; la cachexie est soit précoce, soit tardive; on constate rarement des périodes de pseudo-guérisons comme chez l'adulte. La terminaison fatale est parfois hâtée par une congestion pulmonaire, l'urémie, la péritonite par perforation.

La généralisation est relativement rare; elle s'étend surtout aux poumons et au foie; quant aux adénopathies, elles sont fréquemment notées.

Il existe deux grandes formes cliniques : la *forme avec tumeur* (la plus habituelle) que nous venons de décrire, et la *forme complète*, analogue à celle de l'adulte; quant à la forme hématurique sans tumeur, on doit la considérer comme exceptionnelle.

DIAGNOSTIC

Le diagnostic du cancer du rein, pour être complet, doit répondre à cinq questions dont les trois premières doivent toujours, autant que possible, être résolues :

1° Y a-t-il cancer du rein?

2° Quel est le rein atteint?

3° Quel est l'état du rein du côté opposé?

4° Existe-t-il des adhérences ou des signes de généralisation?

5° A quelle variété anatomique de tumeur a-t-on affaire?

I. **Y A-T-IL CANCER DU REIN?** — Pour établir le diagnostic d'existence d'un cancer du rein, on se fondera avant tout sur la clinique et les deux grands symptômes qu'elle nous fournit, la *tumeur* et l'*hématurie.* Lorsque l'un ou l'autre de ces symptômes existe à l'exclusion de l'autre, le diagnostic peut présenter alors de sérieuses difficultés. Nous aurons donc à le discuter dans la forme complète et dans les formes incomplètes.

On pourra, dans certains cas, avoir recours à des procédés spéciaux; mais il ne faudra le faire qu'après un examen complet du malade; ils ne seront nécessaires qu'exceptionnellement pour établir le diagnostic de l'existence de la tumeur; ils nous donneront, par contre, des résultats d'une importance capitale dans certains cas délicats pour indiquer le siège de la lésion; nous voulons parler de la cystoscopie, de la séparation de l'urine des deux reins avec ou sans cathétérisme uretéral, de l'incision exploratrice lombaire précédant l'opération; il faut rejeter comme dangereuse et le plus souvent inutile la ponction exploratrice.

Nous discuterons le diagnostic chez l'adulte et chez l'enfant.

CHEZ L'ADULTE. — Nous envisagerons successivement les trois grandes formes cliniques : forme complète avec hématurie et tumeur, forme avec tumeur seulement, forme hématurique.

1° ***Forme complète.*** — Le diagnostic est ici relativement facile et, en dehors des cas de tumeur de la vessie comprimant l'uretère et déterminant une hydronéphrose, on localise facilement la lésion au niveau du rein. Quant aux affections rénales présentant ces deux symptômes, elles sont limitées, en dehors du cancer du rein, à la tuberculose rénale, la lithiase rénale, l'hydronéphrose.

La **tuberculose du rein** s'accompagne d'urines troubles, purulentes, contenant le bacille de Koch. Cependant, au début, la lésion peut être fermée et les urines demeurer aseptiques; il s'agit alors de tuberculose tout à fait au début, purement corticale, et qui ne s'accompagne pas d'une augmentation de volume bien appréciable de l'organe.

Enfin, surtout, il existe le plus habituellement d'autres foyers tuber culeux.

La **lithiase rénale** peut se manifester par une tumeur et des hématuries. Elle est facile à reconnaître de par les caractères différentiels que nous donnerons plus loin; le diagnostic ne devient difficile qu'en cas de coexistence des deux affections.

Lorsque l'**hydronéphrose** se complique d'hématurie, ce qui est exceptionnel, l'hémorragie ne présente ni l'abondance ni la rutilance des hématuries néoplasiques.

2° ***Forme avec tumeur sans hématurie***. — Rien n'indique ici la localisation sur l'appareil urinaire; l'existence d'un varicocèle, l'étude histologique et chimique des urines révélant des hématies dans le dépôt urinaire centrifugé peuvent être d'un grand secours.

Il faudra donc, tout d'abord, s'assurer que le rein est en cause, différencier ensuite la nature de la tuméfaction rénale.

Le rein est-il en cause? — On reconnaîtra facilement les *néoplasmes de la paroi abdominale*, superficiels, immobiles quand les muscles droits se contractent; ils ne sont pas séparés du doigt qui percute par un organe sonore.

L'*ascite* a pu donner lieu à une erreur de diagnostic en cas de tumeurs très molles et très fluctuantes; un peu d'attention suffit à mettre à l'abri d'une pareille erreur.

On a confondu un néoplasme du rein avec un anévrysme aortique; on sait en effet que certaines tumeurs du rein peuvent devenir pulsatiles.

Il n'est pas très rare de prendre une tumeur du rein pour une pleurésie, en cas de néoplasme haut situé.

Les *tumeurs des différents viscères abdominaux* sont bien plus difficiles à différencier. Le ballottement rénal aurait été retrouvé dans une série de tumeurs extrarénales. Guyon recommande que l'impulsion donnée par la main postérieure dans la recherche du symptôme soit produite par deux ou trois doigts seulement dans l'aire du sinus costo-vertébral; on aurait ainsi toutes chances de ne mobiliser que le rein.

Les *tumeurs du foie et de la vésicule* se différencient par l'absence du ballottement et l'absence d'une zone sonore entre le foie et la tumeur. Cependant certaines tumeurs hépatiques peuvent ballotter, et l'intestin peut s'insinuer entre le foie et le néoplasme lorsque celui-ci a pris naissance sur la face inférieure.

On pourra essayer d'introduire les doigts entre la face inférieure du foie et la tumeur; si l'on peut séparer les deux contours, il est très probable que le foie n'est pas en cause. La phonendoscopie peut, dans ces cas, rendre de réels services.

Les *tumeurs de la rate* présentent toujours un bord antérieur net et aigu qu'il est facile d'apprécier avec ses encoches; la zone de sonorité antérieure due a la présence du côlon n'existe pas, le ballottement fait toujours défaut.

Le grand axe de la tumeur n'est pas vertical, mais oblique en bas et à droite vers l'ombilic.

Le diagnostic est souvent ici hésitant parce que les cancers du rein gauche remontent souvent dans l'hypocondre avant de se porter en bas.

Dans les cas douteux, l'examen du sang révélant une formule leucémique pourra trancher le diagnostic.

Les *tumeurs du mésentère* sont médianes avec une tendance à pointer vers l'ombilic, très mobiles dans le sens transversal et même dans le sens vertical. Elles possèdent une sonorité antérieure due à la présence de l'intestin grêle en avant de la tumeur, ce qui permettrait de les confondre avec les cancers du rein.

Cette sonorité se prolonge en bas et sépare ainsi la tumeur du pubis ; il existe des accidents douloureux souvent très prononcés (Terrillon). Terrier insiste sur une sensation spéciale de mollesse ; les tumeurs du mésentère ne sont réellement difficiles à différencier du cancer du rein que lorsque celui-ci se développe sur un rein mobile ; elles sont en effet elles-mêmes très mobiles (Augagneur).

Les tumeurs de l'*épiploon* sont relativement superficielles, mobiles, mates, non recouvertes par l'intestin.

Les *tumeurs de l'ovaire* se développent de bas en haut ; elles sont mates sur toute leur étendue et sont médianes. Parfois, en cas de très long pédicule ou d'adhérences avec une anse intestinale, on peut trouver une sonorité antérieure.

Les *tumeurs de l'utérus* sont ordinairement faciles à reconnaître, de par le toucher vaginal combiné au palper.

Les *tumeurs des capsules surrénales* sont rarement volumineuses; dans ce cas elles envahissent presque toujours le rein et sont presque impossibles à distinguer des cancers de cet organe (Guillet).

Dans quelques cas, la tumeur surrénale se révèle par le syndrome addisonien.

Les *tumeurs paranéphrétiques* (sarcomes, fibromes, lipomes) proviennent soit de la capsule fibreuse, soit de la capsule graisseuse du rein ; elles peuvent acquérir un volume considérable ; elles ne s'accompagnent d'aucune altération des urines ; elles rejettent le côlon de côté et non plus en avant ainsi que le font les tumeurs du rein, d'où absence de la zone de sonorité antérieure. Israël pense qu'il est possible de sentir nettement séparés le rein et la tumeur. Le varicocèle y est souvent constaté. En réalité, leur diagnostic est le plus souvent très difficile.

Le *cancer primitif des ganglions* du hile du rein et prélombaire a été décrit par Rayer ; il est extrêmement rare. Son diagnostic en est très délicat ; on noterait une tumeur considérable mamelonnée et très douloureuse.

Quelle est la cause de l'hypertrophie rénale? — Le diagnostic ainsi réduit est encore plus délicat.

La *tuberculose du rein* se manifeste rarement par une simple tuméfaction de l'organe ; les urines sont ordinairement troubles, et contiennent des bacilles de Koch ; leur recherche est souvent longue et délicate ; on aura un procédé technique très avantageux dans l'inoscopie de Jousset et l'on devra différencier avec soin le bacille de Koch des pseudo-bacilles si fréquents dans l'urine (bacille du smegma). Le rein est douloureux à la pression, le contraire est fréquent.

Enfin il existe souvent d'autres manifestations tuberculeuses dans le néoplasme. Il est une forme particulièrement difficile à distinguer du néoplasme rénal ; c'est la tuberculose rénale caséeuse fermée. L'absence absolue de toute sécrétion urinaire de ce côté constatée par le cathétérisme uretéral sera parfois le seul moyen de diagnostic.

Dans les *pyonéphroses fermées*, le rein est douloureux et il existe des phénomènes fébriles dénotant la suppuration.

Dans les *hydronéphroses fermées*, l'affaissement de la poche durant l'exploration, suivie d'un abondant écoulement d'urine, est pathognomonique. En cas contraire, le cathétérisme uretéral ou la ponction donneront la clef du diagnostic.

La consistance de la tumeur est du reste tout autre, et la durée de l'affection est beaucoup plus longue. Si l'hydronéphrose est ouverte, l'analyse du liquide retiré par cathétérisme uretéral de la poche rénale démontrera la diminution de l'urée, des chlorures et des phosphates, diminution beaucoup plus accusée ici que dans l'urine des reins néoplasiques.

Le *rein polykystique* est bilatéral ; la douleur est un symptôme très fréquent, sourde et profonde, entrecoupée parfois de crises ; on constate enfin les petits signes du brightisme.

Les *grands kystes séreux du rein* sont plus mobiles que les néoplasmes de même volume ; l'état général est peu atteint, malgré les dimensions considérables de la tumeur ; celle-ci est parfois fluctuante ou rénitente.

Les *kystes dermoïdes* sont extrêmement rares ; on n'en connaît que quelques observations.

Les *kystes hydatiques* sont très difficiles à reconnaître. La longue durée de leur évolution, le frémissement très rare, la fluctuation pourront mettre sur la voie du diagnostic qui ne pourra guère être posé que lors du rejet d'hydatides et de crochets dans les urines (Albarran et Imbert).

La *néphroptose* peut prêter à une grossière erreur : le diagnostic ne devient réellement délicat que lors du développement d'un néoplasme sur un rein mobile.

3° ***Forme avec hématurie sans tumeur***. — Le diagnostic est ici très difficile ; il faudra tout d'abord **rapporter l'hématurie au rein** et l'on se souviendra que les hématuries rénales sont totales, spontanées, intermittentes, répétées avec des alternances d'urine claire.

Si le sang vient bien du rein, il faudra différencier l'hématurie néoplasique des hématuries consécutives à un traumatisme rénal, à la pyélonéphrite, à la lithiase rénale ; elle se produit lors d'une colique néphrétique ou à l'occasion d'un exercice prolongé. La tuberculose rénale au début provoque des hématuries abondantes, spontanées, indépendantes de tout traumatisme ; le diagnostic se fait de par la coexistence de cystite, d'épididymite, l'âge moins avancé du malade, la tendance de l'hématurie à disparaître avec les progrès de la maladie. Dans certains cas de tuberculose miliaire, seule la néphrotomie pourra faire poser le diagnostic.

Les hématuries rénales des prostatiques, les urines sanglantes au cours des maladies infectieuses seront facilement rapportées à leur véritable cause.

Plus difficile au contraire sera le diagnostic avec les hématuries des rétentions rénales, du rein mobile, de certaines néphrites chroniques, les hématuries hémophiliques (Voy. *Diagnostic des hématuries*).

CHEZ L'ENFANT. — 1° ***Forme complète***. — Lorsque l'hématurie coexiste avec la tumeur, le diagnostic est des plus facile ; il n'est guère à discuter qu'avec les tumeurs de la vessie, la tuberculose rénale, la lithiase rénale ; on se basera sur les mêmes signes que ceux que nous avons donnés précédemment chez l'adulte.

2° ***Forme hématurique***. — On éliminera facilement les néphrites aiguës consécutives aux maladies infectieuses ; on se souviendra également que chez l'enfant on n'a jamais constaté, comme chez l'adulte, des hématuries dans les néphrites chroniques, l'hydronéphrose, le rein mobile, et on n'aura le plus souvent à discuter que sur l'hypothèse de la lithiase rénale. Il est certain qu'elle est plus rare chez l'enfant ; il existe des phénomènes douloureux antérieurs sous forme de crise, disparaissant rapidement après celle-ci.

Les douleurs, en cas de tumeur, prennent une intensité particulière avant l'hématurie et diminuent par le pissement de sang ; chez les calculeux, les douleurs persistent pendant toute la durée de l'hématurie.

3° ***Forme avec tumeur***. — Le diagnostic présente ici de réelles difficultés : on localisera tout d'abord l'affection sur le rein, on la différenciera à droite des tumeurs du foie et du kyste hydatique, à gauche des tumeurs spléniques. La péritonite tuberculeuse chronique, lorsqu'elle est généralisée, est facile à reconnaître, mais en cas de péritonite localisée on n'aura guère que l'immobilité absolue de la tuméfaction, l'absence de contours nets pour assurer son diagnostic.

La *tuberculose ganglionnaire mésentérique ou carreau* forme des tumeurs multiples, mamelonnées vers la région ombilicale ; elle s'accompagne de fièvre et de troubles digestifs ; il existe souvent d'autres adénopathies tuberculeuses.

Lorsqu'on sera assuré que le rein est bien le siège de la tumeur, on n'hésitera guère qu'avec l'hydronéphrose à évolution beaucoup plus lente, avec variations dans le volume de la tumeur et conservation de l'état général.

II. **QUEL EST LE REIN ATTEINT?** — La cystoscopie, la séparation des urines des deux reins par le cathétérisme uretéral ou la séparation des urines (procédés de Luys et de Cathelin) combinée à l'injection de bleu de méthylène et de phloridzine, à la cryoscopie, nous donneront ici des renseignements de premier ordre. Albarran a montré que, d'une façon générale, le rein atteint de néoplasie fonctionnait d'une façon défectueuse, ce qu'il était facile de mettre en évidence de par les procédés techniques précédents.

III. **QUEL EST L'ÉTAT DU REIN DU COTÉ OPPOSÉ?** — Celui-ci peut être atteint de lésions très graves qui contre-indiquent toute tentative opératoire. L'épreuve du bleu de méthylène d'Achard et Castaigne, l'épreuve de la phloridzine nous renseigneront sur ce point (Bazy). Albarran pense qu'il est nécessaire de pratiquer le cathétérisme uretéral et la division des urines.

IV. **EXISTE-T-IL DES ADHÉRENCES OU DES SIGNES DE GÉNÉRALISATION?** Ces points sont très importants à connaître pour le chirurgien; le degré de mobilité de la tumeur renseignera sur l'existence des adhérences ; en ce qui concerne la généralisation, l'exploration par la palpation des ganglions de l'aine, de l'aisselle, du creux sus-claviculaire, ne fournira que des données incomplètes. Le varicocèle peut exister sans qu'il y ait d'engorgement ganglionnaire. Albarran et Imbert pensent cependant que, si la tumeur est petite et qu'il n'existe pas de symptômes de thrombose veineuse, la constatation d'un varicocèle indolore et à développement rapide doit faire soupçonner la propagation ganglionnaire.

V. Quant au **DIAGNOSTIC DE LA VARIÉTÉ ANATOMIQUE DE LA TUMEUR**, nous avons vu plus haut combien il était le plus souvent illusoire.

On pourra retenir comme règle générale que chez l'adulte il s'agit ordinairement d'une tumeur épithéliale (épithéliome, hypernéphrome), chez l'enfant d'un sarcome ou d'une tumeur mixte.

TRAITEMENT

La possibilité de la guérison radicale des tumeurs du rein est aujourd'hui indiscutable ; Albarran et Imbert donnent la statistique suivante chez l'adulte : 20 p. 100 de morts opératoires, 50 à 60 p. 100 de récidives, 20 à 30 p. 100 de guérisons définitives ; chez l'enfant, les récidives seraient plus fréquentes : 80 p. 100, et la guérison définitive plus rare : 12 p. 100. La récidive se produit pendant les quatre années qui suivent l'opération ; chez l'enfant, on l'aurait même observée après cinq ans (Perthes).

On conçoit donc la nécessité d'un diagnostic précoce, seule chance de salut pour le malade. La généralisation de la tumeur, l'intensité des lésions du rein du côté opposé, la multiplicité des adhérences contre-indiquent toute intervention. L'envahissement ganglionnaire limité, les thromboses localisées à la veine rénale ne doivent pas faire rejeter l'acte opératoire.

La néphrectomie partielle ne comporte que de rares indications ; on pratique le plus souvent la néphrectomie totale.

F. Rathery.

CHAPITRE TROISIÈME

MALADIES DES REINS LIÉES A UNE CAUSE MÉCANIQUE

Nous avons montré, dès le début de ce manuel, que les reins, quoique très bien protégés contre les traumatismes, pouvaient, dans certaines conditions, y être exposés, et nous avons rapproché de ces altérations traumatiques les cas dans lesquels il existe de la *néphroptose*, par suite de la faiblesse congénitale ou acquise des moyens de fixité des reins.

A ces faits, il nous a semblé légitime d'ajouter les cas de compression qui s'exercent, non plus sur le rein lui-même, mais sur l'uretère, et qui arrivent ainsi à produire l'*hydronéphrose*, qui est un type d'altération mécanique du rein.

Enfin, la *lithiase rénale* nous a semblé devoir compléter ce groupe morbide. Sans doute, cette dernière affection est due à une diathèse de tout l'organisme; sans doute aussi elle peut se compliquer d'infections d'origine sanguine ou ascendante, mais, tant que le calcul existe seul, il agit par simple présence sur le rein et ne provoque de symptômes que s'il entraîne une gêne mécanique, c'est-à-dire oblitère le bassinet ou l'uretère.

A ces raisons de grouper ces différentes affections dans un même chapitre, nous en ajoutions une autre, à savoir que toutes ces maladies portent habituellement sur un seul rein; et de fait, qu'il s'agisse de rein flottant, d'hydronéphrose et même de lithiase, un seul rein est en général atteint, tout au moins au début.

On savait, cependant, déjà, que si un rein reste atteint longtemps de ithiase, l'autre rein se présente souvent, à l'autopsie, avec tous les caractères du petit rein rouge granuleux, et ces constatations expliquent le plus souvent les cas d'anurie calculeuse.

Les recherches que nous avons faites avec Rathery nous ont montré que ces lésions sympathiques du rein ne sont pas propres à la lithiase et nous avons constaté des faits absolument semblables à la suite de traumatisme d'un seul rein, de néphroptose ou d'hydronéphrose : des malades, après avoir eu pendant plus ou moins longtemps une affection mécanique d'un seul rein, meurent parfois avec tous les signes de la néphrite urémigène, et présentent à l'autopsie des lésions scléreuses portant même sur le rein qui, primitivement, était sain.

Les différentes maladies que nous groupons ont donc encore pour caractère commun ce fait que le rein, lésé mécaniquement, met en circulation des substances toxiques qui vont agir à distance, par voie circulatoire, sur le rein primitivement sain.

Ainsi donc, ces différentes maladies méritaient d'être réunies dans un chapitre d'ensemble, puisque les accidents qu'elles provoquent sont surtout d'ordre mécanique, au début tout au moins ; de même, au début, elles sont unilatérales ; plus tard, elles ont tendance à provoquer des lésions de l'autre rein par action néphrotoxique, et les malades peuvent alors présenter tous les symptômes de l'urémie confirmée.

J. Castaigne.

REIN MOBILE

Nous définirons, sous les noms de *rein mobile, rein flottant* ou *néphroptose*, la mobilité accidentelle du rein. Nous écartons par cela même de notre description, comme le fait Brault, les vices de situation des reins dépendant d'une anomalie de développement.

PATHOGÉNIE

Le rein, normalement, présente une certaine mobilité, soit pendant les mouvements respiratoires, soit avec l'attitude du sujet. L'étendue de ces déplacements paraît être, pour Albarran, de 3 à 5 centimètres; elle serait plus marquée chez la femme que chez l'homme. Avant d'étudier les causes et le mécanisme des variations pathologiques de situation du rein, il nous faut tout d'abord voir rapidement quels sont, chez l'individu sain, les moyens de fixité de l'organe ; nous pourrons alors plus facilement comprendre comment une altération pathologique de ceux-ci entraînera une insuffisance de leur action, d'où la néphroptose.

Situation normale du rein. — Le rein est situé sur les côtés de la colonne vertébrale et correspond à la douzième vertèbre dorsale et aux deux premières lombaires. Le rein droit est placé plus bas que le gauche. Un ligament fibreux, décrit par Henle et Récamier, part du sommet des apophyses transverses de la première et de la deuxième lombaire pour aller s'insérer à la douzième côte, ou, en cas de brièveté anormale de cette côte, à la onzième ; cette disposition anatomique explique pourquoi, à l'état normal, il est impossible de sentir le rein lorsqu'on place les doigts au-dessus de la dernière côte. Si, au contraire, comme le recommande Israël, on fait pénétrer les doigts en avant, en passant au-dessus de cette dernière côte, on arrive à sentir l'organe, même en situation normale

L'organe est, à ce niveau, maintenu dans une véritable fosse par de multiples moyens de fixité d'inégale importance.

La ***capsule fibro-adipeuse*** et même le ***pédicule rénal*** n'ont, en réalité, qu'une importance relative. Le tissu adipeux périrénal forme une couche épaisse, surtout en arrière ; il est très mou et diffluent. Quant au pédicule vasculaire, il agit surtout, comme nous le verrons plus loin, pour modifier le sens du déplacement.

Il en est tout autrement du ***fascia propria sous-péritonéal*** et de la ***sangle abdominale***, qui jouent un rôle capital dans la fixation de l'organe

Glantenay et Gosset ont montré que le fascia propria sous-péritonéal se dédouble sur le bord externe du rein ; le feuillet périrénal suit exactement le trajet du péritoine, passant en avant du rein, de la colonne vertébrale et des gros vaisseaux prévertébraux, pour se continuer avec le feuillet correspondant du côté opposé. La lame postérieure, au contraire, après avoir tapissé le carré des lombes et le psoas, vient se fixer sur les corps vertébraux, en sorte que la loge rénale, fermée à sa partie externe, communique largement au-devant de la colonne vertébrale avec celle du côté opposé.

En cas de déplacement transversal du rein, celui-ci ne pourra donc aller que vers la ligne médiane.

Les deux feuillets, antérieur et postérieur, ne se réunissent pas au pôle supérieur du rein, mais seulement au sommet de la capsule surrénale ; ils s'y fusionnent alors et viennent adhérer à la face inférieure du diaphragme. Au niveau du pôle inférieur, les deux feuillets ne fusionnent pas non plus ; la loge est à ce niveau largement ouverte ; il existe cependant fréquemment à cet endroit une série de feuillets celluleux recevant le pôle inférieur des reins. On conçoit combien l'absence ou le peu de développement de ces travées cellulaires peuvent nuire à la fixité de la glande rénale.

Il résulte de ces dispositions anatomiques que, lorsque le rein s'abaisse, *il ne peut le faire que dans deux directions* (Tuffier) : *soit en bas vers la crête iliaque, soit en dedans vers la colonne vertébrale ;* cette deuxième orientation est commandée du reste par le pédicule rénal, qui limite la descente directe en bas, pour la diriger vers la ligne médiane.

L'équilibre des reins est fonction directe de l'équilibre intra-abdominal en général. Volkoff et Delitzine ont démontré que sur le cadavre l'ouverture du ventre, ou même la simple ablation de la couche musculaire, suffisait à produire une chute des deux reins. Les modifications qui peuvent survenir du côté de la paroi abdominale influeront beaucoup plus sur la situation des reins que sur celle des organes intrapéritonéaux (Tuffier). L'évacuation rapide d'un liquide ascitique, les grossesses répétées joueraient un rôle important dans la pathogénie de la néphroptose, par les modifications qu'elles apportent à la tension intra-abdominale.

Nous pouvons donc conclure, avec Tuffier et ses élèves Faraggi et Lévy-Braun, que, dans toute néphroptose, il faut considérer à la fois l'état de la loge rénale et celui de la sangle abdominale. « En cas d'insuffisance anatomique de ces loges, insuffisance plus fréquente chez la femme et du côté droit, le rein ne peut être maintenu dans sa position normale que tant que l'équilibre intra-abdominal n'a pas été rompu.

« La mobilité du rein est donc la conséquence d'une insuffisance anatomique, qui deviendra surtout évidente en cas d'altération de l'équilibre intra-abdominal. »

Nous voyons donc déjà que, s'il peut exister des néphroptoses primitives ou **hernies de force** (Tuffier), plus ou moins favorisées par une insuffisance congénitale des moyens de contention du rein, la variété la plus fréquente de néphroptose sera consécutive à un état de relâchement de la paroi abdominale : c'est la **hernie de faiblesse**, véritable épiphénomène d'une ptose viscérale générale.

ÉTIOLOGIE

CAUSES PRÉDISPOSANTES. — L'influence des causes prédisposantes joue un rôle important dans l'étiologie du rein mobile ; pour certains auteurs, même, il serait capital.

La néphroptose peut être **héréditaire** (Albarran, Stapfer). Litten, Guterbœk, Ewald, Œbsle, admettent une véritable prédisposition *congénitale*. Albarran regarde, avec Walsh et Comby, l'affection dans la plupart des cas comme un stigmate de *dégénérescence*.

Il a observé fréquemment des anomalies congénitales, soit du rein déplacé, soit de l'organe du côté opposé (Glantenay et Gosset, Harvey Reed).

La néphroptose est une affection assez commune. Skorekewsky admet un pourcentage de 2,2 p. 100. Elle se rencontre surtout chez la **femme**, et Albarran estime que 10 à 12 p. 100 des femmes présentent un degré plus ou moins complet de mobilité rénale. On rapporte la plus grande fréquence du rein mobile chez la femme à deux causes : le corset et la grossesse.

Les **grossesses répétées** ont une influence indéniable, bien que l'affection s'observe souvent chez les nullipares. Au moment même de l'accouchement, sous l'influence des efforts d'expulsion, d'une part, et de la diminution brusque de la pression intra-abdominale, d'autre part, le rein se trouve assez enclin à se déplacer. Après l'accouchement, il existe une flaccidité spéciale des parois du ventre. Aussi le prolapsus rénal se produira-t-il plus facilement, surtout si la femme est obligée de se lever trop tôt. Tuffier fait remarquer que, si la grossesse est une cause de mobilité rénale, l'utérus gravide peut devenir un agent curateur quand il réduit, par son volume, la glande déplacée et susceptible de rester fixée dans sa loge.

Quant au rôle du corset ou des liens que les femmes portent appliqués sur la région, il n'est probablement que de minime importance.

Becquet, puis Trousseau et Lancereaux, admettent qu'au moment où s'effectue la fluxion cataméniale, les reins s'associent à cette congestion des organes génitaux et se tuméfient. Il s'agirait bien plutôt là d'une cause adjuvante que productrice, et qui expliquerait l'exagération des douleurs sous l'influence de la période menstruelle.

C'est surtout **de vingt à quarante ans** que survient l'affection; Rosenthal, Comby et Guinon l'ont cependant signalée chez l'enfant.

Elle se rencontre avec une bien plus grande fréquence du côté **droit** que du côté gauche (Ebstein, Lancereaux, Landau). Cette prédominance s'expliquerait différemment suivant les auteurs. Pour les uns (Cruveilhier), le rein droit, placé plus bas que le gauche, est en rapport direct avec le foie, qui pèse sur lui, et subit plus immédiatement l'influence des profondes inspirations. Pour les autres, les moyens de fixité du rein gauche sont plus solides (feuillet aponévrotique de Zuckerkandl, n'existant qu'à gauche) que ceux du rein droit; il est beaucoup plus solidarisé avec la capsule surrénale par la veine surrénale gauche, se jetant dans la veine rénale.

CAUSES OCCASIONNELLES. — Nous avons vu qu'au point de vue pathogénique on devait distinguer le prolapsus rénal « *de force* » du prolapsus rénal « *de faiblesse* ». Dans le premier cas, la néphroptose pourrait être considérée comme primitive; elle ne serait que secondaire dans le deuxième.

Néphroptose primitive. Hernie de force. — Les **traumatismes** de la région lombaire, les chutes sur le siège ou sur les pieds (Henoch, Tuffier) sont des causes indéniables de prolapsus rénal. Nous en avons nous-même constaté des cas nets. Les efforts violents, sous quelque forme qu'ils soient (vomissements répétés, quintes de toux, etc.), pourraient également jouer un rôle dans sa production.

La cause, au lieu d'agir brusquement, déterminant une véritable luxation de l'organe, peut opérer lentement, progressivement. L'augmentation de volume du foie (Legendre) détermine un abaissement de l'organe. Cependant, les tumeurs hépatiques coïncident rarement avec un prolapsus rénal (Rayer, Fritz, Lancereaux, Delitzine et Volkoff).

Les tumeurs de la rate, du pancréas, des capsules surrénales, les déviations de la colonne vertébrale (lordose), les hernies du cæcum ou les rétractions fibreuses d'origine péritonéale, sont des causes exceptionnelles de néphroptose.

Le déplacement du rein est favorisé par l'introduction d'eau dans la plèvre (Volkoff et Delitzine).

Enfin l'**hypertrophie de l'organe**, qu'elle soit due à un néoplasme, à un kyste, à une dilatation hydronéphrétique ou à un calcul, peut causer la chute du rein. Nous verrons plus loin (Voy. *Hydronéphrose*) que, pour Terrier et Baudoin, le rein mobile provoquerait une coudure de l'uretère, qui causerait secondairement l'hydronéphrose. Bazy, au contraire, admet que dans l'hydronéphrose intermittente la rétention rénale est due à une disposition congénitale du bassinet, et que la mobilité de l'organe est secondaire.

Néphroptose secondaire. Hernie de faiblesse. — Glénard et Cuilleret, Tuffier, ont montré que, dans certains cas, l'ectopie rénale n'était qu'une des manifestations d'une affection beaucoup plus générale : diathèse ptosique de Duchesne. Il s'agirait d'une déchéance organique de tous les tissus et particulièrement des tissus musculaires et fibreux : ptoses gastrique, rénale, hépatique, splénique, entéroptose.

ANATOMIE PATHOLOGIQUE

On peut distinguer deux types différents de néphroptose.

Dans l'un : ***rein mobile et abaissé***, l'organe est soit simplement descendu, son extrémité supérieure se trouvant encore derrière les côtes (premier degré de Glénard), soit en entier au-dessous des côtes (second degré de Glénard).

Dans l'autre : ***vrai rein flottant***, beaucoup plus rare, l'organe ne présente plus de rapport avec la paroi lombaire, ce pendant que la capsule surrénale a conservé sa situation normale. On retrouve le rein dans la fosse iliaque, vers l'ombilic, au-devant de la colonne vertébrale.

En cas de rein simplement abaissé, son extrémité antérieure se trouve souvent inclinée en avant, et l'organe se place en antéversion (Potain). Cette migration serait précédée par un travail de péritonite circonscrite avec destruction de la capsule cellulo-adipeuse dans sa partie supérieure. Albarran n'admet pas cette explication et il ajoute avec raison que l'inflammation péritonéale ne pourrait avoir d'autre effet que de transformer le tissu graisseux en tissu fibreux, et de contribuer ainsi à la fixité du rein. Au lieu de cette antéversion, on a signalé une rétroversion (Albarran).

S'il s'agit d'un rein flottant, l'organe peut avoir un mésonéphron ou prendre, au contraire, des adhérences avec les organes voisins (vésicule biliaire, côlon transverse); il se produirait alors une véritable fixation secondaire du rein déplacé.

Albarran, Glantenay et Gosset n'admettent pas l'existence d'un mésonéphron vrai ; tout au plus le péritoine recouvrirait-il le bord convexe du rein et parfois même une partie de sa face postérieure.

Altérations du rein déplacé. — Le parenchyme rénal peut être normal ; souvent, cependant, il existe un certain degré de rétention rénale ; nous avons déjà discuté les rapports de la néphroptose et de l'hydronéphrose intermittente.

Le pédicule vasculaire est allongé dans la plupart des cas.

L'allongement de l'artère et de la veine rénale a été constaté par Legueu, Pasteau, Glantenay et Gosset. Les vaisseaux seraient souvent diminués de calibre. Tuffier signale une veine rénale de 10 centimètres, au lieu de 3 centimètres de longueur normale.

Quant à l'uretère, il suit dans une certaine mesure le déplacement du rein; mais, devenu trop long, il présente des plis et des coudures.

Si, dans ce déplacement, l'uretère reste fixé en un point, il pourra se couder brusquement.

Navarro pense que, dans certains cas, le pôle inférieur du rein, en se dirigeant en avant, passe directement sur l'uretère et provoque l'hydronéphrose.

Bazy nie complètement ces hydronéphroses par coudure secondaire de l'uretère.

Lésions du rein opposé. — Castaigne et Rathery ont étudié l'état du rein opposé en cas d'hydronéphrose par rein mobile ; ils ont constaté, dans des cas très nets et longuement suivis tant chez l'homme qu'expérimentalement chez l'animal, l'existence d'une néphrite scléreuse atrophique, alors même que le rein néphroptosé ne présentait qu'une hydronéphrose légère. Il s'agirait là d'un cas particulier de la loi générale établie par ces auteurs de retentissement sur le rein réputé sain de son congénère primitivement lésé ; ces altérations seraient sous la dépendance des néphrotoxines sécrétées au niveau du rein primitivement atteint.

SYMPTOMES

Le déplacement du rein se révèle cliniquement par deux ordres de troubles : *symptômes fonctionnels* représentés exclusivement par la *douleur* sous ses divers modes; signes *physiques* qui ne sont que la constatation par le médecin des variations de place de l'organe. En dehors de la douleur et de la mobilité du rein, il existe encore de multiples manifestations cliniques; mais elles n'appartiennent pas exclusivement à la néphroptose elle-même; elles sont le propre d'une catégorie spéciale de reins mobiles que nous étudierons et que nous avons déjà signalée à l'étiologie : la hernie de faiblesse de l'organe ; le rein mobile n'est plus alors qu'une manifestation symptomatique, parfois prépondérante dans le tableau clinique, d'une maladie générale caractérisée par une insuffisance des tissus servant de moyens de contention aux organes.

SYMPTOMES FONCTIONNELS. — ***Douleur.*** — La douleur peut être *continue* ou *paroxystique*.

Douleur continue. — Elle peut aller de la simple pesanteur avec gêne dans l'hypocondre et les lombes jusqu'à la sensation douloureuse à ce point pénible qu'elle rend tout exercice impossible et condamne le malade au lit.

Cette douleur serait due à un tiraillement des plexus nerveux du rein avec irritation du sympathique. Elle serait, pour Landau, fonction directe de la coudure de l'uretère ; lorsque l'uretère, au lieu d'être fixé et comprimé, est mobile, il n'y a plus de coudure, d'où absence complète de phénomènes douloureux. Ainsi s'expliqueraient les cas de rein mobile sans douleur.

Paroxysmes douloureux. — Ils se présentent le plus souvent à l'occasion d'un effort, d'une fatigue prolongée, de la marche, quelquefois sans cause appréciable, souvent lors des époques menstruelles. Le tableau clinique rappelle tout à fait celui de la colique néphrétique. Les patients se plaignent tout à coup d'une *douleur* d'une intensité extrême à point de départ lombaire s'irradiant dans le pli inguinal, le long du crural et du sciatique, parfois en haut, autour du thorax. Cette douleur peut être à ce point vive qu'elle fait prendre au malade des positions spéciales et bizarres correspondant à la situation de moindre douleur : flexion du corps en avant.

Il existe des vomissements avec douleurs épigastriques, de la céphalalgie, de l'anxiété, parfois des lipothymies et des syncopes. Les mictions deviennent fréquentes et douloureuses (Tuffier), et cependant la quantité d'urine éliminée peut diminuer. La cessation de la crise, brusque ou progressive, est souvent suivie d'une polyurie pâle et limpide. Il semble que dans ces cas on puisse admettre l'existence d'une hydronéphrose intermittente par coudure de l'uretère (Albarran, Vigneron). D'autres fois, il s'agirait d'un simple état congestif (coudure veineuse, torsion du pédicule analogue à celle des kystes de l'ovaire). Les deux pathogénies doivent donc être conservées (Tuffier).

SIGNES PHYSIQUES. — Ils consistent exclusivement dans la perception d'une *mobilité anormale de l'organe, accompagnée de déplacement*. Il ne faudra jamais s'en tenir à un examen superficiel ; ce dernier devra toujours être méthodique et approfondi, souvent répété ; tel déplacement peut, en effet, ne se constater qu'en faisant prendre au malade une position spéciale et dans des conditions déterminées (inspiration profonde, toux provoquée). Dans l'intervalle des crises, l'examen est facile, soit par les méthodes de Glénard et d'Israël, soit par la palpation bimanuelle dans le décubitus dorsal, aidée de la recherche du ballottement. La simple inspection permet souvent de constater, lorsque le malade est debout, un méplat dans une des régions lombaires, coïncidant parfois, lorsque le sujet est maigre, avec une tuméfaction abdominale. Bazy insiste sur une particularité de conformation fréquente chez les sujets à rein mobile et qui consiste dans l'agrandissement de l'espace costo-iliaque, atteignant au moins 7 à 8 centimètres et permettant d'insinuer trois ou quatre doigts de la main.

La **palpation** bien pratiquée permet seule d'affirmer le déplacement de l'organe ; elle montre l'existence d'une tumeur *arrondie*, *lisse*, à grand axe vertical ou oblique en bas et en dedans ; dans les grands déplacements, on peut même constater l'existence d'une échancrure, siège de ballottement, et qui n'est que le hile du rein. Cette tumeur est mobile spontanément et avec les mouvements respiratoires. On peut, dans certains cas, voir l'organe s'énucléer des doigts qui le retiennent, comme un noyau de cerise, et se perdre dans la cavité abdominale. Le volume de cette tumeur peut être variable suivant le moment de l'examen, et il est possible de constater une hypertrophie accidentelle en rapport avec une rétention intermittente. Suivant le degré de mobilité du rein, on peut décrire **trois types d'ectopie rénale :**

1° **Perception simple de la pointe du rein**, et seulement dans une forte inspiration (Glénard) ;

2° **Abaissement presque complet de l'organe** ;

3° **Mobilité complète du rein** qu'on retrouve en un point quelconque de l'abdomen : ombilic, fosse iliaque du même côté ou même du côté opposé (rein flottant ; Kuttner, Glénard). Au début tout au moins, et ordinairement pendant très longtemps, **cette tumeur est réductible** dans sa loge ; et ce phénomène est un des caractères importants servant à différencier la tumeur rénale d'une tumeur abdominale quelconque. Mais, à la longue, le rein ectopié devient partiellement ou totalement **irréductible**, et, lorsque l'organe se trouve ainsi fixé dans une position anormale, il devient très difficile à reconnaître. La palpation de la tumeur n'est, le plus souvent, pas douloureuse ; elle s'accompagne parfois cependant d'une sensation spéciale (Trousseau). Si on provoque des déplacements étendus, on produit une douleur sourde avec malaise et tendance à la syncope. La *percussion* dénote une sonorité très nette à la face antérieure de la tumeur. Elle disparaît par la réplétion du gros intestin (méthodes de Minkowski et Naunyn), qui est souvent suivie d'une réduction de l'organe dans sa loge.

FORMES CLINIQUES. — Nous décrirons ici deux types bien différents correspondant aux deux variétés étiologiques étudiées plus haut : hernie de force, hernie de faiblesse.

HERNIE DE FORCE (*rein mobile simple douloureux de Tuffier*). — Le rein seul est déplacé ; tout le reste de l'organisme est intact. Le début de l'affection est le plus souvent *brusque*. Après un traumatisme (chute sur les pieds) ou un effort violent, le patient ressent une douleur extrêmement vive dans un côté avec sensation de déchirure, parfois même de décrochement, accompagnée dans certains cas de syncope. Puis les phénomènes s'amendent rapidement et il ne subsiste qu'un endolorissement général de la région, exagéré par la marche ou la station debout. Les accidents peuvent en rester là ou s'accompagner de crises paroxystiques douloureuses. Dans cette forme, les phénomènes nerveux et digestifs sont beaucoup moins marqués que dans la variété suivante, bien que, parfois, on puisse voir survenir des phénomènes d'hystéro-traumatisme.

Les signes physiques consistent uniquement dans le déplacement plus ou moins marqué du rein. Le pronostic de cette forme est relativement favorable, la guérison pouvant être obtenue radicale, soit par des appareils contentifs, soit par une intervention chirurgicale.

HERNIE DE FAIBLESSE. — Le tableau clinique est ici tout différent; il ne s'agit plus d'une affection locale, mais d'une manifestation secondaire d'une maladie générale: la ptose viscérale. Tuffier et Duchesne désignent le complexus morbide sous le nom de *rein mobile compliqué*; tous les viscères abdominaux participent à la chute des organes: foie, rate, intestin.

Signes physiques. — La ceinture abdominale est insuffisante; la paroi antérieure de l'abdomen est flasque, dépressible, parcourue de nombreuses vergetures; lorsque le malade est debout, le ventre est tombant, souvent trilobé (Malgaigne).

La palpation de l'abdomen est facilitée par la flaccidité de la paroi antérieure; on constate un déplacement bilatéral des reins, un abaissement du foie, de la rate; l'utérus en rétroversion s'abaisse, la vessie vient faire saillie au niveau de l'orifice vulvaire; l'estomac est dilaté, abaissé; il existe de l'atonie gastrique; on constate des hernies multiples; parfois même, le rein ectopié peut se retrouver dans le sac herniaire (Rayer).

Symptômes fonctionnels. — Les symptômes fonctionnels sont, dans cette forme, beaucoup plus marqués et beaucoup plus nombreux que dans la hernie de force. Les crises douloureuses paroxystiques y sont plus fréquentes; mais ce qui donne surtout à l'affection une allure clinique spéciale, c'est l'apparition de deux ordres de troubles, qui y sont pour ainsi dire constants : symptômes nerveux et symptômes digestifs.

Symptômes digestifs. — L'atonie gastrique engendre des *crises gastriques*, bien décrites par Mathieu, à début ordinairement subit avec vomissements d'abord espacés, n'ayant lieu qu'une ou deux fois par jour, puis de plus en plus rapprochés, si bien qu'à la fin il s'établit une intolérance gastrique absolue. « Ces vomissements ne sont pas précédés de nausées; purement alimentaires au début, ils sont bientôt muqueux et bilieux. Pendant toute la durée de la crise, la constipation est opiniâtre. Les crises sont, en général, beaucoup plus longues que les crises du tabes; elles durent en moyenne quelques semaines, et souvent même quelques mois. Elles apparaissent par périodes, à des distances parfois considérables, et le malade peut rester dix ou quinze ans sans présenter une autre crise. »

Il peut s'agir d'une dyspepsie atonique avec dilatation gastrique par atonie réflexe (Verhoogen et Godard); d'autres fois, ce sont des crises d'hyperchlorhydrie.

L'*entéroptose* peut se compliquer d'entérite muco-membraneuse, de crises appendiculaires. La lithiase biliaire pourrait être due à une compression du cholédoque (Cordier).

Symptômes nerveux. — Ceux-ci sont nombreux et complexes, et on peut voir se développer toutes les formes de l'hystérie (Guiard, Gueneau de Mussy, Lancereaux, Chroback) et de la neurasthénie (Bruhl). Albarran, qui fait de la néphroptose un stigmate de dégénérescence, pense que le prolapsus rénal ne joue ici que le rôle de cause occasionnelle sur un terrain héréditairement prédisposé.

Lorsque l'affection dure longtemps, on voit survenir un état psychique dépressif avec tendance à l'hypocondrie. Les sensations douloureuses peuvent se cantonner dans la zone génitale; et telle femme, soignée pendant longtemps pour de la salpingite ou de la métrite diagnostiquée un peu à la légère, voit tous ses troubles génitaux disparaître ou s'atténuer par l'usage de la ceinture abdominale et de la contention du rein. Thiriar, Traub et Schmidt admettent même que le rein mobile peut être cause du développement des affections salpingo-utérines en déterminant sur ces organes une congestion permanente.

Ces différents troubles fonctionnels peuvent donner lieu à des formes cliniques très variables au milieu desquelles le médecin, s'il n'est prévenu, négligera de rechercher la cause principale du syndrome : la ptose viscérale; telle malade se présente comme une urémique, une tabétique avec de véritables crises gastriques; telle autre ne souffre que de crises d'entéro-colite muco-membraneuse ou d'appendicite chronique; d'autres enfin épuisent tous les traitements gynécologiques sans le moindre résultat; tel autre malade se plaint de varicocèle, de varices des membres inférieurs ou d'hémorroïdes; d'autres fois enfin, surtout chez les jeunes gens, il existe de la scoliose ou un pied plat d'ordre musculaire (Tuffier).

Les auteurs ne sont pas d'accord sur la signification de ces ptoses multiples.

Pour les uns, la ptose rénale serait primitive. Bartels et Muller, Varneck admettent que le rein droit déplacé comprime la deuxième portion du duodénum, d'où rétention des matières, dilatation gastrique. Landau et Lindner pensent que le rein, en s'abaissant, tiraille et dilate l'estomac. Pour Edebohls, il y aurait un rapport direct entre le déplacement du rein et l'appendicite.

Tuffier fait remarquer qu'on n'a pu démontrer jusqu'ici que le ventre tombant avec rein mobile n'est que l'exagération du rein mobile simple.

D'autres auteurs, avec Glénard, pensent que la mobilité du rein est produite par l'entéroptose de la première anse transverse du côlon; c'est juste l'opposé de la théorie précédente. L'estomac n'agirait sur le rein que par l'intermédiaire du foie, les poussées de congestion hépatique se traduisant par un déplacement du rein correspondant (Bouchard).

Il semble qu'il soit ici plus rationnel d'admettre que la ptose rénale, comme les différentes ptoses viscérales, hépatique, splénique, gastrique, ne sont que des manifestations différentes d'un **état morbide général, véritable dystrophie caractérisée par un état d'infériorité physiologique des tissus et des différents systèmes** (Tuffier), un stigmate de dégénérescence (Albarran).

COMPLICATIONS. — Il peut s'agir :

1° D'accidents mécaniques de compression intra-abdominale par la tumeur rénale;

2° De complications rénales proprement dites : mécaniques ou infectieuses.

1° ACCIDENTS DE COMPRESSION INTRA-ABDOMINALE. — Ils sont rares : compression de la veine cave avec thrombose consécutive (Girard et Landau), compression des deux uretères avec anurie et accidents urémiques (Beher, Labadie-Lagrave), occlusion intestinale par compression d'une anse intestinale.

2° COMPLICATIONS RÉNALES. — A. ***Mécaniques.*** — **L'étranglement rénal** se révèle cliniquement par tous les signes d'une péritonite aiguë sans fièvre : ballonnement du ventre, vomissements, sueurs froides, pouls filiforme, oligurie et même anurie. La crise peut se terminer par la mort (Cordier); le plus souvent, la cessation des accidents est progressive ou brusque avec ou sans polyurie terminale. Bien que dans l'étranglement rénal véritable on ne constate pas d'augmentation de volume notable de l'organe, Albarran pense qu'il s'agit ordinairement d'une véritable rétention rénale. L'hydronéphrose est très fréquente dans le rein mobile, soit sous la forme d'hydronéphrose ouverte, soit sous celle d'hydronéphrose intermittente. Mocere, Bourcy, Mosny, Sutherland ont étudié les rapports de l'*albuminurie orthostatique* avec la néphroptose. Mosny pense que dans l'albuminurie orthostatique vraie la fixation du rein déplacé peut amener la guérison du trouble morbide. On pourrait considérer, pour lui, les ptoses viscérales, intestinales, gastriques, rénales ou autres et l'albuminurie orthostatique liée à la mobilité rénale comme des manifestations similaires d'un même état névropathique : l'hystérie.

B. ***Infectieuses.*** — Il peut alors s'agir, soit de pyonéphrose par infection secondaire d'une poche d'hydronéphrose, soit de simple pyélonéphrite.

On a signalé également des poussées de périnéphrite provoquant des adhérences et fixant le rein dans sa situation anormale (Terrier et Baudoin).

DIAGNOSTIC

Nous ne nous arrêterons pas longuement à ce diagnostic, car il a été discuté au chapitre des tumeurs du rein. Nous tenons surtout à faire remarquer ici combien il est fréquent de passer à côté d'un rein mobile et de commettre de grossières erreurs de diagnostic infiniment préjudiciables au malade.

Pendant une crise douloureuse, le diagnostic peut se trouver hésitant entre une colique néphrétique, une colique hépatique, une névralgie lombaire ou sciatique, une crise d'entéro-colite muco-membraneuse, parfois même une obstruction intestinale, ou une appendicite. Nous avons vu comment, dans certains cas, la néphroptose pouvait simuler la salpingite et la métrite.

Si on ajoute à toutes ces affections les cas d'hystérie, de neurasthénie, d'hypocondrie si fréquents dans le rein mobile, on voit qu'un diagnostic complet de la néphroptose embrasserait une grande partie de la pathologie. Il suffit, du reste, pour éviter cette erreur grossière, de penser à la possibilité de cette affection au milieu de semblables complexus symptomatiques et de pratiquer la palpation raisonnée et minutieuse de l'abdomen qui lèvera tous les doutes.

Le rein flottant étant diagnostiqué, il faudra reconnaître :

1° **L'état du rein néphroptosé ;**

2° **L'état de l'autre rein.**

La palpation, l'examen des urines, le cathétérisme des uretères, l'épreuve du bleu de méthylène, de la phloridzine, de la chlorurie alimentaire, la division des urines, etc., nous renseigneront pleinement sur ce point. On saura ainsi si le rein mobile est cancéreux ou kystique, s'il est le siège de pyélonéphrite.

Il est extrêmement important de reconnaître l'état du rein opposé : on peut ainsi assister (Castaigne et Rathery) à l'éclosion d'une véritable néphrite avec sclérose rénale du rein primitivement sain.

TRAITEMENT

Le rein mobile doit être traité, car il est non seulement la source de phénomènes douloureux, mais il constitue pour le malade un danger permanent, une lésion unilatérale du rein (rein mobile d'origine traumatique, par exemple) agissant sur l'autre rein par la production de néphrotoxine.

En cas de rein mobile traumatique, on essaiera tout d'abord le bandage ; si celui-ci ne donne aucun résultat, pratiquer la néphrorraphie.

En cas de rein compliqué de ptose viscérale, éviter autant que possible l'opération chirurgicale et s'en tenir aux appareils orthopédiques.

La néphrectomie est contre-indiquée en dehors des cas de pyonéphrose ; son utilité peut encore être discutée en cas de grande hydronéphrose avec début d'accidents urémiques ; il est possible dans ces cas que l'ablation du rein malade, comme nous avons pu le voir plusieurs fois, fasse cesser les accidents.

F. Rathery.

HYDRONÉPHROSE

L'hydronéphrose, ou mieux l'uronéphrose, est la distension du rein ou du bassinet par l'urine aseptique, plus ou moins modifiée dans la suite.

HISTORIQUE

C'est Rayer qui, le premier, donna une description complète du syndrome. Son histoire clinique fut reprise plus tard par Morris, Newmann, Guyon, Tuffier, Albarran, Le Dentu; Virchow étudia l'hydronéphrose congénitale; Landau, Terrier et Baudoin, Bazy, la forme intermittente.

Des recherches de physiologie pathologique furent entreprises par Guyon, Tuffier et Albarran, et, plus récemment, par Castaigne et Rathery. Enfin les chirurgiens s'efforcèrent de remédier à l'affection par des interventions directes, néphrectomie et néphrotomie, et plus récemment par des opérations plastiques (Bazy, Albarran).

ANATOMIE PATHOLOGIQUE

L'étude de cette affection chez l'homme ne peut nous renseigner que sur certains points de son anatomie pathologique. Seule l'expérimentation nous montrera les étapes diverses qu'affecte la rétention intrarénale et nous permettra de montrer les étapes successives de la maladie. Nous décrirons donc l'hydronéphrose sous les divers aspects qu'elle présente aux autopsies; nous reprendrons ensuite son histoire expérimentale et nous verrons l'enchaînement des phases de son évolution anatomique.

I. L'HYDRONÉPHROSE CHEZ L'HOMME. — ***Étude macroscopique.*** — La lésion est essentiellement constituée par une augmentation de volume de l'organe, formant une *tumeur* remplie de *liquide*, comprimant et atrophiant le *parenchyme rénal*; les rapports de l'organe avec son canal d'excrétion, l'*uretère*, se trouvent dès lors plus ou moins modifiés.

Nous étudierons successivement ces diverses altérations, en prenant comme type de notre description la lésion sous sa forme la plus complète, l'*hydronéphrose fermée*.

1° La tumeur. — La poche d'hydronéphrose représente une tumeur d'autant plus régulière qu'elle est plus volumineuse, souvent bosselée, à surface externe lisse, blanc rosé, remplissant la région lombaire. Son volume est très variable et oscille entre celui d'un citron et celui d'une tête d'adulte; chez certains malades la poche peut remplir tout l'abdomen. Elle est constituée en partie par le bassinet dilaté, en partie par le rein lui-même; la démarcation entre ces deux portions est représentée extérieurement par une ligne qui disparaît dans les stades avancés.

Cette tumeur est ordinairement, surtout à gauche, située profondément sous les côtes qu'elle déborde en bas, plus ou moins largement suivant son volume. Elle repousse les organes voisins, le côlon et l'intestin grêle en dedans, passe au-devant d'eux et vient se mettre en contact avec la paroi abdominale antérieure. Le plus souvent la poche ne présente que des adhérences très lâches avec les organes voisins; Poncet en cite cependant d'intimes avec la veine cave inférieure, Tuffier avec le duodénum. L'atmosphère périrénale est fréquemment infiltrée de liquide dans les cas subaigus (Tuffier).

Les vaisseaux du hile du rein seraient dans quelques observations diminués de calibre.

2° **Le parenchyme rénal.** — Si l'on ouvre cette tumeur, on constate, le liquide qui la remplit étant évacué, qu'elle est constituée pa. une série de loges nettement dessinées, à parois lisses et qui ne sont autres que les calices dilatés. Souvent elles s'ouvrent dans une poche plus considérable formée par le bassinet dilaté lui-même.

Il est exceptionnel, dans la forme d'hydronéphrose fermée que nous décrivons, de constater soit une poche unique, soit une série de cavités irrégulières avec atrophie plus ou moins marquée des cloisons.

Suivant l'ancienneté des lésions, le parenchyme rénal est plus ou moins altéré. Dans les cas récents, il peut n'exister qu'un simple aplatissement des pyramides. Dans les autres, au contraire, l'atrophie du tissu rénal est complète, il ne reste plus qu'une coque fibreuse, mince, transparente, qui peut se rompre dans la suite (Marmasse, Monprofit).

Parfois, la coque est épaisse et incrustée de sels calcaires.

3° **Le liquide.** — La quantité de liquide varie de quelques centaines de grammes à plusieurs litres (18 dans un cas de Reclus).

Sa composition et son aspect sont différents suivant qu'il subsiste encore du parenchyme rénal fonctionnant ou que ce dernier est totalement atrophié; ajoutons cependant que des poches d'uronéphroses dont les parois sont très minces produisent encore de l'urine (Albarran).

Dans le premier cas, le liquide conserve à peu près les caractères de l'urine normale : clair, transparent, légèrement coloré en jaune, de réaction acide ou neutre; il ne contient ni albumine, ni sucre; sa densité est inférieure à celle de l'urine (1007-1010); il peut renfermer du sang (Marchais), de la matière colloïde, de la cholestérine.

Il est beaucoup moins riche en urée et en phosphates; les chlorures, au contraire, s'éliminent normalement. Albarran a montré que la somme totale de l'urée sécrétée par les deux reins, dans les vingt-quatre heures, subit d'un jour à l'autre des variations considérables, que la courbe de l'urée du rein sain est presque parallèle à la courbe de l'urée totale éliminée par les deux reins, tandis que celle du rein malade reste à peu près invariable.

L'étude de l'élimination de différentes substances au niveau du rein malade a permis de constater que l'iodure de potassium passe avec la même rapidité au niveau des deux reins, tandis que le sous-carbonate de fer passe plus rapidement dans le rein sain. Le bleu de méthylène passe plus tardivement dans l'urine sécrétée par le rein malade qui parfois est même totalement imperméable au bleu (Albarran, Ed. Schwartz et Imbert).

En cas d'hydronéphrose ancienne, le contenu de la poche, presque toujours brunâtre ou noirâtre, épais, plus ou moins visqueux, de réaction alcaline, renferme de nombreux globules rouges altérés; sa composition est toute différente de celle de l'urine; les sels ont presque complètement disparu. Cette modification dans la composition du liquide de la poche serait, pour Tuffier, en rapport avec les phénomènes d'endosmose et d'exosmose qui se passent au niveau de la paroi. Huber a montré que, dès que la pression augmente dans le bassinet, l'absorption se produit d'une façon rapide et intense.

4° **L'uretère.** — Le point d'insertion de l'uretère sur la poche est variable, mais il est exceptionnel que cette insertion se fasse au point le plus déclive (Albarran); pour arriver à son point d'insertion, l'uretère parcourt ainsi un trajet plus ou moins long pendant lequel il est en contact, parfois même fusionné, avec la paroi externe de la poche.

On a noté depuis longtemps l'existence d'une valvule circulaire au niveau de l'orifice uretéro-rénal. Tuffier et Fenger admettent que ce repli résulte de l'évolution asymétrique du rein autour de son pédicule; l'extrémité de l'uretère se dilate, s'allonge et donne ainsi naissance à l'éperon valvulaire. Les lésions de l'uretère sont différentes d'aspect et d'étendue suivant que l'obstacle à l'écoulement de l'urine siège plus ou moins haut dans ce canal. Celui-ci se dilate en amont de l'obstacle; volumineux, aminci, transparent, il forme un boyau souvent moniliforme, appliqué sur le côté de la colonne vertébrale; son calibre atteint 2 à 3 centimètres; il peut, à première vue, être pris pour l'intestin.

VARIÉTÉS ANATOMIQUES. — 1° **Suivant le degré d'oblitération, l'hydronéphrose peut être ou fermée ou ouverte.** Dans ce dernier cas, le rein peut acquérir un volume encore plus considérable, mais l'atrophie du parenchyme rénal se fait plus lentement. Le liquide de la poche est clair et se rapproche plus ou moins de l'urine. L'uretère est beaucoup moins distendu, régulier; son calibre au-dessus du point obstrué dépasse rarement le volume du petit doigt.

Il existe fréquemment, en cas de sténose incomplète ou complète de l'extrémité inférieure de l'uretère, une dilatation sacciforme de la poche inférieure du conduit.

On peut décrire également une hydronéphrose *intermittente* due, pour la plupart des auteurs, à une néphroptose concomitante. Bazy admet au contraire que l'hydronéphrose est primitive, la crise de fermeture de la poche relevant de la chute du rein rempli de liquide.

2° **Suivant le siège de l'obstacle à l'écoulement de l'urine**, on peut avoir affaire à des hydronéphroses *partielles*, l'oblitération siégeant à l'ouverture d'un des calices, à l'*uropyélonéphrose* lorsque le bassinet et le rein sont seuls distendus. Enfin, si c'est au niveau de l'urètre que se trouve la sténose, comme dans le cas de malformation congénitale de ce conduit, on observe une distension généralisée aux deux reins, aux deux uretères et à la vessie (Brinon).

Étude microscopique. — L'examen histologique des parois de la poche peut montrer du tissu purement fibreux; il est rare cependant que toute trace de tissu rénal ait disparu.

Nous étudierons plus loin chez l'animal le mécanisme et la description de ces lésions.

II. **L'HYDRONÉPHROSE EXPÉRIMENTALE.** — Straus et Germont, Griffiths, Albarran, Bertensohn, Anzilotti ont étudié les lésions du rein après la ligature aseptique de l'uretère.

Lésions macroscopiques. — Si on sacrifie l'animal **six à huit heures après la ligature**, on constate déjà une distension notable de l'uretère au-dessus du lien, ainsi qu'un élargissement du bassinet. Le rein est plus dur et plus pâle que le rein sain pour Straus et Germont. Aufrecht, Albarran décrivent, au contraire, une phase initiale congestive avec de véritables hémorragies et des ecchymoses.

Sur des animaux sacrifiés à des époques variables **du premier au vingtième jour** après la ligature, le résultat macroscopique est analogue : dilatation de plus en plus considérable de l'uretère et du bassinet, augmentation de volume apparente du rein, pâleur de plus en plus accusée de l'organe. Si l'on pique l'uretère ou le bassinet, il s'écoule un liquide transparent en même temps que le rein s'affaisse et se flétrit.

Enfin, dans une **troisième phase, à partir de la fin du premier mois et pendant les mois suivants**, il surviendrait pour Straus et Germont une diminution de volume de plus en plus accusée de l'organe; la substance du rein coiffe comme un capuchon le bassinet très fortement distendu, en même temps qu'il se fait autour de la tumeur une accumulation notable de tissu adipeux. La diminution tardive de volume de la poche, admise par bien des auteurs, est loin d'être démontrée. Albarran la met en doute.

Lésions histologiques. — On peut distinguer deux phases successives (Straus et Germont).

1° **Phase d'ectasie.** — Caractérisée par la *dilatation* des conduits urinifères avec *aplatissement* de leur épithélium depuis le glomérule jusqu'au tube collecteur. Ces lésions commencent par les *tubes contournés* et c'est à leur niveau qu'elles présentent leur développement maximum.

Ceux-ci sont revêtus par une couche continue de cellules aplaties, toute trace de striation a disparu. La lumière des tubes est tellement augmentée que « les coupes du rein malade offrent presque autant de vides que de pleins » (Straus et Germont).

Dans les *tubes droits*, la lésion est identique, mais elle est moins précoce, moins marquée et surtout moins généralisée ; certains tubes ont conservé leur revêtement épithélial normal.

Dans les deux variétés de tubes, on constate des cylindres hyalins (Aufrecht, Posner, Straus et Germont) ; leur apparition est à son apogée du troisième au quatrième jour; leur nombre diminue notablement ensuite.

Les *glomérules*, dans les premiers jours, sont peu modifiés, malgré l'ischémie initiale avec infiltration œdémateuse très rapide du rein (Straus et Germont). Bientôt ils s'anémient, se flétrissent, s'écartent considérablement de leur capsule; il n'existe pas de glomérulite ni de multiplication des noyaux tapissant la face interne de la capsule. Straus et Germont signalent la présence de nombreux noyaux colorés, probablement des leucocytes, siégeant le long des flexuosités du bouquet glomérulaire.

Les lésions sont donc exclusivement épithéliales.

2° **Phase d'atrophie.** — Quatre à cinq semaines après la ligature, l'aspect des lésions est tout différent. Les *capsules de Bowmann*, dilatées à l'extrême, ne renferment plus qu'un glomérule très atrophié, infiltré de leucocytes et accolé sur un point de la paroi ; celle-ci est du reste notablement épaissie. En d'autres points la capsule est étroitement appliquée sur le bouquet glomérulaire.

Les tubes contournés comme les tubes droits se sont atrophiés; leur calibre est rétréci à l'extrême et leur lumière a presque totalement disparu; leur membrane propre est épaissie. Leur épithélium est uniforme; c'est un revêtement de cellules aplaties.

Les modifications subies par le tissu conjonctif sont minimes, pour Straus et Germont, en cas de ligature aseptique; le tissu interstitiel paraît plus abondant, sans jamais présenter l'hyperplasie nette et l'infiltration nucléaire si accusée de la néphrite interstitielle. Le processus serait purement passif. Albarran admet au contraire la sclérose du tissu conjonctif. Straus et Germont, Tuffier la décrivent exclusivement en cas de ligature septique. On peut alors retrouver soit des lésions de néphrite diffuse avec prédominance d'altérations scléreuses, soit de véritables petits abcès microscopiques (Charcot et Gombault, Aufrecht).

PHYSIOLOGIE PATHOLOGIQUE

La rétention rénale unilatérale ne produit pas uniquement des lésions localisées à l'organe qui en est le siège ; elle retentit sur l'organisme, occasionnant d'une part des troubles fonctionnels, d'autre part de véritables lésions anatomiques. L'hydronéphrose ne peut plus dès lors être considérée comme une lésion purement locale ; elle doit être regardée comme une véritable affection générale. Nous allons étudier successivement le mécanisme de ces deux ordres de manifestations.

1° TROUBLES FONCTIONNELS. — Ce sont les travaux de Guyon, Tuffier et Albarran qui les ont mis en évidence. La pression dans la poche hydronéphrosée s'élève rapidement à 73 millimètres de Hg. Or, ces auteurs ont montré l'influence de la tension intrarénale d'un côté sur les fonctions de l'autre rein ; ce dernier, après avoir été indifférent pendant la première heure de l'expérience, excrète en abondance durant la deuxième, comme s'il essayait d'exercer une action compensatrice ; au contraire, à partir de la troisième heure, il y a une diminution de la quantité et de la qualité de l'urine excrétée, jusqu'à ce qu'on fasse cesser la tension intrarénale de l'autre côté.

Israël, Zuntz et Gotzl ont obtenu les mêmes résultats en élevant progressivement la pression au niveau d'un des reins ; la simple ligature de l'uretère provoquant une pression intrarénale de 34 millimètres a suffi dans un cas à produire une anurie temporaire.

Chez l'homme, dans le type clinique de l'hydronéphrose intermittente, il faut de toute nécessité, pour expliquer les symptômes, faire intervenir le retentissement d'un rein sur son congénère ; la fin de la crise douloureuse de rétention est en effet annoncée par une débâcle urinaire considérable. Or, comme l'ont fait remarquer Tuffier et Albarran, « la débâcle polyurique n'est pas toujours due à l'évacuation du contenu de la poche ; souvent on voit une débâcle énorme avec un rein petit » (Albarran).

Israël réussit, dans un cas ancien d'hydronéphrose opéré, à recueillir séparément l'urine qui s'écoulait par la plaie cutanée et qui provenait du rein néphrotomisé et celle qui, émise par l'urètre, venait du rein opposé ; or tandis que la première était peu abondante, hématurique, l'autre était émise très claire et en quantité considérable. Le même auteur montra que la simple ponction d'une hydronéphrose, qui donna un liquide sanguinolent, fut suivie d'une abondante polyurie claire.

Comment expliquer ces troubles fonctionnels?

M. Guyon a montré l'influence du *réflexe réno-rénal* qui joue à coup sûr un rôle de toute première importance dans la genèse de ces troubles fonctionnels. Les travaux de Cl. Bernard et Brown-Séquard avaient établi que l'excitation de la muqueuse de l'uretère et de la substance rénale détermine un arrêt bilatéral de la sécrétion rénale. Guyon a prouvé que l'on peut observer un réflexe réno-rénal identique à la suite des traumatismes sur le rein, l'obstruction calculeuse d'un uretère, etc.

L'irritation produite par un drain après néphrotomie suffit à provoquer de l'oligurie (Israël).

Si ces troubles purement fonctionnels semblent bien relever d'une action nerveuse, il est bien difficile de faire intervenir le réflexe réno-rénal dans la genèse des lésions du rein opposé à l'hydronéphrose et qu'il nous reste maintenant à décrire.

2° LÉSIONS DU REIN OPPOSÉ A L'HYDRONÉPHROSE. — L'***état du rein opposé à la tumeur hydronéphrosique*** n'a été que fort peu étudié. Perl, Straus et Germont, Tuffier décrivent de l'hypertrophie compensatrice dans le rein sain. Bertensohn conclut d'un travail très documenté que « l'animal chez lequel on a lié un uretère ne peut passer pour sain ; un tel organisme présente un état identique à un organisme atteint de néphrite diffuse ». Castaigne et Rathery, les premiers, montrèrent la constance de véritables lésions dans le rein opposé à la rétention rénale ; Ascoli et Figari ont un peu plus tard confirmé ces expériences, sans apporter du reste d'examens histologiques. Ces lésions ont été retrouvées chez l'homme et chez l'animal. Chez ce dernier, après ligature unilatérale de l'uretère on retrouve constamment soit des lésions de cytolyse protoplasmique par îlots, si l'animal est sacrifié dans la première semaine, soit des altérations très nettes de néphrite chronique avec sclérose intertubulaire, si l'examen histologique est fait plus tardivement. Chez l'homme, Castaigne et Rathery ont pu relater plusieurs observations de malades jeunes suivis pendant longtemps, chez lesquels se développa une néphrite chronique dans le rein opposé à l'hydronéphrose, néphrite qui amena la mort par urémie, et qui put être constatée à l'autopsie ; or, dans ces cas, on ne trouvait dans les antécédents de ces sujets jeunes aucune des causes ordinaires de néphrite interstitielle ; les urines de ces patients, observées avant la production de l'hydronéphrose, n'étaient pas albumineuses, et on est dès lors autorisé à rattacher la néphrite chronique à l'hydronéphrose elle-même.

Le ***mécanisme de ces lésions*** a été étudié par Castaigne et Rathery. On ne peut tout d'abord admettre, avec Ascoli et Figari, Anzilotti, que le rein se lèse par ce fait qu'il est obligé d'éliminer une bien plus grande quantité de matière toxique ; en effet, la simple néphrectomie ne produit jamais les altérations que l'on retrouve après la ligature de l'uretère. La théorie réflexe de Guyon, pas plus que la néphrite sympathique de Klippel et Pousson, ne donne une explication des faits. Seule la théorie *toxique* est celle qui, à notre avis, expliquerait le mieux les lésions constatées. Nous admettons donc que les lésions du rein opposé sont dues aux produits de désintégration des cellules épithéliales du rein traumatisé qui, mis en circulation dans l'organisme, ont une action lésionnelle sur le congénère. Que les produits de désintégration des cellules rénales en cas d'hydronéphrose soient mis en circulation dans l'organisme, le fait ne semble pas douteux et l'on ne peut expliquer autrement comment un rein dont l'uretère est oblitéré peut, comme dans certains cas d'hydronéphrose, être réduit à une coque fibreuse. Le liquide contenu dans la poche hydronéphrosée renferme des leucocytes englobant des débris de cellules rénales, comme on peut facilement s'en rendre compte. De plus, le sérum d'un animal à qui on a pratiqué la ligature de l'uretère acquiert des propriétés néphrotoxiques très nettes et qu'on peut mettre en évidence *in vivo* par injection à l'animal ou bien même *in vitro* (Castaigne et Rathery). Nous conclurons donc que le rein hydronéphrosé est la source de production de néphrotoxines qui vont agir sur le rein du côté opposé, en sorte que l'affection, constituant un danger permanent pour le malade, cesse par là même d'être une lésion purement locale et réclame une thérapeutique énergique.

ÉTIOLOGIE

L'hydronéphrose est congénitale ou acquise.

A. HYDRONÉPHROSE CONGÉNITALE. — Il s'agit ici d'arrêt ou d'anomalie de développement du système urinaire compris entre le bassinet et le méat. La lésion congénitale peut produire immédiatement l'hydronéphrose; d'autres fois, ses effets ne se font sentir que plus tard et la malformation congénitale prépare l'éclosion de la rétention rénale qui ne se développera qu'un temps parfois assez long après la naissance.

Nous décrirons deux sièges différents à ces vices de conformation (Tuffier).

a. ***Arrêts et anomalies de développement portant sur l'uretère :***

1° **Absence de l'uretère** : l'hydronéphrose est exceptionnelle.

2° **Imperforation de l'uretère** : l'hydronéphrose serait temporaire pour Tuffier.

3° **Sténoses de l'uretère.** Ce sont les causes les plus importantes d'hydronéphrose congénitale. Elles peuvent relever : *a*) d'un *rétrécissement propre du conduit* [coudure, rein en fer à cheval, valvules au niveau du point d'abouchement de l'uretère dans le bassinet (Wolfler), rétrécissements congénitaux] ; *b*) d'une *compression de l'uretère* ; il s'agit alors soit d'une bride fibreuse, vestige d'un organe embryonnaire (Reliquet et Launay) ; soit d'une situation anormale des vaisseaux (artères ou veines) (Le Dentu, Albert Doran, Coates, Rokitansky, Legueu) ; Bazy et Poirier n'admettent pas ce dernier mécanisme ; soit d'une exstrophie vésicale.

4° **Anomalies d'abouchement de l'uretère** [dans la vessie, dans le sinus congénital, dans un organe dérivé du conduit de Muller (trompe, utérus, vagin), etc.]

b. ***Vice de conformation de l'urètre.*** — L'absence, l'oblitération ou la sténose de l'urètre sont la cause d'hydronéphroses doubles incompatibles avec la vie, causes de dystocie terrible pour la mère.

B. HYDRONÉPHROSE ACQUISE. — L'hydronéphrose se rencontre plus souvent chez la femme ; elle est uni ou bilatérale. Morris, sur 142 hydronéphroses acquises, en trouve 106 doubles et 36 unilatérales.

Elle peut relever de causes diverses :

a. ***Traumatisme.*** — Le traumatisme agit soit en créant une lésion uretérale, soit en déterminant un rein mobile ou un épanchement périrénal, soit enfin en obstruant l'uretère par des caillots. Il ne faut pas confondre cette hydronéphrose avec la pseudo-hydronéphrose traumatique décrite par Stanley, Tuffier, due à un épanchement urinaire dans le tissu cellulaire rétro-péritonéal survenu à la suite de la blessure de l'uretère.

b. ***Compression extérieure.*** — Cette compression est le plus souvent due à une lésion des organes du petit bassin. Les néoplasmes de l'utérus, du vagin, de la vessie, du rectum en sont la cause la plus fréquente.

Les kystes de l'ovaire, les fibromes utérins, surtout ceux qui siègent dans le ligament large, les prolapsus des organes génitaux viennent ensuite.

L'utérus gravide peut comprimer l'uretère au niveau du détroit supérieur, le plus souvent à droite, étant donnée la fréquence des positions OIGA et OIDP.

Toutes ces causes de compression donnent lieu à des hydronéphroses ouvertes, souvent bilatérales, qui s'infectent fréquemment et se transforment en pyélo-néphrites.

c. ***Lésion de la paroi uretérale.*** — En dehors des sténoses secondaires à un traumatisme, dont nous avons parlé plus haut, et des sténoses consécutives au passage ou au séjour des calculs, il peut s'agir d'uretérites tuberculeuses dont l'existence est certaine, bien qu'exceptionnelle. Il existerait, pour Albarran, des indurations de l'uretère avec rehaussement, de cause inconnue, capables de produire l'hydronéphrose.

d. **Obstacle intra-urétral.** — Les néoplasmes, la tuberculose de la vessie peuvent oblitérer l'orifice inférieur de l'uretère ; les tumeurs du rein et surtout du bassinet peuvent provoquer l'urohématonéphrose.

L'hydronéphrose par calcul de l'uretère a donné lieu à de nombreuses discussions. Il s'agit souvent pour Tuffier de pyonéphroses primitives avec lithiase secondaire ; il existerait cependant des hydronéphroses primitivement aseptiques et infectées secondairement. Navarro a pu, en nourrissant des chiens avec de l'oxamide, les provoquer expérimentalement. Albarran considère les hydronéphroses calculeuses comme très fréquentes ; il fait jouer un rôle important à l'épaississement des parois de l'uretère et à l'uretérite secondaire au passage des calculs.

Léon Bernard a décrit chez l'enfant des hydronéphroses déterminées par des amas de sable urique pouvant provoquer des lésions d'uretérite, puis de sténose.

e. **Déplacement du rein.** — **Néphroptose.** — Landau, Terrier et Baudoin, Tuffier admettent qu'il existe une relation causale entre la rétention intrarénale et le rein mobile. Celui-ci provoquerait une *coudure de l'uretère* qui occasionnerait l'hydronéphrose. Il suffirait de fixer le rein pour voir cesser celle-ci. Bazy admet que dans l'hydronéphrose intermittente la rétention rénale est primitive par disposition congénitale du bassinet et que la mobilité de l'organe est secondaire.

f. **Rétention vésicale.** — Bazy pense qu'un bol fécal un peu volumineux, une rétention vésicale même physiologique peut avoir pour conséquence une petite accumulation d'urine dans le bassinet, le distendre légèrement, et toutes ces causes, en se répétant fréquemment, produisent l'hydronéphrose.

SYMPTÔMES

La maladie évolue le plus souvent silencieusement ; le malade vient consulter pour quelques vagues tiraillements dans la région lombaire ou un développement exagéré du ventre ; parfois même c'est accidentellement qu'on diagnostique l'affection. C'est donc presque exclusivement les signes physiques qui permettent de reconnaître l'hydronéphrose sous sa forme commune.

La **tumeur** présente une physionomie clinique différente suivant son volume, qui peut varier de celui d'un gros citron à celui d'un énorme kyste remplissant tout l'abdomen, le kyste de l'ovaire par exemple.

Si la poche est relativement peu volumineuse, elle offre **tous les caractères des tumeurs du rein** : siège lombo-abdominal, forme arrondie, souvent lobulée, mamelonnée. Le ballottement rénal est alors très net, exception faite des cas où la distension du rein est peu marquée (uronéphroses flasques d'Albarran); sa recherche ne provoque qu'un peu de gêne, de tiraillement. La percussion montre de la matité postérieure et antérieure, cette dernière étant séparée de celle du foie par la sonorité colique.

La phonendoscopie délimite encore plus nettement la tumeur. Bazy insiste sur l'étroitesse de l'espace costo-iliaque, élargi, au contraire, dans les néphroptoses. Nous insisterons surtout, en dehors de ces caractères propres aux tumeurs du rein, sur trois symptômes particuliers à l'hydronéphrose : la *fluctuation*, *l'examen cystoscopique*, le *cathétérisme uretéral.*

La ***fluctuation*** est souvent très nette ; quelquefois cependant, surtout si la tension est très forte à l'intérieur de la poche, la tumeur peut être résistante ou même dure.

L'***examen cystoscopique*** fait constater, dans les uronéphroses fermées, qu'un des orifices uretéraux ne laisse pas passer de l'urine; dans les hydronéphroses ouvertes, que l'urine de l'uretère malade s'écoule en bavant et à des intervalles plus espacés que le jet uretéral du côté sain. Albarran recommande de faire au malade, avant cet examen, une injection de bleu de méthylène.

Le ***cathétérisme uretéral*** indique, en cas d'hydronéphrose fermée, l'existence et le siège de l'obstacle; dans les hydronéphroses ouvertes, il permet d'arriver jusqu'à l'obstacle et de recueillir de l'urine sécrétée dans le rein. Albarran pose en principe que « toutes les fois que l'urine de la sonde placée dans un bassinet et l'urine de l'autre rein recueillie dans la vessie présentent une composition semblable, on peut affirmer qu'il n'y a pas d'uronéphrose ».

En cas de tumeur hydronéphrotique très volumineuse, la plupart des caractères précédents, en dehors de la cystoscopie et du cathétérisme uretéral, sont beaucoup moins nets; tout l'abdomen est envahi; la tumeur est presque médiane, rénitente et nettement fluctuante ; mais le ballottement a disparu ; il est impossible également de retrouver le siège lombaire primitif de la tumeur. Tuffier insiste sur deux signes : les *variations de volume* de la tumeur que le malade affirme quelquefois avoir remarquées ; la *consistance demi-molle* d'une cavité mal remplie.

FORMES CLINIQUES. — Nous devons tout d'abord décrire une ***forme latente*** qui n'est pas rare, le malade ne ressentant même pas de pesanteur dans le côté. On peut, dans ce cas, comme nous avons pu le constater, voir ces malades entrer à l'hôpital en plein coma urémique, le diagnostic de leur hydronéphrose n'étant fait que sur la table d'amphithéâtre.

L'***hydronéphrose congénitale*** peut ne se révéler que tardivement ; elle emprunte alors la symptomatologie de l'hydronéphrose commune ; d'autres fois, elle est incompatible avec la vie, surtout en ce qui concerne les hydronéphroses bilatérales ; elles sont la cause de difficultés dystociques et relèvent du domaine de l'obstétrique.

L'***hydronéphrose intermittente*** a donné lieu à de multiples travaux. Elle se caractérise par deux symptômes : douleurs et accroissement de la tuméfaction ; sensation de soulagement et débâcles urinaires. Lorsque ces deux phénomènes se succèdent, le diagnostic ne peut être hésitant. Les douleurs peuvent être très violentes, s'accompagner de nausées, de vomissements, simuler les coliques lithiasiques. La crise peut être provoquée ou calmée sous l'influence d'une position particulière prise par le malade et qu'il connaît bien ; d'autres fois, à la suite d'une malaxation prolongée, douleurs et ténesme disparaissent. Bazy signale l'existence d'hématurie *ex vacuo*, lors de l'affaissement de la tumeur.

L'intermittence des crises peut être régulière, périodique à date presque fixe (Socin).

L'élévation de température ne rentre pas dans le tableau clinique de l'hydronéphrose intermittente, même en période de crise. Elle serait toujours, pour Tuffier, symptomatique de pyonéphrose.

Il est classique d'admettre que l'hydronéphrose intermittente est la conséquence du rein mobile. Albarran l'a rencontrée en dehors de toute néphroptose ; pour lui, le phénomène de l'intermittence est un caractère banal des rétentions rénales. Tuffier, Albarran insistent sur l'**importance de la congestion rénale** qui explique l'augmentation de volume momentanée de la tumeur avec crises douloureuses et débâcles urinaires. Nous avons vu déjà que Bazy n'admettait pas de rapport de cause à effet entre la néphroptose et l'hydronéphrose intermittente.

Nous décrirons enfin deux formes cliniques particulières d'hydronéphrose, suivant qu'elle s'accompagne de douleurs violentes ou d'hématurie.

La ***forme douloureuse*** s'observe surtout en cas de tumeurs moyennes ou petites ; elle relève très probablement d'une distension extrême de la poche (Sinitzine et Albarran).

La ***forme hématurique*** est assez rare. Elle s'observe pendant plusieurs jours, parfois plusieurs semaines consécutives ; ce sont le plus souvent des hématuries à répétition, assez abondantes dans certains cas.

MARCHE. — L'hydronéphrose a une marche très lente : dix à vingt ans. On a décrit des formes aiguës ; il ne s'agirait dans ces cas que d'uronéphroses ouvertes déjà anciennes et méconnues qui, brusquement, deviennent fermées. Nous avons montré avec M. Castaigne combien l'albuminurie était fréquente en cas de rétentions anciennes ; on peut voir se développer progressivement, si l'on n'intervient pas, tous les signes de la néphrite chronique interstitielle et le malade finit par succomber dans le coma urémique.

Nous avons pu noter des malades qui, douze à treize ans après le développement d'une hydronéphrose, mouraient de *coma urémique*, sans qu'il fût possible d'expliquer autrement que par leur hydronéphrose leurs accidents d'insuffisance rénale.

COMPLICATIONS. — En dehors de l'urémie, on peut voir survenir de véritables complications. On peut observer la rupture de la poche, à la suite d'un traumatisme par exemple (Monprofit), mais elle est rare. Il en est de même de l'anurie, qui a pu être constatée même en dehors des cas d'hydronéphrose double.

La complication la plus fréquente est l'infection ; elle se fait par voie ascendante, ou bien même par la circulation générale. Il s'agit alors soit de pyonéphrose, soit plus souvent d'uro-pyonéphrose, le liquide de rétention n'étant pas franchement du pus, mais de l'urine purulente.

DIAGNOSTIC

Ce diagnostic est celui de toutes les tumeurs du rein (Voy. *Cancer du rein*) ; on se rappellera que la tumeur est fluctuante, et, dans les cas difficiles, on pratiquera la cystoscopie, le cathétérisme uretéral, et même parfois la ponction de la poche ; il faudra du reste être très réservé sur cette intervention.

Le **rein mobile** peut s'accompagner de crises douloureuses avec oligurie, suivie de polyurie temporaire. Pour Newmann et Landau, ces crises ne seraient que des accès d'hydronéphrose intermittente.

Les **kystes du mésentère** sont très mobiles et ne présentent pas de ballottement rénal.

Les **kystes du foie, de la rate** sont souvent plus difficiles à reconnaître, mais c'est surtout avec les kystes de l'ovaire que l'erreur est la plus fréquente en cas d'hydronéphrose volumineuse. La ponction, donnant issue à un liquide acide contenant une faible proportion d'urée et peu d'albumine, fera reconnaître l'uronéphrose.

Le DIAGNOSTIC ÉTIOLOGIQUE doit être porté avec le plus grand soin. L'hydronéphrose calculeuse est généralement peu volumineuse ; elle est précédée de coliques néphrétiques frustes, et parfois de l'expulsion de graviers.

Il faudra enfin savoir RECONNAITRE SI L'HYDRONÉPHROSE EST OUVERTE OU FERMÉE, UNI OU BILATÉRALE, explorer avec soin non-seulement l'état du rein hydronéphrosé au point de vue fonctionnel, mais surtout celui du côté opposé, avant de tenter toute intervention sérieuse.

TRAITEMENT

Il faut poser en principe que l'hydronéphrose demande un traitement énergique. Le traitement chirurgical seul donnera des résultats certains; la ponction simple ne réussira que dans des cas rares (traumatisme).

En cas d'hydronéphrose avec néphroptose, la néphrorraphie ne pourra agir que lorsque la coudure uretérale n'est pas fixée; il suffira de s'en assurer au moment de pratiquer l'opération.

Dans l'uronéphrose calculeuse, on commencera par enlever les calculs, par néphrolithotomie; on pratiquera, s'il est nécessaire, le cathétérisme uretéral.

En dehors de ces cas, on essaiera de rétablir le cours de l'urine par cathétérisme de l'uretère, sonde à demeure, uretérotomie, ou bien par de véritables opérations plastiques sur l'urètre.

La néphrotomie, la néphrectomie sont justifiées par l'impossibilité bien reconnue de rétablir le cours de l'urine, ou bien lorsque le rein hydronéphrosé n'a plus aucune valeur fonctionnelle.

F. Rathery.

LITHIASE RÉNALE

Historique. — Si la présence des calculs urinaires était constatée depuis les premiers médecins, il n'existait cependant aucune description ni aucune thérapeutique définie sur ce sujet. Morgagni, le premier, signale quelques formes latentes, mais n'ébauche guère une description suffisante. Un peu plus tard, Van Swieten montrait combien la stagnation de l'urine est importante dans la production des calculs; Sydenham, décrivant les relations de la goutte et de la gravelle, fait avancer considérablement la question, mais c'est seulement après les analyses chimiques de Scheele, de Bigelow, de Bergmann et Wollaston, de Fourcroy, que les caractères chimiques des calculs sont bien définis.

Rayer et Civiale font de la lithiase rénale une description clinique presque complète. Les travaux récents se rapportent surtout à la physiologie pathologique de l'affection ; nous citerons surtout les recherches de l'école de Necker (Guyon, Tuffier, Albarran, Legueu), de Le Dentu, de Nicolaier et Ebstein en Allemagne. S'il reste encore aujourd'hui des points pathogéniques mal élucidés, la lithiase rénale est cependant fort bien connue et il est difficile d'ajouter quelque aperçu nouveau aux descriptions très complètes de Chauffard, Enriquez, Brault, Tuffier et Albarran ; nous leur ferons de larges emprunts.

Nous diviserons cette étude de la lithiase rénale en deux parties. La première concernera la lithiase dite *aseptique* ; nous étudierons complètement la physiologie pathologique et les manifestations cliniques de cette affection. La seconde sera réservée à la lithiase infectieuse, dite encore *lithiase septique*.

I. — LITHIASE RÉNALE ASEPTIQUE

ANATOMIE PATHOLOGIQUE. — Nous étudierons le calcul lui-même tel qu'il peut être expulsé au cours d'une miction ou retiré lors d'une néphrectomie ; nous verrons ensuite les désordres qu'il occasionne au niveau du rein en particulier et de tout l'organisme en général.

I. LE CALCUL. — Civiale divisait les calculs rénaux en sable, gravelle, graviers, calculs et pierres. Cette distinction, peu scientifique, basée exclusivement sur le volume des calculs, présente cependant un certain intérêt pratique et mérite à ce titre d'être conservée dans ses grandes lignes.

La ***grosseur*** des calculs est donc très variable. Tantôt l'on trouve une **poussière** rouge ou jaunâtre cristallisée adhérant sur les parois du vase ; quelquefois même on y remarque des concrétions dont le volume ne dépasse pas la grosseur d'une épingle : c'est la **gravelle.** Ces calculs sont souvent éliminés par décharges sans réactions douloureuses. A un degré de plus, ce sable urinaire devient **gravier** dont les accidents de migration ne vont pas sans douleurs violentes. Leur *forme* varie alors avec leur composition : les uns sont réguliers, à surface lisse, arrondie ; ils sont de poids spécifique élevé, de consistance dure, ce sont des calculs uriques en général. D'autres, d'origine oxalique, plus durs encore, sont irréguliers, mûriformes, érodant souvent la muqueuse avec laquelle ils sont en contact. Un troisième groupe est constitué par les calculs phosphatiques ; de couleur blanchâtre, plus ou moins friables, ils sont souvent ramifiés en forme de coraux : ce sont en général des calculs secondaires à une infection rénale. Il existe enfin d'autres sortes de calculs assez rares formés par de la cystine, de la xanthine (10 à 12 cas), de l'urostéalithe (4 cas), de l'indigo (1 cas trouvé à l'autopsie par Blaxam).

Entre le gravier et le **calcul ou la pierre de Civiale**, il n'existe qu'une simple variation quantitative de volume ; le calcul pèse ordinairement de 20 à 40 grammes. On a signalé des cas de 5 livres (Potel).

Cette rapide description n'indique que les caractères très généraux des calculs, mais permet déjà d'en donner une ***classification chimique*** ; on ne peut plus admettre les divisions de calculs simples et composés, comme le proposait Fourcroy, ou de calculs organiques (composés de principes immédiats) et de calculs inorganiques (composés de principes médiats) de S. Bigelow ; une classification s'impose, ayant pour base la composition chimique telle que la voulait H. Thompson ou Ultzmann :

1° **Calculs prenant naissance dans une urine acide** : calculs primaires ;

2° **Calculs formés dans une urine neutre ou alcaline** : calculs secondaires ;

3° **Calculs transformés se développant dans une urine tantôt acide, tantôt alcaline.**

Les calculs primaires sont de beaucoup les plus fréquents. Ce sont, d'une part, les calculs d'acide urique, ou d'urates divers ; d'autre part, les calculs d'oxalate de chaux. Les calculs secondaires sont des calculs de phosphate ammoniaco-magnésien et de phosphate de chaux — ceux-ci les plus fréquents, — d'urate d'ammoniaque, de phosphate tricalcique, etc. Quant aux calculs transformés, ce sont ces calculs où l'analyse chimique révèle, dans la composition des diverses couches, des éléments indiquant la participation alternative des deux modes de production des calculs. Il n'y a nullement lieu d'admettre l'existence de calculs fibrineux, qui semblent bien être, comme l'a montré Méhu, des caillots dépouillés de leurs hématies.

Les calculs de beaucoup les plus fréquents sont les calculs uriques et surtout uro-phosphatiques.

Le *nombre* des calculs semble en raison inverse de leur volume, et les gros calculs sont ordinairement uniques; dans la moitié des cas, pour Albarran, il y a plusieurs calculs, surtout lorsqu'on se trouve en présence de calculs uriques ou phosphatiques; les calculs oxaliques sont plus souvent solitaires.

II. LÉSIONS SECONDAIRES AU SÉJOUR DU CALCUL DANS LE REIN.

Siège du calcul.

Legueu a montré que, dans la moitié des cas, les calculs rénaux étaient bilatéraux. Il n'y a pas, en réalité, de côté plus fréquemment atteint que l'autre.

C'est dans les calices et le bassinet que se développent le plus souvent les calculs. Cependant il peut exister dans l'épaisseur même du parenchyme de petites concrétions (Dupré). Cornil et Virchow ont montré qu'une fois sur trois, chez les enfants nouveau-nés, on trouvait de petits cristaux d'acide urique remplissant les tubes droits; ces formations disparaissent du reste rapidement.

Le calcul se moule le plus souvent aux parois du bassinet où il a pris naissance, et ce serait surtout dans la lithiase secondaire que l'adhérence se montrerait la plus intime et que le calcul finirait par prendre un aspect coralliforme (Leroy d'Étiolles). D'autres fois, le calcul est franchement uretéral et se termine en mamelon à la façon d'une tête de clou à l'orifice du conduit dans le bassinet.

Lésions du tissu rénal.

Nous décrirons deux ordres de lésions :

1° ***Lésions dues à la lithiase rénale considérée en tant qu'affection générale.*** — Albarran décrit, sous le nom de ***néphrite lithiasique*** chez les calculeux rénaux, des altérations de néphrites diffuses (parenchymateuse et interstitielle), avec sclérose de l'organe, endartérite et, finalement, atrophie rénale.

Il s'agirait là d'une lésion commune à tous les calculeux sous la dépendance de la cause originelle de la lithiase.

2° ***Lésions tenant directement à la présence du calcul au niveau du rein et du bassinet.*** — A. **Le calcul siège dans les calices, le bassinet ou l'uretère.** — Le calcul irrite le rein et le bassinet, et certains auteurs pensent qu'il peut aussi déterminer de la distension rénale en provoquant une ulcération primitive du bassinet avec sclérose cicatricielle secondaire.

Il agit également en déterminant un obstacle au cours de l'urine. Cette simple gêne, pouvant aller jusqu'à l'obstruction complète, détermine au niveau de l'organe une série de lésions intéressantes à étudier. Elles sont de deux ordres : *distension simple*, *lésions parenchymateuses*.

Distension. — Straus et Germont ont étudié expérimentalement les effets de la ligature de l'uretère. Il ne faudrait cependant pas ici homologuer complètement les lésions; il existe ici un processus irritatif qui fait défaut dans le premier cas. L'hydronéphrose est pourtant fréquente dans la lithiase, malgré Arnauld, Legueu et Navarro; il s'agit du reste souvent de simple distension. Elle peut être totale ou partielle; dans ce dernier cas le calcul siégerait dans un des calices.

Si nous étudions une portion du rein distendu, nous voyons qu'au début de l'obstruction il existe seulement de la stase urinaire qui, peu à peu, dilate le tube urinifère jusqu'au glomérule qui lui-même paraît augmenté de volume. Ces dilatations se portant sur un territoire rénal plus étendu donnent lieu à des cavités multiples communiquant avec la grande cavité formée par le bassinet dilaté. Sous l'influence de la pression exercée par le liquide, des altérations épithéliales se produisent. L'épithélium des tubes contournés perd sa striation et s'aplatit, les tubes droits deviennent irréguliers et flexueux, les vaisseaux s'atrophient dans le glomérule et les artères présentent encore par ailleurs, dans la zone moyenne, au niveau de la voûte, des lésions de périartérite.

Le bassinet s'épaissit, les cellules épithéliales irrégulières se montrent en plusieurs couches dont la plus profonde est le siège d'une *prolifération* embryonnaire avec tendance à la transformation fibreuse. Dans certains cas, les fibres musculaires lisses sous-jacentes s'hypertrophient, contribuant ainsi à l'augmentation de volume du bassinet.

Ces lésions augmentant progressivement, il se produit une atrophie de plus en plus grande des glomérules, des tubes contournés, des tubes droits. Du tissu scléreux sans systématisation nette envahit l'organe, aussi bien dans la région corticale que dans la région médullaire. Il existe alors une atrophie du parenchyme rénal qui va jusqu'à la disparition complète de ses éléments, transformant l'organe en une poche kystique.

Lésions parenchymateuses. — Dans les cas d'hydronéphrose complète, en outre de l'atrophie tubulaire et glomérulaire, il existe une sclérose interstitielle étouffant les éléments épithéliaux, le parenchyme rénal n'étant plus représenté que par une mince coque. Mais il est très rare que l'hydronéphrose soit complète; le plus souvent le rein a conservé son volume normal ou même se trouve atrophié; des cavités kystiques nombreuses sillonnent le parenchyme. Dans ces cas, la sclérose primitive due à la néphrite diathésique aurait précédé les lésions mécaniques et provoqué des dilatations parcellaires en empêchant une distension en masse de l'organe. Jardet a décrit au niveau de la voûte sous-pyramidale de nombreuses fibres musculaires lisses.

L'hypertrophie du parenchyme rénal a été observée par Le Dentu, mais les cas en sont trop peu nombreux pour pouvoir en affirmer nettement les caractères.

Nous noterons enfin la *lipomatose* périrénale, véritable périnéphrite assez fréquente au cours de la lithiase rénale.

B. **Les productions lithiasiques sont intrarénales.** — Il s'agit là de phénomènes assez rares qui ont pu, du reste, être reproduits expérimentalement à la suite d'injection d'oxamide ou d'injection intraveineuse d'urate de soude (Heidenhain, Damsch); cliniquement, on rencontre surtout ces lésions chez les goutteux. Brissaud et Brecy comparent ces productions intrarénales à de véritables tophus.

Virchow distingue chez les goutteux les urates neutres qui, par leur élimination à travers l'épithélium des tubes contournés, produisent des lésions toxiques, et les urates acides qui, par leur précipitation sous forme cristalline dans la substance médullaire, s'accompagnent surtout de désordres mécaniques. Ebstein pense qu'il y a nécrose des éléments anatomiques par les urates neutres, puis secondairement dépôt d'urates acides dans les lacunes ainsi formées.

On a beaucoup discuté sur le siège de ces productions. Castelnau, Todd, Lancereaux, Wagner admettaient qu'elles se faisaient à l'intérieur des tubes droits; Garrod, Dickinson, Rendu, dans le tissu intertubuleux; Cornil et Ranvier pensaient qu'elles pouvaient se faire dans ces deux régions. C'est aussi l'opinion de Brissaud et Brécy, qui distinguent deux variétés de lésions :

1° Les cristaux de formation intratubulaire siégeant dans la portion terminale des conduits excréteurs.

L'hyperacidité de l'urine, la présence des phosphates acides en excès (ralentissement de la nutrition) seraient la cause de la précipitation dans les tubes de Bellini. Il se produirait ensuite une rétrodilatation avec kystes remplis de cristaux, surtout en cas de rein sclérosé antérieurement;

2° Les cristaux à siège intercanaliculaire. Le quadriurate, sel soluble, se transformerait facilement, par union avec le carbonate de soude du sang, en biurate de soude, sel presque insoluble et en imminence de précipitation (Duckworth, Le Gendre). Ces productions se présentent suivant trois types (Rendu) : fines aiguilles cristallines, aiguilles plus volumineuses disposées en éventail, boules noirâtres formées par un feutrage de cristaux.

3° ***Lésions du rein réputé sain, en cas de lithiase unilatérale.*** — Il peut s'agir d'*hypertrophie compensatrice* portant ordinairement sur des portions de l'organe.

Très souvent, on constate de **véritables altérations de néphrite** avec lésions épithéliales et sclérose intertubulaire et vasculaire. On peut les expliquer de façons diverses. Simon prétend qu'il y aurait là une action réflexe; mais on s'explique mal des lésions si importantes causées par un simple phénomène réflexe. Albarran les met sur le compte de la diathèse causale (néphrite lithiasique). Castaigne et Rathery admettent que les altérations sont sous la dépendance des néphrotoxines et ne voient là qu'une détermination particulière de la loi plus générale, qu'ils ont établie, de l'action d'un rein malade sur son congénère réputé sain.

III. RETENTISSEMENT SUR L'ORGANISME EN GÉNÉRAL DE LA LITHIASE RÉNALE. — Signalons tout d'abord la fréquence de la coexistence de la lithiase biliaire et de la lithiase urinaire, ces deux affections ayant commune origine.

Notons également ce fait capital dans l'histoire de la lithiase rénale : c'est qu'il s'agit rarement ici d'une affection purement locale, mais d'une détermination rénale plus ou moins prédominante d'une maladie plus générale. Joignons à cela la fréquence des lésions de néphrite chronique, et nous nous expliquerons pourquoi le lithiasique rénal présente une atteinte générale de son organisme.

PHYSIOLOGIE PATHOLOGIQUE ET ÉTIOLOGIE. — La lithiase rénale est le résultat de la précipitation des substances normalement ou accidentellement dissoutes dans le sang et l'urine. Les causes de cette précipitation ont donné lieu à des recherches nombreuses et à des interprétations variées, qui, si elles éclairent certains faits, ne les expliquent pas tous. Nous ne ferons que citer pour mémoire l'influence de la force pétrifiante de Van Helmont. Nous retiendrons surtout les quatre théories classiques : *catarrhe lithogène* ; *fermentation de l'urine*; *intervention microbienne*; *modification générale des humeurs*.

D'après la théorie du ***catarrhe lithogène*** de Meckel, les muqueuses des parois des calices et du bassinet seraient recouvertes d'un mucus oxalique sous l'influence d'un catarrhe spécifique. Mais la rareté de ce catarrhe primitif précalculeux a fait depuis longtemps abandonner cette théorie. On ne saurait nier cependant que, dans certains cas, on trouve une sorte de charpente albuminoïde, des cellules épithéliales formant le centre du calcul, sans lésion du bassinet. Ces faits s'expliqueraient, d'après Ebstein, par une desquamation épithéliale consécutive à l'irritation aseptique que produirait sur les éléments du rein l'élimination d'acide urique.

Cette desquamation rénale peut, du reste, être due à une infection ou à une intoxication, et, ce qui paraît donner une certaine valeur à la thèse d'Ebstein, c'est que dans certains cas de calculs phosphatiques il est possible de retrouver les stratifications indiquant les poussées inflammatoires auxquelles sont dus les calculs. On admet aujourd'hui que les détritus celluleux inclus dans le calcul sont de simples éléments surajoutés.

Sherer invoque la **fermentation des urines** comme cause des calculs : la fermentation acide serait due à la production d'acide lactique qui déplacerait l'acide urique de ses combinaisons ; la *fermentation alcaline* provoquerait la transformation de l'urée en carbonate d'ammoniaque ; cette base, se déplaçant, se combine avec l'acide urique et les phosphates pour former des urates d'ammoniaque et des phosphates ammoniaco-magnésiens. Il ne reste qu'à démontrer la cause de cette fermentation tantôt acide, tantôt alcaline. La fermentation ammoniacale des urines ne paraît pas produire de calculs autant que pourrait le croire Sherer, puisque ceux-ci ne sont pas extrêmement fréquents chez les vieux urinaires où cette fermentation est loin d'être rare.

Il est plus tentant d'admettre l'opinion de Ord, qui pense que la précipitation des sels urinaires est due à la présence de substances colloïdes dans l'urine. Cette théorie se base sur les expériences de Rainey qui, dans des solutions gommeuses, fit précipiter certains sels selon un mode de cristallisation différent de leur mode ordinaire, et qui, au moyen d'autres solutions gommeuses de poids spécifique différent, les fit revenir à leur mode de cristallisation primitif. Cette théorie, qui se base sur l'expérimentation, n'a cependant pas pour elle l'affirmation constante de la présence des matières colloïdes dans l'urine.

Valdeyer, Galippe attribuent nettement à la lithiase une **origine microbienne** ; ils auraient trouvé à l'intérieur du calcul des microbes, comme Ebstein des cellules épithéliales. Mais les examens de Doyen, d'Ebstein, de Chantemesse et Widal, les recherches de Tuffier montrent non seulement que l'absence de microbes dans la lithiase aseptique est presque la règle, mais aussi que les concrétions lithiasiques peuvent se développer en dehors de toute infection. Le rôle des microbes est donc secondaire.

L'explication de la formation des calculs ne se trouve pas, on le voit, dans le rein lui-même, et il faut aller plus loin et chercher une cause plus générale. Il ne semble pas, en effet, qu'il faille invoquer, comme Maschka, Leube, Stern, des troubles de circulation locaux par ralentissement du cours du sang et élévation de la pression sanguine, d'un passage plus aisé des principes salins. Il s'agit là probablement de lésions rénales secondaires à la lithiase et non cause efficiente de celle-ci.

La lithiase urinaire se trouve sous la dépendance d'une ***modification des humeurs***, d'un état diathésique. Les troubles de nutrition y sont fréquents.

Ebstein et Nicolaier, Tuffier, en faisant ingérer à des animaux de l'oxamide, corps voisin de l'acide oxalique, provoquent au bout de six semaines l'apparition de la gravelle urinaire, bientôt suivie de la formation de calculs. On peut donc faire dépendre la lithiase de l'homme d'une modification humorale.

Il existe deux grandes variétés de lithiase : lithiase acide (urique et oxalique), lithiase alcaline (phosphatique). Elles auraient le plus souvent une pathogénie différente (Enriquez). La lithiase phosphatique dépend, soit d'un état général (hystérie, tuberculose, diabète phosphatique), soit d'une lésion locale des voies urinaires.

Les troubles nutritifs mal connus qui engendrent l'alcalinité de l'urine produiraient les **calculs phosphatiques** primitifs; il en serait de même de ceux déterminant un excès d'alcalinité du sang. Bouchardat croyait que l'abus du bicarbonate de soude et de potasse, et plus particulièrement des sels de soude et de potasse dont l'acide est organique, favorise la production des calculs phosphatiques.

Arnozan signale un cas de colique néphrétique à la suite de l'ingestion prolongée de chlorhydrophosphate de chaux. Le Dentu en relate deux autres à la suite d'un traitement phosphaté.

Le plus souvent, la gravelle phosphatique est sous la dépendance des infections uretéro-pyélitiques, et surtout des infections provoquant la décomposition ammoniacale de l'urine.

Les gros parasites, des noyaux fibrineux et hémorragiques secondaires à un traumatisme rénal, peuvent être le point de départ d'un calcul phosphatique.

La **lithiase urique**, la plus fréquente, est en rapport direct avec la diathèse urique ; elle affecte donc des rapports intimes avec la goutte et les deux affections sont du ressort du groupe des maladies dites *par nutrition retardante.* L'insuffisance de solubilité de l'acide urique dans les humeurs serait amoindrie à la suite de la concentration des urines, de l'augmentation de leur acidité et de l'excès des phosphates acides. A cette insuffisance de solubilité viendrait se joindre une surproduction de cet acide, le plus souvent d'origine alimentaire.

Toutes les causes favorisant ces deux ordres de troubles : surproduction de l'acide urique, diminution de sa solubilité, seront donc des agents étiologiques directs de la lithiase rénale.

Les hommes sont beaucoup plus souvent atteints que les femmes; de plus, c'est ordinairement à partir de l'âge moyen de la vie que la lithiase se manifeste. Le Dentu et Comby admettent qu'il ne s'agit, dans ce dernier cas, que d'une simple latence des symptômes due à la lenteur d'accroissement des calculs.

L'hygiène a une action manifeste : le défaut d'exercice, la vie sédentaire, la suractivité intellectuelle sont des agents prédisposant aux accidents lithiasiques.

L'alimentation joue un rôle peut-être plus grand encore. L'abus des végétaux (oseille, haricots verts, raisin, cresson, groseilles rouges, pulpe de pomme, etc.) peut provoquer le développement de la **gravelle oxalique**; l'usage immodéré du chocolat, du cacao chez les prédisposés occasionnerait des crises néphrétiques.

Les gros mangeurs à régime fortement animalisé sont fréquemment atteints de lithiase urique. La quantité et la qualité des boissons ingérées peuvent être des facteurs assez importants ; nous citerons les boissons trop peu abondantes, gazeuses, acides, sucrées, les vins de grand cru.

On a signalé une véritable hérédité morbide; en réalité, il ne s'agit là que d'hérédité de la disposition morbide générale (goutte, obésité, diabète, gravelle).

SYMPTOMATOLOGIE

Il est assez difficile de donner un tableau d'ensemble de la lithiase rénale, puisqu'elle peut se manifester soit par une simple élimination de sable avec un minimum de symptômes, soit par l'expulsion de gros calculs, avec phénomènes critiques à grand fracas.

Cette élimination elle-même peut faire défaut pendant un certain temps, le calcul restant cantonné dans le calice ou le bassinet.

Nous aurons donc à envisager la lithiase rénale proprement dite, c'est-à-dire les symptômes dus à une production lithiasique dans le rein; nous verrons ensuite les accidents de migration des calculs avec ou sans obstruction des voies d'excrétion.

LITHIASE RÉNALE SIMPLE, SANS PHÉNOMÈNES DE MIGRATION.

FORME LATENTE DE LA LITHIASE RÉNALE. — C'est sans douleur, sans aucun symptôme que, pendant très longtemps, des goutteux ou des malades sujets à la gravelle rendent du sable en plus ou moins grande abondance. Aucun trouble fonctionnel ne peut faire supposer qu'il y ait lithiase; seul l'examen des urines a quelque valeur. Sans diminuer de quantité, celles-ci sont d'une densité plus élevée que normalement (1020 environ), de coloration plus ou moins foncée. Dans certains cas, elles ne deviennent épaisses et troubles qu'en refroidissant : on voit alors au fond du vase une boue rougeâtre, quelquefois blanchâtre, adhérente aux parois. Plus souvent des grains rougeâtres d'acide urique se déposent aussitôt l'émission des urines. Microscopiquement on trouve dans ce cas des cristaux irréguliers rappelant peu la forme losangique de l'acide urique. Si les cristaux ont une forme plate, dite *d'enveloppe de lettre*, on peut penser à des formations d'acide oxalique.

Ces urines sont toujours très acides et il n'est pas rare de trouver une légère albuminurie ; souvent on retrouve des globules sanguins et des petits caillots fibrineux. L'élimination de ces sables urinaires subit du reste des variations et il se produit de véritables décharges gravelleuses qui, dans certains cas, sont sous la dépendance d'un traitement alcalin.

A côté du sable urinaire on peut trouver des petits graviers qui, malgré leur volume dépassant la tête d'une épingle pour aller quelquefois à la grosseur d'un noyau de cerise (Fourcroy, Civiale, etc.), n'ont donné lieu à d'autres symptômes qu'une *vague douleur* de la région lombaire, et des *mictions plus abondantes et plus fréquentes*. Civiale même raconte que le seul symptôme d'une lithiase fut le bruit produit par un calcul en tombant dans le vase.

Il est rare cependant qu'il y ait une telle indolence lorsque les concrétions lithiasiques atteignent un certain volume.

LITHIASE CONFIRMÉE. — *Symptômes fonctionnels.* — La **douleur** est le symptôme le plus constant de la lithiase rénale. Ses caractères n'ont rien de précis, car elle peut varier avec chaque individu, présentant souvent même des localisations à distance qui ne peuvent qu'égarer le diagnostic.

En général, cependant, elle siège à la région lombaire du côté malade, s'étendant verticalement des dernières côtes à la crête iliaque, et transversalement de l'épine dorsale jusqu'à la partie antérieure du flanc.

C'est une douleur *sourde*, *profonde*, *non continue*, sujette à des *exacerbations souvent nocturnes* (Jacobson) qui, dans leurs intervalles, laissent une sensation de *pesanteur très pénible*, diffuse, qui occupe toute la région rénale. En effet, il est difficile au malade d'indiquer un point précis. En général, ce dernier localise sa douleur dans la masse musculaire sacro-lombaire, c'est-à-dire beaucoup plus superficiellement qu'elle n'est en réalité. Les patients immobilisent leurs muscles, inclinent le thorax, et c'est ainsi qu'on a pu voir certaines scolioses (Paulet) se produire, les malades s'inclinant soit du côté atteint, soit du côté opposé.

Dans certains cas la douleur semble être tout à fait superficielle ; elle suit, en effet, les trajets nerveux des branches lombo-abdominales ou abdomino-génitale. Les irradiations peuvent se faire le long de l'uretère, dans la vessie, quelquefois même jusqu'à la verge.

On a cité des cas où la douleur s'étendait le long du sciatique, engourdissant tout le membre inférieur (région fessière, cuisse, genou et même plante des pieds). Les moindres mouvements peuvent réveiller la douleur. On comprendra donc pourquoi les exercices violents, ou même prolongés, tels que la marche, la course, le saut, l'équitation, pourquoi le moindre choc, tel que les promenades en voiture mal suspendue, sont autant de causes provocatrices. La simple recherche du ballottement rénal suffit à provoquer des douleurs. Aussi les patients gardent-ils souvent un endolorissement profond pendant des semaines et même des mois, marchant courbés en avant pour éviter les douleurs de la station verticale.

L'intensité du phénomène douleur serait sous la dépendance de deux causes pour Guyon : la mobilité du calcul et l'inflammation des calices du bassinet et du rein. A l'état normal, Tuffier a montré que le rein possède une tolérance remarquable pour les corps étrangers ; dès que survient l'inflammation, au contraire, la douleur apparaît.

Enriquez distingue deux variétés de douleurs suivant qu'il s'agit de gravelle ou de véritable calcul.

En cas d'émission de sable, la douleur se réduit à des sensations plus ou moins pénibles dans la région lombaire ; elle est diffuse, bilatérale, superficielle et semble plutôt siéger dans les masses musculaires. La bilatéralité de la douleur ne correspondrait pas toujours à une bilatéralité des lésions. Ces phénomènes d'engourdissement douloureux disparaissent souvent avec l'élimination d'une certaine quantité de sable. Ils se produisent par accès qui permettent aux malades de prévoir l'imminence de débâcles uriques.

Dans la *lithiase calculeuse*, au contraire, la douleur est unilatérale et répond au côté atteint ; elle est donc localisée, beaucoup plus intense que dans la gravelle simple, profonde. Elle s'accompagne, beaucoup plus fréquemment que dans le cas précédent, d'irradiations à distance.

Des **phénomènes réflexes** se produisent souvent dans la lithiase rénale. En dehors des irradiations douloureuses que nous avons signalées plus haut, il nous faut décrire toute une série de troubles morbides.

Le *rein sain* participe parfois aux sensations douloureuses. On l'a même vu être le siège du maximum de douleur, tandis que le rein affecté n'était qu'endolori (Thornton) : il s'agit là du *réflexe réno-rénal* décrit par Guyon.

Ce réflexe réno-rénal peut être provoqué par la simple pression du côté malade. On comprend quelles erreurs peuvent se produire dans ces cas et combien grande doit être l'hésitation en cas d'intervention.

On a signalé de la polyurie limpide sous forme de crises précédant l'*expulsion de corps étrangers* et qui pourrait relever également d'un acte réflexe.

Un autre réflexe, *réno-vésical*, se caractérisant par de la fréquence des mictions, de la douleur à l'émission des urines, fait croire à une affection vésicale. Ces névralgies vésicales sont parfois le seul signe de lithiase rénale (Nortmann).

Enfin, des douleurs le long de l'uretère (*réflexe réno-uretéral*) simuleront la colique néphrétique ; l'absence de graviers dans les urines après la crise permet seule de distinguer ces accidents.

De même, il faut attribuer à des phénomènes réflexes les *crises gastriques*, les vomissements alimentaires ou bilieux, le tympanisme abdominal, les crises de névralgie faciale et les *crises hystériformes* dues à la lithiase, et sans coexistence de colique néphrétique.

L'**hématurie** est un symptôme inconstant ; mais, lorsqu'elle existe, elle présente une grande valeur diagnostique. Cette hématurie présente les mêmes caractères que la douleur, c'est-à-dire qu'elle est *provoquée par le mouvement* et *disparaît par le repos*. Rayer et Hartmann citent des cas où elle reparaissait pendant les périodes actives de la digestion. Chez certains calculeux, c'est habituellement toujours la même cause qui provoque cette hématurie. Peu *abondante* et peu *durable*, elle est ordinairement facilement reconnaissable. Il est cependant des cas où, seul, l'examen microscopique permettra de la déceler. Souvent on retrouve dans l'urine de longs caillots, véritables moules uretéraux ; il est rare, au contraire, de noter de vrais cylindres hématiques formés dans le parenchyme rénal.

L'hématurie peut survenir également lors de la migration calculeuse, accompagner, précéder ou suivre la colique néphrétique ; nous en parlerons plus loin.

Signes physiques. — La palpation du rein, la pression dans la région lombaire avec les doigts recourbés en crochet dans le sinus costo-vertébral (Tuffier) réveilleront une douleur vive, souvent très aiguë, profonde.

Le rein est ordinairement hypertrophié, sans que ce phénomène soit loin d'être la règle. Souvent on pourrait constater l'absence de mobilité franche de l'organe (Albarran) ; et cette immobilité relative serait sous la dépendance de la périnéphrite scléro-adipeuse.

Divers moyens d'examen physique plus sensibles ont été proposés : la phonendoscopie de Bianchi, la radiographie, l'étude de l'uretère par la cystoscopie et le cathétérisme.

La *radiographie* ne donne que bien peu de résultats, en dehors des calculs oxaliques. Guyon et Albarran, en cas de calculs rénaux uriques, n'auraient pu déceler aucune ombre ; Lester, Léonard, Morton, au contraire, auraient eu des données positives. Les calculs phosphatiques ne donneraient qu'une ombre très légère. Nicolich a insisté récemment sur la valeur de la radiographie dans la lithiase rénale.

Il reste enfin, comme dernier moyen de diagnostic, à recourir à l'*incision exploratrice* qui n'est souvent que la première phase d'une opération plus complète en cas de lithiase confirmée.

L'étude de l'uretère peut se faire par la *cystoscopie* et le *cathétérisme uretéral*. Il ne faut considérer ces modes d'examen que comme des méthodes d'exception et lorsqu'un diagnostic hésitant commande une intervention ; dans ces cas, ces procédés ne devront être pratiqués que par des chirurgiens compétents ; on se souviendra que le rein calculeux est très facile à infecter.

L'examen cystoscopique des uretères permettra l'étude du jet uretéral ; il montrera que du côté atteint l'urine *s'écoule en bavant*, au milieu d'un orifice œdématié, au lieu d'être, comme normalement, brusquement éjaculée ; la division des urines permettrait l'étude séparée de l'urine excrétée au niveau des deux reins. Quant au cathétérisme des uretères, il pourrait permettre de sentir le frottement caractéristique du calcul.

Diagnostic. — S'il est des cas où le diagnostic est facile, il en est quelquefois où il est bien hésitant, parfois même impossible. C'est ainsi que les *douleurs* sourdes continues de la région lombaire feront d'autant plus croire au lombago qu'elles peuvent être bilatérales. En général, cependant, le lombago donne une douleur plus diffuse et sa bilatéralité constante tranche avec l'unilatéralité plus fréquente de la lithiase. Les névralgies lombaires avec les points lombo-iliaques, hypogastriques, se reconnaissent d'autant plus facilement qu'on en cherchera les causes dans le petit bassin : utérus, annexes, rectum, etc. La névralgie rénale, appelée aussi *néphralgie*, se trouve trop souvent sous la dépendance d'une affection de la vessie, de la prostate, de l'ataxie locomotrice, de l'hystérie et même du paludisme (Kirkham), pour ne pas être décelée rapidement. Il est plus difficile cependant d'écarter le diagnostie de la lithiase, quand la névralgie ne reconnaît pas d'autres causes qu'un état névropathique ou un traumatisme, ou même la menstruation.

Nous n'insisterons pas ici sur le diagnostic de l'hématurie des lithiasiques. Qu'il nous suffise de dire que, par son peu d'abondance, on la distinguera des hématuries de la tuberculose rénale, et des tumeurs, parce que celles-ci sont spontanées, ne reconnaissent souvent aucune cause et surviennent au repos aussi bien que lors de la marche (Voy. *Diagnostic des hématuries*).

La lithiase rénale étant reconnue, **il faudra diagnostiquer non seulement quel est le rein atteint, mais encore l'état fonctionnel de l'autre rein.** Toutes ces indications sont capitales en cas d'intervention chirurgicale.

La palpation du rein, de l'uretère, le toucher vaginal ou rectal, la radioscopie, la cystoscopie, l'examen des uretères montreront facilement lequel des deux reins est atteint.

L'injection de bleu de méthylène, de phloridzine, l'examen des urines avec ou sans cathétérisme uretéral ou division des urines renseigneront sur l'état du rein réputé sain.

ACCIDENTS DE MIGRATION.

I. **MIGRATION SIMPLE : COLIQUE NÉPHRÉTIQUE.** — On décrit sous ce nom les phénomènes douloureux qui caractérisent la migration d'un calcul à travers l'uretère.

Tous les corps étrangers, caillots, hydatides, etc., peuvent donner le syndrome de la colique néphrétique, mais c'est la migration calculeuse qui en est de beaucoup la cause la plus fréquente.

Pathogénie. — Elle est sous la dépendance du spasme des muscles uretéraux ; les contractions de cette double couche musculaire se font du bassinet vers la vessie. Ce réflexe ne présente pas une intensité directement proportionnelle avec le volume des calculs. La susceptibilité individuelle (terrain névropathique), la forme plus ou moins irrégulière des calculs viennent entrer en ligne de compte. C'est ainsi que des calculs volumineux peuvent être éliminés presque sans douleur. Les calculs d'urate réguliers passent avec plus de facilité et moins de douleur que les calculs irréguliers d'acide oxalique.

Le spasme peut, dans certains cas, se produire avec une telle violence que les parois amincies du conduit se rompent.

La contractilité de l'uretère s'épuiserait à la longue (Le Dentu) ; c'est ainsi que des calculs enclavés dans le conduit cessent au bout de quelque temps de provoquer des accidents douloureux.

Étiologie. — Plus fréquentes chez l'homme, les coliques néphrétiques sont ordinairement provoquées par le mouvement, la marche, un traumatisme. D'autres fois, la crise éclate au début d'une saison thermale. Ordinairement unilatérales (Durand-Fardel), elles siègent surtout à gauche.

Symptômes. — Le début est *subit*. Parfois cependant la douleur va progressivement en croissant, depuis la simple gêne dans le côté jusqu'à la sensation atroce paroxystique qui caractérise la crise de colique néphrétique.

Les malades sujets à ces accidents arrivent très bien à prévoir leur crise à certains symptômes toujours les mêmes pour le même malade, et qui précèdent de plus ou moins près la colique véritable.

La *douleur* constitue le symptôme dominant. Violente, atroce, intolérable, continue, elle présente cependant des exacerbations intermittentes. Elle arrache des cris aux patients, dont le facies pâle, couvert de sueurs, exprime l'angoisse la plus vive. Ceux-ci la comparent soit à une sensation de torsion, de déchirure profonde, soit à des coliques très douloureuses à siège profond et unilatéral.

Les moindres mouvements l'exagèrent ; cependant la pression sous différentes formes, et pratiquée par le patient de façon variable suivant chacun, arrive à l'atténuer ; il en est de même de l'attitude de flexion sur le côté douloureux, flexion des cuisses sur le ventre, etc.

Le maximum de la douleur siège tantôt dans la région lombaire, en arrière du rein, tantôt plus en avant, sur la paroi latérale de l'abdomen. Cette douleur présente des irradiations à directions presque toujours les mêmes. Elle descend le long de l'uretère, gagne le cordon et le testicule qui se rétracte à l'anneau chez l'homme, les grandes lèvres chez la femme. La vessie, le rectum, le périnée deviennent douloureux ; il en est de même chez l'homme du méat urinaire qui est le siège de sensations pénibles.

Souvent, dans les accès violents, les phénomènes douloureux gagnent les cuisses et tout le membre inférieur.

Les irradiations à direction ascendante sont moins fréquentes ; on en a signalé dans l'épaule et toute la région thoracique.

L'intensité des phénomènes douloureux est telle, qu'ils sont la cause de véritables *accidents réflexes*, soit du côté de l'appareil urinaire, soit par rapport à l'organisme en général.

Les premiers consistent en oligurie pouvant aller jusqu'à l'anurie absolue. Plus fréquemment, il n'existe que de la dysurie (réflexe réno-rénal, réno-vésical).

Signalons ici la possibilité de l'avortement au cours de la crise.

Les accidents réflexes touchant l'organisme en général sont variés : notons les nausées et les vomissements, augmentant la douleur par les mouvements forcés qu'ils occasionnent. Guyon a signalé la possibilité du météorisme abdominal pouvant simuler l'obstruction intestinale avec arrêt complet dans l'émission des matières et des gaz.

Les accidents cardiaques peuvent être prédominants. A côté de la pâleur de la face, du refroidissement des extrémités avec cyanose, on a signalé de véritables crises d'asystolie (réflexe de Potain et Fr. Franck). Le pouls est souvent petit, filiforme.

Les phénomènes nerveux se rencontrent surtout chez les prédisposés : telles les manifestations délirantes ordinairement transitoires ; chez l'enfant, on peut voir survenir des convulsions.

On a noté également des coliques intestinales et même des phénomènes simulant l'appendicite.

L'*hématurie* est un accident fréquent de la colique. Elle peut précéder la crise de quelques jours ; les urines sont alors légèrement teintées ; elle peut cependant être plus intense, et apparaître brusquement, sans cause. Pendant la crise, il n'est pas rare que les urines émises, et qui sont en petite quantité, soient également un peu sanguinolentes. L'hématurie est toujours rare. Souvent, c'est après la crise que l'hématurie se produit. Les urines peuvent contenir des caillots pendant plusieurs jours.

Albarran fait remarquer que les urines des oxaluriques sont fréquemment hémorragiques et que la crise néphrétique s'accompagne beaucoup plus souvent d'hématurie chez les oxaluriques que dans la gravelle urique.

A côté de ces trois symptômes capitaux : *douleur*, *phénomènes réflexes*, *hématurie*, il n'existe que bien peu d'autres signes à noter. Il est cependant important de signaler que, malgré ce tableau inquiétant de la crise néphrétique, *la température reste normale* tant que ne surviennent pas de complications infectieuses.

Les *signes physiques* sont à peu près nuls ; on a signalé la collision crépitante qui est exceptionnelle. Le rein peut être abaissé et mobile.

La *douleur uretérale* à la pression peut être perçue après la crise ; on la détermine soit en pressant la paroi abdominale sur le trajet de l'uretère (union du tiers moyen avec le tiers interne d'une ligne réunissant les deux épines iliaques antérieure et supérieure), soit par le toucher vaginal. Guyon a fait voir que, lorsque le rein n'est plus sensible, l'uretère l'est encore. Bazy a montré que, lorsque le calcul est resté dans le bassinet, la pression du doigt sur l'orifice uretéro-vésical, pratiquée lors d'un toucher vaginal, provoquait une douleur du côté atteint avec besoin pressant d'uriner (réflexe pyélo-vésical).

Par le toucher rectal chez l'homme, on provoquerait une douleur vive par pression au niveau de l'orifice uretéro-vésical en cas de calcul.

Toutes ces manœuvres sont surtout intéressantes quand il s'agit de diagnostiquer le siège exact de la lésion ; il en est de même de la cystoscopie qui, en cas de calcul arrêté au niveau de l'orifice uretéro-vésical, montre une saillie œdémateuse formée par l'embouchure du conduit.

Formes cliniques. — La colique néphrétique présente une symptomatologie extrêmement variable. Tout le tableau clinique est sous la dépendance d'un phénomène réflexe ; or l'intensité de ce dernier varie avec la susceptibilité individuelle de chaque patient, la forme du calcul qui peut, par les aspérités plus ou moins prononcées qu'il présente, occasionner une réaction plus ou moins vive de la muqueuse uretérale ; le volume du calcul entre moins en jeu dans la production de ce réflexe que l'état plus ou moins tourmenté et rugueux de sa surface. *Chaque individu fait sa crise néphrétique à sa manière* ; les prodromes, les symptômes de la période d'état, les accidents reviennent à chaque récidive avec le même aspect chez le même malade.

On peut cependant décrire des *formes frustes* dans lesquelles la colique se traduit par la simple expulsion du calcul : les phénomènes douloureux ne sont qu'ébauchés, à peine existe-t-il une douleur légère lors de l'expulsion ; d'autres fois c'est à un arrêt momentané de la sécrétion urinaire que se réduit tout le tableau clinique de la colique néphrétique.

Enfin, surtout lorsqu'il s'agit de calculs anciens, les crises peuvent se répéter et devenir subintrantes.

Marche. Durée. Terminaison. — La crise néphrétique peut se terminer :

1° Par l'expulsion du calcul accompagnée de répétition de la crise à plus ou moins brève échéance ;

2° Par la non-élimination de celui-ci avec rétention du calcul dans le bassinet ou la vessie ;

3° Par des complications.

1° Expulsion du calcul. — L'expulsion du calcul termine la crise néphrétique ordinaire. La colique peut durer de une heure à vingt-quatre ou quarante-huit heures. Ordinairement elle ne dépasse pas huit heures. Les symptômes s'amendent, soit brusquement, soit progressivement. Le plus souvent le malade perçoit une sensation de bien-être caractéristique, en même temps que les vomissements cessent. Les urines deviennent très abondantes, elles peuvent entraîner le sable ou le calcul; cependant, il est rare que l'expulsion se fasse immédiatement après la crise, qu'il s'agisse d'expulsion uretérale ou d'expulsion vésicale. La première peut ne se produire que le lendemain ou plusieurs jours après ; quant à la seconde, elle ne se fait souvent qu'à une époque plus ou moins éloignée.

Toute l'affection peut ne se borner qu'à un seul accès ; le fait est rare : ordinairement les accidents reviennent plusieurs fois par année, tous les ans ou tous les deux ans ; il peut enfin exister, en cas de crises subintrantes, un véritable état de mal néphrétique.

2° Non-élimination du calcul. — *Si le calcul reste dans la vessie*, il peut devenir le point d'origine d'un calcul vésical avec tous les symptômes inhérents à ce dernier.

D'autres fois, le calcul *n'est pas éliminé par l'uretère* ; il peut alors soit rester dans le bassinet, soit obstruer l'uretère.

Dans le premier cas, il s'agit souvent d'un calcul trop volumineux qui ne peut s'engager dans l'uretère ; les crises subintrantes peuvent exister au début, mais elles peuvent finir par se calmer, l'irritabilité de la muqueuse s'étant épuisée ; il ne subsiste alors que des douleurs permanentes profondes, gravatives, énervantes.

Mais cet état douloureux permanent peut se compliquer de crises très rapprochées suscitées par la marche et qui montrent que ces énormes pierres ne sont pas complètement immobilisées.

Il existe encore un endolorissement général de la région à la palpation et des hématuries à type d'hématuries provoquées par la marche et le mouvement ou même la simple station debout ; cette hématurie résulterait du traumatisme porté par le calcul au moment de son chevauchement sur la muqueuse congestionnée. L'intensité des douleurs, l'abondance et la répétition des hématuries peuvent conduire à une intervention chirurgicale.

Lorsque le calcul obstrue l'uretère et empêche le libre écoulement de l'urine, on peut voir survenir deux complications capitales dans l'histoire de la lithiase : l'*anurie* et l'*hydronéphrose*.

3° **Complications**. — La rupture du canal uretéral est un accident exceptionnel. La mort est une terminaison rare de la colique; il s'agit alors d'individus antérieurement malades, tels que des cardiaques, des diabétiques, des goutteux, des urémiques chez qui une attaque d'urémie, d'asystolie, une syncope vient terminer la crise.

La crise néphrétique peut révéler une hystérie latente ou aggraver cette névrose déjà existante.

Diagnostic. — Le diagnostic de la colique néphrétique, ordinairement très facile, peut prêter à des erreurs de diagnostic grossières. Nous laisserons ici de côté le diagnostic de l'hématurie, traité tout au long ailleurs, pour ne nous occuper brièvement que des phénomènes douloureux qui forment le fond même du tableau clinique de la colique néphrétique. Toute douleur paroxystique, extrêmement intense, déchirante, peut relever de cette colique.

Aussi pourrait-elle simuler, à un examen superficiel, l'étranglement interne, la hernie étranglée, la péritonite par perforation. Nous ne ferons que citer la névralgie lombo-abdominale, facile à différencier de par ses points spéciaux.

Le diagnostic peut être plus hésitant avec certaines coliques utérines et les douleurs ovariennes telles qu'on en constate au cours de salpingites chroniques.

La crise appendiculaire se différenciera par le siège particulier de la douleur et de la défense musculaire.

Les crises viscérales telles qu'on en rencontre dans l'ataxie locomotrice ou l'hystérie peuvent égarer un certain temps le diagnostic. Les symptômes du tabes dans la première, la non-limitation des douleurs sur le trajet exact de l'uretère et la coexistence d'autres stigmates névropathiques dans la seconde permettront d'écarter ces causes d'erreur.

Le rein mobile présente quelquefois des phénomènes douloureux se produisant sous forme de crise et simulant la colique lithiasique (Voy. *Rein mobile*).

Quant à la lithiase biliaire, elle peut coexister avec la lithiase rénale; on reconnaîtra surtout la première par le siège différent de la douleur (vésiculaire), la direction opposée de ses irradiations, l'absence de phénomènes urinaires, la possibilité d'accidents ictériques, etc.

Enriquez signale l'attitude différente que prennent les lithiasiques biliaires ou rénaux. Les premiers s'immobilisent avec flexion forcée du tronc en avant ; les seconds sont plutôt agités et se livrent à des contorsions variées.

L'origine rénale des phénomènes douloureux étant reconnue, il faudra se souvenir que les coliques néphrétiques, bien que relevant le plus souvent de la lithiase, peuvent être sous la dépendance d'autres causes. Nous signalerons les hydatides en cas de kyste hydatique du rein, certains parasites du rein, des caillots sanguins, des débris de tumeur. Ainsi explique-t-on les crises néphrétiques dans la tuberculose et le cancer du rein. Tuffier a décrit, sous le nom de *pseudo-coliques néphrétiques*, deux ordres d'accidents : ceux secondaires à des altérations rénales pouvant amener l'obstruction totale et brusque de l'uretère (hydronéphrose intermittente, expulsion de caillots, d'hydatides, de débris de tumeurs) et ceux se produisant sans aucune cause d'obstruction (rein mobile, tuberculose rénale, certains états congestifs du rein).

Nous ne redirons pas ici ce que nous avons signalé plus haut à propos du diagnostic du siège exact de la lithiase.

II. OBSTRUCTION. — Ces accidents sont de deux ordres : l'*anurie* et l'*hydronéphrose*. On pourrait à la rigueur considérer ces phénomènes non pas comme une complication de la lithiase rénale elle-même, mais de la colique néphrétique, puisque, le plus souvent, c'est à la suite de celle-ci qu'ils se produisent.

ANURIE CALCULEUSE.

Dans la plupart des cas, il faut entendre sous cette dénomination la suppression complète de la sécrétion urinaire. Quelquefois, cependant, les malades peuvent rendre 100 à 200 grammes d'urine en vingt-quatre heures. C'est en général une urine sanguinolente peu chargée de sels urinaires.

Étiologie. — L'anurie calculeuse s'observe le plus souvent à l'âge moyen de la vie, frappant principalement l'homme. Donnadieu, dans sa thèse (1895), donne la proportion de 62 hommes pour 17 femmes. Il est rare qu'elle soit le premier signe d'une lithiase rénale méconnue ; en général, c'est à la suite d'accidents de colique néphrétique que la sécrétion urinaire se supprime. Il ne semble pas qu'on puisse invoquer nettement certaines causes déterminantes, bien que quelques auteurs aient pu voir dans les exercices violents, les traumatismes, les écarts de régime, l'explication du phénomène.

La suppression de la sécrétion urinaire peut être sous la dépendance de plusieurs facteurs (Legueu) :

1° **Obstruction des deux uretères** : la lithiase rénale est double et l'anurie s'explique d'elle-même : un des deux reins anciennement atteint de lithiase avait son uretère oblitéré lorsque le second rein s'est pris (Rayer, Merklen).

2° **Occlusion d'un seul uretère** ; le mécanisme de l'anurie est ici plus délicat à interpréter ; il faut distinguer deux cas :

a. *L'état du rein réputé sain donne la clé des accidents,* qu'il s'agisse d'une absence congénitale du rein ou plus fréquemment d'une altération pathologique de l'autre rein (tuberculose, cancer, suppuration, néphrite).

b. *Le rein qui n'est pas le siège de l'obstruction calculeuse n'était pas lésé antérieurement.* Depuis les expériences de Guyon et de ses élèves, on sait qu'il existe un réflexe réno-rénal ; l'élévation de la tension intrarénale d'un côté occasionne, comme l'ont démontré expérimentalement ces auteurs, une cessation complete de la sécrétion urinaire de l'autre côté. Un traumatisme rénal unilatéral, l'irritation produite *in situ* par un drain agissent de façon identique. Ce réflexe réno-rénal explique bien les cas d'anurie brusque lors d'une colique néphrétique, mais on s'explique mal l'existence de la mortalité élevée de l'anurie lithiasique, 67 à 82 p. 100 (Desmons et Pousson) et surtout le développement à plus ou moins longue échéance de lésions de néphrite. Pousson a bien décrit une néphrite sympathique par action du plexus solaire ; on a fait jouer un rôle important à la résorption au niveau du rein des microbes ou de leurs toxines. Castaigne et Rathery ont démontré qu'il pouvait y avoir, en cas de lésion unilatérale d'un rein, production, au niveau de celui-ci, de néphrotoxines allant agir sur le rein de l'autre côté et le lésant.

Anatomie pathologique. — L'anurie peut se produire alors que le calcul obturateur siège en un point quelconque de l'uretère. Cependant elle est plus fréquente lorsque le calcul se trouve près du bassinet ou de la vessie. Elle peut même survenir sans qu'il y ait une obstruction vraie. Legueu, en effet, a vu l'anurie se produire alors que les calculs étaient dans le bassinet sans l'obstruer complètement.

A côté de l'obstacle au cours de l'urine apporté par le calcul, il importe de bien mettre en évidence la contracture des fibres musculaires lisses uretérales sur le corps étranger. C'est ainsi qu'on expliquera l'oblitération non pas seulement en cas de calcul, mais aussi de sables urinaires. Au-dessus de l'obstacle il n'*y a pas de distension rénale*, le bassinet et l'uretère contiennent un peu d'urine. Le rein est gros, congestionné surtout dans la portion médullaire ; la capsule se laisse facilement enlever ; nous avons même vu dans un cas le rein s énucléer par une légère pression.

Le rein opposé est en général malade ; quelquefois même il n'existe plus au point de vue fonctionnel : c'est un rein scléreux et atrophié ;

d'autres fois hydronéphrotique ; souvent il présente des lésions de néphrite interstitielle ancienne.

Sous l'influence de l'arrêt du calcul, il se produit une tension de la colonne liquide comprise entre ce dernier et les tubes excréteurs. Cette tension paraît être assez forte pour faire équilibre à la pression sanguine, d'où congestion et secondairement dégénérescence des épithéliums du rein. Cette théorie, qui s'appuie sur les expériences de Charcot et Gombault et sur les recherches de Straus et Germont, d'Albarran, ne satisfait pas complètement l'esprit. On peut invoquer un autre mécanisme, qui expliquerait pourquoi il ne se produit pas d'hydronéphrose comme dans d'autres cas d'oblitération de l'uretère. Il pourrait peut-être s'agir d'un réflexe vaso-constricteur au niveau du rein sous l'influence de l'arrêt du calcul, aussi ne trouve-t-on pas ou peu d'urine dans le bassinet.

Symptômes. — Il est très rare que l'anurie calculeuse débute sans aucun phénomène prémonitoire. En général elle fait suite à une attaque franche de colique néphrétique, ou bien encore à une forme fruste ne se manifestant que par des douleurs lombaires vagues, ou par une hématurie.

L'anurie calculeuse (Merklen) évolue en *deux périodes* : la *première*, relativement longue (sept à huit jours), est *remarquable par la grande tolérance de l'organisme*.

L'anurie succédant à une attaque de colique néphrétique pendant laquelle les urines sont supprimées en partie, le malade ne s'inquiète pas trop au début de n'émettre aucune urine. Du reste il n'éprouve aucun trouble, aucune gêne. Il s'étonne cependant un peu, au bout de quelque temps, quelquefois même il s'effraie, de faux besoins d'uriner qu'il ne peut satisfaire. Dans certains cas, il y a émission intermittente d'une petite quantité d'urine claire, peu dense, pauvre en urée ; quelquefois survient une véritable débâcle, bien souvent suivie d'une nouvelle crise d'anurie, rémission qui ne fait que retarder la venue des accidents plus graves. Au bout d'une huitaine de jours de cette période de tolérance (Donnadieu), des céphalées passagères peu durables s'installent, le malade se fatigue aisément, manque d'entrain. Parfois, au lieu d'être abattu, il est surexcité et s'agite ; des troubles digestifs surviennent, l'appétit est nul, les vomissements font leur apparition ; on voit se produire de la dyspnée, des épistaxis, de la sialorrhée, parfois des sueurs d'urée. Très rapidement apparaissent le myosis, les tressaillements musculaires des membres, l'affaiblissement progressif, l'algidité.

Bien que paraissant indifférent à ce qui se passe, le patient garde sa connaissance jusqu'à la fin, et ce sont les symptômes de l'urémie gastro-intestinale (langue sèche, fendillée, vomissements) qui dominent la scène ; l'hypothermie est fréquente, le pouls devient rapide et bientôt irrégulier. Cette tachycardie serait un des premiers phénomènes de cette deuxième phase. La mort survient au bout de deux ou trois jours après le début de cette période, subitement, du dixième au onzième jour de la maladie ; plus rarement l'anurique s'éteint dans le coma au milieu de convulsions généralisées.

La mort est l'aboutissant fréquent de l'anurie calculeuse abandonnée à elle-même ; pour Donnadieu, elle se produit dans 67 p. 100 des cas.

La guérison a pu survenir cependant avant l'apparition des phénomènes urémiques. Elle est rare et s'accompagne d'une polyurie abondante qui entraîne avec elle les graviers. Il faut se méfier cependant de ces crises polyuriques qui souvent s'arrêtent et ne font que retarder l'issue fatale.

Nous ne discuterons pas ici le diagnostic de l'anurie calculeuse; il est développé tout au long au chapitre *Anurie.*

HYDRONÉPHROSE.

L'hydronéphrose calculeuse n'est pas extrêmement fréquente. Elle ne se produit en général que chez de vieux lithiasiques.

Unilatérale le plus souvent, dans des cas extrêmement rares on l'a vue occuper les deux reins.

Son existence dans la lithiase rénale aseptique, par simple obstruction de l'uretère, est tellement rare qu'elle a même été mise en doute. Elle paraît souvent consécutive à une pyélite d'origine calculeuse. On la trouve en effet lorsqu'il existe de gros calculs ramifiés épousant la forme des calices. Sa production nécessite en effet un temps assez long, puisque l'oblitération brusque de l'uretère aboutit à l'accident que nous avons étudié plus haut : à l'anurie. C'est pourquoi jamais l'hydronéphrose n'est complète; il n'existe en général que des hydronéphroses partielles, dont nous avons étudié le mécanisme à l'anatomie pathologique.

L'hydronéphrose ne se produit le plus souvent qu'après de nombreuses attaques de coliques néphrétiques ; elle se caractérise par une douleur de la région lombaire, et la formation d'une tumeur molle fluctuante que l'on délimite facilement. Elle se présente parfois, mais rarement, sous la forme intermittente. Le diagnostic doit être fait surtout avec la pyonéphrose, dont elle se distingue par l'absence de pus dans les urines, et l'absence de phénomènes thermiques. On devra aussi la différencier de l'hydronéphrose du rein mobile ou des tumeurs liquides qui peuvent la simuler, comme les kystes du rein ou les kystes de l'ovaire.

II. — LITHIASE RÉNALE SEPTIQUE

Nous distinguerons deux grandes classes de lithiase septique :

1° La *lithiase primitive avec infection surajoutée* ;

2° La *lithiase secondaire, dans laquelle les calculs sont sous la dépendance même de cette infection.*

I. LITHIASE PRIMITIVE AVEC INFECTION SURAJOUTÉE. — ***Étiologie.*** — Il s'agit là d'une véritable complication de la lithiase rénale commune. Le rein calculeux est, de par l'état d'infériorité de son parenchyme, un terrain tout préparé pour la pullulation microbienne. On n'admettait autrefois qu'un seul mécanisme dans cette infection : la *voie ascendante*. Celle-ci existe indubitablement; il s'agirait alors beaucoup moins de la propagation de proche en proche de l'inflammation que de l'ascension des microorganismes. Courtade et J.-F. Guyon, Lewin et Goldschmidt ont montré que cette infection ascendante était possible dans certains cas bien déterminés. Albarran a insisté sur le rôle de la rétention incomplète d'urine dans l'uretère et le bassinet; il a démontré qu'il suffisait de lier l'uretère, c'est-à-dire de provoquer une rétention rénale, pour provoquer des lésions de pyélonéphrite. La ligature aseptique du conduit est incapable de déterminer à elle seule cette altération; il faut donc deux conditions : d'une part un terrain prédisposé, d'autre part des agents microbiens. La première s'explique aisément dans la lithiase par l'obstruction calculeuse incomplète et les altérations pyélorénales aseptiques secondaires au séjour du calcul dans ce tissu. De plus, comme le fait remarquer Chauffard, les lithiasiques anciens présentent en outre des lésions d'artériosclérose, d'hypertrophie sénile prostatique, etc. Quant à la seconde, ou bien il peut s'agir d'une infection accidentelle par cathétérisme (Tuffier) ou bien d'une infection génitale (métrite, urétrites, etc.), d'où l'importance, chez ces malades, de l'intégrité absolue des voies urinaires inférieures. Les agents microbiens sont multiples, mais il faut réserver une place à part au colibacille; les microbes peuvent agir par eux-mêmes ou par leurs toxines.

En dehors de cette voie ascendante, il faut faire, comme l'a montré Albarran, une large part à l'*infection descendante*, hématogène. On voit survenir chez les lithiasiques des pyuries sans que les malades aient été sondés et même sans qu'il existe aucune affection septique des voies urinaires inférieures. Les microorganismes peuvent venir de l'intestin ; d'autres fois la complication septique se produit lors d'une maladie générale (grippe, fièvre typhoïde, fièvres éruptives, etc.); enfin le calcul lui-même, en provoquant des lésions traumatiques des voies urinaires, peut ouvrir la porte à l'infection générale.

Ces deux modes d'infection ascendante et descendante peuvent du reste se combiner chez le même sujet. Chauffard fait remarquer que c'est surtout chez les lithiasiques âgés et atteints de longue date que s'opère cette infection.

Anatomie pathologique. — L'infection rénale d'un rein lithiasique peut provoquer des lésions de néphrite, de pyélite, de pyélonéphrite, de pyonéphrose.

Néphrite. — Elle revêt deux types : scléreux et suppuré.

La *sclérose* rénale s'accompagne de formations kystiques. Le rein atrophié est enveloppé dans une gangue lipomateuse plus ou moins marquée.

La *néphrite suppurée* évolue soit suivant le type de néphrite *diffuse infiltrée* ou de néphrite rayonnante à siège surtout pyramidal, soit suivant l'aspect d'abcès du rein proprement dit, plus ou moins volumineux. L'uretère et le bassinet présentent des altérations notables; l'uretère, très augmenté de volume, bosselé, possède des parois épaissies à surface tomenteuse, grisâtre ; d'autres fois le canal est réduit à un cordon épais, induré, enfoui dans la gangue fibro-graisseuse périrénale. Quant au bassinet, ses parois sont épaissies, avec des débris purulents, hémorragiques à la surface de sa muqueuse. Les lésions sont plus avancées dans la muqueuse du bassinet que dans celle des calices.

L'atmosphère périrénale est le siège de périnéphrite graisseuse, scléro-graisseuse ou *suppurée*. Il existe des adhérences intimes entre le rein et les organes voisins, importantes à connaître en cas d'intervention chirurgicale. Les phlegmons périnéphrétiques peuvent fuser au niveau de la fesse ou le long du psoas. Toutes ces lésions sont décrites tout au long dans les articles concernant les pyélonéphrites, les périnéphrites et les abcès du rein. Nous ne ferons donc que citer ici ces complications.

Symptomatologie. — Il s'agit, dans ces cas, de pyélonéphrite, de pyonéphrose, d'abcès du rein, de phlegmon périnéphrétique. Il faudra toujours penser à une infection surajoutée lorsqu'au cours de la lithiase on voit survenir de la **fièvre** ; ce symptôme constitue le grand indice révélateur de la complication. La courbe thermique se présente soit sous la forme rémittente, soit sous la forme intermittente.

En dehors de ce grand symptôme, l'examen des urines décelant la présence du pus, la polyurie trouble, les douleurs rénales avec tuméfaction de l'organe ou tuméfaction locale viennent compléter le tableau clinique.

Si on ne remédie pas à cette infection, on peut voir survenir des fistules, l'état général s'aggrave et le malade se présente avec tous les signes de l'infection urinaire décrite par Guyon (langue sèche, vomissements, diarrhée, facies amaigri, terreux, cachexie et mort).

La pyélonéphrite calculeuse présente habituellement une évolution lente, la mort survenant par septicémie ou urémie, ou bien comme conséquence d'une fusée purulente vers les organes voisins.

II. LITHIASE SECONDAIRE DANS LAQUELLE LES CALCULS SONT SOUS LA DÉPENDANCE MÊME DE CETTE INFECTION. — Guyon et Hallé ont montré qu'il existait un groupe tout particulier de lithiasiques chez lesquels les lésions infectieuses étaient antérieures à la formation des calculs et la précipitation des sels de l'urine sous la dépendance directe de cette infection.

Étiologie. — Il existe toujours une infection suppurative du bassinet avec dilatation pyélo-uretérale. Hallé a retrouvé cette lithiase en cas d'uretéro-pyélite ascendante. Albarran la signale dans certains faits d'infection rénale descendante. On peut la rencontrer au cours d'une pyélite ou d'une pyonéphrose banale, ou bien lors de tuberculose ou de cancer du rein ; il n'est même pas rare de la constater dans la lithiase rénale elle-même.

La précipitation des sels de chaux de l'urine, le plus souvent les phosphates, parfois les carbonates, un peu d'oxalate et d'urate, se produit lorsque l'urine devient alcaline par décomposition de l'urée (Albarran).

Or cette alcalinité de l'urine résulte de la présence des microorganismes du pus ; au centre du calcul, on rencontre des débris organiques (leucocytes, débris de muqueuse, etc.)

Anatomie pathologique. — Les calculs, presque toujours phosphatiques, sont irréguliers, blanc sale, friables ; le plus souvent multiples, on les retrouve dans le bassinet ou les calices ; fréquemment ils se logent dans les calices, créant des poches énormes multiples. Les lésions uretérales seraient constantes et ce fait expliquerait que dans la lithiase secondaire le cours des urines ne se rétablit pas facilement comme après une lithiase primitive et que des fistules permanentes soient fréquentes.

Symptômes. — La lithiase secondaire passe souvent insoupçonnée au milieu du cortège symptomatique de la pyonéphrose. Le malade rend bien dans ses urines des graviers phosphatiques, mais il est rare de noter des crises douloureuses aussi intenses que dans la lithiase primitive.

On a signalé des hématuries provoquées par le mouvement et s'accompagnant de sensations douloureuses. Albarran note que les pyonéphroses secondairement calculeuses sont plus douloureuses à l'exploration que les pyonéphroses ordinaires et que les intermittences dans l'émission de grandes quantités de pus sont plus accusées.

TRAITEMENT DE LA LITHIASE RÉNALE

Nous étudierons : 1° le traitement de la lithiase rénale en général ; 2° le traitement de ses accidents.

1° TRAITEMENT DE LA LITHIASE RÉNALE EN GÉNÉRAL. — A. ***Lithiase urique et oxalique***. — **Régime**. — Normalement, l'homme excrète 1gr,5 à 2 grammes d'acide urique par jour. Tout ce qui permettra de réduire la formation d'acide urique dans l'organisme humain sera indiqué chez le lithiasique.

Le régime alimentaire influe beaucoup sur la production urique ; aussi le lithiasique devra-t-il être toujours un petit mangeur et réduire autant que possible son alimentation carnée ; cette alimentation se composera surtout de légumes verts et de fruits.

Il s'abstiendra de gibier, de viandes de charcuterie, de foie gras, de fromages forts. Les vins alcoolisés, les liqueurs, le cidre, la bière, les boissons gazeuses seront proscrits. Il en est de même de certaines substances riches en acide oxalique : chocolat, thé, oseille, épinards, café, haricots verts, groseilles, betteraves.

Hygiène. — L'hygiène du lithiasique est non moins importante. Il s'abstiendra d'un travail cérébral trop intense, ce dernier augmentant la quantité d'acide urique des urines (A. Gautier). Il devra surtout faire des exercices physiques, stimuler ses fonctions cutanées par les frictions et l'hydrothérapie.

Traitement médicamenteux. — On retire d'excellents résultats, dans la gravelle urique, des alcalins donnés à faibles doses fractionnées (sels de potasse). Chauffard recommande l'administration journalière de 0gr,50 à 1 gramme de benzoate de lithine, qu'il préfère à la pipérazine.

Cures thermales. — Le traitement hydro-minéral pourra être d'un précieux secours au lithiasique, car il complétera fort bien les indications précédentes. La médication alcaline et la cure à Vichy sont contre-indiquées en cas de lithiase uro-phosphatique.

Dans la gravelle urique, les cures de Vichy, Vals (Magdeleine ou Précieuse), Contrexéville, Vittel, Évian, Pougues ont donné de bons résultats. On a préconisé également les eaux de Royat, Aulus, Capvert. Les eaux chaudes de Plombières conviendront aux graveleux goutteux, et amènent une élimination abondante d'acide urique.

B. ***Lithiase alcaline.*** — La production de calculs primitifs phosphatiques est encore peu connue, et le traitement de cette diathèse se réduit à éviter d'introduire dans l'organisme les aliments susceptibles de provoquer la précipitation des phosphates. On proscrira donc la médication alcaline. Il semblerait logique de traiter cette lithiase par l'absorption d'acides, mais ce traitement donne peu de résultat puisqu'avec la diathèse phosphatique il existe souvent des lésions des voies urinaires qui transforment l'urée en carbonate d'ammoniaque et alcalinisent ainsi les urines. La production de lithiase alcaline peut être due encore à un excès de traitement de lithiase acide transformée en lithiase phosphatique.

En général, la lithiase alcaline résulte de l'infection des voies urinaires ; les phosphates ammoniaco-magnésiens ne se produisent que dans une urine alcaline malade. C'est donc à l'affection causale, à l'infection des voies urinaires, que devra s'adresser le traitement.

A côté de ce traitement médical de la lithiase rénale, lorsqu'un calcul de volume assez important donne lieu à des accidents, l'intervention chirurgicale s'impose. La néphrotomie et la néphrolithotomie sont les opérations de choix. La néphrectomie ne serait indiquée que dans le cas de disparition du parenchyme rénal par atrophie. Ce traitement sera le même dans la lithiase infectée, et dans ce cas, si une néphrolithotomie ne guérit pas le malade, s'il persiste des fistules, on fera secondairement une néphrectomie.

2° TRAITEMENT DES COMPLICATIONS DE LA LITHIASE RÉNALE. — ***Colique néphrétique.*** — Le traitement consiste à calmer la douleur et à favoriser la migration des calculs. La première indication sera remplie par les applications émollientes, les bains chauds, l'administration de narcotiques, l'opium, le chloral, le chloroforme. La migration des calculs sera favorisée par l'ingestion d'eau minérale, comme Évian, Vittel, etc., ou de tisanes diurétiques. On devra éviter en général les médicaments diurétiques proprement dits, qui provoquent de la congestion rénale. Les massages de l'abdomen, s'ils ne sont pas trop douloureux, l'emploi de l'électricité devront être essayés, ayant donné souvent de bons résultats.

Anurie. — Il ne semble pas que le traitement médical ait quelque action contre l'anurie calculeuse, et si l'opium, les narcotiques, la glycérine à haute dose, ont pu calmer la douleur, seule l'intervention chirurgicale, en levant l'obstacle au cours de l'urine, peut avoir quelque chance de succès, non pas seulement en permettant d'enlever le calcul, mais encore, après incision du rein (*néphrotomie*) ou décapsulation de celui-ci, en faisant cesser le réflexe réno-rénal, en décongestionnant les canaux excréteurs du rein, et s'opposant à la contre-pression existant dans ces mêmes canaux.

L'effet de la *néphrotomie* peut être immédiat au cours de l'anurie calculeuse.

Les accidents d'hydronéphrose, de pyélite calculeuse, de pyonéphrose, d'abcès périnéphrétique sont justiciables de l'intervention chirurgicale qui seule peut dans ces cas donner de bons résultats.

En cas de lithiase unilatérale, on se souviendra qu'un rein profondément altéré constitue un danger pour son congénère (production de néphrotoxines) et qu'il peut y avoir intérêt à pratiquer dans ces cas la néphrectomie (Voy. *Hydronéphrose*).

TRAITEMENT DE LA LITHIASE SECONDAIRE. — On traitera la maladie causale. Souvent l'intervention chirurgicale sera indiquée. Cependant, au cours d'une pyélite chronique, un traitement hygiénique, une médication aseptique auront quelque influence sur la production des calculs. L'absorption d'urotropine ou d'helmitol, en provoquant l'acidité des urines, empêcherait dans une certaine mesure la production des calculs phosphatiques ou ammoniaco-magnésiens.

F. RATHERY et A. LAVENANT.

MALADIES
DES CAPSULES SURRÉNALES

ANATOMIE ET PHYSIOLOGIE GÉNÉRALES

L'histoire des capsules surrénales est de date récente et remonte seulement au mémoire d'Addison (1855). En décrivant le nouveau complexus symptomatique auquel, par un juste hommage rendu à sa mémoire, on a ultérieurement donné son nom, l'auteur anglais créa du même coup la physiologie et la pathologie de ces glandes.

Nous n'avons point l'intention d'en refaire ici une étude anatomique et physiologique complète, mais il est indispensable de rappeler brièvement les notions capitales qui permirent ultérieurement d'établir, sur des bases solides, un certain nombre de syndromes anatomo-cliniques nouveaux.

PHYSIOLOGIE GÉNÉRALE. — Ce fut Brown-Séquard qui apporta la première démonstration du rôle joué par les surrénales dans l'organisme animal et fit voir les effets mortels de l'ablation bilatérale chez les animaux. Malgré les tentatives de Berruti, de Hardy, de Gratiolet, de Philippeaux et de Schiff, ses conclusions ne furent point entamées. Elles reçurent, au contraire, une éclatante confirmation des travaux d'Abelous et Langlois (1891-1893), de Gourfein, d'Albanèse, de Dubois, de Moore et Purinton, de Strehl et Weis et de Schmidt (1).

Des différents phénomènes qui suivent l'ablation et précèdent la mort des animaux, Brown-Séquard avait mis en relief la paralysie du train postérieur et des muscles respirateurs, l'augmentation de la toxicité du sang sur laquelle insistèrent aussi Abelous et Langlois ; ce dernier auteur établit même une certaine analogie entre les troubles

(1) Voy. pour la bibliographie : la *Thèse* d'OPPENHEIM, Paris, 1902 ; le mémoire de SERGENT et BERNARD, Coll. Leauté, 1902.

observés et ceux que détermine la curarisation, et le poison lui parut se localiser, comme le curare, sur les plaques motrices des muscles. Aussi, conclut-il que les surrénales sont destinées à détruire les substances toxiques nées du surmenage musculaire.

Albanèse arrive à des conclusions identiques, mais Gourfein, constatant la persistance de l'excitabilité électrique des nerfs moteurs et de leurs terminaisons intramusculaires, n'admet pas que le poison retenu puisse être assimilé ou même comparé au curare.

Moore et Purinton signalent la chute de la pression artérielle; Matsoukis, Lucebelli, Strehl et Weis, l'hypothermie.

Tous ces phénomènes ne vont pas sans des altérations profondes des différents organes et des différents tissus : Boinet constate des pigments dans le sang des rats décapsulés ; nous-même signalons l'hyperglobulie ; Ettlinger, Nageotte, Donetti, Kalindero et Babès découvrent des lésions fort intéressantes de la moelle, du cerveau, du sympathique.

Quelque évidente que soit cette intoxication, elle est trop brutale et trop rapide pour qu'on puisse superposer les symptômes qui la traduisent à ceux que l'on observe chez l'homme.

Aussi quelques auteurs ont-ils tenté des destructions moins brutales où les symptômes s'espacent et se caractérisent plus nettement.

Stilling, Abelous, Gourfein pratiquent l'ablation d'une seule glande et obtiennent seulement l'hypertrophie de la glande opposée ; Halgreen et Anderson ont recours à la décapsulation en deux fois et obtiennent des survies plus considérables avec asthénie marquée. Dans des conditions analogues, Thiroloix voit survenir l'amaigrissement des animaux, la paralysie, la désassimilation azotée.

Les résultats les plus heureux semblent avoir été obtenus par la destruction lente des surrénales au moyen des poisons sclérosants ou caséifiants, extraits par Auclair du corps des bacilles tuberculeux. La lésion, non bacillaire, exclusivement surrénale identique aux lésions de la tuberculose humaine s'accompagnait d'amaigrissement, de diarrhée, d'asthénie, d'hypotension, d'hypothermie et la mort survenait en un mois ou six semaines (Lœper et Oppenheim).

Toutes ces expériences montrent le bien fondé de l'opinion de Brown-Séquard, à savoir que les capsules surrénales sont indispensables à la vie et jouent dans la nutrition, la circulation de l'organisme un rôle considérable et nettement déterminé.

Il appartenait à Charrin et Langlois d'en montrer l'importance dans la défense de l'organisme contre les infections.

Ces recherches, reprises récemment par Oppenheim, ont fait voir que la même dose de poison, arsenic, phosphore, atropine, nicotine, poisons de l'urine, etc., entraîne plus rapidement la mort des animaux décapsulés (nous ajouterons des animaux dont les capsules sont sclérosées ou altérées), que des témoins.

Cet aperçu nouveau sur la physiologie de la glande surrénale devait fatalement conduire à en rechercher les altérations dans les infections. Roger, Roux et Yersin signalèrent leur congestion fréquente et le caractère hémorragique de leurs réactions aux divers agents infectieux (Friedlaender, toxine diphtérique, charbon). Nous-même avons fait sur ce point des expériences avec le pneumocoque, le pneumobacille, le charbon, les toxines diphtérique et tétanique, et décrit trois variétés de lésions, congestives, cellulaires, interstitielles (diapédétiques et nodulaires) que nous avons retrouvées chez l'homme à la suite des maladies les plus diverses.

Bernard et Bigard étudient les surrénales d'animaux intoxiqués par le plomb, le mercure.

Les surrénalites aiguës sont nées de ces constatations anatomiques. Nous aurons, dans un chapitre ultérieur, l'occasion de les étudier en détail.

NOTIONS PHYSIOLOGIQUES DUES A L'OPOTHÉRAPIE. — L'histoire de la glande surrénale est intimement liée à celle de l'opothérapie. C'est en effet de son étude et de celle du corps thyroïde que naquit la thérapeutique par les extraits d'organes.

Dès 1860, Brown-Séquard montra que l'on peut obtenir une survie notable des animaux décapsulés en greffant dans le tissu abdominal un fragment de tissu capsulaire. Abelous et Langlois, Thiroloix confirmèrent le fait. Puis vint la période de l'expérimentation proprement dite où Foa et Pellecani, Olliver et Schœffer, Glyzynski, Caussade, Hallion, Swale, Vincent, injectent dans les veines ou sous la peau des macérations glycérinées ou aqueuses de glandes surrénales.

Si certaines de ces tentatives sont un peu aveugles, quelques-unes permettent déjà des conclusions précises. Tout d'abord on démontre la toxicité à doses élevées et surtout par voie veineuse des extraits capsulaires, on constate l'activité plus considérable des glandes d'animaux sauvages dont les muscles travaillent plus activement.

Oliver et Schœffer mettent en évidence l'action hypertensive; Cybulski, Illich, Gottlieb, Langlois, Livon l'étudient à nouveau et l'attribuent à une action sur le cœur, sur les ganglions sympathiques, sur l'appareil musculaire des vaisseaux (Borusseau).

Le ralentissement du cœur, la mydriase, la rétraction de la membrane nictitante, l'hypertension du globe oculaire sont indiqués par Borutteau, Lewandowski. D'autres signalent les contractions musculaires.

Tous ces phénomènes s'opposent si nettement à ceux que détermine la décapsulation qu'on ne peut être surpris des résultats obtenus avec l'extrait surrénal, aussi bien chez les animaux décapsulés dont on prolongeait la survie (Cybulski, Haltgreen et Anderson, Gourfein et Boinet, Strehl et Weis) que chez les malades dont les capsules étaient détruites par la tuberculose.

Enfin Charrin et Langlois, Oppenheim ont mis en valeur le pouvoir antitoxique de l'extrait surrénal et montré la résistance plus grande à des intoxications égales des animaux traités.

Il était curieux de rechercher à quelle substance chimique l'extrait surrénal devait son activité. Virchow, Arnold, Krukenberg l'assimilèrent à la pyrocatéchine; Vulpian montra sa coloration au contact du perchlorure de fer; Fraenkel lui donna, sans la connaître, le nom de *sphygmogénine*. Mais c'est à von Furth, et surtout à Takamine, qu'on en doit l'isolement. Nous la connaissons depuis peu sous le nom d'*adrénaline*.

C'est une substance vaso-constrictive, hypertensive, dont l'action se fait également sentir sur les fibres musculaires de la vessie, de l'estomac, de l'intestin, de l'utérus, qui excite la salivation, dilate la pupille, ralentit le cœur. Elle a presque toutes les propriétés de l'extrait surrénal total, mais est bien plus active. Aussi sa toxicité est-elle considérable. Elle peut tuer le lapin à la dose d'un demi-milligramme, en provoquant un œdème pulmonaire marqué, de la glycosurie. Elle détermine, à doses faibles et répétées, l'anémie (Lœper), l'athérome (Josué, Lœper, Josserand), peut-être de petits infarctus. C'est même là un des phénomènes les plus intéressants de son action physiologique, et nous verrons comment on l'a utilisé dans la thérapeutique hémostatique et l'importance qu'on lui a attribuée en pathologie, comme facteur d'hypertension (Vaquez), d'athérome aortique (Josué), d'œdème pulmonaire.

Il est juste de dire que l'adrénaline ne résume certainement pas toute la sécrétion capsulaire. Elle ne paraît pas, quoi qu'en ait dit Foisy, douée de propriétés antitoxiques aussi considérables que l'extrait total. La sécrétion capsulaire est plus complexe, et si la chimie n'a pu encore y déceler qu'un seul produit nettement défini, l'histologie et l'histochimie ont, dans ces dernières années, localisé d'autres substances dans le tissu même de la glande.

HISTOLOGIE. — La capsule surrénale est composée de deux couches bien distinctes chez quelques animaux, plus intimement unies chez l'homme : la **couche corticale** et la **couche médullaire**.

La **couche corticale** est formée de plusieurs zones : la plus externe est dite **zone glomérulaire** ; des trabécules formées de cellules disposées par deux lui font suite et constituent la couche fasciculée ; la zone la plus interne est très mince chez l'homme et prend le nom de **réticulée**.

Les éléments cellulaires qui occupent ces différentes zones sont en rapport direct avec les vaisseaux sanguins dont ils ne sont séparés que par une paroi conjonctive mince, mais ils n'ont pas tous la même structure ni la même signification.

La cellule glomérulaire est claire, la cellule fasciculée est spongieuse, au moins dans la partie la plus externe des fascicules (cellules sous-glomérulaires) et riche en grains de ségrégation dans la partie la plus interne. La cellule de la réticulée est de coloration jaunâtre.

La **couche médullaire** se laisse pénétrer par quelques trabécules errantes de la corticale. Mais elle reste très homogène. Creusée de vacuoles vasculaires et de grosses veines, elle est limitée par un réseau capillaire circulaire que nous avons appelé *cercle vasculaire interne*. Les cellules forment une mosaïque régulière et se teintent fortement par les réactifs. Aussi, sur une coupe, la limitation de la médullaire est-elle nette. On y voit peut-être des cellules, en tout cas d'assez nombreux filets nerveux.

La **composition chimique des éléments de ces deux couches** n'est pas identique. Nous avons insisté sur la richesse en graisse des cellules de la corticale (1). Bernard et Bigard, Mulon (2), Policard ont caractérisé cette graisse histochimiquement et l'ont assimilée aux lécithines. Guiyesse a considéré comme des grains de sécrétion les produits constatés dans les cellules de la fasciculée. La cellule réticulée renferme un pigment qui peut augmenter dans certains états pathologiques et qui, d'après Mulon, serait un lipochrome. Parfois même il contiendrait un peu de fer.

La couche corticale sécrète donc de la lécithine, substance indispensable à l'équilibre nerveux, à la tonicité musculaire et à la défense de l'organisme, mais sans action sur la tension sanguine.

Au contraire, la médullaire contient de l'adrénaline. Dubois avait déjà vu que les extraits préparés avec la substance centrale agissaient plus énergiquement sur la pression vasculaire que ceux préparés avec la corticale. Vulpian a montré la réaction du perchlorure de fer au contact de cette zone. Mulon, avec l'acide osmique (3), l'acide chromique, qui la colorent en noir et rouge-brique, a localisé nettement l'adrénaline dans les cellules de la médullaire.

Si donc la substance corticale jouit de propriétés antitoxiques et bactéricides, la substance médullaire exerce surtout son action sur la pression sanguine.

La spécialisation est des plus nette et les deux couches sont distinctes fonctionnellement et anatomiquement.

(1) Oppenheim et Lœper, *Soc. de biol.*, 1901.
(2) Bernard, Bigart et Labbé, *Presse médicale*, 1903. — Mulon, *Soc. de biol.*, 1903.
(3) Mulon, *Arch. gén. de médecine*, 1905.

On devrait donc pouvoir déceler, dans les différents symptômes qui traduisent l'insuffisance totale de la glande, ceux qui sont plus attribuables à la destruction de l'une ou l'autre de ces couches, esquisser, en un mot, une localisation des lésions surrénales. Malheureusement, des hypertrophies compensatrices peuvent se développer dans les glandes malades elles-mêmes et des suppléances peuvent s'établir entre les surrénales et d'autres glandes synergiques. Il n'est pas certain que le foie, le rein, la thyroïde, la rate, ne puissent suppléer l'action antitoxique des cellules de la corticale ; il est très probable que les glandes hypertensives voisines du sympathique, dont Stilling et Mulon ont montré l'importance, peuvent, petit à petit, remplir à elles seules le rôle circulatoire surtout dévolu aux cellules adrénalogènes de la capsule.

Aussi une telle schématisation est-elle difficile et la clinique s'en accommoderait-elle ?

LŒPER et APPENHEIM.

PATHOLOGIE DES CAPSULES SURRÉNALES

Les traités de pathologie interne ont jusqu'ici résumé la pathologie de la glande surrénale dans l'étude de la maladie d'Addison. Après les premiers travaux d'Addison (1), qui en 1855 décrivit une affection caractérisée essentiellement par une cachexie anémique extrême et par une coloration spéciale de la peau, liées l'une et l'autre à une lésion des capsules surrénales, un grand nombre d'observations confirmatives furent rapidement publiées, dues tout d'abord à Hutchinson, Borrow, Gull, Thomson, Trousseau, Féréol, Besnier, Malherbe, Mettenheimer.

Les thèses de Martineau (2) et de Guermonprez (3), les articles de Jaccoud (4) et de Ball (5) réunissent tous ces documents et établissent de façon précise les traits principaux du syndrome addisonien : ce syndrome est caractérisé par l'apparition de troubles gastro-intestinaux, de douleurs abdominales et lombaires, d'une pigmentation spéciale de la peau et des muqueuses, enfin d'un état d'asthénie progressive se terminant plus ou moins rapidement par la mort.

Bientôt des discussions surgissent, mais elles n'ont d'autre effet, en contestant la pathogénie glandulaire de la maladie d'Addison, et en élaborant la théorie nerveuse de cette affection, que de restreindre le champ de la pathologie surrénale. Ainsi, pendant quelques années, sous l'impulsion des travaux de Schmidt, de Martineau, de Mattei (6), de Jaccoud (7), de Lancereaux (8), d'Alezais et Arnaud (9), de Raymond (10), de Brault (11), de Von Kahlden (12), de Guay (13), on fut tenté d'admettre

(1) Addison, *On the constitutional and local effets of disease of the suprarenal capsules.* London, 1855.

(2) Martineau, *La maladie d'Addison.* Thèse de Paris, 1864.

(3) Guermonprez, Thèse de Paris, 1875.

(4) Jaccoud, *Dictionnaire de médecine et de chirurgie pratiques*, t. V, p. 676, 1866.

(5) Ball, *Dictionnaire encyclopédique des sciences médicales*, 1re série, t. XI, p. 75.

(6) Mattei, *Lo Sperimentale*, 1863, et *Gazette hebdomadaire*, 1864, p. 35.

(7) Jaccoud, *Loc. cit.*

(8) Lancereaux, *Arch. gén. de médecine*, janvier 1890.

(9) Alezais et Arnaud, Étude sur la tuberculose des capsules surrénales (*Revue de médecine*, 1891, p. 293).

(10) Raymond, La pigmentation de la maladie d'Addison (*Arch. de physiologie*, 1891, p. 429).

(11) Brault, *Traité de médecine* Charcot et Bouchard, 2e édition, t. V, et Brault et Perruchet, *Semaine médicale*, 1892.

(12) Von Kahlden, Beitrage zur Path. Anat. des Addison's krankheit. (*Arch. für Anat. und Phys.*, Bd CXIV).

(13) Guay, *Pathogénie de la maladie d'Addison.* Thèse de Paris, 1894.

que la cause efficiente des accidents du syndrome d'Addison était une lésion du sympathique abdominal, soit primitive, soit secondaire à une tuberculose des capsules. Il fallut l'impulsion nouvelle donnée par les travaux des physiologistes et des expérimentateurs, Brown-Séquard, d'Arsonval, Abelous et Langlois, Langlois et Charrin, Albanèse, Boinet, Pettit, travaux que nous avons précédemment résumés, pour amener une réaction contre la théorie exclusivement nerveuse et permettre aux médecins, notamment à Chauffard (1), de concilier les deux théories et de distinguer, parmi les symptômes de la maladie d'Addison, ceux qui sont d'origine nerveuse et ceux qui relèvent d'une perturbation des fonctions surrénales, d'une insuffisance de la sécrétion capsulaire (Chauffard). Nous reviendrons, dans un prochain chapitre, sur cette discussion, et nous aurons à choisir alors entre les différentes théories pathogéniques de la maladie d'Addison. Contentons-nous de remarquer pour l'instant que, jusqu'à ces dernières années, la séméiologie de la glande surrénale, loin de s'enrichir, s'était plutôt appauvrie, puisque beaucoup d'auteurs lui enlevaient tous les symptômes de la maladie d'Addison et que les plus modérés mettaient tout au moins en doute l'origine surrénale de la mélanodermie, ou ne considéraient celle-ci que comme un symptôme indirect de la lésion capsulaire traduisant la compression ou l'irritation du grand sympathique, au voisinage d'une glande surrénale altérée. Mais si, de bonne heure, on s'aperçut que la lésion surrénale n'était pas tout dans la genèse de la maladie d'Addison, on fut plus long à reconnaître que le syndrome d'Addison ne pouvait pas englober tous les symptômes d'origine capsulaire. Sous les noms de *formes frustes*, de *formes anormales de la maladie d'Addison*, d'*accidents aigus survenant au cours de la maladie*, on décrivit des états pathologiques très différents du syndrome étudié par les premiers observateurs et qui méritent d'en être séparés (Voy. en particulier les observations de Dieulafoy, de Bressy, d'Ihler, d'Ewald, d'Ebstein, etc.).

Sergent et Bernard (2), réunissant un certain nombre de ces faits, proposent les premiers de créer un syndrome surrénal non addisonien traduisant l'insuffisance de sécrétion surrénale, syndrome superposable aux accidents que l'ablation expérimentale des capsules détermine chez les animaux. Admettant, avec la plupart des auteurs contemporains, que parmi les signes de la maladie d'Addison quelques-uns seulement relèvent de la suppression de fonctions surrénales, ils établissent que ces mêmes signes, se produisant seuls quand la destruction des capsules

(1) CHAUFFARD, L'intoxication addisonienne (*Semaine médicale*, 14 février 1894).

(2) SERGENT et BERNARD, *Bull. de la Soc. de biol.*, 24 décembre 1898; *Arch. gén. de médecine*, 1899, t. II, p. 27; XIIIe *Congrès international de médecine*, 1900, section de path. int., p. 515.

existe seule, c'est-à-dire indépendamment de toute lésion nerveuse, se traduisent par un syndrome clinique particulier, différant de la maladie d'Addison et susceptible de se montrer sous trois formes principales, suivant qu'il est foudroyant (mort subite), aigu (auto-intoxication rapide), ou subaigu (auto-intoxication lente). Les éléments principaux de ce syndrome, dans ses formes aiguës, sont les douleurs abdominales et lombaires, l'anorexie, les vomissements, la diarrhée profuse, l'abattement et la prostration avec hypothermie, petitesse du pouls et tendance au collapsus, ou l'agitation avec délire et fièvre, la durée totale de la maladie ne dépassant pas en général trois à six jours et la terminaison se faisant presque toujours par mort subite ; dans les cas subaigus, le syndrome de Sergent et Bernard correspond à ce que Dieulafoy (1) et Bressy (2) ont décrit comme formes frustes sans mélanodermie de la maladie d'Addison, mais avec cette différence que les symptômes (asthénie, douleurs, troubles gastro-intestinaux) évoluent ici rapidement et aboutissent à la mort en quelques semaines.

Bientôt Arnaud (3), à son tour, dans une étude très documentée sur les hémorragies capsulaires, reconnaît la nécessité de créer, en pathologie capsulaire, à côté de la maladie classique d'Addison, un chapitre clinique répondant au syndrome surrénal non addisonien. Ce syndrome, pour lui, peut, dans les lésions aiguës de la glande, notamment dans les hémorragies, se manifester sous trois formes principales : un type asthénique ou d'insuffisance capsulaire, un type péritonéal correspondant aux faits observés par Ebstein, enfin un type nerveux qu'il propose de dénommer *syndrome surrénal apoplectiforme.*

A la même époque, les observations publiées par Menetrier et Oppenheim (4), par Netter et Nattan-Larrier (5), établissent le rôle important joué par les maladies infectieuses dans la production des syndromes surrénaux aigus. Cette constatation, suivie bientôt des recherches expérimentales et anatomiques d'Oppenheim et Lœper sur les lésions des surrénales dans les infections et les intoxications, conduit à l'étude des surrénalites aiguës. Un nouveau chapitre se trouve ainsi créé dans la pathologie surrénale et quelques observations dues à Sergent (6),

(1) Dieulafoy, Maladie d'Addison sans teinte bronzée. *Clinique médicale de l'Hôtel-Dieu*, 1897-1898.

(2) Bressy, *Formes latentes de la maladie d'Addison*. Thèse de Paris. 1898.

(3) Arnaud, Les hémorragies des capsules surrénales (*Arch. gén. de médecine*, juillet 1900).

(4) Menetrier et Oppenheim, *Bull. de la Soc. méd. des hôpitaux*, 30 mars 1900.

(5) Netter et Nattan-Larrier, *Bull. de la Soc. méd. des hôpitaux*, 27 avril 1900.

(6) Sergent, *Presse médicale*, 1er octobre 1902.

à Sicard (1), à Ribadeau-Dumas et Bing, à Bossuet (2), ne tardent pas a montrer que, pour être frustes et difficiles à déceler, les signes de l'insuffisance surrénale primitive n'en existent pas moins au cours de certaines maladies infectieuses aiguës, chez des sujets antérieurement indemnes de toute lésion capsulaire.

Plus récemment encore, les travaux expérimentaux et cliniques qu'entraînèrent la découverte de l'adrénaline et la connaissance de son action puissante sur la tension vasculaire ont encore orienté les recherches dans une nouvelle direction. Il était déjà de notion courante que, parmi les symptômes de l'insuffisance capsulaire aiguë ou chronique, un des signes les plus constants est l'hypotension artérielle. Nous savons aujourd'hui que celle-ci est liée à la perte de la fonction toni-vasculaire des capsules. La découverte des cellules adrénalogènes de la substance médullaire nous permet même de considérer l'hypotension artérielle et les signes qui en dépendent comme plus spécialement en rapport avec la destruction de la couche médullaire et de l'opposer aux signes d'intoxication qui relèvent exclusivement de la perte des fonctions antitoxiques de la couche corticale ; nous pouvons ainsi entrevoir le moment où l'on distinguera deux syndromes d'insuffisance capsulaire : l'un lié à la perte de la fonction antitoxique et révélateur d'une lésion de la couche corticale; l'autre traduisant la perte de la fonction vaso-constrictive et révélateur d'une lésion de la couche médullaire. D'autre part, les recherches récentes sur les organes de suppléance de la substance médullaire des surrénales, en particulier les travaux de Mulon (3) sur les différents organes chromaffinés (surrénales, surrénales accessoires, glande carotidienne, etc.), nous font comprendre que l'hypotension artérielle n'est pas la conséquence fatale de la destruction de la médullaire surrénale, l'adrénaline pouvant être sécrétée en quantité suffisante, grâce à la suractivité des autres glandes adrénalogènes ou organes chromaffinés.

Mais si l'hypotension reste, malgré ces réserves, un symptôme très important de l'insuffisance capsulaire, il a semblé à quelques observateurs qu'un état inverse d'hyperfonctionnement des surrénales pouvait provoquer un résultat inverse, déterminer de l'hypertension passagère ou durable et même jouer un rôle important dans la pathogénie de l'athérome. Du moins les recherches de Josué, de Lœper, de Josserand (4), de Gouget, qui produisent expérimentalement des lésions

(1) Sicard, *Bull. de la Soc. méd. des hôpitaux*, juillet 1904.

(2) Bossuet, *Gaz. hebd. des sciences médicales de Bordeaux*, 30 octobre 1904.

(3) Mulon. *Comptes rendus du Congrès des anatomistes*, 1904, et *Arch. gén. de médecine*, 1904, n° 25.

(4) Josserand, Thèse de Paris, 1904.

athéromateuses par injection d'adrénaline, celles de Vaquez, d'Aubertin et Ambard qui trouvent, à l'autopsie d'un grand nombre de sujets morts de néphrite avec hypertension, des lésions surrénales (hyperplasie nodulaire ou adénome), ont-elles amené plusieurs auteurs, et notamment Vaquez (1), à faire jouer ce rôle, dans la production de l'hypertension artérielle et de l'athérome, à une substance hypertensive d'origine capsulaire « agissant soit par sa surproduction, soit par son absence d'élimination ». Sans doute, cette conception nouvelle est passible de quelques objections, objections que nous aurons à exposer plus loin ; mais il n'en est pas moins vrai qu'elle tend, à l'heure actuelle, à agrandir considérablement le champ de la pathologie capsulaire, à donner en particulier une importance très grande à l'étude des adénomes surrénaux, et, à ce titre, elle méritait d'être signalée ici.

N'ayons garde d'oublier enfin, dans cette rapide revue des éléments de la séméiologie capsulaire, les signes locaux qui, dans des cas, fort rares du reste, peuvent révéler l'existence de lésions surrénales. Dans les cancers, dans les grands hématomes, tels qu'en ont observé Lecomte (2) et Floersheim et Ouvry (3), dans certains cas de tuberculose, comme celui qu'observa Jonas (4), la glande, considérablement augmentée de volume, forme une grosse tumeur abdominale occupant le flanc ou l'hypocondre. Arnaud, dans son travail sur les hémorragies surrénales, attire l'attention sur ce point et signale les difficultés du diagnostic de ces tumeurs abdominales qu'on peut rattacher à des lésions du foie, des reins ou de l'intestin. D'autre part, la rupture intrapéritonéale de ces hématomes surrénaux produit des accidents dont la symptomatologie tient à la fois de celle des hémorragies internes et de celle des péritonites aiguës par perforation.

SÉMÉIOLOGIE GÉNÉRALE. — Nous sommes maintenant en mesure de dresser le bilan des symptômes qu'on peut observer dans les altérations aiguës ou chroniques des glandes surrénales, et il nous paraît rationnel, reprenant, en le modifiant et en le complétant quelque peu, le tableau publié il y a quelques années par l'un de nous (5), de les classer comme suit :

I. Symptômes physiques.	Traduisant l'augmentation considérable du volume des capsules : tumeur de l'hypocondre ou du flanc.

(1) VAQUEZ, *Comptes rendus du Congrès de médecine de Paris*, octobre 1904, et *Tribune médicale*, 1904, n° 43, p. 677. — *Bull. de la Soc. médicale*, 1905, n° 26, p. 705 et 714.

(2) LECOMTE, *Les hémorragies des capsules surrénales*. Thèse de Paris, 1898.

(3) FLOERSHEIM et OUVRY, *Bull. de la Soc. anat.*, 1898, p. 73.

(4) JONAS, Surgery of the suprarenal bodie (*Annals of Surgery*, 1898, n° 4).

(5) OPPENHEIM, Thèse de Paris, 1902, p. 121.

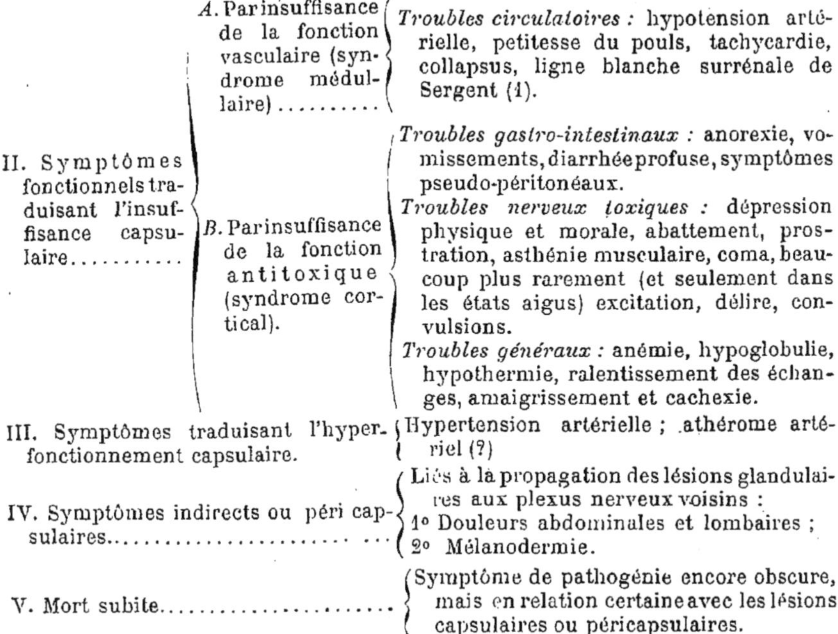

II. Symptômes fonctionnels traduisant l'insuffisance capsulaire..........	*A.* Par insuffisance de la fonction vasculaire (syndrome médullaire)..........	*Troubles circulatoires :* hypotension artérielle, petitesse du pouls, tachycardie, collapsus, ligne blanche surrénale de Sergent (1).
	B. Par insuffisance de la fonction antitoxique (syndrome cortical).	*Troubles gastro-intestinaux :* anorexie, vomissements, diarrhée profuse, symptômes pseudo-péritonéaux.
		Troubles nerveux toxiques : dépression physique et morale, abattement, prostration, asthénie musculaire, coma, beaucoup plus rarement (et seulement dans les états aigus) excitation, délire, convulsions.
		Troubles généraux : anémie, hypoglobulie, hypothermie, ralentissement des échanges, amaigrissement et cachexie.
III. Symptômes traduisant l'hyperfonctionnement capsulaire.		Hypertension artérielle ; athérome artériel (?)
IV. Symptômes indirects ou péri capsulaires.........................		Liés à la propagation des lésions glandulaires aux plexus nerveux voisins : 1° Douleurs abdominales et lombaires ; 2° Mélanodermie.
V. Mort subite......................		Symptôme de pathogénie encore obscure, mais en relation certaine avec les lésions capsulaires ou péricapsulaires.

On retrouvera sans peine dans ce tableau tous les éléments du syndrome classique d'Addison : celui-ci est caractérisé dans ses formes franches par la réunion des symptômes indirects péricapsulaires et des symptômes d'insuffisance surrénale chronique ou subaiguë, et, dans ses formes frustes, par l'apparition des symptômes isolés de l'une ou de l'autre catégorie. Les signes indirects péricapsulaires peuvent d'ailleurs exister en dehors de toute altération surrénale, le sympathique ayant été lésé par un autre mécanisme, mais la destruction des capsules reste de beaucoup la condition pathogénique la plus fréquente de leur développement, et, toutes les fois qu'on les constatera, on devra songer à une lésion de ces organes.

D'autre part, la constatation des signes isolés de l'insuffisance capsulaire aiguë, subaiguë ou chronique, la constatation de signes physiques de tumeur surrénale, enfin et à plus forte raison l'existence de symptômes fonctionnels liés à l'hyperfonctionnement des capsules, ne doivent plus faire porter le diagnostic de *maladie d'Addison*, si l'on veut renoncer à l'équivoque qui fait de ce terme le synonyme de *lésion capsulaire*.

(1) Sergent a décrit récemment (*Bull. de la Soc. méd.*, 28 avril et 16 juin 1904) comme signe pathognomonique de lésion capsulaire, l'apparition d'une raie blanche lorsqu'on trace avec l'ongle une ligne sur la peau du malade. Ce phénomène de la ligne blanche, qui est l'inverse de la raie méningitique et qui relève d'un spasme capillaire réflexe, paraît en rapport avec l'hypotension artérielle et ne peut être considéré comme signe pathognomonique de lésion capsulaire qu'autant qu'on admettra que l'hypotension artérielle est toujours liée à une diminution fonctionnelle des surrénales, hypothèse qui paraît au moins prématurée.

Suffit-il, pour résoudre cette difficulté d'exposition de la pathologie surrénale, d'adopter la division de Sergent et Bernard (1), qui distinguent deux grandes catégories de syndromes surrénaux :

1° Le syndrome addisonien ou maladie bronzée, syndrome complexe résultant de l'association, en proportions plus ou moins variables, des signes capsulaires aux signes péricapsulaires ;

2° Les syndromes non addisoniens ou syndromes d'insuffisance surrénale pure, constitués uniquement par un ensemble plus ou moins important de signes capsulaires.

Entre les deux catégories de syndromes, la différence essentielle consiste dans la présence ou dans l'absence de mélanodermie, et c'est là justement que réside, à notre avis, le point faible de cette classification, car il suffira de la plus petite tache pigmentaire constatée chez un sujet supposé atteint d'insuffisance capsulaire pure, pour nous forcer à modifier le diagnostic et à faire rentrer l'observation dans le cadre de la maladie d'Addison, quelque éloigné que soit ce cas, par sa symptomatologie et son évolution, du type classique de l'affection.

Nous pensons trouver une base plus satisfaisante à la classification des maladies de la glande surrénale, en prenant comme point de départ l'étiologie et l'anatomie pathologique. Remarquons tout d'abord que l'immense majorité, pour ne pas dire la totalité des observations de maladie d'Addison à type classique, relèvent de la tuberculose capsulaire. Comme le fait remarquer Brault (2), si les premiers travaux d'ensemble consacrés à la maladie d'Addison enregistrent des lésions nombreuses et variées dans les glandes surrénales, c'est qu' « à cette époque on ne savait pas encore reconnaître, sous ses aspects multiples, l'influence prépondérante de la tuberculose. Cependant, il est certain que, dans la très grande majorité des cas, les altérations trouvées dans les capsules ressortissaient à cette maladie. Les *dépôts scrofuleux*, les *collections puriformes*, les *transformations graisseuse* et *calcaire*, les *atrophies avec induration*, les *hypertrophies*, les *inflammations chroniques* isolées ou réunies aux altérations précédentes sont, en effet, sous des formes variées, l'expression du processus tuberculeux ». Comme nous le verrons par la suite, les cancers de la capsule, les hémorragies, la syphilis, ou bien restent latents, ou bien, à quelques très rares exceptions près, entraînent une symptomatologie très différente du syndrome d'Addison.

Quant aux faits de maladie d'Addison causés par une absence congénitale des glandes surrénales, ils sont tout à fait exceptionnels. Rispal (3), en 1896, n'a pu en réunir que trois observations, et, depuis,

(1) Sergent et Bernard, *L'insuffisance surrénale*, page 91. Encyclopédie des aide-mémoire. Paris, 1903.

(2) Brault, *Traité de médecine* Charcot et Bouchard, 2e édition, t. V, p. 803.

(3) Rispal, Maladie d'Addison avec absence des capsules surrénales (*Congrès de médecine interne de Nancy* et *Presse médicale*, 1896, n° 68).

une seule a été publiée par Bramwell (1) ; quelques-uns, notamment celui de Bramwell, sont, de plus, sujets à caution, l'autopsie n'ayant pas été faite avec toute la rigueur désirable.

Un premier point est donc établi : c'est que, si on peut observer des cas de maladie d'Addison sans lésion capsulaire, cas qu'invoquent les partisans de la théorie exclusivement nerveuse de cette affection, du moins, parmi les lésions des glandes surrénales, seule la tuberculose mérite d'être retenue comme cause habituelle de la maladie bronzée. C'est donc dans un chapitre uniquement consacré à la tuberculose capsulaire que nous aurons à étudier la maladie d'Addison, à décrire ses symptômes, et c'est en discutant sa pathogénie que nous chercherons à établir le rôle qui revient dans cette affection à la lésion capsulaire et celui qui appartient aux altérations du sympathique abdominal. Mais encore convient-il de remarquer que *tuberculose capsulaire* et *maladie d'Addison* ne sont pas synonymes. La tuberculose des glandes surrénales peut rester latente ; elle peut se révéler par un syndrome d'insuffisance capsulaire pure sans mélanodermie ; elle peut se traduire brusquement à l'occasion d'une maladie intercurrente, chez un sujet en bonne santé apparente, par un cortège d'accidents suraigus traduisant l'état de moindre résistance d'un organisme dont les glandes surrénales sont détruites. Tous ces cas n'ont rien à voir avec la maladie bronzée, telle qu'elle a été décrite par Addison. Aussi ne considérerons-nous la description de la maladie d'Addison que comme une partie de l'étude de la tuberculose capsulaire, et devrons-nous compléter ce chapitre par l'exposé des syndromes non addisoniens qu'elle peut entraîner.

Après quoi, abordant les autres chapitres de la pathologie surrénale, nous décrirons successivement les inflammations aiguës (abcès surrénaux et surrénalites aiguës), les hémorragies capsulaires, les tumeurs des glandes surrénales, la syphilis, les surrénalites chroniques non spécifiques (sclérose, hyperplasie nodulaire), et, à propos de ces dernières, nous étudierons le rôle de l'hyperfonctionnement des capsules dans la pathogénie de l'hypertension artérielle.

Sans doute cette façon de procéder nous amènera-t-elle à quelques répétitions, et nous exposera d'autre part à esquisser la description d'états pathologiques dont la symptomatologie est encore bien mal connue. Du moins pensons-nous éviter ainsi la confusion qu'a trop longtemps entretenue l'habitude de faire rentrer dans la description de la maladie d'Addison tous les syndromes d'origine capsulaire, et espérons-nous établir un cadre dans lequel viendront aisément se grouper les acquisitions futures de la pathologie des glandes surrénales.

M. Loeper et R. Oppenheim.

(1) Bramwell, Two clinical lectures on Addison's disease (*British medical Journal*, 1897, t. I, p. 1 et 67).

TUBERCULOSE CAPSULAIRE

(*Maladie d'Addison*).

Sous le nom de *tuberculose capsulaire*, nous décrirons l'ensemble des lésions déterminées au niveau de la glande surrénale par l'action du bacille de Koch.

De ces lésions, les unes restent latentes, les autres se révèlent par le syndrome clinique décrit par Addison, d'autres encore se traduisent par des syndromes non addisoniens, différant essentiellement de la maladie bronzée par une évolution plus rapide et par l'absence de mélanodermie. La maladie d'Addison, que l'on n'observe pour ainsi dire jamais dans les lésions non tuberculeuses de la capsule, devient ainsi pour nous, non pas l'expression clinique constante de la tuberculose capsulaire, mais l'un des complexus symptomatiques qui peuvent traduire cette altération des glandes surrénales. C'est à ce titre que sa description trouvera place ici.

Nous ne reviendrons pas sur l'historique de cette affection qui se confond avec l'histoire même de la pathologie surrénale, telle que nous l'avons exposée dans le précédent chapitre. Nous aurons, d'ailleurs, occasion, en discutant les diverses théories pathogéniques de la maladie d'Addison, de rappeler encore une fois les principaux travaux qui nous ont fait connaître cette affection.

ÉTIOLOGIE

La fréquence de la **tuberculose capsulaire** est plus considérable qu'on ne le croyait à l'époque où sa symptomatologie se réduisait au syndrome addisonien. Peut-être, au fur et à mesure que s'étendra son étude, les proportions données par les statistiques anciennes devront-elles être légèrement modifiées.

Pour Lancereaux (1), la tuberculose surrénale se montre **primitive** dans les trois cinquièmes des cas environ. C'est également l'opinion de Ball (2), de Jaccoud (3), de Féréol, de Rendu, de Bennett. C'est également ce qui résulte des travaux récents de Chesneau, de Dezirot (4).

Elle peut être **secondaire** à un foyer bacillaire plus ou moins ancien et même partiellement cicatrisé : la tuberculose pulmonaire (Binot,

(1) Lancereaux, *Traité d'anat. path.*, t. III.
(2) Ball, *Dict. Dechambre.*
(3) Jaccoud, *Dict. de méd. et de chir. pratiques.*
(4) Voy. les *Thèses* de Chesneau, Paris, 1900, et de Dezirot, Paris, 1897.

Lancereaux), la tuberculose péritonéale, rénale, les lésions osseuses (Addison), les tumeurs blanches de l'épaule, du coude, du genou (2 cas personnels), les adénopathies cervicales ou mésentériques (Malherbe), le mal de Pott (Hucke, Poland), les salpingites et péritonites pelviennes tuberculeuses (Sidney Coupland), semblent l'avoir précédée dans un certain nombre de cas.

Elle est surtout une affection de l'âge moyen de la vie. Si Thompson, Pittmann, Baginski, Monti en ont publié des observations chez des enfants de sept jours, de deux, trois, six et dix ans, la plupart des cas étudiés se rapportent à des sujets de quatorze à trente ans. Soixante seulement ont de dix à seize ans [Leeg, Pye Smith, Shurger, Schilling, Richon, Moizard et Bernheim, Lartigau, Speroni, Nattan-Larrier, Dezirot, Descroizilles, Comby (1)], un assez grand nombre dépassent vingt ans, quelques-uns seulement atteignent quarante-cinq ans. Sur onze malades que nous avons suivis, un seul avait quarante ans, deux autres trente-trois, et huit de dix-neuf à vingt-sept ans.

Le sexe masculin est plus fréquemment atteint, aussi bien dans le jeune âge que dans l'adolescence. La statistique de Dezirot et Comby donne seize garçons pour dix filles; celle de Martineau, Chatelain, Chesneau, une femme pour huit à neuf hommes. Nos observations donnent la même proportion.

Il semble que les traumatismes antérieurs jouent un certain rôle dans l'étiologie de la tuberculose capsulaire. On les retrouve dans une dizaine des cas publiés. Les émotions, les commotions morales ont au contraire une faible importance.

Ball, Martineau, Rendu croient avec raison que la maladie d'Addison est aussi fréquente dans les pays de l'Europe centrale et en France qu'en Angleterre où elle fut pour la première fois étudiée, et, sur vingt-six cas nouveaux donnés dans la thèse de Chesneau, on trouve cinq cas allemands, seize français et cinq anglais.

Ces proportions concernent surtout la tuberculose capsulaire accompagnée de la symptomatologie addisonienne et diagnostiquée pendant la vie. Il est une **tuberculose latente** dont un certain nombre d'autopsies ont permis d'établir la fréquence et qui est presque toujours secondaire. Boinet (2) en signale plusieurs cas, mais aucune statistique, croyons-nous, n'a été publiée à son sujet. Nous l'avons constatée dans six autopsies sur vingt-quatre de tuberculose chronique des poumons et deux fois sur six autopsies de granulie. Il semble que cette tuberculose latente reste cependant une des localisations rares de la tuberculose viscérale et vienne assez loin après la bacillose rénale et testiculaire.

(1) COMBY, art. MALADIE d'ADDISON du *Traité des maladies de l'enfance* de GRANCHER et COMBY, 2e édition, 1904.

(2) BOINET, *Arch. gén. de méd.*, oct. et sept. 1904.

D'ailleurs, au cours des autopsies de cobayes infectés par voie péritonéale ou sous-cutanée, des lapins inoculés par voie intraveineuse, nous ne l'avons rencontrée que dans un douzième des cas.

ANATOMIE PATHOLOGIQUE

Au point de vue anatomique, on doit diviser la tuberculose capsulaire en deux grandes catégories: la tuberculose aiguë et la tuberculose chronique. La première se présente sous l'aspect granulique, la seconde est plus massive, plus étendue et plus destructive. Nous les décrirons séparément.

TUBERCULOSE GRANULIQUE. — C'est une forme très rare de bacillose capsulaire. Nous en avons étudié trois cas, deux personnels, l'autre obligeamment confié par Decloux. Les glandes surrénales ne sont pas déformées, leur surface apparaît normale ; à la coupe les tubercules ne sont pas visibles, mais l'examen microscopique permet de les reconnaître et de les localiser : quelquefois peu nombreux et limités à la couche glomérulaire et la médullaire, ils peuvent cribler la glande dans toute son étendue ; ils sont toujours plus abondants dans la zone périphérique.

Leur aspect est celui de toutes les granulations tuberculeuses: petits amas lymphoïdes arrondis ou allongés qui se développent manifestement au voisinage des capillaires ou des vaisseaux sanguins rapidement oblitérés. Les éléments inflammatoires se dispersent en suivant les espaces interfasciculaires et se perdent à quelque distance du nodule primitif. Les cellules du parenchyme sont nécrosées à leur contact et subissent la transformation vitreuse. Les vaisseaux sont dilatés et congestionnés dans presque toute la glande. Nous ne connaissons pas de cas de thrombose de la veine centrale.

La lésion est bilatérale et à peu près également marquée à droite et à gauche.

Les autres organes présentent les mêmes altérations. Il s'agit, en général, de granulie primitive ou secondaire, c'est-à-dire de poussée aiguë avec ou sans foyer tuberculeux initial perceptible. Ce foyer peut d'ailleurs être situé dans le rein, très près de la capsule surrénale, et il est possible de trouver l'une des glandes atteinte par contiguïté de bacillose vulgaire et l'autre criblée de granulations fines secondaires.

TUBERCULOSE CHRONIQUE. — De beaucoup plus fréquente, elle est la mieux connue et la mieux étudiée; fait curieux et sur le déterminisme duquel il est difficile d'être fixé, elle est le plus souvent bilatérale.

Ainsi que le dit Brault, les auteurs en ont décrit une très grande variété sous les noms de *dépôts scrofuleux*, de *collections puriformes*, de *transformation graisseuse et calcaire*, d'*atrophie*, d'*induration*, d'*hypertrophie* et d'*inflammation chronique*, qui sont pour la plupart l'expression du processus tuberculeux.

Nous en décrirons quatre formes principales : le *tubercule isolé*, plus ou moins volumineux, la *caséose diffuse*, la *tuberculose squirreuse* fibro-calcaire avec ou sans atrophie, la tuberculose puriforme ou *abcès froid* de la capsule.

Tubercule isolé. — C'est le plus souvent à l'autopsie de tuberculeux chroniques sans mélanodermie, ou, si l'on en croit Boinet, avec mélanodermie discrète, qu'on le rencontre, plutôt qu'à l'autopsie de maladie d'Addison nettement caractérisée.

La glande peut être augmentée de volume, renflée à sa partie moyenne ou à une de ses extrémités. A la coupe on aperçoit nettement un nodule blanchâtre, à centre légèrement ramolli ou caséeux qui tranche sur la coloration brunâtre du parenchyme capsulaire. Ce nodule est quelquefois très dur et crie sous le couteau à cause de la transformation calcaire qu'il a partiellement subie. La péricapsulite fait en général défaut dans ces cas.

Au microscope, le tubercule laisse intactes les régions où il ne s'est pas développé et dans lesquelles on ne rencontre que quelques traînées de cellules rondes. S'il occupe le centre de la glande, les angles sont normaux et même souvent une bandelette de substance corticale existe à sa partie antérieure et postérieure. Il semble donc, dans bien des cas, s'être développé primitivement dans la couche médullaire.

La structure du tubercule est banale : zone de cellules à noyau bien conservé à la périphérie, déchiqueté, fragmenté à mesure qu'on se rapproche du centre caséifié. De petits globes de substance calcaire se voient de place en place. On distingue facilement des cellules géantes à la périphérie, même très nombreuses, et la tuberculose surrénale ne diffère pas à ce point de vue de celle des autres organes, contrairement à ce qu'on avait prétendu. Bien plus, on y colore des bacilles très nettement caractérisés.

Il est des cas, ainsi que l'a bien vu Letulle, ainsi que nous l'avons observé nous-même deux fois, où la veine centrale, entourée d'un manchon caséeux, noyée dans la masse tuberculeuse, est complètement oblitérée ; d'autres où, malgré le voisinage immédiat des lésions, elle reste perméable. L'état de la veine centrale a certainement une importance physiologique, mais il est difficile de la préciser. Nous n'avons trouvé aucun rapport entre son oblitération et les symptômes observés pendant la vie (asthénie, mélanodermie, hypotension).

La glande surrénale peut contenir une, deux, trois masses tuberculeuses analogues à contour arrondi ou polycyclique.

Dans les régions intermédiaires, elle est souvent très congestionnée, surtout lorsqu'une infection ou intoxication aiguë a terminé brusquement la maladie. L'altération des cellules glandulaires est banale et n'est pas perceptible à une grande distance des lésions.

Caséose diffuse. — C'est, sans doute, dans cette catégorie que l'on doit ranger les cas de Dickinson, de Wilks, de dégénérescence demi-transparente des surrénales ; les caractères assignés par ces auteurs à ces lésions n'ont rien qui les distingue des lésions tuberculeuses habituelles. Peut-être même a-t-on confondu l'aspect blanchâtre de la couche médullaire normale avec certaines colorations pathologiques.

La glande atteinte de caséose ou de dégénérescence caséeuse diffuse est très augmentée de volume. Elle pèse jusqu'à 20 et 30 grammes. La périsurrénalite est fréquente et, même dans la gaine conjonctive épaissie, on rencontre souvent des amas de cellules lymphatiques, de forme nodulaire, certainement tuberculeux, voire quelques cellules géantes et des vaisseaux thrombosés.

Les tubercules véritables sont rares dans la glande, de même que les cellules géantes : la transformation caséeuse est totale et ce n'est qu'à la périphérie qu'on aperçoit quelques cellules lymphatiques et quelques noyaux intacts. Dans certains cas, une ligne brune régulière dessine encore la zone pigmentaire de la glande qui résiste assez longtemps. La veine centrale a complètement disparu.

Tuberculose squirreuse. — Elle représente les cas d'atrophie, d'inflammation chronique, d'induration de Rokitansky. Les glandes surrénales ne sont plus reconnaissables. Dans le tissu cellulo-adipeux assez induré, véritable périsurrénalite scléro-lipomateuse analogue à celle décrite par Tuffier autour des reins tuberculeux, on a peine à retrouver les surrénales transformées en un tissu lardacé, affectant à peu près la forme de la glande et souvent creusé de cavités remplies de matière puriforme ou caséeuse, solidifiée ou non, souvent même crétacée ou chondroïde. On peut quelquefois énucléer des fragments de substance demi-transparente qui ont la consistance de la pulpe des amandes ou des noix.

Au microscope, ce tissu lardacé a subi en plusieurs points une dégénérescence hyaline ou calcaire plus ou moins étendue ; en d'autres on rencontre de gros trousseaux fibreux, même des petits îlots de cellules lymphatiques, plus rarement des cellules géantes. Dans la forme véritablement squirreuse, on voit des îlots de substance hyaline amorphe, séparés par des languettes ou des traînées de cellules lymphatiques.

Les tubercules véritables et les cellules géantes ne sont perceptibles que dans la couche de péricapsulite scléro-lipomateuse qui entoure la glande. Les vaisseaux sont souvent dilatés, congestionnés, et cette dilatation était très intense dans un cas, que l'un de nous a publié avec Crouzon, de maladie d'Addison chez une femme de quarante ans traitée et d'ailleurs momentanément améliorée par l'adrénaline.

Abcès froid surrénal. — C'est une forme rare signalée pourtant par plusieurs auteurs et que nous avons observée une fois.

L'une des glandes, quelquefois les deux, sont presque complètement transformées en une ou plusieurs poches fluctuantes, à paroi peu épaissie, contenant un pus assez bien lié ou légèrement grumeleux. Nous n'y avons pas retrouvé de bacille de Koch, qui est pourtant colorable dans la paroi de l'abcès et au niveau des tubercules plus évidents de la glande opposée.

Origine du tubercule capsulaire. — Greenhow et Wilks admettaient que le tubercule surrénal avait à la fois une constitution et un substratum anatomique spéciaux, mais leur opinion est absolument abandonnée. Il est manifeste, en effet, que la tuberculose capsulaire présente les mêmes modalités que la tuberculose des autres organes, avec cette seule différence que la forme scléro-caséeuse ou caséo-calcaire est plus fréquente dans la surrénale que partout ailleurs.

L'origine et le développement du tubercule au niveau des glandes surrénales ne peuvent être saisis dans la plupart des cas. Aussi les opinions sont-elles assez discordantes : tandis que Cornil et Ranvier admettent le début cortical, Rindfleisch et Virchow croient plus fréquent le début dans la zone médullaire. A vrai dire, l'un et l'autre sont possibles, et nous croyons, avec Alezais et Arnaud (1), qu'ils sont également fréquents.

Dans les recherches que nous avons faites sur des organes de tuberculeux et d'animaux inoculés, nous avons pu constater en effet que le tubercule apparaissait tantôt dans la substance corticale et tantôt dans la médullaire, le plus souvent, comme l'ont vu également Alezais et Arnaud, autour d'une artériole. La tuberculose surrénale est donc, en général, d'origine sanguine et artérielle. Il est possible qu'elle débute dans quelques cas, d'ailleurs rares, au niveau de la capsule conjonctive de l'organe (Alezais et Arnaud) ou se propage à la glande d'un organe voisin, pancréas, ganglions, rein (Obs. personnelles).

LÉSIONS DU SYMPATHIQUE. — On sait la proximité des glandes surrénales et du système sympathique. Aussi, la tuberculose capsulaire s'accompagne-t-elle quelquefois d'altérations des ganglions semi-lunaires, des nerfs splanchniques et du sympathique abdominal. Ces lésions ont été signalées dans des observations déjà anciennes et, depuis, ont été assez fréquemment constatées par Lancereaux, von Kahlden, Raymond, Jaccoud, etc. Tantôt ce sont des lésions purement histologiques consistant, d'une part, en fragmentation de la myéline, état variqueux du cylindraxe, au niveau des filets nerveux ; d'autre part, de sclérose ganglionnaire et péri-cellulaire, de chromatolyse plus

(1) ALEZAIS et ARNAUD, *Revue de médecine*, 1891, p. 293.

ou moins marquée des cellules au niveau des ganglions semi-lunaires. Tantôt ce sont des lésions plus évidentes encore et visibles à l'œil nu : les ganglions lymphatiques de la région aortique et cœliaque sont volumineux; à la coupe, ils sont nettement caséeux, parfois piquetés de petites suffusions hémorragiques, ils emprisonnent, compriment et détruisent même les nerfs et les ganglions solaires qu'il est souvent impossible de retrouver, même histologiquement. Enfin, dans une troisième variété de cas, la dissection permet de reconnaître accolé à une glande lymphatique tuberculeuse, mais isolable par la dissection, le ganglion semi-lunaire augmenté de volume, déformé, et que le microscope montre rempli d'éléments nettement tuberculeux et même de cellules géantes (Marchand, Laignel-Lavastine).

Ces lésions sont extrêmement intéressantes, mais leur importance dans la tuberculose capsulaire ne peut être établie que d'après leur fréquence même. Or, elles ne sont nullement constantes. Boogard et Schmidt (1), Leeg, Wickam, Ormerod (2), Lancereaux, von Kahlden signalent l'atrophie du sympathique. Jaccoud et Ball citent quelques cas d'atrophie des ganglions semi-lunaires, d'autres d'hypertrophie avec congestion; Monro rapporte un cas d'hypertrophie des filets sympathiques et du petit splanchnique; Marchand, Laignel-Lavastine ont observé la tuberculose même du ganglion semi-lunaire; nous-mêmes en avons pu étudier un cas. En regard de ces résultats positifs, combien plus nombreuses sont les observations où l'examen du système nerveux fut négatif et qui ont été rapportées par Child, Chatin, Hayem, Haberson et Guermonprez, Judson, Bury et Darier, etc. (3). De sorte que la statistique de Alezais et Arnaud reste exacte. Dans près d'un cinquième (37 sur 49), le système abdominal ne présente aucune lésion perceptible à nos moyens actuels d'investigation.

LÉSIONS DES AUTRES ORGANES. — La tuberculose capsulaire, qu'elle soit primitive ou secondaire, n'est pas la seule lésion bacillaire trouvée à l'autopsie des malades.

La plupart des observations mentionnent la *tuberculose des ganglions mésentériques* (Cade, Bennett, Malherbe), beaucoup la *tuberculose pulmonaire* (Bressy), quelques-unes l'envahissement du péritoine et même des *organes génitaux* (Sidney Coupland, Lancereaux). La *tuberculose de la rate* est indiquée par Addison; la *tuberculose intestinale* par Thompson. L'envahissement du *rein* est rare, mais non exceptionnel. Nous en avons constaté un cas où d'ailleurs existait aussi la *tuberculose du corps thyroïde* et de la *pituitaire*.

Ces lésions n'ont rien que de très banal. Nous avons à dessein négligé

(1) BOOGARD et SCHMIDT, *Arch. per d. Holland Beitrage*, 1859 et 1899.
(2) WICKAM, ORMEROD, LEEG, *Saint-Bartholomews Hosp. Reports*, XII.
(3) Cités par DEZIROT et CHESNEAU.

les observations de carie vertébrale, d'abcès froid costal, de scrofulose du cou qui semblent avoir précédé la localisation capsulaire.

Plus intéressantes sont les altérations organiques causées non par la tuberculose, mais par cette intoxication spéciale qui résulte de la destruction des surrénales.

Sturges admet l'*hypertrophie de la rate* comme dans les maladies infectieuses. Nous la croyons fréquente, car nous l'avons constatée cinq fois sur onze observations. Il s'agit de transformation myéloïde, si ce n'est dans le cas de traitement prolongé par l'adrénaline où la raté contient un nombre considérable de macrophages englobant et détruisant des hématies.

Boinet a publié un travail important sur l'*hypertrophie du corps thyroïde*. A vrai dire, elle ne paraît pas constante et la diminution de volume avec sclérose n'est pas rare (Obs. personnelle).

La tuméfaction des *follicules intestinaux* et des *plaques de Peyer* est assez fréquente. Greenhow la signale dès 1865 ; Boinet (1), Dezirot, nous-mêmes en avons observé des cas. Il est difficile de dire si, dans certaines autopsies, il ne s'agissait pas de tuberculose. Plus curieuse est la *pigmentation de ces plaques* qui se retrouve dans un cas de Dezirot, de Boinet, de Griffon et Lœper, accompagnée, il est vrai, de pigmentation des ganglions (Henock, Castaigne). Cette teinte ardoisée étant assez fréquente dans la tuberculose intestinale et même pulmonaire et se retrouvant à la suite de la dothiénentérie, on peut se demander si elle a la même signification que la pigmentation externe et ressortit à la même pathogénie.

Enfin, le foie est souvent gros et légèrement graisseux. Quand le malade succombe rapidement à une infection surajoutée, il contient parfois des nodules infectieux qui en sont la signature. Le pancréas est normal, les plexus choroïdes également. Le corps pituitaire nous a paru deux fois hypertrophié (1gr,20).

Il est très intéressant de constater enfin des altérations des **centres nerveux**. Kalindero et Babès ont relevé, dans un cas d'atrophie tuberculeuse des surrénales, des modifications notables des cellules médullaires et des racines antérieures. Récemment, Donetti (2) a décrit la chromatolyse des éléments de l'écorce cérébrale cérébelleuse et même des cornes antérieures de la moelle. Ces constatations, sur l'importance desquelles il est difficile de se prononcer, en raison même de leur fréquence au cours de nombreuses autopsies, doivent être cependant rapprochées de celles de Tizzoni, de Nageotte et Ettlinger (3), de de Vecchi (4).

(1) Boinet, *Congrès de Montpellier*, 1898.
(2) Donetti, *Revue neurologique*, 1897, p. 566.
(3) Ettlinger et Nageotte, *Bull. de la Soc. de biol.*, 1896, p. 966.
(4) De Vecchi, *Centralblatt für Allgem. path.*, 1901.

Après suppression des surrénales par décapsulation, chez des lapins et des chiens, ces auteurs ont pu observer des lésions dégénératives du cerveau, du cervelet, des nerfs périphériques, de la substance grise du quatrième ventricule et des cornes médullaires.

Les cellules chromatophiles même paraissaient diminuées dans tous ces organes, et leur protoplasma présentait un état fissuraire très accentué.

Ces différentes lésions, qui peuvent, en clinique, être mises sur le compte d'infection ou d'intoxication intercurrente, semblent, dans les cas expérimentaux, uniquement attribuables à l'intoxication par suppression des surrénales.

Elles sont la preuve même et la signature de cette intoxication.

Les autres lésions constatées à l'autopsie des sujets atteints de tuberculose surrénale, de maladie d'Addison d'origine bacillaire ne méritent, pour la plupart, aucune mention. Nous ferons exception pour l'***athérome***, que nous avons constaté dans 3 cas, l'un même extrêmement marqué. Les recherches récentes de Josué et de Lœper, suivies de celles de Josserand (de Baylac), ont montré le rôle de l'adrénaline dans la production de l'athérome expérimental. Josué a même tendance à rapporter à une hypersécrétion d'adrénaline le plus grand nombre des cas d'athérome observés chez l'homme. Aussi est-il intéressant de signaler la possibilité de lésions aortiques extrêmement prononcées chez des malades dont la sécrétion capsulaire est, depuis plusieurs années, supprimée ou ralentie. Cette constatation suffit à démontrer que l'adrénaline n'est pas la seule substance qui puisse léser les artères et que, chez bon nombre d'athéromateux, on doit invoquer l'action irritative d'autres produits toxiques.

PIGMENTATION CUTANÉE. — L'étude du pigment dans la maladie d'Addison a passionné tous les auteurs. Raymond (1), Abelous, Brault (2), Letulle, Faure, Ehrman (3) lui consacrent d'importants travaux.

La répartition du pigment est très facile à déterminer sur des coupes de peau ou de muqueuse. Les cellules du corps muqueux de Malpighi dessinent au voisinage des papilles une ligne festonnée brunâtre. Les cellules superficielles sont absolument intactes. Dans le derme et dans les papilles, d'autres éléments apparaissent également pigmentés, mais isolés ou groupés deux par deux. Ce sont les chromoblastes dont le nombre, dit Brault, est en rapport avec le degré de pigmentation du corps muqueux ; aussi semble-t-il que les granules pigmentaires soient apportés aux cellules épidermiques, incapables de les modifier, par les chromoblastes eux-mêmes. Si l'on traite la coupe par le ferrocyanure

(1) RAYMOND, *Arch. de physiologie*, 1891, p. 429.
(2) BRAULT, *Traité de médecine* de CHARCOT et BOUCHARD, 2e édition, 1901, t. V.
(3) EHRMAN, *Soc. de médecine de Vienne*, 1901.

acide ou le sulfhydrate d'ammoniaque, la coloration du pigment ne varie pas. Il ne prend pas non plus les matières colorantes, telles que l'orange. Il ne s'agit donc aucunement de pigment ferrugineux, mais bien d'un pigment d'élaboration cellulaire. Les coupes d'épiderme de nègre présentent exactement le même aspect et les mêmes chromoblastes. Aussi doit-on admettre une véritable hypergenèse pigmentaire, résultant d'un trouble d'élaboration épidermique dont le mécanisme, à vrai dire, est inconnu et que nous discuterons plus loin.

En dehors de cette surcharge pigmentaire capitale, Chantemesse et Podwisotsky (1) signalent la dégénérescence possible des capillaires de la peau.

DESCRIPTION CLINIQUE

La tuberculose des capsules surrénales reste assez souvent latente. Il est fréquent, à l'autopsie des tuberculeux, lorsqu'on examine de façon systématique les glandes surrénales, de trouver au niveau de ces organes un ou plusieurs tubercules, qui ne se sont traduits cliniquement par aucun symptôme susceptible d'être rattaché à une lésion capsulaire. Dans un assez grand nombre de cas, les glandes sont même détruites en grande partie, et rien n'a révélé leur altération du vivant des malades. Cependant il est permis de supposer qu'à mesure que la séméiologie des surrénales sera mieux connue ces faits diminueront de fréquence et qu'on décélera plus facilement chez les tuberculeux les symptômes, même très effacés, de l'insuffisance capsulaire.

I. **SYNDROME CLASSIQUE DE LA TUBERCULOSE CAPSULAIRE. — MALADIE D'ADDISON.** — Lorsque Trousseau proposa le premier de donner le nom de *maladie d'Addison* à l'affection décrite quelques années auparavant par le médecin anglais sous le nom de « bronzed disease », il entendit désigner par ce terme « une singulière cachexie spécialement caractérisée par la teinte bronzée que prennent les téguments ». Il convient donc, aux termes mêmes de cette définition, de ne désigner sous la rubrique de *maladie d'Addison* que les faits de tuberculose surrénale à évolution chronique et accompagnés de mélanodermie; c'est du moins à cette règle que nous nous conformerons ici.

I. DÉBUT. — Le début de l'affection est le plus souvent insidieux. A ce point de vue, cependant, il faut distinguer les cas où la maladie d'Addison survient chez un sujet antérieurement bien portant de ceux assez fréquents dans lesquels elle atteint un phtisique avéré. Dans le premier cas l'attention est assez rapidement attirée par un affaiblissement progressif, par une sensation de fatigue insolite qui rend

(1) CHANTEMESSE et PODWISOTSKY, *Traité des processus généraux*, t. I, art. DÉGÉNÉRESCENCE. Naud, éditeur.

de plus en plus pénible l'accomplissement du moindre travail, et qui n'est que la première manifestation de l'asthénie qui bientôt confinera le malade au lit, incapable de tout mouvement. En même temps se manifestent quelques troubles digestifs, anorexie, nausées, vomissements, et surviennent des douleurs plus ou moins intenses qui occupent surtout l'épigastre et la région lombaire. Le malade ne tarde pas dès lors à maigrir, à perdre ses forces, et c'est ainsi qu'il arrive à la période d'état de son affection. Lorsque, au contraire, il s'agit d'un sujet déjà atteint de tuberculose pulmonaire, les mêmes symptômes de début seront le plus souvent mis sur le compte de l'intoxication tuberculeuse générale, et il faudra l'apparition d'un gros signe comme la mélanodermie pour faire songer à une lésion capsulaire.

II. ÉTAT. — A la période d'état, la maladie d'Addison est essentiellement caractérisée par la réunion de trois signes qui, par leur constance, forment le trépied symptomatique de cette affection, l'asthénie musculaire, la mélanodermie, les troubles gastro-intestinaux.

L'***asthénie musculaire***, considérée par Lasègue et par Ball comme le caractère essentiel de la maladie d'Addison, atteint à cette période une intensité extrême. Le malade n'est pas paralysé; il peut se mouvoir, remuer ses membres, marcher même; mais il lui faut faire un tel effort pour accomplir le plus petit mouvement et il en ressent une fatigue si pénible que le plus souvent on le verra étendu dans son lit, absolument immobile, enfoui sous ses couvertures, ne répondant qu'avec peine aux questions qu'on lui pose, renonçant même souvent à s'alimenter pour éviter la lassitude extrême que provoquera le simple fait de porter sa fourchette ou son verre à la bouche. Hors les cas assez rares où des douleurs violentes le rendent impossible, le sommeil est généralement conservé, mais le malade, qui s'est endormi harassé de fatigue, se réveille avec la même sensation de lassitude et la même terreur du moindre mouvement.

Langlois (1) a montré par ses recherches, faites avec l'ergographe de Mosso, jusqu'à quel degré d'impotence pouvait aller l'asthénie addisonienne. Comparant notamment la courbe de fatigue d'un addisonien tuberculeux et celle d'un tuberculeux simple, présentant des lésions pulmonaires et un état général aussi grave, il a constaté que le premier fournit, avec un poids de 1 kilogramme, un travail de 750 grammètres, et s'arrête épuisé au bout d'une minute quarante secondes, le second ayant donné pendant le même temps 1150 grammètres et se trouvant en état de continuer; avec un poids de 2 kilogrammes le travail est, pour ainsi dire, nul chez l'addisonien, alors qu'il est encore très notable

(1) LANGLOIS, *Les capsules surrénales*. Thèse de Paris, 1897, et article ADDISON, *Dictionnaire de physiologie* de RICHET, 1895. Voy. aussi DUPAIGNE, Thèse de Paris, 1897.

chez le tuberculeux; enfin, ce qui prouve bien l'origine capsulaire de l'asthénie, Langlois a vu dans quelques cas, sous l'influence d'un traitement opothérapique, les tracés ergographiques s'élever notablement et se rapprocher de la normale en même temps que diminuait la sensation de fatigue éprouvée par les malades.

La *mélanodermie addisonienne* passe souvent inaperçue au début; elle peut se manifester tout d'abord par l'apparition de quelques macules brunâtres disséminées à la surface du corps, mais siégeant de préférence dans les régions normalement plus pigmentées (organes génitaux, aines, aisselles) ou dans les régions découvertes (face, cou, mains, avant-bras). Souvent aussi, c'est au niveau d'une portion du tégument siège d'une irritation quelconque, due à un frottement, à une cicatrice, à une éruption cutanée, que débute la pigmentation anormale. Il est même possible, ainsi que l'ont montré Jacquet et Trémolière (1), de provoquer la pigmentation à la période *amélanique* de la maladie d'Addison en irritant la peau par des cataplasmes sinapisés, produisant ainsi « une extériorisation de la mélanodermie latente ».

Dans certains cas, assez rares du reste, et qui ont fait l'objet d'une étude de Trébitsch (2), la mélanodermie reste ainsi pendant toute l'évolution de la maladie, sous forme de taches pigmentaires isolées sans tendance à l'extension. Mais le plus souvent elle ne tarde pas à se généraliser et à s'étendre à tout le tégument externe; à cet égard, ainsi que Guermonprez (3) l'a fait le premier remarquer, elle évolue, comme la pigmentation chez le nègre, par la confluence des plaques initiales, lesquelles s'étendent peu à peu, se touchent et finissent par se confondre en formant un masque complet.

Une fois généralisée, la mélanodermie est quelquefois uniformément répartie et les téguments présentent partout une teinte brunâtre qui va en s'assombrissant de plus en plus à mesure que la maladie progresse; beaucoup plus souvent, la pigmentation, quoique étendue à tout le corps, est plus accusée en certaines régions, celles où elle a débuté, c'est-à-dire, d'une part, les régions découvertes exposées au contact de l'air et de la lumière, visage, cou, mains, d'autre part les régions où le pigment se rencontre abondamment à l'état normal (mamelon, scrotum, fourreau de la verge, régions péri-ombilicale, inguinale et axillaire), enfin là où la peau présente le moins d'épaisseur (face interne des membres, partie antérieure du tronc et de l'abdomen). Il est à noter, comme le fait remarquer Brault, que les paupières sont habituellement indemnes; souvent il en est de même de la paume des mains et de la plante des pieds.

(1) JACQUET et TRÉMOLIÈRE, *Société médicale des hôpitaux*, 19 juillet 1901.
(2) TRÉBITSCH, *Zeitschrift für klin. Med.* 1897, t. XXXII, p. 162.
(3) GUERMONPREZ, Thèse de Paris, 1875.

Sur le fond plus ou moins sombre que constitue la mélanodermie se détachent habituellement, surtout au niveau de la face, de petites macules plus pigmentées encore, du volume d'une tête d'épingle à celui d'une lentille et donnant à la région un *aspect pointillé vraiment caractéristique* (Martineau). Dans des cas plus rares, le fait inverse se produit et les taches pigmentaires laissent entre elles de petits intervalles plus ou moins respectés, parfois même franchement décolorés. Cette disposition en plaque de vitiligo avait déjà été signalée par Addison. Les cheveux et la barbe participent en général au processus d'hyperpigmentation et deviennent habituellement plus foncés, contribuant ainsi à assombrir la teinte des téguments.

La pigmentation addisonienne ne se limite pas aux téguments externes. Dans la grande majorité des cas, elle atteint les muqueuses, et c'est là un des éléments les plus précieux du diagnostic. C'est surtout au niveau de la face interne des joues que l'on rencontre des taches pigmentaires de coloration brunâtre rappelant celles qu'on observe chez certaines races de chiens; des taches analogues s'observent avec une fréquence variable au niveau des lèvres, en arrière des commissures labiales, sur la langue, la voûte palatine et le voile du palais. Le prépuce, le gland, les petites lèvres sont, eux aussi, fréquemment le siège d'une pigmentation plus ou moins marquée, qui affecte également une disposition tachetée.

Les **troubles gastro-intestinaux**, par leur fréquence et souvent par leur intensité, méritent d'être considérés comme le troisième élément du trépied addisonien. Le premier en date est, le plus souvent, l'anorexie : celle-ci ne fait que s'accentuer pendant toute l'évolution de la maladie et, à une période avancée de l'affection, les patients éprouvent un dégoût insurmontable pour toute alimentation. Les vomissements font rarement défaut : ils ont des caractères assez particuliers et importants pour le diagnostic ; il s'agit, en général, de vomissements survenant sans prodromes et sans efforts, ordinairement le matin peu de temps après le réveil; par la suite ils se répètent plus fréquemment, surviennent non plus seulement le matin, mais aussi après les repas, et finalement deviennent opiniâtres et incessants, tout en conservant leurs caractères de soudaineté et de facilité. Les matières vomies sont le plus souvent muqueuses, filantes, incolores. La constipation est habituelle dans les premières périodes de la maladie; mais à la phase cachectique terminale, elle est souvent remplacée par une diarrhée profuse qui contribue à affaiblir le malade et à hâter sa mort; de même, chez l'enfant, la diarrhée est la règle pendant toute l'évolution de l'affection.

Douleurs. — Les *douleurs* constituent un quatrième symptôme de la maladie d'Addison qui serait aussi important que les précédents s'il ne faisait assez souvent défaut. Lorsqu'elles existent, elles se localisent de préférence au niveau de la région lombaire, occupant à ce niveau tantôt la ligne médiane, tantôt et plus souvent les parties latérales ; fréquemment il y a en même temps ou exclusivement une localisation douloureuse au niveau de l'épigastre ou de l'hypocondre; dans ce dernier cas, la souffrance est souvent limitée à un point précis, qui correspond à l'extrémité antérieure de la douzième côte (Martineau).

Les douleurs de la maladie d'Addison sont en général continues avec des exacerbations provoquées surtout par les mouvements; la pression superficielle ou profonde ne les augmente pas; elles sont le plus souvent fixes et ne s'irradient pas; quelquefois cependant il y a des irradiations vers le thorax et les épaules ou tout autre point du corps.

Troubles circulatoires. — Les troubles circulatoires ont pris dans la description clinique de la maladie d'Addison une place importante depuis que nous connaissons bien, grâce aux travaux de Langlois et de ses collaborateurs, l'importante fonction toni-vasculaire des capsules surrénales. Les descriptions classiques ont de tout temps signalé la petitesse et la faiblesse du pouls et ses fréquentes intermittences, les crises de palpitations, la possibilité de vertige, de tintement d'oreille, d'accès d'amblyopie transitoire sans lésion du fond de l'œil, enfin la fréquence des lipothymies et même des syncopes mortelles. Tous ces phénomènes trouvent aujourd'hui leur explication dans la notion bien acquise de l'hypotension artérielle constamment observée chez les addisoniens; au sphygmomanomètre de Potain, on trouve chez ces malades une pression qui, déjà très basse aux périodes initiales où elle oscille autour de 10 ou 12 centimètres, peut tomber à la période terminale à des chiffres extrêmes de 7, de 6 et même au-dessous. Nous retrouverons d'ailleurs ce même symptôme dans les surrénalites aiguës et subaiguës, et nous n'hésitons pas à le considérer comme des plus caractéristique de toute lésion grave des capsules.

En rapport avec cette hypotension artérielle, nous signalerons enfin l'extrême sensibilité au froid que présentent presque tous les addisoniens.

Troubles nerveux. — Le système nerveux participe toujours dans une large part à la souffrance générale de l'organisme dans la maladie d'Addison.

Outre les douleurs que nous avons déjà étudiées, on note dans quelques observations une hyperesthésie généralisée sensitivo-sensorielle rappelant jusqu'à un certain point celle des méningites.

Les troubles moteurs ne sont représentés dans l'immense majorité des cas que par l'asthénie musculaire. Les paralysies sont exceptionnelles et ne surviennent que lorsque l'affection se complique d'accidents cérébraux. Ceux-ci n'appartiennent pas au tableau classique de la maladie.

Du moins, nous ne croyons pas qu'on doive considérer comme tel l'état de prostration intellectuelle, de demi-sommeil que présentent la plupart des malades à une période un peu avancée de l'affection, et qui se rattache à l'asthénie générale. Mais, dans quelques cas, les fonctions du cerveau sont plus compromises et on assiste au véritable tableau d'une encéphalopathie addisonienne, suivant l'expression de Klippel (1). Dans l'observation rapportée par cet auteur, il s'agit d'un homme de cinquante-sept ans, présentant les signes habituels de la maladie bronzée, mais chez lequel apparurent en outre à diverses reprises des crises épileptiformes précédées de délire, de cris, de paroles incohérentes et suivies de perte de connaissance avec coma plus ou moins prolongé. Vingt crises semblables se répétèrent en l'espace de six mois, puis le malade tomba définitivement dans le coma et succomba. Nous avons rapporté plus haut les lésions constatées par Klippel à l'autopsie de ce malade, lésions qu'il convient de rapprocher des altérations des centres nerveux trouvées par Ettlinger et Nageotte sur des animaux décapsulés. Ces faits d'encéphalopathies subaiguës sont très rares. Plus fréquemment on constate, à la phase tout à fait terminale de la maladie, des accidents cérébraux aigus ou suraigus qui seront étudiés ultérieurement.

Symptômes généraux. — Nutrition générale. — La santé générale des addisoniens s'altère de bonne heure. L'amaigrissement va de pair avec l'asthénie, et bientôt, entretenu par l'anorexie et les vomissements, il prend des proportions notables, sans que, cependant, à aucun moment de l'affection, les malades ne présentent le degré d'émaciation extrême auquel donnent habituellement lieu la plupart des cachexies (Brault).

La maladie bronzée ne s'accompagne de **fièvre** que dans les cas où il y a coexistence d'une autre lésion tuberculeuse (pulmonaire ou intestinale) en évolution. Le plus souvent, la température est normale dans les premières périodes de l'affection, et lorsqu'arrive la cachexie il se produit de l'hypothermie qui va en s'accentuant de plus en plus jusqu'à la mort. Dans quelques cas cependant, et en dehors de toute complication infectieuse, les accidents aigus terminaux peuvent s'accompagner de fièvre, comme dans une observation de Gilbert et Grenet (2). Ces auteurs invoquent, pour expliquer l'élévation de température observée chez leur malade, les expériences physiologiques de Rouquès (3) qui a trouvé dans l'extrait surrénal un principe thermogène.

L'**anémie** est constante dans la maladie d'Addison ; elle tient sous sa

(1) Klippel, L'encéphalopathie addisonienne (*Revue de neurologie*, 1899, t. II, p. 899).

(2) Gilbert et Grenet, Mort par insuffisance capsulaire dans la maladie d'Addison (*Journal des praticiens*, 14 mai 1898, p. 305).

(3) Rouquès, *Substances thermogènes extraites des tissus sains et fièvre par autointoxication*. Thèse, 1893.

dépendance, comme le font observer Sergent et Bernard (1), bon nombre de petits symptômes fonctionnels, troubles menstruels, bourdonnements d'oreilles, vertiges, amblyopie et quelques signes physiques, souffles extracardiaques, bruit de diable vasculaire, etc. Mais l'hématologie de cette affection est encore mal connue. Neumann, Hayem, Gouget, indiquent une diminution considérable du nombre des globules rouges ; Greenhow, au contraire, croit à leur augmentation.

Le taux de l'hémoglobine est diminué pour Variot, normal pour Erbs, augmenté pour Tchirkoff. Laignel-Lavastine (2), chez deux addisoniens, a constaté une hypoglobulie marquée, 2700000 globules rouges avec une valeur globulaire normale ; la résistance globulaire prise suivant la méthode d'Hamburger était diminuée, la diffusion de l'hémoglobine commençant avec une solution de NaCl à 0,55 p. 100. Le chiffre des globules blancs, ainsi que la formule leucocytaire, étaient à peu près normaux.

L'un de nous, avec Crouzon (3), a constaté, chez un certain nombre d'addisoniens exempts de lésions tuberculeuses du poumon, une augmentation du nombre des globules rouges et du taux de l'hémoglobine. La leucocytose est en général modérée, la mononucléose appréciable et l'éosinophilie fréquente.

Les **urines** sont habituellement peu abondantes; leur examen ne donne lieu jusqu'à présent à aucune constatation importante. Toutefois Colosanti et Bellati ont trouvé une augmentation du coefficient urotoxique ; Marchetti et Stefanelli, Allaria et Varanini, étudiant les échanges organiques, ont constaté une grande réduction des oxydations. A la période de cachexie terminale, on trouve quelquefois de l'albumine en plus ou moins grande quantité.

III. MARCHE ET TERMINAISON. — La tuberculose surrénale, lorsqu'elle affecte la forme classique du syndrome d'Addison tel que nous venons de le décrire, évolue habituellement d'une façon lente et progressive. Elle aboutit à la mort par les progrès de la cachexie ou par une complication intercurrente, en un temps qui varie de un à trois ans. Dans quelques cas, l'évolution se fait plus rapidement, en six mois ou même moins, sans que rien cependant soit changé dans la symptomatologie de la maladie. Celle-ci présente le même tableau clinique et passe par les mêmes phases d'asthénie simple, d'asthénie avec mélanodermie et troubles gastro-intestinaux, enfin de cachexie; il semble seulement qu'elle brûle les étapes et qu'elle soit à la tuberculose surrénale ce qu'est la phtisie galopante à la tuberculose pulmonaire banale.

(1) SERGENT et BERNARD, *L'insuffisance surrénale*, p. 84.

(2) LAIGNEL-LAVASTINE, *Recherches sur le plexus solaire*. Thèse de Paris, 1903, p. 287.

(3) LOEPER et CROUZON, *Archives de médecine expérimentale*, avril 1904.

Dans d'autres cas, au contraire, la marche est très lente : la maladie peut rester stationnaire pendant de longs mois, quelquefois même présenter des alternatives d'amélioration qui peuvent entraîner l'espoir d'une guérison ; on peut voir la mélanodermie diminuer, les troubles gastro-intestinaux disparaître, les forces revenir quelque peu, puis tout à coup, sans cause appréciable, la maladie reprend son cours et évolue vers la cachexie terminale, soit lentement et progressivement, soit au contraire très vite, comme si elle avait hâte de rattraper le temps perdu.

La **guérison** est tout à fait exceptionnelle, et si l'on n'envisage, comme nous le faisons ici, que les cas typiques de maladie d'Addison, en laissant de côté, pour l'instant, les formes plus ou moins frustes d'insuffisance capsulaire, on ne peut en enregistrer que quelques très rares observations sur lesquelles nous aurons occasion de revenir en nous occupant du traitement opothérapique de l'affection.

La terminaison habituelle est donc la mort. Celle-ci peut survenir lentement, rapidement ou subitement (1).

La **mort lente** résulte des progrès de la cachexie addisonienne ; l'affaiblissement progressif physique et intellectuel du malade aboutit à un état comateux avec langue sèche, hypothermie accentuée, hypotension artérielle extrême, avec pouls irrégulier, petit, misérable ; souvent survient, à cette période, une diarrhée profuse qui succède à la constipation de la période d'état ; quelquefois, surtout chez l'enfant, la période comateuse est traversée par des convulsions épileptiformes qui précèdent la mort de quelques jours ou de quelques heures. Enfin, il n'est pas rare de constater, comme signe prémonitoire de la mort, une odeur cadavéreuse spéciale que répandent les malades et que Greenhow (2), qui l'a le premier signalée, attribue à un début de putréfaction des tissus, qui se ferait pendant la période agonique.

La **terminaison rapide** de la maladie d'Addison se fait au milieu d'accidents qui rappellent ceux d'une intoxication aiguë ou d'une grande infection : prostration extrême, vomissements, diarrhée cholériforme, sueurs froides, violentes douleurs abdominales, collapsus cardiaque, hypothermie ou, au contraire, fièvre élevée avec excitation cérébrale, délire et convulsions, accidents qui entraînent la mort au bout de quelques jours, parfois de quelques heures. Déjà signalés par Chauffard (3) dans son étude sur l'intoxication addisonienne, puis décrits par Ewald (4), Ebstein (5), ces accidents aigus terminaux de la maladie

(1) Boinet, La mort dans la maladie d'Addison (*Arch. gén. de médecine*, 1904, n° 6, p. 321).

(2) Greenhow, *Pathol. Transact.*, 1865.

(3) Chauffard, L'intoxication addisonienne (*Semaine médicale*, 14 février 1894).

(4) Ewald, *Berliner klin. Wochenschr*, 30 novembre 1893.

(5) Ebstein, *Deutsch. med. Wochenschr*, 11 novembre 1897.

d'Addison ont fait l'objet d'importants travaux de la part de Sergent et Bernard (1) qui en ont fait l'une des modalités de leur syndrome d'insuffisance capsulaire aiguë. Dans ces dernières années, les travaux de Neusser (2), de Menetrier et Oppenheim, de Netter et Nattan-Larrier ont mis en relief la fréquence des infections intercurrentes dans la genèse de ces accidents aigus et l'un de nous, dans sa thèse, a longuement étudié les rapports des infections et des intoxications aiguës avec la maladie d'Addison. Comme nous le disions alors, si, chez quelques-uns des addisoniens qui meurent ainsi rapidement au milieu des symptômes d'une intoxication aiguë, rien ne peut expliquer la production de ces accidents en dehors de la lésion surrénale, dans la plupart des observations suffisamment précises il y a, à l'origine de ces phénomènes nouveaux, une infection ou une intoxication exogène d'apparence plus ou moins grave (grippe, angine pultacée, appendicite, etc.). Comme Sergent et Bernard, nous avons admis qu'il s'agissait là de symptômes d'insuffisance surrénale, mais, alors que ces auteurs attribuaient la production soudaine du syndrome d'insuffisance aiguë aux seuls progrès de la lésion capsulaire, les accidents éclatant au moment où les dernières cellules d'une glande, altérée mais suffisante jusqu'alors, étaient atteintes à leur tour par le processus dégénératif, nous avons pensé que, dans la majorité des cas, l'éclosion, chez un addisonien, des accidents d'insuffisance capsulaire aiguë tenait à un apport de produits toxiques venus de l'extérieur. Une infection quelconque les introduit dans l'économie et cette infection, qui, chez un sujet normal, serait restée bénigne, tire ici sa gravité de l'impossibilité où se trouve l'organisme, du fait de la lésion capsulaire, de détruire ces toxines. Si, malgré la diversité des infections ou des intoxications qui ont pu jouer ainsi le rôle non pas de cause occasionnelle, mais de cause déterminante dans la genèse des accidents, les symptômes restent toujours analogues, de façon à reproduire un syndrome bien caractérisé, c'est sans doute que les glandes surrénales ne détruisent pas indifféremment à l'état normal n'importe quel poison, mais possèdent au contraire une action élective sur certaines toxines, et il nous semble qu'il s'agit surtout de celles qui dépriment le système nerveux. S'il en est ainsi, pourront seules favoriser la production des symptômes de l'insuffisance capsulaire les infections et les intoxications susceptibles d'introduire dans l'organisme des poisons de cet ordre, et les symptômes seront toujours à peu près les mêmes, parce que, parmi les multiples substances toxiques absorbées, seules interviendront celles toujours semblables qui, modifiées normalement par les sécrétions surrénales, n'auront pas subi, dans ces cas, l'action neutralisante de ces sécrétions.

(1) SERGENT et BERNARD, *Loc. cit.*
(2) NEUSSER, *Die Erkrankungen der Nebennieren*. Vienne, 1897.

Dans un article fort intéressant sur la mort dans la maladie d'Addison, Boinet (1) a récemment mis en relief, à côté de l'infection, une autre cause provocatrice de ces accidents aigus terminaux, la fatigue et le surmenage musculaire. Ce que nous savons du rôle important joué par les surrénales dans la destruction ou la neutralisation des poisons d'origine musculaire nous fait comprendre sans peine la virulence que peuvent prendre ces poisons chez des addisoniens à lésions capsulaires avancées.

De cette longue discussion, nous retiendrons que les sujets atteints de maladie bronzée succombent fréquemment à des accidents aigus rappelant ceux d'une intoxication. Dans certains cas, les substances nocives qui déterminent alors les accidents se forment dans l'organisme même par un mécanisme d'auto-intoxication (troubles digestifs, surmenage musculaire, etc.), mais plus souvent c'est une infection intercurrente qui les introduit dans l'économie. La lésion capsulaire a dès lors pour effet, en rendant impossible la destruction des toxines, de transformer en une maladie rapidement mortelle une infection qui, chez un sujet normal, eût pu rester bénigne.

La **mort subite** est le dernier mode de terminaison de la maladie d'Addison, mode de terminaison qui est loin d'être rare. Déjà signalée par Addison (2), Fresne (3) et Martineau (4), elle a pour la première fois fait l'objet d'un travail d'ensemble en 1896, époque à laquelle Ihler (5) en réunissait dix-huit cas ; depuis, Dieulafoy (6), Achard (7), Couzin (8), Boinet (9) en ont rapporté de nouvelles observations ; mais tous les faits publiés sous le titre de *mort subite au cours de la maladie d'Addison* ne sauraient trouver place ici, beaucoup se rapportant à des sujets qui ne présentaient aucun signe de maladie bronzée et chez lesquels la mort subite survint inopinément sans avoir été précédée d'aucun accident morbide ; dans ces cas, ce fut l'autopsie seule qui permit de reconnaître la cause de la mort en faisant constater une tuberculose des capsules restée latente jusqu'alors. Ces faits provisoirement écartés, il nous reste des observations assez nombreuses dans lesquelles la mort subite constitue l'épisode ultime d'une maladie d'Addison bien caractérisée. La mort subite tantôt est absolument foudroyante, le

(1) Boinet, *Archives générales de médecine*, 1904.
(2) Addison, *Loc. cit.*
(3) Fresne, Thèse de Paris, 1857.
(4) Martineau, Thèse de Paris, 1864.
(5) Ihler, *De la mort subite dans la maladie d'Addison*. Thèse de Paris, 1896.
(6) Dieulafoy, *Clinique de l'Hôtel-Dieu*, 1897-1898.
(7) Achard, Mort subite au cours de la tuberculose caséeuse des capsules surrénales (*Soc. méd. des hôpitaux*, 1900).
(8) Couzin, *Accidents aigus de la tuberculose des capsules surrénales*. Thèse de Paris, 1899.
(9) Boinet, *Arch. gén. de médecine*, 1904, n° 6.

malade succombant brusquement à l'occasion d'un mouvement, en se soulevant sur son lit (Letulle), en y montant (Variot); tantôt, au contraire, elle est précédée de quelques prodromes, angoisse, douleur précordiale, tachycardie, vomissements, convulsions; une malade que nous avons observée s'était endormie le soir comme d'habitude: elle s'éveille le lendemain matin vers 6 heures et se trouve fort bien; mais, quelques instants après, elle est prise d'une dyspnée violente et se dresse sur son lit, sa face pâlit, puis se cyanose, le pouls est faible et incomptable et la mort survient au bout de quelques minutes. Dans certains cas, enfin, la mort ne survient qu'après une période de coma de quelques heures; mais ces faits se rapprochent des cas de mort rapide précédemment étudiés et ne rentrent plus à proprement parler dans le cadre de la mort subite.

La pathogénie de la mort subite a fait l'objet de multiples hypothèses. Les théories anciennes qui attribuaient la mort à une syncope accidentelle (Fresne), à un choc nerveux du système sympathique (Thompson), à un empoisonnement (Ewald), sont aujourd'hui abandonnées. A l'heure actuelle, les uns invoquent une intoxication suraiguë par la suppression brusque des fonctions surrénales jusqu'alors assurées par quelques trabécules glandulaires encore intactes et qui disparaissent lorsque ces dernières trabécules sont à leur tour détruites (Sergent et Bernard); les autres (Arnaud, Oppenheim) attribuent la mort subite à un acte réflexe sur le système nerveux central, réflexe inhibitoire provoqué par l'altération des nerfs ou des ganglions du plexus solaire et de l'enveloppe des capsules.

Tout récemment, Boinet (1) a essayé de concilier dans une certaine mesure la théorie de l'insuffisance capsulaire et la théorie nerveuse.

D'après lui, la mort subite survient souvent à la suite de grandes fatigues, de surmenage musculaire, et cela chez des addisoniens dont les capsules présentent des lésions très avancées et n'ont plus qu'une portion infime de leur parenchyme restée indemne. Dans ces conditions, les produits toxiques résultant du surmenage sont mal éliminés, s'accumulent et portent leur action élective sur la glande surrénale, dont les portions encore intactes se congestionnent et fonctionnent alors encore plus mal. Les substances toxiques ainsi retenues dans l'organisme agissent sur les centres nerveux, déterminant une sorte de « choc bulbaire toxique », et peuvent avoir en même temps sur le cœur une action directe analogue à celle qu'a obtenue expérimentalement Livon dans ses recherches sur les effets de l'adrénaline et des extraits glycérinés de capsules surrénales.

IV. FORMES CLINIQUES DE LA MALADIE D'ADDISON. — 1° On a

(1) BOINET, *Arch. gén. de médecine*, 1904, n° 6.

décrit, suivant la ***prédominance de tel ou tel des symptômes cardinaux*** de l'affection, une forme gastro-intestinale, une forme douloureuse, une forme asthénique et une forme mélanodermique. Cette dernière a habituellement une durée assez longue ; la mélanodermie existe longtemps à l'état de signe isolé, les symptômes d'insuffisance capsulaire n'apparaissant que tardivement.

2° Plus intéressante est la distinction des formes cliniques ***suivant l'âge des sujets***. La description que nous venons de donner s'applique surtout à l'adulte.

La maladie d'Addison de l'**enfant** présente quelques particularités, qui ont été résumées par Dezirot (1) et récemment par Comby (2). Le début se fait le plus souvent par des troubles gastro-intestinaux, nausées, vomissements, anorexie ; la constipation, qui est de règle chez l'adulte, fait souvent place ici à la diarrhée. A la période d'état, l'asthénie est le symptôme dominant. Les douleurs sont le plus souvent peu intenses. La pigmentation présente les mêmes caractères que chez l'adulte, mais on observe quelquefois une localisation exceptionnelle à un âge plus avancé, la coloration foncée des ongles. Les cheveux sont assez souvent envahis par le pigment, et on peut voir ainsi une chevelure blonde devenir noire (Descroizilles).

A une période avancée de l'affection, on note quelquefois des symptômes nerveux qui font défaut chez l'adulte : incontinence d'urine, convulsions (Dezirot). L'évolution est habituellement plus courte chez l'enfant ; elle se fait souvent en quatre à six mois et dépasse rarement une année.

La mort subite est une terminaison fréquente (Variot).

Il existe un très petit nombre d'observations dans lesquelles on a observé des rémissions plus ou moins durables, pouvant faire espérer la guérison ; tel le cas de Variot, dans lequel une amélioration très nette s'est accompagnée chez un addisonien adolescent de tous les caractères de l'infantilisme, ce qui a permis à Morlot (3) de décrire un infantilisme d'origine surrénale.

Chez le vieillard, la maladie d'Addison, très rare d'ailleurs, présente peu de caractères particuliers. Le symptôme dominant est l'asthénie ; la mort survient lentement par cachexie progressive.

A titre de curiosité, nous citerons l'observation rapportée par Thibierge (4) d'un cas de maladie d'Addison chez un nègre. L'affection se caractérisait par des douleurs lombaires, de l'asthénie et des taches

(1) Dezirot, *La maladie d'Addison chez l'enfant*. Thèse de Paris, 1898.

(2) Comby, *Traité des maladies de l'enfance* de Grancher et Comby. 2e édition, 1904, t. II, p. 676.

(3) Morlot, Thèse de Paris, 1903.

(4) Thibierge, *Société médicale des hôpitaux*, 24 février 1899.

pigmentaires de la muqueuse buccale disséminées sur la face interne des lèvres et des joues, le voile du palais, la langue; il y avait coexistence de tuberculose pulmonaire.

3° Le tableau clinique de la maladie d'Addison peut encore être modifié par la **coexistence d'autres affections.** Les diverses localisations de la tuberculose viscérale, ganglionnaire, articulaire, osseuse, viennent fréquemment ajouter leurs symptômes à ceux de la cachexie bronzée. Suivant que les lésions capsulaires sont ou non prépondérantes, le syndrome addisonien reste au premier plan ou se trouve plus ou moins effacé ; dans tous les cas, l'évolution est plus rapide que dans les formes banales.

On a signalé l'association du syndrome d'Addison avec le cancer, avec des cardiopathies, avec des affections du système nerveux; parmi ces dernières, signalons la maladie de Basedow [Moutard-Martin et Malloisel (1), Boinet], la neuro-fibromatose généralisée (Revilliod) (2), l'acromégalie, la maladie osseuse de Paget.

Ce sont là des faits exceptionnels sur lesquels nous ne pouvons insister.

Quant aux autres formes de maladie bronzée décrites dans les traités classiques, notamment les formes frustes sans mélanodermie, les formes latentes, etc., nous avons vu qu'elles ne devaient pas rentrer dans la description du syndrome d'Addison. Nous arrêterons donc ici l'étude de ce syndrome pour aborder la description des autres modalités cliniques de la tuberculose surrénale.

II. **SYNDROMES NON ADDISONIENS DE LA TUBERCULOSE SURRÉNALE.** — Sous ce nom, nous décrirons non seulement les cas de tuberculose capsulaire qui évoluent sans mélanodermie, comme le proposent Sergent et Bernard, mais encore ceux qui, accompagnés de mélanodermie plus ou moins accusée, n'ont pas les autres signes de la maladie bronzée.

Cette réserve faite, nous décrirons avec Sergent et Bernard des formes chroniques, subaiguës et aiguës.

1° ***Formes chroniques ou subaiguës.*** — Ce chapitre comprend, à l'heure actuelle, plusieurs groupes de faits : tout d'abord, les **formes dites frustes de la maladie d'Addison caractérisées par l'absence de mélanodermie** et dont les observations de Lancereaux (3), de Carpentier (4), et surtout de Dieulafoy (5) sont des exemples classiques.

(1) MOUTARD-MARTIN et MALLOISEL, *Société médicale des hôpitaux*, 1903, p. 1428.
(2) REVILLIOD, Thèse de Genève, 1900.
(3) LANCEREAUX, *Arch. gén. de médecine*, janvier 1890.
(4) CARPENTIER, Thèse de Paris, 1897.
(5) DIEULAFOY, *Cliniques médicales de l'Hôtel-Dieu*, 1898, 9e leçon.

Dans tous ces cas, il s'agit de malades amaigris, présentant des troubles gastro-intestinaux plus ou moins accusés, mais se plaignant surtout d'une lassitude extrême qui leur rend tout mouvement, toute parole presque impossibles. Après une évolution de plusieurs mois, la mort survint par cachexie progressive dans le cas de Lancereaux, par mort subite dans ceux de Dieulafoy et de Carpentier. L'autopsie montra des lésions tuberculeuses très étendues des deux capsules, lésions qui n'avaient pas été diagnostiquées du vivant du malade, parce que la mélanodermie faisait totalement défaut. Des faits analogues ont été publiés plus récemment par Gabbi et par Achard (1), dans lesquels la lésion surrénale n'avait pas davantage été reconnue pendant la vie, ce qui nous montre encore une fois combien, jusqu'à ces dernières années, la présence de mélanodermie paraissait indispensable pour porter le diagnostic d'altération des capsules.

De ces formes frustes à évolution lente se rapprochent tout naturellement les faits rapportés par Senhouse Kirkes, par Lancereaux (2), par Bressy (3), par René Marie (4) et qui ne diffèrent des précédents que par une marche plus rapide des accidents; même amaigrissement, mêmes troubles gastro-intestinaux, même asthénie, même fréquence de la mort subite comme épisode terminal, même absence de la mélanodermie; mais la maladie, au lieu de durer de quelques mois à un an, comme dans les formes chroniques, évolue en l'espace de six semaines à trois mois, constituant un nouveau type de tuberculose galopante des surrénales, qui ne diffère que par l'absence de mélanodermie de celui que nous avons signalé à propos du syndrome d'Addison,

Enfin, nous compléterons l'étude des syndromes chroniques non addisoniens de tuberculose surrénale en signalant les relations que nombre d'auteurs tendent à établir aujourd'hui entre la **pigmentation simple des tuberculeux et les lésions capsulaires.** Laffitte et Moncany (5), sur vingt-sept tuberculeux, trouvent sept fois de la mélanodermie, et, dans trois de ces cas, à la mélanodermie s'ajoute l'existence de taches pigmentaires de la muqueuse buccale. La pigmentation présente dans tous ces cas des caractères particuliers : beaucoup moins diffuse que dans la maladie d'Addison, elle n'occupe jamais le tégument entier; ses sièges de prédilection sont les parties latérales du cou, l'aréole du mamelon, la partie antérieure de la région axillaire; elle atteint plus rarement la face et presque jamais les mains. La colo-

(1) Achard, *Société médicale des hôpitaux*, avril 1900.
(2) Lancereaux, *Arch. gén. de médecine*, 18 janvier 1890.
(3) Bressy, *Formes latentes de la maladie d'Addison*. Thèse de Paris, 1890.
(4) René Marie, *Société anatomique*, 1895.
(5) Laffitte et Moncany, *Société médicale des hôpitaux*, 13 novembre 1903.

ration se présente sous forme de placards séparés par des intervalles assez considérables de peau saine ; la teinte est plus claire que celle de la mélanodermie addisonienne ; elle rappelle celle du café au lait ou du chocolat fortement étendu d'eau. Sur les muqueuses, les taches se localisent sur les lèvres ou plus souvent à la face interne des joues autour de l'orifice du canal de Sténon ; il n'existe pas de vastes placards, mais plutôt de petites taches plus ou moins nombreuses groupées en amas. D'autre part, chez quatre de leurs malades atteints de pigmentation cutanée ou cutanéo-muqueuse, Laffitte et Moncany constatent de l'asthénie plus ou moins accusée et des douleurs lombo-abdominales et en concluent qu'il existe dans ces cas une modification des glandes surrénales et qu'on peut classer ces faits sous le vocable de *petite insuffisance surrénale*. Malheureusement, l'absence d'autopsie dans ces sept observations ne laisse à cette interprétation des auteurs que la valeur d'une hypothèse.

Plus récemment, Laignel-Lavastine (1), étudiant à son tour la mélanodermie des tuberculeux au double point de vue clinique et anatomique, n'hésite pas à la rattacher à la perturbation des fonctions de la glande surrénale ou de son système nerveux régulateur ; les lésions trouvées dans ces cas sont variables ; les capsules peuvent renfermer des tubercules, présenter de la sclérose plus ou moins accusée ou sembler intactes ; mais dans tous les cas, « quelles que soient les lésions cellulaires diverses et contingentes que présentent les surrénales, ces glandes sont hypopigmentées, et cette hypopigmentation unilatérale et partielle, ou bilatérale et complète, est liée à des lésions du plexus solaire, des splanchniques ou des surrénales, variables quant à leur siège sur un point quelconque de ces organes et variables quant à leur nature, mais constantes ». Chez les tuberculeux non mélanodermiques, au contraire, les lésions du plexus solaire et des splanchniques, d'après Laignel-Lavastine, sont exceptionelles, et les surrénales, quelles que soient les lésions cellulaires diverses et contingentes qu'elles présentent, se caractérisent par la constance de leur pigmentation normale ou exagérée ; en d'autres termes, si l'on se reporte au mécanisme de la mélanodermie addisonienne admis par cet auteur, on voit que la pigmentation simple des tuberculeux et celle des addisoniens relèvent pour lui du même mécanisme : insuffisance pigmentaire surrénale par trouble d'un point quelconque de son mécanisme fonctionnel, glande surrénale elle-même, ganglions solaires, filets efférents ou splanchniques.

Boinet (2), enfin, sous le nom d'*addisonisme*, a décrit il y a quelques mois un syndrome qu'il considère comme l'expression atténuée, la

(1) Laignel-Lavastine, *Arch. gén. de médecine*, 1904, n° 40, p. 2497.
(2) Boinet, L'addisonisme (*Arch. gén. de médecine*, 1904, n°s 37 et 40).

manifestation esquissée du syndrome addisonien, et qui se caractérise essentiellement par de la pigmentation des parties habituellement découvertes des téguments, par l'existence de quelques taches pigmentaires brunâtres de la muqueuse buccale, enfin par la coexistence fréquente de douleurs lombaires, de troubles gastro-intestinaux et d'asthénie; ce syndrome s'observerait surtout chez des tuberculeux avancés et relèverait tantôt d'une tuberculisation surrénale secondaire à la tuberculose pulmonaire, tantôt d'une sclérose surrénale d'origine toxi-infectieuse, tantôt enfin de lésions nerveuses péri-capsulaires consécutives à une tuberculose péritonéo-intestinale. En dehors de la tuberculose, le même syndrome s'observerait, plus rarement d'ailleurs, au cours d'affections diverses, cancer de l'estomac, syphilis, maladie de Basedow.

Sans insister sur ce qu'a de vague la description de l'addisonisme et sur ce qu'a de fâcheux le choix de ce terme, bien fait pour entretenir la confusion entre la maladie d'Addison et les autres syndromes surrénaux, nous dirons seulement que l'origine purement capsulaire de la mélanodermie des tuberculeux, origine déjà indiquée d'ailleurs par Guermonprez, ne paraît pas encore démontrée de façon irréfutable par les travaux que nous venons de citer. La question ne saurait être tranchée de façon décisive que lorsque nous serons fixés sur la nature même de la pigmentation des addisoniens. Quoi qu'il en soit, les rapports entre la mélanodermie de la maladie bronzée et celle de la cachexie tuberculeuse simple paraissent intimes, et il importait de les signaler ici.

2° *Formes aiguës et suraiguës.* — Le syndrome aigu non addisonien de la tuberculose surrénale débute brusquement en pleine santé apparente, le plus souvent chez un individu jeune. La violence des accidents est telle et leur marche si rapide que l'on songe à un empoisonnement, à une attaque de choléra, à une fièvre typhoïde, à une péritonite aiguë ; « presque toujours des douleurs lombaires, parfois atroces, arrachant des cris au malade, irradient vers l'hypocondre, vers l'ombilic, dans tout l'abdomen, marquant le début des accidents. Elles s'accompagnent de vomissements incoercibles avec ou sans diarrhée ; la peau se couvre de sueurs visqueuses, les extrémités se refroidissent, l'hypothermie s'accentue, le pouls faiblit, la tension artérielle se déprime et, si le malade ne tombe pas dans le collapsus ou dans le coma, il succombe subitement à l'occasion d'une crise paroxystique ou simplement en s'asseyant sur son lit dans un moment d'accalmie » (Sergent et Bernard). Dans un certain nombre de cas, l'abattement, la prostration et l'hypothermie sont remplacés par de l'agitation et du délire avec fièvre plus ou moins élevée. La durée de la maladie peut n'être que de quelques heures; elle ne dépasse guère une semaine. La mort est la terminaison constante et, comme nous l'avons vu, survient assez souvent subitement. La mort subite, enfin, au lieu de se produire comme l'aboutissant d'un syndrome aigu, peut survenir comme unique manifestation d'une lésion capsulaire restée absolument latente, n'ayant donné lieu à aucun symptôme, même dans les heures qui la précèdent (observations de Morris Davey, de Binot, de Shar, etc.).

En somme, les syndromes aigus et suraigus non addisoniens de la tuberculose capsulaire reproduisent de point en point le tableau clinique des accidents aigus que nous avons décrits comme terminaison possible de la maladie d'Addison. La seule différence est qu'ici la lésion des capsules, jusqu'alors latente, ne révèle son existence que par l'apparition des symptômes d'empoisonnement aigu qui caractérisent la grande insuffisance surrénale, tandis que, dans les faits qui nous ont précédemment occupés, la même lésion capsulaire s'était manifestée au préalable par tous les signes classiques de la maladie d'Addison. A cela près, le mécanisme des accidents est le même, et le plus souvent l'apparition soudaine du syndrome d'insuffisance capsulaire aiguë chez un sujet dont les capsules sont partiellement ou totalement détruites par la tuberculose est liée à la coexistence d'une infection ou d'une intoxication intercurrente qui vient mettre en évidence une *méiopragie surrénale* jusqu'alors latente. Nous nous sommes trop longuement expliqués sur ce point dans les pages précédentes pour y insister à nouveau ici. Nous renvoyons également à ce qui a été dit plus haut du mécanisme de la mort subite ; celui-ci reste le même, que la lésion capsulaire ait entraîné précédemment l'apparition du syndrome d'Addison ou qu'elle soit restée absolument latente.

DIAGNOSTIC DE LA TUBERCULOSE SURRÉNALE

Le diagnostic de la tuberculose surrénale est relativement aisé lorsque cette affection se manifeste par le syndrome classique d'Addison.

Il est extrêmement difficile, au contraire, dans les syndromes non addisoniens, et dans ces cas la lésion capsulaire est trop souvent une trouvaille d'autopsie.

Il est vraisemblable, toutefois, que, les observations se multipliant et la séméiologie capsulaire s'enrichissant de nouveaux signes, on pourra plus souvent à l'avenir diagnostiquer ou, tout au moins, soupçonner l'existence d'altérations des glandes surrénales en dehors du tableau classique de la maladie bronzée.

I. Quoi qu'il en soit, la **mélanodermie** est encore, à l'heure actuelle, le symptôme qui oriente le plus fréquemment l'esprit du clinicien vers le diagnostic de lésion capsulaire. Lorsque la pigmentation anormale coïncide avec l'asthénie, les troubles gastro-intestinaux et l'hypotension artérielle, le diagnostic de maladie d'Addison s'impose. Mais lorsqu'elle apparaît à l'état de symptôme isolé, ou tout au moins prépondérant, il est souvent difficile d'écarter les autres causes de mélanodermie.

Nous ne reviendrons pas longuement sur ce que nous avons dit de la *pigmentation anormale des tuberculeux cachectiques* que certains auteurs tendent, à l'heure actuelle, à rattacher aux altérations des capsules surrénales; au point de vue purement clinique, la mélanodermie simple des tuberculeux se distingue de celle de la maladie d'Addison par les caractères suivants : moindre diffusion de la pigmentation qui n'atteint jamais le tégument entier; intégrité fréquente de la face; intégrité presque constante des mains; intégrité fréquente des muqueuses; teinte plus claire de la pigmentation. Ces caractères, rapprochés de l'absence d'autres signes d'insuffisance capsulaire et de la constatation de symptômes très accusés de tuberculose pulmonaire, permettront de porter le diagnostic de mélanodermie simple des tuberculeux, avec les réserves que comportent toutefois les difficultés d'interprétation pathogénique de ce groupe de faits.

La *mélanodermie de la cachexie palustre* est plus facile à reconnaître. Outre les commémoratifs et les signes concomitants (hypertrophie du foie et de la rate, examen du sang, etc.), qui sont ici d'un grand secours, les caractères mêmes de la pigmentation sont très différents de ceux de la pigmentation addisonienne : elle est diffuse, uniformément répartie sur tout le tégument, et respecte les muqueuses : la teinte est brun grisâtre, mais peut varier du gris cendré dans les formes légères au jaune brun dans les cas plus accusés; elle diffère donc par plusieurs caractères bien tranchés de la pigmentation addisonienne.

La *mélanodermie phtiriasique* ou maladie des vagabonds est, en général, facilement reconnue. Cependant, la coexistence de l'émaciation, de l'extrême fatigue, de signes plus ou moins accusés de tuberculose pulmonaire, si souvent observés chez les malades de cette catégorie, peuvent, dans certains cas, déterminer quelque hésitation; mais la pigmentation phtiriasique s'accompagne de démangeaisons incessantes; la peau est le plus souvent rugueuse, épaisse, et porte des traces de grattage; enfin, les localisations du pigment ne sont pas les mêmes : au lieu d'occuper surtout les parties découvertes, tête, cou, mains, sièges d'élection de la mélanodermie addisonienne, la coloration est surtout intense sur le tronc, l'abdomen et les membres inférieurs. L'intégrité des muqueuses n'a plus la valeur diagnostique qu'on lui attribuait autrefois, car Thibierge, Besnier, Chauffard, ont apporté des observations démontrant que les taches pigmentées de la bouche s'observent dans la mélanodermie phtiriasique. Nous avons récemment vérifié, à l'Hôtel-Dieu, l'exactitude de cette constatation.

La ***pigmentation des cirrhoses pigmentaires***, en particulier de la cirrhose hypertrophique pigmentaire du diabète sucré, est une mélanodermie diffuse, généralisée, uniforme, assez voisine de celle de la maladie d'Addison, mais avec intégrité des muqueuses; le diagnostic se fait ici, moins par les caractères de la pigmentation que par la coexistence des symptômes de la lésion hépatique et de ceux du diabète.

L'***intoxication arsenicale*** peut donner naissance à une pigmentation très voisine de celle de la maladie d'Addison [Mathieu, Enriquez et Lereboullet (1)]. Il s'agit d'une mélanodermie généralisée, mais ne présentant pas une teinte uniforme, la coloration allant du jaune brun à une teinte ardoisée presque noire. Sur le fond pigmenté se détachent des taches tantôt plus foncées, tantôt plus claires, qui donnent à la peau un aspect finement moucheté. La mélanodermie a son maximum au tronc, à l'abdomen et à la racine des membres; elle est très faible aux mains et aux pieds, ainsi qu'au niveau des organes génitaux; la peau des mains et des pieds présente un aspect lichénoïde; il n'y a rien au niveau des muqueuses. La pigmentation s'accompagne habituellement de signes légers d'intoxication (sécheresse de la gorge, conjonctivite avec photophobie, etc.); ces caractères, joints aux commémoratifs, à l'absence de coloration anormale des muqueuses et d'autres signes d'altération capsulaire, permettent, souvent non sans difficultés, de rapporter la mélanodermie à sa cause.

La pigmentation qui s'observe dans certains cas de ***pellagre*** consiste en une coloration noirâtre de la peau, marquée surtout au niveau des points exposés aux rayons solaires; elle s'accompagne en d'autres régions ou tout au moins est précédée de rougeur et de gonflement des téguments (érysipèle pellagreux); on observe en même temps des symptômes cérébraux (vertiges, céphalalgie, abattement moral), de la diarrhée, de la boulimie, ensemble symptomatique très différent de celui de la maladie d'Addison.

II. **Lorsque la mélanodermie fait défaut et que la tuberculose des capsules surrénales ne se traduit que par les signes de l'insuffisance capsulaire chronique** (asthénie, hypotension artérielle, troubles gastro-intestinaux, etc.), le diagnostic devient des plus délicat, et ce n'est que par un examen minutieux du malade qu'on pourra la distinguer des anémies chroniques d'origines diverses, de l'anémie pernicieuse, de la leucémie, enfin de certaines formes de tuberculose pulmonaire, dans lesquelles l'atteinte de l'état général, abattement, dépression des forces, est hors de proportion avec des signes stéthoscopiques relativement peu accusés.

Plus délicat encore, car ici la recherche des signes physiques et

(1) ENRIQUEZ et LEREBOULLET, *Bull. de la Soc. méd. des hôpitaux*, 30 juin 1899 et 30 mars 1900.

l'examen du sang n'apportent pas d'élément d'information, est le diagnostic avec les états neurasthéniques qui s'accompagnent d'anorexie, d'amaigrissement, d'hypotension artérielle ; c'est l'évolution seule qui permet ici de soupçonner à la longue, chez des sujets longtemps considérés comme de simples neurasthéniques, l'existence d'une lésion destructive des glandes surrénales. Rappelons d'ailleurs à ce propos que, si l'origine toxique d'un grand nombre de cas de neurasthénie est aujourd'hui admise, il paraît acquis également que l'intoxication puisse, dans certains faits, tenir à l'insuffisance d'une sécrétion interne; les recherches de Klippel, d'Ettlinger, Nageotte, de Dufour et Roques (de Fursac) (1) permettent d'attribuer à l'insuffisance surrénale certains cas de dépression neurasthénique.

Dans le même ordre d'idées, signalons enfin les analogies du tableau clinique de la tuberculose surrénale sans mélanodermie avec le syndrome de myasthénie bulbo-spinale d'Erb-Godflam, syndrome dont l'origine toxique est admise par la majorité des auteurs (2).

PRONOSTIC

Ce que nous avons dit de l'évolution de la maladie d'Addison nous dispensera d'insister longuement sur le pronostic.

Les cas de guérison de cette affection sont exceptionnels et, le plus souvent, les cas les plus favorables ne permettront d'espérer qu'une évolution très lente, entrecoupée de périodes plus ou moins longues de rémission. Pour juger de la durée probable de la maladie et prévoir l'époque plus ou moins lointaine du dénouement fatal, on attachera de l'importance non à l'intensité de la mélanodermie et de l'asthénie, mais à la gravité des troubles gastro-intestinaux qui peuvent conduire rapidement à la cachexie, à l'abaissement extrême de l'hypotension artérielle qui provoque les syncopes et la mort subite, enfin à la coexistence de lésions avancées de tuberculose pulmonaire.

Des formes non addisoniennes de la tuberculose surrénale les syndromes aigus sont toujours rapidement mortels; les syndromes subaigus ou chroniques, qui, dans la grande majorité des cas, se terminent également par la mort, paraissent cependant d'un pronostic un peu moins grave. Peut-être un jour les progrès de la séméiologie, en permettant de déceler les degrés les plus légers de l'insuffisance capsulaire, feront-ils connaître des formes curables soit spontanément, soit par les bons effets du traitement opothérapique?

(1) DUFOUR et ROQUES (de Fursac), Neurasthénie et capsules surrénales (*Revue neurologique*, 1899, t. II, p. 896). — RAYMOND, *Presse médicale*, 1902.

(2) GUILLAIN, *Traité de médecine* CHARCOT et BOUCHARD, t. IX.

PHYSIOLOGIE PATHOLOGIQUE

On a beaucoup discuté sur la physiologie pathologique des différents symptômes observés au cours de la tuberculose des glandes surrénales. Avant les recherches de Brown-Séquard sur la fonction sécrétoire de ces organes, avant les travaux de Langlois, d'Abelous, de Charrin, de Livon en France, de Mattei, d'Albanèse, de Gourfein, de Cybulski à l'étranger, on eut tendance à les attribuer, tantôt au processus tuberculeux, tantôt aux lésions nerveuses constatées dans plusieurs observations.

Cette dernière hypothèse fut énoncée d'abord par Addison. Pour lui comme pour Habershon, les altérations du sympathique sont le point de départ des symptômes asthéniques. L'opinion de Schmidt, de Barlow, de Mattei, surtout de Martineau, de Jaccoud, de Lancereaux, est sensiblement identique. Latente tant qu'elle se limite à la capsule surrénale, la tuberculose capsulaire détermine tous les signes de la maladie d'Addison dès qu'elle franchit la périphérie de la glande et atteint les filets si importants du sympathique abdominal.

Depuis quelques années, cette théorie ne semble plus applicable à la grande majorité tout au moins des signes observés : beaucoup, selon l'expression de Chauffard, sentent l'intoxication et doivent être rapportés à la ***suppression de la fonction sécrétoire de la glande surrénale.***

On a vu, plus haut, combien est complexe le rôle des capsules surrénales : elles fournissent à l'appareil d'une part l'adrénaline, substance indispensable circulatoire ; d'autre part, la lécithine, indispensable à la nutrition générale et peut-être à la nutrition du système nerveux ; elles détruisent les poisons résultant du surmenage musculaire et augmentent la tonicité musculaire ; elles sécrètent très certainement aussi des substances bactéricides et antitoxiques, et jouent un rôle important dans la résistance aux infections.

Aussi, la suppression expérimentale rapide ou lente, ablation ou sclérose, fait-elle apparaître un syndrome d'insuffisance capsulaire aigu ou chronique, où dominent l'asthénie, la diarrhée, l'amaigrissement, l'hypotension artérielle, l'hyperglobulie, la réceptivité vis-à-vis des intoxications nouvelles, tous symptômes identiques à ceux que l'on observe chez l'homme.

L'ensemble de ces symptômes constitue l'insuffisance capsulaire.

Il serait intéressant d'établir un rapport entre leur fréquence ou leur intensité et la localisation ou l'étendue de la tuberculose. Il est certain qu'une destruction de la zone médullaire doit entraîner tout d'abord l'hypotension et l'hyperglobulie, puisque cette zone sécrète l'adrénaline, substance hypertensive et hémolytique ; la destruction, au contraire, de la couche corticale, riche en lécithine et en substances antitoxiques diverses, devrait être surtout l'origine de symptômes d'intoxication et d'asthénie.

Malheureusement, une telle schématisation est à peu près impossible. Il n'est nullement prouvé tout d'abord que l'adrénaline jouisse uniquement de propriétés hémolytiques et vaso-constrictives, et elle est certainement un tonique musculaire ; elle est peut-être, dans une certaine mesure, antitoxique, ne fut-ce que par son action sur la circulation générale et les échanges organiques.

D'ailleurs, il est très rare que les lésions tuberculeuses soient limitées à l'un ou l'autre des deux tissus de la surrénale. Bien plus, un tubercule qui oblitère la veine centrale, véritable canal excréteur, doit entraîner des troubles de toute la glande, quelque petit qu'il soit.

L'hypertrophie compensatrice des parties restées intactes de la surrénale vient encore retarder l'apparition de tel ou tel symptôme : des suppléances peuvent s'établir dont il est impossible de mesurer l'importance ou même de soupçonner l'existence, et qui expliquent l'équilibre relatif dans lequel se maintiennent certains addisoniens.

Fait extrêmement curieux et presque paradoxal, en effet, il existe des cas de destruction complète des glandes surrénales, et nous en avons observé où les différents symptômes d'intoxication sont fort atténués, où l'hypotension même fait défaut, et où l'on doit chercher ailleurs que dans la glande la source des suppléances fonctionnelles.

Le foie, le rein, peut-être même la pituitaire, le thyroïde, sont tout désignés pour exercer une action antitoxique, au moins partielle ; mais ils sont absolument impuissants à remplir le rôle vaso-tonique dévolu chez tous les animaux aux cellules chromaffines de la surrénale. C'est ici qu'interviennent les surrénales accessoires, et il en est de nombreuses. Les unes sont visibles à l'œil nu le long de la chaîne nerveuse abdominale ; les autres, constituées par de petits amas cellulaires, sont réparties sur le trajet du sympathique. Ces amas cellulaires se sont agglomérés au niveau de la bifurcation de la carotide en une masse plus volumineuse décrite par Luchska sous le nom de *globus caroticus*, et sur l'importance de laquelle Mulon a attiré récemment l'attention : surrénales, surrénales accessoires, amas sympathiques, globus caroticus, sont tous des glandes vasculaires, la plupart hypertensives, et font partie d'un même système, d'un même chapelet, dont le grain principal est la surrénale.

On doit tenir compte, pour expliquer les cas paradoxaux que nous venons de signaler, de l'intégrité ou de l'hypertrophie de ces glandes qui peuvent uppléer la capsule surrénale complètement détruite, et retarder l'apparition d'un syndrome qui traduit sans doute autre chose que l'insuffisance pure de la glande surrénale (1).

A côté de ces signes d'ordre toxique, il en est d'autres que l'on hésite à rattacher directement à la destruction du parenchyme glandulaire. Les uns, douleur lombaire, crises abdominales, sont attribuables à la compression des nerfs lombaires. Les autres, diarrhée nerveuse, constipation, diarrhée, vomissements, syncope même, sont peut-être d'origine toxique, mais peuvent ressortir à l'irritation du plexus solaire.

La MÉLANODERMIE est la plus intéressante de toutes ces manifestations, et les nombreuses discussions dont elle a été l'objet nous obligent à entrer dans quelques détails.

Les théories émises à son sujet sont nombreuses, mais nous les réduirons à quatre : origine surrénale, origine cachectique, origine nerveuse, origine mixte, glandulaire et sympathique.

A. L'***origine surrénale*** de la pigmentation a été surtout soutenue par Brown-Séquard, Duclos, Pilliet, Von Kahlden, Nothnagel et Riehl.

Les uns, attribuant à la sécrétion capsulaire un rôle dans l'élaboration de la matière destinée à fournir le pigment, admettent un rapport direct entre les troubles de cette sécrétion et l'hypergenèse pigmentaire ; les autres voient dans la substance surrénale un appareil destructeur de globules rouges et font dériver le pigment de l'hémoglobine incomplètement transformée.

Si la première de ces hypothèses ne s'appuie sur aucune constatation précise, la seconde trouve en partie confirmation dans l'action hémolytique si évidente de l'adrénaline (Lœper et Crouzon) et dans l'augmentation du taux d'hémoglobine des animaux et des hommes privés de leurs glandes surrénales.

Malheureusement, les relations du pigment addisonien et de l'hémoglobine sanguine sont rien moins que démontrées. Tout au contraire les différents auteurs admettent qu'il s'agit vraisemblablement d'un pigment d'élaboration protoplasmique n'ayant ni le caractère, ni la répartition, ni les réactions du pigment ferrugineux (Brault, Ehrmann). On peut dire, il est vrai, que le sang des sujets privés de sécrétion surrénale peut être toxique pour les cellules de l'épiderme, troubler leur nutrition ou y déterminer une sorte d'irritation continue. Ainsi se constituerait peut-être une mélanodermie voisine des mélanodermies toxiques de l'arsenicisme et de la cholémie.

Cette hypothèse, qui paraît séduisante, a contre elle des faits capitaux : l'absence de mélanodermie dans les ablations expérimentales des glandes surrénales, à l'exception de celles de Boinet (1900), son

(1) MULON, *Arch. gén. de médecine*, 1905.

absence encore dans nombre d'observations de destruction complète ou d'agénésie congénitale des capsules surrénales (Mattei, Martini, Rokitansky). Il faudrait, pour y souscrire, admettre dans le premier cas que la mélanodermie n'a pas le temps de s'établir, et dans le second que l'existence de capsules accessoires vient suppléer l'absence des surrénales normales. Or, les observations ne sont, à ce dernier point de vue surtout, ni assez nombreuses, ni assez complètes pour que l'on puisse se prononcer avec quelque certitude.

B. L'*origine cachectique* de la mélanodermie, soutenue par Gubler, Teissier, Hardy, Martin, Monneret, G. Sée, et reprise récemment avec quelques variantes par Debove, s'applique fort bien aux faits classiques où la mélanodermie s'accompagne de troubles de nutrition marqués, mais elle s'accommode mal des observations de tuberculose surrénale où l'état général reste longtemps satisfaisant. Il est vrai qu'il s'agit de définir ce qu'on entend par *cachexie* ; si la cachexie peut se traduire par des troubles purement pigmentaires et épidermiques, la théorie cachectique est très défendable ; il semble qu'elle ne fait guère avancer la question, car cette cachexie élective demande elle-même à être expliquée.

C. La *théorie nerveuse*, soutenue pour la première fois par Addison, reprise avec un grand talent par Martineau (1), Jaccoud (2), Lancereaux (3), Raymond (4), apparaît à l'heure actuelle encore la plus vraisemblable (5).

On connaît les relations de la surrénale avec le sympathique, dont les filets l'entourent et la pénètrent et auquel elle est constamment appendue, relations si intimes que certains auteurs ont été jusqu'à soutenir que la couche médullaire était une couche nerveuse.

Les ganglions semi-lunaires, le plexus solaire en sont si voisins qu'une lésion tuberculeuse de la surrénale peut s'y propager avec la plus grande facilité. Les observations ne manquent pas où ces différents organes et filets nerveux sont soudés à la masse tuberculeuse, emprisonnés dans un paquet ganglionnaire tuberculeux (Alezais et Arnaud, Dezirot).

S'il existe des cas où la compression, la destruction n'existent pas, l'intégrité peut n'être qu'apparente et l'examen histologique déceler des altérations, des dégénérations manifestes. Tels sont les cas de Jaccoud et Ball, de Jurgens, de Leeg, de Boogard, de Schmidt, etc. Enfin, lorsque le système nerveux extrarénal est intact, les filets intracapsu-

(1) MARTINEAU, Thèse de Paris, 1884
(2) JACCOUD, *Union médicale*, 1888.
(3) LANCEREAUX, *Arch. gén. de médecine*, janvier 1890.
(4) RAYMOND, *Arch. de physiol.*, 1891.
(5) BRAULT, *Loc. cit.*

laires sont touchés soit dans la zone conjonctive d'enveloppe, soit dans la couche médullaire, et souvent détruits. Alezais et Arnaud ont insisté sur ces cas.

Il y a là un groupe de faits imposants. Et en faveur de la théorie nerveuse plaidaient encore les observations de Semmola, de Raymond, de Brault et Perruchet (1) dans lesquelles la mélanodermie apparut par simple compression ganglionnaire des semi-lunaires et du plexus solaire, de Greenhow, de Lancereaux où la lésion était limitée à une seule glande.

Aussi n'est-il pas étonnant que la plupart des auteurs, et Brault tout particulièrement, s'y rallient franchement. Elle explique bien le mécanisme pourtant assez complexe de cette pigmentation. Le sympathique serait le régulateur de la pigmentation cutanée. L'influence exercée par le système nerveux sur la coloration et la décoloration des tissus se retrouverait chez l'homme comme chez certains animaux (Carnot, Pouchet).

L'excitation et les altérations dont le sympathique abdominal est le siège entraînent des troubles de pigmentation, une véritable hypergenèse de pigments dans les couches profondes de l'épiderme. Et il n'est pas nécessaire, pour que ces troubles apparaissent, que le plexus solaire ou le semi-lunaire soient directement atteints : il suffit de la destruction des ganglions péricapsulaires soudés à la glande, voire des filets intracapsulaires dont la zone centrale de l'organe est si richement pourvue.

Que le pigment vienne du sang comme le veulent von Kahlden, Rietl, Nothnagel, qu'il vienne des chromoblastes comme le soutiennent Guay et Raymond, qu'il naisse dans les cellules épidermiques mêmes comme l'admettaient Behier et Châtelain, le résultat est le même et le mécanisme initial identique.

Cette théorie explique les faits dans lesquels la mélanodermie fait défaut malgré l'absence congénitale des surrénales ou existe malgré des lésions capsulaires accentuées. L'intermédiaire obligé entre la localisation tuberculeuse et la pigmentation est l'altération facile, fréquente, mais plus ou moins précoce, des filets du sympathique.

Mais cette théorie ne se trouve-t-elle pas en défaut lorsque les ganglions semi-lunaires et péricapsulaires sont comprimés, altérés, détruits même (et nous venons d'en observer deux cas) sans qu'apparaisse la mélanodermie ?

Bien que préférable aux autres hypothèses, la théorie sympathique de la mélanodermie ne nous satisfait pas encore absolument. On ne peut, quand bien même la lésion du sympathique serait constante dans les

(1) Brault et Perruchet, *Semaine médicale*, 1892.

mélanodermies addisoniennes, quand bien même cette lésion existerait seule dans quelques cas, il est vrai très rares, ne point tenir compte de la lésion surrénale. Il est bien peu de cas de destruction capsulaire *complète* chez l'adulte, sinon chez l'enfant et chez l'animal, qui ne se soient accompagnés de pigmentation. D'ailleurs, si la capsule surrénale ne jouait pas un rôle dans la production de ce pigment, comment peut-on (et c'est là, à notre sens, le gros argument), comment peut-on expliquer la régression de certaines mélanodermies sous l'influence de l'opothérapie surrénale ou adrénalique (Beclère, Dieulafoy, Faisans, Boinet, Lœper et Crouzon) ?

Aussi croyons-nous devoir nous prononcer pour une théorie mixte (1).

Nous admettons l'influence du sympathique abdominal sur la pigmentation, mais nous croyons que *la sécrétion surrénale est l'excitant normal et nécessaire du système nerveux dans son œuvre de régulation pigmentaire.*

La mélanodermie peut donc apparaître dans trois circonstances différentes : lorsque le sympathique est détruit ou simplement irrité par du tissu fibro-caséeux des ganglions tuberculeux ; lorsqu'il est le siège de lésions névritiques d'ordre toxique ; lorsqu'il est enfin troublé dans son fonctionnement par l'absence de sécrétion surrénale suffisante.

Cette théorie mixte n'a point la prétention d'être définitive; elle a seulement sur celles que nous avons exposées plus haut l'avantage de répondre à la presque totalité des faits.

TRAITEMENT

Localisation capsulaire de l'infection par le bacille de Koch, la maladie d'Addison est justiciable, au même titre que toute autre localisation tuberculeuse, du traitement général de la tuberculose.

C'est dire qu'il sera toujours indiqué de placer le malade dans les meilleures conditions hygiéniques possibles, de lui assurer le repos et l'aération continue, de pratiquer la suralimentation méthodique toutes les fois que le permettra l'état des voies digestives. Les reconstituants, l'huile de foie de morue et surtout la médication arsenicale (liqueur de Fowler, injections sous-cutanées de cacodylate de soude ou d'arrhénal) devront toujours être essayés.

(1) Certains auteurs, se ralliant à la théorie sympathique, attribuent aussi au système nerveux un rôle prépondérant en tant que régulateur, non pas de la genèse pigmentaire, mais bien de la glande surrénale d'où dépend la formation du pigment (Laignel-Lavastine).

Cette hypothèse est intéressante. Elle explique les cas de pigmentation par simple compression ou lésion du sympathique avec intégrité apparente des surrénales, mais elle s'applique difficilement aux cas de destruction totale de ces glandes.

Nous croyons inutile d'insister sur cette partie du traitement, qui ne présente ici rien de particulier. Nous serons brefs également sur les indications particulières fournies par la prédominance de tel ou tel symptôme. Les vomissements, notamment, doivent être énergiquement combattus par les boissons glacées, l'eau chloroformée, la potion de Rivière, la révulsion au niveau du creux épigastrique, les inhalations d'oxygène, etc.

OPOTHÉRAPIE SURRÉNALE. — Plus intéressante est la question de l'opothérapie surrénale, sur les avantages et les inconvénients de laquelle l'accord est encore loin d'être fait, mais qui paraît toutefois avoir à son actif quelques guérisons ou tout au moins quelques améliorations assez frappantes pour justifier une étude détaillée (1).

L'histoire de l'opothérapie surrénale appliquée au traitement de la maladie d'Addison commence avec les travaux d'Abelous, Charrin et Langlois (2) en 1892.

Ces auteurs, chez deux addisoniens des services de Germain Sée et de Bouchard, tentèrent des injections d'extraits glycérinés de capsules de chien et de cheval (2 à 10 cent. cubes par dose d'un extrait au dixième environ). Chez ces deux premiers malades déjà cachectisés, la thérapeutique resta sans effet et la mort survint rapidement.

Dans deux autres cas dont l'observation est rapportée dans la thèse de Mahé (3), Langlois obtint le meilleur résultat et vit l'asthénie s'améliorer par l'injection, répétée tous les deux jours, d'une dose d'extrait représentant 5 à 10 centigrammes de capsule.

Depuis cette époque, de nombreuses tentatives de traitement opothérapique ont été faites. Gilbert et Carnot, puis Brault classent, SUIVANT LES RÉSULTATS OBTENUS, LES OBSERVATIONS EN QUATRE GROUPES :

1° Celles où le traitement opothérapique eut un résultat nocif ;

2° Celles où le résultat fut nul ;

3° Celles où l'on put constater une amélioration partielle

4° Les faits de guérison.

En passant en revue les principaux faits publiés, nous insisterons surtout sur les observations du premier et du dernier groupe, les plus importantes au point de vue de la discussion des indications et des contre-indications du traitement.

Dans un grand nombre de tentatives opothérapiques, le

(1) Voy. OPPENHEIM et LOEPER, *La médication surrénale*. Un volume des *Actualités médicales*, Paris, 1904.

(2) ABELOUS, LANGLOIS et CHARRIN, *Arch. de physiologie*, 1892, p. 721. — Voy. aussi LANGLOIS, L'opothérapie dans la maladie d'Addison (*Presse médicale*, 1896, p. 481), et DUPAIGNE, Thèse de Paris, 1896.

(3) MAHÉ, *Essai sur le traitement de la maladie d'Addison*. Thèse de Paris, 1894.

résultat fut nul (premiers cas de Charrin et Langlois, Chauffard, Granger-Stewart, Darier, P. Marie, Galliard). Dans ces cas, tantôt il s'agissait de malades déjà cachectiques, ou de sujets chez lesquels la maladie d'Addison s'accompagnait de tuberculose pulmonaire avancée, cas dans lesquels l'insuccès du traitement n'a rien de surprenant; tantôt, au contraire, il s'agissait d'observations de maladies d'Addison traitées dès le début, et, ici, l'échec de la médication est plus significatif.

Un second groupe comprend les cas où l'on obtint une ***amélioration passagère de quelques symptômes*** avec rechute au bout de quelques semaines ou de quelques mois (observations de Langlois citées dans la thèse de Mabé, observations de Maragliano, de Marie, de Dieulafoy, de Widal, de Hayem, de Vollbracht, de Rolleston, de Faisans, d'Anderodias, etc.).

Les ***cas de guérison complète*** de maladie d'Addison par l'opothérapie surrénale sont infiniment plus rares.

Nous citerons tout d'abord une observation très intéressante de Schilling (1) qui se place à la limite du groupe précédent et de celui que nous abordons maintenant : il s'agit d'un jeune garçon de seize ans chez lequel les premiers symptômes s'étaient manifestés à l'âge de quatorze ans. L'affection avait été traitée sans succès pendant dix-huit mois par les toniques et l'arsenic. L'opothérapie capsulaire fut alors commencée, à la dose d'une demi-capsule, puis d'une capsule entière par jour. Au bout de trois mois de ce traitement, le malade se trouva très amélioré; la pigmentation s'atténua et la peau reprit peu à peu sa coloration normale, si bien qu'il ne resta que quelques taches pigmentaires sur la muqueuse buccale; l'asthénie, l'anorexie, la diarrhée, la faiblesse cardiaque disparurent; le poids monta de 69 livres à 99 livres. Le malade paraissait donc *à peu près guéri*, lorsqu'il fut pris subitement, en pleine santé, d'un syndrome toxique (vomissements, diarrhée profuse, cyanose, température à 39°,5, pouls à 120, petit, filiforme) et mourut en l'espace de six heures; à l'autopsie, on trouva une pneumonie de la base droite. Cette observation nous paraît doublement intéressante, car d'une part elle met en évidence les bons effets de l'opothérapie surrénale, de l'autre elle montre une fois de plus l'importance de l'intégrité des glandes surrénales pour la résistance de l'organisme aux infections aiguës. Le malade de Schilling, guéri cliniquement, ne l'était pas anatomiquement; ses glandes surrénales étaient partiellement détruites et il se trouvait dans la même situation que les sujets atteints de tuberculose capsulaire latente. Grâce aux bons effets de l'opothérapie, les glandes surrénales restaient suffisantes à l'égard des poisons normalement fabriqués dans son organisme, mais, au moment de la sur-

(1) SCHILLING, *Munch. med. Wochenschr.*, 16 février 1897, n° 7, p. 170.

charge toxique déterminée par la pneumonie, le malade fut emporté en quelques heures avec tout le tableau clinique de l'insuffisance capsulaire suraiguë. Mais, sans la pneumonie intercurrente, il est vraisemblable que l'amélioration complète observée par Schilling aurait pu se maintenir fort longtemps, et c'est pourquoi nous plaçons cette observation à la limite des cas de guérison.

L'observation de Beclère (1) est depuis longtemps classique et reste encore la plus démonstrative de toutes celles qui ont été publiées.

Il s'agit d'un jeune homme de vingt-quatre ans, atteint depuis quinze mois d'une maladie d'Addison typique et à marche rapidement progressive. L'opothérapie surrénale est d'abord essayée sous forme d'ingestion quotidienne de quatre capsules de mouton pesant ensemble 10 à 15 grammes ; puis, après un mois, on a recours aux injections sous-cutanées d'extrait hydroglycériné de capsules surrénales de veau ; on injecte 1 centimètre cube d'extrait, correspondant à 25 centigrammes de capsules de veau. Cette nouvelle médication est, à son tour, poursuivie pendant un mois et, pas plus que pendant la période précédente, on ne constate la moindre amélioration ; le malade, au contraire, continue à maigrir et à s'affaiblir. Mais à partir du troisième mois de traitement, la médication commence à agir ; le poids se relève, les troubles digestifs diminuent ; le malade résiste davantage à la fatigue ; enfin, après quatre mois et demi de traitement, il a engraissé de 10 kilogrammes et peut être considéré comme revenu à l'état normal ; il est capable de longues courses sans fatigue et, au dynamomètre, dépasse 100 kilogrammes. La mélanodermie, sans disparaître complètement, s'est beaucoup atténuée. Suivi pendant trois années à partir de cette époque, le malade n'a plus présenté de symptômes addisoniens ; mais la tuberculose pulmonaire, dont il ne présentait au début que des signes très légers, a fait de rapides progrès.

En même temps qu'elle démontre la possibilité d'une guérison à peu près complète par l'opothérapie, cette observation conduit à cette conclusion qu'il est nécessaire, pour juger des effets du traitement, de le continuer pendant fort longtemps ; l'amélioration dans ce cas ne s'est produite, en effet, qu'après plusieurs semaines, alors qu'au début la médication paraissait ne produire aucun effet utile.

De l'observation de Beclère, nous pouvons rapprocher deux observations d'Anderodias ; cet auteur, ayant essayé le traitement dans six cas de maladie d'Addison, obtint deux résultats négatifs, deux améliorations notables ; enfin, dans les deux derniers cas, l'amélioration fut telle qu'elle équivaut, d'après l'auteur, à une guérison absolue.

La durée du traitement fut, dans les deux observations, d'environ

(1) Béclère, *Bull. de la Soc. méd. des hôpitaux*, 25 février 1898, p. 171.

trois mois, et les doses employées relativement faibles (ingestion quotidienne d'une pilule d'extrait correspondant à 10 centigrammes de substance fraîche).

Il convient de remarquer toutefois que les malades considérés comme guéris n'ont pas été revus un certain temps après leur sortie de l'hôpital, et que, dès lors, il est bien difficile d'affirmer qu'il s'agit chez eux d'une guérison définitive et non pas seulement d'une amélioration temporaire ; telles que, ces deux observations n'en prouvent pas moins la très grande efficacité de l'opothérapie et méritent donc d'être retenues.

Récemment, enfin, Hirtz (Société de thérapeutique, 25 juin 1902) a rapporté l'histoire de deux addisoniens guéris par les injections d'extrait de capsule surrénale ; ces observations comportent d'ailleurs les mêmes réserves que celles d'Anderodias (1).

A ces quelques faits assez probants de guérison, ou tout au moins de très nette amélioration par le traitement opothérapique, nous devons opposer ***les cas assez nombreux où la médication a paru plutôt nuisible.*** C'est ainsi que Foa et Pellacani, puis Zucco lui attribuent la mort de leurs malades. Rendu (2) a publié l'observation d'un sujet atteint de maladie d'Addison et de tuberculose pulmonaire, dont l'état général n'était pas encore très atteint et qui ne paraissait pas en danger immédiat. Le malade ayant été soumis à l'ingestion de glande fraîche de veau, à dose assez élevée (15 à 20 grammes par jour), on vit, dès le troisième jour, survenir des signes manifestes de néphrite aiguë (œdème des membres inférieurs, dyspnée, oligurie, albuminurie abondante) et la mort survint au bout de dix jours, précédée du syndrome de la grande urémie.

Sans qu'il soit possible d'affirmer que la médication surrénale a été, dans ce cas, la cause des accidents, il semble très logique de l'incriminer, puisque auparavant le malade n'avait jamais présenté aucun signe de néphrite. Tout récemment, enfin, Dubois de Saujon (3) a signalé un cas de mort subite après la sixième injection d'extrait surrénal faite à une femme de quarante ans, très affaiblie, très amaigrie et soupçonnée de tuberculose capsulaire. Les cinq premières piqûres avaient été fort bien supportées.

D'autres auteurs, sans avoir vu succomber les sujets soumis au traitement surrénal, ont signalé divers accidents.

Sans parler de la douleur souvent provoquée par les injections d'extrait surrénal et de la production assez fréquente d'abcès au niveau de la piqûre, on a observé divers symptômes d'intolérance.

(1) Anderodias, *Journal de médecine de Bordeaux*, 1900, p. 467, 497, 513.
(2) Rendu, *Bull. de la Soc. méd. des hôpitaux*, 24 février 1899.
(3) Dubois de Saujon, *Société de thérapeutique*, 27 avril 1904.

Les nausées, les vertiges, les bouffées de chaleur ont été notés par divers auteurs. Marie a signalé de l'asphyxie des extrémités, Pitres a vu l'état général s'aggraver de façon inquiétante à la suite du traitement. Anderodias, dans un de ses cas, a noté l'apparition transitoire du sucre dans les urines, fait intéressant et qu'il convient de rapprocher des cas de diabète surrénal expérimental produit par Zulzer (1), Blum (2), et plus récemment Lépine (3), par injections sous-cutanées ou intraveineuses d'extrait surrénal à des chiens ou à des lapins. Mais c'est surtout à Boinet (4) que nous devons une étude intéressante des phénomènes d'intolérance qui peuvent se produire au cours du traitement par les extraits capsulaires. Cet auteur a insisté notamment sur les accidents nerveux que provoquait quelquefois l'opothérapie surrénale, accidents dont le plus fréquent serait un tremblement assez voisin du tremblement de la maladie de Basedow.

Enfin, lorsqu'au traitement par l'extrait surrénal total on substitue le traitement par l'adrénaline, on est exposé à voir survenir d'autres accidents liés à l'action hypertensive énergique de cette médication. C'est ainsi que l'un de nous a vu (5) survenir des accidents d'aortite aiguë et d'œdème pulmonaire chez une addisonienne soumise pendant trois mois à un traitement opothérapique par l'adrénaline et qui avait reçu 25 milligrammes environ en injections sous-cutanées faites en trois séries.

De l'exposé qui précède, il résulte que les effets de l'opothérapie surrénale dans la maladie d'Addison paraissent assez variables et que les facteurs qui expliquent cette variabilité d'action nous sont encore insuffisamment connus. L'étude des observations publiées paraît cependant conduire à des conclusions assez favorables à l'emploi de cette méthode thérapeutique. Sans doute, les cas de guérison complète sont très rares et, pour la plupart, discutables ; mais, en revanche, très fréquemment le traitement, surtout lorsqu'il a été appliqué dès le début de la maladie, a semblé atténuer certains symptômes, remonter l'état général, souvent même faire bénéficier le malade de rémissions plus ou moins durables.

Parmi les symptômes favorablement influencés, il faut citer au premier rang l'hypotension artérielle ; ici l'action des extraits surrénaux se fait sentir très nettement, surtout lorsque le médicament est introduit dans l'organisme par la voie sous-cutanée (injections d'adrénaline ou d'extraits surrénaux). Vient ensuite l'asthénie, puis les troubles diges-

(1) Zulzer, *Berliner klin. Wochenschr.*, 2 décembre 1904.
(2) Blum, *Deutsch. Arch. für klin. Med.*, t. LXXI, 1901, p. 146.
(3) Lépine, *Société de médecine de Lyon*, 1902.
(4) Boinet, *Société de biologie*, 1899, p. 891, et *Arch. gén. de médecine*, 1903, n° 16, p. 983.
(5) Loeper et Crouzon, *Société anatomique*, décembre 1903.

tifs qui sont fréquemment atténués ou même disparaissent complètement. Ici, ce n'est plus l'action toni-cardiaque qu'il faut invoquer, mais bien l'action antitoxique de la capsule surrénale. Enfin, la mélanodermie paraît être le symptôme le plus rebelle, ce qui s'explique aisément si l'on se rappelle que ce symptôme n'est pas fonction directe d'insuffisance capsulaire, mais relève des lésions secondaires du sympathique abdominal.

Quant aux dangers et aux inconvénients de la méthode, il semble qu'on en a quelque peu exagéré l'importance. Les cas de mort n'ont été observés qu'avec des doses trop fortes ou trop longtemps continuées ; lorsqu'on emploie des doses faibles, les accidents provoqués par la médication sont en général bénins ; il s'agit alors de tremblement, de nausées, de vertiges, de bouffées de chaleur, signes qui éveilleront l'attention et feront suspendre, en temps utile, la médication, ou tout au moins diminuer la dose.

DES DIVERS PROCÉDÉS DONT DISPOSE L'OPOTHÉRAPIE SURRÉNALE, nous n'hésitons pas à rejeter tout d'abord l'emploi de l'***adrénaline.*** Ne représentant qu'un extrait partiel de la capsule, ce produit ne peut combattre que les symptômes liés à l'hypotension artérielle et reste sans effet sur ceux qui dépendent de l'insuffisance de la fonction antitoxique. De plus, l'adrénaline, médicament inoffensif lorsqu'on l'emploie pendant un court laps de temps pour arrêter une hémorragie ou pour relever la pression artérielle défaillante, ne peut, sans inconvénients ni sans dangers, être administrée pendant une longue période ; si toutefois on tenait à l'essayer, nous conseillerions d'avoir recours à des doses très faibles (un quart à un demi-milligramme) en injections sous-cutanées et à suspendre fréquemment la médication.

Bien plus inoffensive paraît l'opothérapie proprement dite, ***injection sous-cutanée d'extrait glycériné ou ingestion.***

C'est toujours à ce dernier procédé qu'il faudra recourir au début et ce n'est qu'après échec de la médication par voie gastrique qu'on sera autorisé à essayer avec grande prudence de la voie sous-cutanée.

Par voie gastrique, l'ingestion de glande fraîche paraît supérieure à l'ingestion de poudre desséchée ou d'extrait ; on pourra commencer par une demie, puis par une capsule de mouton (la capsule de mouton pèse 2gr,50 à 3 grammes), ou par un poids équivalent de capsules de veau. Les doses seront élevées progressivement, suivant les résultats du traitement. Si l'on donne des poudres desséchées, on emploiera des doses six fois moins élevées (soit 20 à 40 centigrammes).

Lorsque, après échec de la médication par voie gastrique, on se décidera à recourir aux injections, on emploiera de préférence les extraits hydro-glycérinés de capsules de mouton à la dose de 1 à 5 centimètres cubes. Cet extrait se prépare en faisant macérer pendant vingt-quatre heures un poids donné de glande dans trois fois son poids de glycérine officinale préalablement chauffée à 140° et en ajoutant une quantité égale d'eau bouillie stérilisée, contenant 25 grammes de NaCl par litre (1). Mais il sera toujours prudent, croyons-nous, de diluer la dose d'extrait hydro-glycériné dans une assez forte quantité de sérum artificiel : par exemple, 10 ou 20 centimètres cubes pour 1 centimètre cube d'extrait. Par ce procédé, l'injection sera moins douloureuse, l'action nécrosante de l'extrait glycériné sur les tissus sera évitée ou réduite au minimum, et, à moins de faute d'asepsie, il ne se produira pas de suppuration. L'un de nous (2), d'ailleurs, a montré expérimentalement qu'une même dose d'extrait glycériné, mortelle pour le lapin ou le cobaye lorsqu'elle était injectée pure, devenait inoffensive lorsqu'on la diluait dans une certaine quantité de sérum.

Il nous reste enfin à nous demander COMMENT AGIT L'OPOTHÉRAPIE SURRÉNALE lorsqu'elle provoque une amélioration dans l'état des addisoniens. S'agit-il d'une action directe de l'extrait surrénal sur l'organisme, ou faut-il invoquer une hypertrophie compensatrice des parties encore saines des capsules sous l'influence du traitement? Nous serions, pour notre part, assez enclins à admettre un mécanisme complexe. L'extrait surrénal, surtout introduit par voie sous-cutanée, a une action immédiate sur la tension artérielle qu'il relève pendant quelques instants. Mais il s'agit toujours là d'une action transitoire de très courte durée. En revanche, l'expérimentation montre que l'hypertrophie des capsules surrénales saines, consécutive à l'injection d'extrait, sans se produire avec la constance qu'avait admise Caussade, est très fréquemment obtenue. Nous-mêmes l'avons souvent observée dans nos expériences. Il est logique, dès lors, d'admettre que, chez les addisoniens dont les surrénales ont encore des portions saines, l'opothérapie détermine une hypertrophie et une suractivité fonctionnelle ayant pour effet de rétablir la double action hypertensive et antitoxique des capsules et, ainsi, la maladie se trouve enrayée jusqu'au jour où la marche envahissante du processus tuberculeux atteint et détruit ces parties encore indemnes.

Lorsque, au contraire, le traitement est commencé tardivement, alors que la totalité de la glande est envahie par les lésions tuberculeuses, cette hypertrophie compensatrice ne peut plus se produire, et, dès lors, le traitement reste inefficace. Il y a donc, dans cette hypothèse même, une indication à commencer le traitement à une époque aussi voisine que possible du début des accidents.

M. LOEPER et R. OPPENHEIM.

(1) Voy. les détails des divers procédés de préparation de ces extraits dans notre travail : *La médication surrénale*. Paris, 1904 (*Actualités médicales*).

(2) OPPENHEIM, Thèse de Paris, 1902.

HÉMORRAGIES DES CAPSULES SURRÉNALES

Après la tuberculose des capsules surrénales, les lésions de beaucoup les plus fréquentes de ces organes sont la congestion et l'hémorragie. Nous croyons inutile de consacrer un chapitre spécial à la congestion. Légère, cette altération s'observe surtout dans les infections et les intoxications aiguës et, à ce titre, elle sera étudiée avec les surrénalites aiguës; intense, elle s'accompagne à peu près constamment de raptus sanguins, et son histoire rentre alors dans celle des hémorragies capsulaires que nous allons aborder.

Les hémorragies des glandes surrénales sont connues depuis longtemps. Nous en trouvons la première mention dans les travaux de Rayer (1) et de Valleix (2), puis viennent les observations d'Addison (3), de Goolden (4), de Ogle (5) et les importants travaux de Mattei (6) sur l'apoplexie des capsules surrénales. Les recherches expérimentales de Roux et Yersin (7), de Charrin et Langlois (8), de Roger (9), de Pilliet (10), de Pettit (11) montraient bientôt le rôle capital de l'infection et de l'intoxication dans la genèse des hémorragies surrénales. Aussi Leconte (12), dans une thèse consacrée à l'étude de cette altération, fait-il de l'intoxication sa cause unique. Le très important mémoire d'Arnaud (13) nous apporte ensuite une étude d'ensemble des hémorragies capsulaires, étude à laquelle nous ferons de larges emprunts, encore que nous ayons à combattre quelques-unes de ses conclusions. Depuis le travail d'Arnaud, nous n'avons plus qu'à signaler nos propres recherches (14) sur les hémorragies surrénales dans les infections et les intoxications expérimentales et humaines, celles de Bernard et

(1) Rayer, Journal *l'Expérience*, 10 mai et 10 novembre 1837, et *Atlas des maladies du rein.*

(2) Valleix, *Clinique des maladies des enfants nouveau-nés*, 1838, obs. XXII.

(3) Addison, *Loc. cit.*

(4) Goolden, *The Lancet*, 1857, vol. II, p. 266.

(5) Ogle, *Trans. Path. Soc. of London*, 1860, vol. XI, p. 280.

(6) Mattei, *Lo Sperimentale*, 1863, traduit in *Gazette hebdomadaire*, Paris, 1864, p. 35, et *Lo Sperimentale*, 1883, p. 386.

(7) Roux et Yersin, *Annales de l'Institut Pasteur*, 1889.

(8) Charrin et Langlois, *Soc. de biol.*, 29 juillet 1893, févr. et décembre 1896.

(9) Roger, *Soc. de biol.*, 1894, et *Presse médicale*, 3 février 1894.

(10) Pilliet, *Soc. de biol.*, 3 février 1894.

(11) Pettit, Thèse de doctorat ès sciences. Paris, 1896, p. 99.

(12) Leconte, *Étude sur les hémorragies des capsules surrénales*. Thèse de Paris, 1897.

(13) Arnaud, Les hémorragies des capsules surrénales (*Arch. gén. de médecine*, juillet 1900, p. 1 à 65).

(14) Oppenheim et Loeper, *Loc. cit.*

Bigart (1) sur le même sujet, les publications de Blaker et Bailey (2), de Talbot (3), d'Andrews (4), de Hamill (5) sur les hémorragies capsulaires des nouveau-nés, les observations isolées de Laignel-Lavastine (6), de Sicard (7), etc., enfin un travail tout récent de Dudgeon (8).

ANATOMIE PATHOLOGIQUE

La fréquence des hémorragies capsulaires est très diversement appréciée par les auteurs. Mattei en comptait 7 cas sur 1300 cadavres examinés au hasard ; mais il ne faisait entrer dans sa statistique que les hémorragies visibles à l'œil nu. Arnaud, sur les capsules de 100 sujets, toutes examinées au microscope, note 3 hémorragies importantes constatées à l'autopsie, 8 hémorragies microscopiques, enfin 18 cas d'hyperémie et de congestion capsulaires simples. Leconte, sur 78 cadavres d'adultes, trouve 7 fois des hémorragies à divers degrés. Nous-mêmes, sur 150 autopsies prises au hasard, relevons, en négligeant les congestions simples qui sont très fréquentes, 5 hémorragies visibles à l'œil nu, et 8 autres hémorragies décelables seulement à l'examen histologique. Ces chiffres, comme nous le verrons dans le chapitre suivant, s'élèvent beaucoup, si on limite les recherches aux sujets morts de maladies infectieuses aiguës. D'autre part, un grand nombre d'hémorragies capsulaires passent inaperçues du fait qu'elles sont masquées par les altérations cadavériques des capsules. Nous avons montré, en effet, que c'est surtout sur les glandes surrénales congestionnées et hyperémiées que se montre la nécrose cavitaire, mettant ainsi un obstacle sérieux à la recherche des hémorragies.

A un autre point de vue, il est intéressant de noter la fréquence toute particulière des hémorragies surrénales chez le nouveau-né et le nourrisson. Mattei, sans doute en comptant les congestions simples, les aurait trouvées 75 fois sur 90 ; chiffre évidemment exagéré, mais qui indique bien cependant la fréquence très grande de cette lésion retrouvée depuis par les nombreux auteurs que nous avons cités plus haut.

Les lésions sont fréquemment bilatérales ; dans un tiers des cas, elles sont limitées à une seule capsule, et, dans ce cas, siègent plus souvent

(1) BERNARD et BIGART, *Journal de physiologie et de pathologie générales*, 1902, n° 6, p. 1014.
(2) BLAKER et BAILEY, *British med. Journ.*, 13 juillet 1901.
(3) TALBOT, *Saint-Bartholomew Hospital Records*, 1900, vol. XXXVI, p. 207.
(4) ANDREWS, *Pathological Society Transactions*, 1898.
(5) HAMILL, *Arch. of pediatr.*, 1er février 1901.
(6) LAIGNEL-LAVASTINE, *Bull. de la Soc. anatomique*, 12 décembre 1901.
(7) SICARD, *Bull. de la Soc. méd. des hôpitaux*, 21 juillet 1904.
(8) DUDGEON, Étiologie, pathologie et diagnostic de l'hémorragie surrénale (*Americ. Journ. of the med. sc.*, janvier 1904, p. 134).

à droite qu'à gauche. L'*aspect macroscopique* de la glande varie suivant l'importance de l'hémorragie.

Dans les cas les plus légers, la capsule est d'aspect normal ou présente seulement à la coupe un ou plusieurs petits points rouges de la grosseur d'une tête d'épingle à celle d'un pois, et situés, en général, au niveau de la zone réticulée. D'autres fois, ces points font défaut, mais la glande, dans son ensemble, est le siège d'une hyperémie intense ; sa coloration est rouge foncé, son poids s'élève, atteint 10, 12 ou 15 grammes. Enfin, les hémorragies plus volumineuses constituent de véritables tumeurs pouvant atteindre le volume d'un œuf de pigeon ou d'un œuf de poule, ou, dans des cas exceptionnels, former des masses volumineuses qui remplissent le flanc. Dans ces cas d'hématomes considérables, l'enveloppe de la capsule, trop distendue, peut se rompre, et il en résulte un épanchement sanguin dans le tissu cellulaire rétropéritonéal, comme dans les observations de Droubaix (1) et de Pritchard (2) ou même dans le péritoine (Friedler) (3).

A la coupe, l'aspect de la tumeur varie suivant la date récente ou ancienne de l'épanchement et suivant qu'il subsiste ou non des vestiges du tissu surrénal normal. Souvent, la lésion se présente sous l'aspect d'un hématome plus ou moins volumineux, complètement entouré par une mince bande de substance corticale. Dans certains cas, le caillot a subi une organisation conjonctive avec tendance à la régression, formation de tissu cicatriciel et atrophie de l'organe.

Les *lésions microscopiques* sont complexes. Hors les cas où la glande est complètement détruite par une hémorragie considérable, il y a presque toujours, autour et à côté des foyers sanguins, un état plus ou moins accusé de congestion. Au degré le plus léger, cette congestion a son siège dans la zone réticulée de la substance corticale, portion la plus vasculaire de la glande et point de départ habituel des lésions congestives et hémorragiques de la capsule ; puis la congestion s'étend à la zone fasciculée, les capillaires dilatés écartant les trabécules ; à un degré de plus, il y a rupture des capillaires et dilacération des travées cellulaires avec formation de foyers hémorragiques plus ou moins étendus. C'est presque toujours au niveau de la zone réticulée que se forment ces foyers ; de là, l'hémorragie se répand dans les autres couches en refoulant et en comprimant les trabécules. Seules, les hémorragies très importantes peuvent reconnaître une autre origine et provenir de la rupture d'une des branches de la veine capsulaire centrale. Dans ce cas, il s'agit toujours d'hématomes volumineux détruisant tout le centre de la capsule et ne laissant subsister qu'à la

(1) Droubaix, Thèse de Paris, 1887.
(2) Pritchard, *The Lancet*, 1890, vol. I, p. 750.
(3) Friedler, *Archiv der Heilkunde*, 1870, t. XI, p. 301.

périphérie une mince bande de substance corticale; les éléments nobles sont quelquefois conservés intacts au pourtour de la tumeur ou à l'une de ses extrémités; dans d'autres cas, ils sont complètement détruits par compression ou par dilacération, et la capsule se trouve réduite à une coque glomérulaire entourant un magma sanguin au milieu duquel nagent, détachées de leur base d'implantation, des cellules qui ont perdu toute vitalité.

ÉTIOLOGIE ET PATHOGÉNIE

Le relevé des observations d'hémorragies capsulaires montre que cette lésion a été observée dans les états pathologiques les plus variés. Sur les 80 cas réunis dans la statistique d'Arnaud on trouve 6 cas de néphrite ou de mal de Bright, 3 affections cardiaques, 7 maladies diverses des voies respiratoires (bronchite, pneumonie, emphysème), 6 cas de tuberculose pulmonaire, 4 cas d'affections cérébro-spinales (méningite et congestion cérébrales, hydropisies ventriculaires, épilepsie), 3 cas de cancer, 2 cas d'aortite avec athérome généralisé, 2 cas de thrombo-phlébite de la veine surrénale au cours de suppurations hépatiques, enfin 2 cas de brûlures étendues.

Chez le fœtus et le nouveau-né on note dans un tiers des cas des causes d'asphyxie pendant le travail (compression du cordon, lenteur du travail, application de forceps). Nous-mêmes avons observé des hémorragies capsulaires dans les affections suivantes : tuberculose pulmonaire (3 cas), néphrite chronique (2 cas), cancer du rein (1 cas), hémiplégie par hémorragie cérébrale (1 cas), affection cardiaque (1 cas). Nos autres observations se rapportent toutes à des affections infectieuses aiguës (pneumonie, broncho-pneumonie, diphtérie, streptococcie), mais les chiffres n'ont plus ici le même intérêt, ces observations ayant été recueillies à une période où nous examinions systématiquement les capsules surrénales d'un grand nombre de sujets morts de maladies infectieuses. Nous devons enfin insister sur la fréquence des hémorragies surrénales au cours des purpuras hémorragiques, ainsi qu'en témoignent les observations de Talbot, de Blaker et Bailey et les nôtres.

Par l'énumération qui précède, il est facile de voir que les hémorragies capsulaires s'observent surtout au cours des affections susceptibles d'entraîner des congestions viscérales : tantôt il s'agit de congestion passive, de stase veineuse intracapsulaire; c'est le cas des affections cardiaques, des maladies de l'appareil respiratoire, en particulier de la tuberculose pulmonaire, sans doute aussi des affections cérébrales, accompagnées de coma prolongé; c'est, chez le nouveau-né, le cas des troubles circulatoires si communs durant la vie fœtale et pendant l'accouchement, troubles circulatoires que rendent plus importants les rapports intimes des capsules avec le système de la veine cave inférieure dont le rôle est prépondérant à cet âge de la vie. Tantôt, au contraire, il y a lieu d'invoquer un travail d'hyperémie active, qui peut être dans quelques cas le résultat d'une action réflexe vaso-motrice (dans les brûlures, par exemple), mais qui, bien plus souvent, nous paraît en rapport avec l'hyperactivité fonctionnelle des glandes surrénales provoquées par la présence dans le sang d'agents infectieux ou de poisons microbiens ou autres.

Les ***recherches expérimentales*** qui ont établi de façon irréfutable le rôle antitoxique de la glande surrénale ont montré en même temps que, dans les infections et les intoxications provoquées, cet organe était le siège d'une congestion intense et nous ont fait pressentir ainsi la fréquence des lésions congestives ou hémorragiques de la capsule dans les maladies infectieuses humaines. Le fonctionnement plus actif des glandes surrénales du nouveau-né, dont le volume est proportionnellement bien supérieur à celui de ces organes à l'âge adulte, justifie, dans cette hypothèse, la fréquence plus grande des altérations capsulaires dans les maladies infectieuses de la première enfance, et il y a là une nouvelle cause à ajouter à celle que nous invoquions plus haut pour expliquer le nombre considérable d'hémorragies surrénales observées chez le nouveau-né. Il semble toutefois que, dans la pathogénie des surrénalites hémorragiques d'origine infectieuse, l'hyperémie par suractivité fonctionnelle ne soit pas tout; un rôle important paraît revenir d'une part aux altérations vasculaires soit anciennes, soit provoquées par l'infection, d'autre part à l'état de la tension sanguine dans la circulation générale. Ainsi la dégénérescence athéromateuse des artérioles est une cause adjuvante banale; la phlébite infectieuse des veines capsulaires a une action plus directe; elle existait dans deux observations d'Arnaud et nous l'avons nous-mêmes observée une fois dans une surrénalite hémorragique chez un sujet atteint d'infection streptococcique.

En résumé, nous dirons avec Arnaud que, « dans les capsules surrénales comme dans les autres organes, l'hémorragie peut être active ou passive. Dans les deux cas elle est favorisée : 1° par la disposition anatomique de la glande qui détermine le lieu d'élection des hémorragies dans le centre de la capsule, au niveau de la zone corticale interne (zone réticulée); 2° par les altérations des vaisseaux : thromboses veineuses (veines rénales ou veines surrénales), athérome, lésions vasculaires diverses, stase veineuse, etc.; 3° par l'altération du sang : maladies infectieuses hémorragipares, intoxications pathologiques ou expérimentales; 4° enfin par le rôle physiologique spécial antitoxique dévolu à la glande surrénale ».

SYMPTOMES ET DIAGNOSTIC

L'hémorragie capsulaire est le plus fréquemment une trouvaille d'autopsie : tantôt il y a eu latence absolue, l'hémorragie n'ayant donné lieu à aucun symptôme appréciable ; tantôt quelques symptômes se sont produits, mais ils n'ont pu être rapportés à une lésion capsulaire. Aussi les cas dans lesquels l'hémorragie a pu être diagnostiquée du vivant du malade sont-ils jusqu'à présent tout à fait exceptionnels. Est-ce à dire qu'il doive en être de même dans l'avenir et que l'hémorragie des capsules surrénales doive rester une lésion impossible à déceler cliniquement? Nous ne le croyons pas. Sans doute il est prouvé que la destruction plus ou moins complète de la capsule par un raptus sanguin n'entraîne jamais le symptôme d'Addison. Les quelques observations dans lesquelles on a voulu après coup retrouver, dans l'histoire des malades dont l'autopsie avait permis de trouver une hémorragie surrénale, quelques symptômes frustes de maladie bronzée sont pour la plupart fort justement critiqués et rejetées par Arnaud (observations d'Addison, de Greenhow, de Mattei, de Carrington). Mais nous avons assez insisté, dans le chapitre de séméiologie générale, sur l'existence de syndromes surrénaux non addisoniens pour justifier l'esquisse que nous allons tenter, à l'aide des observations aujourd'hui connues, d'une symptomatologie des hémorragies capsulaires.

1° Les ***grands hématomes*** [observations de Rayer (1), de Chiari (2), de Leconte (3), de Routier (4)] se manifestent par des signes de tumeur abdominale occupant le flanc et l'hypocondre d'un côté ou de l'autre, tumeur souvent fluctuante soit dans toute son étendue, soit dans une portion seulement. Ils s'accompagnent de symptômes dont quelques-uns pourraient à la rigueur éveiller l'idée d'insuffisance surrénale (douleurs épigastriques, vomissements dans le cas de Routier), mais qui le plus souvent sont en rapport avec les compressions des viscères, des vaisseaux et des nerfs de la cavité abdominale (ictère, œdème des membres inférieurs dans le cas de Rayer). Dans tous ces cas on songe à une tumeur du foie, de la rate ou du rein, et le diagnostic n'est possible qu'en cas d'intervention chirurgicale montrant l'origine de la tumeur.

2° ***D'autres hémorragies capsulaires restées latentes*** pendant toute leur évolution peuvent se révéler par des accidents péritonéaux, ou par des symptômes d'hémorragie interne grave liés à la rupture de l'hématome surrénal, qui laisse échapper son contenu dans

(1) Rayer, Journal *l'Expérience*, 10 novembre 1838.
(2) Chiari, *Wiener med. Zeitung*, 1885.
(3) Leconte, Thèse de Paris, 1897.
(4) Routier, *Société de chirurgie*, 12 décembre 1894.

le péritoine ou dans le tissu cellulaire sous-péritonéal (observations de Moisseret, de Mattei, de Hervey, de Friedler, de Pritchard).

Les symptômes les plus fréquents dans ce cas sont l'apparition d'une vive douleur abdominale accompagnée de vomissements, de ballonnement du ventre, de collapsus et de refroidissement des extrémités, petitesse du pouls, hypothermie et mort rapide en quelques jours, ou même en quelques heures.

3° Plus intéressants que les deux groupes de symptômes précédents sont ceux qui traduisent l'existence d'***hémorragies surrénales sans rupture de l'enveloppe de la glande.*** Les hémorragies anciennes avec caillot organisé et tendance à l'atrophie de la glande ont pu, dans quelques très rares observations, reproduire un **syndrome fruste d'insuffisance capsulaire chronique**, caractérisée par de l'anémie, de l'asthénie musculaire, des vomissements et de la diarrhée, de la prostration et de l'amaigrissement (observation de Goolden, une observation de Mattei). Mais ce syndrome surrénal chronique est exceptionnel, ce qui tient à la nature même de la lésion qui, le plus souvent, entraîne rapidement la mort ; et, comme le fait remarquer Arnaud, « si le malade survit et si la lésion n'a pas détruit la totalité de l'organe, la guérison est probable en raison de la tendance naturelle de l'épanchement sanguin vers la réparation, contrairement à ce qui se passe pour le processus tuberculeux à marche envahissante ».

Mais si le syndrome surrénal chronique est rarement observé, il n'en est plus de même des **accidents aigus** qui accompagnent fréquemment la production des hémorragies surrénales (abstraction faite des cas de rupture avec syndrome péritonéal consécutif). Parmi les signes notés dans les diverses observations, nous relevons comme les plus fréquents : les douleurs abdominales violentes, les vomissements et la diarrhée, la faiblesse musculaire extrême, la petitesse et l'irrégularité du pouls avec hypothermie, refroidissement des extrémités et collapsus, les convulsions, le coma apoplectique avec contracture des membres, enfin la mort subite. Ces différents symptômes, déjà signalés isolément dans certaines des observations rassemblées par Arnaud, se retrouvent réunis en grand nombre dans les cas d'hémorragies capsulaires du nourrisson par infection de nature indéterminée qu'ont fait connaître Talbot, Blaker et Bailey, Andrews et que l'un de nous a déjà rapportés dans sa thèse. Dans tous ces cas, il s'agit de nourrissons âgés de quelques mois pris brusquement, en pleine santé, de fièvre avec ou sans purpura. Au bout de quelques heures apparaissent de la diarrhée, des vomissements, des douleurs abdominales, puis des convulsions, de la petitesse du pouls avec cyanose et refroidissement des extrémités, enfin la mort survient dans le collapsus cardiaque ou au milieu d'une convulsion, six à vingt-quatre heures après le début des accidents; à l'autopsie, dans tous ces cas on ne trouva pas d'autre lésion qu'une hémorragie plus ou moins volumineuse des capsules surrénales. L'examen du sang pratiqué du vivant des petits malades avait montré dans plusieurs cas la présence du streptocoque pyogène. Dans toutes ces observations, si la fièvre et l'éruption cutanée s'expliquent aisément par la nature même de l'infection, il est difficile de ne pas attribuer à la destruction des surrénales les autres symptômes observés. Le fait est d'autant plus vraisemblable que nous trouvons les mêmes symptômes groupés de façon identique dans quelques cas d'hémorragie capsulaire de cause variable observée chez l'adulte : tel le cas d'Arnaud (1) concernant une jeune fille de dix-sept ans, entrée à l'hôpital pour une grave brûlure et qui brusquement meurt le onzième jour au milieu d'accidents qui firent soupçonner un empoisonnement : état syncopal, vomissements, violentes douleurs épigastriques, refroidissement des extrémités, petitesse du pouls, collapsus cardiaque; tel le cas de Laignel-Lavastine (2) relatif à un homme de quarante-sept ans, tombé sans connaissance dans la rue et amené à l'hôpital dans le coma : les extrémités sont cyanosées, la respiration rapide et superficielle, le pouls extrêmement petit et précipité, le ventre ballonné, une selle diarrhéique survient et le malade meurt le soir, douze heures après le début des accidents. Dans ces deux cas on trouve à l'autopsie comme lésion à peu près unique une hémorragie capsulaire, unilatérale et peu abondante dans la première observation; bilatérale et plus étendue dans la seconde.

Il existe donc, à n'en pas douter, un syndrome aigu révélateur des hémorragies capsulaires, et, sans rien préjuger de la physiologie pathologique de ces accidents, nous devons remarquer que ce syndrome reproduit de tous points les traits du syndrome d'insuffisance capsulaire aiguë de Sergent-Bernard. Mais dans un certain nombre de cas les accidents ont une évolution encore plus rapide et l'altération des capsules ne se révèle plus que par ce signe : la mort subite. Celle-ci peut être précédée pendant quelques heures ou quelques minutes de collapsus cardiaque, de coma, ou de convulsions épileptiformes, ou au contraire survenir brusquement d'une façon véritablement foudroyante sans aucun symptôme prémonitoire. Le tableau clinique se superpose de tous points à celui des accidents terminaux foudroyants de certaines formes de tuberculose capsulaire.

On pourrait donc décrire plusieurs formes cliniques d'hémorragies capsulaires.

(1) Arnaud, *Loc. cit.*, Observation I, p. 12.
(2) Laignel-Lavastine, *Société anatomique*, 12 décembre 1902.

1° Une forme *convulsive*, fréquente chez les enfants, ainsi qu'en témoignent Blaker et Bailey, Andrews, etc. ;

2° Une forme *péritonéale*, décrite par Arnaud, et qui simule la péritonite ou l'hématocèle ;

3° Une forme *tumeur* où l'on perçoit dans un des hypocondres une masse plus ou moins volumineuse ;

4° Une forme *apoplectique* avec mort subite ou rapide ;

5° Une forme *purpurique* même, non que la lésion hémorragique des surrénales soit cause du purpura comme semble le croire Nebou (1), mais parce que le purpura accompagne fréquemment les maladies infectieuses qui déterminent l'hémorragie capsulaire (2).

Ces différentes formes peuvent évoluer avec une rapidité plus ou moins grande : *aiguë*, *suraiguë* ; quelquefois la maladie se prolonge et prend une allure *chronique* par destruction et atrophie progressive de la glande. Dans d'autres cas, et ce sont les plus fréquents, les symptômes sont assez atténués pour réaliser la forme *latente*.

Comme on le voit par l'exposé qui précède, les éléments ne manquent pas pour assigner aux hémorragies capsulaires une symptomatologie assez riche. ***Si le diagnostic d'une telle lésion n'est pas plus souvent porté*** du vivant du malade, il faut incriminer surtout les conditions dans lesquelles se produisent la plupart des hémorragies surrénales, complications ultimes d'une maladie infectieuse aiguë ou d'une grave lésion du système nerveux central. Dans ces cas, les quelques indices révélateurs de la lésion capsulaire sont confondus dans le cortège symptomatique de l'affection primitive et l'altération des glandes surrénales passe d'autant plus facilement inaperçue qu'on songe, en général, fort peu à en rechercher les signes. Plus les médecins connaîtront la fréquence des hémorragies capsulaires, plus ils seront familiarisés avec la connaissance des syndromes surrénaux ou addisoniens, et plus souvent ils pourront reconnaître ou tout au moins pressentir du vivant du malade l'existence d'une complication capsulaire.

La ***physiologie pathologique des accidents de l'hémorragie capsulaire*** prête à des considérations sur lesquelles nous n'insisterons pas longuement, ayant déjà abordé cette discussion dans un précédent chapitre.

Arnaud a divisé les symptômes énumérés précédemment en deux groupes : signes d'insuffisance capsulaire dans lesquels il range l'asthénie musculaire et la diarrhée ; signes nerveux constituant ce qu'il appelle le *syndrome apoplectiforme surrénal* et dans lequel il fait ren-

(1) Nebou, Thèse de Paris, 1905.

(2) M. Loeper, Hémorragies surrénales et purpura. *Conférences du mercredi à l'Hôtel-Dieu.* Masson, éditeur, 1905.

trer les vomissements, les douleurs abdominales, l'hypothermie, le collapsus cardiaque, l'état syncopal, la mort subite ; Sergent et Bernard, au contraire, cherchent à expliquer tous les accidents par l'insuffisance capsulaire ; nous avons déjà dit combien il était difficile de faire, dans la séméiologie des lésions capsulaires, la part de l'insuffisance fonctionnelle de la glande et celle des troubles nerveux de voisinage ; nous avons montré ce qui, à notre avis, appartenait à chacun de ces deux facteurs. Nous dirons seulement ici qu'Arnaud nous paraît trop concéder à la théorie nerveuse, en lui faisant expliquer la production des vomissements, des troubles circulatoires, de l'hypothermie, de tous ces signes qui, ici comme dans la surrénalite chronique, sentent trop l'intoxication pour ne pas dépendre d'une perturbation des fonctions antitoxiques. Mais, d'autre part, nous ne pouvons admettre avec Sergent et Bernard que la mort subite dans les hémorragies soit uniquement fonction de l'insuffisance capsulaire et se produise lorsque les dernières cellules glandulaires viennent à être frappées d'inertie ou de mort. Il suffit de rappeler que dans deux des observations que nous avons citées (observations d'Arnaud et de Laignel-Lavastine) la plus grande partie du tissu surrénal était intacte, pour montrer que cette conception ne saurait s'appliquer à tous les cas. Aussi continuons-nous à croire, comme l'un de nous l'écrivait précédemment, qu'il y a lieu de faire jouer un rôle dans la genèse des accidents au retentissement de la lésion capsulaire sur les nerfs et les ganglions du plexus solaire et de l'enveloppe des capsules.

Mais, qu'ils soient produits par la destruction des cellules sécrétantes ou par l'altération des nerfs de l'enveloppe, tous les symptômes que nous avons passés en revue n'en sont pas moins signe de lésion surrénale. Il ne faut pas plus limiter la séméiologie des capsules surrénales aux symptômes dits « d'insuffisance capsulaire » qu'on ne limite la séméiologie du foie aux symptômes de l'insuffisance hépatique.

Aussi avons-nous tenu surtout, dans l'état actuel de la question, à grouper, sans trop nous préoccuper de leur physiologie pathologique, tous les symptômes de l'hémorragie capsulaire, afin de fournir aux cliniciens les éléments d'un diagnostic qu'ils auront quelquefois l'occasion de porter.

PRONOSTIC

Il est difficile de préciser le degré de gravité des hémorragies capsulaires, affection le plus souvent inconnue du vivant du malade. Si les grandes hémorragies destructives de la plus grande partie du parenchyme surrénal paraissent une cause fréquente de mort, il semble bien que les petits raptus sanguins, surtout lorsqu'ils restent inclus au centre de l'organe, sans venir irriter les plexus nerveux périphériques, n'entraînent pas constamment d'accidents sérieux.

Cependant, comme nous le faisions remarquer plus haut, il existe plusieurs observations de mort rapide ou subite par hémorragie surrénale, dans lesquelles une faible partie des capsules était détruite. La gravité de l'hémorragie n'est donc pas seulement en rapport avec son étendue, et sans doute interviennent d'autres facteurs dont la plupart nous sont inconnus. Il nous semble toutefois que la cause de l'hémorragie n'est pas sans importance. Les infections et les intoxications, en même temps qu'elles détruisent, par le mécanisme de l'hémorragie, une portion plus ou moins grande du parenchyme capsulaire, apportent à la glande surrénale un surcroît de travail ; aussi est-ce dans ces conditions qu'éclateront le plus facilement les accidents graves de l'insuffisance capsulaire.

M. Loeper et R. Oppenheim.

SURRÉNALITES AIGUES

Sous le nom de *surrénalites aiguës*, nous entendrons les diverses altérations des organes surrénaux provoquées par les infections ou les intoxications aiguës.

Assez bien connues aujourd'hui quant à leur anatomie pathologique, ces surrénalites aiguës n'ont qu'une histoire clinique à peine ébauchée. Nous savons qu'il est fréquent de trouver, à l'autopsie des sujets morts de maladies infectieuses aiguës, des lésions congestives, hémorragiques ou cellulaires des glandes surrénales; nous avons tout lieu de supposer que de graves lésions de ces organes doivent se traduire par des troubles fonctionnels importants et retentir sur la marche générale de la maladie. Mais nous n'avons pas encore appris à rechercher de façon assez systématique, chez nos malades, les éléments symptomatiques du syndrome surrénal, pour diagnostiquer aisément du vivant du malade, au milieu du riche cortège symptomatique d'une infection aiguë, l'altération plus ou moins sérieuse des capsules surrénales, comme nous reconnaissons les signes d'une complication hépatique ou rénale. Aussi ne pouvons-nous, en l'état actuel de la question, qu'ébaucher l'histoire des surrénalites aiguës et ne présenter ici qu'un chapitre d'attente.

ÉTIOLOGIE ET PATHOGÉNIE

1° ***Surrénalites expérimentales.*** — C'est aux recherches de pathologie expérimentale que nous devons la connaissance des lésions surrénales au cours des infections et des intoxications. Dès 1889, Roux et Yersin (1) signalaient la congestion intense des glandes surrénales au cours de l'intoxication diphtérique expérimentale chez le cobaye. Puis Charrin et Langlois (2) étudiaient les altérations produites dans cet organe par l'infection pyocyanique; Roger (3) celles déterminées par l'infection pneumobacillaire. Les recherches ultérieures de Pettit (4), de Pilliet (5), de Wibauw (6) confirmèrent ces premiers résultats. Abordant à notre tour cette étude, nous avons, dans une série de recherches, établi la nature des lésions surrénales provoquées par divers poisons et

(1) Roux et Yersin, *Annales de l'Institut Pasteur*, 1889.
(2) Charrin et Langlois, *Bull. de la Soc. de biol.*, 1893. p. 812, et 1896, p. 131.
(3) Roger, *Bull. de la Soc. de biol.*, 27 janv. 1894, et *Presse médicale*, 1894, p. 95.
(4) Pettit, Thèse de doctorat ès sciences, 1896.
(5) Pilliet, *Archives de physiologie*, 1895, p. 555.
(6) Wibauw, *Étude des capsules surrénales dans les maladies infectieuses expérimentales*, Bruxelles, 1897.

diverses toxines microbiennes, pneumobacille, charbon, toxine diphtérique, toxine tétanique, arsenic, phosphore, mercure (1). Plus récemment encore, Bernard et Bigart (2) ont étudié les altérations produites dans les capsules par l'arsenic, le mercure et le plomb, en s'attachant particulièrement à l'étude des lésions cellulaires fines.

De l'ensemble de ces travaux, il résulte cette notion aujourd'hui bien établie que les surrénales sont touchées par toutes les infections et les intoxications expérimentales. Nous ne pouvons entrer ici dans l'étude détaillée des altérations ainsi provoquées. Disons seulement que dans presque tous les cas, mais à des degrés divers et variant plutôt suivant la durée de la survie et la virulence des agents toxiques que suivant leur nature, on trouve une triple réaction au niveau des capsules, réaction leucocytique sous forme de diapédèse diffuse ou de nodules infectieux, réaction vasculaire allant de la congestion simple aux ruptures de vaisseaux avec énormes hémorragies susceptibles de détruire complètement le parenchyme glandulaire, réaction cellulaire enfin marquée à son maximum dans la diphtérie et dans l'intoxication phosphorée et qui va de la fonte des contours cellulaires à la nécrose totale en îlots plus ou moins étendus.

Les congestions intenses et les hémorragies sont surtout le fait des intoxications aiguës ; la diapédèse lymphocytaire s'observe de préférence dans les intoxications atténuées ou lentes. Quant aux lésions cellulaires dans les intoxications graves rapidement terminées par la mort, elles se caractérisent surtout par l'état trouble du protoplasma, les déformations des contours cellulaires et la dislocation des trabécules. Dans les intoxications peu profondes, on observe, au contraire, d'après Bernard et Bigart, au lieu de ces lésions d'ordre destructif, des signes de suractivité fonctionnelle, transformation de la couche fasciculée dont toutes les cellules prennent l'aspect hypercrinique, de spongiocytes, karyokinèse dans ces mêmes couches, hyperplasie nodulaire sous-glomérulaire, augmentation de pigment dans la réticulée, tous signes d'exaltation fonctionnelle des surrénales constituant l'hyperépinéphrie de Bernard et Bigart, par opposition à l'hypoépinéphrie des intoxications aiguës.

2° ***Surrénalites aiguës chez l'homme.*** — La recherche des lésions surrénales à l'autopsie des sujets morts de maladies infectieuses n'ayant été faite systématiquement que par fort peu d'auteurs, il est bien difficile d'être fixé sur la fréquence de ces lésions. Mais ce qui est bien établi, c'est qu'on peut les observer dans les infections les plus

(1) Oppenheim et Lœper, *Soc. de biologie*, mars 1901 et février 1902, et *Arch. de médecine expérimentale*, mai 1901.

(2) Bernard et Bigart, *Journ. de physiol. et de path. génér.*, 1902, n° 6, p. 1014.

diverses. Parrot (1), Mattei (2), Toupet (3), R. Way (4), Pritchard (5) ont ainsi signalé la congestion, l'hémorragie ou la suppuration des capsules, dans le tétanos, les méningites, l'infection purulente, la pneumonie.

Dans les recherches que nous avons entreprises nous-mêmes à ce sujet (6), nous avons trouvé constamment des lésions dans tous les cas de diphtérie que nous avons étudiés; de même pour la variole, les lésions variant d'intensité d'un cas à un autre, mais se retrouvant toujours; de même encore pour la pneumonie.

La fièvre typhoïde, le tétanos, diverses affections à streptocoques nous ont donné des résultats analogues. Il semble donc bien établi que la plupart, sinon la totalité des infections aiguës déterminent au niveau des surrénales des lésions plus ou moins graves. Il est difficile, dans l'état actuel de la question, d'établir quelles sont les maladies qui entraînent le plus fréquemment cet ordre de complications. D'après nos recherches, nous serions portés à placer au premier rang la diphtérie, la variole et la pneumonie.

Les surrénalites s'observent à tous les âges; presque toutes les pièces de surrénalites diphtériques étudiées par nous provenaient du service de la diphtérie de l'hôpital des Enfants-Malades; celles de surrénalites varioliques, typhiques, streptococciques, concernaient des adultes.

Dans la pneumonie, nous avons trouvé également des lésions capsulaires chez des vieillards septuagénaires, chez des adultes et chez des nourrissons. Nous devons noter à ce propos la fréquence des lésions capsulaires chez le nouveau-né. Celles-ci se présentent presque toujours sous la forme d'hémorragies et, comme nous l'avons vu dans un précédent chapitre, la plupart de ces hémorragies sont de nature infectieuse.

A côté des surrénalites aiguës, que l'on observe au cours des maladies infectieuses générales, nous devons dire un mot des cas beaucoup plus rares d'inflammations capsulaires aiguës, consécutives à des lésions de voisinage. Ce n'est qu'exceptionnellement qu'au cours d'une suppuration du tissu cellulaire périnéphritique la glande surrénale se trouve envahie et devient le siège d'un abcès. L'observation de Janowski (7)

(1) Parrot, *Arch. gén. de médecine*, 1872, t. XCIX, p. 257.
(2) Mattei, *Lo Sperimentale*, 1863, p. 386.
(3) Toupet, *Bull. de la Soc. anat.*, 1887.
(4) R. Way, *Virchow's Archiv*, 1887, p. 446.
(5) Pritchard, *The Lancet*, 1890, t. I, p. 750.
(6) Oppenheim et Lœper, Lésions des capsules surrénales dans quelques maladies infectieuses aiguës (*Bull. de la Soc. de biol.*, 13 juillet 1901, et *Arch. de méd. expérimentale*, septembre 1901).
(7) Janowski, Gazette *Lekarska*, 1898, n° 54, p. 354.

paraît un exemple de cette surrénalite suppurée par lésion de voisinage.

ANATOMIE PATHOLOGIQUE

A l'œil nu, les capsules surrénales se présentent souvent avec leur aspect normal. Plus souvent, elles sont augmentées de volume et manifestement congestionnées. Leur poids est augmenté et, au lieu de 7 grammes que représente le poids moyen de la surrénale normale, passe à 9, 10 ou 12 grammes.

A la coupe, on observe ou de la simple congestion ou des hémorragies plus ou moins étendues ; très fréquemment, enfin, l'étude macroscopique est rendue impossible par l'altération cadavérique connue sous le nom de *transformation cavitaire de la capsule*. Nous avons d'ailleurs constaté (1) que le ramollissement *post mortem* s'observe surtout sur des capsules antérieurement malades et que le point de départ de ce ramollissement doit être cherché dans des lésions congestives du réseau vasculaire.

Quoi qu'il en soit, cette grande fréquence des altérations cadavériques met un obstacle sérieux à l'étude histologique des surrénales infectieuses ; mais presque toujours, même dans les cas les plus défavorables, on trouve, à l'une ou l'autre extrémité de la glande, une région suffisamment respectée par le ramollissement pour permettre l'examen.

Les ***lésions histologiques*** observées sont de trois ordres :

1° Les **lésions cellulaires,** encore mal connues, frappent surtout l'écorce. Elles paraissent accusées surtout dans la diphtérie, où l'on observe toute une série d'altérations qui vont de la fonte des contours des trabécules corticales à la perte des réactions colorantes de la cellule, à la dégénérescence vacuolaire, enfin à la nécrose cellulaire en îlots plus ou moins étendus. Dans la variole, la pneumonie, les streptococcies, les lésions cellulaires sont moins nettes et cèdent le pas aux lésions interstitielles.

2° **Lésions vasculaires.** — Celles-ci, à peu près constantes, consistent, dans les cas les plus légers, en congestion simple du centre de la glande ; souvent s'y ajoutent des hémorragies. Ces hémorragies, lorsqu'elles sont abondantes, peuvent arriver à détruire, par compression et dilacération, la presque totalité des trabécules et la capsule se trouve alors réduite à une coque glomérulaire, entourant un magma sanguin, au milieu duquel nagent, détachées de leur base d'implantation, des cellules qui ont perdu toute vitalité. Ces faits s'observent surtout dans la pneumonie, dans les streptococcies et particulièrement dans les infections des nouveau-nés.

(1) Oppenheim et Loeper, *Arch. de méd. expérimentale*, 1901, n° 4, p. 686.

3° Les **lésions interstitielles** se caractérisent surtout par une réaction leucocytique plus ou moins accusée. Dans certaines infections à marche très rapide, on observe une diapédèse diffuse d'éléments polynucléaires, qui forment quelquefois de petits abcès microscopiques dans les espaces intertrabéculaires (broncho-pneumonies des nourrissons, streptodiphtérie, streptococcies diverses).

Plus souvent, au cours des infections prolongées, on observe une infiltration lymphocytique dans la zone réticulée et autour des grosses veines centrales. Tantôt la lymphocytose reste diffuse, tantôt les éléments se conglomèrent et forment des nodules infectieux, situés le plus souvent dans la partie interne de la substance corticale.

Chez un grand nombre de malades, on trouve enfin un certain degré de sclérose péricapsulaire, corticale et centrale. Nous l'avons observée surtout dans la variole et la pneumonie, chez des sujets déjà âgés, et nous croyons qu'elle est plutôt le reliquat d'une lésion antérieure (infectieuse ou toxique) que le fait de l'infection à laquelle a succombé le malade.

Nous n'avons eu en vue jusqu'ici que les surrénalites infectieuses atteignant des glandes surrénales antérieurement saines. Il n'est pas rare, à côté de ces faits, de voir dans d'autres cas une maladie infectieuse aiguë déterminer des lésions nouvelles sur des capsules antérieurement atteintes de lésions chroniques en voie d'évolution. Nous en avons, pour notre part, publié un exemple (1); il s'agissait d'une grosse hémorragie capsulaire constatée au centre d'une glande surrénale adénomateuse, chez une vieille femme artérioscléreuse morte d'une broncho-pneumonie aiguë.

De tels faits ont, comme nous le verrons plus loin, une très grande importance pour l'étude du rôle des maladies infectieuses dans la genèse du syndrome d'insuffisance capsulaire aiguë.

SYMPTOMES ET DIAGNOSTIC

Nous devons, au point de vue symptomatique, distinguer plusieurs groupes de faits :

1° ***Surrénalites suppurées.*** — Les abcès de la capsule surrénale sont très rares. Dans l'observation de Janowski, le diagnostic n'avait pas été fait. Les signes locaux et généraux, frissons et fièvre à grandes oscillations, douleurs lombaires intenses, œdème de la région lombaire droite, avaient fait porter le diagnostic de *néphrite suppurée.*

2° ***Congestion et hémorragies des capsules surrénales.*** —

(1) Oppenheim et Lœper, *Loc. cit.*, et Oppenheim, Les adénomes des capsules surrénales (*Bull. de la Soc. anatomique*, décembre 1900).

Les hémorragies capsulaires ont été étudiées dans le chapitre précédent.

Nous avons vu notamment les signes physiques des gros hématomes surrénaux, ainsi que le syndrome péritonéal de leur rupture intrapéritonéale. Il n'y a donc pas lieu de revenir ici sur des faits d'ailleur exceptionnels.

Mais nous devons à nouveau attirer l'attention sur la fréquence des l'infection dans l'étiologie des hémorragies capsulaires et rapprocher celle-ci des simples surrénalites congestives et des surrénalites nécrotiques de même origine. Dans tous ces cas, et exception faite des gros hématomes susceptibles de se révéler par des signes physiques particuliers, les symptômes varient beaucoup moins suivant la nature de la lésion surrénale que suivant le degré de souffrance plus ou moins accusé de tout l'organisme au cours d'une maladie infectieuse générale. Ce sont, en effet, les symptômes généraux de l'infection ou les symptômes locaux en rapport avec l'altération d'un organe important (poumons, cœur, foie, reins, etc.) qui masquent le plus souvent les signes plus discrets de la lésion capsulaire. Il n'en est pourtant pas toujours ainsi, et dans quelques faits, très rares à la vérité, nous voyons l'hémorragie capsulaire constituer la localisation anatomique essentielle du processus infectieux et le syndrome de l'hémorragie capsulaire tenir la première place dans le tableau clinique de la maladie.

Nous faisons allusion ici aux cas de purpura infectieux observés chez des nourrissons par Andrews, Garrod et Drysdale, Talbot, Blaker et Bailey, et que nous avons relatés dans le chapitre *Hémorragies surrénales*.

En dehors de ces faits exceptionnels, la **surrénalite infectieuse,** qu'elle soit congestive, hémorragique ou parenchymateuse, ne survient le plus souvent, il faut bien le reconnaître, qu'à titre de détermination locale et accessoire au cours d'un processus aigu, généralisé ; et dans la symptomatologie des maladies infectieuses banales, même de celles qui, comme la diphtérie et la pneumonie, entraînent de façon presque constante de graves lésions surrénales, il est bien difficile de reconnaître des signes en rapport avec l'existence de ces lésions.

Comme le disait l'un de nous dans un précédent travail (1), il n'est pas impossible que l'hypotension artérielle et que l'abattement et la prostration de certains malades soient dus à une perturbation de la sécrétion surrénale ; il est possible surtout que, dans les cas où l'infection s'est terminée par la mort, la destruction des capsules, privant l'organisme d'un de ses moyens de résistance, ait largement contribué à produire ce dénouement. Peut-on aller plus loin et diagnostiquer du vivant

(1) Oppenheim, Thèse, 1902.

du malade l'intégrité ou l'altération des capsules. Quelques observations récentes tendent à faire admettre que, pour difficile qu'elle soit, la chose n'est pas toujours impossible. Sergent (1) a publié le cas d'un homme de trente ans qui, au troisième jour d'une pneumonie alcoolique, jusqu'alors accompagnée d'agitation extrême et de délire bruyant, tomba assez rapidement dans un état d'abattement et de somnolence, en même temps que le pouls, jusqu'alors plein et vibrant, devenait mou et dépressible ; le lendemain, c'est-à-dire le quatrième jour de la maladie, le malade, qui dormait en rêvassant tout haut, se dresse brusquement dans son lit et retombe mort ; à l'autopsie, outre les lésions classiques de l'hépatisation grise, on trouve une surrénalite congestive aiguë des plus accentuée avec foyers hémorragiques de la capsule droite ; s'il est difficile d'affirmer que l'abattement, la prostration, la faiblesse du pouls observés au cours de cette pneumonie étaient fonction de la lésion surrénale, en revanche il paraît très logique, étant donné ce que nous savons de la mort subite au cours des lésions capsulaires, d'admettre avec Sergent que la brusque terminaison de l'affection fut provoquée dans ce cas par l'altération des capsules.

Plus récemment encore, Sicard (2) a publié l'observation d'une jeune femme de trente-trois ans entrée à l'hôpital avec tous les signes d'une broncho-pneumonie, datant de deux jours ; l'examen du sang démontre qu'il s'agit d'une infection causée par le pneumobacille de Friedlaender. Le neuvième jour de la maladie, on constate une asthénie extrême allant jusqu'à l'impotence musculaire presque absolue ; deux jours plus tard apparaissent d'autres signes de la série surrénalienne, diarrhée, chute de température allant jusqu'à l'hypothermie, hypotension artérielle, ligne blanche ; il n'y eut ni vomissements, ni douleurs lombaires, ni mélanodermie. Vers le quinzième jour, apparurent des phénomènes délirants ; en même temps la malade refuse toute alimentation ; la tension artérielle tombe à 7 et 8 au sphygmomanomètre de Potain ; enfin la mort survient le dix-huitième jour. A l'autopsie, on trouve de grosses capsules pesant 19 et 22 grammes, et contenant plusieurs foyers hémorragiques, tant dans la partie centrale qu'en pleine substance corticale. Il s'agit donc ici d'une insuffisance surrénale pure, sans mélanodermie, diagnostiquée pendant la vie et sous la dépendance d'une surrénalite hémorragique, au cours d'une pneumo-bacillémie à Friedlaender.

Cette intéressante observation nous montre qu'à l'heure actuelle, l'attention étant attirée sur les faits de cet ordre, il n'est pas impossible, dans le complexus symptomatique d'une grande maladie infectieuse, de déceler les signes d'une surrénalite aiguë.

(1) Sergent, L'insuffisance surrénale aiguë et les maladies infectieuses (*Presse médicale*, n° 79, 1902, p. 939).

(2) Sicard, *Bull. de la Société médicale*, 21 juillet 1904.

Les signes les plus caractéristiques ont été ici l'asthénie très accusée et l'énorme hypotension artérielle, accessoirement la diarrhée et l'hypothermie.

De même Ribadeau-Dumas et Bing (1) ont récemment rapporté à la Société anatomique deux cas de surrénalites hémorragiques au cours de la rougeole et insisté sur ce fait qu'ils avaient pu soupçonner les lésions glandulaires du vivant des malades, d'après le syndrome de l'insuffisance capsulaire aiguë établi par Sergent et Bernard.

Enfin Bossuet (2), au cours de maladies infectieuses diverses, aurait pu reconnaître huit fois le syndrome d'insuffisance capsulaire, caractérisé par une asthénie très accusée accompagnée d'hypotension artérielle (10 à 12 centimètres de mercure) et de troubles gastro-intestinaux, état nauséeux, vomissements, diarrhée, enfin de troubles dans les échanges nutritifs, diminution de l'élimination par le rein des éléments azotés ou minéraux. Ce syndrome, dans ces cas, débuta d'une façon très brusque et disparut soit spontanément en même temps que la maladie à l'occasion de laquelle il s'était manifesté, soit sous l'influence du traitement par l'extrait surrénal préparé suivant le procédé classique d'Arsonval et administré à la dose quotidienne de 10 centimètres cubes.

Des faits qui précèdent, nous croyons pouvoir conclure que si, au cours des maladies infectieuses aiguës, les complications surrénales restent le plus souvent latentes, quelques signes, dont les plus importants sont l'asthénie, l'hypotension artérielle, la petitesse du pouls, l'hypothermie, la diarrhée et les vomissements, le collapsus cardiaque, la tendance à la syncope et à la mort subite, doivent cependant éveiller l'attention et faire songer à la possibilité d'une lésion capsulaire. Il est probable que la connaissance plus répandue de ce syndrome d'insuffisance capsulaire amènera de nouvelles observations de surrénalites aiguës diagnostiquées pendant la vie, et que ce chapitre de la pathologie des glandes surrénales s'enrichira rapidement.

PRONOSTIC

L'apparition d'une surrénalite aiguë au cours d'une maladie infectieuse est toujours une complication redoutable. La suppression des fonctions glandulaires prive l'organisme d'un de ses moyens de résistance, ce qui aggrave fatalement l'infection. Que la lésion capsulaire reste latente ou qu'elle se traduise par le syndrome plus ou moins net de l'insuffisance capsulaire, elle n'en est pas moins cause d'aggravation

(1) Ribadeau-Dumas et Bing, *Bull. de la Soc. anat.*, 3 juin 1904.

(2) Bossuet, Quelques considérations sur l'insuffisance surrénale (*Gaz. hebdomadaire des sciences médicales de Bordeaux*, 30 octobre 1904).

de la maladie en cours et peut même, comme nous l'avons vu, provoquer la mort subite.

Dans le même ordre d'idées, une autre question se pose. Les infections qui déterminent des lésions surrénales peuvent-elles, lorsqu'elles guérissent, laisser derrière elles un complexus symptomatique qu'on puisse rattacher à l'altération capsulaire, de même qu'une scarlatine, par exemple, laisse après sa guérison tous les symptômes d'une néphrite subaiguë ou chronique ?

L'anatomie pathologique et l'expérimentation prouvent toutes deux qu'aux altérations aiguës de la période d'état peuvent succéder, dans les infections de virulence atténuée, des lésions à évolution lente, dont la sclérose paraît l'aboutissant ultime. Mais ces lésions sont-elles susceptibles de se traduire cliniquement et de témoigner, par la production d'un syndrome surrénal subaigu ou chronique, l'atteinte dont les capsules ont été frappées antérieurement ?

Si de semblables faits ont été observés avant ces dernières années, ils ont dû, de toute nécessité, être considérés comme des cas de maladie d'Addison consécutive à une maladie infectieuse; et, en fait, nous trouvons deux observations qui à première vue paraissent rentrer dans ce groupe. La première, rapportée par Evans (1), concerne une jeune fille de dix-sept ans qui, pendant la convalescence d'une fièvre typhoïde, présenta des symptômes surrénaux très nets : vomissements, anorexie absolue, asthénie, pigmentation des régions sous-ombilicale et axillaires, et qui succomba deux mois après l'apparition de ces accidents et trois mois après le début de sa fièvre typhoïde. Ce fait pourrait donc être étiqueté *surrénalite infectieuse subaiguë au décours d'une dothiénentérie*. La seconde observation, due à Vollbracht (2), a trait à une jeune fille de quinze ans soignée pour une attaque de purpura hémorragique compliqué de néphrite, et qui, huit mois plus tard, vient à l'hôpital avec des vomissements, de l'anorexie, de la faiblesse générale, une coloration bronzée des mains, des épaules et du visage, avec taches brunes sur la muqueuse buccale. Le diagnostic porté fut celui de *maladie d'Addison aiguë*, causée vraisemblablement par un hématome des glandes surrénales ; mais, la malade ayant succombé au bout de quelques mois, on trouva à l'autopsie une caséification à peu près complète des capsules.

L'autopsie de la malade d'Evans n'ayant pas été pratiquée, rien ne prouve qu'il ne s'agissait pas dans ce cas aussi d'une tuberculose capsulaire précipitée dans sa marche du fait de la débilitation qu'en-

(1) Evans, Addison's disease following enteric fever (*Lancet*, t. I, 9 juin 1900, p. 1655).

(2) Vollbracht, Maladie d'Addison après une attaque de purpura hémorragique (*Wiener klinische Wochenschrift*, 13 juillet 1899, n° 28).

traîna la fièvre typhoïde plutôt que d'une surrénalite subaiguë d'origine infectieuse.

L'absence d'autopsie ne nous permet du moins de ne maintenir que sous réserves l'interprétation que nous avons proposée plus haut.

Tout récemment le chapitre des surrénalites subaiguës d'origine infectieuse ou toxique s'est enrichi d'une nouvelle observation publiée par Bernard et Heitz (1). Nous devons la résumer brièvement.

Il s'agit d'une malade de trente-huit ans, atteinte depuis six mois d'un affaiblissement musculaire progressif. Bientôt l'on vit survenir l'asthénie véritable, des douleurs épigastriques et des vomissements. La tension artérielle était basse (6 à 7 au sphygmomanomètre de Potain). La mélanodermie faisait défaut. Un épisode fébrile vint les derniers jours se greffer sur ces différents symptômes, et, chose curieuse, le pouls ne dépassa pas 60, tandis que la température s'éleva à 39°,5. La mort survint environ au huitième mois de la maladie.

C'est bien là le tableau de l'insuffisance capsulaire. L'autopsie montra l'absence de lésions dans tous les organes, à l'exception des glandes surrénales au niveau desquelles on nota de la congestion intense, de la dégénérescence graisseuse, des foyers de nécrose cellulaire, enfin des amas lymphocytiques qui s'aggloméraient jusque dans la capsule conjonctive en de véritables nodules.

Cette observation, quelque intéressante qu'elle soit, ne suffit peut-être pas à caractériser un type de surrénalite subaiguë. Les lésions dégénératives, congestives, nodulaires, observées par les auteurs, existent souvent dans la variole, la pneumonie, ainsi que nous l'avons indiqué, et correspondent à des processus d'inflammation relativement aigus. Bien plus, devant ces foyers nodulaires arrondis de l'enveloppe conjonctive, devant ces amas nécrosés, ces territoires ramollis, jaunâtres, visibles à l'examen macroscopique de l'organe, on peut se demander s'il ne s'agit pas de tuberculose.

Quoi qu'il en soit, la communication de Bernard et Heitz apporte une contribution intéressante au chapitre des surrénalites subaiguës d'origine infectieuse dans lequel entreront sans doute d'ici peu des observations caractéristiques.

Il semble donc dès maintenant acquis que des glandes surrénales touchées par une maladie infectieuse aiguë peuvent, au même titre que le foie ou que les reins, rester en état d'infériorité fonctionnelle et que les lésions produites à leur niveau peuvent entraîner plus tard un syndrome d'insuffisance capsulaire subaiguë ou chronique.

L'étude des surrénalites chroniques, que nous aborderons bientôt, achèvera d'ailleurs de mettre ce point en lumière.

(1) Léon Bernard et Heitz, *Bull. de la Soc. méd.*, 15 avril 1904.

Pour être complets, nous devrions encore dire un mot dans ce chapitre de l'influence des maladies infectieuses aiguës sur les lésions capsulaires chroniques antérieurement existantes, notamment sur la tuberculose surrénale. Que la maladie infectieuse aiguë agisse en ajoutant aux altérations anciennes de la glande de nouvelles lésions ou seulement en introduisant dans l'organisme des toxines que la capsule déjà insuffisante ne peut plus détruire, il n'en est pas moins certain que les infections intercurrentes aggravent considérablement le pronostic des lésions chroniques de la glande surrénale. Mais nous avons trop longuement insisté sur ce point en traitant de la maladie d'Addison pour avoir à y revenir ici.

TRAITEMENT

Fût-elle même diagnostiquée, la surrénalite aiguë ne saurait, au cours d'une maladie infectieuse aiguë, apporter d'indication thérapeutique bien spéciale. Diminuer la production des toxines par l'antisepsie générale et le régime lacté, et favoriser leur élimination par les diurétiques et la balnéothérapie constituent à la fois le meilleur moyen de prévenir les complications viscérales, y compris celles qui se localisent au niveau des capsules surrénales, et la façon la plus rationnelle de pallier les effets de l'insuffisance des organes antitoxiques, y compris les glandes surrénales.

Y a-t-il lieu, en dehors de cette thérapeutique générale, de combattre par l'opothérapie les accidents d'insuffisance capsulaire lorsqu'on parvient à les reconnaître? Nous avons vu que Bossuet a obtenu de très bons effets des injections d'extrait capsulaire; il y a dans ce fait un encouragement à essayer avec prudence la même thérapeutique, le cas échéant.

M. Loeper et R. Oppenheim.

SURRÉNALITES CHRONIQUES

Les surrénalites chroniques sont à l'heure actuelle encore assez mal connues. Leur étude date des constatations de Lancereaux, Hadden, qui décrivirent les surrénalites fibreuses, de Letulle, Pilliet, Weinberg qui attirèrent l'attention sur la surrénalite parenchymateuse nodulaire, et des observations de Talamon (1), de Philipps (2), de Mattei, etc. A vrai dire, elle resta longtemps purement anatomique; les recherches récentes de Arnauld et de nous-mêmes fixèrent quelques points de leur étiologie; celles enfin de Sergent (3), de Marchand (4), de Boinet essayèrent d'en préciser la symptomatologie.

Le nombre des cas publiés est malheureusement encore trop restreint pour que l'on puisse en tracer un tableau définitif.

Nous leur consacrerons pourtant un chapitre spécial et envisagerons successivement les scléroses surrénales, les surrénalites hypertrophiques nodulaires, les dégénérescences chroniques de la glande et la syphilis surrénale.

I. — SCLÉROSES ET ATROPHIES CAPSULAIRES

Les scléroses complètes sont pour ainsi dire exceptionnelles. Nous n'en avons observé que trois cas sur près de 150 examens, et, si nous exceptons les observations de Talamon, de Philipps, de Simmonds, qui se rapportent à la tuberculose ou à la syphilis, la littérature médicale ne nous en fournit guère que 4 cas de Sergent, de Marchand, de Pilliet (5).

Les scléroses discrètes, plus ou moins limitées, sont au contraire assez fréquentes. Boinet semble en avoir observé un certain nombre de cas. Nous-mêmes la constatons dans 17 de nos examens.

ÉTIOLOGIE. — Il est fort difficile d'en préciser l'étiologie.

Les grandes scléroses semblent avoir pour origine une infection ancienne (cas de Sergent), peut-être une inflammation de voisinage, telle qu'un cancer infecté du pancréas ou une cholécystite (cas de Pilliet).

Les scléroses discrètes se retrouvent dans une foule d'états pathologiques variés. Deux fois sur cinq, on les observe chez les vieillards,

(1) TALAMON, *Soc. anat.*, juin 1879.
(2) PHILIPPS, *The Journal of exper. med.*, 1899, vol. IV, p. 581.
(3) SERGENT, *Presse méd.*, 1904.
(4) MARCHAND, *Arch. für path. Anat.*, Berlin, 1897.
(5) PILLIET, *Soc. anat.*, juillet 1893.

et Delamarre a, à juste titre, insisté sur la sénescence de la glande surrénale. Dans certains cas on peut retrouver à l'autopsie des malades la cause ou une série de causes susceptibles de leur donner naissance : asystolie prolongée, cirrhose atrophique ou hypertrophique, maladie de Basedow, néoplasmes gastrique, pancréatique, pulmonaire même, colite dysentérique, cholécystites calculeuses, lithiase rénale infectée. Boinet semble admettre la fréquence de la surrénalite fibreuse dans la tuberculose et apporte à l'appui de sa thèse treize observations dont l'examen anatomique est vraiment écourté. Cette proportion nous paraît fort exagérée et l'influence de la bacillose pulmonaire ou ganglionnaire ne nous semble pas absolument démontrée.

Bien souvent il faut fouiller avec soin dans les antécédents des malades pour y retrouver les infections ou intoxications graves susceptibles de porter atteinte aux glandes surrénales, atteinte dont elles conservent la trace indélébile sous forme de placards ou de bandes fibreuses plus ou moins étendues.

La scarlatine, la fièvre typhoïde, la diphtérie et surtout la variole ont, ainsi que le démontre la fréquence des hémorragies, des nodules infectieux, des nécroses cellulaires, une véritable élection pour les surrénales. Il n'y a donc pas lieu d'être surpris de les retrouver dans les antécédents des malades. L'une des preuves les plus évidentes de cette influence des infections nous est fournie par un travail de Pettit (1) concernant des surrénales scléreuses de nouveau-nés de mères typhiques et succombant vingt-trois ou quarante jours après leur naissance. Nous avons fait la même constatation sur des capsules de nouveau-nés de mères varioliques que nous a remises Esmonet.

Les intoxications chroniques lentes doivent nécessairement agir sur le parenchyme capsulaire et y créer petit à petit des lésions irrémédiables. Pourtant leur rôle est difficile à préciser. Nous retrouvons l'alcoolisme chez deux de nos malades, le saturnisme chez deux autres. Un cinquième était diabétique, un autre goutteux.

D'ailleurs, si l'on peut expérimentalement déterminer des lésions aiguës des glandes surrénales avec de nombreux poisons, si l'on peut produire des scléroses par injection directe d'acide chromique, d'alcool, de nitrate d'argent, de toxines tuberculeuses solubles (Oppenheim et Lœper), il est très difficile d'obtenir des surrénalites fibreuses par ingestion ou injections sous-cutanées répétées. Gouget, avec l'acétate de plomb, a vu survenir l'hypertrophie de la glande, et nous-mêmes, sur des cobayes soumis pendant trois mois à l'absorption de petites doses de lactate de plomb, nous n'avons eu qu'un résultat positif sur sept expériences.

(1) Pettit, *Cinquantenaire de la Soc. de biologie*, 1901.

La rareté des scléroses surrénales, ou leur peu de développement, s'explique peut-être par la pauvreté de la glande en tissu fibreux. Il en est de la surrénale comme de la pituitaire : l'une et l'autre sont peu sujettes aux atrophies fibreuses.

ANATOMIE PATHOLOGIQUE. — ***Périsurrénalite et sclérose glomérulaire.*** — En dehors de la périsurrénalite tuberculeuse, qui a été décrite plus haut, il existe des capsules volumineuses, pesant de 8 à 9 grammes, adhérentes à la face inférieure du foie, au rein, à la vésicule. Les unes ne sont que la propagation d'inflammation de ces organes, les autres sont en quelque sorte idiopathiques.

La surface de la glande est en général blanchâtre, légèrement tomenteuse et régulière. A la coupe le tissu résiste, les rapports respectifs des deux substances sont conservés, la zone pigmentaire semble parfois plus développée qu'à l'état normal.

A un faible grossissement on constate l'existence, autour de la glande, d'une assez large zone fibroïde d'où partent des prolongements qui se perdent dans le tissu cellulo-adipeux sous-péritonéal et dans la couche glomérulaire.

Ce tissu fibreux emprisonne des artérioles péricapsulaires, des filets nerveux et des veines qui sont souvent altérés, voire même un ganglion nerveux qui est, lui aussi, sclérosé. Mais ces épaississements notables ne se voient guère que dans les inflammations subaiguës, telles que la périnéphrite calculeuse et la cholécystite.

De la face interne de la coque fibreuse, même peu épaisse, partent des prolongements effilés qui, assez régulièrement, s'enfoncent dans la couche glandulaire sous-jacente. Ils dépassent rarement la zone glomérulaire qu'ils découpent en isolant et dissociant même les glomérules. C'est ce que nous appellerons la *sclérose glomérulaire*. Comme on le voit par notre description, elle peut être consécutive à la périsurrénalite ou évoluer pour son propre compte. Dans le premier cas elle est plus développée que dans le second. Mais elle ne pénètre jamais très loin, et les faisceaux fibreux creusés d'orifices vasculaires qui semblent s'enfoncer plus profondément et déforment certains territoires glandulaires, n'ont dans la majorité des cas, croyons-nous, rien de pathologique.

Les glomérules sont plus petits que normalement et bien moins nombreux. Les cellules qui les constituent semblent aussi plus rares, mais elles gardent leur aspect habituel et leur coloration plus foncée que celle des couches sous-jacentes.

Les cellules de la fasciculée sont également intactes. Il n'en est pas toujours de même des éléments pigmentaires. Delamarre les croit plus abondants, et la zone est, à son avis, plus développée que normalement, surtout dans les capsules de vieillards. C'est là un fait que nous avons constaté également dans certaines glandes légèrement scléreuses, même chez des individus jeunes.

Phlébite centrale. — Les altérations aiguës portent souvent sur les parois des veines centrales. Aussi ne peut-on s'étonner que leur épaississement fibro-musculaire se rencontre quelquefois. Signalée aussi par Delamarre dans les glandes séniles, nous avons rencontré la phlébite centrale dans les surrénales d'un goutteux, d'un saturnin, d'un brightique, et dans les surrénales de deux malades ayant eu autrefois la variole, et très alcooliques.

Mais c'est là une lésion qui intéresse bien peu le fonctionnement de la glande.

Sclérose centrale ou médullaire. — Nous la trouvons signalée six fois dans nos observations, coïncidant ou non avec la périsurrénalite. Pettit en a publié trois cas chez les nouveau-nés de mères infectées.

Tantôt la sclérose a entièrement détruit la couche médullaire qui apparaît constituée par un tissu conjonctif fibrillaire. Ce tissu, semé de très rares cellules lymphatiques et conjonctives, creusé de lacunes vasculaires, est occupé sur une assez large étendue par la veine centrale dont les tuniques musculaires ont complètement disparu, et qui semble une lacune plus volumineuse. Fait particulier, cette sclérose s'arrête net à la couche corticale dont les cellules sont parfois plus riches en graisse que normalement, les vaisseaux plus congestionnés, les granulations pigmentaires moins abondantes.

Dans d'autres cas, la sclérose est plus discrète et aussi plus dense : ce sont des placards plus ou moins étalés, d'où partent des pointes fibreuses ou de longues bandelettes qui vont d'une extrémité à l'autre de la glande. Parfois, enfin, la veine fibrosée, épaissie, semble le centre autour duquel rayonnent des tractus scléreux délicats.

Sclérose totale. — Il est de très rares observations où les placards scléreux de l'écorce et de la moelle surrénales sont réunis par des tractus fibreux qui suivent exactement la direction des trabécules, en un mot où existe une sclérose véritable de la corticale.

Un faible grossissement permet de les apercevoir colorés en rose par l'éosine, ou en rouge par le Van Giesson, et isolant, dissociant même les trabécules.

Cette sclérose intrafasciculaire a été pour la première fois bien étudiée par Pilliet, qui signale même des atrophies cellulaires analogues aux pseudo-canalicules du foie cirrhotique et des anneaux scléreux semblables à ceux de la cirrhose de Laennec. Nous n'avons pas observé la sclérose à ce degré. Dans les trois cas de sclérose corticale examinés par nous, il s'agissait toujours d'une hyperplasie fibreuse discrète dans la couche trabéculaire avec altération minime des cellules et sclérose plus intense dans la zone glomérulaire et médullaire.

Nous ajouterons, pour être complet, que des congestions subites, des nodules infectieux, des dégénérescences cellulaires peuvent apparaître dans ces surrénales sclérosées, indice d'une inflammation aiguë, greffée sur la lésion ancienne, comme certaines poussées aiguës se greffent sur les cirrhoses et les atrophies rénales.

Sclérose des ganglions semi-lunaires. — Elle a été signalée par Hadden (1) et a fait l'objet d'un mémoire récent de Laignel-Lavastine (2) qui l'aurait constatée dans quatre cas de tuberculose avec mélanodermie. Elle consiste dans l'épaississement de la capsule des ganglions avec ou sans nodules infectieux, et parfois dans une sclérose centrale à disposition annulaire plus ou moins caractérisée.

SYMPTOMATOLOGIE. — La symptomatologie des scléroses surrénales est très souvent négative. En général les scléroses, ou atrophies surrénales, ne se traduisent pendant la vie par **aucun symptôme bien accentué** : le peu d'étendue des lésions explique ce silence.

Pourtant il est des cas où l'attention du clinicien fut attirée sur la capsule surrénale. Certains auteurs ont rencontré le **syndrome addisonien au complet** : Marchand (3), Boinet (4), Sergent (5), constatèrent l'association de la mélanodermie aux phénomènes asthéniques et à l'hypotension artérielle. Nous avons eu nous-mêmes l'occasion d'examiner une femme de quarante ans, atteinte d'un affaiblissement extrême et d'une pigmentation très étendue, dont la tension artérielle ne dépassait pas 9 centimètres de mercure, qui vint mourir à Lariboisière d'une fièvre typhoïde de moyenne intensité et chez laquelle l'autopsie révéla une sclérose péricapsulaire et médullaire assez accentuée.

Les vomissements, si fréquents dans l'insuffisance des capsules surrénales, peuvent devenir véritablement incoercibles, témoins les cas de Sergent, de Marchand auxquels nous avons déjà fait allusion.

Le syndrome surrénal chronique est bien plus souvent dissocié : certains malades, comme ceux de Debove (6), de Hudelo et Heitz (7), de Marchand, de Boinet, ne présentent que la mélanodermie. Quoi qu'en dise Laignel-Lavastine, les ganglions semi-lunaires peuvent être intacts et leur altération, croyons-nous, ne peut être considérée comme le substratum anatomique de toute pigmentation.

Quelques malades sont simplement asthéniques et, ainsi que Raymond, Sicard l'ont montré, on les prend pour des neurasthéniques ou des

(1) HADDEN, cité par LANCEREAUX, *Traité d'anat. path.*
(2) LAIGNEL-LAVASTINE, *Arch. gén. de méd.*, oct. 1904.
(3) MARCHAND, *Loc. cit.*
(4) BOINET, L'addisonisme (*Arch. gén. de méd.*, sept. et oct. 1904).
(5) SERGENT, *Loc. cit.*
(6) DEBOVE, *Leçon clinique*, 1905.
(7) HUDELO et HEITZ, *Maladie de Paget. Iconographie de la Salpêtrière*, 1901.

bulbaires, le syndrome d'Erb-Goodflam pouvant relever non d'une polyomyélite bulbaire, mais parfois d'altérations capsulaires.

Il serait fort intéressant de trouver à chacun de ces symptômes un substratum anatomique distinct, mais les observations sont trop peu nombreuses pour qu'un semblable essai de *localisation* soit possible. Pourtant la sclérose corticale et péricapsulaire tient plutôt sous sa dépendance l'asthénie et la mélanodermie ; la sclérose centrale, ainsi qu'en témoignent les recherches de Pettit sur les glandes des nouveau-nés, est l'origine des troubles circulatoires et de l'hypotension.

C'est d'ailleurs ce dernier symptôme qui nous apparaît comme le plus important. Même isolé, lorsqu'il est persistant et accentué, il doit, en dehors de lésions cardio-vasculaires évidentes, attirer l'attention sur la surrénale.

ÉVOLUTION. — PRONOSTIC. — L'évolution des scléroses surrénales est impossible à fixer, car on en ignore le début. Le pronostic en est assez grave. On comprend, en effet, qu'une infection, ou intoxication surajoutée, trouve dans les cas que nous avons signalés un organisme moins résistant et puisse extérioriser en quelque sorte des lésions presque latentes.

Ainsi peut être interprétée notre observation de sclérose rapidement terminée par fièvre typhoïde légère. Ainsi peut être aussi interprétée celle de Hadden (1) où apparurent subitement vomissements, lassitude, syncope et mort en trois jours.

Les recherches que nous avons faites sur la résistance aux infections et intoxications des cobayes, dont les surrénales avaient été préalablement sclérosées, apportent une confirmation importante à ces faits cliniques et en précisent la physiologie pathologique.

II. — SURRÉNALITE NODULAIRE

A côté des scléroses de la capsule surrénale, il existe une forme d'altération chronique, caractérisée par une hypertrophie de la couche corticale et que Pilliet (2), puis Letulle (3), ont désignée sous le nom d'*hyperplasie* ou de *surrénalite nodulaire*.

Cette surrénalite paraît être à la glande surrénale ce que l'hyperplasie nodulaire est au foie.

ÉTIOLOGIE. — La fréquence n'en est pas considérable et l'on en compte les observations.

Menetrier l'a vue chez des malades morts de pneumonie ; Pilliet, Aubertin et Ambard (4), chez des néphritiques chroniques ; Letulle, Mene-

(1) Hadden, *Transactions of the path. Society*. London, 1865, p. 436.
(2) Pilliet, *Soc. anat.*, 1888, 1890, 1892.
(3) Letulle, *Soc. anat.*, avril 1892.
(4) Menetrier, Ambard et Aubertin, *Soc. méd. des hôpitaux*, 1903.

trier, chez des tuberculeux ; Weinberg (1), chez des cancéreux très cachectisés; Josué et Bernard, chez des athéromateux. Nous n'en trouvons que 3 cas bien caractérisés sur près de 150 examens de surrénales que nous avons faits : l'un appartient à une femme de cinquante-cinq ans, morte assez rapidement de pneumonie grise, l'autre à un tuberculeux, le troisième à un saturnin.

ANATOMIE PATHOLOGIQUE. — Certains auteurs ont décrit, sous le nom d'***hyperplasie nodulaire***, des altérations de la glande extrêmement discrètes et limitées, que seul le microscope permet d'apercevoir.

Il s'agit là, comme l'a bien montré Letulle, d'évolution nodulaire partielle, plutôt que de surrénalite véritable, et nous croyons que ces formes doivent être décrites à part.

La ***véritable surrénalite nodulaire*** est caractérisée par une assez notable **hypertrophie, avec déformation** et boursouflement en quelque sorte de la glande. Le poids peut atteindre 11 et 12 grammes. Hypertrophie et déformation atteignent les deux capsules, quoique elles puissent être plus marquées sur l'une d'elles.

A la coupe, la substance corticale est notablement augmentée et la coupe en fait voir nettement l'aspect nodulaire qui peut être si marqué qu'on a confondu la surrénalite nodulaire avec la tuberculose.

Le **microscope** permet de se rendre compte de quelques détails intéressants. La disposition habituelle de la couche corticale a disparu; les trabécules n'ont plus la direction radiée, mais semblent se pelotonner, s'ordonner en bulbes d'oignon, en nodules. Les travées cellulaires périphériques sont assez nettement disposées en cercles.

La circonférence d'un nodule est tangente à celle du voisin, mais, le plus souvent, aucune bandelette fibreuse ne les isole. Les vaisseaux sont parfois un peu dilatés, plus apparents, plus gorgés qu'à l'état normal.

Les cellules ont, à la périphérie, un aspect homogène ; bien colorées en rose par l'éosine, elles contiennent fréquemment le pigment jaune, le lipochrome des cellules de la réticulée.

Vers le centre, elles prennent l'aspect vacuolaire, spongieux même, et la fixation par l'osmium, le flemming, la coloration par le sudan montrent dans leur intérieur de grosses gouttelettes graisseuses, franchement teintées ou partiellement réfringentes. Au milieu de ces cellules graisseuses, d'autres éléments homogènes sont isolés par paquets plus ou moins considérables.

Il est des cas où les cellules, chargées de graisse, sont peu abondantes : nous les désignerons sous le nom de *surrénalite nodulaire simple*; d'autres où elles prédominent de beaucoup : Letulle les a appelés *surrénalite nodulaire graisseuse*.

(1) WEINBERG, *Soc. anat.*, 1896.

a. Le plus souvent, tous les types cellulaires de la couche corticale, y compris les éléments pigmentés de la réticulée, prennent part à la formation de ces nodules et en occupent la périphérie; ***la surrénalite nodulaire est totale***.

La couche médullaire est intacte, les parois de la veine peuvent être épaissies, de même que la capsule conjonctive peut présenter une épaisseur plus considérable que normalement, et envoyer quelques prolongements dans les angles laissés par les nodules.

La pathogénie de la surrénalite nodulaire est obscure. Peut-être certains poisons peuvent-ils, à faible dose prolongée, lui donner naissance.

Gouget semble l'avoir observée dans le saturnisme expérimental. L'expérience de Gouget est unique et, sur près de 10 animaux injectés pendant trois mois avec l'acétate de plomb (cobaye, lapin), nous ne l'avons pas rencontrée.

L'adrénaline, administrée au lapin par voie veineuse et même sous-cutanée, peut la déterminer. Dans deux cas, les animaux ayant reçu jusqu'à 4 et 5 milligrammes d'adrénaline à doses progressives en deux mois, les glandes surrénales avaient un volume quadruple de la normale; la couche corticale, très hypertrophiée, montrait sinon une disposition nette en nodules, du moins un pelotonnement assez caractéristique (1).

Josué, Vaquez, Aubertin et Ambard (2), frappés de la coexistence ici d'athérome, là de néphrite atrophique avec hypertension dans les cas de surrénalite nodulaire, ont admis une relation entre ces lésions et l'hypertension d'une part et la surrénalite de l'autre. Cette opinion, pour séduisante qu'elle soit, n'est encore qu'une hypothèse. En effet, la surrénalite nodulaire s'observe dans la tuberculose, les cachexies où l'hypertension et l'athérome font défaut (Letulle, Menetrier, Weinberg).

Elle peut manquer dans des cas d'athérome très étendu de l'aorte chez l'animal comme chez l'homme, ainsi que nous nous en sommes assurés plusieurs fois.

Bien plus, elle ne nous paraît pas avoir de substratum physiologique très solide : si le surfonctionnement de la glande ainsi hypertrophiée est possible, il ne se traduit pas par l'hyperplasie des cellules chromaffines, cellules adrénalogènes qui, seules, peuvent sécréter une quantité plus considérable d'adrénaline que normalement.

Il faut se borner à constater les faits sans en tirer dès maintenant de conclusion définitive.

(1) M. Loeper, Action de l'adrénaline sur l'appareil vasculaire et la capsule surrénale (*C. R. de la Soc. de biologie*, 1903).

(2) Vaquez, *Soc. méd. des hôp.*, 1903. — Aubertin et Ambard, *Ibid.* et *Tribune méd.*, 1903. — Vaquez, L'hypertension (*Rapport au Congrès français de méd.*, 1904).

b. ***Surrénalites nodulaires partielles.*** — Letulle a bien vu qu'il existait entre la surrénalite nodulaire totale et l'adénome une troisième variété de lésions surrénales à laquelle on peut donner le nom d'*hyperplasie nodulaire* ou d'*évolution nodulaire partielle*.

Tantôt l'hyperplasie porte sur une région limitée de la fasciculée, les cellules s'ordonnent, se pelotonnent comme les cellules de l'adénome véritable dont l'hyperplasie n'est peut-être que le premier degré. Tantôt elle porte sur la couche réticulée qui s'élargit ou s'arrondit en un point.

Tous les éléments cellulaires sont pigmentés et l'on est en présence d'un petit adénome pigmentaire en miniature.

Ces altérations capsulaires ne sont pas très rares. Nous en avons pour notre part observé un certain nombre, pour la plupart non pigmentaires, deux dans des glandes de varioleux, une dans la surrénale d'un pneumonique, une autre d'un diabétique, deux de tuberculeux. Decloux nous a montré récemment un beau cas d'hyperplasie pigmentaire dans une capsule engainée par du tissu gommeux syphilitique.

c. ***Surrénalites miliaires diffuses.*** — A l'autopsie de nombreux malades morts d'affections les plus diverses, pneumonie, tuberculose, anémie cancéreuse, cachexie, néphrites, maladie de Basedow, à l'autopsie de vieillards athéromateux ou non, on voit fréquemment une quantité considérable de petites soufflures, de petits amas blanchâtres de la grosseur d'une tête d'épingle ou d'un grain de plomb.

Ces cas sont rangés par certains auteurs dans la surrénalite nodulaire; d'autres les considèrent comme un état de sénescence de la glande (Delamarre).

Nous les désignerons sous le nom de *surrénalites miliaires diffuses*. Ils nous semblent assez identiques à ce que Bernard, Bigart, Josué, Vaquez ont appelé l'*hyperépinéphrie*, et qu'ils auraient surtout observé dans la néphrite, l'hypertension et l'athérome.

Elle est assez fréquente et nous la constatons 18 fois sur 150 cas.

Les glandes qui en sont atteintes sont souvent aplaties, allongées, en languette, et dans une de nos observations (néphrite subaiguë avec péricardite) elles mesuraient 11 centimètres de longueur sur 7 de largeur. La nature des petits nodules miliaires que Baunier avait confondus avec des tubercules est facile à déterminer histologiquement..

Sur des coupes colorées par les procédés habituels, on peut voir assez régulièrement disposés des amas de 7 ou 8 éléments cellulaires, situés dans la couche glomérulaire ou sous-glomérulaire. Chaque cellule est volumineuse, comme gonflée, spongieuse et vacuolaire. L'acide osmique y révèle de nombreux grains noirâtres ou noir franc.

Ces amas sont donc formés de cellules graisseuses : ils correspondent, croyons-nous, aux nodules miliaires que l'on aperçoit à la surface de la glande.

On les retrouve d'ailleurs aussi en pleine couche fasciculée, voire isolés, dans la réticulée et même la médullaire, au voisinage de la veine, où ils constituent de véritables îlots aberrants de cellules spongieuses, vacuolaires, volumineuses, colorables en noir par l'osmium, dont la nature ne peut être déterminée exactement et qui n'ont, croyons-nous, pas encore été signalés par les histologistes. Ils nous ont paru surtout abondants dans un cas de néphrite subaiguë et deux de maladie de Basedow.

Nous ignorons la cause immédiate et la pathogénie de cette surrénalite miliaire dont la fréquence est pourtant assez grande.

Peut-être est-elle l'indice d'une suractivité fonctionnelle de la glande dans l'athérome et l'hypertension (hyperépinéphrie de Bernard, Josué, Vaquez)?

Peut-être résulte-t-elle d'irritations multiples et répétées de la glande par certains poisons, tels que le plomb, de certaines infections comme la tuberculose ? La réponse est, à l'heure actuelle, impossible à donner.

SYMPTOMES. — La *symptomatologie* des surrénalites hyperplasiques est nulle. La plupart ont été des trouvailles d'autopsie. Pourtant Vaquez considère l'athérome ou même l'hypertension comme un symptôme fréquent de leur existence. Cette opinion est extrêmement séduisante, mais le nombre des observations publiées n'est pas encore assez considérable pour qu'on l'accepte sans quelque réserve.

III. — CAPSULE CARDIAQUE

Nous désignerons sous ce nom les glandes surrénales atteintes de congestion passive, sous la dépendance d'une asystolie plus ou moins prolongée.

On les rencontre chez certains nouveau-nés asphyxiques (Still), dans les broncho-pneumonies infantiles où domine la cyanose, dans la tuberculose chronique surtout fibreuse, dans les cardiopathies de tout ordre et surtout mitrales.

Les glandes sont en général mal conservées ; à la coupe, elles renferment une bouillie sanguinolente. Parfois, elles sont distendues par une véritable hémorragie, particulièrement chez le nouveau-né (Andrews, Still) (1).

Le plus souvent, il n'existe que de la congestion simple.

Il est inutile de revenir sur la localisation des dilatations vasculaires

(1) ANDREWS, STILL, *Transactions of Pathol. Society*. Londres, 1898.

à la périphérie de la glande, dans les espaces interfasciculés, à la limite de la médullaire et de la corticale.

Des effractions vasculaires peuvent se produire en pleine substance corticale ou médullaire et un peu d'œdème écarte ou isole les trabécules. Même, dans quelques cas, on constate des infarctus. M. Letulle nous en a signalé un cas où les deux tiers de la glande avaient disparu ; à la périphérie de l'infarctus, les cellules étaient dissociées par l'hémorragie et nageaient dans des lacs sanguins.

La pigmentation de la réticulée est, fait assez intéressant, plus marquée dans les capsules des asystoliques que dans celles des individus morts sans trouble circulatoire prolongé ; de même, la graisse y paraît plus abondante.

On peut, sans les décrire, car ce sont des raretés, citer les trois observations de thromboses capsulaires signalées par Hanau en 1885 : la glande était atrophiée et légèrement congestionnée. Nous ne connaissons qu'un cas de thrombose cancéreuse des veines capsulaires, mais la glande présentait à l'autopsie des noyaux cancéreux.

A la suite d'asystolie chronique, il est possible de voir se développer de très légères scléroses de l'écorce et de la médullaire dont nous avons parlé au chapitre des scléroses capsulaires. Il n'est d'ailleurs nullement prouvé que l'asystolie et la stase soient la cause véritable ou unique de la sclérose.

Bien certainement l'altération des glandes surrénales, au cours des processus asystoliques, joue un rôle dans l'accentuation de certains des phénomènes observés. Il ne nous paraît pas douteux que le fonctionnement de ces organes soit fort troublé et la sécrétion insuffisante ou défectueuse : la persistance de l'hypotension doit être la conséquence de stases considérables et permanentes. Peut-être même certaines congestions pulmonaires, certains symptômes cérébraux, l'asthénie même, sont-ils en rapport avec elle?

Aussi quelques auteurs n'ont-ils pas hésité à faire des injections d'adrénaline dans ces cas. Nous en avons nous-mêmes, chez deux malades, obtenu de bons résultats.

IV. — DÉGÉNÉRESCENCES SURRÉNALES

Les dégénérescences de la capsule surrénale sont de deux ordres : les unes portent sur les éléments cellulaires eux-mêmes, les autres sur le tissu conjonctif de la glande. Les premières comprennent la dégénérescence graisseuse, la dégénérescence pigmentaire ; les secondes se réduisent à la dégénérescence amyloïde.

Dégénérescence graisseuse. — Il est très difficile de juger l'importance ou la fréquence de la dégénérescence graisseuse, en raison de l'abondance de graisses et de lécithine dans les cellules spongieuses et même fasciculées de la surrénale, fait que nous avons indiqué les premiers chez l'animal (1) et qui a été confirmé par Mulon, Bernard et Bigart. Pourtant il est manifeste que dans les processus chroniques, comme dans les processus aigus, la glande surrénale peut subir une véritable dégénérescence graisseuse.

Nous ignorons quel rôle joue cette dégénérescence ou cette surcharge dans les différents symptômes observés au cours de l'affection. Il est possible qu'un certain ralentissement fonctionnel en soit la conséquence, mais la clinique est incapable de le dépister.

Au point de vue étiologique, les capsules surrénales sont fréquemment surchargées de graisse dans les processus subaigus et chroniques. Nous avons vu la surcharge dans tous les cas d'anoxémie prolongée : anémie grave post-hémorragique (1 cas), leucémie aiguë et chronique (2 cas), chlorose mortelle (1 cas), cancer de l'estomac et du pancréas (3 cas), asystolie (5 cas), néphrite chronique avec anémie (3 cas).

Dans la tuberculose pulmonaire chronique ou subaiguë banale, la surcharge graisseuse est très fréquente ; nous pourrions dire presque constante.

Les glandes surrénales sont aussi fréquemment atteintes que le foie et que la thyroïde. La surcharge graisseuse peut être considérée comme résultant du ralentissement des oxydations, lui-même consécutif à l'anoxémie et à l'infection en cours. S'il s'agit donc d'une dégénérescence au sens étymologique du mot, il ne s'agit bien souvent que d'un ralentissement fonctionnel de la cellule dont le noyau conserve encore ses réactions colorantes habituelles.

b. ***Surcharge pigmentaire.*** — Les glandes surrénales sont le plus souvent pigmentées dans le diabète bronzé (observations de Jeanselme, Letulle, de Massary et Potier, Brault et Galliard). A l'autopsie, elles apparaissent soit franchement rouillées, soit seulement teintées à la périphérie.

Elles sont, dans ces cas, en général assez volumineuses, et dans une observation personnelle de diabète bronzé la glande surrénale droite pesait 9 grammes, la gauche 10.

Au microscope, sans aucune coloration, le pigment nous a paru surtout localisé dans la zone glomérulaire ; c'est aussi l'opinion de Letulle, qui ne signale de pigment que dans la partie superficielle de la couche corticale. Dans une des observations de cet auteur, il y avait quelques grains de pigment dans la médullaire, mais cet envahissement n'est pas constant. La coloration par le ferrocyanure acide et le sulfhydrate

(1) Oppenheim et Lœper, *Société de biologie*, 1901.

d'ammoniaque permet d'ailleurs de se rendre compte de la nature ferrugineuse de ce pigment et de sa localisation. Il semble que dans la majorité des cas il ne dépasse pas la zone glomérulaire qu'il dessine d'une bordure bleue ou noire continue.

c. ***Dégénérescence amyloïde.*** — Elle est la plus connue des dégénérescences capsulaires. Indiquée pour la première fois par Virchow, croyons-nous, elle est également signalée par Lancereaux, Rindfleisch, Letulle, Brault, Papillon. Nous en avons nous-mêmes observé deux cas. Il est difficile, vu le petit nombre d'examens, de savoir dans quelle proportion les glandes surrénales sont dégénérées au cours de l'amylose généralisée. M. Brault la croit moins fréquente que celle du rein et de la rate. Nous avons étudié à ce point de vue les surrénales dans trois cas d'amylose et dans dix-huit cas de tuberculose banale.

La dégénérescence a fait défaut chez tous les tuberculeux dont les autres organes étaient intacts. Elle existait deux fois sur trois dégénérescences amyloïdes des autres organes. L'amylose capsulaire est donc une localisation fréquente de l'amylose assez étendue : elle ne semble pas exister isolément.

D'autre part, la dégénérescence amyloïde est rarement associée à la tuberculose capsulaire.

Nous renvoyons, pour son étiologie et sa pathogénie, au chapitre de la maladie amyloïde du rein. Les mêmes causes, tuberculose surtout, peut-être syphilis et rhumatisme chronique, suppurations chroniques, peuvent être invoquées. Les mêmes discussions peuvent être faites au sujet de la nature de la matière amyloïde et de son mode de formation (Pétrone, Kravkoff, Chantemesse et Podwisotsky).

Les glandes surrénales amyloïdes sont à la fois volumineuses, dures et pesantes. La surface peut être déformée, granuleuse ; la coloration est pâle et à la coupe on aperçoit des îlots translucides cireux. Une goutte de teinture d'iode et un peu d'acide acétique suffisent à l'autopsie à faire apparaître en ces régions la teinte rouge brun caractéristique.

Au microscope, la dégénérescence amyloïde est surtout corticale : elle atteint à un moindre degré la médullaire. Tandis que l'on constate des traînées assez larges, des bandes et des îlots dans la première, on ne voit guère dans la seconde que de petits tractus délicats. Les artères de la capsule conjonctive sont atteintes comme celles du centre de la glande ; dans des cas, d'ailleurs très rares, la ou les grosses veines de la médullaire sont également envahies.

A un faible grossissement, des territoires entiers de la fasciculée ont disparu, étouffés par la matière amyloïde : les cellules ne sont plus visibles dans ces îlots à contours irréguliers, munis de prolongements effilés qui irradient dans tous les sens. On pourrait croire que les cellules elles-mêmes subissent la dégénérescence; mais un grossissement plus puissant montre qu'il n'en est pas ainsi : dans les régions voisines, en effet, les bandelettes amyloïdes finement colorées au violet de Paris et même à l'iode suivent la direction des capillaires; la matière se dépose dans leurs parois ; son accumulation élargit les espaces interfasciculaires, refoule et comprime les cellules qui s'atrophient dans les logettes qui les contiennent; beaucoup n'ont plus que 6 ou 7 μ de diamètre, le volume d'un globule rouge. Certains éléments cellulaires souffrent et disparaissent, d'autres sont intacts dans des régions moins envahies et comme dessinées au pinceau par la dégénérescence.

Les cellules de la médullaire ne présentent en général aucune altération.

La dégénérescence amyloïde s'accompagne parfois de dégénérescence ou de surcharge graisseuse des cellules surrénales et de congestion de la glande. Ces lésions sont plus en rapport avec la maladie causale qu'avec l'altération même des vaisseaux et du tissu conjonctif.

La symptomatologie de l'amylose surrénale ne peut être indiquée. Sans doute, elle se perd dans le cortège de l'amylose généralisée. Il semble d'ailleurs que pareille altération doive rester très silencieuse, puisque la région la plus importante de la glande, celle qui régit la tension artérielle, est intacte, et que les autres parties du parenchyme ne sont que très partiellement altérées.

V. — SYPHILIS SURRÉNALE

Baerensprung semble avoir le premier étudié les lésions surrénales de la syphilis. Elles ne sont pas très fréquentes et Hennig, Huber, Marchand en Allemagne, Simmonds, Turner (1), Barlow (2), Schwytzer (3) en Angleterre et en Amérique, Lancereaux en France n'en publient que de rares observations. Quelques cas récents ont été rapportés par Potier et Boinet.

La syphilis surrénale est héréditaire ou acquise, mais certainement moins rare dans le premier cas que dans le second. C'est en effet dans des autopsies d'enfants nouveau-nés, de fœtus de mère syphilitique qu'elle a été surtout signalée. C'est dans ces conditions que nous en avons observé un cas.

Elle est quelquefois une manifestation de la syphilis acquise, mais elle coexiste en général avec des gommes du foie ou du rein (Barlow, Schwytzer, Turner).

Anatomiquement elle appartient à trois types : les gommes, les gommes miliaires et la sclérose.

(1) Turner, *Transactions of the pathological Society of London*, vol. XXXV, 1884, p. 393.

(2) Barlow, *Ibid.*, vol. XXXV, 1885.

(3) Schwytzer, *New York medical Journal*, n° 1, 1898, t.II.

Les **gommes volumineuses** déformant la glande sont extrêmement rares (obs. de Gaucher) (1); elles en occupent la partie moyenne ou une extrémité. Leur structure est celle de toutes les gommes ; dans le centre, incolore, on ne distingue aucun noyau cellulaire; à la périphérie, les éléments sont plus distincts et se perdent petit à petit entre les trabécules de la surrénale. Ils sont entourés d'une zone de réaction fibreuse assez discrète qui peut rayonner à distance et se perd dans le tissu sain (cas de Schwytzer).

La **syphilose miliaire** de la surrénale ne se rencontre guère que chez le nouveau-né et le fœtus. Les glandes qui en sont atteintes sont d'aspect et de volume normaux, nullement sclérosées, et les gommes ne sont point perceptibles à leur surface. A l'examen microscopique, à un faible grossissement même, on peut apercevoir en pleine substance corticale et médullaire des amas de cellules rondes, à noyau vivement coloré. Ces amas sont quelquefois très nombreux; nous en avons compté onze sur une pièce obligeamment donnée par Potier et sept sur une pièce personnelle. Ils occupent surtout la corticale et sont plus rares dans la médullaire. Les uns sont immédiatement situés sous l'enveloppe conjonctive ou empiètent sur elle. Ils affectent parfois une forme légèrement triangulaire. Les autres sont plus nettement arrondis et sont visibles dans la fasciculée ou la réticulée. Dans la médullaire, on ne les voit guère qu'au voisinage des veines, dans le tissu musculo-conjonctif, sous forme de manchons plus ou moins complets qui laissent d'ailleurs intacte la paroi veineuse.

Les amas lymphoïdes, les plasmomes sont constitués presque exclusivement de plasmazellen et de lymphocytes. Nous avons vu des éosinophiles et des mastzellen à la périphérie. Il n'existe pas de capsule conjonctive, et les éléments inflammatoires se perdent dans le tissu voisin qui est en général intact et ne présente pas trace de sclérose.

Les artères de la surrénale dans ces cas nous ont paru normales.

Il existe une troisième forme de syphilis surrénale, la **sclérose**, qui ne serait pas exceptionnelle chez le nouveau-né. L'observation de Monti (2), d'atrophie unilatérale (l'autre capsule faisant congénitalement défaut), nous paraît s'y rapporter. De même le cas inédit de Nattan-Larrier chez un enfant de mère syphilitique. Lancereaux croit la sclérose possible chez l'adulte, mais n'en rapporte aucune observation. Hadden (3), Barlow, Schwytzer, en ont examiné un cas. Boinet (4) récemment donne un résumé anatomique succinct de deux observations. Dans l'une dominent la péricapsulite et la déformation de la capsule; dans

(1) Gaucher, *Ann. de la Société de dermat. de Paris*, 1880.
(2) Monti, *Arch. für Kinderheilkunde*, 1885.
(3) Hadden, *Transactions of the pathological Society*, 1885, p. 363.
(4) Boinet, *Arch. gén. de méd.*, oct. 1904.

la deuxième (observation XX), la sclérose massive intrafasciculaire.

Ces documents ne suffisent pas à écrire l'anatomie pathologique de la syphilis scléreuse des surrénales.

L'amylose n'a pas été, croyons-nous, signalée dans la glande des syphilitiques. Nous avons pourtant, dans le cas personnel signalé plus haut, constaté la réaction amyloïde au niveau des parois d'une artère située au voisinage d'un nodule.

M. Brault a étudié avec Decloux une observation curieuse de syphilome périsurrénal. Le cas est unique. La capsule était perdue dans une masse caséeuse large de 7 à 8 centimètres qui fusait vers le foie, le rein et la colonne vertébrale. La glande, dont la capsule était épaissie et infiltrée par places d'amas de cellules rondes, présentait, outre un petit adénome pigmentaire, des gommes miliaires corticales peu nombreuses et deux amas médullaires paraveineux. On voyait en outre dans la zone médullaire, et aussi dans la fasciculée, deux placards fibreux allongés et étoilés. La réaction amyloïde faisait défaut dans le tissu conjonctif et les vaisseaux de l'organe.

Symptomatologie. — La syphilis surrénale est le plus souvent une surprise d'autopsie. Chez le nouveau-né elle disparaît dans le tableau symptomatique de la cachexie syphilitique. Il en est de la syphilis comme des autres scléroses surrénales.

Chez l'enfant et l'adulte, quelques observateurs signalent le syndrome d'Addison avec mélanodermie plus ou moins étendue, taches buccales, asthénie, hypotension artérielle. Tel le cas de Monti chez une fillette, de Barlow, de Hadden, de Gaucher, de Schwytzer, de Simmonds, de Boinet, chez des adultes et des enfants. Certains de ces cas manquent d'autopsie, et l'origine syphilitique de l'affection ne put être soupçonnée que par l'efficacité du traitement (Gaucher, Andrews, Chiperovitch, Sacaze, etc.).

Les douleurs ne sont pas en général très intenses. Jamais on ne perçoit de tumeur de l'hypocondre.

Seuls, les cas analogues à celui de Brault et Decloux, syphilome péricapsulaire préaortique et sous-hépatique, pourraient-ils être perceptibles à la palpation.

Il semble bien que la syphilis surrénale puisse être, quoique rarement, une cause de maladie d'Addison ; aussi ne doit-on pas négliger cette hypothèse au moment d'instituer un traitement chez un addisonien. La médication iodurée a donné des résultats dans sept ou huit cas de Gaucher, Andrews, Schwytzer. Elle mérite d'être appliquée sans retard et doit peut-être céder le pas à la médication mercurielle ou mixte.

M. Loeper et R. Oppenheim.

TUMEURS DES CAPSULES SURRÉNALES

Il existe deux variétés de néoplasmes surrénaux : les néoplasmes bénins, qui sont en général des surprises d'autopsie et dont les plus importants et les mieux connus sont les adénomes, et les néoplasmes malins, épithéliomas, sarcomes, primitifs ou secondaires, dont l'histoire est toute récente et l'allure clinique assez bien caractérisée.

Nous décrirons séparément ces deux variétés.

I. — TUMEURS BÉNIGNES. — ADÉNOMES

Les tumeurs bénignes de la surrénale sont excessivement rares et n'ont pour la plupart pas d'existence clinique. Weichselbaum a signalé un névrome chez un homme de soixante-seize ans. Lancereaux, Saviotte décrivent le fibrome adulte. Letulle (1) a publié une belle observation qui doit être rapprochée de celles de Dagonet (2), de Mattei (3). On y voit, au milieu du tissu fibreux banal, des cellules nerveuses. La tumeur s'était développée en pleine substance médullaire.

Les lipomes paraissent exceptionnels et il est possible qu'on les ait confondus avec des adénomes dégénérés.

Payne (4), Pétroff ont publié deux observations d'angiome.

Perrin (5), Risdon-Bennett (6), Huber (7), auraient constaté le kyste hydatique de la glande surrénale ; le premier fait, qui remonte à 1853, a trait à une échinococcose de la glande secondaire à un gros kyste du bassin. Le deuxième, qui est de 1864, paraît être un kyste primitif. Le troisième, enfin, plus récent (1888), est fort curieux : il ne s'agissait pas, en effet, d'un kyste unique, mais d'un kyste multiloculaire. Dévé (8) n'en rapporte aucun cas dans sa thèse, mais les observations de Rendu-Havage et de Broca ont trait à des kystes para ou suprarénaux rétro-péritonéaux dont l'origine surrénale aurait dû être recherchée.

Toutes ces tumeurs sont exceptionnelles et l'on peut dire qu'aucune n'a été diagnostiquée. Souvent même elles passent complètement inaperçues et sont des surprises d'autopsie.

L'adénome est la mieux connue des tumeurs bénignes de la surrénale.

(1) Letulle, *Soc. anatomique*, 1888, p. 302.
(2) Dagonet, *Zeitschrift für Heilkunde*, 1885.
(3) Mattei, *Gaz. hebd. de méd. et de chir.* Paris, 1864, p. 588.
(4) Payne, *Transactions of the path. Society.* London, 1869, p. 203.
(5) Perrin, *C. R. de la Société de biologie*, 1853.
(6) Risdon-Bennett, *Transactions of the path. Society.* London, 1864.
(7) Huber, *Arch. für klin. Med.*, 1888.
(8) Dévé, *Echinococcose secondaire.* Thèse de Paris, 1900.

Son histoire n'est pas très ancienne. Virchow, qui les a décrits le premier, leur donne le nom de *goitres surrénaux*. Rindfleisch, Lancereaux en signalent deux observations. Pilliet, Letulle, Oppenheim, Scott Warthin (1), en ont fait une étude approfondie, chez l'adulte et chez l'enfant.

On le rencontre souvent dans la tuberculose pulmonaire, témoin les trois observations d'Oppenheim, celles de Letulle. Il semble, comme l'ont vu Pilliet, Vaquez, se développer chez des malades atteints de néphrite chronique. Certains auteurs (Vaquez, Widal et Boidin) ont insisté sur sa fréquence dans la néphrite, l'athérome et l'hypertension. Enfin l'adénome peut être observé dans des autopsies de pneumonie (Menetrier), de cancer gastrique. Nous en avons observé un cas dans une pneumonie, un autre dans la variole.

Il existe deux catégories d'adénomes : les uns volumineux, visibles à l'œil nu, sont de véritables tumeurs ; les autres sont absolument microscopiques.

L'adénome tumeur occupe indifféremment la capsule droite ou la gauche. Il est en général unilatéral, mais il n'y a point là de règle absolue. On peut en trouver deux, témoin l'observation de Pilliet, dans une même glande.

Ce sont de petites tumeurs qui déforment l'écorce de la capsule et atteignent le volume d'un pois ou même d'une petite mandarine et d'un œuf (obs. de Kelynack). A la coupe, le tissu en apparaît blanchâtre, parfois teinté de sang et vraiment hémorragique (Oppenheim) ou brunâtre et fortement pigmenté.

La structure en a été étudiée par Letulle, Pilliet, Oppenheim, Scott Warthin. Le tissu tranche par sa disposition, par l'ordonnance de ses travées sur le parenchyme environnant. Tantôt il fait saillie en pleine substance corticale, tantôt à la limite de la médullaire. Les boyaux cellulaires qui le constituent sont pelotonnés, tassés les uns contre les autres, quelquefois végétants, mais toujours séparés par des vaisseaux souvent très abondants. A la limite de la tumeur il existe souvent une zone fibreuse (adénomes encapsulés de Rolleston). Quelquefois, insensiblement, on passe du tissu malade dans le tissu sain, les travées cellulaires reprenant progressivement leur disposition habituelle.

La trame conjonctive de la tumeur est souvent assez développée (adénofibromes de Rolleston) et peut fragmenter la tumeur en un certain nombre d'îlots.

Les cellules sont cubiques ou polyédriques ; dans une première variété elles sont claires, granuleuses, creusées de vacuoles au sein desquelles l'acide osmique colore de grosses granulations graisseuses. On a donné à cette catégorie le nom d'*adénomes graisseux*. — Dans une

(1) Scott Warthin, *Arch. of pediatry*, nov. 1901.

seconde variété, elles sont pigmentées et présentent la réaction des cellules de la réticulée. Elles ne contiennent pas de graisse. Ce sont des *adénomes pigmentaires*.

Enfin il existerait des *adénomes kystiques* dont une observation a été publiée par Crawford (1).

Ceux-ci semblent se développer aux dépens de la couche réticulée, ceux-là aux dépens de la zone sous-glomérulaire de la substance corticale. La structure de leurs cellules indique d'ailleurs assez nettement leur origine.

Les **adénomes microscopiques** ont la même structure, la même origine. Ils font tache sur les préparations et ne doivent pas être confondus avec les glandes accessoires, qui sont parfois engainées dans l'enveloppe conjonctive.

Les adénomes surrénaux n'ont point d'histoire clinique. Ils ne s'accompagnent d'aucun symptôme, ni gêne, ni douleur, ni compression, et sont des trouvailles d'autopsie.

Pourtant, comme nous l'avons dit plus haut, l'**hypertension** semblerait dans certains cas la conséquence d'adénomes surrénaux. Elle apparaîtrait comme le résultat d'une véritable suractivité de la glande surrénale (Vaquez).

Pour démontrer le bien fondé de cette hypothèse, il faudrait pouvoir retrouver dans ces organes une proportion d'adrénaline plus considérable que normalement. Or l'adrénaline, facteur d'hypertension et d'athérome, est sécrétée par les seules cellules de la médullaire, cellules chromaffines de Stilling et de Mulon qui n'ont pas été signalées dans les adénomes et ne prennent aucune part à leur formation.

La ***pathogénie*** des adénomes est mal connue : Letulle y voit un intermédiaire entre la surrénalite nodulaire et le cancer des glandes surrénales. Les mêmes discussions pourraient s'ouvrir qu'ont entreprises les histologistes au sujet des adénomes du foie. L'opinion la plus soutenable est qu'il s'agit d'irritations chroniques de la glande pouvant sans doute (Dickinson) prendre des développements considérables, devenir végétantes et exceptionnellement se généraliser par voie sanguine ou lymphatique.

II. — CANCER DES GLANDES SURRÉNALES

Les tumeurs malignes des capsules surrénales sont presque complètement passées sous silence dans les différents traités de médecine français et étrangers.

Leur histoire est pourtant déjà ancienne et les premières observa-

(1) Crawford, *Transactions of the path. Society* London, 17 janv. 1899.

tions de Besnier, de Hertz, de Boissier, de Peacock et Bristowe remontent à plus de quarante ans.

Il est vrai qu'un grand nombre de ces cas se rapportent à des tumeurs secondaires, qui n'ont point d'existence clinique et constituent des surprises de l'autopsie ou de l'intervention chirurgicale.

Mais il existe aussi des tumeurs primitives. Lancereaux leur consacre un chapitre de son traité (1), Kelinack, Rolleston et Marks (2), Ramsay (3), Robert (4), Hartmann et Lecène (5) des revues d'ensemble. Nous mettrons largement à contribution ces articles pour tracer l'histoire et la symptomatologie du cancer surrénal.

Nous laisserons de côté les tumeurs développées aux dépens des capsules surrénales accessoires, qui sont véritablement exceptionnelles et dont les observations les plus curieuses appartiennent à Chiari, Weiss, Peham, Pick et Gobell (6). Elles constituent une véritable curiosité pathologique et les symptômes qu'elles entraînent sont variables avec la situation de la masse glandulaire aux dépens de laquelle elles se développent.

ÉTIOLOGIE. — Les tumeurs malignes de la capsule surrénale se divisent naturellement en deux catégories : les cancers secondaires et les tumeurs primitives.

Les ***cancers secondaires*** se développent parfois au voisinage d'un néoplasme rénal (Troisier, Sapelier, Poncet et Robert) (7), que ce néoplasme appartienne ou non à la classe des hypernéphromes des Allemands ; dans quelques cas à un cancer de l'estomac, du pancréas ou de l'intestin, voire à un sarcome périrénal ; plus souvent ils succèdent à des tumeurs malignes d'organes éloignés, sarcomes (Panné, Kussmaul, White) ou épithélioma (Boissier, Peacock, Bristowe, Boinet et Olivier, Lazarus, Weinberg et Turquet, Pitt).

Les ***tumeurs primitives*** ne sont pas fréquentes : Beadles n'en aurait constaté aucun cas indubitable sur 4800 autopsies d'enfants.

Quelques observations intéressantes sont rapportées par Lancereaux, Haussmann, Auscher, Pilliet, Collinet, Chaillous, Calcott Fox, Dickinson, Ogle, Ramsay, etc. Muir, Kelinack, Rolleston et Marks,

(1) LANCEREAUX, *Traité d'anat. path.*, t. III, p. 806.

(2) ROLLESTON et MARKS, *American Journ. of the med. sciences*, Philad., 1898, t. II, p. 383.

(3) RAMSAY, *John Hopkins hospital Bulletin*. Baltimore, 1899, t. X, p. 20.

(4) ROBERT, Th. de Lyon, 1899-1900.

(5) HARTMANN et LECÈNE, *Travaux de chirurgie anatomo-clinique*. Paris, Steinheil, 2e série, 1904.

(6) GOBELL, *Deutsche Zeitschrift für Chirurgie*. Leipsig. 1902, t. LXI, p. 23.

(7) BRAULT et DECLOUX, LAUNOIS et ROSE nous en ont montré récemment deux cas.

Robert, Morris, Hartmann et Lecène (1) leur consacrent des revues d'ensemble et y ajoutent quelques cas nouveaux. La totalité des observations bien prises et complètes atteint 52.

La cause en est mal connue. On a, sans grandes preuves, incriminé le terrain arthritique, la diathèse goutteuse, l'alcoolisme, la syphilis. Avec plus de vraisemblance, Robert attribue de l'importance au traumatisme nettement signalé dans deux observations (Heiter).

L'homme est plus fréquemment atteint que la femme, dans la proportion des deux tiers des cas environ. Pour ce qui est de l'âge, le cancer surrénal se rencontre surtout à deux périodes de la vie : chez l'enfant avant huit ans, même entre deux et trois ans (Cohn, Fraenkel) et chez l'adulte entre trente-deux, quarante et cinquante-cinq ans.

La tumeur surrénale est le plus souvent unilatérale (70 p. 100 des cas), contrairement à ce que l'on pourrait croire de la symétrie habituelle des lésions surrénales. Il est des observations où elle débute par une capsule et envahit secondairement celle du côté opposé. Il s'agit là de noyau métastatique en général beaucoup moins développé que le noyau initial.

ANATOMIE PATHOLOGIQUE. — ***Nous insisterons peu sur le cancer secondaire.*** Sarcome comme dans l'observation de Panné, de Pilliet, de Lazarus, épithélioma comme dans les observations de Weinberg et Turquet, de Boinet et Olmer, il reproduit la structure de la tumeur qui lui a donné naissance.

L'embolie néoplasique se fait peut-être plus souvent dans la substance corticale que dans la substance médullaire ; le noyau se développe en refoulant les cellules surrénales qui s'aplatissent et se déforment ; il s'entoure assez rapidement d'une coque fibreuse, assez riche en vaisseaux dont un grand nombre pénètrent dans la masse néoplasique et s'y rompent en donnant lieu à des hémorragies centrales. Dans certains cas la capsule est entièrement détruite et remplacée par un tissu néoplasique à disposition trabéculaire ou alvéolaire.

Le ***cancer primitif*** est beaucoup plus intéressant. Rokitansky, Virchow, Klebs ne signalent guère que le carcinome. Lancereaux, Duplay, Reclus, Blackburn font très justement remarquer la fréquence du sarcome. Pilliet (2) insiste sur la difficulté de reconnaître la nature exacte de ces tumeurs souvent hémorragiques ; comme Cornil et Ranvier, il suppose que l'on a désigné souvent sous le nom de *carcinome* des tumeurs qui appartiennent au groupe des sarcomes hématodes, et il considère le sarcome comme probable dans la majorité des cas.

(1) Voy. pour la bibliographie de ces cas : ROLLESTON et MARKS, *Loc. cit.* — MORRIS, *British med. Journal*, p. 1336, 1899. — ROBERT, Thèse de Lyon, 1899. — HARTMANN et LECÈNE, *Loc. cit.*

(2) PILLIET, *Bull. de la Soc. anat.*, 1888, p. 716.

De fait, l'observation de Lancereaux se rapporte à un fibrome embryonnaire ; de même l'observation de Calcott Fox, de Fraenkel ; celle de Kussmaul et Döderlein à des sarcomes mélaniques.

Robert, dans sa récente statistique, trouve 10 sarcomes et 12 épithéliomas. Rolleston et Marks, 16 sarcomes pour 10 épithéliomas. Les deux cas récents de Lecène et Hartmann sont des épithéliomas, de même celui de Decloux et Gernez (1). En réunissant les différents cas connus, on trouve, sur 44 tumeurs bien examinées, 27 fois le sarcome et 17 fois l'épithélioma.

Le **sarcome** est plutôt l'apanage des jeunes sujets. Fox, Rolleston, Cohn, Eberth, Brooks, en citent des observations chez des enfants de un an et demi à neuf ans. Pourtant on le rencontre à dix-huit, vingt-cinq et même à cinquante et cinquante-cinq ans (Fraenkel, Berdach, etc.).

Ce sont des tumeurs très volumineuses, arrondies ou bosselées, qui peuvent atteindre le volume d'une tête fœtale. Elles repoussent et luxent quelquefois le rein en bas et en dedans ; elles se prolongent jusqu'au diaphragme, au foie, à la colonne vertébrale auxquels elles adhèrent, aux vaisseaux abdominaux et aux nerfs qu'elles englobent.

Leur coloration est blanc rosé ou grisâtre, mais elles sont souvent injectées de sang, semées de placards hémorragiques et parfois de kystes hématiques. A la coupe, elles sont un peu molles : on y trouve fréquemment des cavités contenant du sang ou des caillots.

Il ne s'agit donc pas toujours de sarcome banal, quelquefois de sarcomes kystiques, alvéolaires, angiomateux, hématodes.

Histologiquement, ces tumeurs ne diffèrent pas beaucoup des autres tumeurs sarcomateuses.

Pour Lancereaux, qui, l'un des premiers, en a donné une bonne description basée sur 7 ou 8 cas antérieurement signalés, ce sont des tumeurs à cellules fusiformes dans lesquelles les dégénérescences graisseuse et colloïde sont fréquentes, voire la transformation kystique. Elles se rapprochent dans certains cas du fibrome embryonnaire (Calcott Fox) ; dans deux observations (Kussmaul, Döderlein), le sarcome prend l'apparence mélanique. Dans d'autres on peut voir prédominer les cellules à noyau arrondi (globo-cellulaire) ou à plusieurs noyaux pigmentés ou non. Eberth cite un cas de tumeur chez un enfant, constituée par des cellules rondes et des cellules musculaires. Aussi Rolleston et Marks donnent-ils la statistique suivante :

Sarcome à cellules rondes	5
— à cellules piriformes	2
Myosarcome	1
Cas douteux	4
Cas mixtes	3

(1) DECLOUX et GERNEZ, *Bull. de la Soc. anat.*, octobre 1905.

Quelle que soit sa nature histologique, le sarcome est toujours creusé de lacunes sanguines nombreuses et volumineuses, de vaisseaux sans paroi propre bien constituée ; aussi les hémorragies interstitielles et les foyers de nécrose étendus n'y sont-ils point rares.

Le sarcome primitif de la glande surrénale a tendance à envahir ou à comprimer la veine cave : telles les observations de Pilliet, d'Affleck et Leith (1), etc. La généralisation au péritoine, aux ganglions est très fréquente. Le foie, le rein et le pancréas sont plus rarement atteints, le poumon et la plèvre assez souvent et la capsule du côté opposé présente un nodule secondaire dans quelques observations.

On a beaucoup discuté sur l'origine du sarcome surrénal. Brin, Pilliet voient dans la couche médullaire, plus riche en vaisseaux, le début habituel de ces tumeurs dont il existerait deux types : l'un provenant des capillaires : sarcome hématode ; l'autre des vaisseaux déjà formés : sarcome angiomateux ou cirsoïde. La constatation de cellules chromaffines et même de cellules nerveuses de la zone médullaire en plein tissu sarcomateux vient à l'appui de cette manière de voir.

L'**épithélioma** de la glande surrénale est, comme nous l'avons dit, un peu moins fréquent que le sarcome. — Il se développe sur des sujets adultes et même jusqu'à soixante-quinze ans (Richtie et Bruce). Un seul cas, étiqueté *adénome malin*, est signalé par Dickinson et Ogle chez une fillette de trois ans.

Le volume de ces tumeurs est moins considérable que celui des sarcomes. Pourtant certaines peuvent peser jusqu'à 2 et 3 kilogrammes (Hartmann et Lecène).

Ce sont encore des tumeurs grisâtres et semées de taches et de piqueté hémorragique. Assez peu consistantes, elles peuvent donner la sensation molle de l'encéphaloïde ou la sensation de fluctuation, de rénitence du carcinome kystique et hématode.

Rolleston et Marks, Dickinson et Ogle (2) les désignent sous le nom d'*adénomes malins* : *malignant adenoma*, bien qu'il y ait entre eux et les adénomes des différences de structure assez notables. Pourtant, comme le dit Letulle et comme c'est d'ailleurs l'opinion de Brissaud et Sabourin pour l'adénome du foie, la caractéristique de ces tumeurs est plutôt dans leur malignité que dans leur structure.

A un faible grossissement, on y voit un grand nombre de lacs sanguins et de vaisseaux dilatés sur les parois desquels s'implantent des cellules polyédriques (Hartmann et Lecène, Rolleston et Marks). Ce sont des boyaux épithéliaux séparés par des vaisseaux. — Dans quelques cas la coupe est semée de placards fibreux à longs prolongements effilé

(1) Affleck et Leith, *Edimbourg Hospital Reports*, 1896, vol. IV, p. 278.
(2) Ogle, *Transactions of the path. Society*, 1864-1865.

qui se recourbent en anse dans toutes les directions et qui limitent des cavités annulaires. Au sein de ces cavités se pressent des cellules très variées de forme et de réaction : au contact même de la zone fibreuse, elles sont très volumineuses, légèrement granuleuses, quelquefois hydropiques. Quelques-unes disparaissent, laissant à leur place une lacune arrondie remplie de matière grumeleuse et floconneuse. Au centre de la masse néoplasique, les cellules sont plus tassées, plus petites et plus régulières.

Dans certains cas, la figure représente assez bien un *acinus*, c'est-à-dire une cavité centrale revêtue de plusieurs assises de cellules dont le volume s'accroît à la périphérie.

La tumeur peut également contenir du pigment noir non ferrugineux (Hartmann et Lecène) et assez souvent de la graisse. Certains éléments cellulaires sont, en effet, fortement teintés par l'acide osmique. On y voit aussi des granulations glycogéniques, mais on aurait tort de voir dans cette glycogenèse un indice de l'origine surrénale de la tumeur, comme le veulent les Allemands (Grawitz, 1883). La capsule surrénale, en effet, ne contient pas de glycogène et presque toutes les tumeurs malignes en sont abondamment pourvues (Brault, Meillère et Lœper).

Plus intéressante serait la présence de cellules géantes et médullaires teintées en brun par les sels de chrome (Stilling), identiques aux cellules de la médullaire surrénale.

L'*épithélioma* surrénal peut aussi thromboser la veine cave, même la veine porte ; il envahit, dans un dixième des cas, le rein voisin, plus fréquemment le foie, quelquefois l'estomac ou le duodénum. Il se généralise dans de nombreux cas au foie, au poumon, voire à la peau (Chaillous), au système nerveux, au cervelet, au rein et à la capsule opposée, au pancréas, à l'estomac, à l'intestin.

L'origine de ces tumeurs est vraisemblablement dans la corticale glomérulo-trabéculaire de la glande dont elles reproduisent à peu près la disposition, au moins au début. Mais la présence de cellules chromaffines est dans certaines observations la preuve d'un début dans la réticulée.

Signalons, en terminant ce chapitre, l'hypertrophie possible de la capsule saine : il s'agit vraisemblablement d'hypertrophie compensatrice.

SYMPTOMATOLOGIE. — Un grand nombre des observations de tumeurs malignes de la capsule surrénale ont été des **surprises d'autopsie**. Beaucoup se sont traduites par des symptômes de tumeur abdominale dont il était impossible de préciser l'origine ou la localisation. Pourtant il est permis, surtout depuis les mémoires de Rolleston et Marks, de Robert, d'Hartmann et Lecène, de Morris, d'en tracer un tableau assez complet que les observations ultérieures modifieront ou préciseront.

Le cancer primitif des capsules surrénales ***débute en général sourdement.*** Tel malade se plaint de troubles digestifs vagues, tel autre de gêne respiratoire ; celui-ci se cachectise sans raison, celui-là souffre dans la région lombaire ou dans l'hypocondre gauche. Cet état de malaise persiste pendant quelques semaines et même quelques mois pendant lesquels ces différents symptômes n'attirent guère l'attention ; puis le tableau clinique se précise et ***le syndrome se constitue plus ou moins complet.***

Les **douleurs** doivent être mises au premier plan. Elles sont signalées dans presque toutes les observations. Localisées dans la région lombaire, l'angle costo-vertébral ou l'hypocondre, elles irradient vers l'épaule, la colonne vertébrale, le creux épigastrique, rarement vers la région inguinale (Mayo Robson). Elles suivent assez exactement le trajet des derniers nerfs intercostaux, mais exceptionnellement celui du génito-crural.

Ce sont donc des douleurs en ceinture, plutôt que des douleurs abdominales.

Dans certains cas, elles sont continues et sourdes ; elles simulent le lombago, la névralgie intercostale et obligent le malade à des attitudes vicieuses. Parfois elles surviennent par crises et sont véritablement intermittentes et paroxystiques. Elles sont exagérées par les mouvements respiratoires, l'inclinaison du corps du côté malade, par la pression au niveau de l'espace costo-vertébral, de la région sous-hépatique et même de l'angle postérieur des derniers espaces intercostaux et des dernières vertèbres dorsales (Perry).

La cause de ces douleurs est certainement dans la compression, l'étranglement ou simplement la congestion des nerfs intercostaux et des premiers nerfs lombaires.

Les **vomissements** sont également fréquents : alimentaires et quelquefois bilieux, ils surviennent assez tardivement après les repas, dans quelques cas spontanément. Ils sont véritablement incoercibles et continus dans le cas de Dickinson et Ogle. Ils ont le caractère des vomissements de la sténose pylorique dans d'autres cas où le pylore est comprimé par la tumeur et l'estomac dilaté.

Un grand nombre d'auteurs (Rolleston, Muir, Robert et Poncet) signalent sans y insister la **dyspnée.** Elle est, en général, peu marquée, au début du moins, et manifestement en rapport avec la douleur. Quelquefois, pourtant, le malade est véritablement anxieux, que le diaphragme soit immobilisé par des adhérences néoplasiques, ou, comme dans le cas de Rolleston et Marks, refoulé vers la cavité thoracique.

Les **troubles intestinaux** ne sont pas constants. La constipation existe dans plusieurs observations. Elle peut avoir pour cause un déplacement ou une compression du côlon. La diarrhée semble plus fréquente. Elle peut être continue pendant plusieurs jours et plusieurs mois sans aucun autre symptôme ; tel est le cas de la malade de Lecène et Hartmann ; elle survient parfois par crises et prend alors le caractère de certains flux diarrhéiques d'origine nerveuse. Elle doit d'ailleurs avoir pour cause l'irritation du plexus solaire et peut-être des nerfs splanchniques.

Certains malades conservent bon appétit et maigrissent peu pendant les premiers temps de la maladie. D'autres deviennent anorexiques et se cachectisent. Les vomissements fréquents, la diarrhée doivent être surtout incriminés dans ces cas, bien que Affleck et Leith rapportent l'observation d'un malade extrêmement émacié dont les fonctions gastro-intestinales étaient parfaitement régulières. Robert et Mayo Robson semblent incriminer plutôt la nature de la tumeur et de l'organe qu'elle détruit. Pour eux, l'amaigrissement observé dans les tumeurs de la surrénale est souvent plus rapide et plus accentué que dans les néoplasmes des autres organes, à l'exception du pancréas.

A vrai dire, cette opinion n'est guère confirmée par les différentes observations publiées. Pour que la **cachexie, l'émaciation** acquièrent l'importance d'un symptôme de premier ordre, il faut qu'elle soit précoce. Or, exception faite des cas de Haussmann, de Sapelier, de Poncet et Robert, elle est le plus souvent tardive et survient à une époque où la tumeur est généralisée soit à la capsule du côté opposé, soit à d'autres viscères (Rolleston et Marks, Chaillous, Collinet, Affleck et Leith).

A cette période de la maladie, l'amaigrissement peut se traduire en quelques semaines par une diminution de poids de 16 kilogrammes (Robert).

Les auteurs insistent peu sur **l'anémie**. Pourtant Broocks et surtout Rolleston et Marks l'ont vue très accentuée. Ces derniers ont même constaté des souffles anémiques et l'examen du sang a montré une leucocytose marquée.

Ce sont les seules constatations hématologiques qui aient été publiées, à notre connaissance. Elles sont d'ailleurs peu intéressantes, car elles se rapportent à des cas de tumeurs généralisées aux différents organes et surtout au foie.

La **courbe de température** a été consciencieusement étudiée par Fraenkel, Berdack, Rosenstein, Pilliet. Robert, dans sa thèse, donne l'hypothermie comme fréquente et rappelle les expériences de Samuel sur l'abaissement thermique consécutif à l'ablation des capsules. En clinique, la courbe descend rarement au-dessous de 36°,4. Encore la fièvre n'est-elle pas rare et aussi fréquente que l'hypothermie, particulièrement dans les cas graves à généralisation rapide (Sapelier).

Plus constantes paraissent l'accélération du pouls, la *tachycardie* avec affaiblissement des pulsations et des bruits du cœur sur lesquels Robert insiste avec raison. Ce sont là des phénomènes fort intéressants si l'on veut bien y voir un rapport avec le rôle physiologique des capsules et leur action sur la circulation et le tonus vasculaire.

Alors même que la température est au-dessous de 37°, le pouls peut battre à 120, 140 même. Il y a évidemment là une opposition intéressante. La tension artérielle mériterait d'être recherchée avec soin. Elle n'a malheureusement encore fait l'objet d'aucune étude.

L'**examen des urines** ne donne aucun renseignement. Rolleston et Marks, Robert, Hartmann et Lecène ont en effet constaté que, à part les cas de lésion rénale concomitante (Fraenkel) ou de propagation à la substance même du rein, leur composition était normale. C'est d'ailleurs cette intégrité du fonctionnement rénal qui, dans certains cas, permet d'éliminer la tumeur rénale. Pourtant, on doit signaler l'oligurie, explicable dans deux observations par l'œdème, l'assez forte proportion d'urée (22 grammes) et l'albuminurie légère. On ne constate pas la glycosurie, l'urobilinurie. Une seule fois apparurent des pigments biliaires, dans un cas où il existait de l'ictère secondaire par compression ou généralisation hépatique.

Il est curieux de voir **combien exceptionnelle est la pigmentation** au cours du cancer de la capsule surrénale. Une observation douteuse, qui a trait d'ailleurs à un sarcome mélanique à noyaux cutanés multiples, a été publiée par Panné. Une autre, de cancer secondaire, par Boinet. Une seule observation probante est due à Dickinson ; encore la pigmentation bronzée était-elle localisée à l'aisselle (1). D'autres troubles trophiques, d'ailleurs très rares, sont rapportés par Ogle et Fox et Pittmann, d'hypertrichose pubienne chez deux enfants de un an et demi et trois ans (sarcomes) et de calvitie chez un adulte par Pilliet.

De ces différents symptômes, de valeur inégale, il n'en est pas qui soient spécifiques ou caractéristiques.

Beaucoup plus important est l'**œdème**, sur lequel les auteurs n'insistent pas suffisamment et qui est très souvent signalé pourtant dans les observations. Tantôt c'est un œdème des pieds et des malléoles, tantôt un œdème des membres inférieurs, œdème permanent, progressif, s'étendant dans quelques cas jusqu'à la paroi abdominale, à la région lombaire. Nous l'avons vu signalé dans douze cas sur cinquante, soit dans un quart des observations publiées. Il débute parfois de façon assez précoce, d'abord discret et limité aux extrémités, puis plus considérable.

(1) M. Launois nous a communiqué un cas de cancer primitif avec noyau pulmonaire et cérébral accompagné de pigmentation. Il s'agit ici d'une tumeur pigmentée aussi bien dans le noyau primitif que dans les noyaux secondaires, et la même réserve doit être faite que pour le cas de Panné.

La compression de la veine cave en est la véritable cause : la veine est aplatie et même thrombosée. Pourtant, dans deux autopsies de Leith et Affleck, la thrombose de la veine cave n'avait déterminé aucun œdème.

La localisation du cancer sur la glande surrénale droite, croisée comme on sait par la veine cave, entraîne un peu plus souvent l'œdème que la localisation à gauche. Tout au moins est-il plus précoce dans le premier cas que dans le second.

Il n'est pas rare que la paroi abdominale soit sillonnée de veines dilatées : la **circulation collatérale** est nettement indiquée dans quatre ou cinq cas. Chose curieuse et qui prend un certain intérêt pour le diagnostic, le varicocèle n'a été observé que dans une observation de Pilliet.

Quelques auteurs (Dickinson et Ogle, Fenwick, Broocks) ont observé l'**ascite**, parfois très abondante ; le liquide est clair ou hémorragique. La compression de la veine porte, voire la thrombose par des ganglions ou par le cancer surrénal, la généralisation au péritoine sont indiquées dans les observations.

La palpation de l'abdomen peut déceler, outre l'ascite, un déplacement du côlon ascendant ou descendant, une dilatation d'estomac. Elle permet surtout de trouver la **tumeur** dont la constatation apporte un si fort appoint au diagnostic.

Elle fait quelquefois défaut en raison de sa dissimulation possible sous les côtes ; elle est rarement appréciable à la vue dans l'hypocondre correspondant, au niveau de la région sous-hépatique ou splénique. Elle peut élargir la base du thorax ou faire sailli rla région épigastrique.

La peau est mobile à sa surface, la main se rend aisément compte de son origine profonde et de sa situation en arrière du côlon, en dedans ou en dehors de lui, suivant qu'elle est à gauche ou à droite. La palpation bimanuelle permet de percevoir, au moins au début, le ballottement ; parfois elle est immobile et adhérente aux parties profondes. Elle ne subit aucun déplacement dans les mouvements respiratoires.

La percussion indique de la matité ou plutôt de la submatité, car la tumeur est masquée par les anses intestinales. L'insufflation du côlon montre qu'il se comporte à peu près comme dans les tumeurs du rein.

La masse perçue est arrondie, bosselée, irrégulière et peut atteindre le volume d'une tête d'enfant. Il est à peu près impossible de la limiter en dehors, mais elle est facile à suivre en dedans, en bas et en haut.

Par son développement progressif, elle peut refouler le rein en bas, le luxer de sa loge lombaire. Exceptionnellement on a pu constater cliniquement cette ptose rénale associée à la présence d'une tumeur sus-jacente (Hartmann et Lecène). Cohn a pu percevoir un sillon entre le néoplasme et le rein sous-jacent : ce symptôme, malheureusement rare, est vraiment pathognomonique.

La consistance est dure au début; bientôt les masses se ramollissent et peuvent donner une sensation d'élasticité, voire de fluctuation (Robert). Dans deux ou trois cas la tumeur était animée de battements. Jamais l'auscultation ne permit d'entendre de souffle (Fenwick, Rolleston et Marks).

Évolution. — La maladie peut ainsi durer de quelques mois à un an. Il existe des **formes rapides, souvent fébriles**, et des **formes lentes.** La cachexie augmente, la circulation se ralentit et l'asphyxie et la cyanose des extrémités apparaissent; des troubles cérébraux, du délire surviennent qui précèdent la prostration et le coma final.

La mort peut être subite, comme dans l'observation de Collinet (1), où la capsule droite était pourtant seule détruite. Elle peut être rapide ou lente suivant les complications dont elle est la conséquence.

Quelques observations mentionnent l'**hématémèse** (Rolleston, Fenwick, Affleck et Leith). La perte de sang très abondante peut résulter d'adhérences de la tumeur à l'estomac, de la présence de noyaux cancéreux secondaires sous la muqueuse gastrique ; il s'agissait de compression veineuse dans le cas de Rolleston, d'une ulcération banale dans le cas de Affleck et Leith.

L'**hématurie** survient habituellement assez tardivement. Elle est due à un envahissement du rein par le néoplasme, propagation ou noyau métastatique.

La **perforation du cæcum** est indiquée par Tuffier ; l'**ictère** par Rolleston, à la suite de la compression, infiniment rare d'ailleurs, des voies biliaires, peut-être d'un envahissement secondaire au foie.

Le plus souvent, les complications ressortissent à la simple généralisation ; elles peuvent passer inaperçues ou ne donner lieu qu'à des symptômes extrêmement banaux.

Il est à remarquer que l'envahissement de l'organisme par des noyaux secondaires est très fréquent dans le cancer de la surrénale (moitié des cas environ). Nous parlons, bien entendu, des observations où le cancer primitif n'est pas douteux. Les ganglions sont pris dans huit cas, le canal thoracique dans un cas, d'ailleurs incertain, de Troisier, l'œsophage dans un cas d'Haussmann. Le système nerveux présente des noyaux dans deux observations (Weinberg et Turquet) ; le pancréas, l'estomac et l'intestin dans trois ; le cœur dans trois, dont celle de Myttenaere ; la capsule surrénale opposée

(1) Collinet, *Soc. anat.*, 1892, p. 325.

dans deux également; la peau dans une seule observation. La veine cave et la veine porte sont oblitérées ou néoplasiques dans cinq cas; le rein est envahi par propagation dans quatre et par généralisation dans trois.

De beaucoup domine l'envahissement du foie et du poumon. Les auteurs signalent dix-huit cas de cancer secondaire du foie dont cinq où la propagation s'est faite directement, et neuf de cancer du poumon ou de la plèvre.

Il est intéressant aussi de noter l'œdème pulmonaire, la pneumonie franche, la phlegmatia alba dolens du même côté que la lésion (Tuffier), qui sont d'ailleurs des complications graves mais rares.

Telle est l'histoire du cancer primitif, qui s'éloigne notablement de la symptomatologie habituelle des lésions surrénales. Nous avons peu de chose à dire du cancer secondaire. Le plus souvent, il passe absolument inaperçu, noyé dans les symptômes de généralisation d'un néoplasme de l'estomac ou de l'intestin et insuffisamment développé, en général, pour être perçu par la palpation. C'est donc une surprise d'autopsie et son intérêt clinique est à peu près nul.

DIAGNOSTIC. — Le diagnostic du cancer primitif de la capsule surrénale est extrêmement difficile, et il n'est pas une observation où il fut fait avant l'intervention ou l'autopsie. Il est pourtant permis de le discuter et de voir, à la lumière des observations publiées, lequel des symptômes qui l'accompagnent peut servir à le différencier des autres néoplasies.

Il est à peu près impossible de diagnostiquer le cancer des surrénales dans la première période de la maladie. Les symptômes d'affaiblissement, d'amaigrissement, d'inappétence manquent souvent et n'ont rien de caractéristique. Les vomissements, lorsqu'ils existent, mêmes répétés ou continus, sont facilement pris pour de simples troubles dyspeptiques dont la constipation ou la diarrhée semblent confirmer la nature et l'origine.

L'***apparition de la douleur sous-hépatique et lombaire*** est d'un très grand intérêt, car elle attire immédiatement l'attention sur l'hypocondre droit ou gauche. Elle peut en imposer pour une simple névralgie, pour un zona au début, pour une ostéite costale, et, lorsqu'elle siège au niveau des apophyses épineuses, pour un mal de Pott.

Parfois, on pense aux névralgies symptomatiques de pleurite, de péritonite périhépatique ou périsplénique, voire à des coliques hépatiques ou des spasmes intestinaux de la colite sèche ou muqueuse.

La persistance des douleurs ne suffit pas à faire écarter ces différents diagnostics qui se présentent de suite à l'esprit. Pourtant, dans quelques cas, l'existence d'une tumeur rénale ou de périnéphrite tuberculeuse apparaîtra vraisemblable. Mayo Robson chercha à distinguer les douleurs dans ces cas : les irradiations se font très rarement vers la partie inférieure de l'abdomen, vers la région inguinale, elles sont surtout horizontales, en ceinture, épigastriques et hépatiques dans le cancer surrénal.

La ***dyspnée*** est encore dans ces cas un symptôme primordial. Nous avons dit qu'elle existait dans presque la moitié des observations. Sa rareté dans les affections rénales permettrait de les écarter, mais sa possibilité dans les affections hépatiques, sa fréquence dans les affections de la base du poumon imposent l'hésitation.

Si la dilatation d'estomac, les signes de sténose sont évidents, on songe plutôt aux néoplasmes pyloriques ou aux brides d'origine biliaire.

Nous n'insisterons pas sur la tachycardie, sur la fièvre ou l'hypothermie, mais la petitesse du pouls, l'asthénie extrême, la pigmentation ont pourtant une certaine valeur. Ce sont malheureusement des symptômes absolument exceptionnels.

L'***ascite*** attire l'attention sur le foie et le péritoine; son abondance gêne la palpation des organes. Seule sa répétition fait penser à une compression ou à une thrombose, mais on peut attribuer la compression à un adénome hépatique, d'autant que l'ascite hémorragique n'est pas exceptionnelle dans les deux cas.

L'apparition d'un œdème est capitale, surtout si cet œdème est tenace et ne s'accompagne pas d'ascite. Nous avons vu combien il était fréquent. Il est, au milieu des symptômes assez vagues, le véritable signe de localisation surrénale, si on veut bien ne pas le séparer des autres troubles observés.

A vrai dire, la palpation de l'hypocondre et celle de la région costo-lombaire ne sont pas encore susceptibles de lever les doutes. Les auteurs qui ont perçu une tumeur mobile, qui ont senti le ballottement rénal, qui ont insufflé le côlon, ont diagnostiqué une tumeur du rein, que l'absence d'hématurie, de signes urinaires ne suffit pas à écarter. Seule la perception d'un sillon (Cohn) permet à peu près d'affirmer le diagnostic de tumeur surrénale. Mais il est des cas où la tumeur est immobile et fixée au diaphragme ou au foie. Heitter diagnostiqua un kyste hydatique et l'erreur est surtout possible si le kyste est petit, dur, à coque scléro-calcaire épaissie. Affleck et Leith, Fenwich, Rolleston, constatant des battements, firent le diagnostic d'ectasie aortique. D'autres ont pensé au néoplasme du pancréas, de la vésicule, à une cholécystite.

Lorsque l'on admet la localisation surrénale, on peut encore se demander si la capsule n'est pas simplement emprisonnée dans un tissu néoplasique ou inflammatoire. Griffon et Nattan-Larrier ont publié l'observation d'un malade atteint de cancer généralisé dont un noyau enveloppait la capsule. M. Brault nous a communiqué l'observation que nous avons citée plus haut d'un malade atteint de syphilome périrénal. Dans l'un et l'autre cas, on pouvait croire à une tumeur capsulaire ou suprarénale.

On voit de quelles difficultés est entouré le diagnostic. Peut-être l'erreur est-elle constante surtout parce que la rareté du cancer surrénal en fait une affection à laquelle on ne pense pas. Il est permis de préconiser la laparotomie exploratrice en cas de doute, mais il faut absolument proscrire la ponction exploratrice qui a occasionné la mort par hémorragie dans un cas de Rolleston et Marks.

TRAITEMENT. — Le seul traitement efficace est le traitement chirurgical, c'est-à-dire l'ablation de la tumeur comme on fait d'une tumeur rénale. Elle a été pratiquée par Israël, Mayo Robson, Kelly, Roberts, Morris, Poncet et Robert, Hartmann et Lecène. Les résultats ne sont, il faut l'avouer, pas très encourageants. La mort a été souvent rapide, en quelques heures, ou plus lente, en douze jours. Elle se produit dans la moitié des cas (8 sur 16). Deux cas ont une survie de deux à six ans. Les autres ont récidivé rapidement ou quelques mois après.

M. LŒPER ET R. OPPENHEIM.

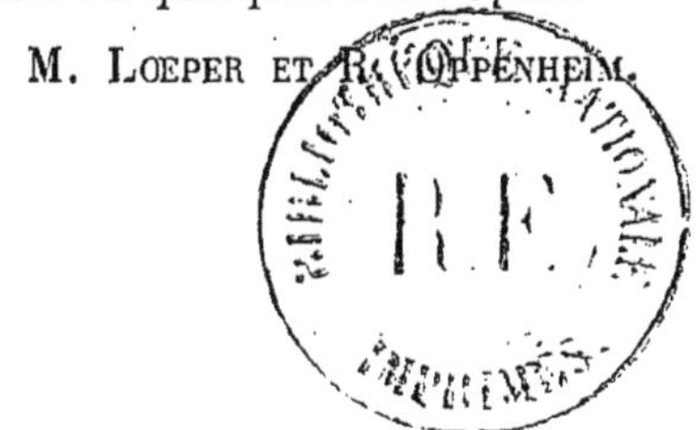

TABLE DES MATIÈRES

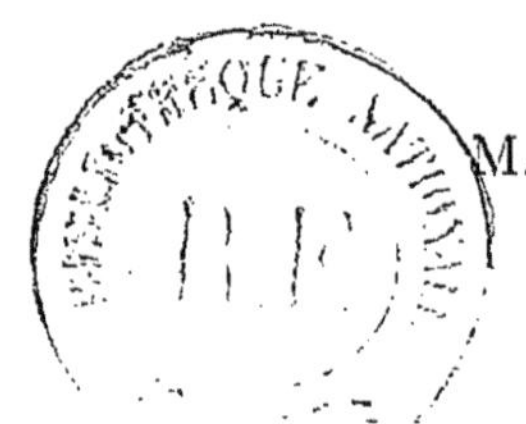

MALADIES DES REINS

PREMIÈRE PARTIE

STRUCTURE. — FONCTIONS. — SÉMÉIOLOGIE GÉNÉRALE

DEUXIÈME PARTIE

ÉTUDE ANALYTIQUE DES MALADIES DES REINS

Rein amyloïde, par J. Castaigne.

Dégénérescence graisseuse, par J. Castaigne.

Congestions rénales, par J. Castaigne.

Pyélo-néphrites et suppurations rénales, par J. Castaigne.

Phlegmon périnéphrétique, par J. Castaigne.

Albuminurie, par J. Castaigne.

Hématuries, par J. Castaigne.

Hémoglobinurie, par J. Castaigne.

Polyurie, par J. Castaigne.

Anurie, par J. Castaigne.

Urémie, par J. Castaigne.

Traitement des néphrites et de l'urémie, par J. Castaigne.

CHAPITRE DEUXIÈME. — **Des inflammations spécifiques des reins.**

Tuberculose rénale, par J. Castaigne.

Syphilis rénale, par F. Rathery.

Kystes du rein, par F. Rathery.

Parasites du rein, par F. Rathery.

Cancer du rein, par F. Rathery.

CHAPITRE TROISIÈME. — **Maladies des reins liées à une cause mécanique.**

MALADIES DES CAPSULES SURRÉNALES

ANATOMIE ET PHYSIOLOGIE GÉNÉRALES (Lœper et Oppenheim).

PATHOLOGIE DES CAPSULES SURRÉNALES

Tuberculose capsulaire. Maladie d'Addison, par Lœper et Oppenheim.

Hémorragies des capsules surrénales, par Lœper et Oppenheim.

Surrénalites aiguës, par Lœper et Oppenheim.

Surrénalites chroniques, par Lœper et Oppenheim.

5222-05. — Corbeil. Imprimerie Éd. Crété.

Pr. n° 448

EXTRAIT DU CATALOGUE MÉDICAL (1)

RÉCENTES PUBLICATIONS Octobre 1905

COLLECTION DE PRÉCIS MÉDICAUX

Cette nouvelle collection s'adresse aux étudiants, pour la préparation aux examens, et à tous les praticiens qui, à côté des grands Traités, ont besoin d'ouvrages concis, mais vraiment scientifiques, qui les tiennent au courant. D'un format maniable, ces livres seront abondamment illustrés, ainsi qu'il convient à des titres d'enseignement.

Viennent de paraître :

Précis de Physique Biologique

PAR

G. WEISS

Professeur agrégé à la Faculté de médecine de Paris.
Ingénieur des Ponts et Chaussées.

1 vol. petit in-8 de 528 pages avec 543 figures, cart. toile anglaise souple. 7 fr.

Ce petit livre contient celles des principales applications de la physique à la biologie qui doivent rentrer dans le cadre des connaissances d'un étudiant à la fin de ses études et de tout médecin instruit.

Éléments de Physiologie

PAR

Maurice ARTHUS

Professeur à l'École de médecine et de pharmacie de Marseille,
Ancien professeur de physiologie à l'Université de Fribourg (Suisse).

Deuxième édition revue et corrigée

Avec 122 figures dans le texte

1 vol. petit in-8° de XVI-764 pages, cart. toile anglaise souple. . . . . 9 fr.

---

(1) *La librairie Masson et Cie envoie gratuitement et franco de port les catalogues suivants à toutes les personnes qui lui en font la demande.* — Catalogue général *contenant, classés par subdivisions, tous les ouvrages ou périodiques publiés à la librairie.* — Catalogues de l'Encyclopédie scientifique des Aide-Mémoire. *I. Section de l'ingénieur. — II. Section du biologiste.* — Catalogue des ouvrages d'enseignement.

Les livres de plus de 5 francs *sont expédiés* franco *au prix du Catalogue.*
Les volumes de 5 francs et au-dessous sont augmentés de 10 °/₀ pour le port.
Toute commande doit être accompagnée de son montant.

Introduction à l'Étude de la Médecine

PAR

Le Dr H. ROGER
Professeur à la Faculté de médecine de Paris.
Médecin de l'hôpital d'Aubervilliers.

Deuxième édition

1 volume in-8° de 761 pages, cartonné, suivi d'un lexique donnant l'étymologie et la signification des termes techniques.

Broché . . . . 9 fr. — Cartonné . . . . 10 fr.

Glossaire Médical illustré

PAR LES DOCTEURS

L. LANDOUZY
Professeur à la Faculté de Paris,
Membre de l'Académie de médecine.

F. JAYLE
Chef de Clinique de la Faculté
à l'hôpital Broca.

1 vol. in-8° carré de 664 pages, avec 426 figures et 5 cartes en couleurs.

Cartonné . . . . 18 fr.
Broché . . . . 16 fr.

L'Æsculape

Guide pratique à l'usage des Étudiants et des Docteurs en Médecine

PAR LES DOCTEURS

E. DE LAVARENNE
Médecin des Eaux de Luchon.

F. JAYLE
Chef de Clinique à la Faculté.

1 fort volume petit in-8°, richement relié toile. . . . . 6 fr.

Pathologie générale expérimentale

Processus généraux

PAR LES

Dr CHANTEMESSE
Professeur
à la Faculté de médecine
de Paris.

Dr PODWYSSOTZKY
Professeur de Pathologie à l'Université
d'Odessa,
Doyen de la même faculté.

TOME I

Histoire naturelle de la maladie. Hérédité. Atrophies. Dégénérescence. Concrétions. Gangrènes.

1 volume in-8° jésus de 428 pages, avec 162 figures en noir et en couleurs, broché. . . . . 22 fr.

TOME II

Hypertrophies. — Régénérations. — Tumeurs. — Pathologie de la circulation sanguine. — Pathologie du sang. — Pathologie de la lymphe et de la circulation lymphatique. — Inflammation. — Hypothermie. — Hyperthermie. — Fièvre.

1 volume grand in-8°, avec 57 figures en couleurs et 37 figures en noir. 22 fr.

CHARCOT — BOUCHARD — BRISSAUD

BABINSKI — BALLET — P. BLOCQ — BOIX — BRAULT — CHANTEMESSE — CHARRIN
CHAUFFARD — COURTOIS-SUFFIT — O. CROUZON — DUTIL — GILBERT — GUIGNARD
G. GUILLAIN — L. GUINON — GEORGES GUINON — HALLION — LAMY
LE GENDRE — A. LÉRI — P. LONDE — MARFAN — MARIE — MATHIEU
NETTER — ŒTTINGER — ANDRÉ PETIT — RICHARDIÈRE
ROGER — RUAULT — SOUQUES — THOINOT
THIBIERGE — TOLLEMER — FERNAND WIDAL

TRAITÉ DE MÉDECINE

DEUXIÈME ÉDITION

(Entièrement refondue)

PUBLIÉE SOUS LA DIRECTION DE MM.

BOUCHARD
Professeur à la Faculté de médecine de Paris,
Membre de l'Institut.

BRISSAUD
Professeur à la Faculté de médecine de Paris,
Médecin de l'hôpital St-Antoine.

10 volumes grand in-8°, avec figures dans le texte

En Souscription . . . . **150** francs.

Chaque volume est vendu séparément. OCTOBRE 1905.

TOME I. 1 vol. grand in-8° de 845 pages, avec figures dans le texte : **16** fr.

Les bactéries, par L. GUIGNARD. — *Pathologie générale infectieuse*, par A. CHARRIN. — *Troubles et maladies de la nutrition*, par PAUL LE GENDRE. — *Maladies infectieuses communes à l'homme et aux animaux*, par G.-H. ROGER.

TOME II. 1 vol. grand in-8° de 896 pages, avec figures dans le texte : **16** fr.

Fièvre typhoïde, par A. CHANTEMESSE. — *Maladies infectieuses*, par F. WIDAL. — *Typhus exanthématique*, par L.-H. THOINOT. — *Fièvres éruptives*, par L. GUINON. — *Erysipèle*, par E. BOIX. — *Diphtérie*, par A. RUAULT. — *Rhumatisme articulaire aigu*, par W. ŒTTINGER. — *Scorbut*, par TOLLEMER.

TOME III. 1 vol. grand in-8° de 702 pages, avec figures dans le texte : **16** fr.

Maladies cutanées, par G. THIBIERGE. — *Maladies vénériennes*, par G. THIBIERGE. — *Maladies du sang*, par A. GILBERT. — *Intoxications*, par H. RICHARDIÈRE.

TOME IV. 1 vol. grand in-8° de 680 pages, avec figures dans le texte : **16** fr.

Maladies de l'estomac, par A. MATHIEU. — *Maladies du pancréas*, par A. MATHIEU. — *Maladies de l'intestin*, par COURTOIS-SUFFIT. — *Maladies du péritoine*, par COURTOIS-SUFFIT. — *Maladies de la bouche et du pharynx*, par A. RUAULT.

TOME V. 1 vol. grand in-8°, avec figures en noir et en couleurs dans le texte : **18** fr.

Maladies du foie et des voies biliaires, par A. CHAUFFARD. — *Maladies du rein et des capsules surrénales*, par A. BRAULT. — *Pathologie des organes hématopoiétiques et des glandes vasculaires sanguines, moelle osseuse, rate, ganglions, thyroïde, thymus*, par G.-H. ROGER.

Tome VI. 1 vol. grand in-8° de 612 pages, avec figures dans le texte : 14 fr.

Maladies du nez et du larynx, par A. Ruault. — *Asthme*, par E. Brissaud. — *Coqueluche*, par P. Le Gendre. — *Maladies des bronches*, par A.-B. Marfan. — *Troubles de la circulation pulmonaire*, par A.-B. Marfan. — *Maladies aiguës du poumon*, par Netter.

Tome VII. 1 vol. grand in-8° de 550 pages, avec figures dans le texte : 14 fr.

Maladies chroniques du poumon, par A.-B. Marfan. — *Phtisie pulmonaire*, par A.-B. Marfan. — *Maladies de la plèvre*, par Netter. — *Maladies du médiastin*, par A.-B. Marfan.

Tome VIII. 1 vol. grand in-8° de 580 pages, avec figures dans le texte : 14 fr.

Maladies du cœur, par M. André Petit. — *Maladies des vaisseaux sanguins*, par W. Œttinger.

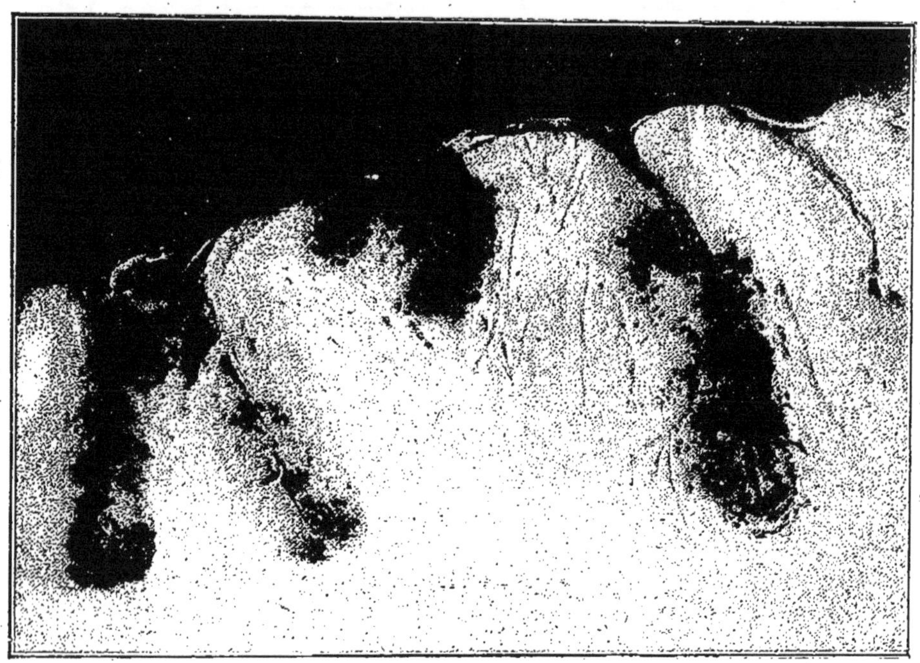

Figure extraite du Tome IX.

Tome IX. 1 vol. grand in-8° de 1092 pages, avec figures dans le texte : **18** fr.

Maladies de l'encéphale, par E. Brissaud, Souques, P. Londe et Tollemer. — *Maladies de la protubérance et du bulbe*, par G. Guillain. — *Maladies intrinsèques de la moelle épinière*, par P. Marie, O. Crouzon, A. Léri et G. Guinon. — *Maladies extrinsèques de la moelle épinière*, par G. Guinon. — *Maladies des méninges*, par G. Guinon. — *Syphilis des centres nerveux*, par H. Lamy.

Pour paraître le 15 Novembre 1905

Tome X. 1 vol. grand in-8°, avec figures dans le texte.

Les névrites. — Maladies des nerfs et des muscles en particulier. — Tics, Crampes professionnelles. — Chorées, Myoclonies. — Maladie de Thomsen. — Paralysie agitante. — Myopathie primitive, progressive. — Amyotrophie Charcot-Marie et Werding-Hoffmann. — Acromégalie, Achondroplasie, Gigantisme, Myxœdème. — Goitre exophtalmique. — Pathologie du grand Sympathique. — Neurasthénie. — Epilepsie, Hystérie. — Paralysie générale. — Les Psychoses.

Table analytique des 10 volumes.

OUVRAGE COMPLET :

La Pratique Dermatologique

Traité de Dermatologie appliquée

PUBLIÉ SOUS LA DIRECTION DE MM.

ERNEST BESNIER, L. BROCQ, L. JACQUET

PAR MM.

AUDRY, BALZER, BARBE, BAROZZI, BARTHÉLEMY, BÉNARD, ERNEST BESNIER, BODIN, BRAULT, BROCQ, DE BRUN, DU CASTEL, COURTOIS-SUFFIT, A. CASTEX, J. DARIER, DÉHU, DOMINICI, W. DUBREUILH, HUDELO, L. JACQUET, JEANSELME, J.-B. LAFFITTE, LENGLET, LEREDDE, MERKLEN, PERRIN, RAYNAUD, RIST, SABOURAUD, MARCEL SÉE, GEORGES THIBIERGE, F. TRÉMOLIÈRES, VEYRIÈRES.

4 volumes reliés toile, illustrés de figures en noir et de planches en couleurs.
156 *fr.*

Chaque volume est vendu séparément.

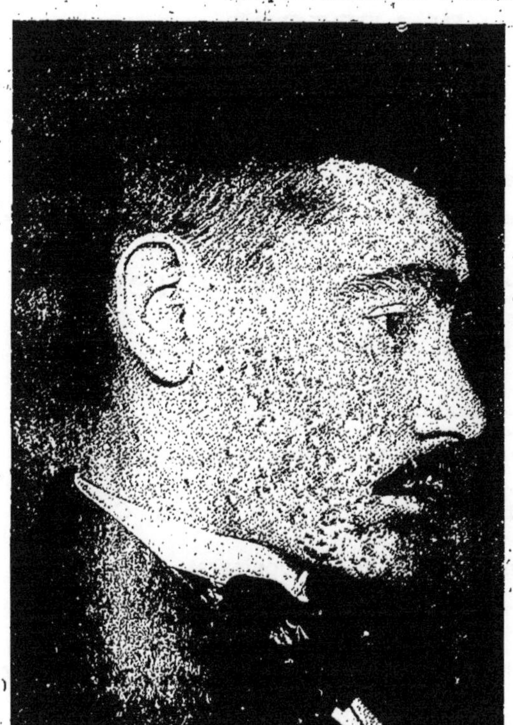

TOME I. Avec 230 figures et 24 planches. **36** fr.

Anatomie et Physiologie de la Peau.
Pathologie générale de la Peau.
Symptomatologie générale des Dermatoses.
Acanthosis nigricans à Ecthyma.

TOME II. Avec 168 figures et 21 planches. **40** fr.

Eczéma à Langue.

TOME III. Avec 201 figures et 19 planches. **40** fr.

Lèpre à Pityriasis.

TOME IV. Avec 213 figures et 25 planches. **40** fr.

Poils à Zona.

BIBLIOTHÈQUE d'Hygiène thérapeutique

Fondée par le Professeur PROUST

Chaque volume in-16, cartonné toile, tranches rouges, **4** fr.

L'Hygiène du Goutteux (2e *édition*), par le Pr PROUST et A. MATHIEU.
L'Hygiène de l'Obèse, par le Professeur PROUST et A. MATHIEU.
L'Hygiène des Asthmatiques, par le Pr E. BRISSAUD.
L'Hygiène du Syphilitique, par H. BOURGES.
Hygiène et thérapeutique thermales, par G. DELFAU.
Les Cures thermales, par G. DELFAU.
L'Hygiène du Neurasthénique (2e *édition*), par le Pr PROUST et G. BALLET.
L'Hygiène des Albuminuriques, par le Dr SPRINGER.
L'Hygiène des Tuberculeux (2e *édition*), par le Dr CHUQUET, préface du Dr DAREMBERG.
Hygiène et thérapeutique des maladies de la bouche, par le Dr CRUET, dentiste des hôpitaux de Paris, avec une préface du Professeur LANNELONGUE.
L'Hygiène des Diabétiques, par le Professeur PROUST et A. MATHIEU.
L'Hygiène des maladies du cœur, par le Dr VAQUEZ.
L'Hygiène du Dyspeptique, par le Dr LINOSSIER.
Hygiène thérapeutique des Maladies des fosses nasales, par MM. les Drs LUBET-BARBON et R. SARREMONE.

Traité d'Hygiène

par le Professeur A. PROUST

Membre de l'Académie de médecine, Inspecteur général des services sanitaires.

Troisième Édition, revue et considérablement augmentée

Avec la collaboration de

A. NETTER, Professeur agrégé à la Faculté, Médecin de l'hôpital Trousseau, ET **H. BOURGES**, Chef du laboratoire d'hygiène à la Faculté, Auditeur au Comité consultatif d'hygiène publique.

OUVRAGE COURONNÉ PAR L'INSTITUT ET LA FACULTÉ DE MÉDECINE

1 fort volume in-8e, avec figures et cartes . . . . **25 fr.**

L'Alimentation et les Régimes

CHEZ L'HOMME SAIN ET CHEZ LES MALADES

PAR

Armand GAUTIER

Membre de l'Institut et de l'Académie de médecine, Professeur à la Faculté de médecine de Paris.

Deuxième édition, revue. 1 volume in-8, avec figures, broché. . . . . **10 fr.**

Manuel Technique de Massage

PAR

J. BROUSSES

Ex-répétiteur de Pathologie chirurgicale à l'École du service de santé militaire, lauréat de l'Académie de médecine, membre correspondant de la Société de Chirurgie.

Troisième édition revue et augmentée

1 vol. in-16, de 407 pages, avec 66 figures dans le texte, cartonné toile souple. **4 fr. 50**

Les différentes Formes cliniques et sociales

DE LA

Tuberculose Pulmonaire

PRONOSTIC, DIAGNOSTIC

TRAITEMENT

par G. DAREMBERG

Membre correspondant de l'Académie de médecine.

1 volume in-8° de 400 pages. . . . . 6 fr.

GUIDE PRATIQUE DU MÉDECIN

dans les Accidents du Travail

LEURS SUITES MÉDICALES ET JUDICIAIRES

PAR

Em. FORGUE.	E. JEANBRAU
Professeur à la Faculté de Montpellier Correspondant de l'Académie de médecine.	Professeur agrégé à la Faculté de Montpellier Lauréat de la Société de chirurgie.

1 volume in-8°, de 370 pages. . . . . 4 fr. 50

Traité de l'Alcoolisme

PAR LES DOCTEURS

H. TRIBOULET	Félix MATHIEU
Médecin des hôpitaux.	Médecin de l'Assistance à domicile.

Roger MIGNOT

Ancien chef de clinique à la Faculté, Médecin des Asiles publics d'aliénés.

PRÉFACE DE M. LE PROFESSEUR JOFFROY

Un volume grand in-8°, de 480 pages . . . . 6 fr.

COMMENTAIRE ADMINISTRATIF ET TECHNIQUE

De la Loi du 15 Février 1902 relative à la

Protection de la Santé publique

PAR MM.

Le Dr A.-J. MARTIN	et	Albert BLUZET
Inspecteur général de l'Assainissement Chef des services techniques de la Ville de Paris.		Docteur en Droit Rédacteur principal au Ministère de l'Intérieur.

Un vol. in-8° de 480 pages avec une *table alphabétique*. Broché, 7 fr. 50; cartonné toile. 8 fr. 50

Vient de paraître :

L'Ankylostomiase

Maladie sociale (Anémie des Mineurs)

Biologie, Clinique, Traitement, Prophylaxie

PAR

A. CALMETTE	M. BRETON
Directeur de l'Institut Pasteur de Lille.	Assistant à l'Institut Pasteur de Lille.

AVEC UN APPENDICE PAR E. FUSTER

Avec figures dans le texte

1 volume in-8° cartonné toile anglaise . . . . 5 fr.

Traité de Physique Biologique

PUBLIÉ SOUS LA DIRECTION DE MM.

D'ARSONVAL
Professeur au Collège de France,
Membre de l'Institut et de l'Académie de médecine.

CHAUVEAU
Professeur au Muséum d'histoire naturelle,
Membre de l'Institut et de l'Académie de médecine.

GARIEL
Ingénieur en chef des Ponts et Chaussées,
Professeur à la Faculté de médecine de Paris,
Membre de l'Académie de médecine.

MAREY
Professeur au Collège de France,
Membre de l'Institut et de l'Académie de médecine.

SECRÉTAIRE DE LA RÉDACTION

M. WEISS
Ingénieur des Ponts et Chaussées,
Professeur agrégé à la Faculté de médecine de Paris.

Tome I. — **Mécanique, Actions moléculaires, Chaleur.**
1 volume in-8° de 1150 pages avec 591 figures dans le texte . . . . **25 fr.**
Tome II. — **Radiations, Optique.**
1 volume in-8° de 1160 pages avec figures dans le texte. . . . . **25 fr.**
Tome III. — **Électricité, Acoustique** (*Sous presse*).

Les tomes I et II sont vendus **25** fr. chacun. On souscrit dès maintenant à l'ouvrage complet au prix de **70** fr. — Ce prix restera tel jusqu'à la publication du tome III.

Traité de Physiologie

PAR

J.-P. MORAT
PROFESSEUR A L'UNIVERSITÉ DE LYON.

Maurice DOYON
PROFESSEUR AGRÉGÉ A LA FACULTÉ DE MÉDECINE DE LYON.

5 vol. grand in-8°. En souscription (Juillet 1905). **60** *fr.*

Chaque volume sera vendu séparément. — Toutefois, les éditeurs acceptent jusqu'à nouvel ordre, **au prix à forfait de 60 francs**, des souscriptions à l'ouvrage **complet**. — Les souscripteurs payeront, en retirant chaque volume, le prix marqué; mais le tome V et dernier leur sera fourni gratuitement ou à un prix tel qu'ils n'aient, en aucun cas, payé plus de 60 francs pour le total de l'ouvrage.

Volumes publiés :

Tome I. — **Fonctions élémentaires.** — 1 vol. grand in-8°, avec 194 figures. **15** fr.
Tome II. — **Fonctions d'innervation.** — 1 vol. grand in-8°, avec 263 figures. **15** fr.
Tome III. — **Fonctions de nutrition.** — 1 vol. grand in-8°, avec 173 figures. **12** fr.
Tome IV. — **Fonctions de nutrition** (*suite et fin*). — 1 vol. grand in-8°, avec 167 figures. . . . . **12** fr.

Sous presse : Tome V et dernier. — **Fonctions de relation et de reproduction.**

Traité de Chirurgie

Publié sous la direction

DES PROFESSEURS

SIMON DUPLAY **PAUL RECLUS**

PAR MM.

BERGER — BROCA — Pierre DELBET — DELENS — DEMOULIN
J.-L. FAURE — FORGUE — GÉRARD-MARCHANT
HARTMANN — HEYDENREICH — JALAGUIER — KIRMISSON — LAGRANGE
LEJARS — MICHAUX — NÉLATON
PEYROT — PONCET — QUÉNU — RICARD — RIEFFEL — SEGOND
TUFFIER — WALTHER

DEUXIÈME ÉDITION, ENTIÈREMENT REFONDUE

8 volumes grand in-8°, avec nombreuses figures dans le texte . . **150** fr.

TOME PREMIER. 1 vol. grand in-8° de 912 pages avec 218 figures . . **18** fr.
TOME II. 1 vol. grand in-8° de 996 pages avec 361 figures . . . . **18** fr.
TOME III. 1 vol. grand in-8° de 940 pages avec 285 figures . . . **18** fr.
TOME IV. 1 fort vol. de 896 pages, avec 354 figures. . . . . **18** fr.
TOME V. 1 fort vol. de 948 pages, avec 187 figures. . . . . **20** fr.
TOME VI. 1 fort vol. de 1127 pages, avec 218 figures. . . . . **20** fr.
TOME VII. 1 fort vol. de 1272 pages, avec 297 figures. . . . . . . **25** fr.
TOME VIII. 1 fort vol. de 971 pages, avec 163 figures. . . . . . . **20** fr.
TABLE ALPHABÉTIQUE des 8 volumes du *Traité de Chirurgie*.

Chaque volume est vendu séparément.

Les Fractures des Os longs

Leur Traitement pratique

PAR LES DOCTEURS

J. HENNEQUIN ET **Robert LŒWY**

Membre de la Société de Chirurgie. — Ancien interne des hôpitaux, Lauréat de l'Institut.

1 vol. grand in-8°, avec 215 fig. dont 25 planches représentant 222 radiographies originales. . . . . **16** fr.

Technique du Traitement de la Coxalgie

PAR

Le Dr F. CALOT

Chirurgien en chef de l'hôpital Rothschild, de l'hôpital Cazin-Perrochaud, etc.

1 *volume grand in-8, avec 178 figures dans le texte*. . . . . 7 fr.

Vient de paraître :

Technique du Traitement
de la
Luxation Congénitale
DE LA HANCHE

PAR

Le Dr F. CALOT

1 *vol. grand in-8, avec 205 figures et 5 planches en photocollographie*. . . 7 fr.

Exploration des Fonctions rénales

(Etude Médico-chirurgicale)

PAR

J. ALBARRAN

Professeur agrégé à la Faculté de médecine de Paris, Chirurgien des hôpitaux

1 *vol. grand in-8, de* x-604 *pages avec* 143 *figures et graphiques en couleurs.* 12 fr.

Précis d'Urologie Clinique

PAR

Auguste LÉTIENNE et Jules MASSELIN

1 *vol. in-8, de 470 pages, avec 58 figures et une planche*. . . . . 12 fr.

Précis d'Obstétrique

PAR

A. RIBEMONT-DESSAIGNES

Professeur agrégé à la Faculté de médecine de Paris. Accoucheur de l'hôpital Beaujon. Membre de l'Académie de médecine.

ET

G. LEPAGE

Professeur agrégé à la Faculté de médecine de Paris. Accoucheur de l'hôpital de la Pitié.

SIXIÈME ÉDITION ENTIÈREMENT REFONDUE

1 volume grand in-8° de 1420 pages avec 568 figures dans le texte dont 400 dessinées par RIBEMONT-DESSAIGNES. Relié toile : **30** fr.

Cette nouvelle édition du **Précis d'obstétrique** n'est pas une simple réédition de l'édition précédente plus ou moins modifiée, mais est le résultat d'un remaniement complet.

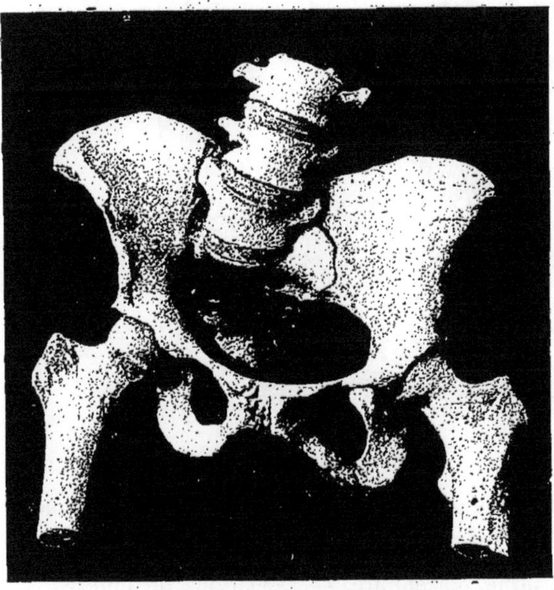

Fig. 376. — Bassin oblique ovalaire avec synostose de l'articulation sacro-iliaque du côté droit.

Pour rester dans le cadre d'une œuvre didactique, il était nécessaire que le volume ne fût pas augmenté. C'est à quoi sont arrivés les auteurs en supprimant la presque totalité des notions anatomo-physiologiques concernant l'appareil génital de la femme et en procédant à une revision soigneuse des figures et du texte.

Ils ont pu ainsi 1° ajouter un certain nombre de figures nouvelles; 2° développer certaines questions de pratique, telles que celles des complications et hémorragies de la délivrance, des infections puerpérales, des ruptures de l'utérus, de l'ophtalmie purulente des nouveau-nés, etc.; mettre au point la plupart des questions importantes ; 3° traiter des sujets nouveaux, tels que l'application de la radiographie à l'obstétrique. A la pathologie médicale du nouveau-né ont été ajoutées des notions sommaires sur la pathologie chirurgicale de l'enfant qui vient de naître.

Précis Élémentaire d'Anatomie, de Physiologie et de Pathologie

PAR

P. RUDAUX

Ancien chef de clinique à la Faculté de médecine de Paris

avec Préface par M. RIBEMONT-DESSAIGNES

1 volume avec 462 figures. Cartonné toile . . . . **8** fr.

Ce volume, destiné aux élèves sages-femmes, contient les notions qui leur sont nécessaires et sert en quelque sorte de complément à la nouvelle édition du **Précis d'Obstétrique**, où les auteurs, en raison de la publication de ce petit volume, ont cru pouvoir supprimer la presque totalité des notions anatomo-physiologiques.

ACHARD. — ***Nouveaux procédés d'exploration.*** Leçons professées à la Faculté de médecine de Paris, par Ch. Achard, agrégé, médecin de l'hôpital Tenon, recueillies et rédigées par P. Sainton et M. Lœper. *Deuxième édition, revue et augmentée.* 1 vol. grand in-8°, avec figures en noir et en couleurs . **8** fr.

ALBARRAN ET IMBERT. — ***Les Tumeurs du Rein,*** par MM. J. Albarran, professeur agrégé à la Faculté de médecine de Paris et L. Imbert, professeur agrégé à la Faculté de médecine de Montpellier. 1 vol. grand in-8° avec 106 figures dans le texte, en noir et en couleurs . . . . **20** fr.

BOREL. — ***Choléra et Peste dans le Pèlerinage musulman.*** *Étude d'Hygiène internationale*, par le Dr Frédéric Borel, médecin sanitaire maritime, ancien médecin de l'Administration sanitaire de l'Empire ottoman. 1 vol. in-8°. **4** fr.

BRISSAUD. — ***Leçons sur les maladies nerveuses*** (Salpêtrière, 1893-1894), par le professeur Brissaud, recueillies et publiées par Henry Meige. 1 vol. in-8° avec 240 figures . . . . **18** fr.

— ***Leçons sur les maladies nerveuses*** (*Deuxième série*; hôpital Saint-Antoine), par le professeur Brissaud, recueillies et publiées par Henry Meige. 1 vol. in-8° avec 165 figures . . . . **15** fr.

BROCA. — ***Leçons cliniques de Chirurgie infantile,*** par A. Broca, chirurgien de l'hôpital Tenon (Enfants-Malades), professeur agrégé.

2e série. 1 vol. in-8° broché, avec 99 figures . . . . **10** fr.

CALOT. — ***Technique du Traitement de la Coxalgie,*** par le Dr Calot, Chirurgien en chef de l'hôpital Rothschild, de l'hôpital Cazin-Perrochaud, etc. 1 vol. grand in-8°, avec 178 figures dans le texte. . . . . **7** fr.

CHARRIN. — ***Leçons de pathogénie appliquée.*** *Clinique médicale, Hôtel-Dieu* (1895-1896), par A. Charrin, professeur agrégé, médecin des hôpitaux, assistant au Collège de France. 1 vol. in-8° . . . . **6** fr.

— ***Les Défenses naturelles de l'organisme :*** *Leçons professées au Collège de France*, par A. Charrin. 1 vol. in-8°. . . . . **6** fr.

DEGUY ET WEILL. — ***Manuel pratique du traitement de la diphtérie*** (*Sérothérapie, Tubage, Trachéotomie*), par Deguy, chef du laboratoire à l'hôpital des Enfants, et Benjamin Weill, moniteur à l'hôpital des Enfants-Malades. Introduction par A.-B. Marfan. 1 vol. in-8° br., avec figures . . . . . . **6** fr.

DIEULAFOY. — ***Clinique médicale de l'Hôtel-Dieu de Paris,*** par le Professeur G. Dieulafoy. 4 vol. gr. in-8°, avec figures dans le texte.

I. 1896-1897. 1 vol. in-8° . . . . **10** fr.
II. 1897-1898. 1 vol. in-8° . . . . **10** fr.
III. 1898-1899. 1 vol. in-8° . . . . **10** fr.
IV. 1900-1901. 1 vol. in-8° . . . . **10** fr.

DUCLAUX. — ***Pasteur. Histoire d'un esprit,*** par E. Duclaux, membre de l'Institut, directeur de l'Institut Pasteur. 1 vol. gr. in-8°, avec 22 figures. . . **5** fr.

— ***Traité de microbiologie,*** par E. Duclaux. 7 volumes.
Tome I. *Microbiologie générale.* — Tome II. *Diastases, toxines et venins.* — Tome III. *Fermentation alcoolique.* — Tome IV. *Fermentations variées des diverses substances ternaires.* Chaque volume gr. in-8° avec figures. **15** fr.

DUVAL. — ***Précis d'histologie,*** par M. Mathias Duval, professeur à la Faculté de médecine de Paris, membre de l'Académie de médecine. *Deuxième édition revue et augmentée.* 1 vol. gr. in-8°, avec 427 figures dans le texte. . . . **18** fr.

GAUTIER (A.). — ***Cours de Chimie minérale et organique***, par M. Arm. Gautier, membre de l'Institut, professeur à la Faculté de médecine de Paris. *Deuxième édition*, revue et mise au courant. 2 vol. grand in-8°, avec figures.

I. *Chimie minérale:* 1 vol. grand in-8°, avec 244 figures dans le texte. **16** fr.

II. *Chimie organique.* 1 vol. grand in-8°, avec 72 figures. . . . . **16** fr.

— ***Leçons de Chimie biologique normale et pathologique.*** *Deuxième édition*, publiée avec la collaboration de M. Arthus, professeur de physiologie à l'Université de Fribourg. 1 vol. in-8°, avec 110 figures. . . . . **18** fr.

HAYEM. — ***Leçons sur les maladies du sang*** (*Clinique de l'hôpital Saint-Antoine*), par Georges Hayem, professeur, médecin des hôpitaux, membre de l'Académie de médecine, recueillies par MM. E. Parmentier et R. Bensaude, 1 vol. in-8°, avec 4 planches en couleurs. . . . . **15** fr.

JAVAL. — ***Entre aveugles***: *Conseils à l'usage des personnes qui viennent de perdre la vue*, par le Dr Émile Javal, membre de l'Académie de médecine. 1 vol. in-16 avec frontispice. . . . . **2** fr. **50**

KIRMISSON. — ***Leçons cliniques sur les maladies de l'appareil locomoteur*** (*os, articulations, muscles*), par le Dr Kirmisson, professeur à la Faculté de médecine, chirurgien des hôpitaux. 1 vol. in-8°, avec figures . . . . . **10** fr.

— ***Traité des maladies chirurgicales d'origine congénitale***, par le professeur Kirmisson. 1 vol. in-8°, avec 311 fig. et 2 pl. en couleurs . . . **15** fr.

— ***Les Difformités acquises de l'Appareil locomoteur pendant l'enfance et l'adolescence,*** par le professeur Kirmisson. 1 vol. in-8°, avec 430 figures dans le texte. . . . . **15** fr.

LAVERAN. — ***Traité du Paludisme***, par A. Laveran, membre de l'Académie de médecine et de l'Institut de France. 1 vol. grand in-8°, avec 27 figures dans le texte et une planche en couleurs . . . . **10** fr.

LUYS. — ***La Séparation de l'urine des deux reins,*** par Georges Luys, assistant du Service des voies urinaires à l'hôpital Lariboisière, préface de Henri Hartmann, professeur agrégé, chirurgien de l'hôpital Lariboisière, avec 35 figures dans le texte . . . . **6** fr.

Manuel de pathologie externe, par MM. Reclus, Kirmisson, Peyrot, Bouilly, professeurs agrégés à la Faculté de médecine de Paris, chirurgiens des hôpitaux. Septième édition entièrement refondue, illustrée de nombreuses figures. 4 vol. in-8°, avec figures dans le texte. . . . . **40** fr.

I. *Maladies des tissus et des organes*, par le Dr P. Reclus.

II. *Maladies des régions: Tête et rachis*, par le Dr Kirmisson.

III. *Maladies des régions: Poitrine et abdomen*, par le Dr Peyrot.

IV. *Maladies des régions: Organes génito-urinaires, membres*, par le Dr Bouilly.

Chaque volume est vendu séparément . . . . **10** fr.

MEIGE (Henry) ET FEINDEL (E.). — ***Les Tics et leur Traitement.*** Préface de M. le Professeur Brissaud. 1 vol. in-8°, de 640 pages. . . . . **6** fr.

METCHNIKOFF. — ***L'immunité dans les maladies infectieuses***, par Elie Metchnikoff, professeur à l'Institut Pasteur, membre étranger de la Société royale de Londres. Un vol. gr. in-8°, avec 45 figures en couleurs, dans le texte. **12** fr.

— ***Études sur la Nature humaine,*** *essai de philosophie optimiste*, par Elie Metchnikoff, professeur à l'Institut Pasteur. 1 vol. in-8°, avec fig. dans le texte. **6** fr.

NOCARD ET LECLAINCHE. — ***Les maladies microbiennes des animaux***, par Ed. Nocard et E. Leclainche, professeur à l'École de Toulouse. *Troisième édition entièrement refondue et considérablement augmentée.* 2 vol. grand in-8. **22** fr.

OLLIER. — ***Traité des Résections*** et des opérations conservatrices que l'on peut pratiquer sur le système osseux, par le Pr L. Ollier. 3 vol. . . . . **50** fr.

I. *Introduction.* — *Résections en général.* 1 vol. in-8°, avec 127 fig. . . . **16** fr.
II. *Résections en particulier. Membre supérieur.* 1 vol. in-8°, avec 156 fig. **16** fr.
III. *Résections en particulier. Résections du membre inférieur, tête et tronc.* 1 vol. in-8°, avec 224 fig. . . . . **22** fr.

PANAS. — ***Traité des maladies des yeux***, par Ph. Panas, professeur de clinique ophtalmologique à la Faculté de médecine, chirurgien de l'Hôtel-Dieu, membre de l'Académie de médecine, membre honoraire et ancien président de la Société de chirurgie. 2 vol. gr. in-8°, avec 453 fig. et 7 pl. en coul. Reliés toile. **40** fr.

PRUNIER. — ***Les Médicaments chimiques***, par Léon Prunier, membre de l'Académie de médecine, pharmacien en chef des hôpitaux de Paris, professeur à l'École supérieure de pharmacie.

I. *Composés minéraux.* 1 vol. grand in-8°, avec 137 fig. dans le texte. . **15** fr.
II. *Composés organiques.* 1 vol. grand in-8°, avec 47 fig. dans le texte. **15** fr.

QUINTON. — ***L'eau de mer milieu organique.*** *Constance du milieu marin originel comme milieu vital des cellules à travers la série animale*, par René Quinton, Assistant du laboratoire de Physiologie pathologique des Hautes Études au Collège de France. 1 vol. in-8°, broché. . . . . **15** fr.

RECLUS. — ***L'anesthésie localisée par la cocaïne***, par le Dr Paul Reclus, professeur agrégé à la Faculté de médecine de Paris, chirurgien de l'hôpital Laënnec, membre de l'Académie de médecine. 1 vol. petit in-8°, avec 59 figures dans le texte. . . . . **4** fr.

REDARD. — ***Traité pratique des déviations de la colonne vertébrale***, par P. Redard, ancien chef de clinique chirurgicale de la Faculté de médecine de Paris, chirurgien en chef du dispensaire Furtado-Heine, membre correspondant de l'« American Orthopedic Association ». 1 volume grand in-8°, avec 231 figures dans le texte. . . . . **12** fr.

REGNARD. — ***La Cure d'altitude***, par le Dr Paul Regnard, membre de l'Académie de médecine, professeur de physiologie générale à l'Institut national agronomique, directeur adjoint du laboratoire de physiologie de la Sorbonne. *Deuxième édition.* 1 fort vol. grand in-8°, avec 29 planches hors texte et 110 figures dans le texte, relié toile pleine. . . . . **15** fr.

ROGER. — ***Les maladies infectieuses***, par G.-H. Roger, professeur agrégé à la Faculté de médecine de Paris, médecin de l'hôpital de la porte d'Aubervilliers, membre de la Société de Biologie. 1 vol. in-8°, de 1520 pages, publié en 2 fascicules avec figures dans le texte. . . . . **28** fr.

SOULIER (H.). ***Traité de Thérapeutique et de Pharmacologie***, par M. H. Soulier, professeur à la Faculté de médecine de Lyon, membre correspondant de l'Académie de médecine. ***Additionné d'un mémento formulaire des médicaments nouveaux*** (1901). *Ouvrage couronné par l'Académie des sciences et par l'Académie de médecine.* 2 vol. grand in-8°. . . . . **25** fr.

THIBIERGE. — ***Syphilis et Déontologie***, par Georges Thibierge, médecin de l'hôpital Broca. 1 vol. in-8°, broché . . . . **5** fr.

TRABUT. — ***Précis de Botanique médicale***, par L. Trabut, professeur d'histoire naturelle médicale à l'École de médecine d'Alger. *Deuxième édition*, entièrement refondue. 1 vol. in-8°, avec 954 figures . . . . **8** fr.

Encyclopédie Scientifique des Aide-Mémoire

Publiée sous la direction de **H. LÉAUTÉ**, Membre de l'Institut.

Au 1er Octobre 1905, 362 VOLUMES publiés

Chaque ouvrage forme un vol. petit in-8°, vendu : Br., **2** fr. **50**. Cart. toile **3** fr.

DERNIERS VOLUMES MÉDICAUX PUBLIÉS

dans la *SECTION DU BIOLOGISTE*

BAZY. — ***Maladies des Voies urinaires, Urètre, Vessie***, par le Dr Bazy, chirurgien des hôpitaux, membre de la Société de chirurgie. 4 vol.
I. *Moyens d'exploration et traitement*. 2e édition. II. *Séméiologie*. III. *Thérapeutique générale. Médecine opératoire*. IV. *Thérapeutique spéciale*.

BÉRARD ET PATEL. — ***Les Formes chirurgicales de la Tuberculose Intestinale***, par Léon Bérard et Maurice Patel, professeurs agrégés à la Faculté de médecine de Lyon.

BERGÉ. — ***Guide de l'Étudiant à l'hôpital***, par A. Bergé, interne des hôpitaux. *Deuxième édition*.

BERNARD. — ***Les Méthodes d'exploration de la perméabilité rénale***, par Léon Bernard, chef de clinique médicale à la Faculté de Paris.

BODIN. — ***Biologie générale des Bactéries***, par E. Bodin, professeur à Rennes.
— — ***Les Bactéries de l'Air, de l'Eau et du Sol***, par E. Bodin.

BONNIER. — ***L'Oreille***, par Pierre Bonnier. 5 vol.
I. *Anatomie de l'oreille*. II. *Pathogénie et mécanisme*. III. *Physiologie : Les Fonctions*. IV. *Symptomatologie de l'oreille*. V. *Pathologie de l'oreille*.

BROCQ ET JACQUET. — ***Précis élémentaire de Dermatologie***, par MM. Brocq et Jacquet, médecins des hôpitaux de Paris. 2e édition entièrement revue. 5 vol.
I. *Pathologie générale cutanée*. II. *Difformités cutanées, éruptions artificielles, dermatoses parasitaires*. III. *Dermatoses microbiennes et néoplasies*. IV. *Dermatoses inflammatoires*. V. *Dermatoses d'origine nerveuse. Formulaire thérapeutique*.

CHATIN. — ***La Pelade***, par A. Chatin et F. Trémolières, ancien interne à l'hôpital Saint-Louis.

DELOBEL. — ***L'Hygiène scolaire***, par le Dr J. Delobel.

FAISANS. — ***Maladies des Organes respiratoires. — Méthodes d'Exploration; Signes physiques***, par le Dr Léon Faisans, médecin de l'hôpital de la Pitié. *Troisième édition*.

HÉDON. — ***Physiologie normale et pathologique du Pancréas***, par E. Hédon.

LABBÉ. — ***Analyse chimique du sang***, par H. Labbé, chef de Laboratoire à la Faculté de médecine de Paris.

LABIT. — ***L'eau potable et les maladies infectieuses***, par le Dr H. Labit, Médecin principal de l'armée.

LAVERAN. — ***Prophylaxie du Paludisme***, par A. Laveran, membre de l'Institut.

MATHIEU ET ROUX. — ***L'inanition chez les dyspeptiques et les nerveux***. par A. Mathieu, médecin à l'hôpital Andral et J.-Ch. Roux.

MERKLEN. — ***Examen et Séméiotique du Cœur***, *signes physiques*, par le Dr Pierre Merklen, médecin de l'hôpital Laënnec. *Deuxième édition*.

SERGENT ET BERNARD. — ***L'Insuffisance surrénale***, par E. Sergent, ancien interne, médaille d'or des Hôpitaux, et L. Bernard, chef de clinique adjoint à la Faculté. *Ouvrage couronné par la Faculté de médecine de Paris*.

VIRES. — ***L'Hérédité de la Tuberculose***, par Joseph Vires, professeur agrégé à la Faculté de médecine de Montpellier.

L'ŒUVRE MÉDICO-CHIRURGICAL

Dr CRITZMAN, directeur

SUITE DE MONOGRAPHIES CLINIQUES

SUR LES QUESTIONS NOUVELLES

En Médecine, en Chirurgie et en Biologie

La science médicale réalise journellement des progrès incessants. Les traités de médecine et de chirurgie auront toujours grand'peine à se tenir au courant. C'est pour obvier à ce grave inconvénient que nous avons fondé ce recueil de Monographies, avec le concours des savants et des praticiens les plus autorisés.

Chaque monographie est vendue séparément . . . . 1 fr. **25**

Il est accepté des abonnements pour une série de 10 Monographies consécutives, au prix à forfait et payable d'avance de **10** francs pour la France et **12** francs pour l'étranger (port compris).

MONOGRAPHIES EN VENTE (Octobre 1905).

2. **Le Traitement du mal de Pott**, par A. Chipault, de Paris.
4. **L'Hérédité normale et pathologique**, par le prof. Ch. Debierre, de Lille.
5. **L'Alcoolisme**, par Jaquet, privat-docent à l'Université de Bâle.
6. **Physiologie et pathologie des sécrétions gastriques**, par A. Verhaegen.
7. **L'Eczéma**, *maladie parasitaire*, par Leredde.
8. **La Fièvre jaune**, par Sanarelli, de Montevideo.
9. **La Tuberculose du rein**, par Tuffier, prof. agr., chir. de l'hôp. de la Pitié.
10. **L'Opothérapie**, par le prof. A. Gilbert et P. Carnot.
11. **Les Paralysies générales progressives**, par M. Klippel.
12. **Le Myxœdème**, par G. Thibierge.
13. **La Néphrite des saturnins**, par H. Lavrand.
15. **Le Pronostic des tumeurs**, *basé sur la recherche du glycogène*, par A. Brault.
16. **La Kinésithérapie gynécologique**, par H. Stapfer.
17. **De la Gastro-entérite aiguë des nourrissons**, par A. Lesage, méd. des hôp.
18. **Traitement de l'Appendicite**, par Félix Legueu, prof. agr., chir. des hôp.
19. **Les lois de l'Energétique dans le régime du diabète sucré**, par E. Dufourt.
20. **La Peste**, par H. Bourges.
21. **La Moelle osseuse à l'état normal et dans les infections**, par G.-H. Roger.
23. **L'Exploration clinique des fonctions rénales par l'élimination provoquée**, par Ch. Achard, prof. agr. à la Faculté, méd. des hôp. et J. Castaigne.
24. **L'Analgésie chirurgicale**, par voie rachidienne (injections sous-arachnoïdiennes de cocaïne), par Tuffier, prof. agr. à la Faculté de Paris, chir. des hôp.
25. **L'Asepsie opératoire**, par MM. Pierre Delbet, prof. agr. à la Faculté de Paris, chir. des hôp., et Louis Bigeard, chef de clinique chirurgicale adjoint.
26. **Anatomie chirurgicale et médecine opératoire de l'Oreille moyenne**, par A. Broca, prof. agr. à la Faculté de Paris, chir. des hôp.
27. **Traitements modernes de l'hypertrophie de la prostate**, par E. Desnos.
28. **La Gastro-entérostomie** (Indications, Procédés d'investigation et procédés opératoires, Résultats), par les professeurs Roux et Bourget (de Lausanne).
29. **Les Ponctions rachidiennes accidentelles**, par E. Mathieu, directeur du Val-de-Grâce.
30. **Le Ganglion lymphatique**, par M. Dominici.
32. **La Médication hémostatique**, par le Dr P. Carnot, docteur ès sciences.
33. **L'Elongation trophique**. *Cure radicale des maux perforants, ulcères variqueux, etc., par l'élongation des nerfs*, par le Dr A. Chipault, de Paris.
34. **Le Rhumatisme tuberculeux**, par le professeur A. Poncet et M. Mailland.
35. **Les Consultations de nourrissons**, par Ch. Maygrier, agrégé.
36. **La Médication phosphorée**, par le professeur Gilbert et le Dr Posternak.
37. **Pathogénie et traitement des névroses intestinales**, *en particulier de la « Colite » ou entéro-névrose muco-membraneuse*, par le Dr Gaston Lyon.
38. **De l'Enucléation des fibromes utérins**, par Th. Tuffier, professeur agrégé.
39. **Le Rôle du Sel en Pathologie**, par Ch. Achard, professeur agrégé.
40. **Le Rôle du Sel en Thérapeutique**, par Ch. Achard.
41. **Traitement de la Syphilis**, par le professeur Gaucher.
42. **Tics**, par le Dr Henry Meige.
43. **Diagnostic de la Tuberculose par les nouveaux procédés de laboratoire**, par le Dr Nattan-Larier, chef de clinique de la Faculté de Paris.

56066. — Imprimerie LAHURE, 9, rue de Fleurus, Paris.

A LA MÊME LIBRAIRIE

Traité élémentaire de Clinique médicale, par G.-M. Debove, doyen de la Faculté de médecine de Paris, professeur de clinique médicale, médecin des hôpitaux, membre de l'Académie de médecine et A. Sallard, ancien interne des hôpitaux. 1 vol. grand in-8 de 1296 pages, avec 275 figures, relié toile.......... 25 fr.

Collection de Précis Médicaux (*ouvrages spécialement destinés aux étudiants en médecine et aux médecins praticiens*).

- **Précis de Microbiologie clinique**, par Fernand Bezançon, professeur agrégé à la Faculté de médecine de Paris, médecin des hôpitaux. 1 vol. petit in-8 de xvi-452 pages, avec 82 figures dans le texte, cartonnage souple 6 fr.
- **Précis de Médecine légale**, par A. Lacassagne, professeur de médecine légale à la Faculté de médecine de Lyon. 1 vol. petit in-8, avec figures en noir et en couleurs, cartonnage souple. *Pour paraître en Janvier 1906.*
- **Précis de Physique biologique**, par G. Weiss, professeur agrégé à la Faculté de médecine de Paris, ingénieur des Ponts et Chaussées. 1 vol. petit in-8 de 528 p., avec 543 figures, cartonnage souple.......... 7 fr.
- **Éléments de Physiologie**, par Maurice Arthus, professeur à l'École de médecine et de pharmacie de Marseille, ancien professeur de physiologie à l'Université de Fribourg (Suisse). 2e *édition revue et corrigée.* 1 vol. petit in-8 de xvi-764 p., avec 122 figures dans le texte, cartonnage souple.......... 9 fr.
- **Précis de Dissection**, par Paul Poirier, professeur d'Anatomie à la Faculté de Paris, chirurgien des hôpitaux, membre de l'Académie de médecine et A. Baumgartner, prosecteur à la Faculté de médecine de Paris. 1 vol. in-8, avec nombreuses figures, cartonnage souple. *Pour paraître en Janvier 1906.*
- **Précis de Chirurgie infantile**, par E. Kirmisson, professeur de Clinique chirurgicale infantile à la Faculté de médecine de Paris, chirurgien de l'hôpital Trousseau, membre de l'Académie de médecine. 1 vol. petit in-8, avec figures dans le texte, cartonnage souple. *Pour paraître en Janvier 1906.*

Traité élémentaire de Clinique thérapeutique, par le Dr Gaston Lyon, ancien chef de clinique médicale à la Faculté de médecine de Paris. 6e *édition revue et augmentée.* 1 vol. grand in-8 de 1700 pages, relié toile.......... 25 fr.

Formulaire thérapeutique, par G. Lyon, ancien chef de clinique à la Faculté de médecine et P. Loiseau, ancien préparateur à l'École supérieure de pharmacie, avec la collaboration de E. Lacaille, assistant à la clinique médicale de la Faculté de l'Hôtel-Dieu, M. Marchais et Paul-Émile Lévy, anciens internes des hôpitaux de Paris. 4e *édition revue.* 1 vol. in-18 tiré sur papier indien très mince, relié maroquin souple.......... 6 fr.

Les Médicaments usuels, par le Dr A. Martinet, ancien interne des hôpitaux de Paris. 2e *édition revue.* 1 vol. in-8 de viii-342 pages.......... 4 fr.

Traité des Maladies de l'Enfance. 2e *édition revue et augmentée* (ouvrage complet) publiée sous la direction de J. Grancher, professeur à la Faculté de Paris, membre de l'Académie de médecine et J. Comby, médecin de l'hôpital des Enfants-Malades. 5 vol. gr. in-8.......... 112 fr.

Chaque volume se vend séparément. Tomes I, II, III, IV, chacun 22 fr.
Tome V.......... 24 fr.

Processus généraux. Pathologie générale expérimentale, par les Drs Chantemesse, professeur à la Faculté de Paris et Podwyssotzky, professeur à l'Université d'Odessa.

Tome I, 1 vol. gr. in-8, avec 162 figures en noir et en couleurs.......... 22 fr.
Tome II, 1 vol. grand in-8, avec 94 figures en noir et en couleurs.......... 22 fr.

Introduction à l'Étude de la Médecine, par le Dr H. Roger, professeur à la Faculté de médecine de Paris, médecin de l'hôpital d'Aubervilliers. 2e *édition*. 1 vol. in-8, suivi d'un lexique des termes techniques. Broché, 9 fr., cart. 10 fr.

5222-05. — Corbeil. Imprimerie Éd. Crété.

www.ingramcontent.com/pod-product-compliance
Ingram Content Group UK Ltd.
Pitfield, Milton Keynes, MK11 3LW, UK
UKHW011958240726
13965UKWH00001B/19